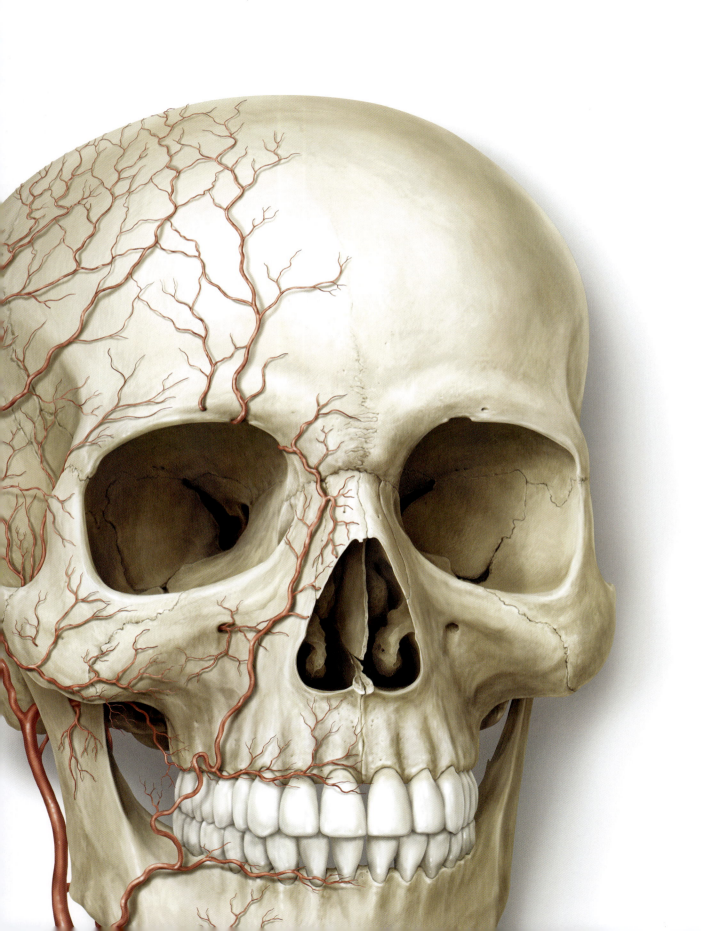

Kopf, Hals und Neuroanatomie

PROMETHEUS
LernAtlas der Anatomie　4. Auflage

Michael Schünke
Erik Schulte
Udo Schumacher

Illustrationen von
Markus Voll
Karl Wesker

Georg Thieme Verlag
Stuttgart・New York

プロメテウス
解剖学アトラス
頭頸部／神経解剖　第3版

監訳

坂井 建雄　　順天堂大学大学院医学研究科　教授
河田 光博　　佛教大学保健医療技術学部　教授

訳（五十音順）

天野 修　　　明海大学歯学部　教授
五十嵐 由里子　日本大学松戸歯学部　専任講師
上田 秀一　　獨協医科大学医学部　教授
金澤 英作　　日本大学　名誉教授
河田 光博　　佛教大学保健医療技術学部　教授
北村 清一郎　森ノ宮医療大学保健医療学部　教授
坂井 建雄　　順天堂大学大学院医学研究科　教授
佐藤 二美　　東邦大学医学部　教授
仙波 恵美子　大阪行岡医療大学医療学部　教授
中島 裕司　　大阪市立大学大学院医学研究科　教授
埴原 恒彦　　前・北里大学医学部　教授
八木沼 洋行　福島県立医科大学医学部　教授

医学書院

著者
Professor
Dr. med. Dr. rer. nat. Michael Schünke
Anatomisches Institut der
Christian-Albrechts-Universität zu Kiel
Otto-Hahn-Platz 8
24118 Kiel

Professor
Dr. med. Erik Schulte
Universitätsmedizin der
Johannes Gutenberg-Universität Mainz
Institut für Funktionelle und Klinische Anatomie
55099 Mainz

Professor
Dr. med. Udo Schumacher, FRCPath, FSB, DSc
Universitätsklinikum Hamburg-Eppendorf
Institut für Anatomie II
Experimentelle Morphologie
Martinistraße 52
20246 Hamburg

イラスト
Markus Voll, München (Homepage: www.markus-voll.de)
Karl Wesker, Berlin (Homepage: www.karlwesker.de)

Authorized translation of the Fourth original German language edition
Schünke et al.: Prometheus LernAtlas der Anatomie:
Kopf, Hals und Neuroanatomie.

Copyrighted © 2006, 2015 by Georg Thieme Verlag, Stuttgart, Germany
© Third Japanese edition 2019 by Igaku-Shoin Ltd., Tokyo
Printed and bound in Japan.

> **注意**
>
> 医学は常に発展途上にあって進歩し続けている科学分野です．人類の医学知識はたゆまぬ研究と臨床経験によって現在も成長を続けており，とくに治療や薬物療法にしては，その質・量ともに日々高まっています．本書で採用した用量や投薬方法の記述に関しては，編著者および発行者ともに，製作時点での水準に照らして最新の内容となるように最大限の配慮を施しています．
>
> しかしながら，本書における各種薬剤の用量や投薬方法に関する記載は，臨床上の投薬や用量に対して保証や責任を負うものではありません．服用あるいは投薬する際には，薬剤に添付されている使用上の注意を読んで注意深く検討する必要があります．また，服用量や服用スケジュールに関する本書と添付文書との相違に関しては，必要に応じて医師や専門家にお問い合わせください．このような対応は，使用頻度の少ない薬剤や新規に導入された医薬品でとくに大切で，服用量や服用スケジュールについては，使用者が自己責任のもとに設定しなければなりません．

プロメテウス解剖学アトラス 頭頸部／神経解剖

発　行	2009年2月1日　第1版第1刷
	2010年2月1日　第1版第2刷
	2014年1月1日　第2版第1刷
	2019年3月1日　第3版第1刷

監訳者　坂井建雄・河田光博
発行者　株式会社　医学書院
　　　　代表取締役　金原　俊
　　　　〒113-8719　東京都文京区本郷1-28-23
　　　　電話　03-3817-5600（社内案内）
印刷・製本　横山印刷

本書の複製権・翻訳権・上映権・譲渡権・貸与権・公衆送信権（送信可能化権を含む）は株式会社医学書院が保有します．

ISBN978-4-260-03643-6

本書を無断で複製する行為（複写，スキャン，デジタルデータ化など）は，「私的使用のための複製」など著作権法上の限られた例外を除き禁じられています．大学，病院，診療所，企業などにおいて，業務上使用する目的（診療，研究活動を含む）で上記の行為を行うことは，その使用範囲が内部的であっても，私的使用には該当せず，違法です．また私的使用に該当する場合であっても，代行業者等の第三者に依頼して上記の行為を行うことは違法となります．

JCOPY 〈出版者著作権管理機構　委託出版物〉
本書の無断複製は著作権法上での例外を除き禁じられています．複製される場合は，そのつど事前に，出版者著作権管理機構（電話03-5244-5088，FAX 03-5244-5089，info@jcopy.or.jp）の許諾を得てください．

第3版 訳者序

本書は『プロメテウス解剖学アトラス』第3版（原書第4版）の第3巻にあたる．第3版のうち第1巻の「解剖学総論／運動器系」は2017年1月にすでに刊行され，第2巻の「胸部／腹部・骨盤部」も刊行を準備している．本書の初版は，ドイツ語原書として2004年から2006年にかけて全3巻として出版され，圧倒的な実在感と清潔感を合わせ持つ解剖図によって，世界中に大きな衝撃を与えた．日本語版は2007年から2009年にかけて出版され，わが国の読者にも広く迎えられた．

すぐれた解剖図は解剖学書の生命線であり，まさに解剖図の革新が新しい解剖学書を作り出してきたと言える．近代解剖学の出発点と目されるヴェサリウスの『ファブリカ』は，精緻で芸術的な木版画により生命を与えられ，17世紀から18世紀にかけての銅版画による精細な表現は，ビドローやアルビヌスによる傑出した解剖図譜を生み出してきた．19世紀の木口木版画によりもたらされた解剖図と本文を一体化した編集は，解剖学書に新たな生命を吹き込み，20世紀の写真製版の技術は，解剖図の新たな表現に無限ともいえる可能性を生み出してきた．『プロメテウス解剖学アトラス』の解剖図は，人間の手で描かれたものでありながら，人工のわざとらしさを感じさせない．まさに人智を尽くして自然を再現した21世紀という時代が生み出した解剖図の最高傑作である．

原書の第4版は2014年から2015年にかけて出版されたが，最新の研究成果と学習者の使いやすさを考慮した改訂増補がなされている．本書第3巻は全体で50頁ほどが新たに追加され，増頁となっている．特に「頭頸部」で骨格・靱帯・関節の記載が拡充され，頭蓋の個別の骨についての頁が追加されている．また「神経解剖」では，総論と神経組織の記載が拡充されている．これらの改訂により，医学生に必要な事項を読者にわかりやすい形で提供するという『プロメテウス解剖学アトラス』のコンセプトはさらに強化された．見開き構成の中で視認性に優れた解剖図と文字情報を伝えるテキストをバランスよく有機的に配置すること，系統解剖学や臨床解剖学といった伝統的な枠組みに依拠せずに学習内容の重要度に応じて内容を選択したことなど，初版で実現された解剖学学習書の新しいスタイルを，よりよく生かすための改訂がなされている．

本書「頭頸部／神経解剖」の翻訳にあたって，初版ではドイツ語版の他に英語版を参照することができた．これは翻訳を効率的に行うにあたって有利な事情であった．ドイツ語版と英語版の食い違いも少なからずあり，ドイツ系の解剖学と英語系の解剖学が異なる伝統を有することも，改めて知らされることとなった．今回の第3版では英語版が刊行されていないために，もっぱらドイツ語版に依拠することとなった．翻訳にあたっては，前版と共通する頁についての変更の有無の点検ならびに増頁部分の仮の翻訳を編集部が担当して原稿を作製し，それをもとに前版を担当した各訳者が最終的な原稿に仕上げるという段取りとし，最終的な調整を監訳者が行った．訳語については，原則として日本解剖学会監修『解剖学用語 改訂第13版』に準じるとともに，前版との整合性を可能な限り重視した．日本語訳にあたっては瑕疵のないように最善の努力をしたつもりであるが，至らぬところは監訳者の責である．

訳者を代表して　坂井建雄，河田光博
2018年12月1日

初版 訳者序

『プロメテウス解剖学アトラス』の第3巻をここにお届けする．2007年1月に上梓した第1巻では解剖学総論と運動器を，2008年7月の第2巻では頸部と胸腹部の内臓を扱っていた．最終巻となるこの第3巻では，頭部の器官と中枢神経系を扱う．

本書の原著"Prometheus LernAtlas der Anatomie"は，ドイツが培った肉眼解剖学の伝統と，21世紀のコンピューター技術を融合させた，まさに解剖学の歴史の新しい1ページを切り開く解剖学書である．アトラスと銘打っているが，単なる解剖図譜ではなく，また記述を中心に据えた教科書でもない．視認性に優れた解剖図と文字情報を伝えるテキストの特性を生かして融合させた，統合型の解剖学書である．その構成は，系統解剖学や臨床解剖学といった伝統的な枠組みを単に踏襲するのではなく，医学生の学習に必要な事項を再吟味し，重要度に基づいて新たに選択し，新しい魅力的な解剖学の枠組みを実現したものである．解剖学書の命ともいえる解剖図も，独自の構想の下に新たに描かれているが，ここでも画家の優れた感性と技量，さらにコンピューターによる画像処理を用いて，これまでにない高品質のものを実現している．本書を手にとりページをめくると，整理された大量の情報が気持ちよく流れ込んでくる．必要な情報を求めてインターネットでホームページを探していくような快適感がある．

本書は，全3巻構成のドイツ語版原書として2004年から2006年にかけて出版され，現在では英語版のほかに，日本語，フランス語，スペイン語，ポルトガル語，イタリア語，オランダ語，トルコ語，ギリシャ語，韓国語，ポーランド語での翻訳出版が進んでいる．出版界でも広く注目を集めており，ドイツ語版の第1巻が「2004年 ドイツの最も美しい本」（ドイツ・エディトリアルデザイン財団）に選ばれ，英語版の第1巻がBenjamin Franklin Award 2006を受賞している．

日本語版の第3巻である本書「頭部／神経解剖」は，消化・呼吸器の入り口と重要な感覚器が集まる頭部と，情報処理の中枢である脳と脊髄という，臨床解剖学においてとくに重要な部分を扱っている．医学生および臨床医だけでなく，幅広い医療職の人たちにも大いに役立つだろう．

本書「頭部／神経解剖」の翻訳にあたっては，坂井と河田が全体に目を通しながら監訳を担当し，実力と実績のある方々に翻訳の分担をお願いした．翻訳のテキストとしてはドイツ語版を用い，必要に応じて英語版も参照した．訳語については，原則として日本解剖学会監修・解剖学用語委員会編集『解剖学用語 改訂13版』に準じた．とくに中枢神経系に関しては，原著における用語の概念を生かすために訳語を工夫したところがいくつかある．日本語訳にあたっては瑕疵がないように細心の注意をしたつもりではあるが，至らぬところは監訳者の責である．

わが国における解剖学教育では，長年の献体の活動により十分な解剖体を得て，世界的にも類を見ない充実した人体解剖実習が実現されている．とはいえこの10年ほどの間に，医学教育を取り巻く環境が大きく変化し，基礎医学の教育においても，膨大な知識の習得を効率よく達成することが求められている．解剖学においてはさらに，医学全般の基礎として人体の構造について十分に理解を深め，解剖という行為を通して人体を扱う責務の重さを体験し，医療においてなくてはならない他者への愛を涵養するという，全人的な教育を心がけている．優れた教材の開発は，教育の困難と負担とを軽減し，より充実した解剖学教育を行うのに不可欠なものである．本書『プロメテウス解剖学アトラス』が，多くの学生たちに行き渡り，よりよい医療者となるべくその基礎を築いてくれることを願う由縁である．

訳者を代表して　坂井建雄，河田光博
2008年11月3日

第4版 序 — プロメテウスで神経解剖学の楽しさを(新)発見！

　1990年，当時の米国大統領ジョージ・H・W・ブッシュ氏は「脳の10年（Decade of the Brain）」を宣言した（大統領布告6158参照）．その出発点は，人間の脳の過程をよりよく理解することで，アルツハイマー型認知症やパーキンソン病のような疾患がなぜ発生するのか，なぜ麻薬中毒になる人がいるのか，さまざまな毒物がどのように脳に作用するのか，そして特に神経系および免疫系がエイズ発症においてどのように関わり合うのかという疑問を解決したいと願うものであった．

　「脳の10年」以降，早15年が経過した今日でも，その疑問の多くが解決しておらず，神経科学の研究で得られた数多くの知見は臨床での応用に成功していない．アルツハイマー病の治療法はいずれも臨床試験を通過しておらず，多発性硬化症は未だ十分に理解できていない．また，脳腫瘍の治療もここ10年ほど停滞しており，脳卒中や対麻痺の障害も満足のいく治療ができない状況である．

　こうした背景から，古典的な神経解剖学が再び注目されている．古典的な神経解剖学は，臨床での理解の基礎であり続けている——過去10年ほどの間に神経科学が急速に発展したのに比べて，すでに時代遅れとしばしば見なされてはいるが．

　プロメテウスは言うまでもなく，こうした古典的神経解剖学を扱うことで一種の「自己陶酔」を続けるつもりはない．有り難いことに著者らと出版社には，読者の皆さんから数多くの貴重な提案やコメントが寄せられており，それは神経解剖学分野にとどまらず，もう一つの大きなパートである「頭頸部」も同様である．このような読者の貢献があればこそ，プロメテウスのような書物は年余にわたって古びることなく，必然的に生じざるを得ない不足を補い続けることができる．

　プロメテウスの著者として，私たちは常に最新知識を吸収し，それを日常的な学習や診療に結びつける作業を続けている．例えば，第4版では頭蓋骨について新たな学習単元を追加し，すべての骨を個別に図示した．開いた口腔の局所解剖の単元では，美しい解剖図があるので，特に歯科医の方々に喜んでいただけるであろう．歯学生の解剖実習にもまた上質のプランを提供できると信じている．

　言うまでもなく，プロメテウスを読むことによって読者の誰かが，神経解剖学の数ある領域のどれかに，研究者としても関心をもっていただければ幸いである．新しい世代の医師が，まずは伝統にとらわれない考えをもつことが，おそらく科学に前進をもたらすのに不可欠であろう．「勇気をもって自分自身の悟性を使え」というよく引用されるイマヌエル・カントの言葉を用いることを，励みとしたいと思う．

Michael Schüke, Erik Schulte, Udo Schumacher, Markus Voll, Karl Wesker
Kiel, Mainz, Hambrug, München, Berlin にて
2015年8月

初版 序 ── なぜプロメテウスか？

プロメテウスは，ギリシャ神話における神々の息子である．自分の姿に似せて人間を作り出したために，神々の父であるゼウスの怒りをかってしまった．しかし伝説によれば，ゼウスは，プロメテウスが人間に火とそれによる知恵を与えたことを不用意だと考えたに違いない ── これはまた別の解釈であるが．

プロメテウスは，ギリシャ語で「先に考える者」を意味する．われわれの新しい解剖学アトラスは，その名前にふさわしいものとするために，新しい道を行かねばならない．すでに本書の構想段階において，この未踏の道への一歩を踏み出していた．その基礎になったのは，Thieme 社によるアンケートと面接調査である．これは学生と講師を対象に，ドイツ語圏および米国で行われた．出発点は，「"理想的な"解剖学アトラスはどのようなものでなければならないか」という設問であった．学生にとって理想的なアトラスというが，その学生はアトラスを使って，きわめて窮屈な時間割の中で解剖学という学科の膨大な情報をこなし，持続する堅固な知識を身につけるための学習をしなければならない．

資格のある医師という生業において，解剖学という学科での十分な知識が必須の前提であることは，最初の学年からすぐに認識される．この認識は学年が進むとともに確固としたものになる．しかし同様に明白なこととして，まさにこの解剖学 ── とくに肉眼解剖学であるが ── では，学生は他の医学の学科と比べようもないほどの困難に直面し，圧倒的な量の名称と事実を相手にしなければならない．解剖学は医学の最初に教えられかつ学ばなければならず，この時期のほとんどの学生は有意義な学習技術を十分に身につけていないため，その困難はいっそう大きなものとなる．不可避の重要な事柄とそうでないものを区別することができず，さらには生理学など他の学科との関連を築くこともほとんどできないのである．

こうした背景から，学生にとって優れた設計の「学習環境」を作り上げることが，この解剖学アトラスの構想における第1の目標として設定された．優れた学習環境というのは，上述の困難に狙いを定めた配慮がなされ，その構成が同時に学習に役立つということである．この目標設定によって，テーマを綿密に選び出すことが可能になった．「完全網羅」では十分な基準になりえない．むしろ，そのテーマが解剖学の基礎的理解に必要であるか，それとも臨床において意義があるかを吟味した．もちろん，テーマを吟味することは，さらにテーマの重要度に差をつけるのにも役立った．

第2の目標は，説明の少ないあるいは説明なしの図を提供することはしない，ということであった．そこで図の情報はすべて，本文と密接に関連づけた．たとえ図がある程度「単純で自明」であったとしても，本文にある図の解説や学科を超える臨床との関連など，学習へのヒントによってさらに理解を深めることができる．そうして読者は，本文の助けによって図の一つひとつに導かれ，複雑な関係についても深い理解に到達する．こうした「単純から複雑へ」の原則が基調となっている．

肉眼解剖学のさまざまな領域（おそらく神経解剖学の一部の所見は例外だが）が，「完結した」分野に相当することは明らかな事実である．内容に関わる真の革新という意味での新知見は，ほとんどないといえる．通常，多くの領域で確立された専門知識は，変化する臨床の要求に照らして，新しい断面を得るに過ぎない．例えば断面解剖学は，80年以上前から解剖学者に知られていたが，ほとんど用いられなかった．CT や MRI といった現代の画像診断技術によって，巨大なルネサンスがもたらされたが，断面解剖学の深い理解なしにその画像を判断することは到底できない．「新しい」は真に革新的な性格をもつ語であるが，解剖学そのものが新しいのではない．しかし新しくするべきもの ── 時代に適うという意味で ── は，教育的な編集方針とその具体的な方法である．

こうしてこの解剖学アトラスを作成する際の，原則的な方策が確立された．学習テーマを定め，それに図・説明・表から成る学習環境を与える．隣接するテーマで，この本で同様に述べられるものは，参照する．出発点はあくまでも定められた学習テーマであり，図やその基になる標本ではないので，すべての図を新しく構想し作成しなければならず，それのみに8年を費やした．その際，標本を原寸大に再現することは重要ではなかった．むしろ，図そのものに教育的に意味があり，解剖学的な所見を学習に役立つように提示することで，複雑な図の内容を学ぶ際の学習者の労力を軽減させるようにした．

われわれがプロメテウスという解剖学アトラスを作る目標は，解剖学という学科を学ぶ際に教育的な手引きとして学生を支援すること，このわくわくするテーマに対する感激をさらに強めること，まったくの初心者には自信を与えて解剖学への啓発的な手引きとすること，上級の学生には信頼できる情報源として，医師には熟知した参考書として役立つことである．

「もしお前が可能なところに達しようと望むなら，不可能を試みねばならぬ」（ラビンドラナート・タゴール）

Michael Schünke, Erik Schulte, Udo Schumacher, Markus Voll, Karl Wesker
Kiel, Mainz, Hamburg, München, Berlin にて
2006年2月

謝 辞

まず，そして繰り返し家族にありがとうの言葉を．そして本書を捧げる．

2005年のプロメテウス初版から数多くの指摘と提案を頂戴してきた．ここに，これまでにさまざまな形でプロメテウスの改善にご援助いただいたすべての方々に心より感謝を申し上げる．次の方々には特に多大な協力を賜った：Dr. rer. nat. Kirsten Hattermann，Dr. med. dent. Runhild Lucius，Prof. Dr. Renate Lüllmann-Rauch，Prof. Dr. Jobst Sievers，Dr. med. dent. Ali Therany，Prof. Dr. Thilo Wedel（以上，Christian-Albrecht 大学 Kiel 解剖学研究所），Dr. med. dent. Christian Friedrichs（歯科保存治療および歯内療法専門医，Kiel），Prof. Dr. Reinhart Gossrau（Charite Berlin，解剖学研究所），Prof. Dr. PaulPeter Lunkenheimer（Westfälische Wilhelms 大学 Münster），Priv. -Dozent Dr. Thomas Müller（Johannes-Gutenberg 大学 Mainz 機能的・臨床的解剖学研究所），Bad Schwartau の足外科医 Dr. Kai-Hinrich Olms，物理学士・医学生の Daniel Paech（Heidelberg 大学附属病院 神経放射線科），上級医 Dr. Thilo Schwalenberg（Leipzig 大学附属病院 泌尿器科医長），Prof. Katharina Spanel-Borowski（Leipzig 大学），Prof. Dr. Christoph Viebahn（Göttingen Georg-August 大学）．

校正作業に労を費やして下さった生物学士の Gabriele Schünke，Dr. med. Jakob Fay ならびに医学生の Claudia Dücker，Simin Rassouli，Heike Teichmann，Susanne Tippmann および歯学生の Sylvia Zilles に感謝を申し上げる．また，特に図中の語句の校閲にご協力いただいた Dr. Julia Jörns-Kuhnke に感謝を申し上げる．

まさに格別の感謝を．レイアウト担当の Stephanie Gay と Bert Sender に．2人は，わかりやすさを最大限に引き出すために，図と本文を見開きで的確にレイアウトすることによって，この解剖学アトラスを教育的にも視覚的にも良質なものとするのに，多大な貢献をした．

Thieme 社の尽力がなければ，「プロメテウス」は実現しなかっただろう．こうした企画を可能にするのは常に組織ではなく人である．この企画を担当した Thieme 社の方たちには，われわれからとくに感謝せねばならない．

「不可能を可能に」したのは，Thieme 社の企画編集担当の Dr. Jürgen Lüthje である．彼は著者と画家の希望を，現実の制約に見事に融合させただけではない．数年にわたる共同作業の間，5人から成るチームを一つの企画に専任させた．企画の目標は，始めからわれわれにもわかっていたが，その規模の傑出した大きさは，仕事を進めてようやくわかってきた．彼の功績は多大なものであり，乗り越えなければならない数々の障害があっても，目標に到達しようという共通の願望を，失うことがなかった．驚くべき忍耐力と，生じた問題を調整する能力は，彼と交わした無数の会話からも明らかである．彼は，われわれの心の底からの率直な感謝に値する．

Ms. Sabine Bartl は，最良の意味で著者にとっての試金石であった．彼女は —— 医学者ではなく人文学者として —— 本文をすべて読み，図との関係について，医師ではない者（読者の多くは医学において初学者である）にも表現の論理が，実際によくわかるかを吟味した．著者は，専門分野を他の視点から見る必要があることから，やむを得ず思考を飛躍させがちであるが，彼女はそれをただちに発見し，無数の提案をして本文の改訂を支援した．彼女の示唆を基に，テーマを改訂し新しく作り上げた．彼女に感謝しなければならないのは，著者だけではない．専門的内容がよくわかるようになったことにより，読者もまた，彼女の教育的な才能による恩恵を受けているのである．

Thieme 社の教科書出版担当の Mr. Martin Spencker は，Thieme 社におけるこの企画の責任者であり，一方では Thieme 社と著者と画家との間の調整の，最終的な裁定者である．問題と不明点を，型にとらわれず迅速に解決する彼の能力に大いに助けられた．彼が，著者と画家のさまざまな要望に対して公明正大で，あらゆる議論において聡明かつ公正であることにより，この企画は幾度となく弾みをつけられ，オープンで協力的な共同作業の枠組みが作られた．彼にも大きな感謝をせねばならない．

Thieme 社の担当者たちとの共同作業は，例外なく，どの時点でも気持ちよく好意的なものであった．残念ながら紙面の都合で，「プロメテウス」の完成に何らかの形で加わってくれたすべての人の名前を挙げることはできない．そこでとくに深く関わった人に限ることにする．Antje Bühl は編集アシスタントとして当初から参加し，縁の下の力持ちとして数多くの仕事をこなしてくれた．たとえばレイアウトを確認するために繰り返し読み，図中の語句の校正を助けた．Rainer Zepf と Martin Waletzko は，レイアウトを綿密に点検し，あらゆる技術的な支援をしてくれた．Susanne Tochtermann-Wenzel と Manfred Lehnert は，本の製作に従事し，すべての人たちを代表して，本書が期日通りに印刷され，製本されるよう手配し，できあがるまでの全体について，製造者と

しての最善のノウハウをもって関わった．Ms. Almut Leopold は，すばらしい索引を作ってくれた．Marie-Luise Kürschner と Nina Jentschke は表紙の魅力的なできばえに貢献してくれた．「プロメテウス」のマーケティング，販売，広報活動を担当するすべての人たちを代表して，Dr. Thomas Krimmer, Liesa Arendt, Birgit Carlsen, Stephanie Eilmann と Anne Döbler に感謝する．

著者一同

目 次

頭頸部

1 概観　天野 修
- 1.1 部位と触診の指標 ………………………… 2
- 1.2 全体としての頭部，頸部の筋膜 ………… 4
- 1.3 臨床解剖 …………………………………… 6
- 1.4 顔の発生 …………………………………… 8
- 1.5 頸部の発生 ………………………………… 10

2 骨，靱帯と関節
- 2.1 頭蓋：側面　北村清一郎 ………………… 12
- 2.2 頭蓋：前面 ………………………………… 14
- 2.3 頭蓋：後面と縫合 ………………………… 16
- 2.4 頭蓋冠：外面と内面 ……………………… 18
- 2.5 頭蓋底：外面 ……………………………… 20
- 2.6 頭蓋底：内面 ……………………………… 22
- 2.7 後頭骨と篩骨 ……………………………… 24
- 2.8 前頭骨と頭頂骨 …………………………… 26
- 2.9 側頭骨 ……………………………………… 28
- 2.10 上顎骨 ……………………………………… 30
- 2.11 頬骨，鼻骨，鋤骨，口蓋骨 ……………… 32
- 2.12 蝶形骨 ……………………………………… 34
- 2.13 眼窩：骨と，神経・脈管を通すための開口部 … 36
- 2.14 眼窩とその隣接構造 ……………………… 38
- 2.15 鼻：鼻の骨格 ……………………………… 40
- 2.16 鼻：副鼻腔 ………………………………… 42
- 2.17 硬口蓋 ……………………………………… 44
- 2.18 下顎骨と舌骨 ……………………………… 46
- 2.19 歯　天野 修 ……………………………… 48
- 2.20 歯の用語 …………………………………… 50
- 2.21 歯列：頭蓋と咬合における位置関係 …… 52
- 2.22 永久歯の形状 ……………………………… 54
- 2.23 歯周組織 …………………………………… 56
- 2.24 乳歯　北村清一郎 ………………………… 58
- 2.25 歯の発生　天野 修 ……………………… 60
- 2.26 歯のＸ線診断 ……………………………… 62
- 2.27 歯科の局所麻酔 …………………………… 64
- 2.28 顎関節　北村清一郎 ……………………… 66
- 2.29 顎関節の生体力学 ………………………… 68
- 2.30 頸椎の骨　埴原恒彦・坂井建雄 ………… 70
- 2.31 頸椎の靱帯 ………………………………… 72
- 2.32 環椎後頭関節と環軸関節 ………………… 74
- 2.33 鈎椎関節 …………………………………… 76

3 筋系
- 3.1 顔面筋：概観　北村清一郎 ……………… 78
- 3.2 顔面筋：作用 ……………………………… 80
- 3.3 咀嚼筋：概観と浅層の筋 ………………… 82
- 3.4 咀嚼筋：深層の筋 ………………………… 84
- 3.5 頭部の筋：起始と停止 …………………… 86
- 3.6 頸部の筋：頸筋の概観と頸部浅層の筋　天野 修 … 88
- 3.7 頸部の筋：舌骨上・下筋 ………………… 90
- 3.8 頸部の筋：椎骨前と頸部外側(深層)の筋 … 92

4 血管，リンパ管と神経
- 4.1 頭頸部の動脈系　金澤英作・五十嵐由里子・天野 修 … 94
- 4.2 内頸動脈と外頸動脈の枝　天野 修・金澤英作・五十嵐由里子 … 96
- 4.3 外頸動脈：前枝，内側枝，後枝　金澤英作・五十嵐由里子 … 98
- 4.4 外頸動脈：終枝 …………………………… 100
- 4.5 内頸動脈：脳以外の領域への枝 ………… 102
- 4.6 頭頸部の静脈：浅静脈 …………………… 104
- 4.7 頭頸部の静脈：深静脈 …………………… 106
- 4.8 頸部の静脈　天野 修 …………………… 108
- 4.9 頭頸部のリンパ系 ………………………… 110
- 4.10 脳神経：概観　金澤英作・五十嵐由里子 … 112
- 4.11 脳神経：脳幹の核と末梢神経の神経節 … 114
- 4.12 脳神経：嗅神経[Ⅰ]と視神経[Ⅱ] ……… 116
- 4.13 外眼筋の脳神経：動眼神経[Ⅲ]，滑車神経[Ⅳ]，外転神経[Ⅵ] … 118
- 4.14 脳神経：三叉神経[Ⅴ]，核と分布 ……… 120
- 4.15 脳神経：三叉神経[Ⅴ]，その枝 ………… 122
- 4.16 脳神経：顔面神経[Ⅶ]，核と分布 ……… 124
- 4.17 脳神経：顔面神経[Ⅶ]，その枝 ………… 126
- 4.18 脳神経：内耳神経[Ⅷ] …………………… 128
- 4.19 脳神経：舌咽神経[Ⅸ] …………………… 130
- 4.20 脳神経：迷走神経[Ⅹ] …………………… 132
- 4.21 脳神経：副神経[Ⅺ]と舌下神経[Ⅻ] …… 134

4.22 頭蓋底を通る神経と脈管の経路：概要 ……………… 136	5.32 咽頭：咽頭周囲隙とその臨床的意義 ……………… 204
4.23 頸部の神経系の概観と脊髄神経の分布 ……天野 修 138	5.33 咽頭：神経・脈管系と咽頭周囲隙（浅層） ………… 206
4.24 頸部の脳神経と自律神経系 ……………………… 140	5.34 咽頭：神経・脈管系と咽頭周囲隙（深層） ………… 208
	5.35 唾液腺 ……………………………………………… 210
5　器官とそれらの血管，リンパ管と神経	5.36 喉頭：位置，形態，喉頭軟骨 …………………… 212
5.1 耳：外耳の概観と血液供給 …………………中島裕司 142	5.37 喉頭：内部構造と神経・脈管系 …………………… 214
5.2 外耳：耳介，外耳道，鼓膜 ……………………… 144	5.38 喉頭：筋 ……………………………………………… 216
5.3 中耳：鼓室と耳管 ……………………………… 146	5.39 喉頭：局所解剖と臨床解剖 …………………… 218
5.4 中耳：耳小骨と鼓室 …………………………… 148	5.40 気管内挿管 ………………………………………… 220
5.5 内耳：概観 ……………………………………… 150	5.41 甲状腺と副甲状腺（上皮小体） …………………… 222
5.6 耳：聴覚器 ……………………………………… 152	5.42 甲状腺の局所解剖と画像 ………………………… 224
5.7 内耳：前庭器 …………………………………… 154	
5.8 耳：血液の供給 ………………………………… 156	**6　局所解剖**
5.9 眼：眼窩領域，眼瞼と結膜 ……………………… 158	6.1 顔面：神経と血管 ……………金澤英作・五十嵐由里子 226
5.10 眼：涙器 ………………………………………… 160	6.2 頸部の前面：浅層 ……………………………天野 修 228
5.11 眼球 …………………………………………… 162	6.3 頸部の前面：深層 ……………………………… 230
5.12 眼：水晶体と角膜 ……………………………… 164	6.4 頭部の側面：浅層 ……………金澤英作・五十嵐由里子 232
5.13 眼：虹彩と眼房 ………………………………… 166	6.5 頭部の側面：中間層と深層 ……………………… 234
5.14 眼：網膜 ………………………………………… 168	6.6 側頭下窩 ……………………………………… 236
5.15 眼：血液の供給 ………………………………… 170	6.7 翼口蓋窩 ……………………………………… 238
5.16 眼窩：外眼筋 …………………………………… 172	6.8 後頸三角 ……………………………………天野 修 240
5.17 眼窩：眼窩の領域と神経・脈管 ………………… 174	6.9 外側頸三角部の深層，頸動脈三角，胸郭上口 …… 242
5.18 眼窩：局所解剖 ………………………………… 176	6.10 後頸部と後頭部 ………………………………… 244
5.19 海綿静脈洞：局所解剖 ………………………… 178	
5.20 鼻：概観と粘膜 ……………金澤英作・五十嵐由里子 180	**7　断面図**
5.21 鼻腔：神経・脈管の分布 ……………………… 182	7.1 冠状断面（前頭断面）：
5.22 鼻と副鼻腔：組織と臨床解剖 …………………… 184	前眼窩縁と眼球の後方部 …………………中島裕司 246
5.23 口腔：概観　硬口蓋と軟口蓋 …………………… 186	7.2 冠状断面（前頭断面）：
5.24 舌：筋と粘膜 …………………………………… 188	眼窩先端部（眼窩漏斗部）と下垂体 ……………… 248
5.25 舌：神経・脈管とリンパの流れ ………………… 190	7.3 水平断面：眼窩と視神経 ………………………… 250
5.26 開口した口腔：局所解剖 ……………………… 192	7.4 水平断面：蝶形骨洞と中鼻甲介 ………………… 252
5.27 口腔底 ………………………………………… 194	7.5 水平断面：咽頭鼻部，正中環軸関節 …………… 254
5.28 口腔：咽頭と扁桃 ……………………………… 196	7.6 水平断面：第5-6頸椎椎体 …………………天野 修 256
5.29 咽頭：筋 ………………………………………天野 修 198	7.7 水平断面：第2/第1胸椎から第7/第6頸椎 ……… 258
5.30 咽頭：粘膜表面と頭蓋底との関係 …………… 200	7.8 正中断面：鼻中隔と眼窩内側壁 ……………中島裕司 260
5.31 咽頭：局所解剖と神経支配 …………………… 202	7.9 矢状断面：眼窩内側1/3と眼窩中央 …………… 262

神経解剖

1 序論 河田光博
- 1.1 神経系の分類と基本的機能 …… 266
- 1.2 神経系の細胞，シグナル伝達，形態学的構造 …… 268
- 1.3 神経系全体の概観：形態と空間配置 …… 270
- 1.4 神経系の発生 …… 272
- 1.5 原位置での神経系 …… 274
- 1.6 脳の概観：終脳と間脳 …… 276
- 1.7 脳の概観：脳幹と小脳 …… 278
- 1.8 脊髄の概要 …… 280
- 1.9 脳と脊髄の血液供給 …… 282
- 1.10 体性感覚 …… 284
- 1.11 体性運動 …… 286
- 1.12 感覚器官 …… 288
- 1.13 神経学的検査の基礎 …… 290

2 神経細胞とグリア細胞の組織学 八木沼洋行
- 2.1 ニューロン（神経細胞）とそのつながり …… 292
- 2.2 神経膠細胞（グリア細胞）と髄鞘形成 …… 294

3 自律神経系 仙波恵美子
- 3.1 交感神経系と副交感神経系の構成 …… 296
- 3.2 自律神経系：作用と制御 …… 298
- 3.3 副交感神経系：概観と線維連絡 …… 300
- 3.4 自律神経系：痛覚の伝導 …… 302
- 3.5 腸管神経系 …… 304

4 脳と脊髄の髄膜 八木沼洋行
- 4.1 原位置での脳と髄膜 …… 306
- 4.2 髄膜，硬膜の中隔（仕切り構造） …… 308
- 4.3 脳と脊髄の髄膜 …… 310

5 脳室系と脳脊髄液 八木沼洋行
- 5.1 脳室系の全体像 …… 312
- 5.2 脳脊髄液の循環とクモ膜下槽 …… 314
- 5.3 脳室周囲器官群と脳における組織関門 …… 316
- 5.4 脳室系と重要な脳構造の頭蓋への投射 …… 318

6 終脳 八木沼洋行
- 6.1 発生と外部構造 …… 320
- 6.2 終脳の脳回および脳溝：脳の外側表面と終脳底面 …… 322
- 6.3 終脳の脳回および脳溝：脳の内側表面と島 …… 324
- 6.4 大脳皮質の組織学的構造と機能 …… 326
- 6.5 新皮質：ブロードマンの領野 …… 328
- 6.6 不等皮質：概観 …… 330
- 6.7 不等皮質：海馬と扁桃体 …… 332
- 6.8 白質 …… 334
- 6.9 大脳基底核 …… 336

7 間脳 佐藤二美
- 7.1 間脳：概観と発生 …… 338
- 7.2 間脳：外部構造 …… 340
- 7.3 間脳：内部構造 …… 342
- 7.4 視床：視床核群 …… 344
- 7.5 視床：視床核群の投射 …… 346
- 7.6 視床下部 …… 348
- 7.7 下垂体 …… 350
- 7.8 視床上部と腹側視床 …… 352

8 脳幹 佐藤二美
- 8.1 脳幹：構成と外部構造 …… 354
- 8.2 脳幹：脳神経核，赤核，黒質 …… 356
- 8.3 脳幹：網様体 …… 358
- 8.4 脳幹：下行路と上行路 …… 360
- 8.5 中脳と橋：横断面 …… 362
- 8.6 延髄：横断面 …… 364

9 小脳 佐藤二美
- 9.1 小脳：外部構造 …… 366
- 9.2 小脳：内部構造 …… 368
- 9.3 小脳脚と伝導路 …… 370
- 9.4 小脳：機能解剖と傷害 …… 372

10 脳の血管 上田秀一
- 10.1 脳の動脈：血液供給とウィリス動脈輪 …… 374
- 10.2 脳の動脈 …… 376
- 10.3 脳の動脈：分布 …… 378
- 10.4 脳幹と小脳の動脈 …… 380
- 10.5 硬膜静脈洞：概観 …… 382
- 10.6 硬膜静脈洞：枝と副次流出路 …… 384
- 10.7 脳の静脈：浅静脈と深静脈 …… 386
- 10.8 脳幹と小脳の静脈：深静脈 …… 388
- 10.9 脳の血管：頭蓋内出血 …… 390
- 10.10 脳の血管：脳血管障害 …… 392

11 脊髄   上田秀一

- 11.1 脊髄の分節構造：概観 …………………… 394
- 11.2 脊髄：脊髄分節の構造 …………………… 396
- 11.3 脊髄：灰白質の内部区分 ………………… 398
- 11.4 脊髄：反射弓と内部回路 ………………… 400
- 11.5 脊髄前索の上行路：脊髄視床路 ………… 402
- 11.6 脊髄後索の上行路：薄束と楔状束 ……… 404
- 11.7 脊髄側索の上行路：脊髄小脳路 ………… 406
- 11.8 脊髄の下行路：錐体路（前・外側皮質脊髄路） … 408
- 11.9 脊髄の下行路：錐体外路と自律神経路 … 410
- 11.10 脊髄における各種神経路：概観 ………… 412
- 11.11 脊髄の血管：動脈 ………………………… 414
- 11.12 脊髄の血管：静脈 ………………………… 416
- 11.13 脊髄の局所解剖 …………………………… 418

12 脳の断面解剖   仙波恵美子

- 12.1 冠状断面（前頭断面）Ⅰ，Ⅱ（前頭） …… 420
- 12.2 冠状断面（前頭断面）Ⅲ，Ⅳ …………… 422
- 12.3 冠状断面（前頭断面）Ⅴ，Ⅵ …………… 424
- 12.4 冠状断面（前頭断面）Ⅶ，Ⅷ …………… 426
- 12.5 冠状断面（前頭断面）Ⅸ，Ⅹ …………… 428
- 12.6 冠状断面（前頭断面）Ⅺ，Ⅻ（後頭） …… 430
- 12.7 水平断面Ⅰ，Ⅱ（上部） ………………… 432
- 12.8 水平断面Ⅲ，Ⅳ …………………………… 434
- 12.9 水平断面Ⅴ，Ⅵ（下部） ………………… 436
- 12.10 矢状断面Ⅰ-Ⅲ（外側部） ………………… 438
- 12.11 矢状断面Ⅳ-Ⅵ ……………………………… 440
- 12.12 矢状断面Ⅶ，Ⅷ（内側部） ……………… 442

13 機能系   河田光博

- 13.1 感覚系：概観 ……………………………… 444
- 13.2 感覚系：刺激の作用機構 ………………… 446
- 13.3 感覚系：傷害 ……………………………… 448
- 13.4 感覚系：痛覚の伝導 ……………………… 450
- 13.5 感覚系：頭部の痛覚路と中枢鎮痛路 …… 452
- 13.6 運動系：概観 ……………………………… 454
- 13.7 運動系：錐体路（皮質脊髄路） ………… 456
- 13.8 運動系：運動神経核 ……………………… 458
- 13.9 運動系：錐体外路系とその傷害 ………… 460
- 13.10 神経根の傷害：感覚障害 ………………… 462
- 13.11 神経根の傷害：運動障害 ………………… 464
- 13.12 腕神経叢の傷害 …………………………… 466
- 13.13 腰仙骨神経叢の傷害 ……………………… 468
- 13.14 脊髄と末梢神経の傷害：感覚障害 ……… 470
- 13.15 脊髄と末梢神経の傷害：運動障害 ……… 472
- 13.16 脊髄の傷害とその評価 …………………… 474
- 13.17 視覚系：概論と膝状体部 ………………… 476
- 13.18 視覚系：傷害と非膝状体部 ……………… 478
- 13.19 視覚系：反射 ……………………………… 480
- 13.20 視覚系：眼球運動の協調 ………………… 482
- 13.21 聴覚系 ……………………………………… 484
- 13.22 前庭系 ……………………………………… 486
- 13.23 味覚系 ……………………………………… 488
- 13.24 嗅覚系 ……………………………………… 490
- 13.25 辺縁系 ……………………………………… 492
- 13.26 脳：機能構築 ……………………………… 494
- 13.27 脳：優位半球 ……………………………… 496
- 13.28 脳：臨床 …………………………………… 498

中枢神経系：用語集，要約

1 **用語集** 坂井建雄
1.1 灰白質 …………………………… 502
1.2 白質 ……………………………… 504
1.3 感覚性と運動性：脊髄と脊髄伝導路の概観 ……… 506

2 **要約**
2.1 鼻の神経路 …………… 河田光博 508
2.2 眼窩の脈管 ……………………… 510
2.3 眼窩の神経 ……………………… 512
2.4 脊髄の感覚路 …………………… 514
2.5 脊髄の運動伝導路 ……………… 516
2.6 感覚性の三叉神経 ……………… 518
2.7 聴覚路 …………………………… 520
2.8 味覚路 …………………………… 522
2.9 嗅覚路 …………………………… 524
2.10 運動性脳神経核の制御 ………… 526
2.11 眼球運動の制御 ………………… 528
2.12 脳幹の伝導路 …………………… 530
2.13 網膜への投影 …………………… 532
2.14 頭部における自律神経節・感覚神経節 ……… 534
2.15 運動伝導路 ……………………… 536
2.16 小脳の伝導路 …………………… 538
2.17 機能別に区分された大脳皮質野 …… 540
2.18 連合線維と投射路 ……………… 542
2.19 上オリーブ，下オリーブ，4つの毛帯 …… 544
2.20 中枢神経系における左右の連絡：交連と交叉 ……… 坂井建雄 546
2.21 間脳の核と視床の核領域 ……… 548
2.22 脳神経核と自律神経核 ………… 550

付録

文献 ……………………………………… 555
索引 ……………………………………… 557

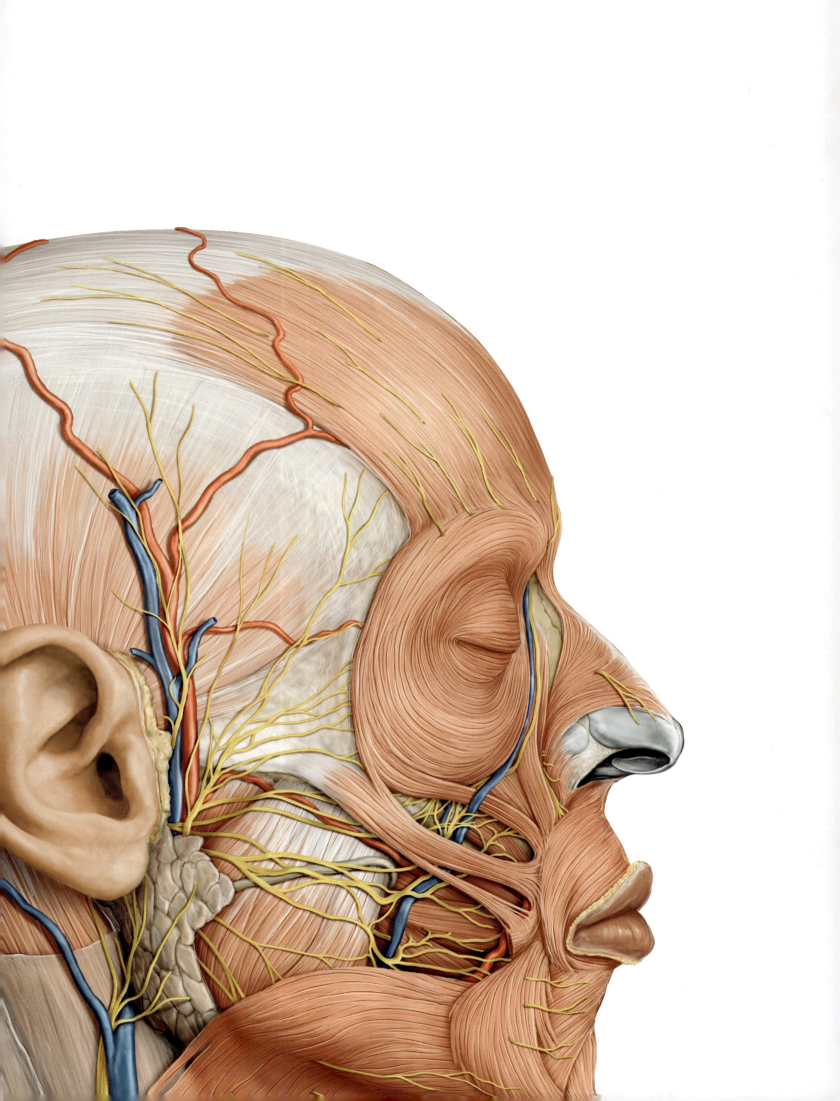

頭頸部
Head and Neck

1　概観 ……………………………………………… 2
2　骨，靱帯と関節 ………………………………… 12
3　筋系 ……………………………………………… 78
4　血管，リンパ管と神経 ………………………… 94
5　器官とそれらの血管，リンパ管と神経 ……… 142
6　局所解剖 ………………………………………… 226
7　断面図 …………………………………………… 246

1.1 部位と触診の指標
Portions and Palpable Bony Landmarks

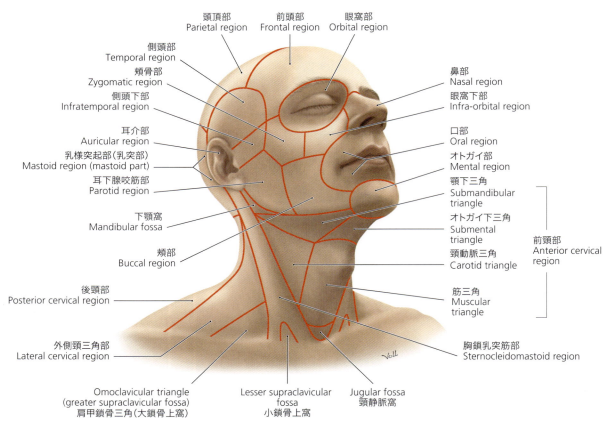

A 頭部と頸部の部位
前面，右側面．

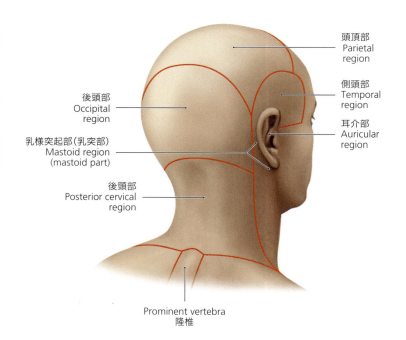

B 頭部と頸部の部位
後面，右側面．

C 頭部と頸部の部位

頭部	頸部の部位
・前頭部	・前頸部
・頭頂部	-顎下三角
・後頭部	-頸動脈三角
・側頭部	-筋三角（肩甲気管三角）
・耳介部	-オトガイ下三角
・乳様突起部	・胸鎖乳突筋部
・顔の部位	-小鎖骨上窩
-眼窩部	・外側頸三角部
-眼窩下部	-肩甲鎖骨三角（大鎖骨上窩）
-頬部	・後頸部
-耳下腺咬筋部	
-頬骨部	
-鼻部	
-口部	
-オトガイ部	

　頭部と頸部の部位は臨床的にも重要である．これらの部位における多くの皮膚損傷は肉眼的にわかるが，その位置を正確に説明する必要があるからである．皮膚癌の場合，腫瘍細胞が転移する可能性のあるリンパは病巣の位置によって異なるリンパ節群に流入するため，特に重要性が高い．

頭頸部　1. 概観

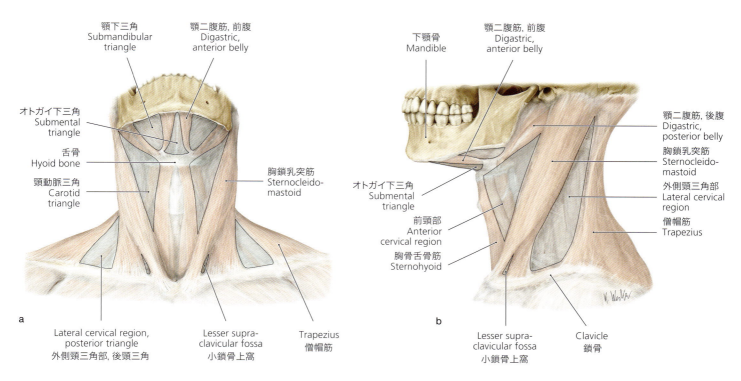

D　頸部の部位を示す筋の解剖図
a やや上方を向いた前面，b 左外側面．

ここに示された筋は視診も触診も容易であるため，頸部の局所解剖学的な区分のための指標となり得る．

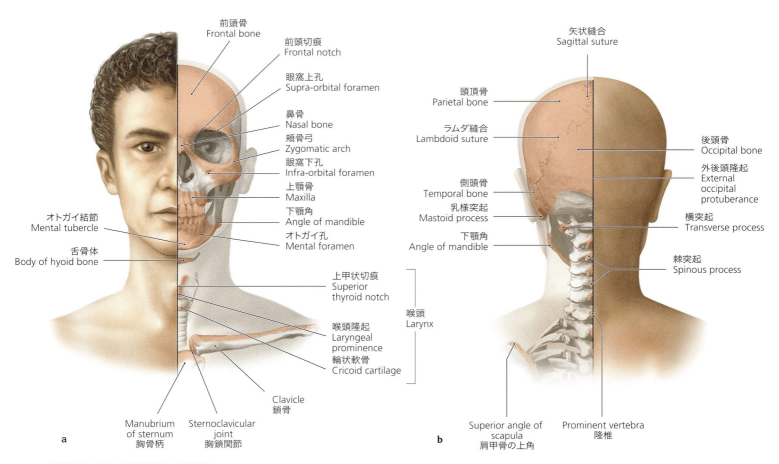

E　頭頸部における触診可能な骨指標
a 前面，b 後面．

1.2 全体としての頸部，頸部の筋膜
Cervical Part or Neck as a Whole, Fascia of Neck

頭部と頸部は解剖学的・機能的に1つの単位を形成しており，頸部は頭部と胴体を結合している．このため，頸部には特に多くの血管，神経やリンパ管が含まれており，それらに頸部内臓が両者を結合するように存在しているのである．頭部領域には器官を取り囲む筋膜（例：耳下腺の周囲）のほかに一般的な筋膜が存在しないのに対して，頸部は多くの筋膜によっていくつかの区分に分けられる．これらの筋膜内の構造の位置について，後の項で繰り返し説明されるため，筋膜については器官や血管・神経などの前に解説する．

A 本項で解説する内容

概観
- 部位と触診可能な骨指標
- 全体としての頭部と頸部と頸部筋膜
- 頭部と頸部の臨床解剖
- 顔の発生
- 頸部の発生

骨
- 頭蓋
- 歯
- 頸椎
- 靱帯
- 関節

筋
- 顔面筋
- 咀嚼筋
- 頸部筋

血管，リンパと神経
- 動脈
- 静脈
- リンパ節群
- 神経

器官とそれらの血管，リンパと神経
- 耳
- 眼
- 鼻
- 口腔
- 咽頭
- 唾液腺
- 喉頭
- 甲状腺と副甲状腺

局所解剖
- 顔面前部の部位
- 頸部の前面，表層
- 頸部の前面，深層
- 側頭部の表層
- 側頭部の中層と深層
- 側頭下窩
- 翼口蓋窩
- 外側頸三角部
- 胸郭上口，頸動脈三角，外頸部の深層への移行部
- 後頸部と後頭部
- 頭部と頸部の断面図

B 頸筋膜

皮膚の深部は皮下組織（浅頸筋膜）で，前外側面にかけては広頸筋が含まれている．皮下組織より深部には頸筋膜（深頸筋膜）の次のような層がある．

1. 浅葉（被覆葉）：頸部全体を覆う．僧帽筋と肩甲挙筋の外側に付着し，胸鎖乳突筋を包む．
2. 気管前葉：舌骨下筋を包む
3. 椎前葉：斜角筋，椎前筋と固有背筋を包む
4. 頸動脈鞘：血管・神経路を包む
5. 内臓筋膜：喉頭，気管，咽頭，食道および甲状腺を包む

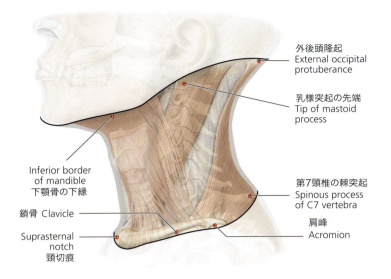

C 頸部における上下の境界
左外側面．
次の触知可能な構造によって，頸部における上下の境界が決められる．
- 上の境界：下顎骨の下縁，乳様突起の先端，外後頭隆起
- 下の境界：頸切痕，鎖骨，肩峰，第7頸椎（C7，隆椎）の棘突起

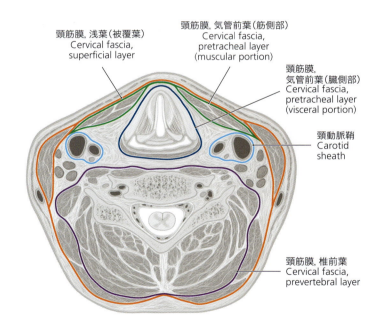

D 第5頸椎の高さでの水平断面における頸筋膜の関係

頸筋膜の全体像は，頸部の水平断面で観察するのが最適である．
- 筋を直接包む筋膜によって3層に分けられる．
  - 浅葉（被覆葉）（オレンジ色で示す）
  - 気管前葉（緑色で示す）
  - 椎前葉（紫色で示す）
- 頸動脈鞘と呼ばれる，神経・脈管を包む筋膜（水色で示す）
- 内臓筋膜（気管前葉の臓側部）（濃青色で示す）

頭頸部　1. 概観

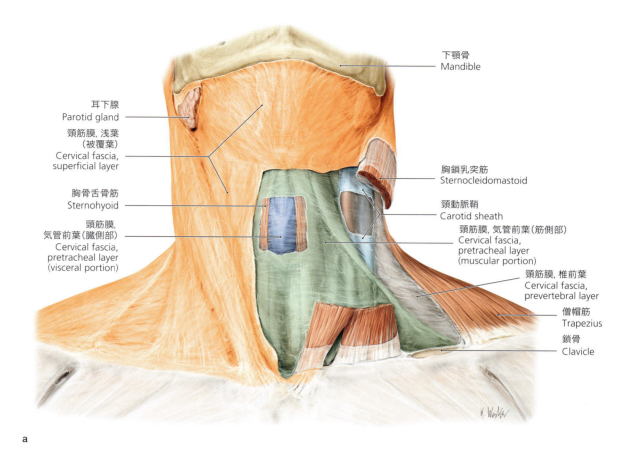

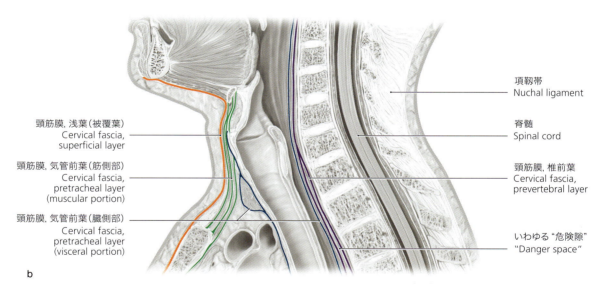

E　頸部における筋膜の関係

a 前面．

頸部の皮筋である広頸筋は発達の程度がさまざまで，皮下組織中に存在し，頸筋膜を覆っている．図では，広頸筋は両側とも下顎骨の下縁の高さで剥離してある．

頸筋膜は筋，神経・脈管および頸部内臓を包む線維性の薄い膜を形成している（詳細は B 参照）．頸筋膜は頸部をさらに区分けしている．その隙のいくつかは上方または下方に開き，神経・脈管の通路となっている．

頸筋膜の浅葉（被覆葉）は，中央左側が剥離した状態を示している．浅葉の直下は気管前葉の筋側部で，気管前葉の臓側部が見えるように一部剥離してある．神経・脈管は頸動脈鞘という厚い頸筋膜の層によって囲まれている．最も深層の頸筋膜は椎前葉で，左側後面に見える．これらの筋膜によって区分された結合組織の隙は，筋膜によって炎症が原病巣に限局する（少なくとも初期段階では）ことがあるが，炎症の拡大の経路となるので臨床的に重要である．

b 正中矢状断，左方から見る．

この断面では，頸筋膜の最も深層である椎前葉が脊柱を直接覆い，2 層に分かれている様子を示している．例えば頸椎の結核性骨髄炎では，流注膿瘍が椎前葉に沿いいわゆる危険隙内に進展することがある（咽後膿瘍 retropharyngeal abscess）．椎前葉は側面および後面では筋を包んでいる（D 参照）．頸動脈鞘はより外側にあり，正中矢状断面では見えない．

1.3 臨床解剖
Clinical Anatomy

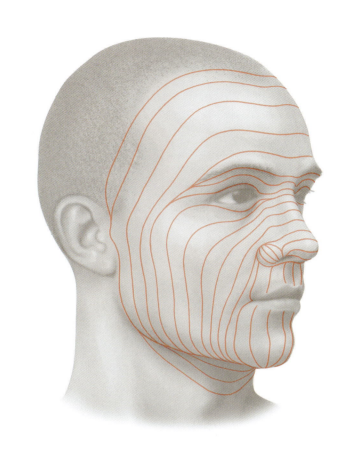

A　頭部における切開線（シワ線）
斜め前面．
　皮膚と皮下組織は緊張しているため，先の丸い小さな針による穿刺は皮膚に小さな細長い裂を作る．この裂は穿刺部位における分裂線に沿って起こる．創傷の早期の治癒と瘢痕形成を目立たなくするためには，頭部の傷はこれらの切開線に沿って処置されなくてはならない．頭部では瘢痕が特に目立つため，このような創傷処置は特に重要である．

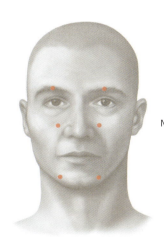
a

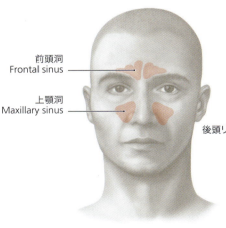
b

c

B　臨床的に重要な構造の頭部への投影
前面（a，b）と斜め右側面（c）．
a 感覚性三叉神経の出口：頭部の感覚の臨床検査において重要である．これらの出口の箇所を指の先端で加圧し，痛みが生じる場合，対応する三叉神経の枝が過敏な状態にある．
b 副鼻腔上の皮膚領域：非常に高い頻度で発現する副鼻腔炎において，圧迫痛を敏感に触知する．
c 頭部から頸部への移行部分にあるリンパ節群．これらのリンパ節群の中でも重要性の高いものがここに挙げられている．リンパ節が腫脹している場合，このリンパ節の流入領域に炎症もしくは腫瘍がある．このため，頭部の臨床検査の際にはリンパ節群の触診が重要である．

頭頸部　1．概観

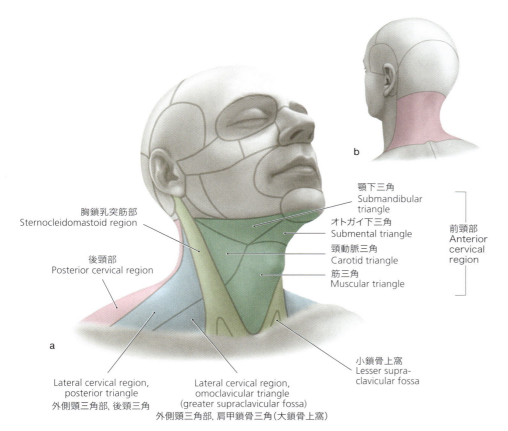

C　頸部に存在する解剖学的に重要な構造の分布
（Anschütz による）
a 斜め右側面．b 後面，左側面．
　頸部では深部にある構造の一部が突起のようにのびて，体表の近くにまで達していることがある．したがって，体表付近の症状でも内部に疾患が生じていることがあるので注意が必要である．例えば，グロムス腫瘍 Glomus tumors は頸動脈三角に発生する．

前頸部
- 顎下三角
  - 顎下リンパ節
  - 顎下腺
  - 舌下神経
  - 耳下腺（後部）
- 頸動脈三角
  - 頸動脈分岐部
  - 頸動脈小体
  - 舌下神経
- 筋三角
  - 甲状腺
  - 喉頭
  - 気管
  - 食道
- オトガイ下三角
  - オトガイ下リンパ節

胸鎖乳突筋部
- 胸鎖乳突筋
- 頸動脈
- 内頸静脈
- 迷走神経
- 頸静脈リンパ節

外側頸三角部
- 外側頸リンパ節
- 副神経
- 頸神経叢
- 腕神経叢

後頭下三角（椎骨動脈三角）
- 頸部の筋
- 後頭下三角（椎骨動脈三角）

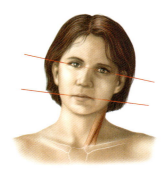

D　左側の筋性斜頸（Anschütz による）
　斜頸と甲状腺腫（E 参照）は視診によって容易に診断できる頸部異常の例である．
　筋性斜頸は，片側性の胸鎖乳突筋の短縮によって生じ，子宮内での胎児姿勢の異常により出生後にしばしば合併症を生じる．頭部は患側に傾き，やや反対側に回転する．内科的または外科的な治療がされないと，この疾患は二次的に脊柱と顔面骨の非対称な成長を引き起こす．頭蓋部の非対称性の影響は，顔面平面の患側への収束を起こすことがある（赤色の線）．

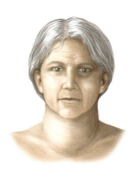

E　胸骨下甲状腺腫（Hegglin による）
　下極から生じた甲状腺腫（p. 224 参照）は，胸郭上口に広がり，そこで頸部の静脈を圧迫することがある．この結果，頭頸部の静脈のうっ血や拡張を生じる（頸部のうっ血）．

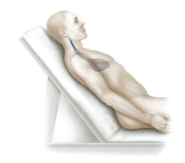

F　半坐位での頸部の中心静脈圧測定
　通常，頸部の静脈は坐位ではつぶれてしまう．しかし，右心不全 right-sided heart failure の患者では右心への静脈還流が減少するので，頸静脈の拡大を引き起こす．静脈性うっ血の程度は，外頸静脈の拍数に反映する（"静脈脈拍"，青色の線の上端）．頸静脈の脈拍が速くなるほど，静脈に戻る血液量が増加する．これによって右心不全の重症度を評価することができる．

1.4 顔の発生
Embryonic Development of Face

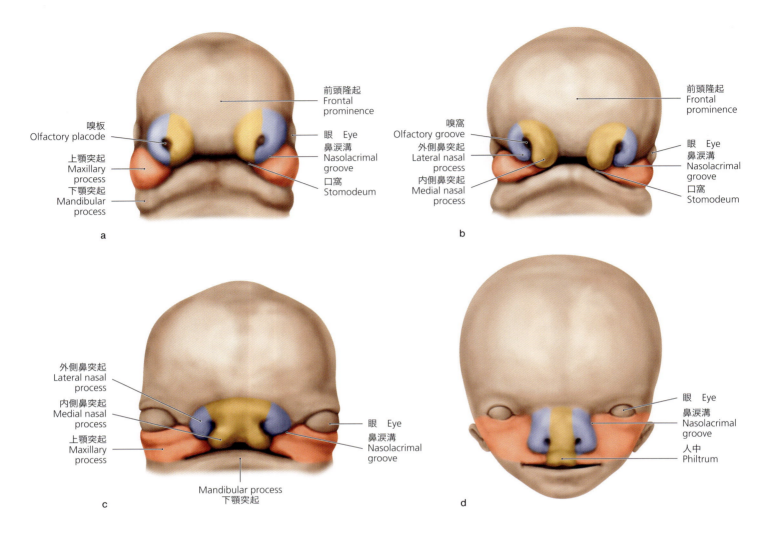

A　顔面突起と癒合（Sadler による）

前面．臨床的に重要な口唇口蓋裂（D）を理解するために顔の発生について知っておく必要がある．

a 胎生5週の胎児．第1鰓弓の表皮外胚葉から陥入により口窩が形成される．これは後に口腔の内胚葉由来の上皮と結合する．顔の輪郭は顔面突起から発生する．突起組織は第1鰓弓もしくは神経堤に由来する．口窩の尾側には下顎突起が，外側には上顎突起が，そしてこれに接して外側と内側に鼻突起が起こる．左右の内側鼻突起は前頭隆起に接する．

b 胎生6週．溝が形成され，鼻突起と上顎突起が分かれる．

c 胎生7週．内側鼻突起が正中線で相互に，また，外側縁では上顎突起と癒合する．

d 胎生10週．顔面形成のための突起の移動の終了．

B　顔面突起からの派生（Sadler による）

顔面突起	派生
前頭隆起	額，鼻根，内側および外側鼻突起
上顎突起	頬，上口唇の外側の部分
内側鼻突起	人中，鼻尖，鼻背
外側鼻突起	鼻翼
下顎突起	下口唇

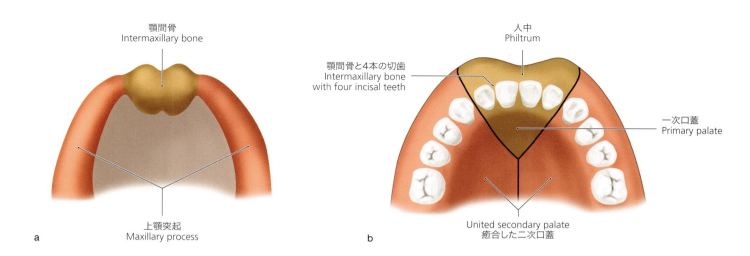

C 上顎間部(Sadler による)

a, b 口蓋の下面.

a 内側鼻突起は深部で骨組織を形成している．これが正中線で癒合し，発生において独立した骨を形成する．顎間骨である．

b 上口唇の人中もまた，上顎間骨と4本の切歯と同様に，内側鼻突起の組織から発生する．一次口蓋の骨は上顎隆起の口蓋骨水平板と癒合し，成人においてはもはや独立した骨ではない．

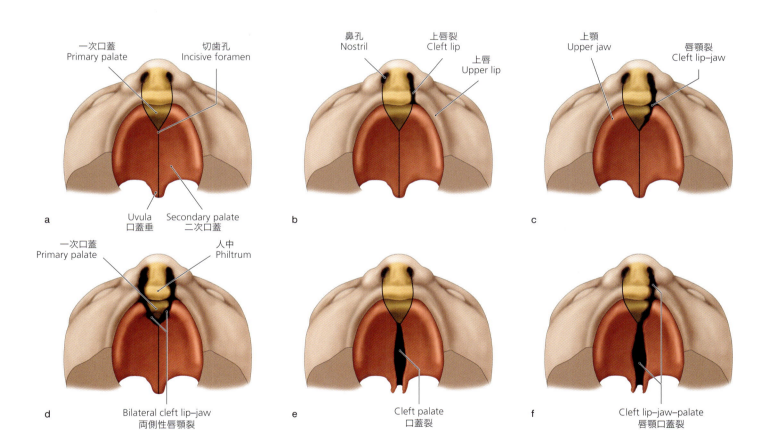

D 顔面における裂形成(Sadler による)

a–f 下面，前面.

a 正常の状態．上顎突起の口蓋の骨は，内側鼻突起の一次口蓋の骨と癒合している．顔面の表層上皮は口と鼻孔の周囲に閉じた組織を形成する．

b 片側性口唇裂．上唇組織の左側が癒合しない場合，鼻にまで及ぶ左側の唇裂が形成される．

c 片側性唇顎裂．左側の上顎も裂形成にかかっている場合，左側に唇顎裂が生じる．

d 裂形成は両側に起こることもある．両側性唇顎裂である．

e 口蓋裂．両側の上顎隆起の口蓋骨が癒合しない場合，単独の口蓋裂（不完全口蓋裂）が生じる．

f 片側性唇顎口蓋裂．3つの裂の形態がすべて組み合わさる場合もある．片側性唇顎口蓋裂である．

1.5 頸部の発生
Embryonic Development of Neck

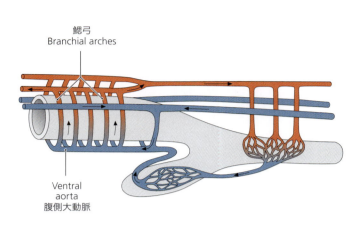

A　ナメクジウオの鰓弓（Romer, Parsons および Frick による）
左外側面．
このナメクジウオの循環系の模式図は，脊椎動物を含む脊索動物の血管系と鰓弓の基本的な関係を示したものである．酸素の乏しい血液（青色で示す）は，腹側大動脈から一連の鰓弓動脈を通って吻側に吸い上げられ（頭部に向かう），そこでエラを通過して酸素を獲得し（赤色で示す），全身に分配される（対性の分節的な鰓弓動脈をヒトの胸部の分節構造と比較すること）．ヒトの胚子にも類似した解剖学的構造と血管系のパターンが存在し，エラと鰓弓は，頭頸部の種々の器官組織に分化する咽頭弓*に置き換わっている．咽頭弓における発生異常は，頸部でさまざまな，かなりよくみられる解剖学的変異を引き起こす（G 参照）．

*訳注：ヒト胚子でも鰓弓は咽頭弓の同義語として用いられる．

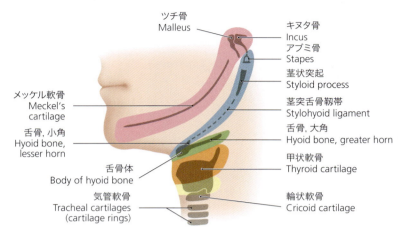

C　成人における咽頭弓由来の筋骨格系の構造（Sadler による）
左外側面．
骨の軟骨原基（色分け参照）のほか，筋とその支配神経も特定の咽頭弓から発生・由来する．
第 1 咽頭弓は咀嚼筋，顎舌骨筋，顎二腹筋前腹，口蓋帆張筋，鼓膜張筋を作る．
第 2 咽頭弓は顔面筋原基，顎二腹筋後腹，茎突舌骨筋，アブミ骨筋を作る．
第 3 咽頭弓は茎突咽頭筋を作る．
第 4・6 咽頭弓は輪状甲状筋，口蓋帆挙筋，咽頭収縮筋と喉頭筋を作る．
それぞれの筋に分布する神経も同じ発生母体から発生すると考えられている（D 参照）．

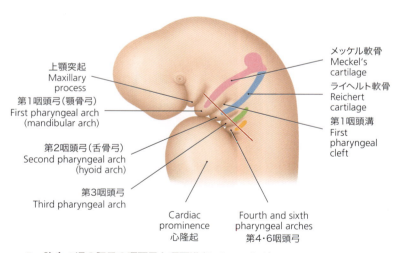

B　胎生 4 週の胚子の咽頭弓と咽頭溝（Sadler による）
左外側面．
ヒトの胚子には，咽頭溝によって区分けされた 4 つの咽頭弓がある．4 つの咽頭弓の軟骨を色分けして示す．これらの軟骨は，咽頭弓のほかの組織と同じように，その後の発生によって移動し，各種の骨および靱帯を形成する（C 参照）．

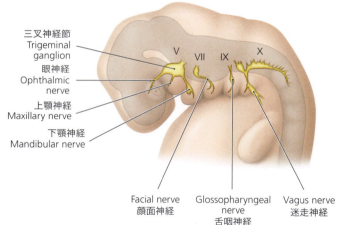

D　咽頭弓の神経支配
左外側面．
どの咽頭弓も脳神経と関連している．
第 1 咽頭弓　：三叉神経［脳神経 V］（下顎神経）
第 2 咽頭弓　：顔面神経［脳神経 VII］
第 3 咽頭弓　：舌咽神経［脳神経 IX］
第 4・6 咽頭弓：迷走神経［脳神経 X］（上喉頭神経と反回神経）

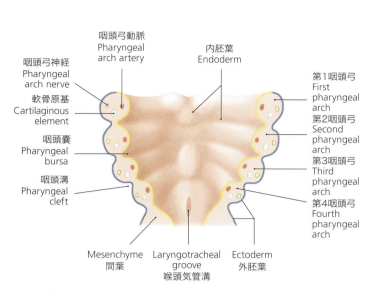

E 咽頭弓の内部の構造（Sadler による）

前面（B の切断面）．

咽頭弓の外表面は外胚葉に，内表面は内胚葉によって完全に覆われている．各咽頭弓は，咽頭弓動脈，咽頭弓神経，軟骨原基を含んでいる．これらはすべて間葉と筋組織に覆われている．

外表面の溝を咽頭溝といい，内表面の溝を咽頭嚢という．咽頭嚢を覆う内胚葉は頸部の内分泌腺に分化するが，その発生過程で細胞は起源となった場所からかなりの距離を移動する．

F 咽頭弓組織における細胞移動（Sadler による）

前面．

胚子の発生期間中，甲状腺を形成する細胞は，舌根部の正中部から，生後，甲状腺が存在する第 1 気管軟骨のレベルまで移動する．甲状腺原基は舌根部から発芽し，痕跡的な凹みを残す．これが舌盲孔となる．上皮上体（副甲状腺）は第 4 咽頭弓（上部）または第 3 咽頭弓（後部）から発生するが，そこからは胸腺原基も発生する．甲状腺内に移動してカルシトニンを産生する C 細胞（または濾胞傍細胞）に分化する鰓後体は第 4 咽頭弓より発生する．第 5 咽頭弓は痕跡的で，第 4 咽頭弓の一部であると考えられている．外耳道は第 1 咽頭溝から発生し，鼓室と耳管は第 1 咽頭嚢から発生する．また，口蓋扁桃は第 2 咽頭嚢から生じる．

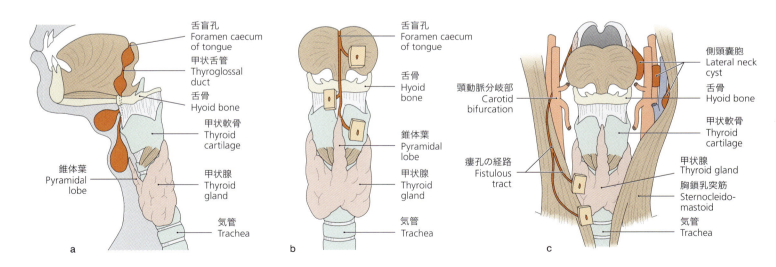

G 頸部において囊胞と瘻孔がみられる部位

a 正中頸囊胞，b 正中頸瘻孔，c 側頸囊胞・瘻孔．

正中頸囊胞 median cyst と瘻孔 fistula（a と b）は甲状舌管の遺残である．通常は完全に退縮する甲状舌管の瘻孔に炎症などで粘液が貯留すると囊胞となることがあり（甲状舌管囊胞），臨床的に頸部の硬固物として認められる．

側頸囊胞と瘻孔は，頸洞の管部の異常な遺残であり，胚子期の組織移動の結果として形成されたものである．上皮に覆われた原基が残った場合には，出生後に囊胞（右）や瘻孔（左）となる（c）．完全な瘻孔は咽頭と皮膚表面に開口しているが，不完全な瘻孔はどちらか一方に開口している．外側頸部の瘻孔の開口部は，典型的な例では，胸鎖乳突筋前縁に位置している．

2.1 頭蓋：側面
Cranium: Lateral View

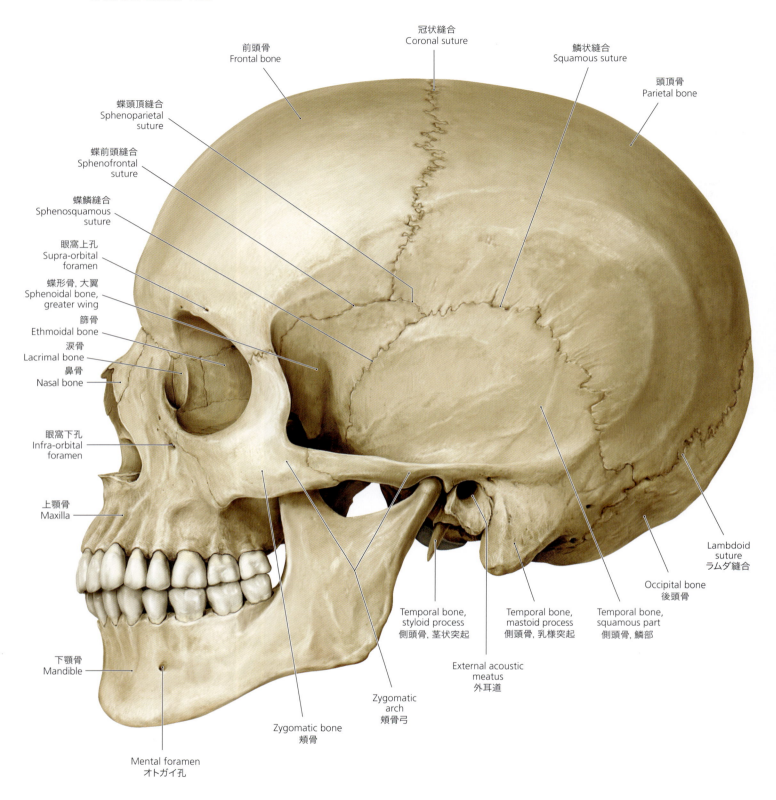

A　頭蓋の側面
左側面．

頭蓋の紹介にこの図を掲げるのは，この側面で，頭蓋を構成する骨（Bで色分けして示している）を最も多く見ることができるからである．個々の骨やその特徴，さらに頭蓋の縫合や開口部については，以下の各項で述べる．

本項では，頭蓋の側面の主な構造について述べる．

章全体としては，まず頭蓋の骨の名前に親しんでもらい，その後，詳細な解剖学的事項や骨どうしの位置的関係について解説する．歯については，別項で述べる（p. 48 以降を参照）．

頭頸部　2. 骨，靱帯と関節

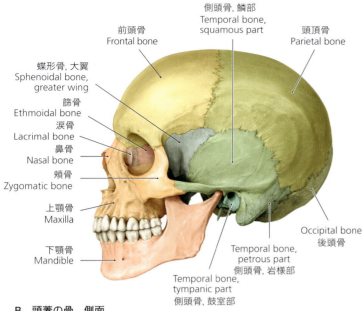

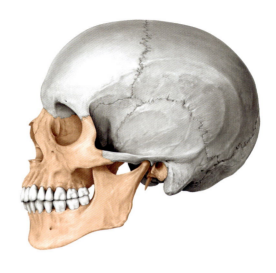

B　頭蓋の骨，側面
左側面．
頭蓋の骨の範囲や境界をわかりやすくするために骨を色分けして示す．

C　脳頭蓋（神経頭蓋）（灰色）と顔面頭蓋（内臓頭蓋）（オレンジ色）の骨
左側面．
頭蓋は脳，感覚器，頭部の内臓を包む骨性の容器である．脳頭蓋（神経頭蓋）が顔面頭蓋（内臓頭蓋）より大きい点が霊長類の典型的な特徴で，これは霊長類の脳がほかの動物に比べて大きいことに由来している．

E　脳頭蓋（神経頭蓋）と顔面頭蓋（内臓頭蓋）の骨

脳頭蓋（神経頭蓋）（灰色）	顔面頭蓋（内臓頭蓋）（オレンジ色）
・前頭骨	・鼻骨
・蝶形骨（翼状突起を除く）	・涙骨
・側頭骨（鱗部，岩様部）	・篩骨（篩板を除く）
・頭頂骨	・蝶形骨（翼状突起）
・後頭骨	・上顎骨
・篩骨（篩板）	・頬骨
・耳小骨	・側頭骨（鼓室部，茎状突起）
	・下顎骨
	・鋤骨
	・下鼻甲介
	・口蓋骨
	・舌骨（p. 47 参照）

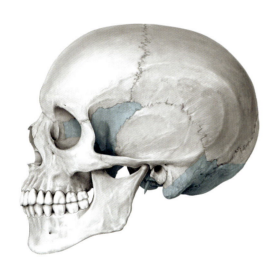

D　頭蓋の骨の骨化
左側面．
　頭蓋の骨には，間葉性の結合組織から直接生じるもの（膜性骨発生，図中灰色の部分）と，軟骨性原基の骨化により間接的に生じるもの（軟骨内骨発生，図中青色の部分）とがある．膜性骨発生と軟骨内骨発生のそれぞれから生じた部分（靱帯頭蓋と軟骨頭蓋）が癒合して1つの骨を形成することもある（例えば，後頭骨，側頭骨，蝶形骨）．
　鎖骨は膜性骨発生をする唯一の管状骨である．膜性骨発生の先天的欠損が頭蓋と鎖骨の両方に影響を及ぼす（頭蓋鎖骨形成不全 cleidocranial dysostosis）のはこのことによる．

F　靱帯頭蓋と軟骨頭蓋の骨

靱帯頭蓋（灰色）	軟骨頭蓋（青色）
・鼻骨	・篩骨
・涙骨	・蝶形骨（翼状突起の内側板を除く）
・上顎骨	・側頭骨（岩様部，乳突部，茎状突起）
・下顎骨	・後頭骨（後頭鱗の上部を除く）
・頬骨	・下鼻甲介
・前頭骨	・舌骨（p. 47 参照）
・頭頂骨	・耳小骨
・後頭骨（後頭鱗の上部）	
・側頭骨（鱗部，鼓室部）	
・口蓋骨	
・鋤骨	

2.2 頭蓋：前面
Cranium: Anterior View

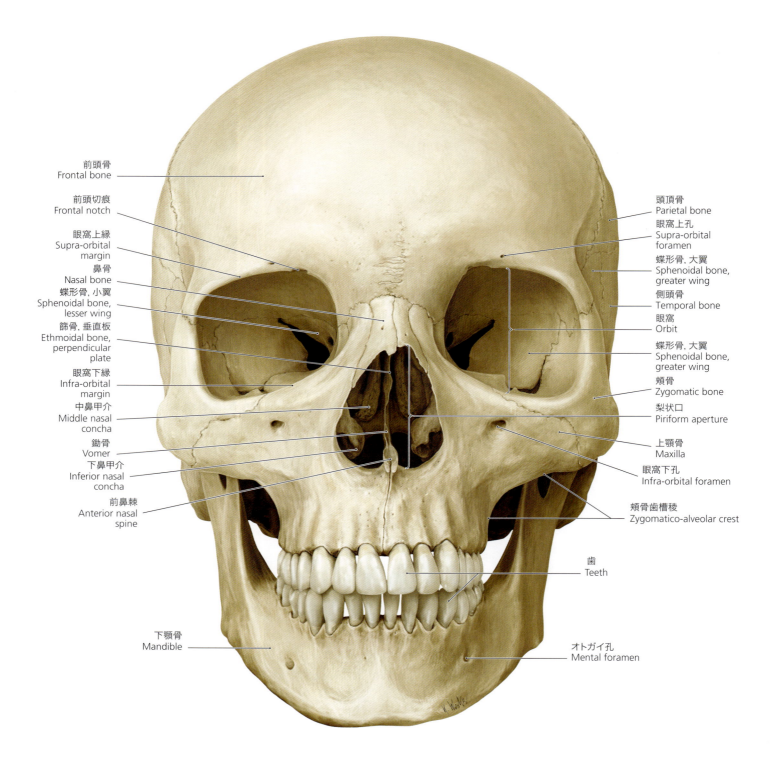

A 頭蓋の前面

この面では，顔面頭蓋（内臓頭蓋）の骨の境界がよくわかる（Bに個々の骨を示す）．

梨状口は，頭蓋における気道の始まりの部分である．眼窩と同様，鼻腔は感覚器（嗅粘膜）を含んでいる．副鼻腔はCで模式的に示している．頭蓋には臨床的に重要な3つの孔（眼窩上孔，眼窩下孔，オトガイ孔）があり，感覚神経はこれらの孔を通って顔に分布する（pp. 123, 227参照）．

Note 中顔面領域の骨折（特にル・フォールの分類 Le Fort classification I型，II型）が疑われる場合，口腔内の頬骨歯槽稜をまず触診すること（頬骨が骨折して転位していると段差が形成され，上顎骨が頭蓋骨から外れることがある）．

頭頸部　2. 骨，靱帯と関節

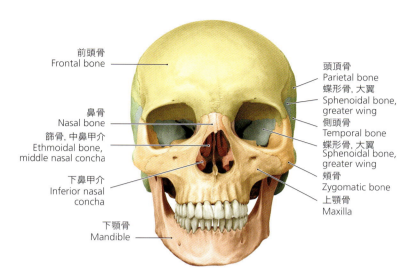

B　頭蓋の骨，前面

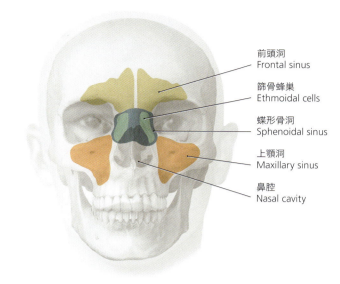

C　副鼻腔：含気腔が骨を軽くする
　前面．
　顔面の骨の中には含気化されているもの，つまり，空気で満たされた空洞を含んでいるため，骨全体の重さが軽くなっているものがある．副鼻腔と呼ばれるこれらの空洞は鼻腔と連絡しており，鼻腔と同様，線毛をもつ呼吸上皮がその内面を覆っている．
　副鼻腔の炎症とそれに伴う不快症状はよくみられる．副鼻腔炎 sinusitis の中には，副鼻腔を覆う皮膚に痛みが投影されるものがあり，頭蓋表面から見た副鼻腔の位置を知ることは有用である．

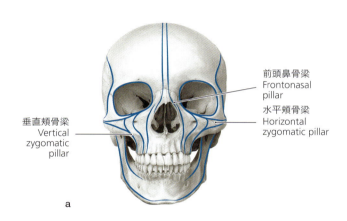

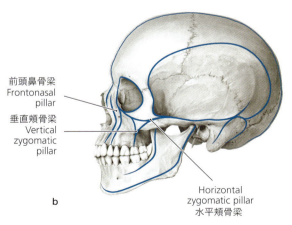

D　顔面頭蓋における主応力線
　a 前面．b 側面．
　含気化された副鼻腔（C）は，肥厚した"骨性の柱状構造"（骨梁）によって力学的に支えられており，骨梁が副鼻腔間の隔壁をなしているところもある．これらの骨梁は，局所にかかる機械的ストレス（例えば，咀嚼圧）に応じて生じる主応力線（図の青色の線）に沿って発達している．見た目で言うならば，顔面頭蓋の構造は，木造家屋の骨組み構造に似ている．副鼻腔が部屋に相当し，主応力線に沿った骨梁は家を支える柱に相当する．

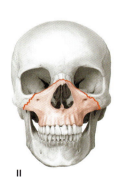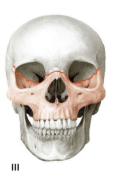

E　中顔面骨折のル・フォールの分類
　顔面頭蓋の骨組み様構造により，中顔面領域の骨折線は，特徴的なパターン（ル・フォールの分類Ⅰ型，Ⅱ型，Ⅲ型）を示すことになる．
　Ⅰ型：骨折線は硬口蓋の直上で，上顎骨を横切る．上顎骨は上部の顔面骨格から外れ，上顎洞は破壊される（下位横断骨折）．
　Ⅱ型：骨折線は鼻根，篩骨，上顎骨，頬骨を横切り，錐状の骨折が眼窩を破壊する．
　Ⅲ型：顔面骨格は頭蓋底から外れる．主要な骨折線は眼窩を貫き，さらに篩骨，前頭洞，蝶形骨洞，頬骨を巻き込むこともある．

2.3 頭蓋：後面と縫合
Cranium: Posterior View and Cranial Sutures

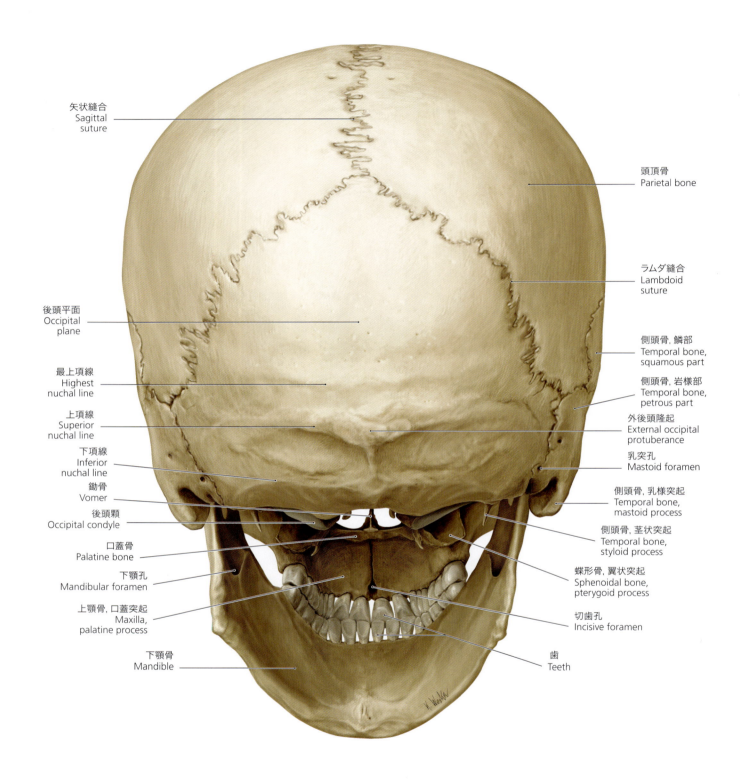

A 頭蓋の後面

後面で最も大きく見える後頭骨は，ラムダ縫合という連結方式で頭頂骨とつながっている．縫合とは，特殊なタイプの靱帯結合 syndesmosis（靱帯による連結で年齢とともに癒合する，F 参照）である．後頭骨の外面には，筋の起始や停止によってできた等高線のような起伏（下項線，上項線，最上項線）が存在する．解剖学的・位置的基準点として外後頭隆起がある．これは後頭表面で触知することができる．乳突孔は静脈の通過口となっている（p. 19 参照）．

頭頸部　2. 骨，靱帯と関節

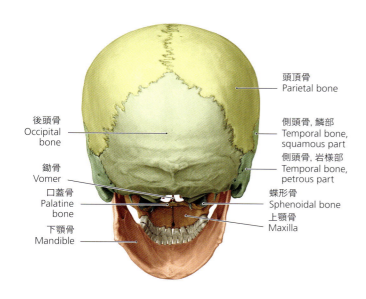

B　頭蓋の骨，後面

Note　側頭骨は，その発生に基づいて，鱗部と岩様部 petrous part（p. 28 参照）の 2 つの主要な部分に分けられる．岩様部は "岩様骨 petrous bone" とも呼ばれる．

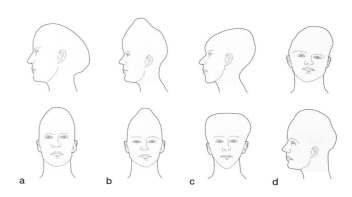

D　頭蓋縫合の早期癒合による頭蓋の変形

頭蓋縫合の早期癒合（頭蓋骨癒合症 craniosynostosis）は特徴的な頭蓋変形をもたらすことがある．

以下の縫合が早期に癒合すると，さまざまな形の頭蓋を生じることがある．
- a　矢状縫合：舟状頭蓋 scaphocephaly（長く狭い頭）
- b　冠状縫合：塔状頭蓋 oxycephaly（尖った頭）
- c　前頭縫合：三角頭蓋 trigonocephaly（三角形の頭）
- d　左右非対称な縫合，通常は冠状縫合が関与している：斜頭 plagiocephaly（左右非対称な頭蓋）

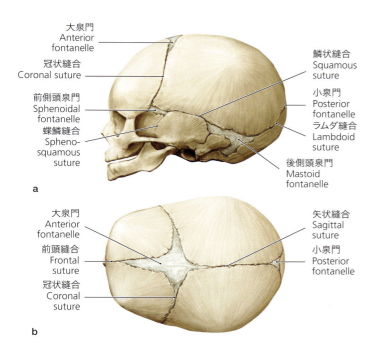

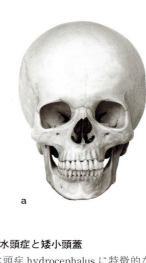 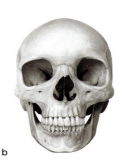

E　水頭症と矮小頭蓋

a　水頭症 hydrocephalus に特徴的な頭蓋の形態：頭蓋縫合が骨化する前に脳脊髄液が貯留して脳が拡張すると（脳水腫 water on the brain），顔面頭蓋（内臓頭蓋）は変化しないものの，脳頭蓋（神経頭蓋）は大きくなる．

b　矮小頭蓋 microcephaly は頭蓋縫合の早期癒合によって起こる．

Note　脳頭蓋（神経頭蓋）が小さく，眼窩が比較的大きいのが特徴である．

C　新生児の頭蓋

a　左側面．b　上面．

脳が大きくなるに従って，頭蓋の扁平骨も成長しなければならないので，骨の間の縫合はしばらく開いたままである（F 参照）．

新生児では，成長途上の頭蓋骨間に，骨でふさがっていない領域があり，泉門と呼ばれる．泉門が閉じる時期はさまざまで，小泉門は生後 3 か月頃，前側頭泉門は生後 6 か月頃，後側頭泉門は 18 か月，大泉門は 36 か月である．小泉門は出産時に胎児の頭の位置を知る際の参考になり，大泉門は幼児で脳脊髄液を採取する際（例えば，髄膜炎 meningitis が疑われる時）の採取部位となり得る．

F　主要な縫合が癒合する年齢

縫合	癒合する年齢
前頭縫合	小児期
矢状縫合	20〜30 歳
冠状縫合	30〜40 歳
ラムダ縫合	40〜50 歳

2.4 頭蓋冠：外面と内面
Exterior and Interior of Calvaria

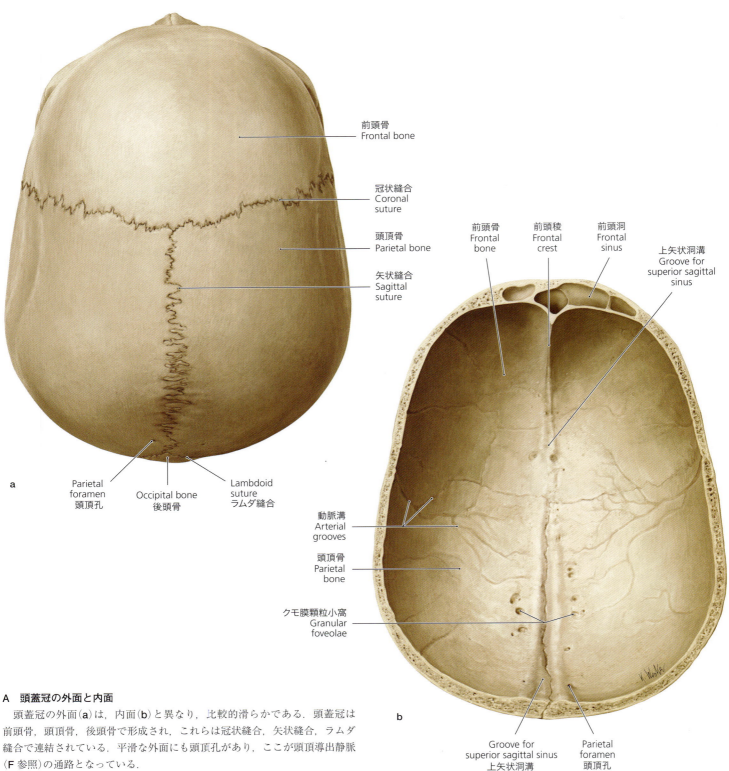

A 頭蓋冠の外面と内面

頭蓋冠の外面（**a**）は，内面（**b**）と異なり，比較的滑らかである．頭蓋冠は前頭骨，頭頂骨，後頭骨で形成され，これらは冠状縫合，矢状縫合，ラムダ縫合で連結されている．平滑な外面にも頭頂孔があり，ここが頭頂導出静脈（**F** 参照）の通路となっている．

頭蓋冠の内面には多くの小窩や溝が存在する．

- クモ膜顆粒小窩（脳を覆うクモ膜の小嚢状の突起によって形成される頭蓋冠内面の小さなくぼみ）
- 上矢状洞溝（上矢状静脈洞が通る溝）
- 動脈溝（硬膜に分布する動脈—例えば，硬膜とそれを覆う骨の大部分に血液を送る中硬膜動脈—の位置を示す）
- 前頭稜〔左右の大脳半球の間にある硬膜の鎌形の突起（p. 308 参照）である大脳鎌が付着する〕

頭蓋冠の内面では前頭骨の前頭洞も見ることができる．

頭頸部　2. 骨，靱帯と関節

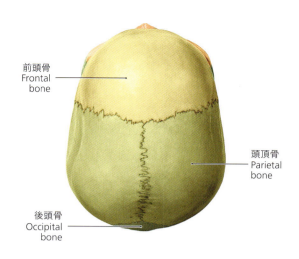

B　頭蓋冠の外面，上方から見る

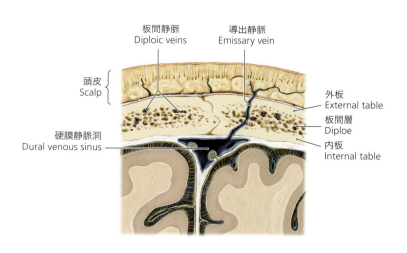

C　頭皮と頭蓋冠

外板，板間層，内板からなる頭蓋冠の3層構造に注目．

板間層は海綿質の構造で，造血能を有する赤色骨髄を含む．形質細胞腫 plasmacytoma では，腫瘍細胞の多数の小塊が周辺の骨梁を破壊することがあり，X線像では円形の透亮像が多発性に認められるようになる（打ち抜き像 punched-out lesions）．導出静脈と呼ばれる血管が頭蓋冠を貫き，硬膜静脈洞と頭皮の静脈をつなぐことがある（E，F 参照）．

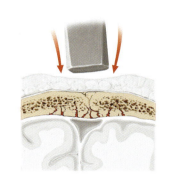

D　外傷に対する内板の脆弱性

頭蓋冠の内板は外からの衝撃にきわめて弱く，外板が無傷な場合でも内板は骨折していることがある（CT像で対応所見を探す必要がある）．

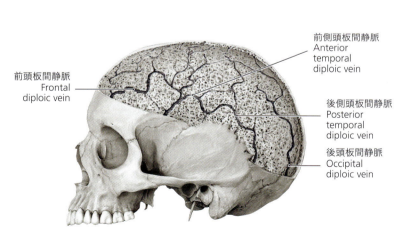

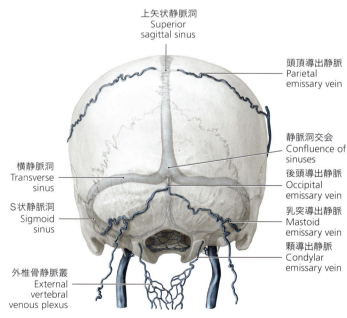

E　頭蓋冠の板間静脈

板間静脈は頭蓋の骨の網状または海綿質状の部分（板間層）にあり，外板を取り除くと見える．板間静脈は，導出静脈を介して，硬膜静脈洞や頭皮の静脈と交通しており，感染拡大の経路となり得る．

F　後頭の導出静脈

導出静脈は，硬膜静脈洞と頭蓋の外の静脈を直接つないでおり，頭頂孔や乳突孔のような既存の開口部を通る．細菌が導出静脈を経由して頭皮から頭蓋に侵入すると，硬膜に感染して髄膜炎を引き起こすことがある．この意味で，導出静脈は臨床的に重要な静脈といえる．

2.5 頭蓋底：外面
Cranial Base: External View

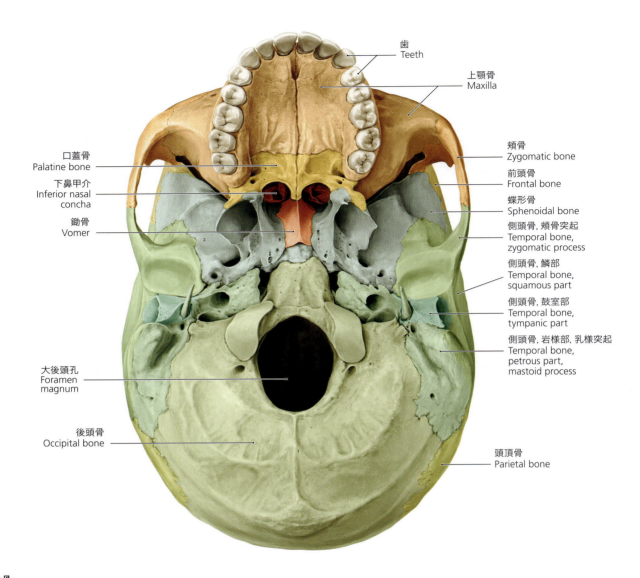

A　頭蓋底の骨

外面．

頭蓋底はモザイクのように組み合わせられたさまざまな骨から構成される．あらかじめこれらの骨の形と位置を概観しておくことが今後のより詳細な学習に役立つ．

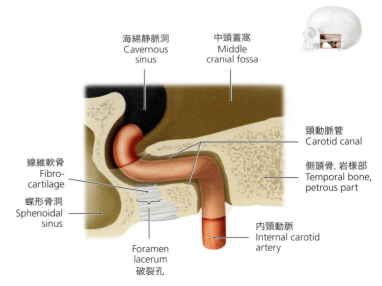

B　破裂孔と頸動脈管，内頸動脈との関係

左側面．

破裂孔は実際には開口部ではなく，生体では線維軟骨の層で閉ざされている．乾燥骨でのみ開口部として認められる．破裂孔は頸動脈管やそこを通る内頸動脈と近い位置にある．また，大錐体神経や深錐体神経が破裂孔を通る（pp. 127, 131, 136 参照）．

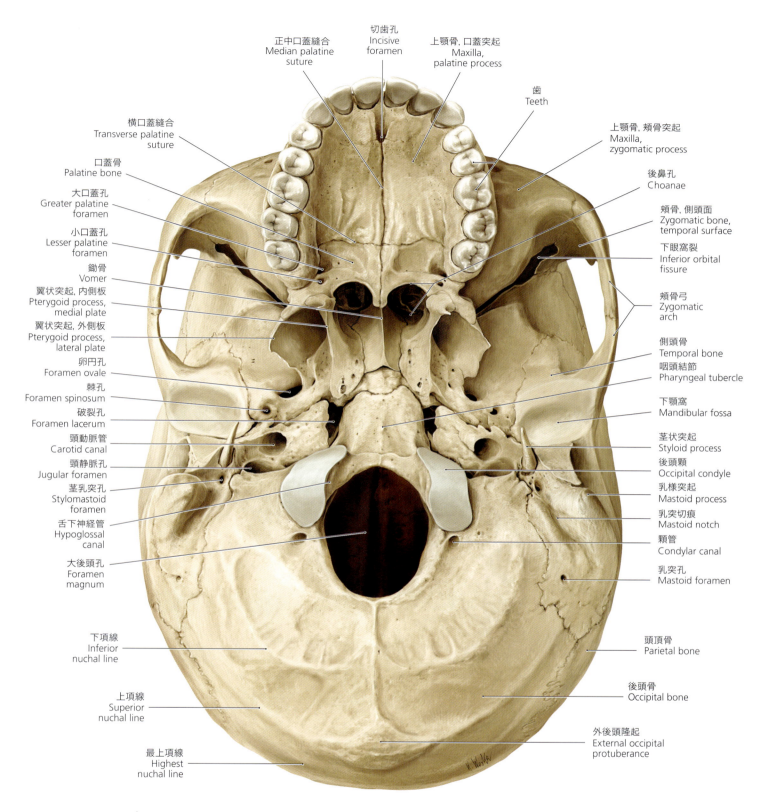

C 頭蓋の底面

外面．

頭蓋底の外面の主要な構造を示している．特に，神経や血管を通す開口部に注目．骨の成長に異常があると，これらの開口部は小さいままとどまることや狭くなることがあり，そこを通る神経・血管が圧迫されることになる．視神経管が正常な大きさに成長しないと，視神経を圧迫し，視野欠損を生じることもある．これらの神経の傷害に関連する症状は，どの開口部の成長が阻害されるかによって異なる．

この図で示した各構造について，次頁以降でより詳細に解説する．

2.6 頭蓋底：内面
Cranial Base: Internal View

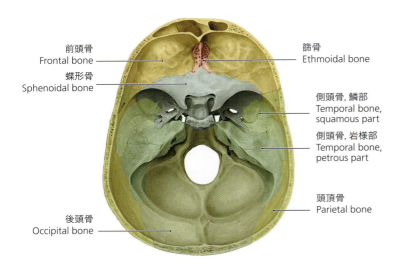

A 頭蓋底の骨，内面
頭蓋底の内面における骨の配列がわかるように，色分けして示す．

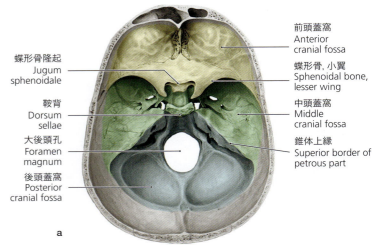

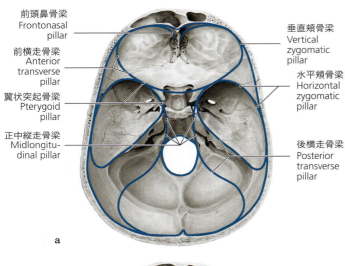

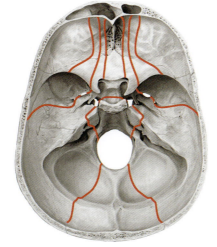

B 頭蓋窩
a 内面．b 正中断．
頭蓋の内面は平らではなく深くくぼみ，連続する3つの窩，すなわち前頭蓋窩，中頭蓋窩，後頭蓋窩を構成する．これらの窩は前方から後方に向かって段階的に深くなり，段丘状の配列となっている（bで最もわかりやすい）．
各頭蓋窩の境界を以下に挙げる．
・前頭蓋窩と中頭蓋窩の境界：蝶形骨の小翼と蝶形骨隆起
・中頭蓋窩と後頭蓋窩の境界：側頭骨岩様部の錐体上縁と鞍背

C 頭蓋底：主応力線と通常の骨折線
a 主応力線，b 通常の骨折線（内面）．
咀嚼力やほかの機械的ストレスに応じて頭蓋底の骨は肥厚し，主応力線に沿って骨梁を形成する（p.15に示した前面での主応力線の分布と比較すること）．骨梁間の肥厚していない領域が骨折の予想される部位であり，ここで示したような骨折線が頭蓋底骨折の定型的なパターンとなる．定型的な骨折線を生じる同様の現象は中顔面領域にもみられる（p.15のル・フォールの分類参照）．

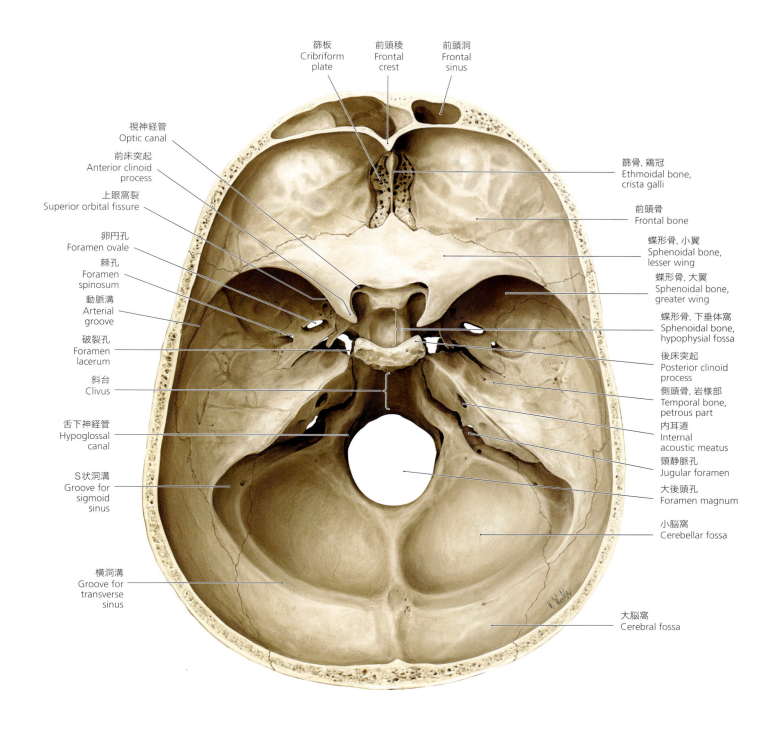

D 頭蓋底の内面

頭蓋底の内面で観察される開口部と，外面で観察される開口部（p. 21 参照）を比較すると興味深い．神経・血管の中には，骨を貫く際や骨内の比較的長い経路の途中で向きを変えるものがあるため，内面と外面の開口部は必ずしも一致しない．1つの例が内耳道である．顔面神経は，ほかの神経などとともに内耳道を通って頭蓋底内面から側頭骨の岩様部に入る．しかし顔面神経のほとんどの線維は，茎乳突孔を通って側頭骨を出る．したがって，外面から見えるのは茎乳突孔ということになる（詳細は pp. 126, 137, 151 参照）．

神経・血管が頭蓋底を貫く部位を学習する際には，まずこれらの部位が前/中/後頭蓋窩のいずれにあるかに着目するとよい．頭蓋窩の配列は B で示している．篩骨の篩板は，鼻腔と前頭蓋窩をつなぎ，嗅神経糸を通すため多くの小孔がある（p. 182 参照）．

Note 前頭蓋窩の骨は薄いため，前頭部を損傷すると容易に篩板が骨折し，硬膜が破れ，脳脊髄液が鼻腔に流れ込むことがある．不潔な鼻腔の細菌が清潔な脳脊髄液に入るため，髄膜炎を引き起こす危険性もある．

2.7 後頭骨と篩骨
Occipital Bone and Ethmoidal Bones

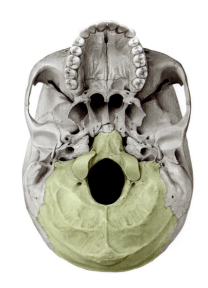

A　外頭蓋底における後頭骨の位置
外面.
Note 後頭骨と隣接する骨との関係に注意すること．
後頭骨は思春期に蝶形骨と癒合して"三頭底骨"となる．

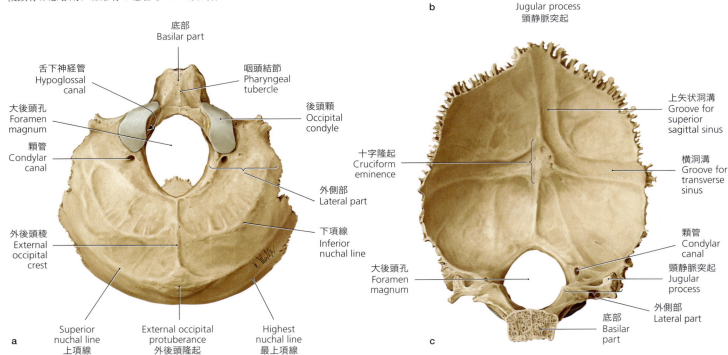

B　分離した後頭骨
a 外面.
後頭骨の底部を示す．底部の前面は蝶形骨と癒合する．
顆管は後頭顆の後方に終わるが，舌下神経管は後頭顆の上方を通る．前者は，S状静脈洞に始まり，外椎骨静脈叢に終わる顆導出静脈を含む（導出静脈，p. 19参照）．舌下神経管には，舌下神経［脳神経 XII］だけでなく静脈叢も存在する．
咽頭結節は咽頭筋の付着部である．外後頭隆起は後頭の目印として体表から触知することができる．

b 左側面.
この面では，大後頭孔の上方にある後頭鱗の広がりがよくわかる．顆管と舌下神経管の内口，および頸静脈突起が認められる．頸静脈突起は頸静脈孔の壁の一部を構成する（p. 21参照）．頸静脈突起は椎骨の横突起と対応する．

c 内面.
この面では，硬膜静脈洞のための溝を見ることができる．上矢状静脈洞と横静脈洞の合流部の上に十字隆起がある．隆起の形態は，上矢状静脈洞の血液が左の横静脈洞に優先して流入する場合があることを示している（p. 384参照）．

頭頸部　2. 骨，靱帯と関節

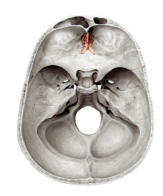

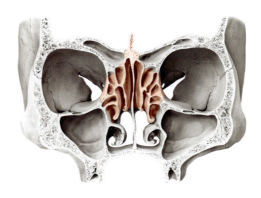

C　内頭蓋底における篩骨の位置
内面．
篩骨の上部は前頭蓋窩の一部をなし，篩骨の下部は構造的には鼻腔の形成に関わる．篩骨は前頭骨および蝶形骨と接する．

D　顔面骨格における篩骨の位置
前面．
篩骨は鼻腔や副鼻腔の中心となる骨である．

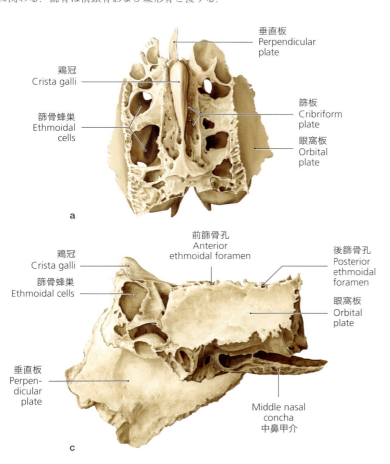

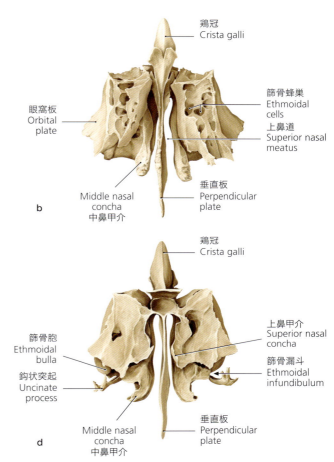

E　分離した篩骨

a 上面．
大脳鎌の付着部となる鶏冠（p. 308 参照）と水平に位置する篩板を示す．篩板には，嗅神経糸（嗅神経）を鼻腔から前頭蓋窩に通す小孔が開いている．孔が多数存在するため機械的に弱い構造の篩板は，外傷によって容易に骨折する．臨床的には，このタイプの骨折の存在は，鼻から脳脊髄液が漏れてくることで知ることができる（頭部外傷患者における"鼻漏"）．

b 前面．
左右の鼻腔を隔てる正中構造，すなわち垂直板（振り子時計の振り子に似ている）を示す．篩骨の一部である中鼻甲介（鼻甲介のうち，下鼻甲介のみが独立した骨である）と，中鼻甲介の両側に密集する篩骨蜂巣に注目．

c 左側面．
左側からの観察では垂直板を見ることができる．篩骨蜂巣の前部を切開して示している．眼窩板と呼ばれる薄い骨板が眼窩と篩骨蜂巣を隔てる．

d 後面．
鉤状突起を見ることができるのは後面だけである．原位置では，鉤状突起の大部分が中鼻甲介で覆われている．鉤状突起は上顎洞の入り口である半月裂孔を部分的に閉じており，上顎洞の内視鏡手術を行う際の重要な目印となる．
篩骨胞と鉤状突起の間の狭いくぼみは篩骨漏斗と呼ばれる．前頭洞，上顎洞，前篩骨蜂巣はこの漏斗に開口する．
上鼻甲介は篩骨の後端に位置する．

頭頸部　2. 骨，靭帯と関節

2.8 前頭骨と頭頂骨
Frontal Bone and Parietal Bone

A 前頭骨
a 前方から見る（外面）．b 下方から見る（眼窩面）．c 後方から見る（内面）．

前頭骨は頭蓋冠前部の基礎をなす骨であり（頭蓋内の位置は pp. 14, 34 参照），2 個の骨が正中線で融合したものである．若年者の前頭骨にはこの 2 個の骨の間に境界線がまだみられる（前頭縫合）が，成人では通常は骨化しており，縫合線は認められなくなる．前頭骨は以下の各部で構成される．

- 前頭鱗（前頭の骨性基盤）
- 水平位をなす 2 つの眼窩部（眼窩上壁を形成する骨の主要部分）
- 左右両側の眼窩の間にある鼻部（鼻骨上縁の一部）

前頭鱗には外面と内面があり，頭蓋窩の一部を形成する．前頭鱗は側頭面に向かって両側に歪曲する．

臨床的に見ると，前頭骨では骨性中隔で分けられ副鼻腔の一部となる 1 対の前頭洞が特に重要である．ここから感染が蔓延するおそれがあるうえ（p. 27 C 参照），骨折でも重要な役割を担う．多くの場合，骨折は産業事故や交通事故で前方から激しい力が加わった時に発生する（例えば追突事故で頭蓋がフロントガラスに激突した場合）．このような事故に遭うと，前頭底すなわち前頭蓋底が骨折する．前頭蓋骨の骨折は受傷した解剖学的部位に応じてエッシャー（Escher）の法則によって分類される（p. 27 B 参照）．

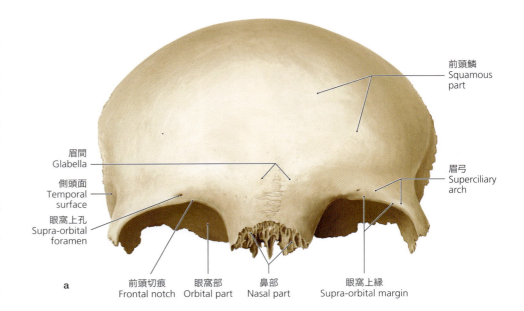

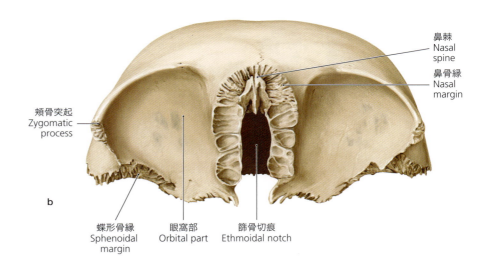

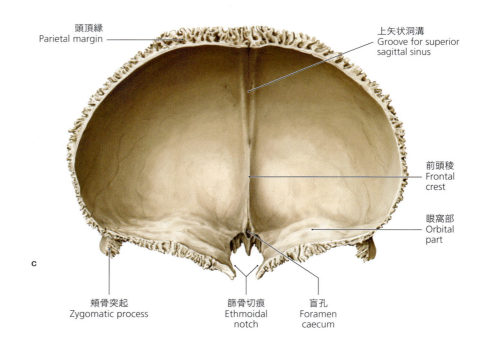

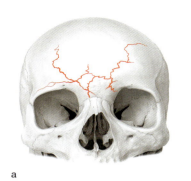 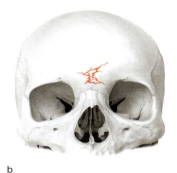 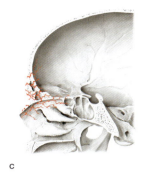 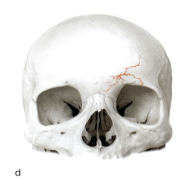

a　　　　　　　　b　　　　　　　　c　　　　　　　　d

B　前頭蓋骨骨折のエッシャーの分類 Escher classification

a I 型：上位の前頭蓋骨骨折で強い力が前頭鱗にかかり生じる．骨折線は上方から前頭洞内側に向かって伸びる．

b II 型：中間位の前頭蓋骨骨折で，前頭鼻根領域に激しい力が加わり，前頭洞，篩骨，場合によっては蝶形骨洞の圧迫骨折に至る．硬膜が同時に裂傷すると，鼻腔を通って髄液が流出する（髄液鼻漏．上行性細菌感染による髄膜炎のおそれがある）．

c III 型：深部に至る前頭蓋骨骨折で，前頭から中心に大きな力が加わって生じる．中顔面が頭蓋底から外れ，骨折線が垂直方向や横断方向に伸びる（ル・フォールの分類 III 型，p. 15 参照）．

d IV 型：眼窩骨折で，力が側方から前方に加わって生じ，前頭洞と眼窩上縁を巻き込む．

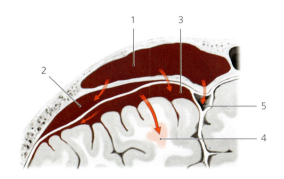

C　解剖学的に見た細菌性前頭洞炎合併症

切断した前頭骨上面．前頭洞は（前頭骨の一構造として）大脳に密に隣接しているため，前頭洞が感染すると生命維持に重要な構造にまで容易に伝播する．前頭洞そのものには膿が充満する（蓄膿）(**1**)．膿は骨を通過して硬膜に侵入する（硬膜外腔の膿瘍）(**2**)．硬膜が破れると髄膜炎となる(**3**)．この感染が脳に及ぶと膿瘍が形成され(**4**)，この膿瘍が上矢状静脈洞に侵入すると静脈洞血栓症となる(**5**)．

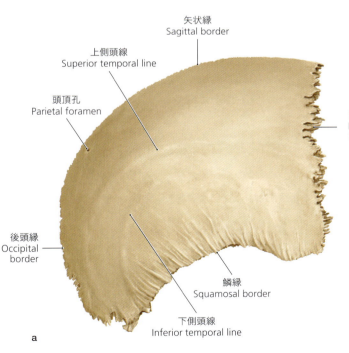 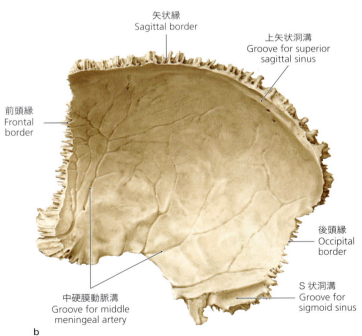

D　頭頂骨

a 右の頭頂骨，外側面．b 右の頭頂骨，内側面．

左右の頭頂骨は頭蓋冠の中間部分をなし，その最高部が頭頂である．頭頂骨は外面と内面に分けられる．内面には中硬膜動脈溝が認められる．中硬膜動脈は硬膜外血腫の発生に重要な役割を担う（p. 390 参照）．

2.9 側頭骨
Temporal Bone

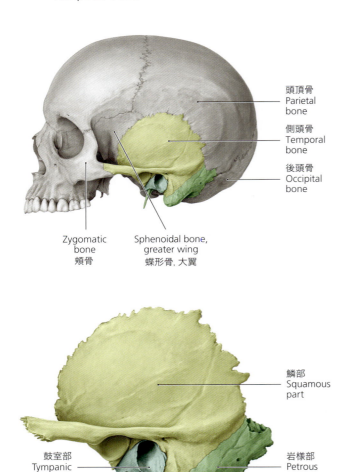

A 頭蓋における側頭骨の位置
左側面．
側頭骨は頭蓋底の主要な構成要素である．側頭骨は，聴覚器や平衡覚器を容れるカプセルである．このため，その構造には臨床的な意味もある（B参照）．また，顎関節の関節窩も側頭骨にある．
Note 隣接する骨が示されている．

B 左の側頭骨の骨化中心
a 左側面．b 下面．
側頭骨は3つの骨化中心から形成され，それらが癒合して1つの骨となる．
・鱗部（側頭鱗ともいい，明るい緑色で示されている）は顎関節の関節窩（下顎窩）をもつ．
・岩様部（岩様骨ともいう．淡い緑色）は聴覚器と平衡覚器を容れる．
・鼓室部（濃い緑色）は外耳の多くの部分を構成する．
Note 茎状突起は，その位置から側頭骨の鼓室部に含まれるように見えるが，発生学的には岩様部の一部である．

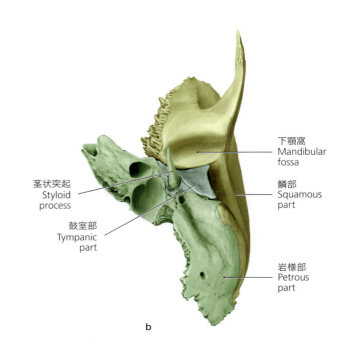

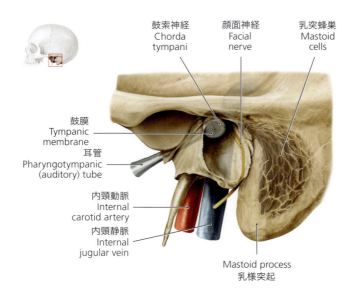

C 左の側頭骨表面に投影した臨床的に重要な構造
左側面．
鼓膜は半透明に描かれている．
中耳と内耳と鼓膜を容れるため，岩様部に関する解剖学的知識は，耳鼻科手術を考える際にきわめて重要である．
岩様部の内面には顔面神経と内頸動脈・静脈を通すための開口部（D参照）がある．細い鼓索神経が，鼓膜のすぐ内側で鼓室を横切る．鼓索神経は顔面神経より起こり，外科的操作の際に傷害されやすい（p. 126 A 参照）．
岩様部の乳様突起はさまざまな大きさの含気性の小室（乳突蜂巣）からなる．これらの小室は中耳と連絡しており，さらに中耳が耳管（エウスタキオ管 Eustachian tube とも呼ばれる）を介して咽頭鼻部と連絡するため，咽頭鼻部の細菌が耳管を通って中耳に達することもある．また，細菌が中耳から乳突蜂巣，さらには頭蓋腔に達して髄膜炎を引き起こすこともある．

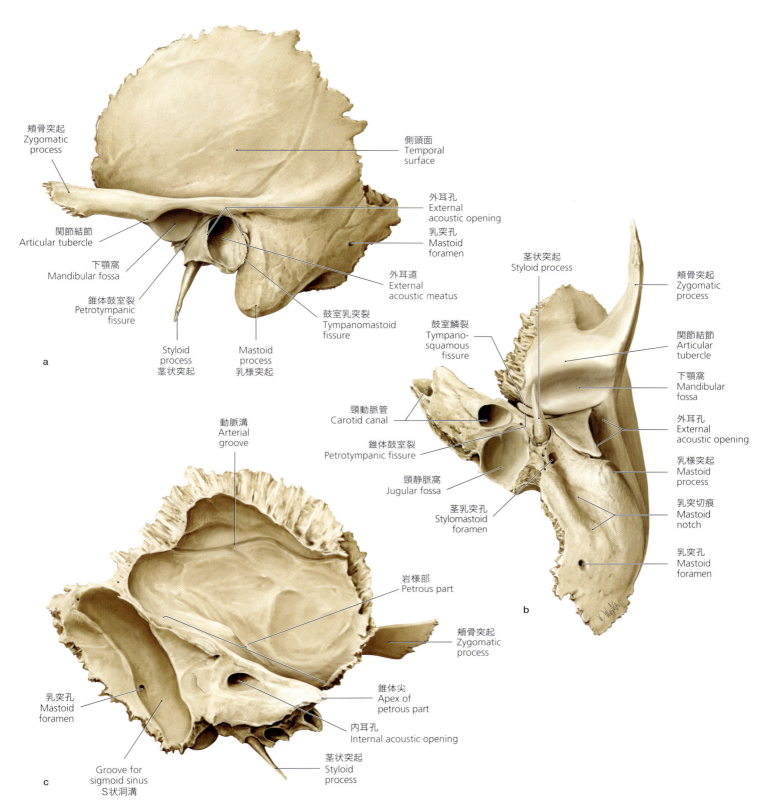

D 左の側頭骨

a 外側面．

側頭骨の主要な構造を示している．

導出静脈（p. 19 参照）が乳突孔（外面の開口部を **a** に，内面の開口部を **c** に示す）を通り，鼓索神経が錐体鼓室裂を通る（p. 149 参照）．乳様突起は，胸鎖乳突筋に引っ張られることでしだいに大きくなり，内部から含気化される（**C** 参照）．

b 下面．

顎関節の浅い関節窩（下顎窩）をはっきりと見ることができる．

顔面神経が茎乳突孔を通って頭蓋底に出る．内頸静脈の起始部は頸静脈窩に密着し，内頸動脈が頸動脈管を通って頭蓋に入る．

c 内側面．

乳突孔の内面の開口部と内耳孔が見える．

内耳孔を通って岩様部に入る構造として，顔面神経と内耳神経が挙げられる．この図で示した側頭骨の部分は錐体と呼ばれ，その先端（しばしば錐体尖と呼ばれる）は内頭蓋底に位置する．

2.10 上顎骨
Maxilla

A 頭蓋骨内の上顎骨の位置

前面.

左右の上顎骨は実質的に顔面の形を決定する構造をしている．上顎骨は上側の歯列を支え，前頭と頬骨弓の骨梁とともに咀嚼圧を頭蓋に伝達する．顔面中央に位置し，眼窩壁(p. 36 参照)，鼻腔壁(p. 40 参照)，口蓋(pp. 44, 45 参照)を形成する．上顎骨にみられる上顎洞は，副鼻腔の実質的な洞部である(pp. 41, 42, 184 参照).

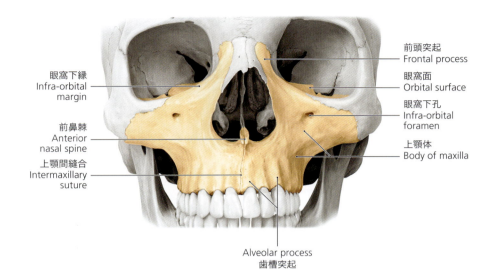

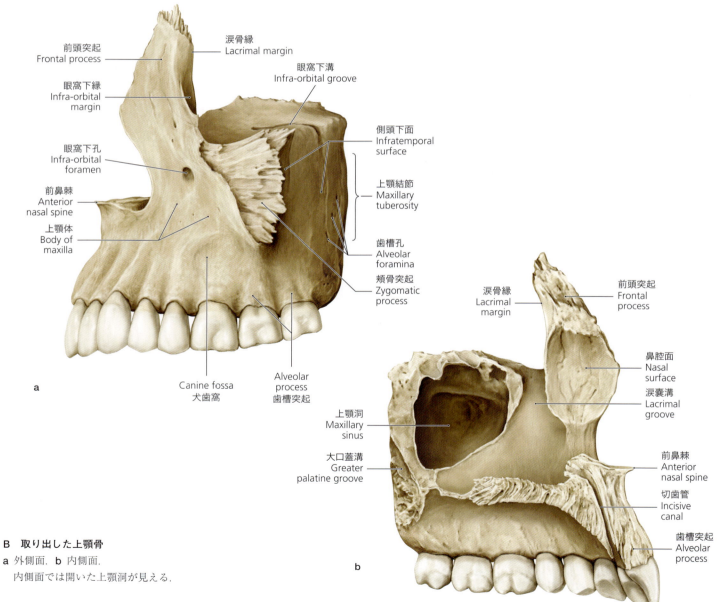

B 取り出した上顎骨

a 外側面．b 内側面．
内側面では開いた上顎洞が見える．

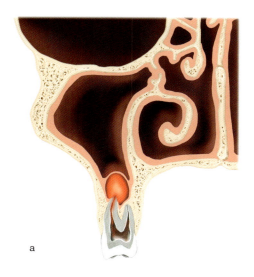
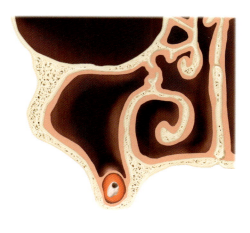

C　上顎骨に生じた歯原性嚢胞
　右の上顎洞前面．
　上顎の歯根が上顎洞に向かって隆起している．上顎洞の痛みは歯原性である可能性があるため，この上顎洞の構造変化は臨床的に重要である．逆に上顎洞の炎症が上顎の歯に波及することもあり得る．
a　歯根嚢胞が歯根尖に発生している．歯根での炎症が慢性化すると，上顎洞に嚢胞が形成される．

b　濾胞性歯嚢胞は，萌出に問題のある歯（智歯など）の歯冠部に袋状の上皮が拡大して発生する．

　そのため臨床で上顎洞炎を認めた場合は，必ず歯原性を疑わなければならない．したがって上顎洞の疾患は，耳鼻咽喉科医と歯科医の密接な協力を要することがある．

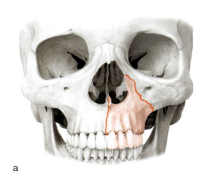
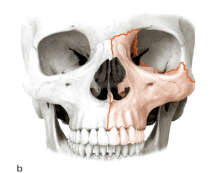
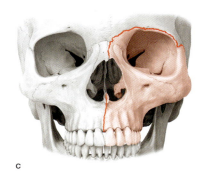

D　上顎摘出術
　上顎洞に発生した腫瘍は手術で摘出できる．腫瘍の位置や進展に応じて摘出範囲が決まる．摘出は，上顎部分摘出術（a），全摘出術（b），眼窩内容も切除範囲に加える拡大全摘出術（眼窩内容除去術）（c）に分けられる．

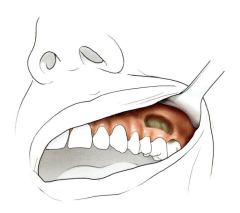

E　腫瘍摘出時の切開部位
　上顎洞からの腫瘍摘出には，口腔前庭を切開して到達経路を確保することが多い．切開では，上唇をへらで側方に持ち上げ上顎洞前壁を除去する．これによって上顎洞が露出するが，場合によっては隣接領域（主として篩骨，眼窩，蝶形骨洞）にも切開を広げる．慢性副鼻腔炎の場合，鼻腔内からの切開が選択される（p. 25 **Ed**，p. 43 **F** 参照）．

2.11 頬骨，鼻骨，鋤骨，口蓋骨
Zygomatic Bone, Nasal Bone, Vomer, Palatine Bone

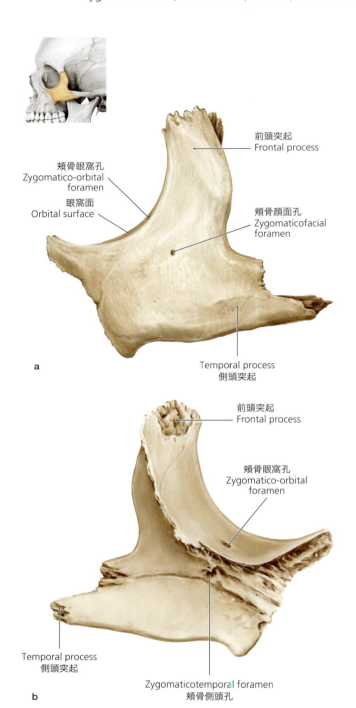

A 頬骨
a 左外側面，b 内側面．

頬骨は頭蓋外側壁と顔面頭蓋の間を橋渡しする（頬骨はドイツ語で橋脚を意味する Joch を使い Jochbein ということも納得できる）．頬骨は頬の基礎を形成する骨であり，痩せ型の人ではたいてい顔面に頬骨の形状が認められる．頬骨は外側面，眼窩面，側頭面に分けられる．

眼窩面にみられる頬骨眼窩孔は頬骨管への入り口となる．この頬骨管は頬骨内部でそれぞれ頬骨顔面孔と頬骨側頭孔に開く2本の管に分岐する．頬骨管には上顎神経の枝である頬骨神経が通り，頬骨管の分岐に従って2枝に分かれる．

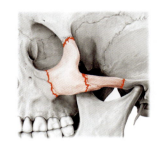 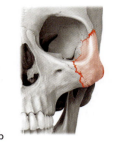

B 頬骨の骨折
a 外側面，b 前面．

頬骨骨折は外側中顔面の鈍的外傷時に比較的多く発生する．たいていは隣接する2つの骨との結合部位3か所すべてが破損する．

ただし軟部組織が腫脹するため，頬骨の骨折は見逃されることがある．そのため鈍的外傷後は，必ず頬骨骨折の有無を確認する．診断では，左右の外側（頬の形状，眼球運動）の比較と，感覚検査（頬骨管を通る頬骨神経を巻き込んでいる場合がある）を行う．

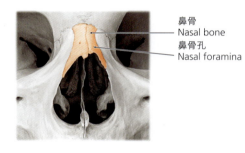

C 鼻骨

左右の鼻骨は鼻梁の基礎を形成する骨である．鼻骨の上縁は前頭骨と，側面は上顎骨と結合する．下縁は梨状口の一部をなす（p. 14 参照）．鼻骨骨折はまれではなく，整復処置を必要とすることが多い．

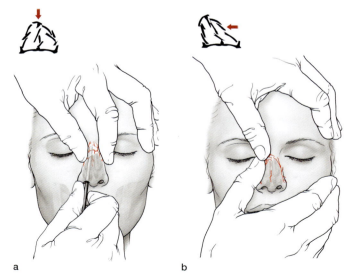

D 鼻骨骨折の整復の基本

正面からの外傷には内側からの鉗子による整復（a），側方からの外傷には外部からの徒手整復（b）を行う．

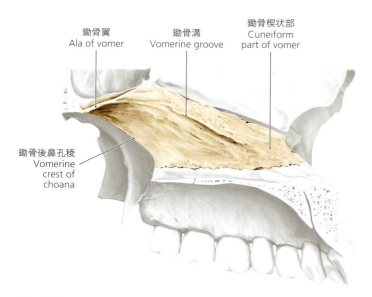

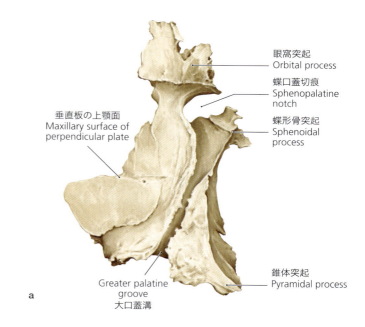

E 鋤骨
右外側面.

鋤骨は篩骨垂直板とともに鼻中隔の基礎をなす骨性構造である（p. 14 参照）．上縁では 2 枚の鋤骨翼に分かれ，蝶形骨とつながる．鋤骨は正中線上にあり，左右の後鼻孔を隔てる構造の 1 つである（pp. 44, 185 参照）．

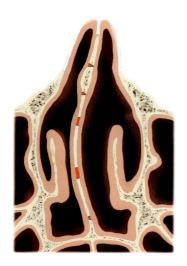

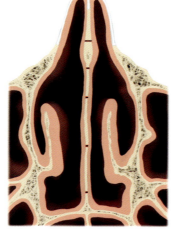

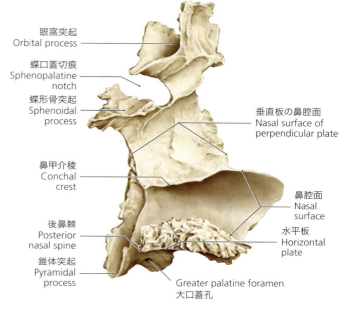

F 鼻中隔矯正
頭側面.

鼻中隔の弯曲は鼻呼吸を妨げる大きな原因である．外科的に矯正する場合は，鼻中隔を摘出し整形後に再度植え込む術式が主流である．

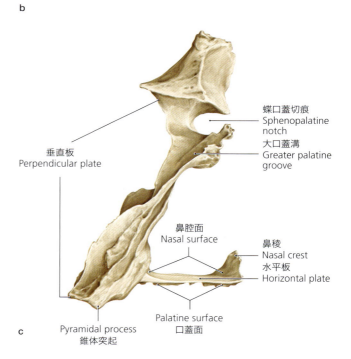

G 口蓋骨
a 外側面． b 内側面． c 後面．

口蓋骨は水平板と垂直板で構成される．**水平板**は硬口蓋の後方の部をなし（p. 41 参照），**垂直板**は鼻腔側壁のうち翼状突起内側板の前方の部をなす．口蓋骨は上顎骨を後方から補い，ともに鼻腔から口腔を隔てる．

2.12 蝶形骨
Sphenoidal Bone

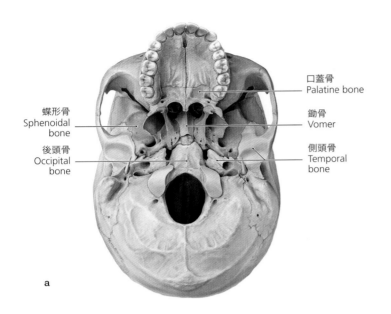

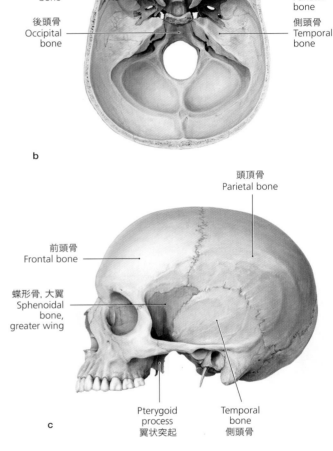

A 頭蓋における蝶形骨の位置
蝶形骨は，人体において構造的に最も複雑な骨で，その全体像を理解するためにはさまざまな面から観察することが必要である（Bも参照）．
a 頭蓋底，外面．
蝶形骨は後頭骨と連結して頭蓋底の正中部で荷重を負担できる構造を作る．
b 頭蓋底，内面．
蝶形骨は前頭蓋窩と中頭蓋窩の境界をなす．神経・血管を通す開口部がはっきり見える（詳細はB参照）．
c 外側面．
蝶形骨大翼の一部と翼状突起の一部が，それぞれ頬骨弓の上と下に見える．
Note 各面において蝶形骨と接する骨に注意すること．

B 分離した蝶形骨
a 下面（頭蓋での位置はA参照）．
翼状突起の内側板と外側板を見ることができる．内側板と外側板の間が翼突窩で，内側翼突筋で埋められる．棘孔と卵円孔が頭蓋底への経路である．
b 前面．
この面を見ると，蝶形骨が，"sphenoidal（楔形）bone"と呼ばれる前の一時期に"sphecoid（スズメバチ）bone"と呼ばれていた理由がよくわかる．左右の蝶形骨洞口がスズメバチの眼を，翼状突起がその垂れ下がった脚を思わせる．翼状突起の先端が2つに割れて，その間に翼窩がある．この面では，中頭蓋窩と眼窩をつなぐ上眼窩裂が両側で見える．蝶形骨洞は内面にある中隔で左右に隔てられる（p. 43参照）．
c 上面．
トルコ鞍を示している．トルコ鞍中央のくぼみが下垂体窩で，下垂体が入る．棘孔，卵円孔，正円孔が後方に見える．
d 後面．
上眼窩裂が特に明瞭に見える一方，視神経管は前床突起によってほとんど隠されている．卵円孔は中頭蓋窩から頭蓋底外面に開く（棘孔はこの面では見えない．aと比較すること）．蝶形骨と後頭骨は思春期に癒合するため（三頭底骨 tribasilar bone），両骨間に縫合はみられない．海綿質の骨梁がむき出しになっており，多孔性の外観を示している．

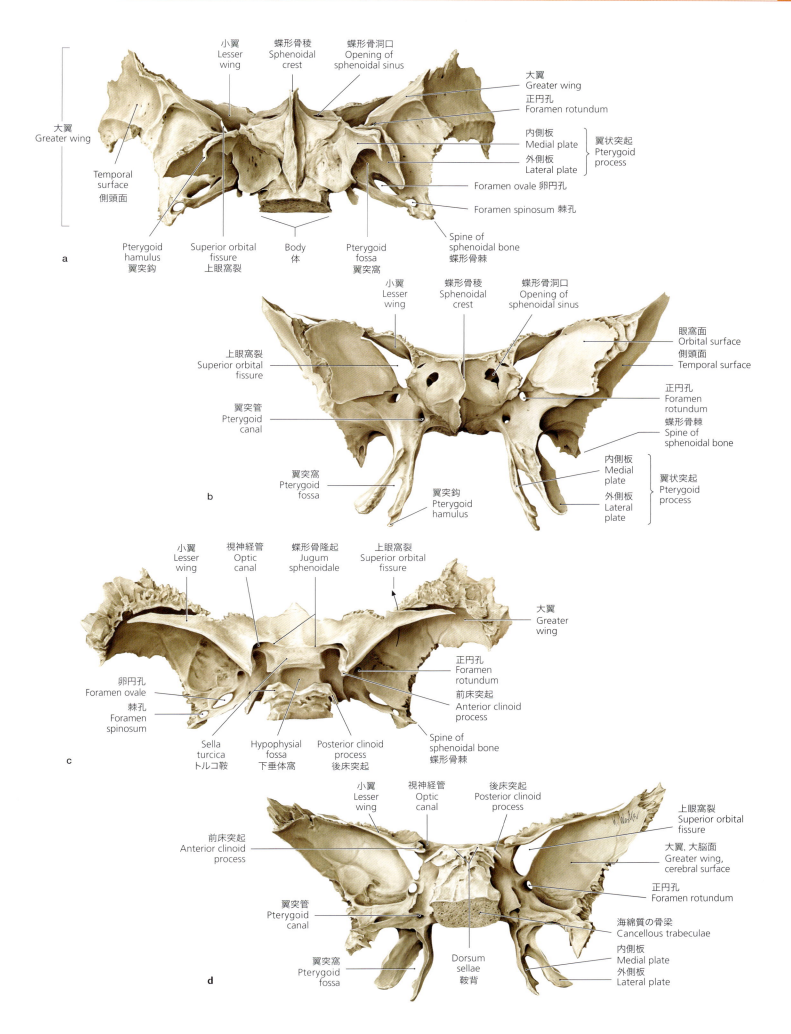

2.13 眼窩：骨と，神経・脈管を通すための開口部
Orbit: Bones and Openings for Neurovascular Structures

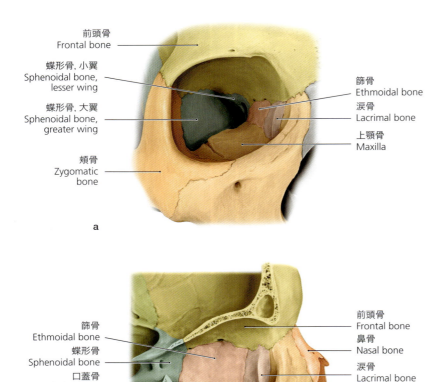

B　神経・血管が通る眼窩の開口部

Note　眼窩上縁を親指で押すことによって眼窩上神経の感覚機能を調べることができる．このため，眼窩上窩は診察時によく調べられる重要な部位である．眼窩上神経は三叉神経第1枝（p. 122参照）の終枝で，三叉神経分布域に痛みがある場合，眼窩上領域で圧迫に対して痛みを感じやすくなることがある．

開口部または通路	神経・血管
視神経管	・視神経［脳神経 II］ ・眼動脈
上眼窩裂	・動眼神経［脳神経 III］ ・滑車神経［脳神経 IV］ ・眼神経［三叉神経第1枝］ 　－涙腺神経 　－前頭神経 　－鼻毛様体神経 ・外転神経［脳神経 VI］ ・上眼静脈
下眼窩裂	・眼窩下神経（三叉神経第2枝から） ・頬骨神経（三叉神経第2枝から） ・眼窩枝（三叉神経第2枝から） ・眼窩下動脈 ・下眼静脈
前篩骨孔	・前篩骨動脈・静脈・神経
後篩骨孔	・後篩骨動脈・静脈・神経
眼窩下管	・眼窩下神経（三叉神経第2枝から） ・眼窩下動脈
眼窩上孔	・眼窩上神経（外側枝） ・眼窩上動脈
前頭切痕	・眼窩上神経（内側枝） ・滑車上動脈
頬骨眼窩孔	・頬神経（三叉神経第2枝から）
鼻涙管	・鼻涙管

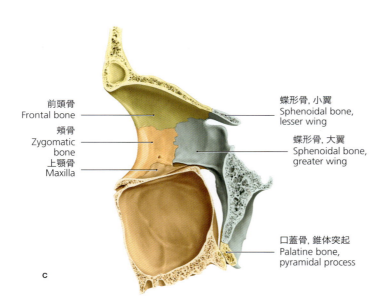

A　右の眼窩の骨
前面（**a**），内側壁（**b**），外側壁（**c**）．**b**では眼窩の外側壁を，**c**では内側壁を取り除いてある．

眼窩は7種の骨（色分けして示す），すなわち前頭骨，頬骨，上顎骨，篩骨，蝶形骨（**a**と**c**参照），さらに内側壁でのみ見ることができる涙骨と口蓋骨（**b**参照）からなる．

ここでは1側の眼窩の骨構造を扱う．次の項の中で隣接する左右の眼窩の関係を説明する．

頭頸部　2. 骨，靱帯と関節

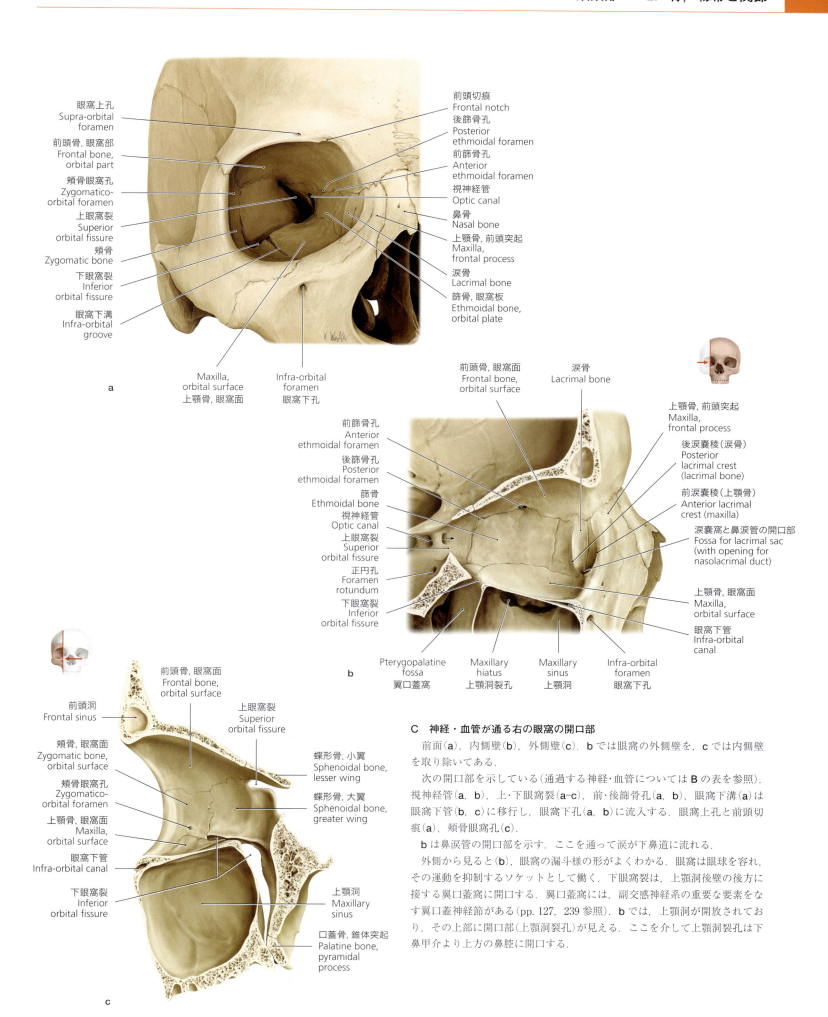

C　神経・血管が通る右の眼窩の開口部

前面（**a**），内側壁（**b**），外側壁（**c**）．**b** では眼窩の外側壁を，**c** では内側壁を取り除いてある．

次の開口部を示している（通過する神経・血管については B の表を参照）．視神経管（**a**，**b**），上・下眼窩裂（**a**–**c**），前・後篩骨孔（**a**，**b**），眼窩下溝（**a**）は眼窩下管（**b**，**c**）に移行し，眼窩下孔（**a**，**b**）に流入する．眼窩上孔と前頭切痕（**a**），頬骨眼窩孔（**c**）．

b は鼻涙管の開口部を示す．ここを通って涙が下鼻道に流れる．

外側から見ると（**b**），眼窩の漏斗様の形がよくわかる．眼窩は眼球を容れ，その運動を抑制するソケットとして働く．下眼窩裂は，上顎洞後壁の後方に接する翼口蓋窩に開口する．翼口蓋窩には，副交感神経系の重要な要素をなす翼口蓋神経節がある（pp. 127, 239 参照）．**b** では，上顎洞が開放されており，その上部に開口部（上顎洞裂孔）が見える．ここを介して上顎洞裂孔は下鼻甲介より上方の鼻腔に開口する．

2.14 眼窩とその隣接構造
Orbit and Neighboring Structures

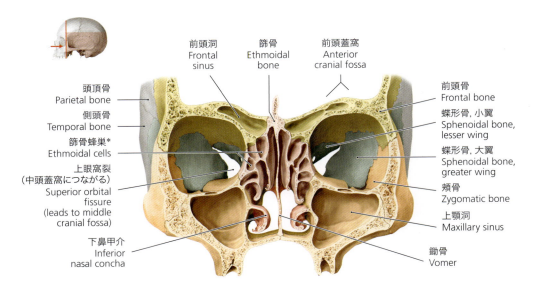

A　眼窩と隣接する腔の骨

この図では，眼窩の骨を色分けしてある．これらの骨は，隣接する腔の壁の一部を構成する．図では下記の隣接する構造が見える．

- 前頭蓋窩
- 前頭洞
- 中頭蓋窩
- 篩骨蜂巣*
- 上顎洞

眼窩からの疾患がこれらの腔に広がることがある．逆にこれらの腔から起こった疾患が眼窩に広がることもある．

*国際解剖学用語集 Terminologia Anatomica では篩骨洞とも呼ぶ．

B　眼窩と隣接する構造の臨床的な関係

眼窩との位置関係	隣接する構造
下方	・上顎洞
上方	・前頭洞 ・前頭蓋窩（大脳の前頭葉を容れる）
内側	・篩骨蜂巣

眼窩と臨床的に重要な関係にある深部構造
- 蝶形骨洞
- 中頭蓋窩
- 視交叉
- 下垂体
- 海綿静脈洞
- 翼口蓋窩

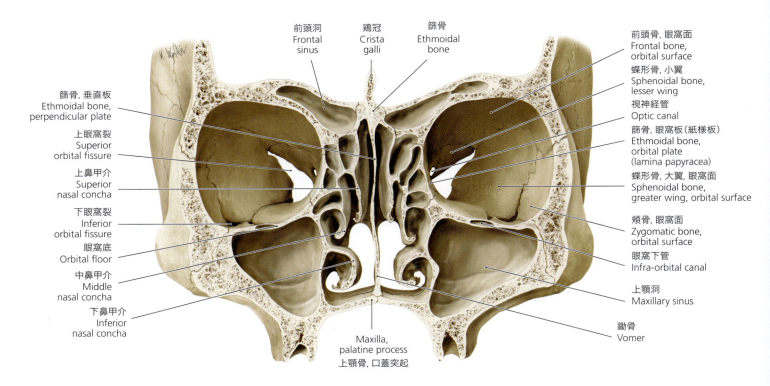

C　眼窩と隣接する構造

左右の眼窩の冠状断（前頭断），前面．

眼窩と篩骨蜂巣を隔てる壁（0.3 mm，眼窩板）と，眼窩と上顎洞を隔てる壁（0.5 mm，眼窩底）はきわめて薄い．したがって，これらの壁は骨折しやすく，腫瘍や炎症が眼窩から広がる際の通路となる．

上眼窩裂は中頭蓋窩と交通しており，この図では描かれていないいくつかの構造（蝶形骨洞，下垂体，視交叉）も眼窩に接している．

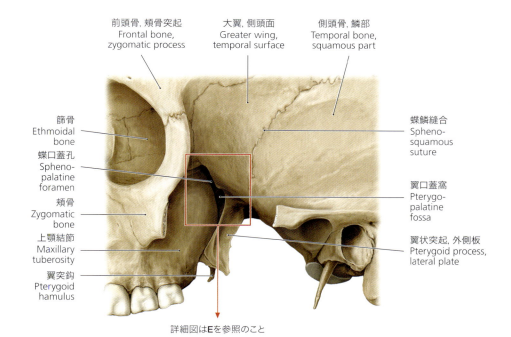

D　左の翼口蓋窩の拡大図

側面．

翼口蓋窩は中頭蓋窩，眼窩，鼻腔の間を連絡する重要な部位で，これらの構造に分布する神経や血管が多く通る．翼口蓋窩の外側は側頭下窩につながる．この図は側頭下窩から翼口蓋窩への外側からのアプローチを示している．このアプローチは，翼口蓋窩の領域の腫瘍（例えば，咽頭鼻部線維腫 nasopharyngeal fibroma）に対する外科手術の際に用いられる．

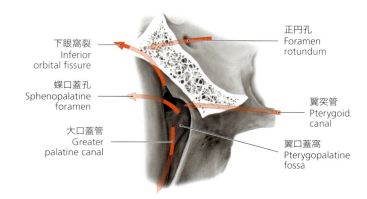

E　左の翼口蓋窩と隣接する構造との連絡

D の詳細図．

翼口蓋窩には，副交感神経系の重要な神経節である翼口蓋神経節（pp. 127, 239 参照）が含まれる．
Note このため，翼口蓋窩に向かう神経と翼口蓋窩から出る神経に注意する．

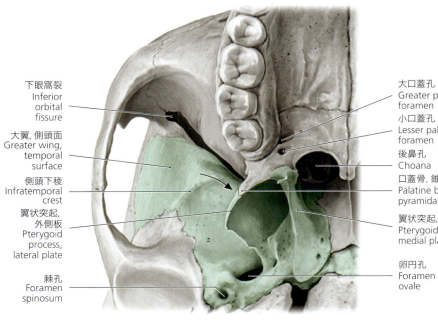

F　右の翼口蓋窩に隣接する構造

下面．

矢印は頭蓋底から翼口蓋窩へのアプローチを示す．翼口蓋窩（ここでは見えない）自体は，蝶形骨翼状突起の外側板の外側にある．

翼口蓋窩の境界とアプローチ経路と血管，リンパならびに神経については p. 238 以降を参照のこと．

2.15 鼻：鼻の骨格
Nose: Nasal Skeleton

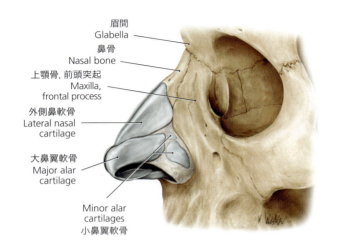

A 外鼻の骨格
左側面.

鼻の骨格は骨と軟骨および結合組織からなる．外鼻の上部は骨性で，しばしば中顔面骨折に巻き込まれるが，遠位下部は軟骨性のため弾力性があり，傷害に対して抵抗性をもつ．鼻孔の近位下部（鼻翼）は結合組織からなり，軟骨の小片が埋もれている．外側鼻軟骨は，独立した軟骨というよりは，鼻中隔軟骨の上縁が翼状に外側へ張り出したものである．

B 鼻軟骨
下面.

下方から見ると，左右の大鼻翼軟骨がそれぞれ内側脚と外側脚からなるのが見える．この面では，2つの外鼻孔を示しており，ここから鼻腔につながっている．左右の鼻腔は鼻中隔で隔てられており，その下方の軟骨部が見える．ここでは鼻腔の壁構造について解説する．鼻腔と副鼻腔との関連については次の項で解説する．

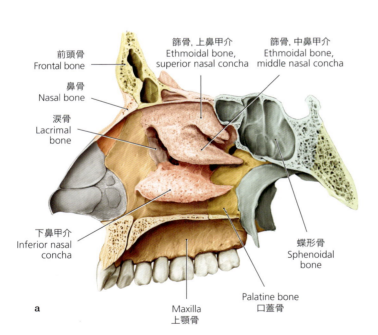

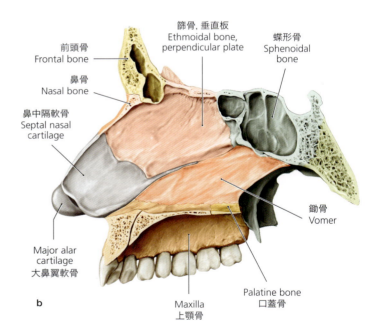

C 鼻腔の壁の骨
a 左方から見た右の鼻．鼻腔が見えるように鼻中隔を取り除いてある．
b 左方から見た正中矢状断．

鼻腔には4つの壁がある．
・天蓋部（鼻骨，前頭骨，篩骨）
・底部（上顎骨，口蓋骨）
・外側壁（上顎骨，鼻骨，涙骨，篩骨，口蓋骨，下鼻甲介）
・内側壁（鼻中隔．軟骨と以下の骨よりなる．b，E 参照）

鼻骨，篩骨，鋤骨，蝶形骨，口蓋骨，上顎骨である．後の3つは，鼻中隔に向かって突出する小さな部分の形成に関わっているにすぎない．

鼻腔を後方から見ると上半側が蝶形骨と境を接しているのがわかる．

3つの鼻甲介のうち下鼻甲介だけが固有の骨である．ほかの2つは篩骨の構成部分である．

頭頸部　2. 骨，靱帯と関節

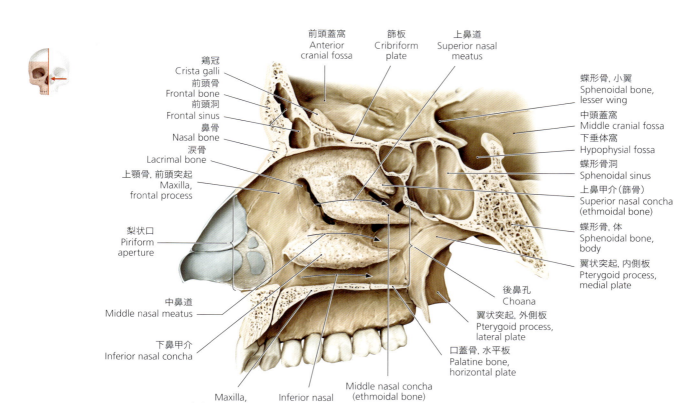

D　鼻腔

左方から見る．

空気は外鼻孔を通って骨鼻腔に入り，上鼻道，中鼻道，下鼻道の3つの鼻道に入る．その後，空気は後鼻孔を経て咽頭鼻部に入る．3つの鼻道は上鼻甲介，中鼻甲介，下鼻甲介で隔てられる．

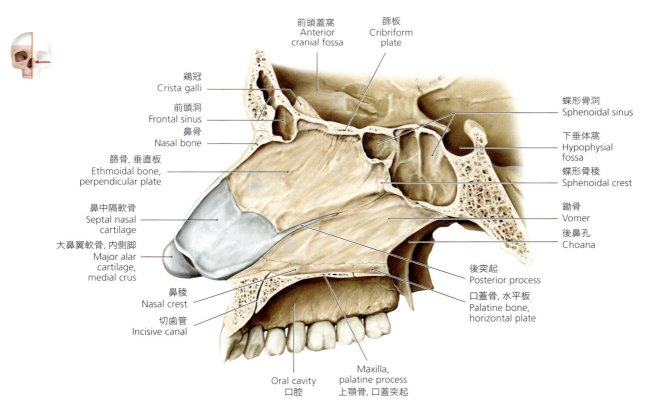

E　鼻中隔

傍矢状断，左方から見る．

鼻腔の左外側壁は隣接する骨とともに取り除いてある．

鼻中隔は前方の軟骨部（鼻中隔軟骨）と後方の骨部からなる（Cb参照）．鼻中隔軟骨の後突起が鼻中隔の骨部に深く入り込んでいる．鼻中隔が彎曲することはよくあり，鼻中隔の軟骨部，骨部，あるいはその両方が関与することがある．鼻中隔の彎曲が鼻呼吸を妨げるような場合には，外科的に矯正することもある．

41

2.16 鼻：副鼻腔
Nose: Paranasal Sinuses

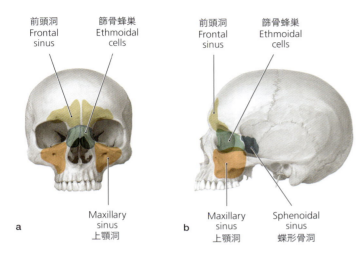

A　頭蓋に投影した副鼻腔
a 前面, b 側面.
　副鼻腔は空気で満たされた空洞で，頭蓋の重さを軽くする．副鼻腔は炎症に罹患しやすく，その場合，罹患した副鼻腔に対応する体表面に痛みを生じることがある（例えば，前頭洞の炎症では前頭部に痛みが生じる）．そのため，副鼻腔の場所を知ることは，正しい診断をするうえで有用である．
Note 「篩骨蜂巣」という名称は以前用いられていた「篩骨洞」（＝副鼻腔）に相当する．

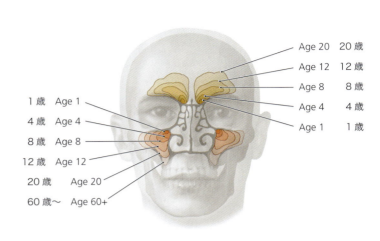

B　上顎洞と前頭洞の含気化
前面.
　出生時すでに含気化 pneumatization している篩骨蜂巣とは異なり，前頭洞と上顎洞は頭蓋の成長を通じてしだいに大きくなっていく．したがって，小児期の副鼻腔炎は篩骨（篩骨蜂巣）に最も罹患しやすい（篩骨洞炎．眼窩に炎症が及び，眼が赤く腫れる危険性がある；D 参照）．

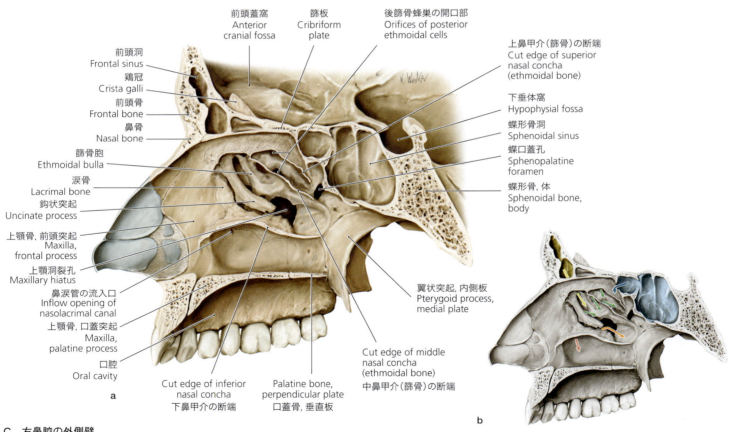

C　右鼻腔の外側壁
a, b 正中断，左方から見る．
　鼻甲介を取り除き，鼻涙管や副鼻腔の鼻腔への開口部を示している（b の矢印を参照．赤色＝鼻涙管，黄色＝前頭洞，オレンジ色＝上顎洞，緑色＝前・後篩骨蜂巣，青色＝蝶形骨洞；排液路を F に示す）．この図では，副鼻腔の鼻腔への開口部が示されると同時に，鼻腔が前頭蓋窩と口腔に局所解剖学的に近接していることがよくわかる．

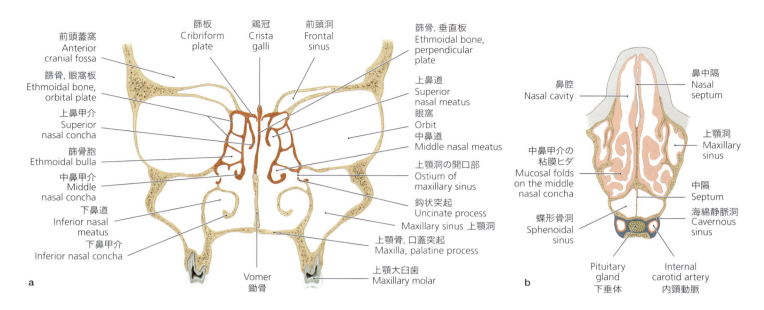

D 副鼻腔の骨性構造
a 前面. b 水平断面. 粘膜はそのままで, 上方から見たところ.

副鼻腔の中心となる構造は篩骨（赤色で示している）である. 篩骨の篩板は頭蓋底前部の一部をなす. 前頭洞と上顎洞は篩骨の周辺に位置する. 鼻腔内には上・中・下鼻道があり, 上・中・下鼻甲介で隔てられている. 篩骨前部や上顎洞で外科的処置を行う際には中鼻甲介が目印となり, 上顎洞の骨性開口部である上顎洞口は中鼻道で中鼻甲介の外側につながる. 中鼻甲介の陰で上方には, 篩骨で最大の空洞である篩骨胞がある. 篩骨胞の前縁には, 骨性の鈎である鈎状突起があり, 上顎洞の開口部を前方で閉じている. 篩骨を眼窩から隔てる外側壁は, 紙のように薄い眼窩板（紙様板）である. 炎症や腫瘍は, この薄い骨板を貫いて, 篩骨から眼窩, 眼窩から篩骨のいずれの方向にも広がる可能性がある.

Note 上顎洞の最も深い点は大臼歯の歯根のすぐ近くにある（ヒトの30％では上顎洞と頬側根との間は1mmに満たない）. そのため, この部位の歯根尖周囲の炎症は, 上顎洞底を貫いて広がる可能性がある. 上臼歯を抜歯する際には, 上顎洞を開窓するのが最も迅速と考えられる.

水平断面（b）を見ると, 蝶形骨洞後方の下垂体窩（C 参照）にある下垂体に対して, 鼻腔を介しての経鼻的手術が可能であることがわかる. この図では粘膜表面をそのままの状態にしてあるが, 鼻道がいかに狭いか, そのために鼻腔がいかに早く閉鎖されるかが明らかである（E 参照）.

E 鼻涙管や副鼻腔が鼻腔に開口する部位

鼻道	鼻道に開口する構造
下鼻道	・鼻涙管
中鼻道	・前頭洞 ・上顎洞 ・前篩骨蜂巣
上鼻道	・後篩骨蜂巣
蝶篩陥凹	・蝶形骨洞

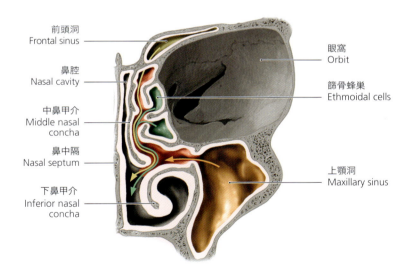

F 鼻の左側での開口部-鼻道単位
冠状断面（前頭断面）.

篩骨蜂巣（図の緑色の部分）の粘膜（線毛呼吸上皮）が炎症（副鼻腔炎）で腫脹すると, 前頭洞（黄色）や上顎洞（オレンジ色）からの開口部-鼻道単位 ostiomeatal unit（赤色）での分泌液の流れが阻害される. この阻害により, 分泌液とともに細菌もほかの副鼻腔に移っていき, そこで炎症を引き起こすことがある. このように, 病巣が解剖学的には篩骨蜂巣にあっても, 炎症は前頭洞や上顎洞にも発現する. 慢性副鼻腔炎の患者には, 狭窄した部位を外科的に拡張することで有効な排膿路を確立し, これによって疾患を治癒させることができる.

頭頸部　2. 骨，靱帯と関節

2.17 硬口蓋
Hard Palate

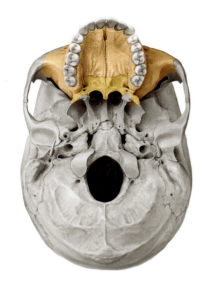

A　外頭蓋底における硬口蓋の位置
外面.

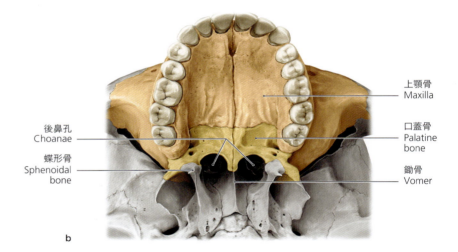

a

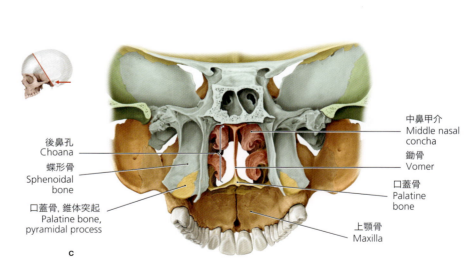

b

c

B　硬口蓋の骨
a　上面.
　硬口蓋は水平な骨板で，上顎骨と口蓋骨の一部から構成される．硬口蓋は口腔と鼻腔を隔てる隔壁の役割を果たす．この図では鼻腔底を上から見下ろしている．鼻腔底の下面は口腔の天井を作る．上顎骨の上部は取り除いてある．口蓋骨の後方は蝶形骨に接する．
b　下面.
　鼻腔の後方への開口部である後鼻孔が，硬口蓋の後縁で始まる．
c　斜め後方から見る.
　この面では口腔と鼻腔の近接した位置関係がわかる．
　Note　口蓋骨の錐体突起が，蝶形骨の翼状突起の外側板と一体化している様子に注目．

44

頭頸部　2. 骨，靱帯と関節

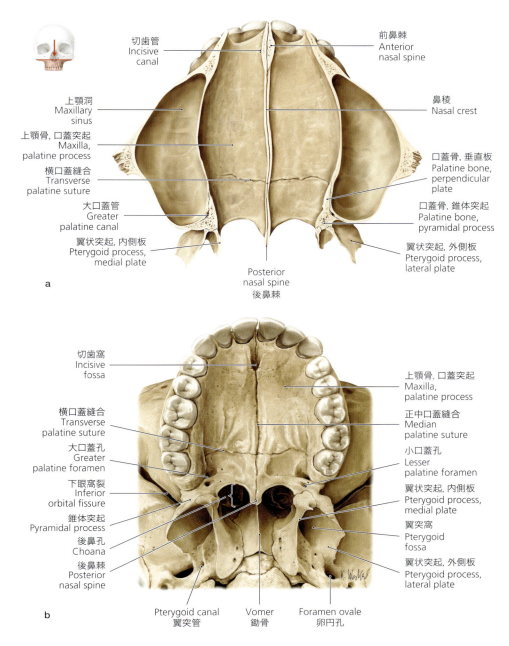

C　硬口蓋

a 上面．

上顎骨の上部は取り除いてある．

硬口蓋は口腔と鼻腔を隔てる．口腔と鼻腔をつなぐ小管，すなわち切歯管（ここでは左右に存在する）が骨内で1つに癒合し，単一の開口部である切歯孔として下面に開く（**b** 参照）．

b 下面．

左右の上顎骨にある水平な突起，すなわち口蓋突起は，成長につれて左右が癒合し，正中口蓋縫合となる．癒合が不完全な場合は口蓋裂になる．前裂（口唇裂．単独または歯槽骨裂と複合することもある）と後裂（口蓋裂）の間の境界線が切歯孔である．口唇，歯槽部，口蓋を含んだ欠損を伴い，口唇・口蓋裂の形をとることもある．

Note 鼻腔（鼻腔底は硬口蓋で作られる）が後鼻孔を介して咽頭鼻部に交通することに注目する．

c 蝶形骨体の高さにおける蝶形骨の後部，斜め後方より見る．

左右の蝶形骨洞が隔壁（蝶形骨洞中隔）で隔てられている．この面では，鼻腔と硬口蓋の近接した位置的関係がよくわかる．

口蓋の形成不全により乳児の硬口蓋が癒合していない場合（**b** 参照），飲んだミルクの一部が口腔からあふれて鼻腔に入ることになる．この欠損部は，口腔からの十分な栄養摂取を可能にするために，出生後直ちにプレートで閉鎖する必要がある．

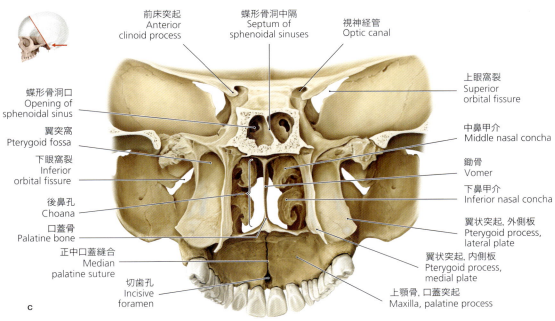

2.18 下顎骨と舌骨
Mandible and Hyoid Bone

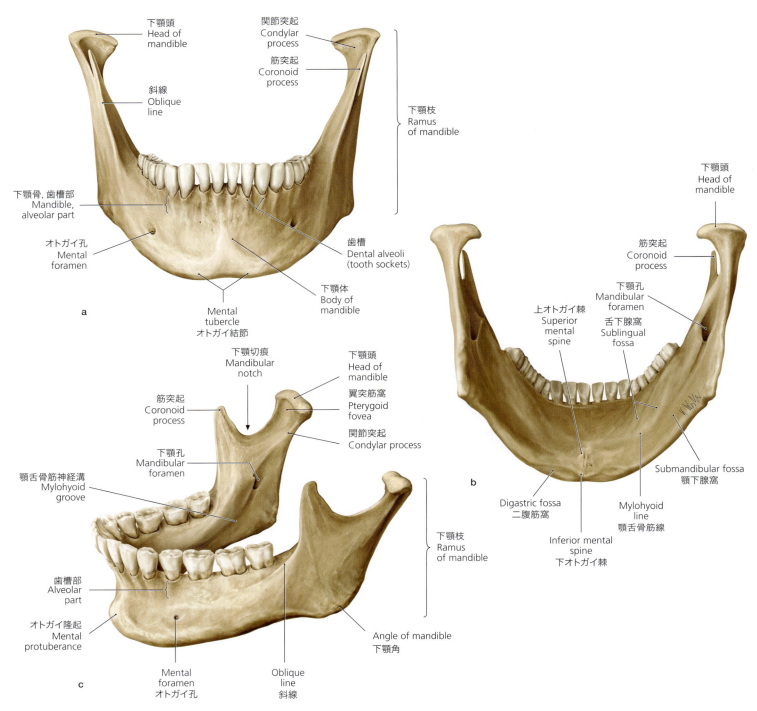

A 下顎骨

a 前面.
下顎骨は，顎関節によって顔面頭蓋（内臓頭蓋）と連結しており，下顎頭がその関節頭である．この"下顎骨の頭"は，上行するかのように垂直な形の下顎枝の最上部にある．下顎枝と下顎体の境は下顎角である．歯は，下顎体上縁に沿う歯槽突起（歯槽部）に植立されている．歯槽部は，歯の成長の結果として，典型的な加齢変化を受けやすい（B参照）．三叉神経の枝であるオトガイ神経は，オトガイ孔を通って下顎管より出る．オトガイ孔の部分を圧迫して神経の感受性を調べることができる（例えば三叉神経痛の時など，p.123参照）．そのため，オトガイ孔の位置を知ることは臨床的に重要である．

b 後面.
下顎孔が特にわかりやすく示されている．下顎管を通る下歯槽神経が，下顎の歯に感覚神経を送る．下歯槽神経の終枝はオトガイ孔から骨外に出る．左右の下顎孔は下顎管によって連結している．

c 左側から斜めに見る．
筋突起と関節突起およびその間にある下顎切痕を示している．筋突起は筋の付着部である．関節突起は下顎頭をもち，側頭骨の下顎窩と関節を作る．関節突起の内側面の陥凹である翼突筋窩は，外側翼突筋の付着部である．

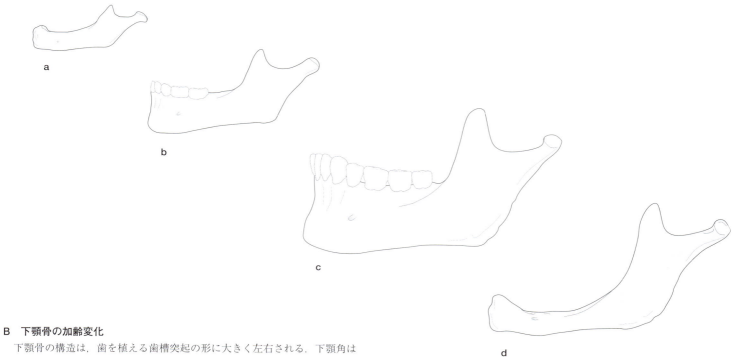

B 下顎骨の加齢変化
下顎骨の構造は，歯を植える歯槽突起の形に大きく左右される．下顎角は歯槽突起の変化に順応するので，下顎体と下顎枝がなす角度も年齢に伴う歯生の変化とともに変化する．出生時に約150°，成人で約120〜130°，高齢者の無歯顎では140°まで戻る．

a 出生時．下顎骨には歯がなく，歯槽部はまだ形成されていない．
b 小児期．下顎骨は乳歯をもつ．乳歯は永久歯に比べてかなり小さいので，歯槽部の発達はまだ弱い．
c 成年期．下顎骨は永久歯をもち，歯槽部も十分に成長する．
d 老年期．無歯顎で歯槽部が吸収されているのが特徴的である．

Note 加齢に伴う歯槽部の吸収は，オトガイ孔の位置を変化させる（通常はcで示すように第2小臼歯位の下顎骨の下半部に位置する）．オトガイ神経に関連する外科手術や解剖の際にはこの変化を考慮する必要がある．

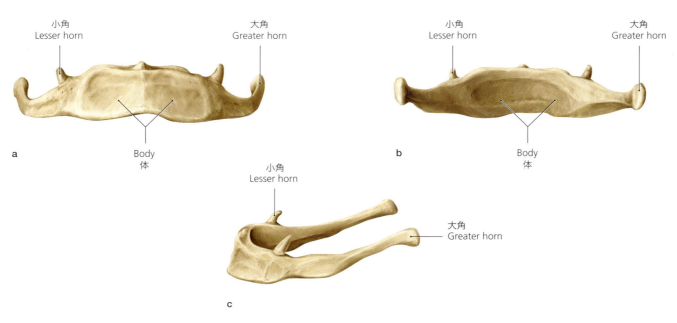

C 舌骨
a 前面．b 後面．c 斜め左側面．

舌骨は口腔底と喉頭をつなぐ筋によってつり下げられて頸部にあるが，国際解剖学用語集では頭蓋の骨に含められている（p.189参照）．舌骨の大角と体は頸部で触知できる．嚥下時における舌骨の生理的な動きも触知できる．

2.19 歯
Teeth

A 歯の概要
ヒトの歯は，脊椎動物の長い系統発生過程を経て現在に至ったものであり，魚類に開始し，両生類，爬虫類を経て最終的にヒトも属する哺乳類に続く．哺乳類の標準的な歯は次のように分けられる．

- 異形歯＝4種の歯種（切歯，犬歯，小臼歯，大臼歯）
- 二生歯＝継続する2世代の歯（乳歯と永久歯）
- 槽生歯＝歯根膜によって顎骨の歯槽内に軽く柔軟性に固定されている

Note ヒトでは乳歯（第1世代）と永久歯（第2世代）のみが二生歯に該当する．大臼歯（第1,2,3大臼歯）は乳歯の後方に萌出するが，乳歯をもたないという特徴によって一生歯である．

B 成人の永久歯
a 上顎，下面．歯の咬合面を示す．
b 下顎，上面．それぞれ図の右半側は歯を取り除いた上下顎の歯槽骨の断面を示す．

ヒトの歯は上下の顎に16本ずつ左右対称に並び，顎の区分ごとに異なる咀嚼機能に見合う形状をしている．上顎と下顎は左右半側にそれぞれ以下の前歯と臼歯がある．

- 前歯：2本の切歯と1本の犬歯
- 臼歯：2本の小臼歯と3本の大臼歯

Note 前歯は食物をとらえたり引き裂いて食片にしたりする一方，臼歯は食片をすりつぶすという実質的な咀嚼活動に関わる．

歯を取り除くと（それぞれ図の右半側参照），歯槽が見える．ここに歯根膜によって歯が固定される．特に前歯では，歯槽内の歯根によって顎骨が口腔前庭に向かって部分的に大きく弯曲しており，歯槽隆起が触知できる．この部分は隣接する細胞層がかなり薄くなっている（約0.1 mm）．隣接する2本の歯の歯槽は槽間中隔によって，複数の根をもつ歯は根間中隔によって隔てられている（歯槽骨の構造はp.57参照）．

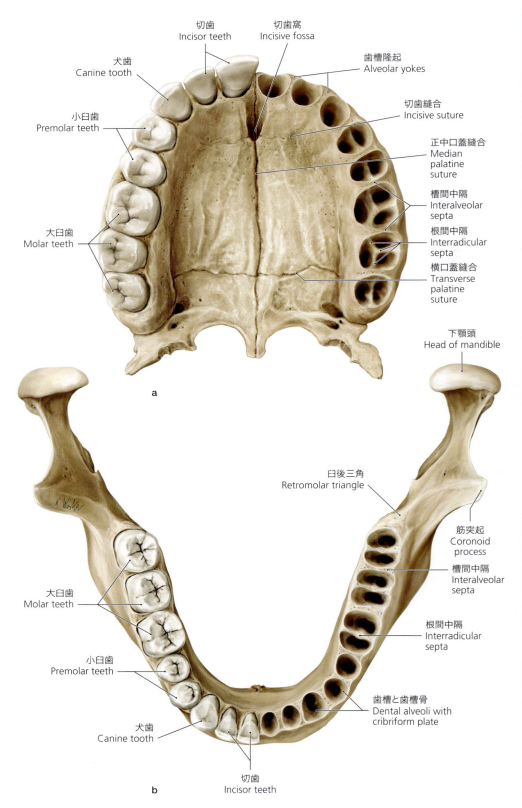

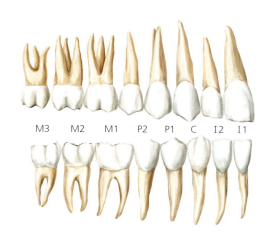

C 永久歯の形状

成人の歯は，上顎と下顎それぞれに並ぶ8種類の形状の歯で構成される．顎の中心から外側後方に向かって，次の順序で隙間なく並んでいる．

- 中切歯（I1）
- 側切歯（I2）
- 犬歯（C）
- 第1小臼歯（P1）
- 第2小臼歯（P2）
- 第1大臼歯（M1）
- 第2大臼歯（M2）
- 第3大臼歯（M3）

Note 大臼歯はヒトの歯の中で最も大きく，顕著な咬頭（歯冠結節）と陥凹/裂溝（臼歯窩）を有する．第1大臼歯にはカラベリ結節 Carabelli tubercle と呼ばれる隆起を余分にもつことが多い（E 参照）．咀嚼面の構造については p. 51 も参照のこと．

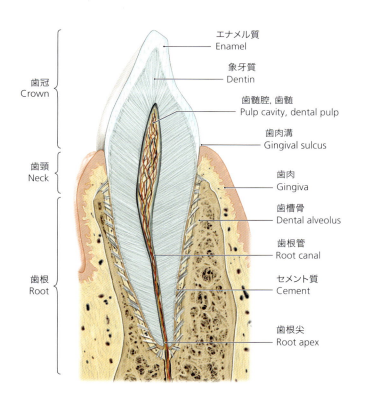

D 歯の組織

上図では下顎の切歯を例に，歯の硬組織（エナメル質，象牙質，セメント質）と軟組織（歯髄）を示している．

E 上顎と下顎の永久歯の咬頭，歯根，歯根管の数

2根性の歯は**二根歯**，3根性の歯は**三根歯**という．〔Lehmann et al.（2009）と Strup et al.（2003）による〕

上顎の歯	咬頭の数	歯根の数	歯根管の数
I 1（11/21）*	切縁	1	1
I 2（12/22）	切縁	1	1
C（13/23）	1（尖端）	1	1
P1（14/24）	2	2（約60％） 1（約40％） 3（わずか）	2（約80％） 1（約20％） 3（わずか）
P2（15/25）	2	1（約90％） 2（約10％）	1（約60％） 2（約40％）
M1（16/26）	4（近心舌側咬頭にみられることのあるカラベリ結節を除く）	3	3（約45％） 4（約55％）
M2（17/27）	4	3	3（約45％） 4（約55％）
M3（18/28）	通常3（異常，形状変動）	通常，歯根は1つに融合（主根）	不定

下顎の歯	咬頭の数	歯根の数	歯根管の数
I 1（31/41）	切縁	1	1（約70％） 2（約30％） 3（わずか）
I 2（32/42）	切縁	1	1（約70％） 2（約30％）
C（33/43）	尖端		1（約80％） 2（約20％）
P1（34/44）	2（75％） 3（25％）	1	1（約75％） 2（約25％） 3（わずか）
P2（35/45）	3（通常，舌側咬頭が2本に分かれる）	1	1（約95％） 2（約5％） 3（わずか）
M1（36/46）	5	2	3（約75％） 2（約25％） 4（わずか）
M2（37/47）	4	2	3（約70％） 2（約30％） 4（わずか）
M3（38/48）	通常4（かなりばらつきがある）	通常2（かなりばらつきがある）	不定

*永久歯を表す2桁の記号については p. 50 D 参照．

2.20 歯の用語
Dental Terminology

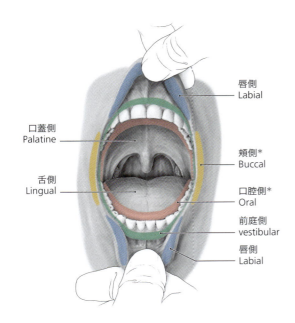

A 口腔の方向を表す用語
*訳注：臨床的には用いない．

B 歯の学術用語

用語	意味
mesial	近心（歯列弓に沿って正中に向かって）
distal	遠心（歯列弓に沿って正中から離れる）
oral	口腔側（口腔に向かって）
facial	顔面側（顔面に向かって）
lingual	舌側（舌に向かって）
labial	唇側（口唇に向かって）
buccal	頬側（頬に向かって）
palatal	口蓋側（口蓋に向かって，上顎の歯にのみ使用）
vestibular	前庭側（口腔前庭に向かって）
approximal	口腔隣接面（2つの歯冠の間にある）
incisal	切縁側（切歯の切縁に向かって）
occlusal	咬合面（咬合面上にある）
cervical	歯頸側（歯頸に向かって）
coronal	歯冠側（歯冠に向かって）
apical	根尖側（根尖端に向かって）
pulpal	歯髄側（歯髄に向かって）

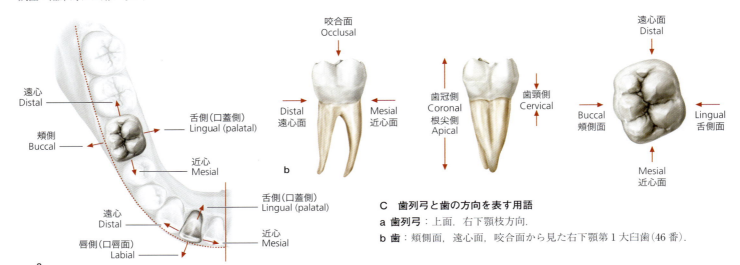

C 歯列弓と歯の方向を表す用語
a 歯列弓：上面．右下顎枝方向．
b 歯：頬側面，遠心面，咬合面から見た右下顎第1大臼歯（46番）．

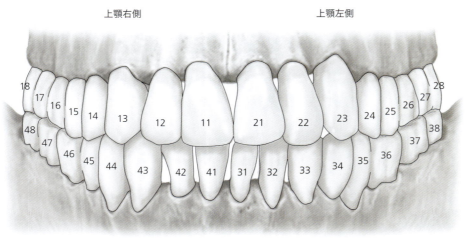

D 永久歯を表す記号
　各歯に2桁の数字で記号を付けることにより，歯種の表示が容易になっている（FDI方式）．このシステムでは上顎と下顎の歯を上下左右の4つの区分に分け，時計回りに番号を付与する（10の位）．各区分の歯は前から奥に向かって番号が1ずつ増える（1の位）．例えば「11」は上顎右側の1番目の歯を意味することになる．

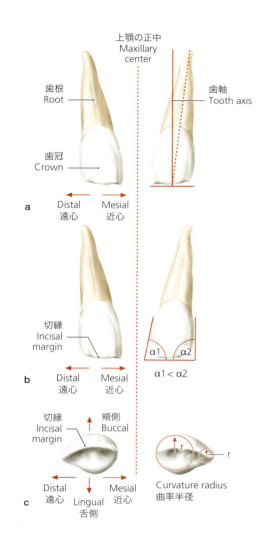

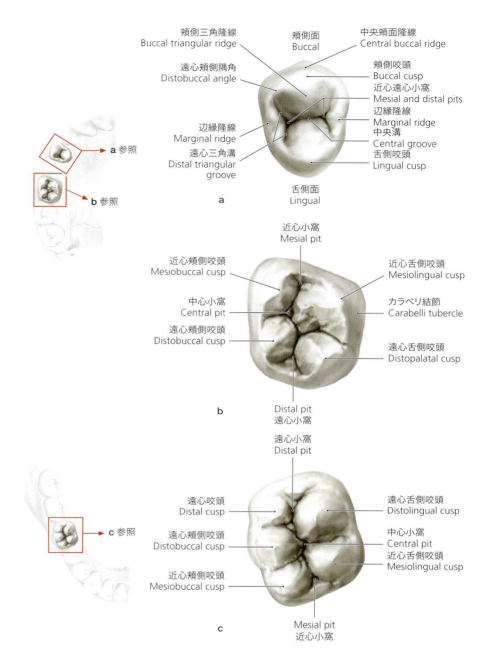

E 共通する歯の特徴（三歯徴）

Felix Mühlreiter は 1870 年，すべての歯は以下のような共通する一定の特徴をもち，それを利用すれば歯が左右どちらのものかを間違いなく見分けられると説明した．

a **歯根徴**：歯を前庭側（唇側，頬側）から観察し評価する．歯根の走行方向に関する特徴．遠心側に弯曲している場合，歯根の長軸は遠心側にわずかに傾く．

b **隅角徴**：歯根徴と同じく前庭側（唇側，頬側）から評価．切歯で特に顕著に認められる．切縁が隣接面となす隅角は近心側が遠心側よりも鈍角である．

c **弯曲徴**：切縁側または咬合面側から観察．歯の隣接面間の弯曲度は遠心側よりも近心側が大きく，歯が近心側に顕著に鋭角となっている．

左右側を見分けるその他の特徴には**歯頸線**（エナメル質とセメント質の境界線）の高さ，**歯冠の豊隆部の形状**，**歯冠の傾斜**（特に下顎の歯で顕著），**歯根の断面形状**がある．

F 臼歯の咬合面の構造

a 右上小臼歯（P1，14 番）の咬合面の構造例．咬合面上面．
b 右上顎の第 1 大臼歯（M1，16 番）の咬頭を表す用語．
c 右下顎の第 1 大臼歯（M1，46 番）の咬頭を表す用語．

上下の切歯を除き，ヒトの永久歯の咬合面は最大 5 つの咬頭をもつ．犬歯は切縁が近心遠心に分かれた尖塔状をした尖頭が 1 つある一方，臼歯（小臼歯と大臼歯）の咬合面には例外なく 2 つ以上の咬頭がある（p.53 参照）．咬合面はそれぞれ咬頭頂，三角隆線（咬頭の斜面），小窩，裂溝，辺縁隆線に分かれる（**a**）．裂溝は中央溝と三角溝で咬合面を分割する．裂溝の交差点と分岐点には小窩があり，齲蝕の好発部位とされている．咬頭は，機能咬頭と非機能咬頭に分かれる（p.53 参照）．副咬頭や咬頭よりも小さい結節もしばしばみられる（近心舌側にある上顎第 1 大臼歯のカラベリ結節など）．

Note 解剖学的な咬合面は 2 つの辺縁と咬頭の斜面部の三角隆線によって区分されるが，機能的な咬合面は機能咬頭の外面（咬頭の外側の斜面）にまで広がっている．

2.21 歯列：頭蓋と咬合における位置関係
Dentition: Orientation in Cranium and Dental Occlusion

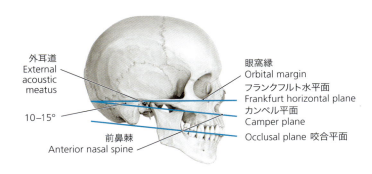

A 頭蓋における咬合基準線と咬合基準面
上顎と下顎における歯の位置を評価し，頭蓋における配置を評価するには，次の線と面を基準にするのが有用である．

- フランクフルト水平面：外耳孔上縁と眼窩下縁の最下点を結んだ線．
- カンペル平面：外耳孔下縁と前鼻棘を結んだ線．Camper(1792)による．今日の臨床では，左右背側にある耳介軟骨の突起(左右の耳珠)と前側の鼻下点の間の平面のことをいう．
- 咬合平面：左右下顎の切歯点(B 参照)と第2大臼歯の遠心面頬面の咬頭尖端(B 参照)を通る．

Note カンペル平面とフランクフルト水平面は 10～15°傾斜する一方，カンペル平面と咬合平面は並走する．

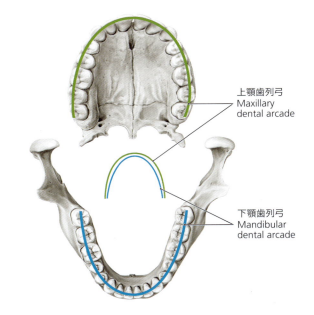

C 上下の歯列弓
上顎と下顎の歯はそれぞれ弓状に並ぶ(上顎歯列弓，下顎歯列弓)．この歯列弓は切歯の切縁，犬歯の歯冠尖端，小臼歯と大臼歯の頬側咬頭尖端の間を結ぶ線と定義される．上顎の歯列弓は半楕円形であるが，下顎の歯列弓は放射線のような形をしている．このように上顎と下顎の歯列弓の形状が異なるため，上顎の前歯と上顎の臼歯が対応する下顎の歯にかぶさり，切歯切縁と頬側咬頭の両方を覆う．

Note 歯列弓を作る歯は隣接面が凸状に弯曲しているため，点でのみ接触する(接触点 approximal contact)．通常，接触点は上顎の歯冠の1/3の部分であり，隣接する2本の歯の安定や固定の役割を担う(B 参照)．

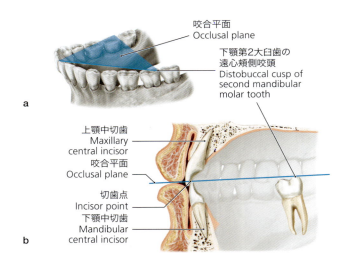

B 咬合平面
a 左上前方から見た咬合平面．
b 前庭側から見た咬合平面．
咬合平面は下顎の歯にある次の3つの点によって決まる．
- 切歯点(2本の下顎中切歯切縁の接触点)
- 右下顎第2大臼歯(47番)の遠心側頬面の咬頭尖端
- 左下顎第2大臼歯(37番)の遠心側頬面の咬頭尖端

咬合平面はこの3点を通り，口唇閉鎖線と同じ高さでカンペル平面と並走する(A 参照)．

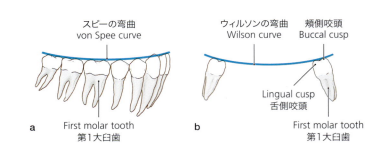

D 咬合平面の矢状面と横断面の弯曲
a 咬合平面の矢状面の弯曲(スピーの弯曲 von Spee curve)．前庭側から見る．
b 咬合平面の横断面(ウィルソンの弯曲 Wilson curve)．遠心側から見る．
下顎歯列の咬合尖端を前庭側(唇側，頬側)から見ると，頬側咬頭頂を結ぶ線が下方を向く凸形をしており，その最下点が第1大臼歯近くにあることがわかる．スピー(1870)は，この弯曲は顎関節前頭面に接触し，その中心は眼窩中心に一致するとした．咬合平面の横断面は，下顎臼歯の舌側咬頭が頬側咬頭よりも低い位置にあるために弯曲を描く．

Note 咬合平面の矢状面と横断面の弯曲は，義歯を作製する際に重要である．

頭頸部　2. 骨，靭帯と関節

E　咬合の種類と定義
咬合とは対応する上顎と下顎の歯が接触することである．咬合には以下の種類がある．
- **静的な咬合**：下顎の運動を伴わずに発生する歯の接触
- **動的な咬合**：下顎の運動に伴い発生する歯の接触
- **習慣性の咬合**：自由意志で下顎を閉じる時に習慣的に発生する静的な咬合

咬頭嵌合位とは上下顎歯列が最も多くの部位で接触した時，すなわち咬頭と裂溝が全面的に等しく嵌合した時の顎位をいう．

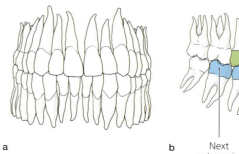
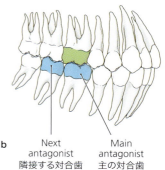

a

b　Next antagonist 隣接する対合歯　　Main antagonist 主の対合歯

F　正常咬合における歯列の咬合位
a　前方から見る．
b　前庭側から見る．

正常咬合では歯列の咬合位に以下の2つの現象がみられる．
- 上下の歯列弓は弯曲度が異なるため，上顎前歯の切縁が下顎前歯から 3〜4 mm 前庭側までを覆う(b, Ga 参照)．これと同じ理由で上顎の歯の頰側咬頭も下顎の歯の前庭側を覆うが，これは隠れているため見えない(Gc, d 参照)．
- 上顎中切歯は下顎中切歯よりも幅が広く，近遠心方向に移動して臼歯部分にまたがる(b, Gb 参照)．

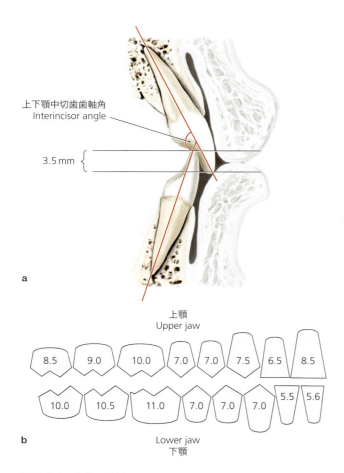

上下顎中切歯歯軸角
Interincisor angle

3.5 mm

a

上顎 Upper jaw

| 8.5 | 9.0 | 10.0 | 7.0 | 7.0 | 7.5 | 6.5 | 8.5 |
| 10.0 | 10.5 | 11.0 | 7.0 | 7.0 | 7.0 | 5.5 | 5.6 |

b

下顎 Lower jaw

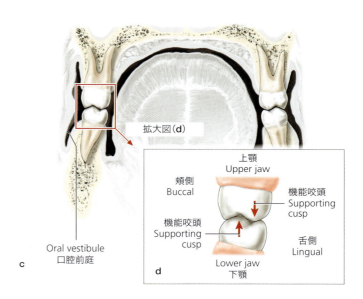

上顎 Upper jaw
頰側 Buccal
機能咬頭 Supporting cusp
機能咬頭 Supporting cusp
舌側 Lingual
Oral vestibule 口腔前庭
下顎 Lower jaw

拡大図(d)

G　正常咬合の各歯の位置
a　上下切歯の咬合位．
b　上顎と下顎の歯の配列図（Schumacherによる）．歯の中間部の近遠心幅を単位 mm で示す（Carlsson et al による）．
c　正常咬合位，遠位から見る．
d　c の一部拡大図．

a **被蓋咬合**とも呼ばれる**切歯の重なり**（F 参照）を示す側面図．下顎切歯は上顎切歯の口蓋面に咬合接触し，上顎切歯の歯軸と下顎切歯の歯軸は135°の傾斜（上下顎中切歯歯軸角）をなす．

b　矢状面に，下顎第1切歯と上顎第3大臼歯の2本を除き，どの歯も対応する歯2本と接触する状態が示される（**切歯区分の1対2咬合**，F 参照）．上顎犬歯尖頭は下顎犬歯とそれに隣接する小臼歯の間にあり，上顎第1大臼歯の近心頰面の咬頭が下顎第1大臼歯の遠位頰面側を向く．このような歯の配列を中心咬合位と呼ぶ．

c, d　正常咬合位の横断面．上顎の歯の頰側咬頭が下顎の歯の前庭側に覆い被さる．対立歯の裂溝と噛み合う咬頭は機能咬頭と呼ばれ，非機能咬頭とは違いやや丸みを帯びている．上顎の機能咬頭は舌側咬頭であり，下顎の機能咬頭は頰側咬頭である．

Note　臼歯の咬合面は，咬頭と対立歯の裂溝にある食物を砕き，すりつぶす機能をもつ．裂溝は食片を排出する溝としての働きがあるとともに，咀嚼時に咬頭が自由に動ける空間としての役割を担う．

2.22 永久歯の形状
Morphology of Permanent Teeth

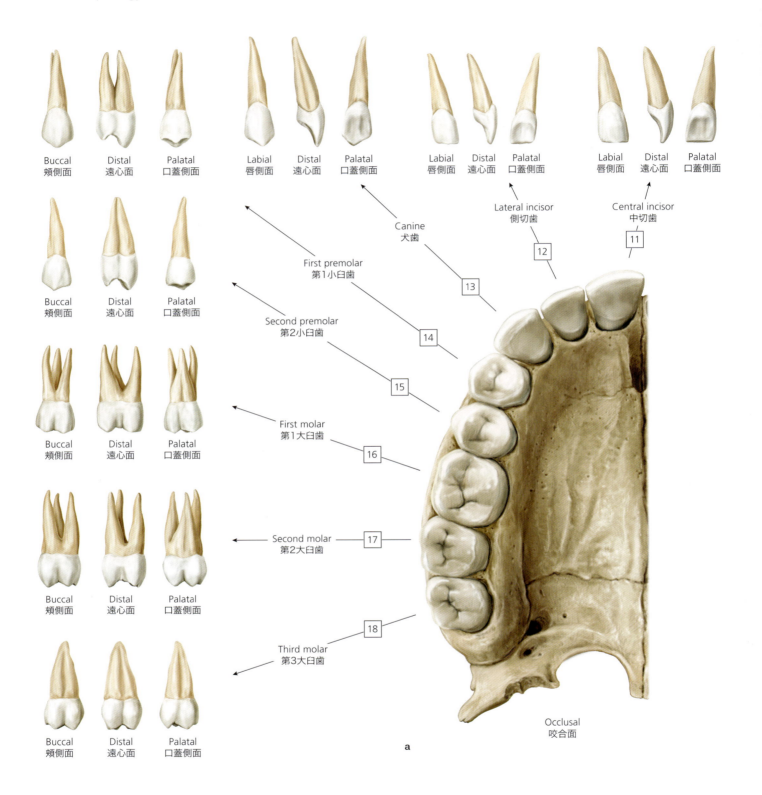

A　上顎と下顎の永久歯の形状
a　上顎右側，咬合面から見る．
b　下顎右側，咬合面から見る．
（多方面から見た個々の歯．歯の番号については p.50 D の歯式参照）

切歯 incisors　切歯には食片を噛み切る役割があるため，鋭利な切端の歯冠がある（ノミやスコップに似た形状）．さらに口腔周囲の見た目の美しさを大きく左右する．通例，切歯はどれも歯根は1つである．上顎中切歯が最大で，下顎中切歯が最も小さい．上顎切歯2本の舌側面は2つの小縁に分かれている．そのうち中切歯には基底結節が，側切歯には盲孔がみられる．下顎の切歯にはこのような特徴はそれほど顕著ではない．

犬歯 canines　犬歯は形状に最も個人差のない歯である．共通する特徴は，切縁が分かれて，咀嚼のための尖頭となっていることである．通例，犬歯の歯根は1つで比較的長く，切歯を補助する役割をもつ（哺乳類では発達して牙や裂肉歯となることが多い）．唇側面に2つの小面がある一方，舌側面に中央舌面隆線1つと基底結節1つの非常に際立った隆線を2つもつ．弯曲徴

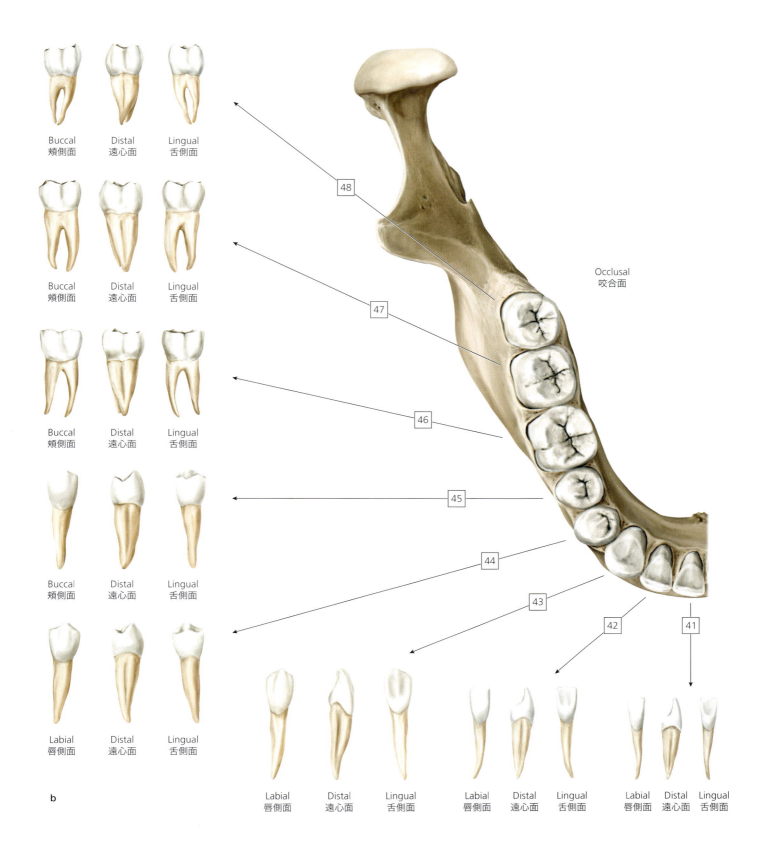

と歯根徴ははっきりと鑑別できる．

小臼歯 premolar teeth　小臼歯に共通する特徴は，咬合面に咬頭が2つあることである．上顎第1小臼歯以外は歯根は1本である．小臼歯は切歯と大臼歯の中間の形態をしており，咬頭と裂溝がある．そのことから最大の役割は食物を引き裂いたりするのではなく，食片をすりつぶすことであるのがわかる．

大臼歯 molar teeth　永久歯の中で最も大きく，複数の咬頭がある咬合面をもつ．下顎の大臼歯の歯根は通常2本であるが，上顎の大臼歯には歯根が3本あり，大きな咀嚼圧に耐えられるようになっている．第3大臼歯（智歯，生えるとすれば16歳以降に萌出）の根だけは，通常は1つの歯根に融合している（p. 49 E 参照）．

2.23 歯周組織
Periodontium

A 歯の支持組織（歯周組織）の構造と機能

歯は骨ではなく，丁植と呼ばれる特殊な靱帯結合によって歯槽骨に固定されている．歯の支持組織には，顎骨の歯槽に歯を固定する以下の構造が機能的な単位として属する．

- 歯肉
- セメント質
- 歯根膜
- 歯槽骨

歯周組織の実質的な機能には以下のものがある．

- 歯槽に歯を固定し，咀嚼圧を張力に置き換える．
- 痛覚を伝達し，神経線維と感覚神経終末にかかる咀嚼圧を調節する．
- 口腔の細菌環境から効果的に隔離し，多数の防御細胞によって感染を予防する．
- 栄養血管が豊富であるため代謝が速く，高い再生能（歯科矯正術による歯の移動など，機能的な適用能力）を有する．

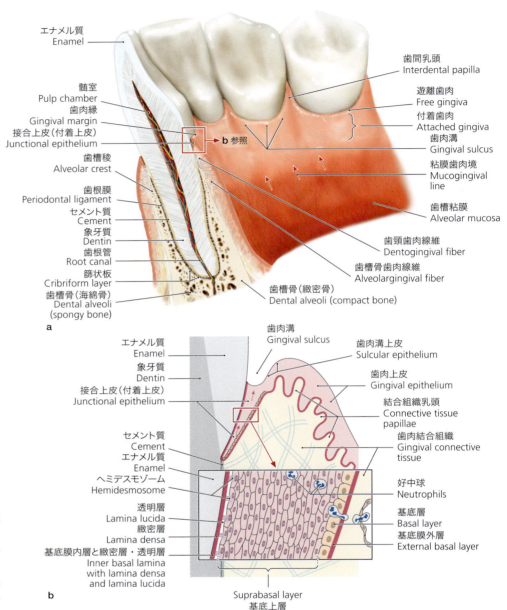

B 歯肉
a 歯肉の概観．b 接合上皮．

a **歯肉**は口腔粘膜の一部であり，歯頸縁から粘膜歯肉境に広がる．粘膜歯肉境の歯肉は薄いピンク色で光沢のある部分の多い歯肉上皮で（大半が完全には角化していない重層角化扁平上皮），歯槽側ではより赤みを帯びた上皮（重層非角化扁平上皮）となる．臨床的に以下の2つの部分に分類される．

- 遊離歯肉（幅1～2 mm）＝歯肉縁．袖口のように歯頸を囲み，接合上皮（b）を歯頸エナメル質に固定している．接合上皮は歯の周囲にある深さ0.5～1 mmの溝（歯肉溝）の底部に終わる（b参照）．
- 付着歯肉（幅3～7 mm）＝遊離歯肉溝の高さに始まり，粘膜歯肉境に終わる．水平コラーゲン線維群（歯頸歯肉線維と歯槽骨歯肉線維）によって歯頸と歯槽突起の両方に固定され可動性がないため，この部分の歯肉には斑点（スティップリング）が付いていることが多い．

b **接合上皮**は内縁（表面）の基底膜でヘミデスモゾーム結合によってエナメル質に付着して，口腔粘膜と歯表面を間隙なく接合する．尖端から冠状面に向かって幅広になる．外縁（深部）は歯肉結合組織と境界をなし，歯肉溝上皮の基底膜に伸びる．接合上皮はほかの口腔上皮と以下の点で異なる．

- 2層（基底層と基底層上層）からなる．
- 基底層には結合組織乳頭がない．
- 細胞代謝率が高い（4～6日周期）．立方体の基底細胞が細胞補充を担当するのに対し，娘細胞は分化して扁平細胞となり歯表面に並列する．細胞は歯肉溝で遊離するまで，古いヘミデスモゾームを分解しながら，エナメル質に隣接する細胞層にヘミデスモゾームを新生する．
- 特殊な免疫機能をもつ（好中球顆粒細胞が接合上皮を常に移動）．

Note 歯周組織全体の健康には，接合上皮が無傷であることが不可欠な条件である．細菌が繁殖し歯頸部に炎症反応が起こると（典型的には口腔の不衛生によるプラークの発生），接合上皮が歯から離れて歯肉溝周囲に歯周ポケットが形成される（歯周病）．

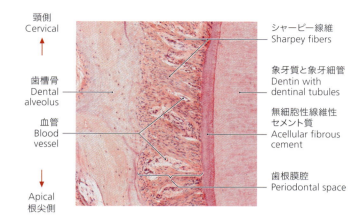
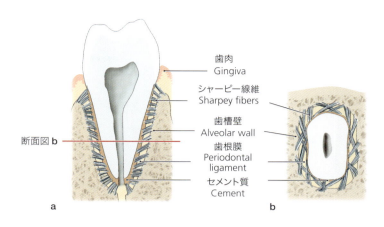

C 歯根膜

歯根膜（歯周靱帯とも呼ばれる）は血管に富み，細胞と線維が豊富な結合組織であり，セメント質と歯槽骨内側の間にある約200μm幅の溝を走行する．コラーゲン線維が複雑に走行し（歯根膜の主線維 principal fiber），この線維束を介して歯は歯槽につり下がるように結合される．この線維束はシャーピー線維とも呼ばれるコラーゲン線維で，セメント質と歯槽骨の両方に固定されている．線維は多方向に走行し（D 参照），あらゆる方向への歯の運動（軸方向の圧力や側方への傾斜と捻転運動）を緩和するとともに，線維束が引張応力に対抗できるようにしている．この引張応力は咀嚼中に永続するもので，骨とコラーゲン線維に刺激を与えてその再生を促している．歯根膜線維のコラーゲン線維は代謝率が高いが，これは高活性の線維芽細胞に起因する．線維芽細胞は皮膚の線維芽細胞の4倍の速さでビタミンC依存的にコラーゲンを合成する（そのため，例えばビタミンCが欠乏すると数か月以内に線維が顕著に消失する）．この骨に対する咀嚼の負荷作用がもつ重要性は，無歯顎では歯槽骨が徐々に萎縮することからも明らかである（HE染色，75倍拡大図）．

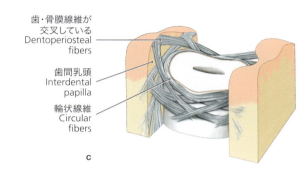

D 歯根膜と歯肉内のコラーゲン線維の走行

a, b　歯の縦断面と横断面．
c　歯肉内の線維の走行を示す．

歯根膜線維のうち歯槽骨からセメント質までの線維束（歯槽頂線維群）（a）の大部分が斜上方に走る一方，歯肉の線維群（歯・骨膜線維と輪状線維）の大半（c）は環状に走行する線維束からできている．

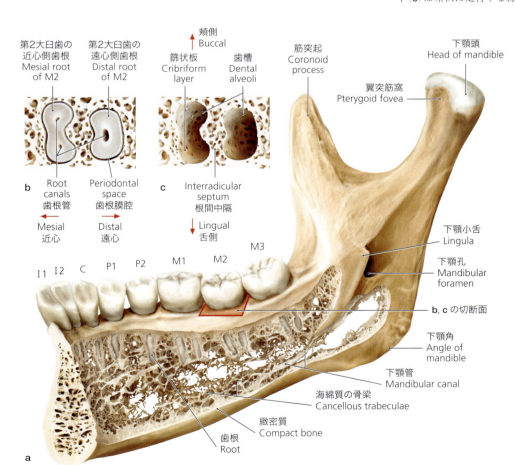

E 歯槽骨の構造

a　ヒトの下顎骨の右半側．両側の皮膚層を除いてある．

b, c　ヒトの下顎の歯槽水平断面．bは歯根を残した図で，cは歯根を除いてある．上面（キール大学の解剖学コレクションの標本より）．

　上顎と下顎の歯槽骨は，内側（舌側）と外側（口腔前庭側）が緻密骨で，その間を海綿骨が埋める構造を有する層板骨である．これに加えて，歯周組織に属し歯槽を構成する歯槽骨を含む．歯槽骨はコップに似た構造をもつ．骨質の壁には多数の孔が存在し，外側の海綿質骨梁が放射状に進入する．この孔を通って血管とリンパ管が歯根膜腔に入り，歯根周辺に厚いかご状の構造を作っている．

2.24 乳歯
Deciduous Teeth

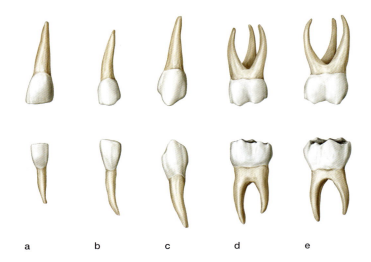

a　b　c　d　e

A　左の乳歯
乳歯（乳児の歯）はわずか20本の歯からなる．上下左右の各4区画は，以下の歯で構成される．
a 中乳切歯（第1乳切歯）．
b 側乳切歯（第2乳切歯）．
c 犬歯．
d 第1乳臼歯．
e 第2乳臼歯．

乳歯も2桁の数字で表記されるが，永久歯と区別するため，乳歯では，区画を表す左の数字に5から8が割り振られる（D 参照）．

B　歯の萌出（Rauber/Kopsch による）
乳歯と永久歯の萌出はそれぞれ第1歯生，第2歯生と呼ばれている．表の右欄には，萌出の順番を示してある．例えば第2歯生では第1大臼歯（番号6）が最初に萌出する（6歳臼歯）．
Note 乳歯はローマ数字で，永久歯はアラビア数字で番号が記される．

第1歯生	番号	萌出時期	順番
	I	6～8か月	1
	II	8～12か月	2
	III	15～20か月	4
	IV	12～16か月	3「第1乳臼歯」
	V	20～40か月	5「第2乳臼歯」
第2歯生	番号	萌出時期	順番
	1	6～9歳	2
	2	7～10歳	3
	3	9～14歳	5
	4	9～13歳	4
	5	11～14歳	6
	6	6～8歳	1「6歳臼歯」
	7	10～14歳	7「12歳臼歯」
	8	16～30歳	8「智歯」

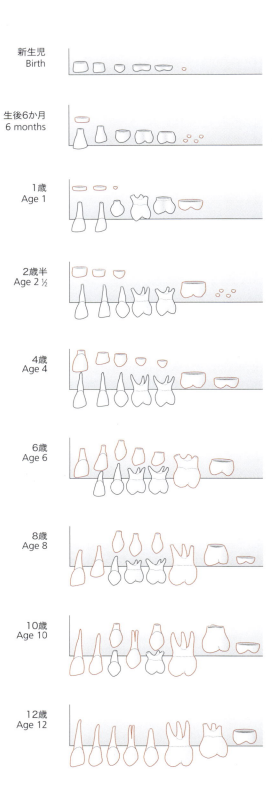

C　乳歯と永久歯の萌出パターン（Meyer による）
歯の萌出パターンを左上顎の歯で示す（乳歯は黒色，永久歯は赤色で示してある）．小児の成長の遅れを診断するうえで基礎的なデータとなることから，歯の萌出時期を知ることは臨床的に重要である．

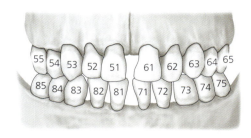

D 乳歯を表す記号

E 6歳の小児の歯生と永久歯の歯胚
a, b 前面．c, d 左側面*．
　乳歯の歯根を覆う唇側の骨板を取り除き，その中にある永久歯の歯胚を示す（淡い青色で示してある）．ここで6歳時の歯生を示すのは，6歳までにすべての乳歯が萌出し，かつ，すべての乳歯が残っているからである．永久歯の第1大臼歯，すなわち"6歳臼歯"もこの年齢で萌出し始める（C参照）．
*訳注：上顎（a）と下顎（b）の前面，上顎（c）と下顎（d）の左側面．

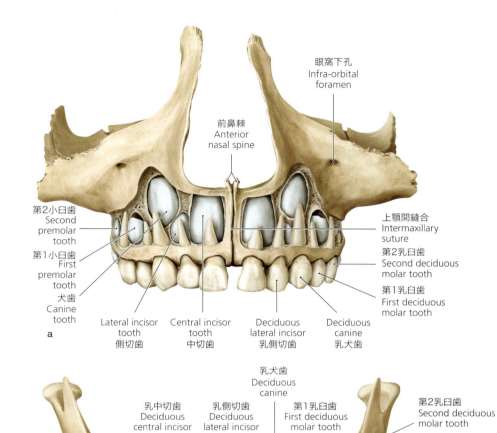

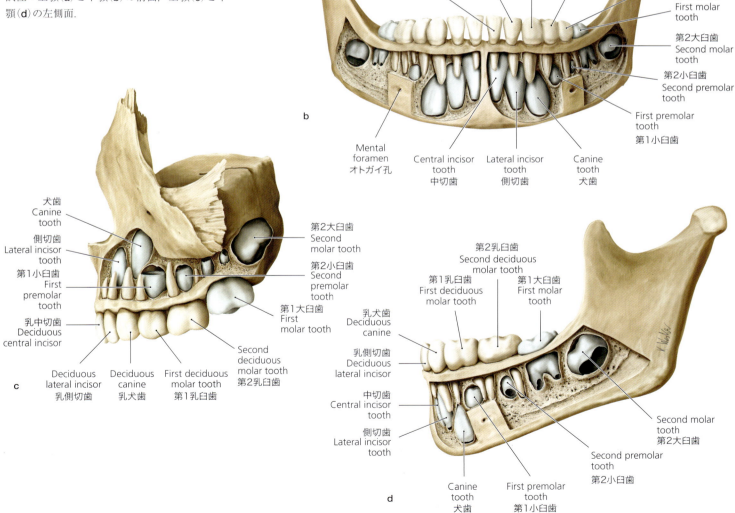

2.25 歯の発生
Odontogenesis

A ヒト胚子の下顎歯の発生初期(Schumacher, Schmidt による)

胎生 7 週初期の下顎を示す（第 2 乳臼歯のエナメル質のレベルの冠状断面図）．歯の発生の開始を示す形態学的特徴は，局所的な上皮の肥厚である．唇溝堤に沿って馬蹄形に肥厚し（歯堤 dental lamina ともいう），ヒトでは胎生 5 週までに上下顎の総歯堤となる（**Ba** 参照）．この時，総歯堤の左右両側の自由縁は近心側から遠心側に肥厚していき，それぞれ 5 個の上皮性の蕾（歯蕾 tooth bud）を作る．これは上下顎それぞれ 10 本の乳歯に相当する．歯蕾はそれぞれさらに成長して，まず帽子状となり，のちに鐘状となる（帽子状エナメル器，鐘状エナメル器）（**Bb**, **c** 参照）．

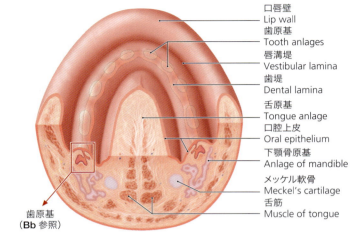

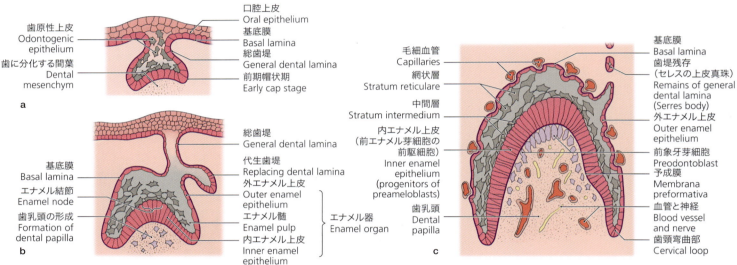

B 歯の初期発生と歯胚の形成
a 前期帽状期．
b 後期帽状期．
c 鐘状期（Weiss による）．

ヒトの場合，乳歯の初期発生は胎生 5 週に開始し，硬組織が形成されるまでおよそ 3 か月間（胎生 15～19 週）続く．

前期帽状期
歯原性上皮に細胞が深く進入するとともに，限局的に細胞が帽子状に集まり歯蕾を形成する．歯蕾は上皮に変化した側面で徐々に落ち込んでいき，縁から始まり最終的に間葉を被っていく（**C** 参照）．

後期帽状期
・エナメル器は外エナメル上皮と内エナメル上皮，その間にあるエナメル髄に分けられる．内エナメル上皮の細胞は基底の陥凹区分，特にエナメル結節部に徐々に円柱上皮を作り，それとともに外エナメル上皮が扁平化する．エナメル髄では細胞外基質が生成されるに従い細胞が隔離されていく．
・上顎は口蓋側の，下顎は舌側の歯堤全体の自由縁から，のちに第 2 歯生となる永久歯（代生歯という）を形成する，いわゆる代生歯堤が発生し始める．

Note 乳歯の遠側にあるのちの加生歯（永久に残る乳歯）は，歯堤全体が遠側に移動して発生する．

鐘状期
・エナメル髄は体積を増していき，疎性の網状層 Stratum reticulare と内側にエナメル上皮のある密な中間層 Stratum intermedium に分離する．
・エナメル器に囲まれる間葉組織は密集して歯乳頭を作る．歯乳頭では血管と神経管が形成され，ここにのちの歯髄が形成される．
・内エナメル上皮の細胞が歯髄に誘発されて，のちにエナメル質を形成するエナメル芽細胞 ameloblast となる．その影響の下で直に隣接する間葉細胞が上皮状に 1 つの層をなし，のちに歯を形成する象牙芽細胞 odontoblast となる．
・歯頸ループ cervical loop では内エナメル上皮の基底膜が外エナメル上皮の基底膜に移動しつづけ，エナメル器の表面全体を覆う．栄養は基底膜の外側の毛細血管から確保する．
・歯堤に徐々に穴が開き最終的に消失するが，上皮の一部は残る．これを上皮真珠と呼ぶ．
・鐘状エナメル器と歯髄は疎性間葉組織に包まれて，歯胚の生育が進むにつれて密になり歯小嚢となる．この歯小嚢からのちの歯周組織が形成される（**E** 参照）．

すなわち硬組織の形成が始まる少し前に（**D** 参照），鐘状エナメル器，歯髄，歯小嚢から歯髄が形成される．

C　上皮と間葉組織の相互作用（Schroederによる）

乳歯は胚外外胚葉（口窩stomodeumの上皮）とその下側にある間葉組織（上部神経堤由来）の相互作用により発生する．この相互作用によって象牙芽細胞とエナメル芽細胞というきわめて特殊な細胞帯が形成される．この2種類の細胞がさらにパラクリン機構を介して分泌される成長因子と分化因子（BMP：bone morphogenic protein, FCF：fibroblast growth factor, SHh：sonic hedgehogなど）によって，硬組織性の象牙前質とエナメル基質を分泌する（D参照）．

Note　成長因子と分化因子の多くはエナメル結節から分泌される（Bb参照）．したがってエナメル結節は個々の歯の生育に重要な役割を担い（歯冠の形状や歯冠形成や咬頭の数など），例えば肢芽の発成を制御する外胚葉性頂堤に似ている．

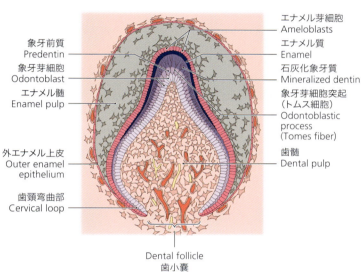

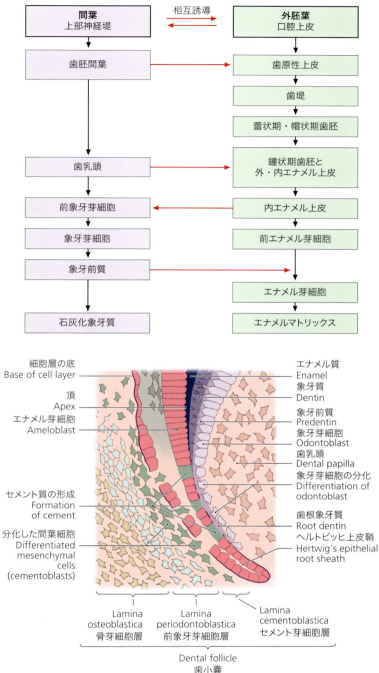

D　歯冠区分の硬組織の形成

歯冠の硬組織は，初期発生に似て連鎖的な相互作用の結果形成される（Ba-c参照）．肥厚する基底膜（予成膜，Bc参照）の影響の下，前象牙芽細胞は象牙芽細胞に分化し，有機質性の象牙前質predentinumの合成を開始する．この象牙前質は基底膜の方向に運搬される．これに誘発されて前エナメル芽細胞が分泌期エナメル芽細胞に分化する．象牙前質の第1層が石灰化すると，有機質性のエナメル基質が放出されて分化が開始する．基底膜が分解されるとエナメル質と象牙質が直接隣接する．ここで蓄積は必ず先縁側や咬頭側に始まり，歯頸部に向かって徐々に広がっていく．象牙芽細胞とエナメル芽細胞の形成が進むにつれて，両硬組織は互いに分離される．その際，エナメル基質は円柱状のエナメル小柱となり，これがのちに無機質化してエナメル象牙境に向かって伸びる．こうしてエナメル芽細胞は徐々に外側に移動し，のちに歯が萌出すると消失する．こうしてエナメル質は無細胞となり再生されなくなる．象牙芽細胞も象牙質の形成が進むにつれて後退するが，象牙細管に細い突起（象牙芽細胞突起odontoblastic process，トームス線維ともいう）が残り，これが象牙層全体に伸びる．有糸分裂が終了した象牙芽細胞は細胞体ごと歯髄象牙境に残り，死滅するまで新たな象牙質（第2または第3象牙質）を形成しつづける．

Note　胎生2～6か月に乳歯の歯冠形成が終了すると，萌出後およそ2～3年で歯根の形成が終了する．

E　歯根の形成と歯小嚢の分化

歯冠のエナメル質と象牙質が完成すると，歯冠の形成が開始する．形成はヘルトビッヒ上皮鞘に沿って進む．これは2層の上皮（内エナメル上皮と外エナメル上皮が互いに直接し，エナメル髄をもたない）として，のちに歯頸部となる歯頸ループから根尖に向かって発育していく．多根歯の場合，ヘルトビッヒ上皮鞘は分枝して根間突起を形成する．ヘルトビッヒ上皮鞘は隣接する歯嚢で象牙芽細胞を隔離し，象牙芽細胞は隔離されると歯根象牙質の合成を開始する．その際に形成される歯髄腔は根尖に行くほど狭くなり，1本から複数の根管が作られて，血管と神経が通る．ヘルトビッヒ上皮鞘が（歯頸部から根尖に向かって）退化するに従い歯小嚢の間葉細胞と歯根象牙質が接触して，セメント芽細胞cementoblastの分化が始まる．そこから深部では歯小嚢の間葉細胞が，線維芽細胞層（のちの歯根膜periodontal membrane）と骨芽細胞層（のちの歯槽骨）となる．

2.26 歯のX線診断
X-Ray Diagnosis of Teeth

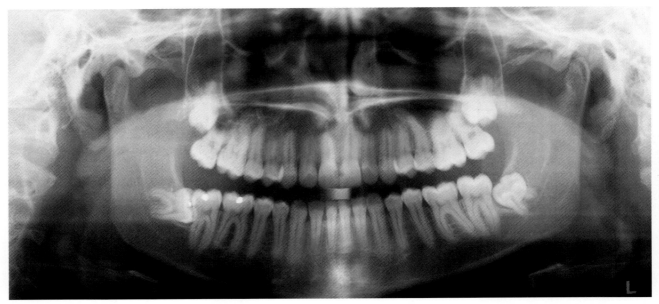

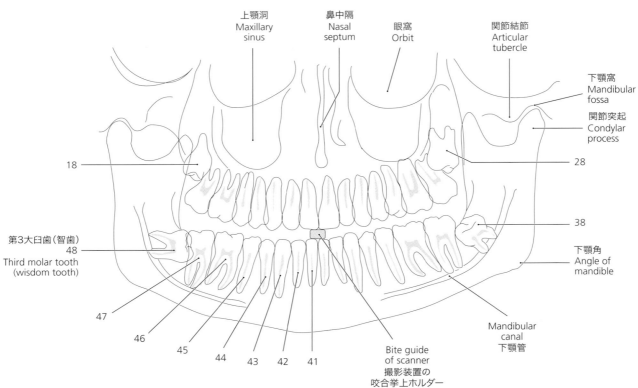

A 歯科回転パノラマX線写真

歯科回転パノラマX線写真 dental panoramic tomogram (DPT) はスクリーニング用のX線像で，これを用いて顎関節，上顎洞，上・下顎骨および歯の状態〔齲蝕病変や，第3大臼歯（智歯）の位置〕を予備的に知ることができる．DPT は通常の断層撮影の原理に基づいており，対象となる平面の周囲をX線管とフィルムが回ることによって断面外の構造の陰影が消去される．DPT では，対象となる平面は，顎の形に合わせて放物線様の形となっている．ここで示した例では，4本の第3大臼歯すべてが抜歯の適応である．18，28，38番の第3大臼歯は十分に萌出しておらず，48番の第3大臼歯も水平埋伏の状態にあり萌出できないでいる．DPT で齲蝕や根尖病巣の徴候がみられた場合には局部X線像を撮影し，対象の領域をより解像度の高い状態で観察しなければならない(C-H 参照)．

X線写真を現像する従来（アナログ式）の技術のほかに，今日ではセンサーによって吸収された放射線をデジタル信号に変えてコンピュータ画面で見られるようにするデジタル式X線撮影技術も使用されている．この技術の重要な利点は，従来式に比べて照射時間が短く曝露量が低いことと，簡便にデータを転送できることである．

〔断層写真：Prof. Dr. U. J. Rother, director of the Department of Diagnostic Radiology, Center for Dentistry and Oromaxillofacial Surgery, Eppendorf University Medical Center, Hamburg, Germany のご厚意による〕

Note 上顎切歯は下顎切歯よりも幅広く，"咬頭-裂溝"型の咬合を作る(p. 53 参照)．

B　デンタルX線 single-tooth radiograph

デンタルX線は個々の歯とそれに隣接する歯を撮影する緻密なX線写真である．通常は正放射投影法で撮影される．これは放射線を歯弓の接線に向かって垂直に照射する手法で，口腔外側から歯に向かって直線的に撮影できるため大きく簡便化されている．よってこの写真には照射線上に順に並ぶすべての構造が，その順で重なるように見えるため，多根歯の場合，個々の歯根管を確実に評価できない（C参照）．歯根管を個別に評価するには偏心投影法によるしかない．この手法では歯弓接線上に向けて一定角度で照射するため，順に並ぶ構造をはっきりと区別できる．特殊なデンタルX線として咬翼法がある（H参照）．この手法では歯全体ではなく，歯冠のみを撮影する．患者が咬んで保持する翼がフィルムに付いており，上顎歯と下顎歯を同時に撮影できるため，下顎の根管充填剤の下部や隣接面などに隠れた齲蝕も診断できる．

（この頁の断層写真：Dr. med. dent. Christian Friedrichs, Praxis für Zahnerhaltung und Endodontie, Kielのご厚意による）

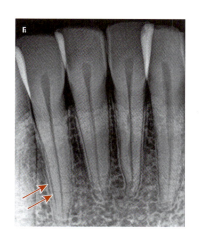

C　下顎前歯，32～42番

この写真に示す切歯のように単根歯でも根管を2本もつ場合がある．このような例を正放射投影法で撮影すると，写真上に眼鏡状の側面を呈する歯根と歯周にある2本の間隙（矢印）が認められる．ただし実際に根管が2本あるかは正放射投影法では確認できない（B参照）．

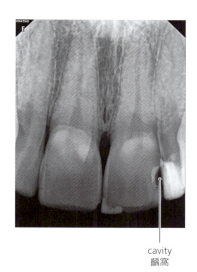

D　上顎前歯，12～22番

21番にみられるような白色部分は齲蝕や齲窩であると考えられる．このX線写真には以前の治療で充填されたX線不透過性の修復物が示されている．

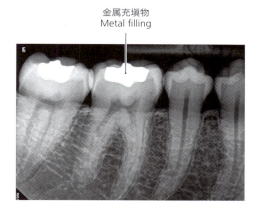

E　下顎臼歯，44～47番

46番と47番の歯冠区分にみられるX線不透過性による陰影は金属合金，アマルガム，またはセラミック製の修復物の可能性がある．

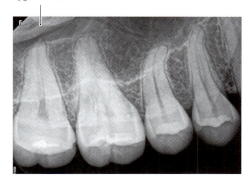

F　上顎臼歯，14～17番

上顎の臼歯には，このX線写真の上左端にみられるとおり，歯と頬骨弓が重なり合うことが多い．この領域の大臼歯根はあまり明瞭に表示されない．

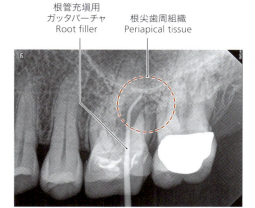

G　上顎，病巣がみられる臼歯，24～27番

根管歯髄が感染し，感染が根尖周囲の骨に広がると歯瘻を形成するおそれがある．このX線写真は，炎症が進んでいる正確な部位を特定するために，外側から歯瘻に根管充填用ガッタパーチャを挿入し撮影したものである．26番の遠心頬側面の歯根周囲が白色で，顕著な炎症の徴候がみられる．27番の歯は修復物が装着されている．

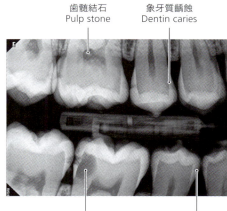

H　齲蝕診断のための咬翼X線写真

46番遠位に顕著な齲蝕，ほぼすべての歯の隣接面にエナメル質齲蝕と一部の象牙質に初期齲蝕．標準的に歯と歯の接触点は，咬合面とともに齲蝕の好発部位である．歯髄腔に部分的に歯髄結石が認められる．

2.27 歯科の局所麻酔
Dental Local Anesthesia

A 解剖学的基礎知識と局所麻酔法

歯科処置時に局所麻酔を行うためには，頭頸部の局所解剖学の詳細な知識が欠かせない．それとともに三叉神経の走行がきわめて重要である．三叉神経は主に感覚を司る最大の脳神経として，とりわけ歯を支持する上下顎の構造（歯槽骨，歯，歯肉）を支配する．そのほかにも，刺入部位の定位において軟部組織に比べてはるかに重要な骨における麻酔液の浸潤構造に関する局所解剖学的知識も不可欠である．歯科処置の局所麻酔では，主として浸潤麻酔と伝達麻酔が行われる（下記参照）．局所麻酔薬には，局所麻酔の作用時間を延長させ，毒物の血液への移行を防ぎ，注入部分の出血を抑えるために血管収縮薬（アドレナリンなど）が添加されている．誤って血管内に注入されないよう，刺入時には必ず吸引しなければならない．血管への誤刺入に伴う最も重大な副作用には，心血管反応とアナフィラキシー反応が挙げられる．

C 浸潤麻酔法の手順（Daubländer in van Aken und Wulf による）

- 軟部組織を持ち上げて引っ張り，注射部位を露出する．
- 根尖付近の口腔前庭の粘膜（歯肉と可動粘膜の境界）に刺入する．
- 注射針を骨に向かって進める．
- 歯槽骨膜に接触するまで，骨軸と平行となるよう骨表面に対して約30°の角度で注射器を押し出す．
- 吸引する．
- 注射針を骨膜に留めたまま局所麻酔薬をゆっくり（1 mL/30秒）注入する．
- 口腔から注射器を出す．
- 患者を観察しながら薬液の浸潤を待つ．

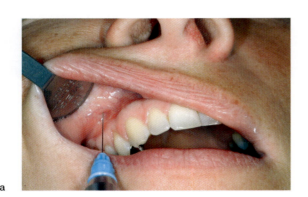

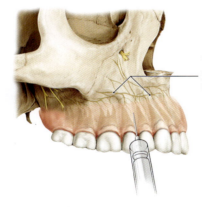

上歯槽神経
（上顎神経由来）
Superior alveolar nerve
(from maxillary nerve)

B 浸潤麻酔の基本原理
a 口腔への注入法．
b 感覚消失領域を示す．

歯科治療で最もよく利用される麻酔法は浸潤麻酔である（実際の手順は C 参照）．この麻酔法は，大半が海綿骨で骨膜が薄い上顎骨では骨を通って根尖に有効成分が行きわたることから，特に上顎歯の治療に適している．浸潤麻酔では，治療領域の感覚を支配する神経終末に局所麻酔薬を浸潤させ，神経終末を遮断する．通常，処置歯の根尖の骨膜上に注射する．
Note 下顎骨の皮質は上顎に比べて明らかに厚く，とりわけ大臼歯区分では麻酔薬の拡散が非常に遅い．そのため特に下顎歯の治療に際しては，伝達麻酔法が利用される（D，E 参照）．

D 歯科，口腔，顎の治療でよく利用される伝達麻酔法（各神経の支配領域と適切な注入部位）

(Daubländer M. Lokalanästhesie in der Zahn-, Mund- und Kieferheilkunde. In van Aken H, Wulf H. Lokalanästhesie, Regionalanästhesie, Regionale Schmerztherapie. 3. Aufl. Stuttgart, Thieme, 2010 より)

伝達麻酔法の目的は，感覚性の末梢神経すべてを可逆的に麻痺させることである．伝達麻酔を奏効させるためには，麻痺させようとする神経に局所的に密接な関連性をもつ位置，例えば神経が骨管に入る前や骨管から出た後の部分などに十分な量を正確に注入することが肝要である．

神経	神経支配領域	注入部位	注入量
上顎			
眼窩下神経	上顎前歯部の歯槽骨，口腔前庭の粘膜，歯，上唇，鼻外側，頬前側	眼窩下孔	1～1.5 mL
鼻口蓋神経	切歯部の口蓋粘膜	切歯孔	0.1～0.2 mL
大口蓋神経	注射側の切歯部までの口蓋粘膜	大口蓋孔	0.3～0.5 mL
上顎神経の後上歯槽枝	大臼歯部の歯槽骨，口腔前庭の粘膜，歯	上顎結節	1～1.8 mL
下顎			
下歯槽神経	注射側の歯，前歯部の口腔前庭の粘膜	下顎孔	1.5～2 mL
頬神経	大臼歯部の口腔前庭の粘膜	下顎神経上行枝の前縁	0.5 mL
オトガイ神経	前歯部の口腔前庭の粘膜	オトガイ孔	0.5～1 mL

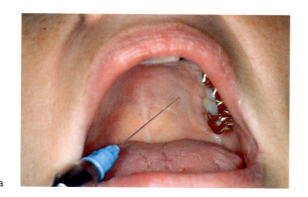
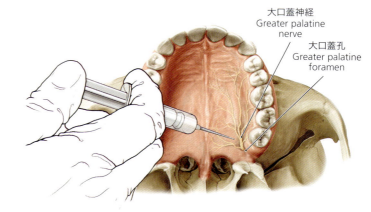
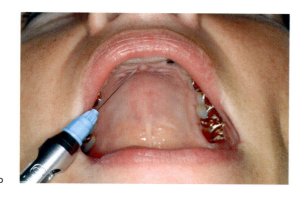
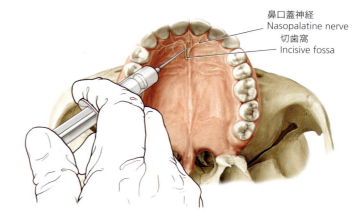
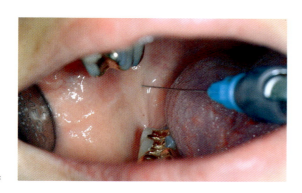
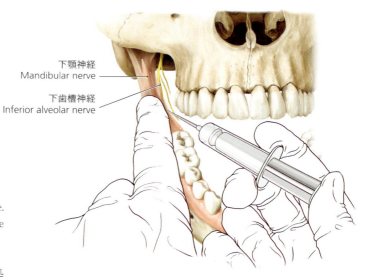

E 標準的な上下顎の伝達麻酔法の刺入部位
（Daubländer M. Lokalanästhesie in der Zahn-, Mund- und Kieferheilkunde. In van Aken H, Wulf H. Lokalanästhesie, Regionalanästhesie, Regionale Schmerztherapie. 3. Aufl. Stuttgart, Thieme, 2010 より）

a 大口蓋孔（大口蓋神経）
適応：上顎の左右いずれか半側の口蓋粘膜や，大臼歯と小臼歯部の骨の処置が疼痛を伴う場合．
処置の手順：局所麻酔薬はできる限り大口蓋孔付近に注入しなければならない（小児の場合は第1大臼歯，成人の場合はそれよりも遠位の第2〜3大臼歯の高さ）．口を大きく開かせ頭部を後方に傾斜させた状態で，注射針を対側小臼歯部から口蓋表面に向かって45°傾斜させ骨膜に当たるまで挿入する．
注意：注入部位が大きく遠位側に離れると麻酔薬液が同側の軟性口蓋に至り，患者が不快感（嚥下困難）を呈する．

b 切歯孔（鼻口蓋神経）
適応：口蓋の前側1/3部（左右犬歯まで）の疼痛を伴う処置．
処置の手順：口を大きく開かせ頭部を後方に傾斜させた状態で，注射針を切歯の歯肉縁の約1 cm遠位側にある切歯乳頭（切歯窩上の粘膜隆起部）のすぐ横に側方から刺入し，遠位内側に前進させる．
注意：粘膜が強靭であると高い注入圧を要する．

c 下顎孔（下歯槽神経）
適応：下顎の歯，オトガイ孔近位側頬側粘膜の疼痛を伴う処置．
処置の手順：患者の口を大きく開かせた状態で，術者は示指を歯列に合わせて乗せ，下顎神経上行枝の前縁を触知する．対側の小臼歯部の咬合面の約1 cm上方から翼突下顎ヒダ外側に注射針を刺し，下顎小舌のおよそ2.5 cm上方に進めて下顎孔に刺入する．
注意：小児の下顎孔は咬合面の高さにある．

2.28 顎関節
Temporomandibular Joint

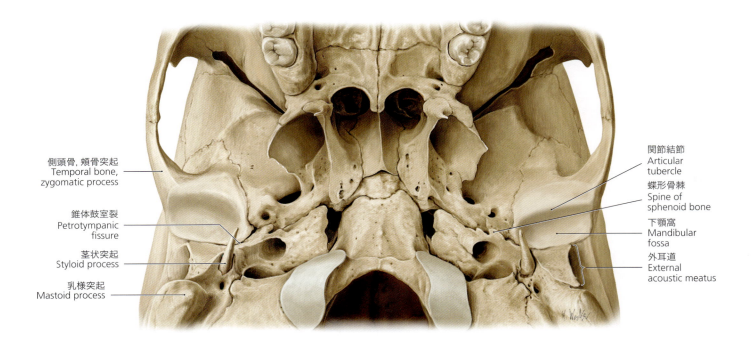

A　顎関節の下顎窩
下面．

顎関節では，下顎頭が下顎窩と関節を作る．下顎窩は側頭骨の鱗部にある陥凹で，前方に関節結節がある．下顎頭（B 参照）は下顎窩に比べてかなり小さいため，適切な可動域をもつことができる．

下顎窩は，ほかの関節の関節面と異なり，硝子軟骨でなく線維軟骨で覆われている．その結果，ほかの関節面では周囲との境界が明瞭であるのに対して，下顎窩は頭蓋のほかの部分との境界がそれほど明瞭ではない．

下顎窩のすぐ後ろに外耳道がある．両構造が近接しているため，下顎骨への外傷は外耳道を損傷する可能性がある．

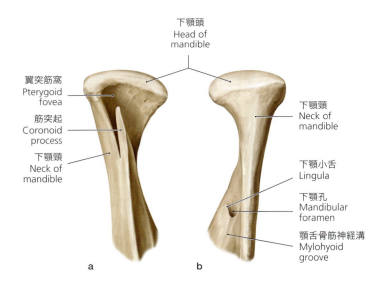

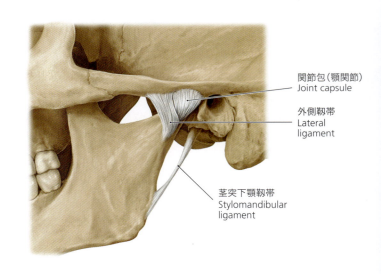

B　右の顎関節の下顎頭
a　前面．b　後面．

下顎頭は，下顎窩に比べてかなり小さいだけでなく，円筒状であるため，垂直な軸の周りを回旋する動きが可能になっている．

C　顎関節の靱帯
外側面．

顎関節は比較的ゆるやかな関節包で包まれており，その関節包の背側は錐体鼓室裂（ここでは示していない）にまで達している．

顎関節は3つの靱帯によって安定が保たれている（訳注：Dも参照）．上図では，3つの靱帯のうち最も強靱な外側靱帯を示している．外側靱帯は関節包を覆うように張っており，関節包と一体化している．外側靱帯より弱い茎突下顎靱帯も示している．

頭頸部　2. 骨，靭帯と関節

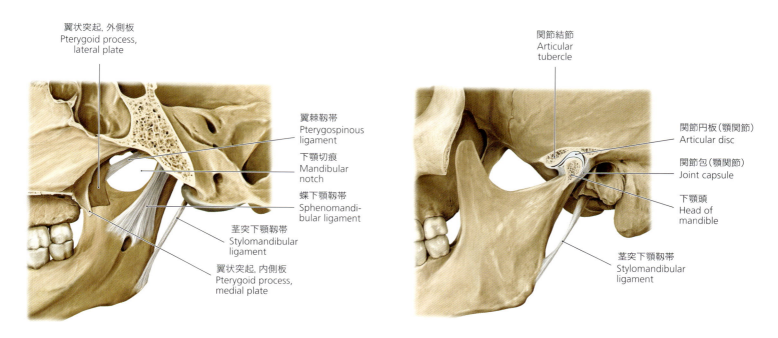

D　右の顎関節と靭帯
内側面．
内側面では，蝶形骨棘（A 参照）から下顎枝内面に伸びる蝶下顎靭帯も見ることができる．

E　左の顎関節
外側面．切開してある．
関節包の後方は錐体鼓室裂（ここでは示していない）にまで達する．下顎頭と下顎窩に挟まれて関節円板があり，全周にわたって関節包に付着する．

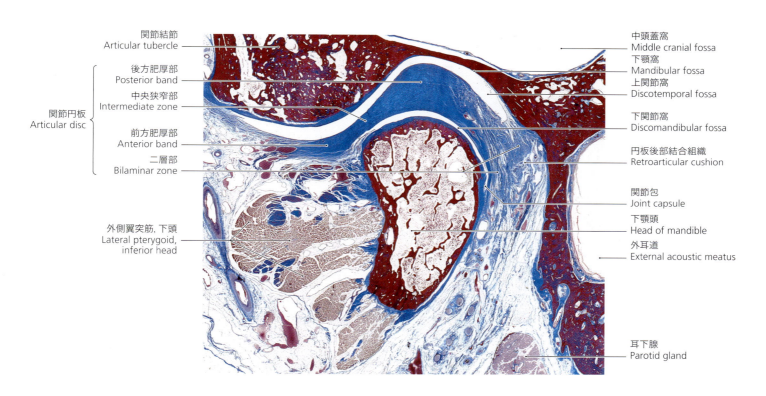

F　顎関節の組織
　ヒトの顎関節の外側を通る矢状断面（アザン染色，厚さ 10 μm）．顎関節は関節円板によって頭側（関節窩側 discotemporal）の上関節腔と尾側（関節頭側 discomandibular）の下関節腔という 2 つの関節腔に完全に分離されている．円板は前側の無血管性でコラーゲン線維が豊富な部分と，後側の血管性の部分に分けられる．前側は全体的に両凹形であり，前方肥厚部，後方肥厚部，その間の中間狭窄部で構成されているのに対し，後側は 2 つの層（二層部）からなる．弾性線維からなる上層は錐体鱗裂部に起始し，下層は下顎頭に付着する．2 層の間には関節後方の静脈叢がある．関節包は全体的に脆弱で，外側と内側が側副靭帯（C 参照）で固定されている（図には示していない）．
Note　外側翼突筋下頭が関節突起（下顎頸）に付着するのに対し，上頭は関節円板の前方肥厚部に付着する（図には示していない）．

2.29 顎関節の生体力学
Temporomandibular Joint, Biomechanics

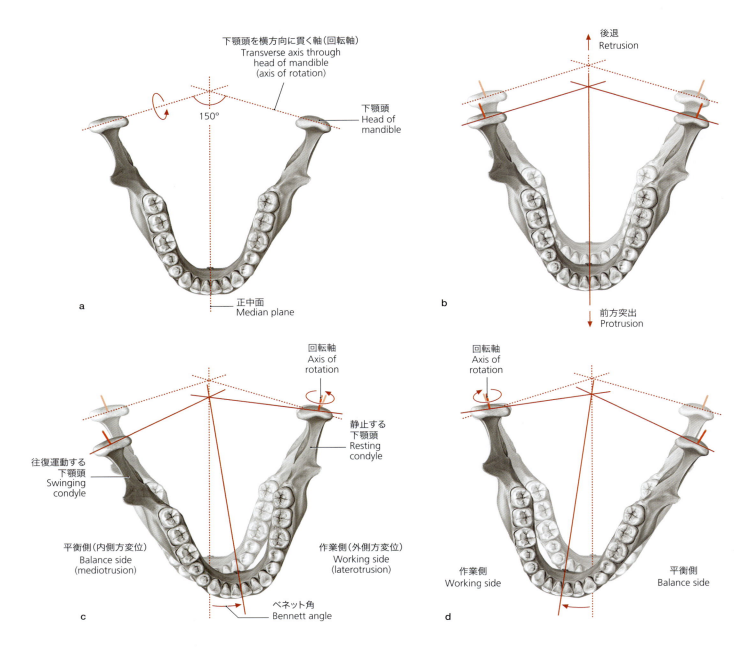

A 顎関節における下顎骨の動き
上面．
顎関節の運動のほとんどが，下記の3つの要素をもった複雑な動きである．
- 回転（開口と閉口）
- 滑走運動（下顎の前方突出と後退）
- 咀嚼時の臼磨運動

a 回転．関節の回転軸は横方向に下顎頭を貫く．左右の回転軸は，約150°（110～180°の範囲で個人差がある）の角度で交わる．回転運動時，顎関節は蝶番関節として働く（下顎骨の開口，下制と閉口，挙上）．ヒトにおいては，顎関節の純粋な回転運動は，通常，睡眠時の口がわずかに開いた状態（開口角度は約15°まで，**Bb**参照）でのみみられる．15°以上開口すると，回転運動に下顎骨の滑走運動が加わるようになる．

b 滑走運動．この運動では，下顎骨は前方に出る（前方突出）か，後方に引かれる（後退）．運動軸は左右の下顎頭の中間点を通る正中面に平行である．

c 左の顎関節の臼磨運動．この側方運動を記述するために，"静止する下顎頭 resting condyle"と"往復運動する下顎頭 swinging condyle"を区別する．左の作業側の下顎頭は静止しており，下顎頭を通るほぼ垂直な軸の周りを回転するが，右の平衡側の下顎頭は往復運動しており，前内方に振り子運動をする．下顎の横方向の変位は角度で測られ，ベネット角 Bennett angle と呼ばれる．臼磨運動時，下顎骨の動きは作業側では外側方変位 laterotrusion であり，平衡側では内側方変位 mediotrusion である．

d 右の顎関節の臼磨運動．ここでは，右の顎関節が作業側である．右の下顎頭は静止しており，ほぼ垂直な軸の周りを回転し，平衡側の左の下顎頭は前内側方に振られる．

頭頸部　2. 骨，靱帯と関節

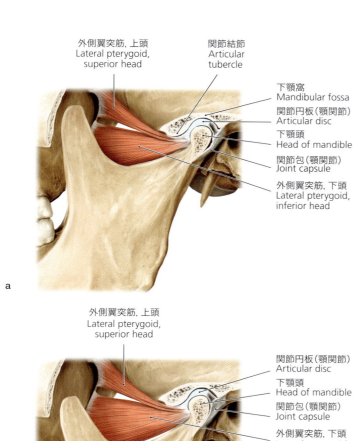
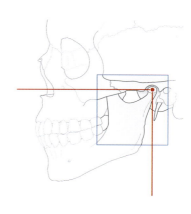
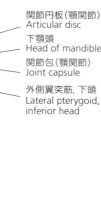
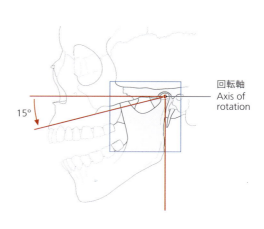
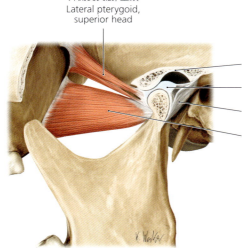
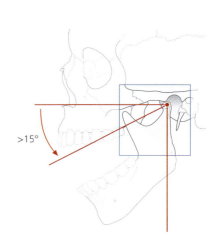

B　顎関節の運動
左側面．
　左側の図はそれぞれ左顎関節と外側翼突筋，関節包，関節円板を示し，右側の模式図は各運動状態に対応する関節運動軸を示す．外側翼突筋，関節包，関節円板は機能的に協調する筋-関節包-関節円板系を構成し，開口時や閉口時に互いに密接に協力して働く．

a 閉口時．下顎頭は，側頭骨の下顎窩に収まった位置にある．
b 15°までの開口．下顎頭は下顎窩の中にとどまっている．
c 15°以上の開口．下顎頭は前方に滑走して関節結節上にある．下顎頭を横方向に貫く運動軸は前方に移動している．関節円板は外側翼突筋の上頭によって前方に引かれ，下顎頭は外側翼突筋の下頭によって前方に引かれる．

2.30 頸椎の骨
Bone of Cervical Spine

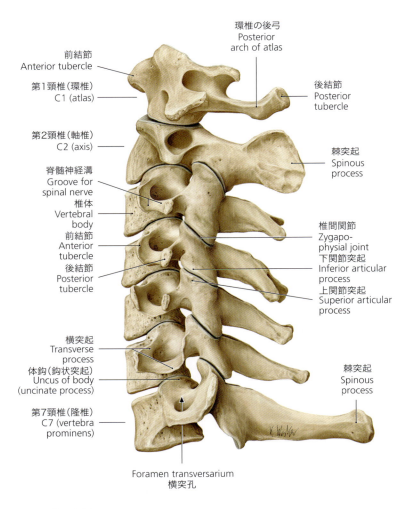

A 頸椎，左側面

頸椎は7個の椎骨からなり，上2つの環椎と軸椎は一般的な椎骨の構造とは異なる．環椎と軸椎は頭蓋-脊柱の連結に関わる関節を形成するが，これについては後に述べる．

残りの5個の椎骨は次の要素から構成されている：
- 1個の椎体
- 1個の椎弓
- 1個の棘突起
- 2個の横突起
- 4個の関節突起

頸椎には次のような特徴がある：
- 棘突起の先端が二分している．
- 横突起内に横突孔がある．
- 大きな三角形の椎孔がある．
- 鈎椎関節（p. 76以降を参照）．

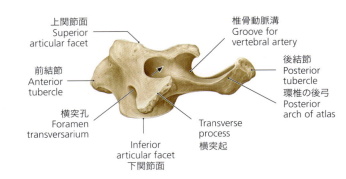

a 第1頸椎（環椎）

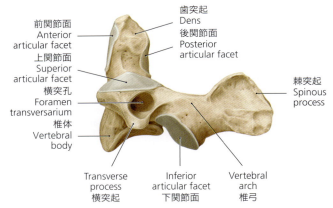

b 第2頸椎（軸椎）

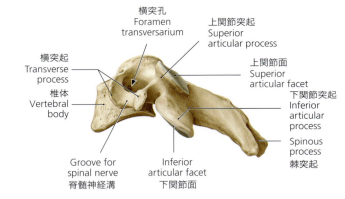

c 第4頸椎

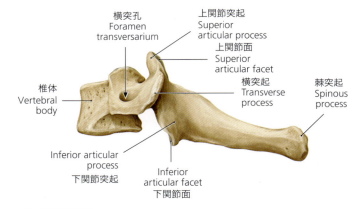

d 第7頸椎（隆椎）

B 頸椎，左側面

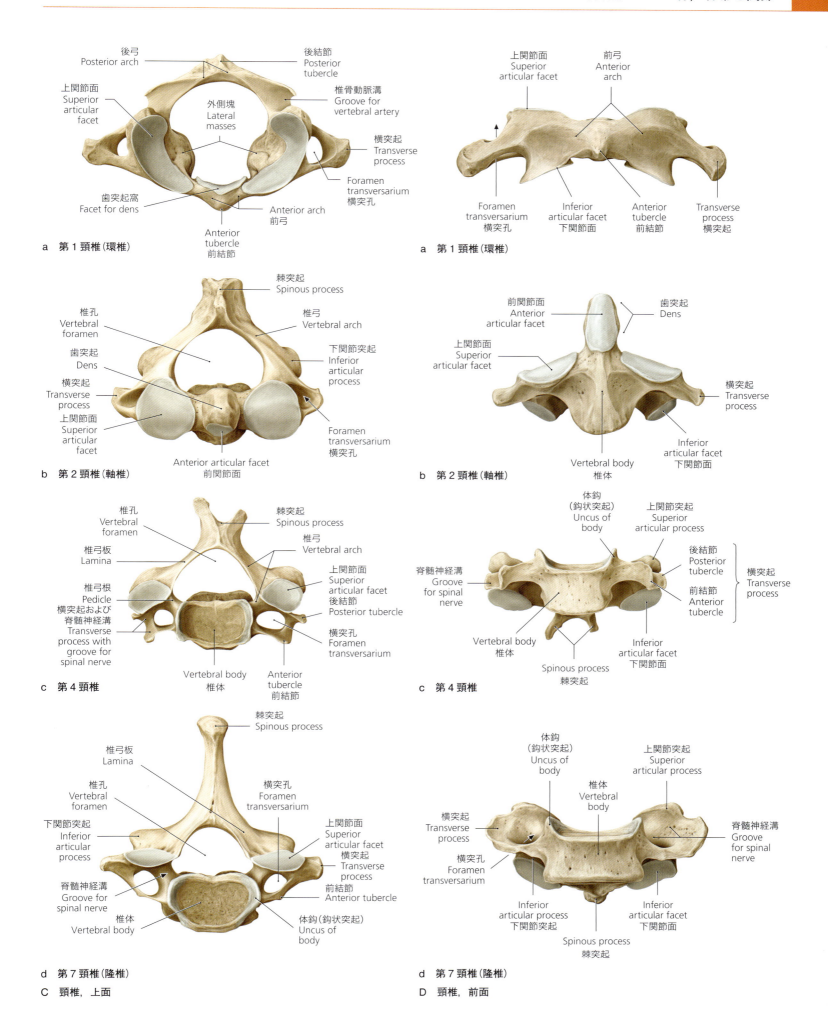

2.31 頸椎の靱帯
Ligaments of Cervical Spine

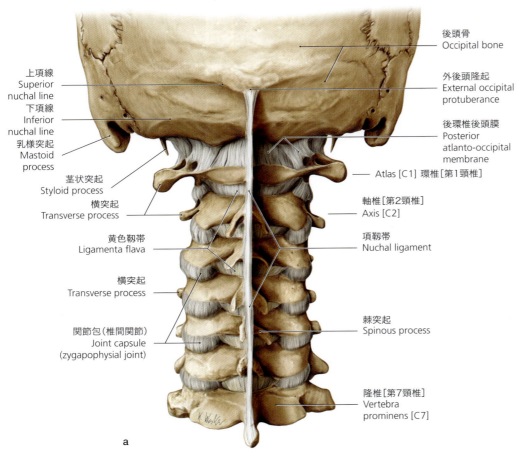

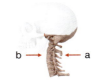

A 頸椎の靱帯
a 後面．
b 頭蓋底の前部を除いた後の前面（頸椎上部の靱帯，特に頭蓋−脊柱の連結については p. 74 参照）．

B 頭蓋−脊柱の連結

頭蓋−脊柱の連結は，環椎[C1]と後頭骨（環椎後頭関節），および環椎と軸椎（[C2]，環軸関節）がある．全部で6個あるこれらの関節は，解剖学的には別個のものであるが，機能的には密接に関連しており，1個の機能単位として成り立っている（p. 74 参照）．

環椎後頭関節

左右両側にある対性の関節であり，楕円形でややくぼんだ環椎の上関節窩と凸面の後頭顆の作る関節である．

環軸関節

- 外側環軸関節＝対性関節で，環椎の下関節面と軸椎の上関節面との間にある．
- 正中環軸関節＝非対性関節（前・後部よりなる）で，軸椎の歯突起，環椎の歯突起窩，および軟骨に覆われた環椎横靱帯の前面の間にある（p. 74 参照）．

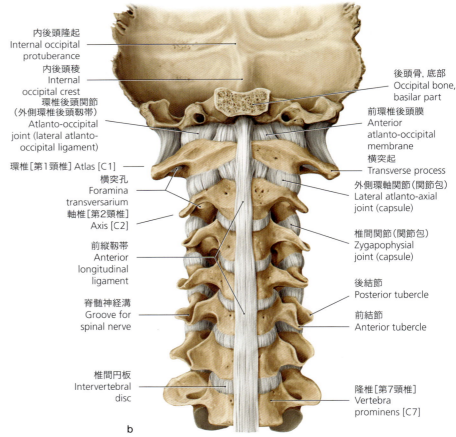

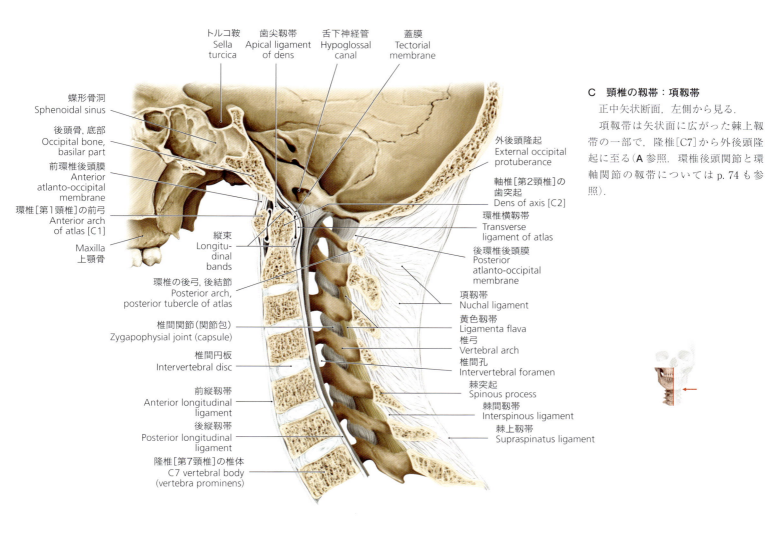

C 頸椎の靱帯：項靱帯

正中矢状断面，左側から見る．

項靱帯は矢状面に広がった棘上靱帯の一部で，隆椎[C7]から外後頭隆起に至る（A参照．環椎後頭関節と環軸関節の靱帯についてはp.74も参照）．

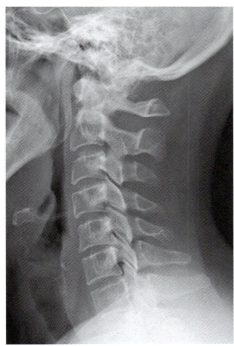

D 頸椎の側面X線像

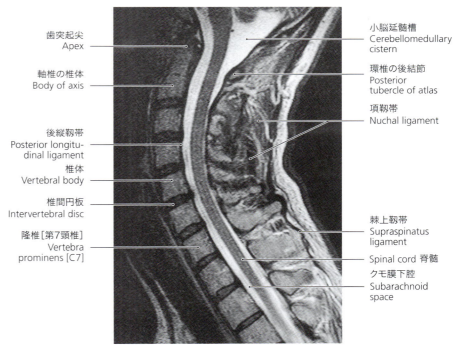

E 頸椎のMRI

正中矢状断面，左側から見る．T2強調TSE（turbo spin echo）像．
（Vahlensieck, Reiser: MRT des Bewegungsapparates, 2. Aufl. Stuttgart, Thieme, 2001 より）

2.32 環椎後頭関節と環軸関節
Atlanto-occipital and Atlanto-axial Joints

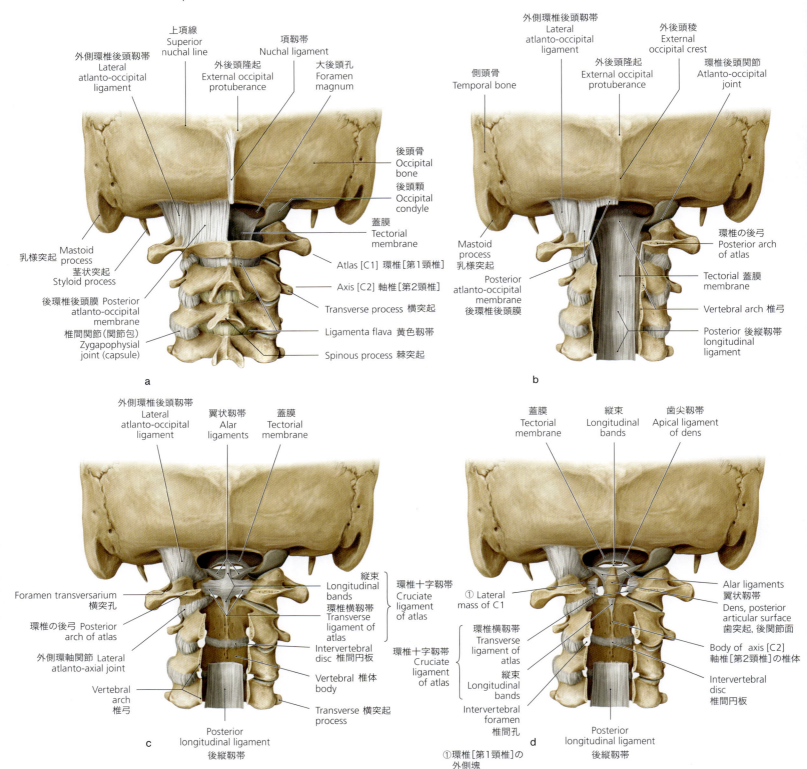

A 頭蓋-脊柱連結の靱帯
頭蓋と上部頸椎, 後面.
a 後環椎後頭膜. 環椎と後頭骨の間にある"黄色靱帯"(p. 72 参照)にあたる靱帯で, 環椎の後弓と大後頭孔の後縁の間に張られている. a ではこの膜の右側は取り除いてある.
b 脊柱管を開け, 脊髄を取り除くと, 後縦靱帯の延長で幅の広い膜である蓋膜が, 頭蓋-脊柱連結部の高さで脊柱管の前境界部に認められる.
c 蓋膜を取り除くと, 環椎十字靱帯が見える. 環椎横靱帯は十字の横に走る厚い線維束であり, 縦束は縦に走る薄い線維束である.
d 環椎横靱帯と縦束の一部を取り除くと, 歯突起の外側面から起こり後頭顆の内面に付く対性の翼状靱帯と, 歯突起先端から起こり大後頭孔の前縁に付く不対性の歯尖靱帯が観察できる.

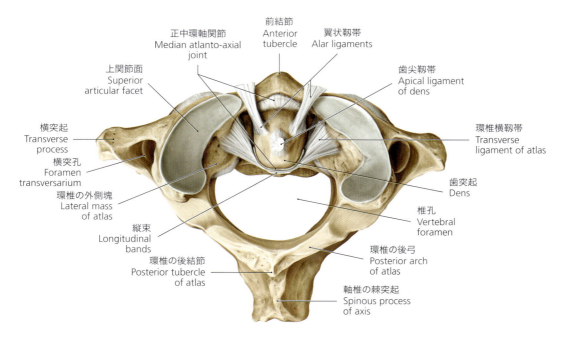

B 正中環軸関節の靱帯
環椎と軸椎,上面.
歯突起窩は正中環軸靱帯の一部であるが,関節包によって隠れている.

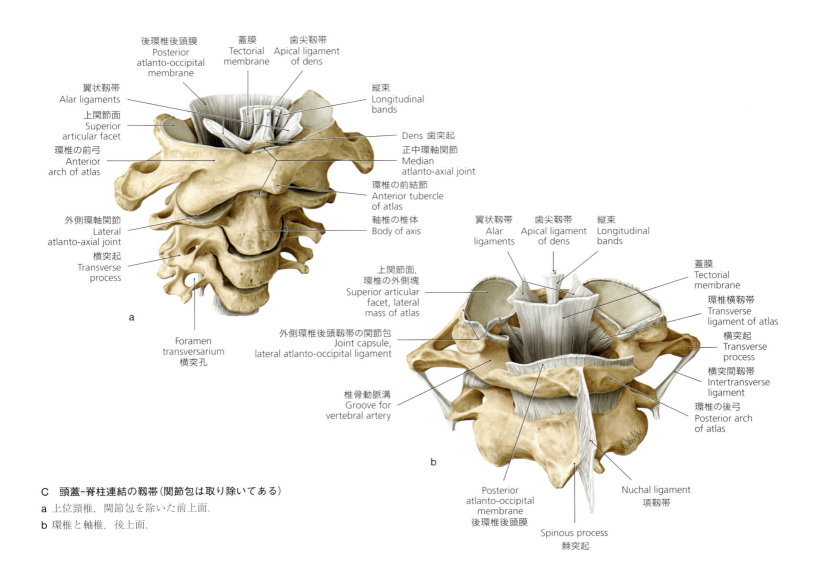

C 頭蓋–脊柱連結の靱帯（関節包は取り除いてある）
a 上位頸椎,関節包を除いた前上面.
b 環椎と軸椎,後上面.

2.33 鈎椎関節
Uncovertebral Joints

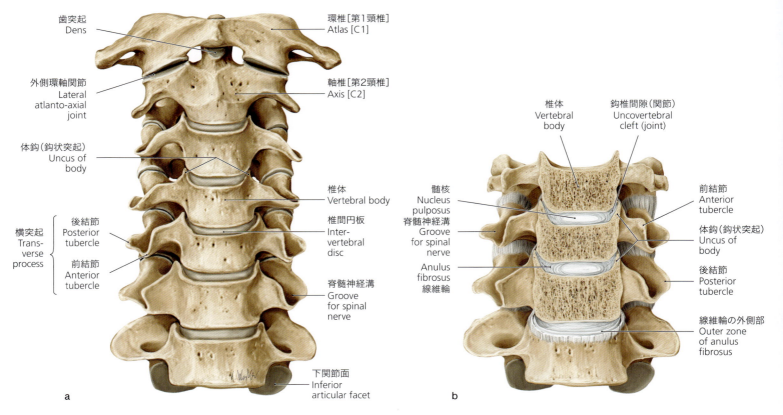

A 若い成人骨における鈎椎関節
18歳男性の頸椎, 前面.
a 第3-7頸椎の椎体の関節面には外側への突出部〔体鈎(鈎状突起)〕があるが, これは学童期に発達する. 約10歳から発達し始め, 1個上にある椎体の下関節面の三日月形をした辺縁としだいに接するようになる. その結果, 外側の間隙(鈎椎間隙, b参照)が椎間円板の外側部に形成され始める.

b 第4-7頸椎. 第4-6頸椎の椎体は, 鈎椎間隙(関節)をより明瞭に示すために, 冠状面(前頭面)で切ってある. 鈎椎間隙は結合組織の構造, つまり一種の関節包によって外側に閉じている. このことにより真の関節腔と類似している. 椎間円板におけるこのような間隙あるいは裂孔は1858年, 解剖学者のHubert von Luschkaによって記載され, 彼はこの間隙を"外側半関節"と呼んだ. 彼は鈎椎間隙を頸椎の柔軟性を高めるための仕組みと考え, 機能的な有益性を強調した(Kiel大学の解剖学コレクションの標本を基に描画).

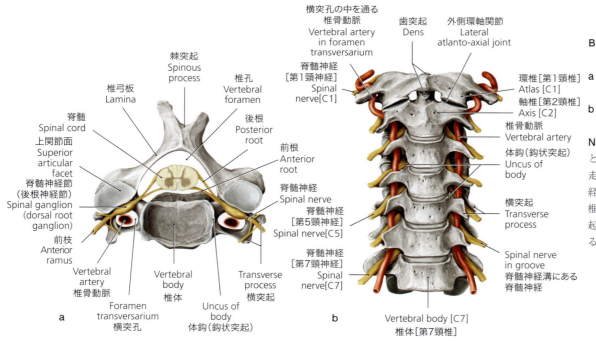

B 脊髄神経と椎骨動脈の鈎状突起に対する形状的関係
a 第4頸椎における脊髄, 神経根, 脊髄神経と椎骨動脈, 上面.
b 頸椎と椎骨動脈および脊髄神経, 前面.
Note 横突孔を通る椎骨動脈の走行と椎間孔の高さにおける脊髄神経の走行においては, 椎骨動脈と脊髄神経が隣接して走行しているため, 鈎椎関節炎による骨棘形成(骨新生)が起こると, 両者は容易に圧迫され得る(D参照).

頭頸部　2. 骨，靱帯と関節

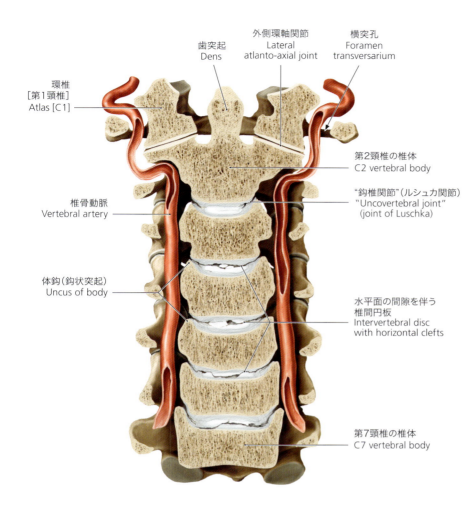

C　頸椎の退行性変性（鈎椎関節炎）
35歳男性の頸椎の冠状断面（前頭断面），前面．
Note　椎体両側の椎骨動脈の走行に注意すること．
10歳頃から始まる鈎椎関節の発達に伴い，椎間円板においては間隙が形成され始める．この間隙の形成過程は年とともに，水平に円板の中心部へと広がり，最終的にはその間隙が椎間円板をほぼ同じ厚さに二分する．その結果，円板の扁平化とそれに伴う関節運動部の不安定化を特徴とする進行性の退行性変性が起こる（Kiel 大学の解剖学コレクションの標本を基に描画）．

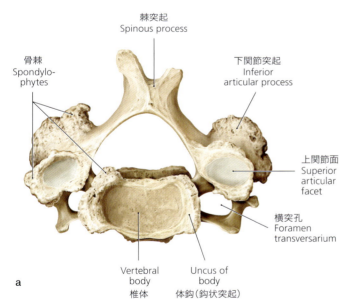
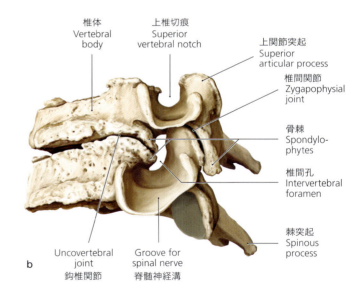

D　頸椎における進行性鈎椎関節炎
a　第4頸椎，上面．
b　第4・5頸椎，側面（Kiel 大学の解剖学コレクションの標本を基に描画）．

鈎椎関節（ルシュカ関節）の退行性変性で，ほかの関節にも同様の変性が認められ，骨棘形成（椎体に起こった場合は変形性脊椎症と呼ばれる）を伴う．これらの骨新生部分はより広い範囲を持続的に圧迫し，そのため，関節への圧は軽減される．それに伴う関節運動部の不安定化が進むことによって，椎間関節は骨関節炎を起こし，骨棘が形成されていく．鈎椎関節における骨棘形成は，椎間孔と椎骨動脈との関係から臨床的に非常に重要である（鈎椎関節炎）．鈎椎関節炎はしだいに椎間孔の進行性狭窄の原因となり，これは脊髄神経の圧迫と，時として椎骨動脈の圧迫も亢進する（C 参照）．また一方では脊柱管それ自体も同じ過程によって高度に狭窄し得る（脊柱管狭窄症）．

3.1 顔面筋：概観
Facial Muscles: Overview

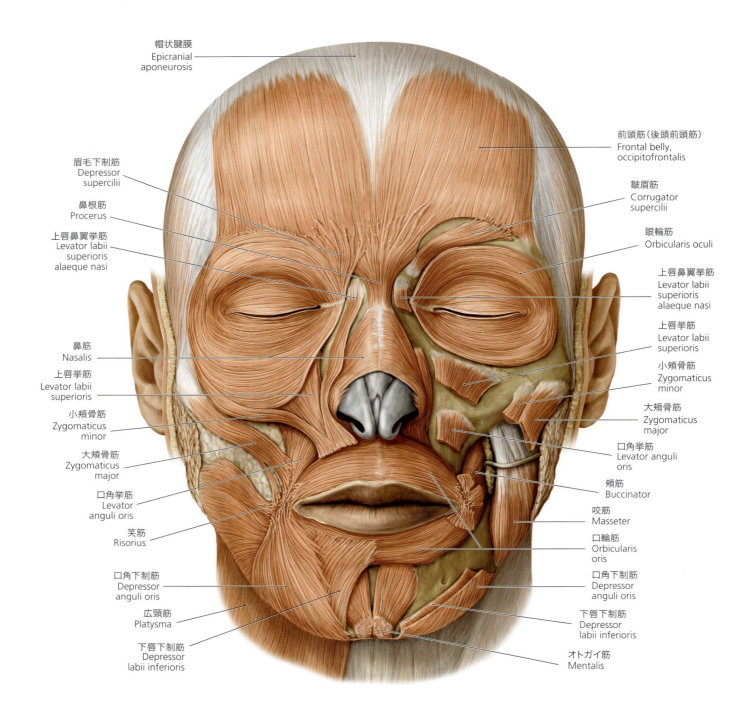

A　顔面筋
前面．

上図では，浅層の顔面筋を顔面の右半分，深層の顔面筋を左半分に示している．

顔面筋は顔面の浅層の筋であり，発達の度合いには個人差が大きい．これらの筋は直接に骨膜から，あるいは連結する隣接の筋から起こり，ほかの顔面筋や，皮膚の結合組織に直接停止する．顔面筋に，ほかの体性筋で用いられるような，起始や停止による古典的な分類を適用することは難しい．顔面筋は皮下脂肪組織に直接停止し，また，顔面には浅層の筋膜が欠如していることから，この領域の外科手術は特に注意深く行わなければならない．

顔面筋は，皮下に付着するため顔面の皮膚を動かすことができる（例えば，顔面筋は皮膚に皺を寄せることができる．この作用は，ボツリヌス菌毒素を注入することで一時的に止められる）．顔にさまざまな表情をつくることもできる．また顔面筋は，（特に眼に対して）防御機能をもち，また食物を摂取する際にも働いている（嚥下のために口を閉じる）．

すべての顔面筋は顔面神経の枝により支配されるが，咀嚼筋（p. 82 参照）は三叉神経の運動線維の支配を受ける（咀嚼筋を示すため，図では咬筋を元の位置に残してある）．

顔面筋をいくつかの筋群に分けることによって，この領域における筋の解剖が理解しやすくなる（p. 80 参照）．

頭頸部　3. 筋系

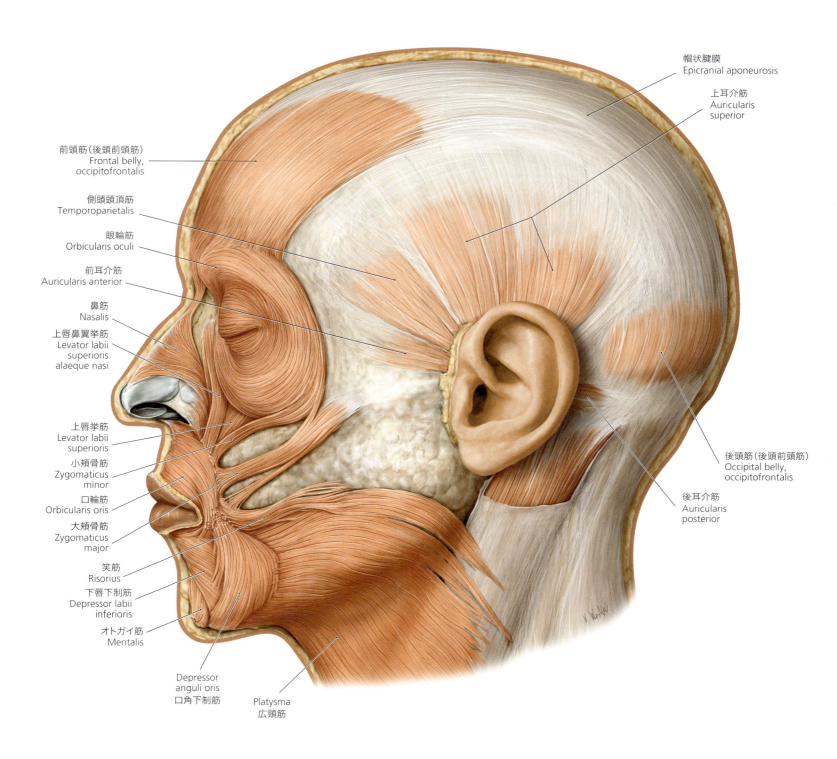

B　顔面筋

左側面．

耳と頸部の浅層の筋が特にわかりやすく示してある．

丈夫な腱板である帽状腱膜が頭蓋冠を覆い，骨膜にゆるく付着している．帽状腱膜から起こる頭蓋冠の筋は，総称して頭蓋表筋として知られている．後頭前頭筋の2つの筋腹（前頭筋と後頭筋）をはっきりと見ることができる．側頭頭頂筋の後部は上耳介筋と呼ばれるが，側頭頭頂筋自体は帽状腱膜の外側部から起こる．左頁の図と違って，口角挙筋はここでは上唇挙筋に覆われているため，見えない．

3.2 顔面筋：作用
Facial Muscles: Actions

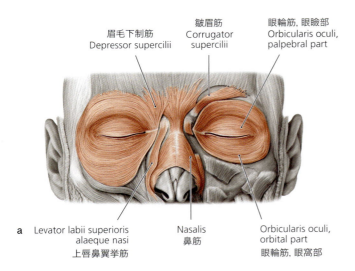

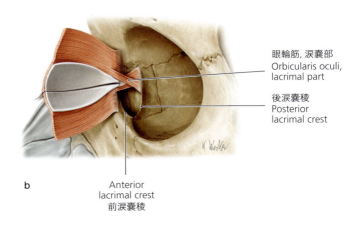

A　顔面筋：眼瞼裂と鼻

a 前面．機能的に最も重要な筋は眼輪筋で，眼瞼裂を閉じる（外界からの刺激に対する防御反射）．顔面神経が麻痺して（Dも参照）眼輪筋の作用が失われると，この防御反射が消失し，眼が長時間，空気に曝されて乾燥する．眼輪筋の機能は，被検者に閉じた眼瞼をさらに強く閉じるように求めることで調べることができる．

b 眼輪筋を左の眼窩から内眼角まで剖出して前方に翻し，涙嚢部（ホルネル筋 Horner muscle と呼ばれる）を示す．涙嚢部は主に後涙嚢稜から生じるが，その機能については議論（涙嚢を広げるか，涙嚢を空にするか）がある．

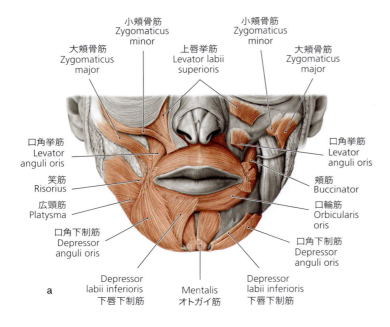

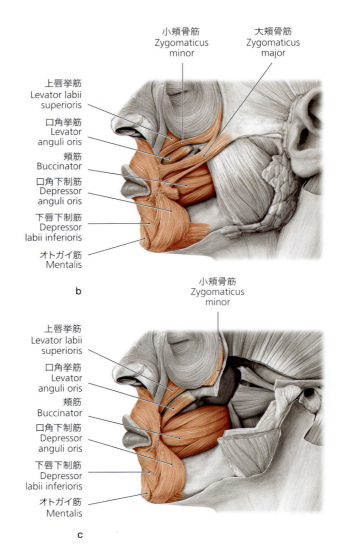

B　顔面筋：口

a 前面，b 左側面，c 左側面の深層．

　口輪筋が口唇の筋性の基盤となり，その収縮で口裂が閉じられる．口輪筋の機能は，被検者に口笛を吹くように求めることで調べることができる．顔面神経が麻痺すると液体を飲むことが困難になる．これは嚥下時に閉じていない口から液体が漏れるからである．頰筋は深部にあり，頰の基盤をなす．咀嚼時，頰筋は食物を口腔前庭から歯列より内または歯列の間に戻す役割を担う．

頭頸部　3. 筋系

D　顔面筋：機能別分類

さまざまな顔面筋は，部位ごとに学ぶとわかりやすい．前頭と眼瞼裂の筋をほかの顔面筋と区別することは，臨床的に有用である．前頭と眼瞼裂の筋は顔面神経の上枝によって支配されるが，ほかのすべての顔面筋は顔面神経のほかの枝により支配される．その結果，中枢性の顔面神経麻痺の患者は眼瞼を閉じることができるが，末梢性の顔面神経麻痺の患者は閉じることができない（詳細は p. 125 参照）．

領域	筋	所見
頭蓋冠	頭蓋表筋 　以下の筋からなる． 　−後頭前頭筋（前頭筋と後頭筋） 　−側頭頭頂筋	頭蓋冠の筋 前頭部に皺を寄せる． 顔面筋としての作用はない．
眼裂	眼輪筋 　以下の部分からなる． 　−眼窩部 　−眼瞼部 　−涙嚢部 皺眉筋 眉毛下制筋	眼瞼を閉じる(a)． 眼の周囲の皮膚を強く収縮させる． 眼瞼反射 涙嚢に作用する． 眉に皺を寄せる(b)． 眉を下げる．
鼻	鼻根筋 鼻筋 上唇鼻翼挙筋 鼻中隔下制筋	鼻根に皺を寄せる． 外鼻孔を狭める(c)． 上唇と鼻翼を挙上する(d)． 鼻孔を狭める．
口	口輪筋 頬筋 大頬骨筋 小頬骨筋 笑筋 上唇挙筋 口角挙筋 口角下制筋 下唇下制筋 オトガイ筋	口を閉じる(e)． 頬の筋（飲食時に重要）(f) 頬骨弓の大きな筋(g) 頬骨弓の小さな筋 笑う際の筋(h) 上唇を挙上する． 口角を上方に引く(i)． 口角を下方に引く(j)． 下唇を下方に引く(k)． オトガイの皮膚を上方に引く(l)．
耳	前耳介筋 上耳介筋 後耳介筋	耳介の前の筋 耳介の上の筋 耳介の後ろの筋
頸	広頸筋	頸部の皮筋

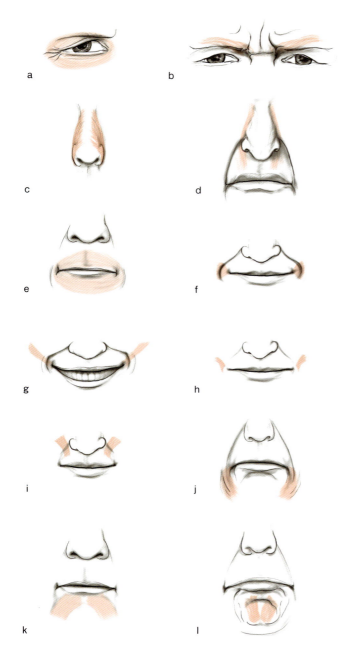

C　顔面の表情の変化

a 外眼角で眼輪筋を収縮させると，心配そうな表情になる．
b 皺眉筋の収縮は，明るい太陽光に反応して生じる："思慮深い眉"．
c 鼻筋を収縮させると外鼻孔が狭まり，元気な，または「喜色に満ちた」表情になる．
d 両側の上唇鼻翼挙筋の力強い収縮は，不満を表す．
e 口輪筋の収縮は決意を表す．
f 頬筋の収縮は満足を表す．
g 大頬骨筋は微笑む時に収縮する．
h 笑筋の収縮は意味ありげな表情を表す．
i 口角挙筋の収縮は自己満足のサインである．
j 口角下制筋の収縮は悲しみを表す．
k 下唇下制筋の収縮は下唇を引き下げ，忍耐を表す．
l オトガイ筋の収縮はためらいの表情を表す．

3.3 咀嚼筋：概観と浅層の筋
Masticatory Muscles: Overview and Superficial Muscles

咀嚼筋の概観

厳密な意味での咀嚼筋は咬筋，側頭筋，内側翼突筋，外側翼突筋の4つの筋から構成される．これらの筋に共通する主要な役割は口を閉じ，咀嚼時の臼磨運動に際し，上顎の歯に対して下顎の歯を動かすことである．外側翼突筋は口を開けるのを助ける．2つの翼突筋は咀嚼にも関わる（個々の筋の作用についてはA–Cを参照）．

口が開くのは主に舌骨上筋と重力とによる．咬筋と内側翼突筋は，下顎骨をつり下げる筋性のつり革の役割をしている（p. 84参照）．

Note すべての咀嚼筋は下顎神経[三叉神経第3枝]の支配を受けるが，顔面筋は顔面神経が支配する．

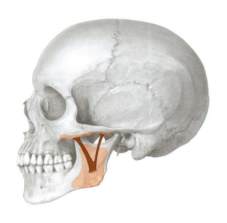

咬筋	
起始	・浅部：頰骨弓（前2/3） ・深部：頰骨弓（後1/3）
停止	下顎角の咬筋粗面
作用	・下顎を挙上する． ・下顎を突き出す．
神経支配	咬筋神経[下顎神経[三叉神経第3枝]の枝]

A 咬筋

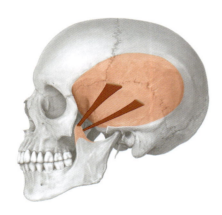

側頭筋	
起始	側頭窩の下側頭線
停止	下顎骨筋突起の先端と内側面
作用	・主に垂直な線維が下顎を挙上する． ・後方の水平な線維が前突位にある下顎を後方に引く． ・片側性の収縮：咀嚼（平衡側の下顎頭を前方に動かす）
神経支配	深側頭神経[下顎神経[三叉神経第3枝]の枝]

B 側頭筋

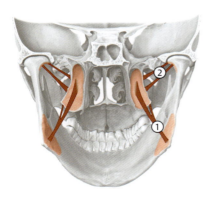

① 内側翼突筋	
起始	翼状突起の翼突窩と外側板
停止	下顎角の内側面（翼突筋粗面）
作用	下顎を挙上する．
神経支配	内側翼突筋神経[下顎神経[三叉神経第3枝]の枝]

② 外側翼突筋	
起始	・上頭：側頭下稜（蝶形骨大翼） ・下頭：翼状突起外側板の外面
停止	・上頭：顎関節の関節円板 ・下頭：下顎骨の関節突起
作用	・両側性の収縮：下顎骨を突き出し，関節円板を前方に引くことで，開口を開始させる． ・片側性の収縮：咀嚼時，下顎骨を対向側に動かす．
神経支配	外側翼突筋神経[下顎神経[三叉神経第3枝]の枝]

C 内側翼突筋と外側翼突筋

頭頸部　3. 筋系

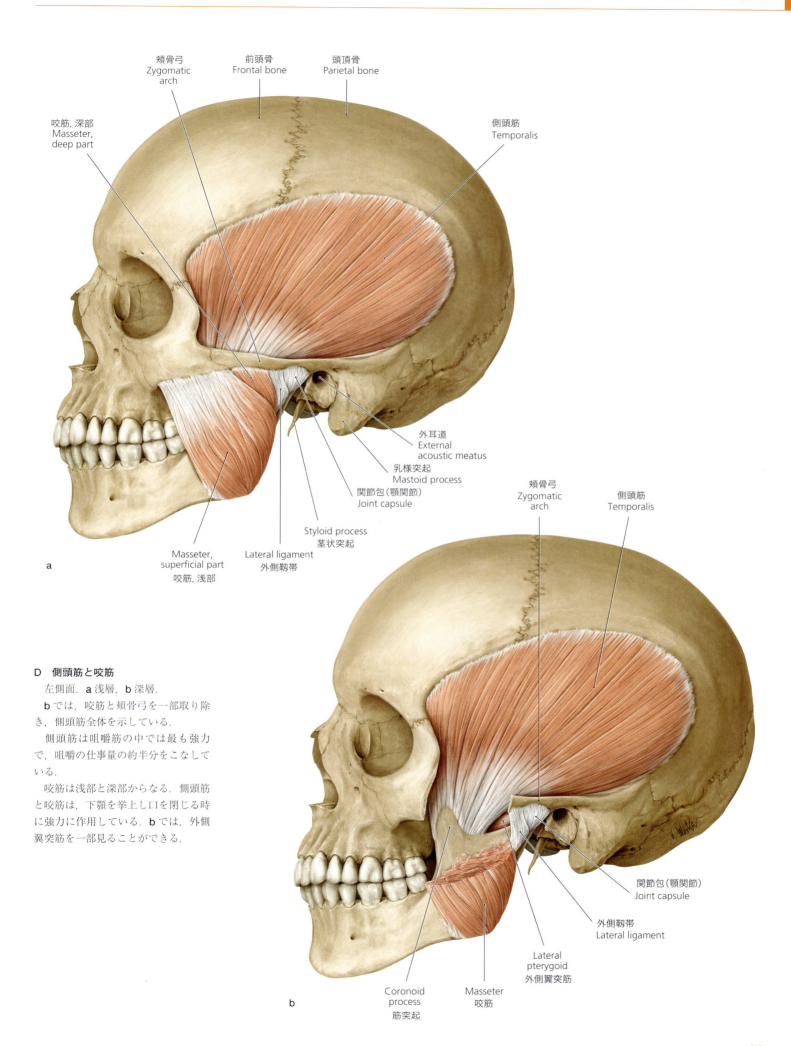

D　側頭筋と咬筋

左側面．a 浅層．b 深層．

b では，咬筋と頬骨弓を一部取り除き，側頭筋全体を示している．

側頭筋は咀嚼筋の中では最も強力で，咀嚼の仕事量の約半分をこなしている．

咬筋は浅部と深部からなる．側頭筋と咬筋は，下顎を挙上し口を閉じる時に強力に作用している．b では，外側翼突筋を一部見ることができる．

3.4 咀嚼筋：深層の筋
Masticatory Muscles: Deep Muscles

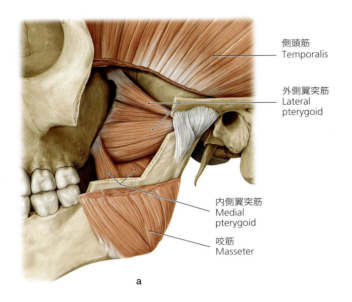

A 外側翼突筋と内側翼突筋
左側面．
a 下顎骨の筋突起は側頭筋の下部とともに取り除いてあり，両方の翼突筋が見えている．
b 側頭筋を完全に取り除き，外側翼突筋の下頭も，内側翼突筋が見えるように部分的に取り除いてある．外側翼突筋が開口を開始させ，舌骨上筋がこれを引き継ぐ．顎関節を切開してあり，外側翼突筋の筋線維が関節円板に続いていく様子を見ることができる．外側翼突筋は顎関節を"導く"筋として働く．そのさまざまな部分（上頭と下頭）がすべての運動の際に働いているため，ほかの咀嚼筋に比べて作用がより複雑である．内側翼突筋は上部で外側翼突筋と直交しており，部分的に下顎骨を取り巻く筋性のつり革（B参照）の形成に加わっている．

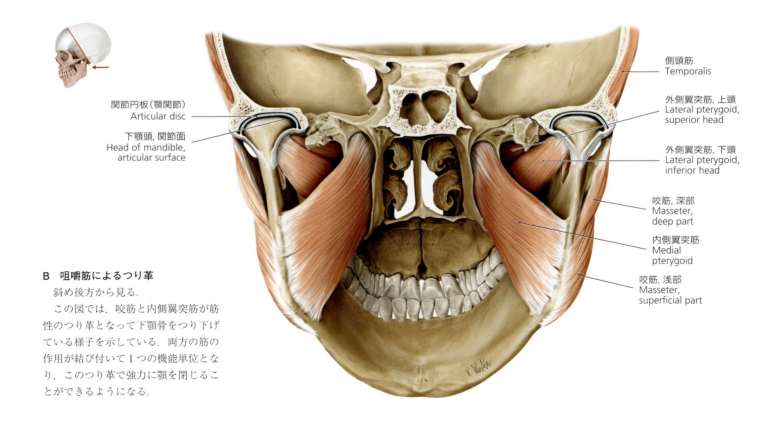

B 咀嚼筋によるつり革
斜め後方から見る．
この図では，咬筋と内側翼突筋が筋性のつり革となって下顎骨をつり下げている様子を示している．両方の筋の作用が結び付いて1つの機能単位となり，このつり革で強力に顎を閉じることができるようになる．

頭頸部　3. 筋系

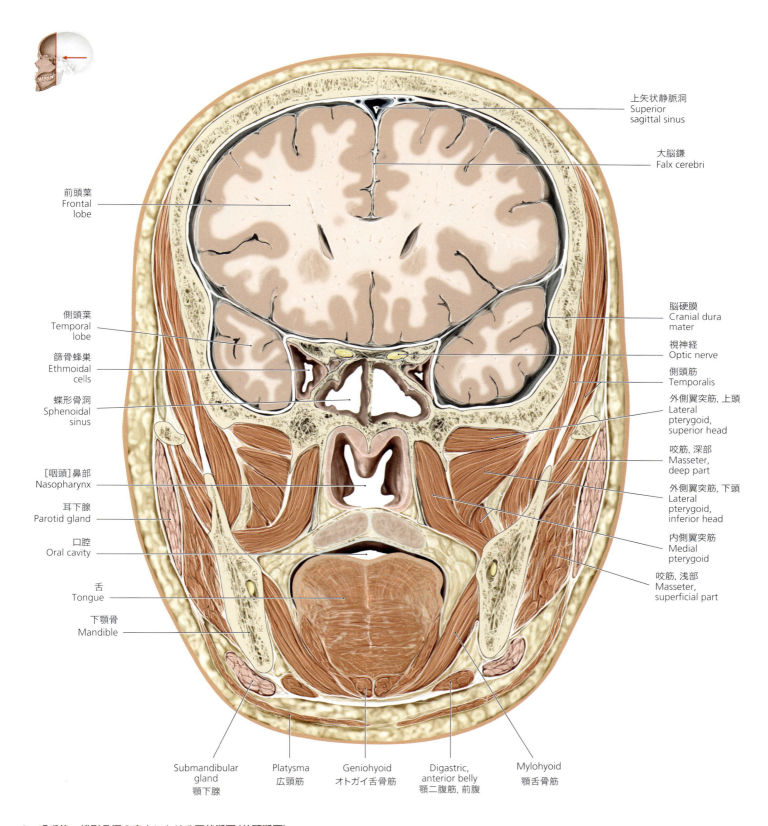

C 咀嚼筋, 蝶形骨洞の高さにおける冠状断面（前頭断面）
後面.
この断面では, 咀嚼筋と隣接する構造の関係が特にわかりやすい.

頭頸部　3. 筋系

3.5 頭部の筋：起始と停止
Muscles of Head: Origins and Insertions

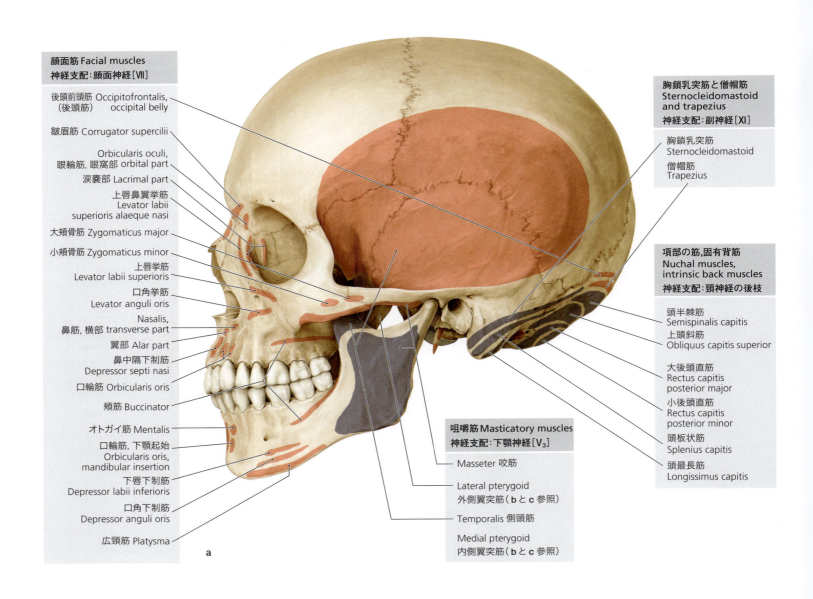

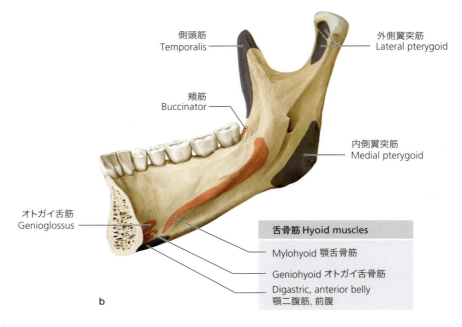

A　頭蓋における筋の起始と停止
a 左側面，b 下顎骨右半部の内面，c 頭蓋底の下面．
　筋の起始と停止を色分けして示す（赤色が起始，青色が停止）．

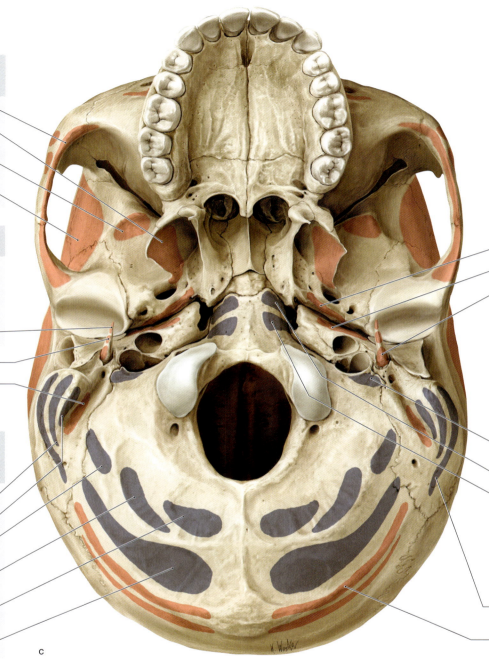

3.6 頸部の筋：頸筋の概観と頸部浅層の筋
Muscles of Neck: Overview and Superficial Neck Muscles

A　頸筋の概観

ここでは，下記に示す筋の区分に沿って学習する．本書は頸部筋群を局所解剖の観点から分類しているが，ほかの分類方法もある．後頸の筋は局所解剖学的には頸筋に属するが，機能的には固有背筋（本項では扱わない）に属する．頸部の内臓筋（一部は横紋筋である）は内臓の項で扱う．

頸部浅層の筋	椎骨前の筋（深帯状筋）
・広頸筋	・頭長筋
・胸鎖乳突筋	・頸長筋
・僧帽筋*	・前頭直筋
	・外側頭直筋

舌骨上筋	頸部外側（深層）の筋
・顎二腹筋	・前斜角筋
・オトガイ舌骨筋	・中斜角筋
・顎舌骨筋	・後斜角筋
・茎突舌骨筋	

舌骨下筋	後頸の筋（固有背筋）
・胸骨舌骨筋	・頭半棘筋
・胸骨甲状筋	・頸半棘筋
・甲状舌骨筋	・頭板状筋
・肩甲舌骨筋	・頸板状筋
	・頭最長筋
	・頸腸肋筋
	・後頭下の筋

*厳密には頸筋ではないが，局所解剖学的な重要性から，本書では頸筋に含める．

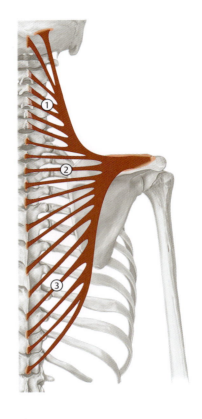

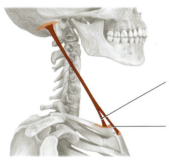

胸鎖乳突筋の鎖骨頭
Clavicular head of sternocleidomastoid

胸鎖乳突筋の胸骨頭
Sternal head of sternocleidomastoid

B　胸鎖乳突筋の概観（模式図）

起始	・胸骨頭：胸骨柄
	・鎖骨頭：鎖骨の内側1/3
停止	乳様突起と上項線
作用	・片側-同側に頭部を傾ける．
	-対側に頭部を回転する．
	・両側-頭部を上に向ける．
	-頭部が固定されている場合は呼吸を助ける．
神経支配	副神経[脳神経 XI]と頸神経叢[C1, C2]の直接の枝

C　僧帽筋の概観（模式図）

起始	① 下行部
	・後頭骨（上項線および外後頭隆起）
	・項靱帯を介して全頸椎の棘突起
	② 横行部（水平部）
	第1-4胸椎[T1-T4]の棘突起の広い腱膜
	③ 上行部
	第5-12胸椎[T5-T12]の棘突起
停止	・鎖骨の外側1/3（下行部）
	・肩峰〔横行部（水平部）〕
	・肩甲棘（上行部）
作用	・下行部
	-肩甲骨を上斜めに牽引し，外側に回転させる（前鋸筋下部と共同で）．
	-頭部を同側に傾け，反対側に回転させる（上肢帯が固定されている場合）．
	・斜部：肩甲骨を内側に牽引する．
	・上行部：肩甲骨を内下方に牽引する（下行部の回転作用を補助する）．
	・筋全体：肩甲骨を胸郭上に安定させる．
神経支配	副神経[脳神経 XI]と頸神経叢[C2-C4]

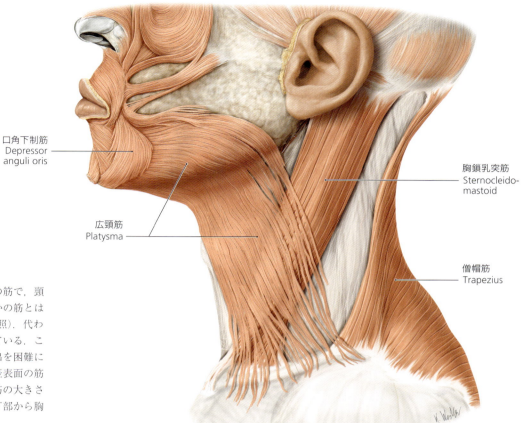

D　頸部の皮筋（広頸筋）

左外側面．

広頸筋は広く扁平な皮下のシート状の筋で，頸筋膜の浅葉の表面に位置している．ほかの筋とは異なり，筋を取り巻く筋膜はない（**A**参照）．代わりに，皮膚に直接付着（一部は停止）している．この特徴は顔面筋にも共通しており，剖出を困難にする原因でもある．また，広頸筋と頭蓋表面の筋はともに顔面神経に支配される．広頸筋の大きさには個体差が大きく，筋線維は顔面の下部から胸郭上部にまで達する．

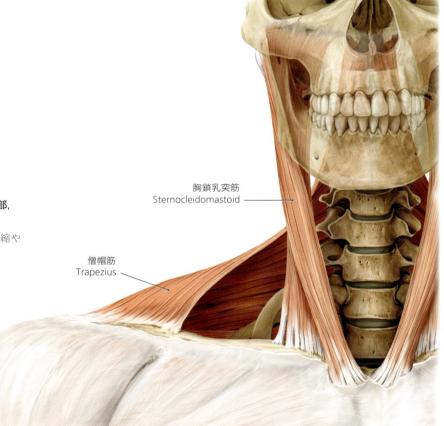

E　頸部浅層の筋：胸鎖乳突筋と僧帽筋の頸部，前面

先天性の斜頸では胸鎖乳突筋の片側性の短縮や損傷がある（p. 7 D 参照）．

3.7 頸部の筋：舌骨上・下筋
Muscles of Neck: Suprahyoid and Infrahyoid Muscles

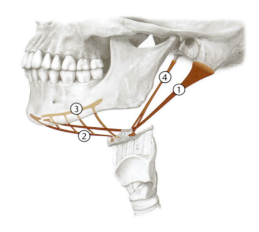

A　舌骨上筋，概観（模式図）

① 顎二腹筋
- 起始　　・前腹：下顎骨の二腹筋窩
　　　　　・後腹：乳様突起の内側（乳突切痕）
- 停止　　線維性の滑車を伴う中間腱を介して舌骨体に停止
- 作用　　・舌骨の挙上（嚥下時）
　　　　　・開口の補助
- 神経支配　・前腹：顎舌骨筋神経〔下顎神経［脳神経Ⅴの枝］の枝〕
　　　　　・後腹：顔面神経

② オトガイ舌骨筋
- 起始　　下顎骨のオトガイ棘（下棘）
- 停止　　舌骨体
- 作用　　・舌骨の前方への牽引（嚥下時）
　　　　　・開口の補助
- 神経支配　・第1・2頸神経［C1, C2］の前枝

③ 顎舌骨筋
- 起始　　下顎骨の顎舌骨筋線
- 停止　　中間腱が舌骨体に停止（顎舌骨筋縫線）
- 作用　　・口腔底の緊張と挙上
　　　　　・舌骨の前方への牽引（嚥下時）
　　　　　・開口の補助と側方運動（咀嚼）
- 神経支配　顎舌骨筋神経〔下顎神経［脳神経Ⅴの枝］の枝〕

④ 茎突舌骨筋
- 起始　　側頭骨の茎状突起
- 停止　　分岐した腱が舌骨体に停止
- 作用　　・舌骨の挙上（嚥下時）
　　　　　・開口の補助
- 神経支配　顔面神経〔脳神経Ⅶ〕

B　舌骨下筋，概観（模式図）

① 胸骨舌骨筋
- 起始　　胸骨柄の後面と胸鎖関節
- 停止　　舌骨体
- 作用　　・舌骨を押し下げる（固定する）．
　　　　　・喉頭と舌骨を押し下げる（発声と嚥下の最終相）．
- 神経支配　頸神経叢［C1-C3］の頸神経ワナとC4

② 胸骨甲状筋
- 起始　　胸骨柄の後面
- 停止　　甲状軟骨
- 作用　　・喉頭と舌骨を引き下げる（舌骨を固定する）．
　　　　　・喉頭と舌骨を押し下げる（発声と嚥下の最終相）．
- 神経支配　頸神経叢［C1-C3］の頸神経ワナとC4

③ 甲状舌骨筋
- 起始　　甲状軟骨
- 停止　　舌骨体
- 作用　　・舌骨を押し下げ，固定する．
　　　　　・嚥下時に喉頭を挙上する．
- 神経支配　頸神経叢［C1-C3］の頸神経ワナとC4

④ 肩甲舌骨筋
- 起始　　肩甲骨の上縁
- 停止　　舌骨体
- 作用　　・舌骨を押し下げる（固定する）．
　　　　　・喉頭と舌骨を押し下げる（発声と嚥下の最終相）．
　　　　　・中間腱で頸筋膜を緊張させ，内頸静脈の開存を維持する．
- 神経支配　頸神経叢［C1-C3］の頸神経ワナとC4

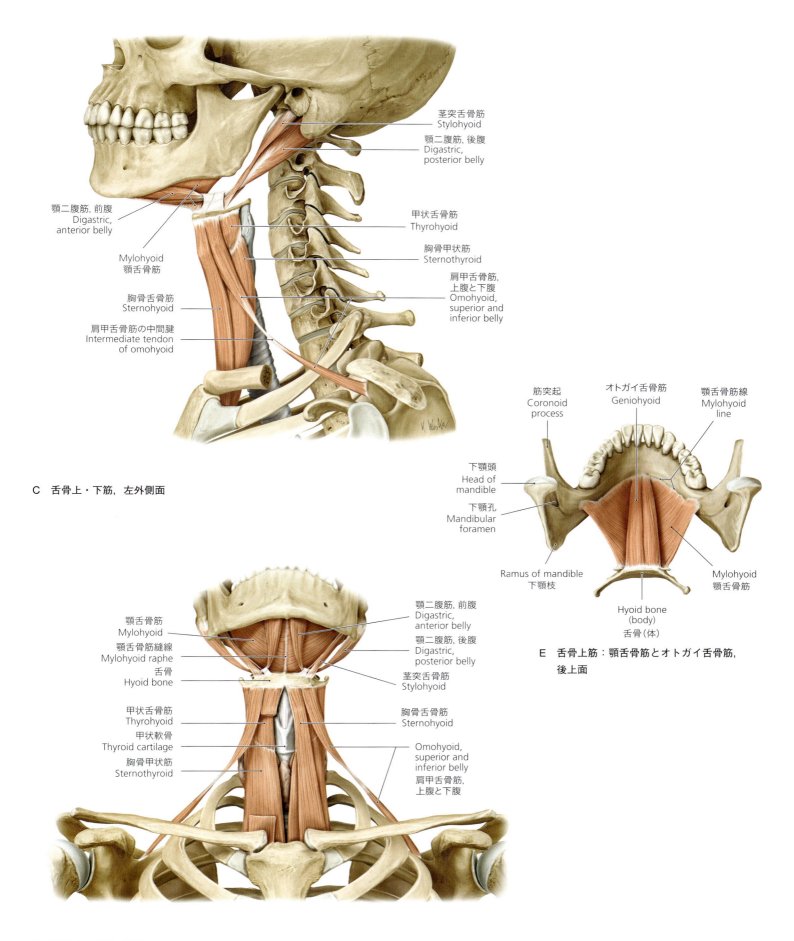

C 舌骨上・下筋, 左外側面

D 舌骨上・下筋, 前面
右側では胸骨舌骨筋の一部を取り除いてある.

E 舌骨上筋：顎舌骨筋とオトガイ舌骨筋, 後上面

3.8 頸部の筋：椎骨前と頸部外側（深層）の筋
Muscles of Neck: Prevertebral and Lateral (Deep) Neck Muscles

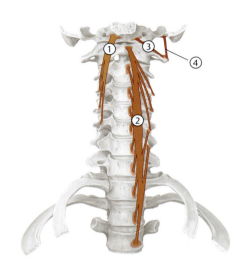

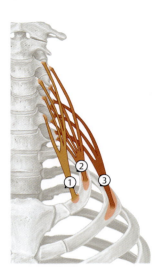

A 椎骨前の筋，概観（模式図）

① 頭長筋
- 起始：第3-6頸椎[C3-C6]の横突起の前結節
- 停止：後頭骨の基底部
- 作用：
  - 片側性：同側に頭部を傾け，わずかに回転させる．
  - 両側性：頭部を固定する．
- 神経支配：頸神経叢の直接の枝[C1-C4]

② 頸長筋
- 起始：
  - 垂直（中間）部：第5-7頸椎[C5-C7]および第1-3胸椎[T1-T3]の椎体の前面
  - 上斜部：第3-5頸椎[C3-C5]の横突起の前結節
  - 下斜部：第1-3胸椎[T1-T3]の椎体の前面
- 停止：
  - 垂直（中間）部：第2-4頸椎[C2-C4]の前面
  - 上斜部：環椎[C1]の前結節
  - 下斜部：第5・6頸椎[C5, C6]の横突起の前結節
- 作用：
  - 片側性：同側に頸椎を傾け，回転させる．
  - 両側性：頸椎の屈曲
- 神経支配：頸神経叢[C2-C4]からの直接の枝と第5・6頸神経[C5, C6]からの直接の枝

③ 前頭直筋
- 起始：環椎[C1]の外側部
- 停止：後頭骨の基底部
- 作用：
  - 片側性：環椎後頭関節の外屈
  - 両側性：環椎後頭関節の屈曲
- 神経支配：第1頸神経[C1]の前枝

④ 外側頭直筋
- 起始：環椎[C1]の横突起
- 停止：後頭骨の基底部（後頭顆より外側）
- 作用：
  - 片側性：環椎後頭関節の外屈
  - 両側性：環椎後頭関節の屈曲
- 神経支配：第1頸神経[C1]の前枝

B 頸部外側（深層）の筋，概観（模式図）

斜角筋
- 起始：
  - ① 前斜角筋：第3-6頸椎[C3-C6]の横突起の前結節
  - ② 中斜角筋：第3-7頸椎[C3-C7]の横突起の後結節
  - ③ 後斜角筋：第5-7頸椎[C5-C7]の横突起の後結節
- 停止：
  - 前斜角筋：第1肋骨の斜角筋結節
  - 中斜角筋：第1肋骨の鎖骨下動脈溝より後側
  - 後斜角筋：第2肋骨の外側面
- 作用：
  - 肋骨が動く場合：吸息（上方の肋骨を挙上する）
  - 肋骨が固定されている場合：頸椎を同側に曲げる（片側性収縮による）．
  - 頸部を固定する（両側性収縮による）．
- 神経支配：頸・腕神経叢[C3-C6]の直接の枝

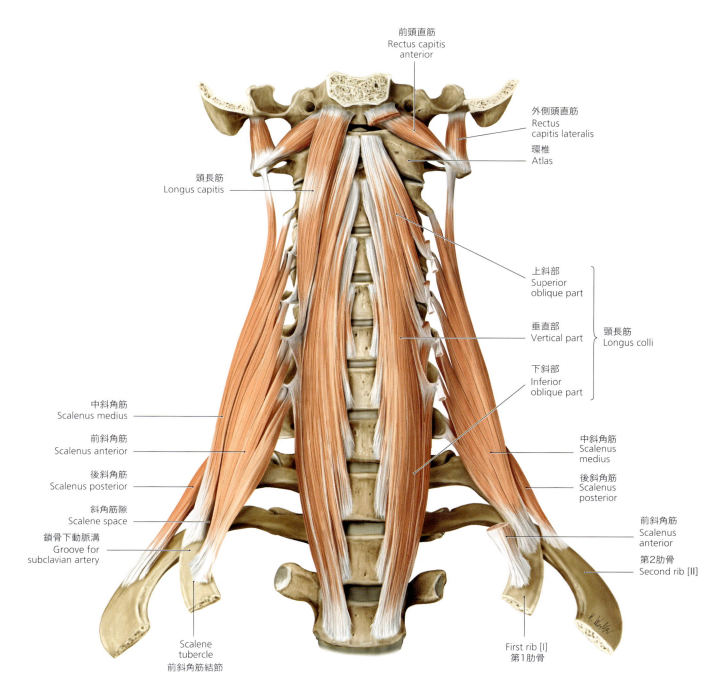

C　椎骨前と頸部外側（深層）の筋，前面

左側では，頭長筋と前斜角筋の一部は取り除いてある．
椎骨前の筋は頸椎と頭蓋骨の間に張っていて，両側性に働く．
3つの筋が重なり合う斜角筋は，頸部外側（深層）の筋に分類される．斜角筋は頸椎と第1・2肋骨の間に張っていて，吸息を助ける．前斜角筋と中斜角筋は斜角筋隙によって隔てられている．この隙は腕神経叢と鎖骨下動脈が通過する，局所解剖学的に重要な中継点である．

4.1 頭頸部の動脈系
Arterial System in Head and Neck

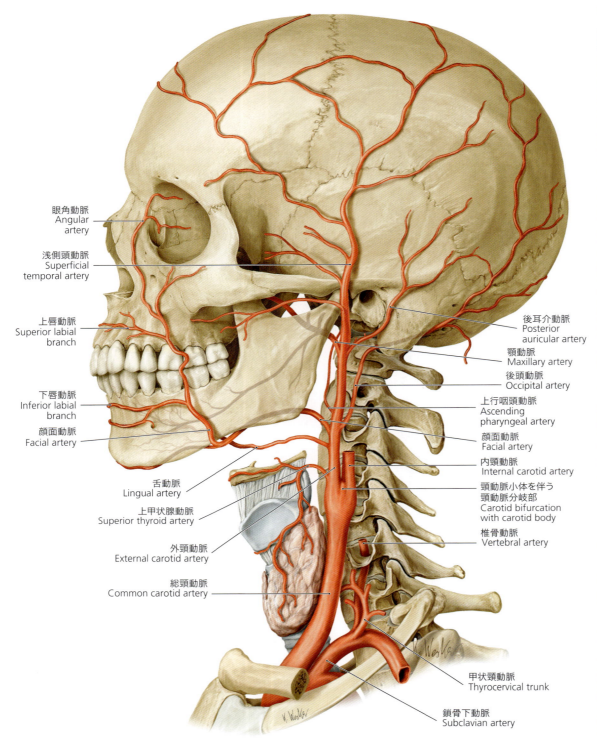

A 頭部と頸部の動脈の概観
左側面.

頭部と頸部は主に内頸動脈と外頸動脈により血液が供給される. この2つの頸動脈は動脈弓から起こる総頸動脈が分かれたもので, 吻合により相互に連絡している(D参照). 内頸動脈はほかの器官にも血液を供給しているが, 主に頭蓋内構造(脳)を養っており, 外頸動脈は頸部と頭部に分布する. 頸部では総頸動脈と内頸動脈は枝を出していない. 頭部は外頸動脈の枝により血液供給されるのである. これらの枝に加えて, 胸部に近い頸部の領域は鎖骨下動脈の枝が分布する. 頸動脈分岐部にある頸動脈小体は(図には記されていない)血液の低酸素状態とpH値の変化を監視し, 呼吸調整に重要な働きをする.

頭部と頸部の動脈系

外頸動脈の枝

前方への枝
- 上甲状腺動脈
  - 舌骨下枝
  - 上喉頭動脈
  - 輪状甲状枝
  - 胸鎖乳突筋枝
  - 前・後腺枝
- 舌動脈
- 顔面動脈

内側枝
- 上行咽頭動脈

後方への枝
- 後頭動脈
- 後耳介動脈

終枝
- 顎動脈
- 浅側頭動脈

鎖骨下動脈の枝

内胸動脈
- 縦隔枝
- 胸腺枝
- 心膜横隔動脈
- 内側乳腺枝
- 前肋間枝
- 筋横隔動脈
- 上腹壁動脈

椎骨動脈
- 脊髄枝
- 硬膜枝
- 後脊髄動脈
- 前脊髄動脈
- 後下小脳動脈
- 脳底動脈

甲状頸動脈
- 下甲状腺動脈
  (上行頸動脈)
- 頸横動脈
  - 浅枝(浅頸動脈)
  - 深枝(肩甲背動脈)
- 肩甲上動脈

肋頸動脈
- 深頸動脈
- 最上肋間動脈

頭頸部　4. 血管，リンパ管と神経

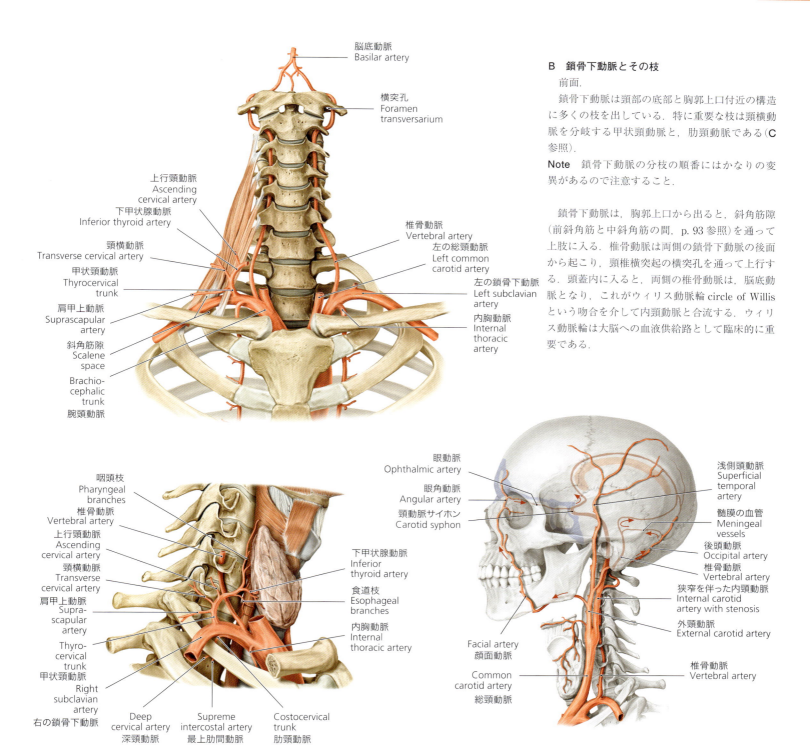

B　鎖骨下動脈とその枝
前面.

鎖骨下動脈は頸部の底部と胸郭上口付近の構造に多くの枝を出している．特に重要な枝は頸横動脈を分岐する甲状頸動脈と，肋頸動脈である（C参照）．

Note　鎖骨下動脈の分枝の順番にはかなりの変異があるので注意すること．

鎖骨下動脈は，胸郭上口から出ると，斜角筋隙（前斜角筋と中斜角筋の間，p.93参照）を通って上肢に入る．椎骨動脈は両側の鎖骨下動脈の後面から起こり，頸椎横突起の横突孔を通って上行する．頭蓋内に入ると，両側の椎骨動脈は，脳底動脈となり，これがウィリス動脈輪 circle of Willis という吻合を介して内頸動脈と合流する．ウィリス動脈輪は大脳への血液供給路として臨床的に重要である．

C　甲状頸動脈と肋頸動脈およびそれらの枝
右外側面.

甲状頸動脈は鎖骨下動脈から起こり，下甲状腺動脈，頸横動脈および肩甲上動脈に分かれる．甲状頸動脈は外側頸部の下部の組織に血液を供給するが，その発達の程度は個体差が大きい．

肋頸動脈は前斜角筋の位置で鎖骨下動脈の後側から起こる．肋頸動脈は深頸動脈と最上肋間動脈に分かれ，後頸の筋や第1肋間隙に血液を供給する．

D　内頸動脈の狭窄によって生じる側副路

内頸動脈のアテローム性動脈硬化症は臨床的にしばしばみられる問題である．頸動脈内腔の狭窄は，脳への血流を減少させる．閉塞が突然に生じると，脳梗塞となる．しかし，狭窄が徐々に生じると，血液は徐々に側副路を迂回して脳に供給されるようになる．このような場合，脳に近い吻合部で，血液が逆流することがある（矢印）．適切な側副路が維持されているかぎり，狭窄によって臨床的な症状が生じることはほとんどない．

基本的な側副路は下記の通りである．
・眼動脈側副路：外頸動脈 → 顔面動脈 → 眼角動脈 → 頸動脈サイホン
・後頭動脈吻合：外頸動脈 → 後頭動脈 → 硬膜枝 → 椎骨動脈

4.2 内頸動脈と外頸動脈の枝
Branches of Internal Carotid Artery and External Carotid Artery

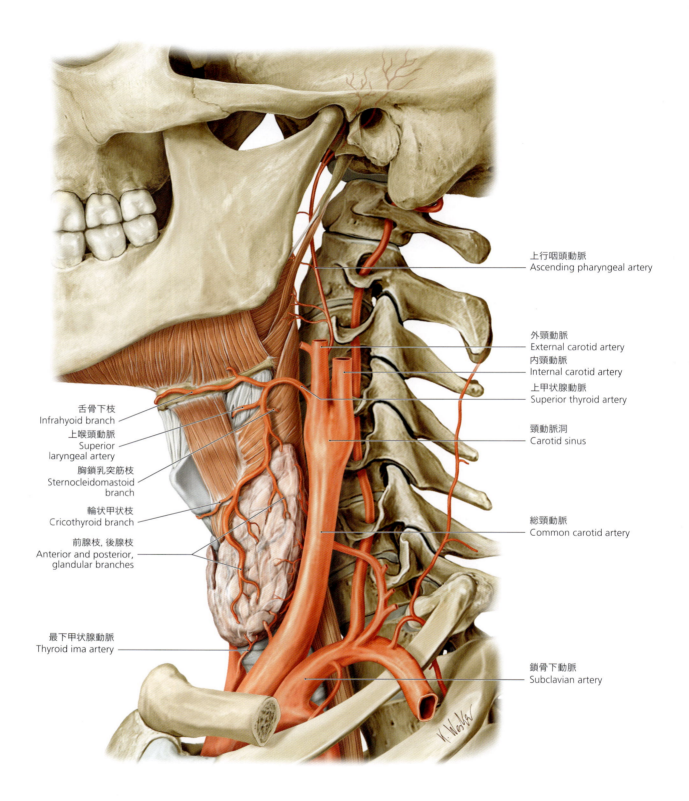

A 総頸動脈，外頸動脈および頸部におけるそれらの枝
左外側面．

頸部の左右それぞれの側を，大動脈弓から頭部および脳に血液を運ぶ"優先路"として働く2つの主要な動脈が縦走している．総頸動脈（およびその分枝の内頸動脈）と椎骨動脈である．右の総頸動脈は腕頭動脈から起こるが，左の総頸動脈は大動脈から直接に分岐する．

総頸動脈はおよそ第4頸椎の椎体の高さで内頸動脈と外頸動脈に分岐する．内頸動脈は頸部ではまったく分岐せずに頭蓋底まで上行し頭蓋内に入る．外頸動脈は頭頸部で多くの枝を出す（B 参照）．外頸動脈は頸部においては頸部内臓を含む前頸部の組織に血液を供給する．両頸動脈とも頸筋膜の線維性の鞘である頸動脈鞘に囲まれている（p.4 B 参照）．

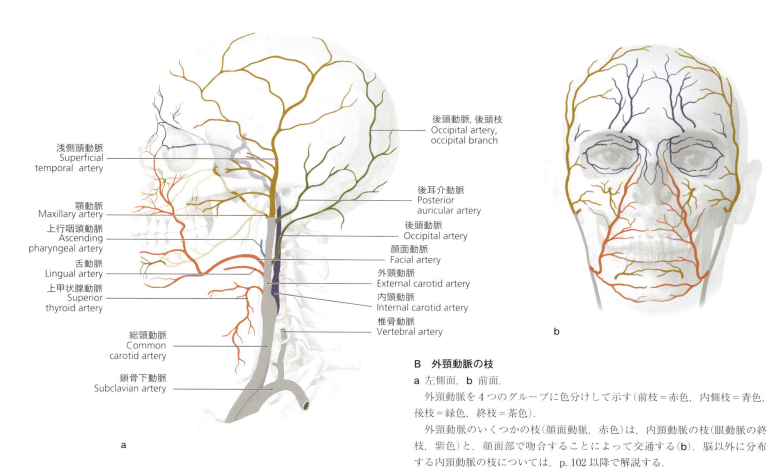

B　外頸動脈の枝

a 左側面，b 前面．

外頸動脈を4つのグループに色分けして示す（前枝＝赤色，内側枝＝青色，後枝＝緑色，終枝＝茶色）．

外頸動脈のいくつかの枝（顔面動脈，赤色）は，内頸動脈の枝（眼動脈の終枝，紫色）と，顔面部で吻合することによって交通する（b）．脳以外に分布する内頸動脈の枝については，p.102以降で解説する．

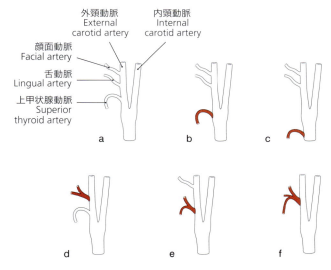

C　外頸動脈の枝：典型例と変異（Lippert, Pabst による）

a 典型例（50%）では，顔面動脈，舌動脈，上甲状腺動脈が，頸動脈分岐部上方の外頸動脈から起こる．

b-f 変異．

b,c 上甲状腺動脈が，頸動脈分岐部で（20%），または総頸動脈から（10%），起こる．

d-f 2本または3本の枝が共通の幹から起こる．舌動脈と顔面動脈の共通幹（18%）；上甲状腺動脈と舌動脈の共通幹（2%）；上甲状腺動脈，舌動脈，顔面動脈の共通幹（1%）．

D　外頸動脈の枝，概観

（より遠位の枝については後述する）

次の項以降では，頭部の動脈について下表の分類を基準に解説する．続いて内頸動脈・静脈の枝について解説する．

枝の名称	分布
前枝	
・上甲状腺動脈	・喉頭，甲状腺
・舌動脈	・口腔底，舌
・顔面動脈	・顔面浅層
内側枝	
・上行咽頭動脈	・咽頭壁から頭蓋底
後枝	
・後頭動脈	・後頭部
・後耳介動脈	・耳
終枝	
・顎動脈	・咀嚼筋，顔面の後内側部，硬膜
・浅側頭動脈	・側頭部，耳介の一部

4.3 外頸動脈：前枝，内側枝，後枝
External Carotid Artery: Anterior, Medial, and Posterior Branches

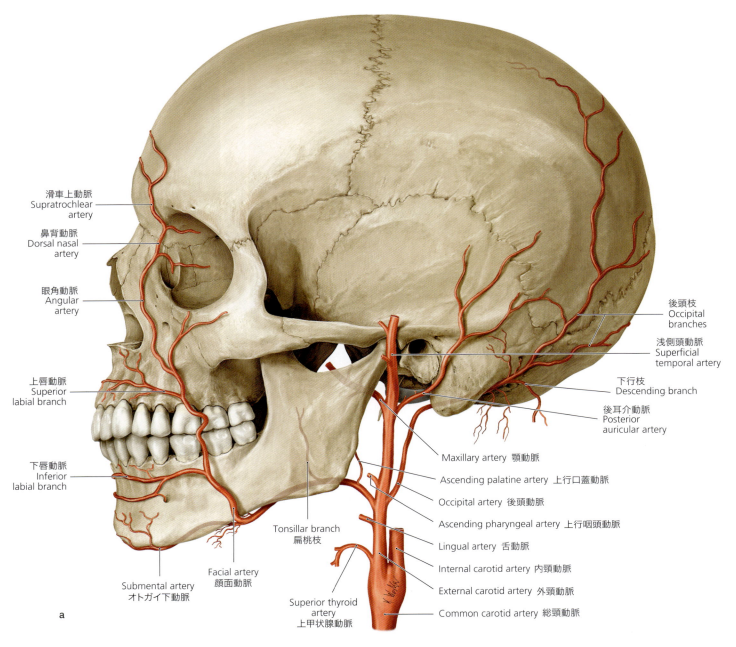

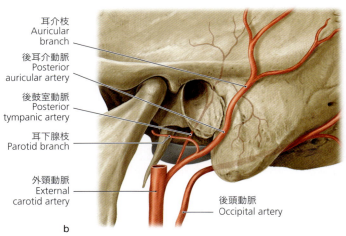

A　顔面動脈，後頭動脈，後耳介動脈とその枝

左側面．

外頸動脈の前枝では顔面動脈が重要である．顔面動脈は，頸部と顔面に枝を出す．頸部の主な枝は上行口蓋動脈である．扁桃枝は，扁桃摘出の際には結紮される．顔面に分布する枝のうち，上唇動脈と下唇動脈が交通して口の周りに動脈輪を作る．顔面動脈の終枝である眼角動脈は，鼻背動脈と吻合する．鼻背動脈は，内頸動脈から起こる眼動脈の終枝である．

顔面には動脈の吻合が多数存在する．そのため，顔面が傷害されると大量に出血する．しかし同時に，血液が豊富に供給されるため，結果的に傷は急速に治癒する．

顔面動脈の脈拍は，咬筋の下顎枝への付着部の前縁で触知できる．

後耳介動脈の主要な枝は，後鼓室動脈と耳下腺枝である．

頭頸部　4. 血管，リンパ管と神経

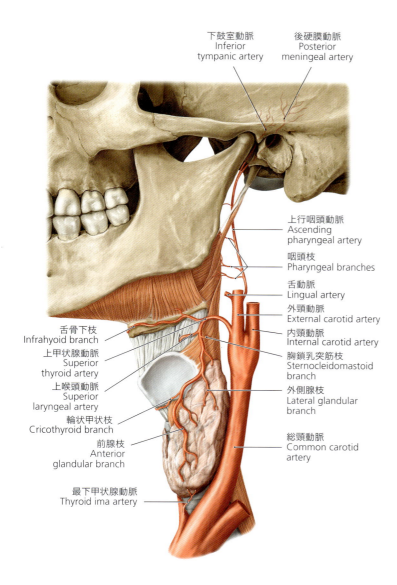

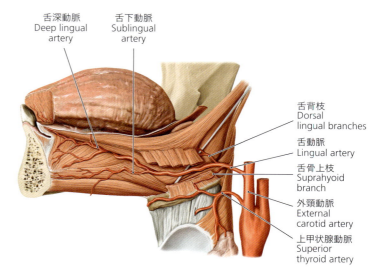

D　舌動脈とその枝

左側面.

舌動脈は，外頸動脈の前面から 2 番目に出る枝である．舌動脈の内径は比較的大きく，舌に豊富に血液を供給する．舌動脈は神経叢と扁桃にも枝を出す．

B　上甲状腺動脈，上行咽頭動脈とその枝

左側面.

上甲状腺動脈は，通常外頸動脈から最初に起こる枝である．前枝の 1 つとして，喉頭と甲状腺に分布する．

上行咽頭動脈は，外頸動脈の内側から起こり，その位置は通常，上甲状腺動脈より上方である．上行咽頭動脈が外頸動脈から分岐する高さは，その後の経路とは必ずしも関係がない．

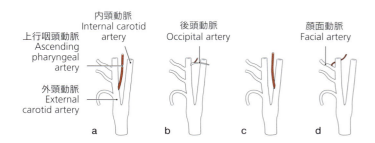

C　上行咽頭動脈の起始：典型例と変異 (Lippert, Pabst による)

a 典型例 (70%) では，上行咽頭動脈は外頸動脈から起こる．

b-d 変異．

上行咽頭動脈が，b 後頭動脈から (20%)，c 内頸動脈から (8%)，d 顔面動脈から (2%)，起こる．

E　外頸動脈の枝とその分布：前枝，内側枝，後枝とそこから分かれる主な枝

枝	分布
前枝	
・上甲状腺動脈 (B 参照)	
-腺枝	・甲状腺
-上喉頭動脈	・喉頭
-胸鎖乳突筋枝	・胸鎖乳突筋
・舌動脈 (D 参照)	
-舌背枝	・舌根，喉頭蓋
-舌下動脈	・舌下腺，舌，口腔底，口腔
-舌深動脈	・舌
・顔面動脈 (A 参照)	
-上行口蓋動脈	・咽頭壁，軟口蓋，耳管
-扁桃枝	・口蓋扁桃 (主枝)
-オトガイ下動脈	・口腔底，顎下腺
-上唇動脈，下唇動脈	・口唇
-眼角動脈	・鼻根
内側枝	
・上行咽頭動脈 (B 参照)	
-咽頭枝	・咽頭壁
-下鼓室動脈	・中耳粘膜
-後硬膜動脈	・硬膜，後頭蓋窩
後枝	
・後頭動脈 (A 参照)	
-後頭枝	・頭皮，後頭部
-下行枝	・後頸筋
・後耳介動脈 (A 参照)	
-茎乳突孔動脈	・顔面神経管内の顔面神経
-後鼓室動脈	・鼓室
-耳介枝	・耳介後面
-後頭枝	・後頭部
-耳下腺枝	・耳下腺

4.4 外頸動脈：終枝
External Carotid Artery: Terminal Branches

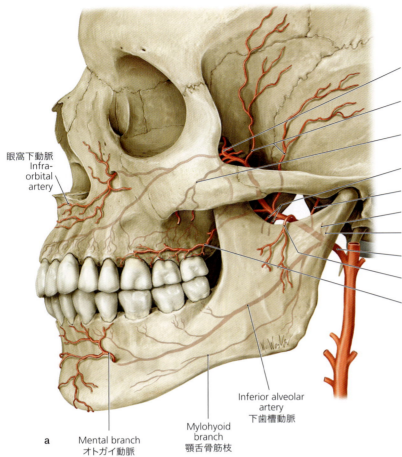
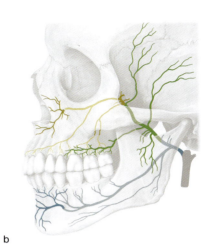

A　顎動脈とその枝

左側面．

外頸動脈の終枝は2本あり，そのうちの太いほうが顎動脈である．顎動脈の起始は，下顎枝の深層にある（下顎枝は顎動脈の位置を示す重要な目印である）．

顎動脈は，3つの部分に分かれる．
- 下顎部（青色）
- 翼突筋部（緑色）
- 翼口蓋部（黄色）

B　外頸動脈の2つの終枝とその主な枝

枝		分布
顎動脈		
下顎部	・下歯槽動脈	・下顎，歯，歯肉（終枝はオトガイ動脈）
	・中硬膜動脈（C参照）	・頭蓋冠，硬膜，前頭蓋窩，中頭蓋窩
	・深耳介動脈	・顎関節，外耳道
	・前鼓室動脈	・鼓室
翼突筋部	・咬筋動脈	・咬筋
	・前・後深側頭動脈	・側頭筋
	・翼突筋枝	・翼突筋（外側翼突筋，内側翼突筋）
	・頬動脈	・頬粘膜
翼口蓋部	・後上歯槽動脈	・上顎臼歯，上顎洞，歯肉
	・眼窩下動脈	・上顎歯槽
	・下行口蓋動脈	
	-大口蓋動脈	・硬口蓋
	-小口蓋動脈	・軟口蓋，口蓋扁桃，咽頭壁
	・蝶口蓋動脈	
	-外側後鼻枝	・鼻腔側壁，後鼻孔
	-中隔後鼻枝	・鼻中隔
	-翼突管動脈	
浅側頭動脈	・顔面横動脈	・頬骨弓より下方の軟組織
	・前頭枝，頭頂枝	・前頭部および頭頂部の頭皮
	・頬骨眼窩動脈	・眼窩の外側壁
	・中側頭動脈	

頭頸部　4. 血管，リンパ管と神経

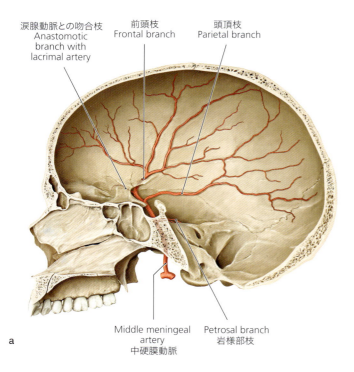

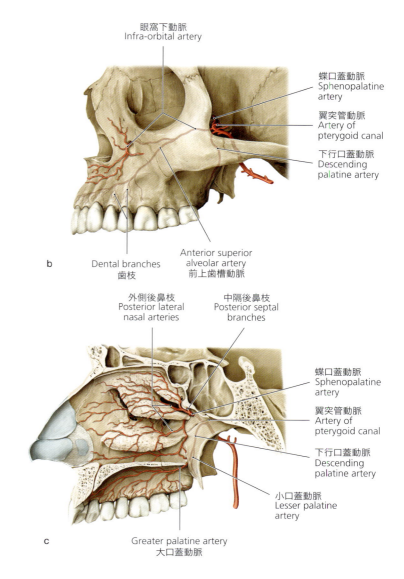

C　臨床上重要な顎動脈の枝
a 右の中硬膜動脈．b 左の眼窩下動脈．c 右の蝶口蓋動脈と鼻腔に分布する枝．

中硬膜動脈は，棘孔を通り，中頭蓋窩に入る．中硬膜動脈は，名称とは異なり，髄膜だけでなくその上の頭蓋冠にも血液を供給する．頭部の外傷によって中硬膜動脈が破裂すると，硬膜外血腫が生じる（p. 390 参照）．

眼窩下動脈は顎動脈の枝であり，したがって外頸動脈の枝である．一方，眼窩上動脈（眼動脈の枝）は，内頸動脈の終枝である．眼窩下動脈と眼窩上動脈は，外頸動脈と内頸動脈の吻合を可能にする．

蝶口蓋動脈の枝から重篤な咽頭鼻部出血が起こった場合，翼口蓋窩で顎動脈を結紮する必要がある（pp. 185, 238 参照；p. 103 C 参照）．

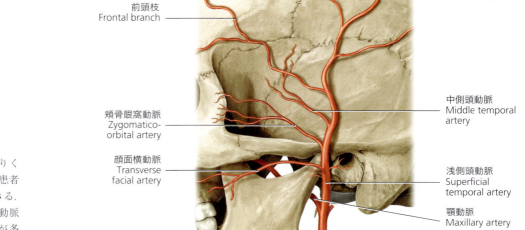

D　浅側頭動脈
左側面．

浅側頭動脈の前頭枝は多くの場合，曲がりくねって側頭部を横切り，特に高齢者や悪液質患者において，その経路を容易にたどることができる．浅側頭動脈は，炎症性の自己免疫疾患（側頭動脈炎 temporal arteritis）の影響を受けることが多く，血管の生体組織検査によって確認できる．患者は，多くの場合高齢の男性で，激しい頭痛を訴える．

101

4.5 内頸動脈：脳以外の領域への枝
Internal Carotid Artery: Branches to Extracerebral Structures

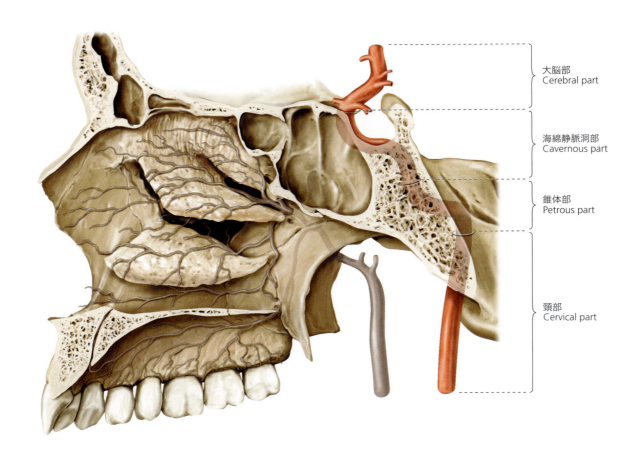

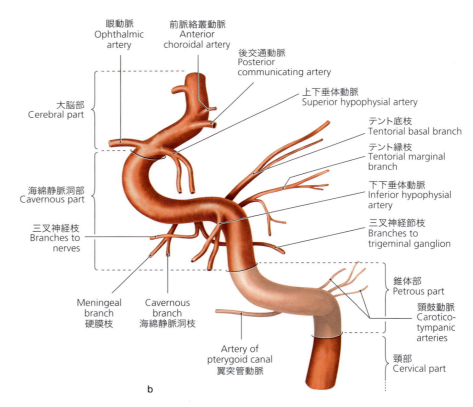

A 内頸動脈の区分，頭部で脳以外に分布する枝
a 頭蓋骨を通る右の内頸動脈の内側面．b 内頸動脈とその枝の解剖学的区分．

内頸動脈は，主に脳に分布するが，頭部の脳以外の領域にも分布する．内頸動脈は4つに区分される（下から上に列挙する）．
- 頸部
- 錐体部
- 海綿静脈洞部
- 大脳部

内頸動脈の錐体部（頸動脈管を通る）と海綿静脈洞部（海綿静脈洞を通る）は，頭部の脳以外の領域に分布する．さらに局所に分布する小さな枝を出し，通常，分布する領域の名称が付けられている．このような枝の詳細については，専門家だけが知っていればよいであろう．特に重要な枝は眼動脈である．眼動脈は内頸動脈の大脳部から起こる（B 参照）．

頭頸部　4. 血管，リンパ管と神経

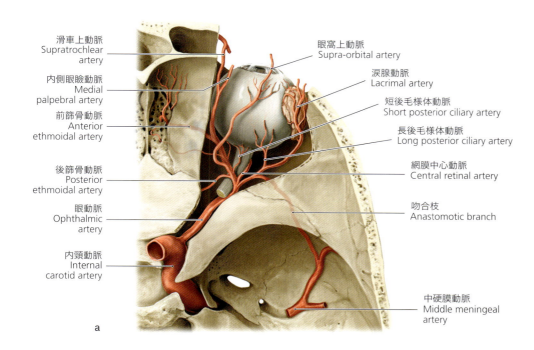

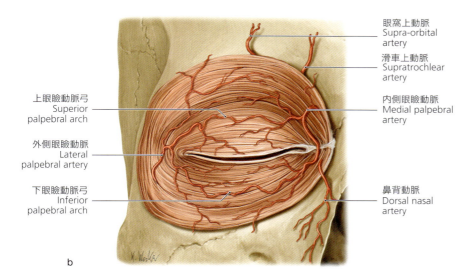

B　眼動脈

a 右の眼窩，上面．b 右の眼動脈の顔面への枝，前面．

a に眼動脈の内頸動脈からの起始部を示す．眼動脈は，眼球そのものと，眼窩内の組織に血液を供給する．終枝のいくつかは，眼瞼や前頭部の一部に分布する（b）．ほかの終枝（前篩骨動脈，後篩骨動脈）は，鼻中隔へ血液を供給している（C 参照）．

Note 外側眼瞼動脈と眼窩上動脈（b）は，浅側頭動脈の前頭枝と（外頸動脈の領域で）吻合することがある（p. 97 参照）．この吻合は，内頸動脈にアテローム性動脈硬化症が生じた場合に血液が脳へ流れるための重要な代替経路となる．

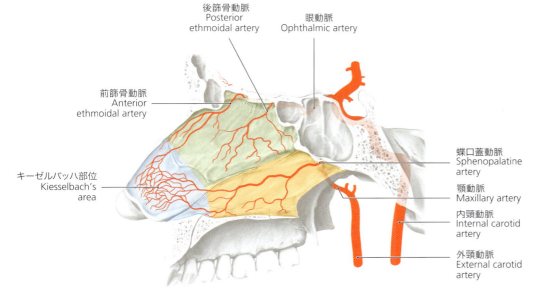

C　鼻中隔への血管の分布

左側面．

鼻中隔は，内頸動脈（前篩骨動脈と後篩骨動脈，緑色）と外頸動脈（蝶口蓋動脈，黄色）が合流するもう1つの場所である．鼻中隔前部の血管に富んだ部位はキーゼルバッハ部位と呼ばれ（青色），最も鼻出血の起こりやすい場所である．キーゼルバッハ部位は吻合部位であるため，出血の位置によって，蝶口蓋動脈・顎動脈，もしくは眼窩経由で篩骨動脈，あるいはその両方を結紮する必要がある．

4.6 頭頸部の静脈：浅静脈
Veins of Head and Neck: Superficial Veins

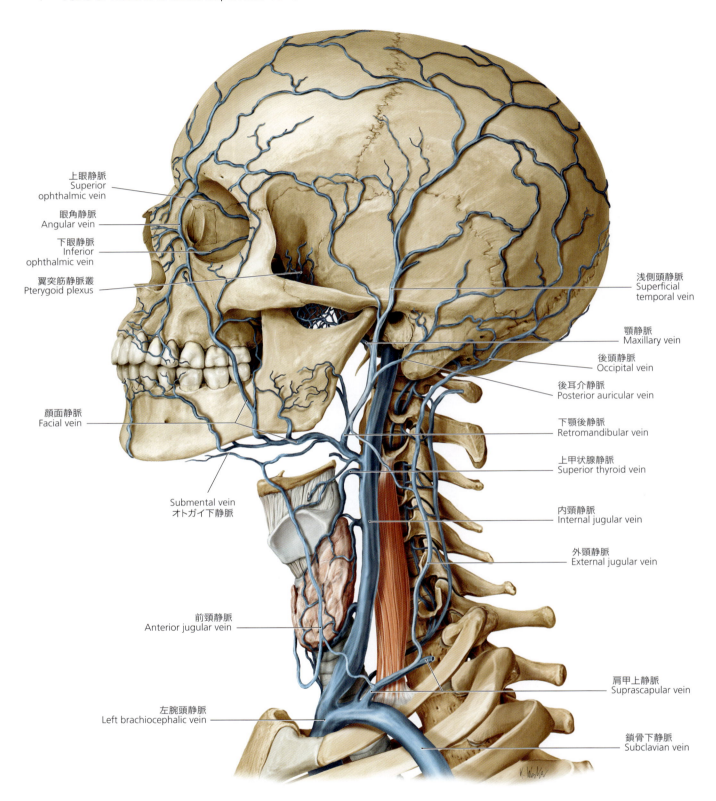

A 頭頸部の浅静脈と腕頭静脈への流出
左側面．

頭部の主要な静脈は内頸静脈で，脳を含む頭蓋内部からの血液が流入する．左の内頸静脈は，頸動脈鞘に包まれ，頸静脈孔から下行し，鎖骨下静脈と合流して，腕頭静脈となる．内頸静脈の頭部における主な枝は，顔面静脈と甲状腺静脈である．外頸静脈には，後頭部（後頭静脈）と項部からの血液が流れ込み，外頸静脈は鎖骨下静脈に至る．一方，前頸静脈には，頸部前面の浅層の血液が流れ込む．これらの浅静脈以外に，深層には静脈叢がある（眼窩，翼突筋静脈叢，中頭蓋窩）．これらの静脈叢については，次の項で詳述する．

Note 浅静脈は，眼角静脈の部位にある深静脈と最も近い位置にあるため，感染性の微生物が頭蓋内に蔓延する危険がある（p. 107 参照）．

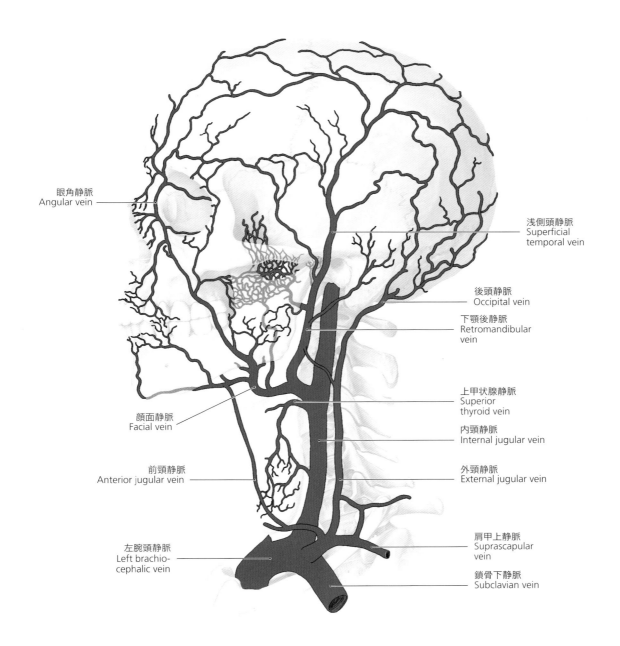

B　頭頸部の主な静脈，概観
左側面．
重要な静脈だけを示してある．ほかの多くの部位と同様，頭頸部の静脈の経路や内径は，最大の静脈幹を除いて，ある程度変異がみられる．静脈は互いに連結して広範囲の吻合を形成し，そのうちのいくつかは深静脈にまで達する（A，翼突筋静脈叢を参照）．

C　頭頸部からの血液の流出
頭頸部の血液は主に3本の頸静脈，すなわち内頸静脈，外頸静脈，前頸静脈に流れ込む．これらの静脈の経路と大きさはさまざまである．ただし通常，前頸静脈が最も細く，変異に富む．外頸静脈と内頸静脈は弁のない吻合により交通する．そのため，外頸静脈から内頸静脈に血液が逆流する場合もある．この逆流は臨床上重要であり，細菌が頭部の皮膚から髄膜に入り込む経路となる（詳細はp.107参照）．
頸部は，何層にも重なる頸筋膜によっていくつかの部分に分けられる．頸動脈鞘もその1つで，内頸静脈もその中を通る．ほかの2本の頸静脈は，頸筋膜の被覆葉（浅葉）に覆われている．

静脈	排出される領域	深部の筋膜との関係（p.4参照）
・内頸静脈	・頭蓋内部（脳を含む）	・頸動脈鞘内
・外頸静脈	・頭部（浅層）	・頸筋膜の浅層と中層の間
・前頸静脈	・頸部，頭部の一部	・遠位の浅葉の上（筋膜上），胸鎖乳突筋の後縁で頸筋膜を貫通し，頸筋膜中層（気管前葉）の上を走行する．

4.7 頭頸部の静脈：深静脈
Veins of Head and Neck: Deep Veins

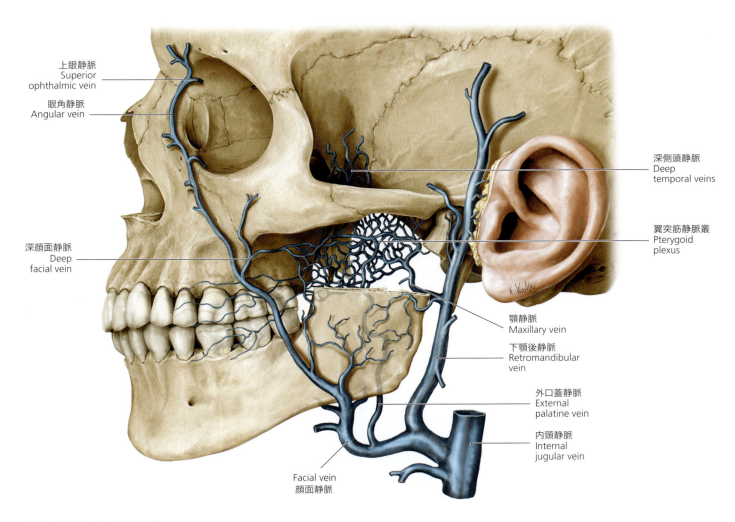

A 頭部の深静脈：翼突筋静脈叢
左側面．
翼突筋静脈叢は，下顎枝の深層（裏側），咀嚼筋の間にある．翼突筋静脈叢は，隣接した広範囲の静脈と交通する．

B 頭部の深静脈
左側面．
眼窩には，比較的太い静脈幹が2本ある．上眼静脈と下眼静脈である．これらの静脈は動脈に伴行しない．眼窩の静脈は主に海綿静脈洞に注ぐ．眼窩の血液は，眼角静脈と顔面静脈を経由して眼窩の外部に流れ出ることもできる．これらの静脈には弁がないため，頭蓋外の細菌が海綿静脈洞に進入し，この静脈網に血栓症を引き起こすことがある（**E** と p. 227 参照）．

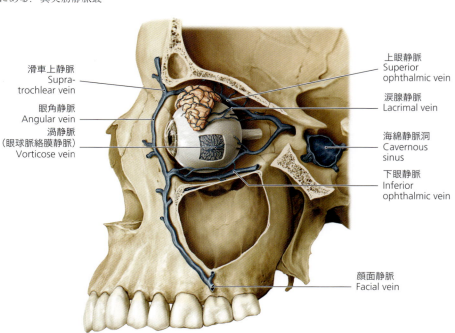

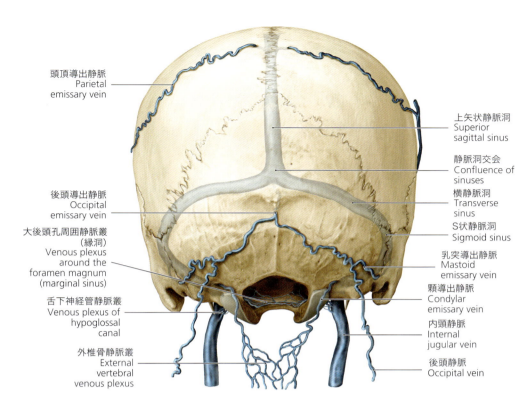

C 後頭部の静脈

後面.

後頭部の浅静脈は板間静脈を経由して硬膜静脈洞と交通する．これらの静脈は導出静脈と呼ばれ，感染性の細菌が硬膜静脈洞に広がる経路となり得る．

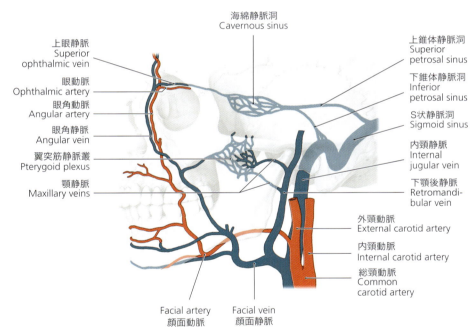

D 臨床上重要な顔面部の血管の経路

顔面動脈とその枝，および眼動脈の終枝である鼻背動脈は，顔面領域において臨床上重要な血管である．中顔面部を骨折した場合，これらの血管によって大量の出血が引き起こされることがあるからである．

顔面の静脈は，感染性の微生物が頭蓋内に入る経路となり得るため，臨床上重要である．上唇部または鼻部にできた腫れ物（癤）に由来する細菌は，眼角静脈経由で海綿静脈洞に入ることがある（E 参照）．

E 感染の入り口となる静脈の吻合

* 海綿静脈洞は臨床上非常に重要である．顔面領域の細菌感染が深部まで広がると，海綿静脈洞血栓症 cavernous sinus thrombosis（海綿静脈洞を閉塞することもある凝血塊を形成する感染症）に至ることがある．

頭蓋外の静脈	連絡する静脈	静脈洞
・眼角静脈	・上眼静脈	・海綿静脈洞*
・口蓋扁桃静脈	・翼突筋静脈叢，下眼静脈	・海綿静脈洞*
・浅側頭静脈	・頭頂導出静脈	・上矢状静脈洞
・後頭静脈	・後頭導出静脈	・横静脈洞，静脈洞交会
・後頭静脈，後耳介静脈	・乳突導出静脈	・S状静脈洞
・外椎骨静脈叢	・顆導出静脈	・S状静脈洞

4.8 頸部の静脈
Veins of Neck

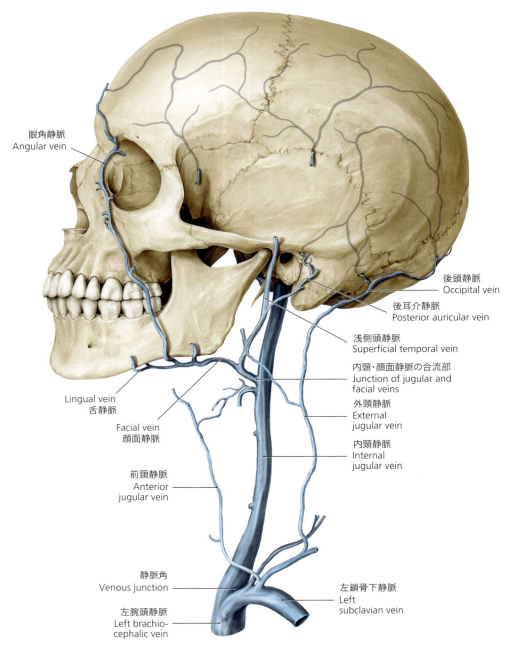

B 頸部の基本的な静脈およびその枝と吻合

下記の静脈以外に，隣接領域からの血液を運ぶ多数の細い静脈が存在する．その発達の程度は個体差が大きいので，ここでは挙げていない．

頸部の静脈は，発達した吻合によって互いにつながっている（そのすべてをここで示しているわけではなく，なかには非常に小さいものもある）．結果として，1本の静脈を結紮しても，静脈還流に深刻な障害を与えることはない．2本の大きい静脈が約90°の角度で合流している場所を静脈角という．頸部には内頸静脈と鎖骨下静脈の合流部にある．静脈角には胸管が終着する（p. 242 A 参照）．

上大静脈の枝
- 左腕頭静脈
- 右腕頭静脈

腕頭静脈の枝
- 内頸静脈
- 鎖骨下静脈
  - 外頸静脈
- 甲状腺静脈叢（通常は左腕頭静脈に合流）
- 椎骨静脈
- 内胸静脈

内頸静脈の枝
- 硬膜静脈洞
- 舌静脈
- 上甲状腺静脈
- 顔面静脈
  - 眼角静脈（眼静脈と吻合）
  - 下顎後静脈
  - 浅側頭静脈（翼突筋静脈叢と吻合）

外頸静脈の枝
- 後頭静脈
- 後耳介静脈

A 基本的な頸部の静脈

左外側面．

3本の頸静脈が頭頸部の血液を上大静脈に還流する．
- 太い内頸静脈（頸動脈鞘内にある）は，頭蓋腔（脳），顔面および甲状腺から鎖骨下静脈に血液を還流する．
- 外頸静脈（内頸静脈より細い）は，頸筋膜の浅葉と広頸筋の間を走って，筋膜を貫通して，鎖骨下静脈に合流し，耳より後ろ側の顔面領域の血液を運ぶ．
- 前頸静脈（3本の頸静脈の中で最も細く，ない場合もある）は，舌骨の下部から始まり，外頸静脈に終わる．頸部の上前壁の血液を運ぶ．

内頸静脈と鎖骨下静脈は，両側において，ともに合流して腕頭静脈を作る（C,D 参照）．左右の静脈は頸静脈弓で交通することがある（D 参照）．

頭頸部　4. 血管，リンパ管と神経

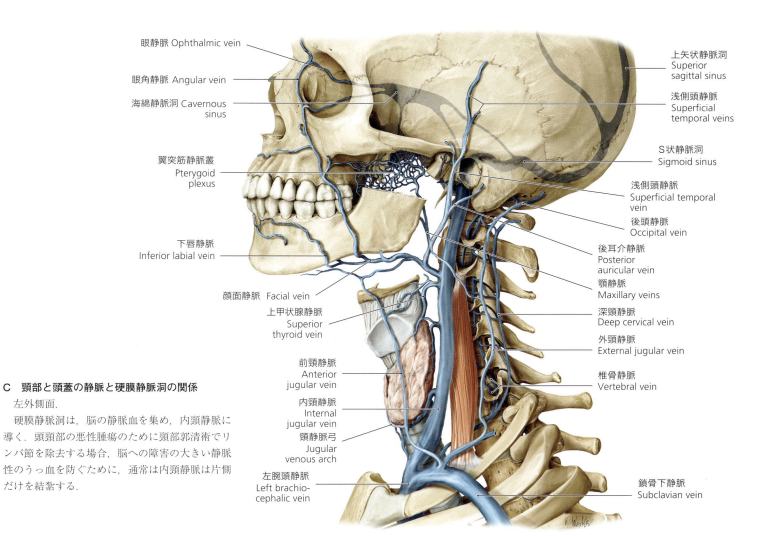

C　頸部と頭蓋の静脈と硬膜静脈洞の関係

左外側面．

硬膜静脈洞は，脳の静脈血を集め，内頸静脈に導く．頭頸部の悪性腫瘍のために頸部郭清術でリンパ節を除去する場合，脳への障害の大きい静脈性のうっ血を防ぐために，通常は内頸静脈は片側だけを結紮する．

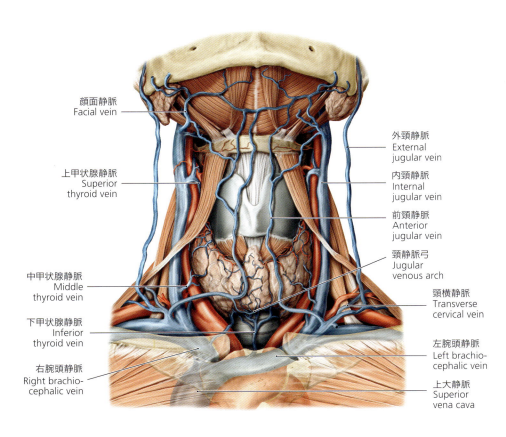

D　頸部の静脈

前面．

頸部の静脈のほとんどは，静脈弁がなく頭部から心臓へ血液を還流する．これらの静脈は，坐位でも立位でも心臓より上部では最小限の膨らみしかなく，体表からは見えない．しかし，仰臥位では血液によって膨らみ，健康な人でも見えるようになる．

立位で頸部の静脈，特に頸静脈が膨張して見えるのは，右心側に血液がたまる右心不全の徴候である．これは一般的に右心室の機能不全によって生じると考えられている．

内頸静脈は太いので，集中治療医学では中心静脈カテーテルの挿入部位として利用される．これによって，末梢の静脈を利用する時と比べて多量の輸液が可能となる．

頸静脈弓は両側の前頸静脈の間の交通であり，気管切開の際に出血のおそれがある．

109

4.9 頭頸部のリンパ系
Lymphatic System of Head and Neck

頭頸部のリンパ系

特定の器官や領域に付属して一次的な濾過装置を構成する領域リンパ節と, 多くの領域リンパ節からのリンパが流入する合流リンパ節に分けられる. 各所の領域リンパ節に集められた頭頸部のリンパは, 深頸リンパ節を経て左右の頸リンパ本幹に注ぐ. 頸リンパ本幹は同側の内頸静脈と密接している. 左の頸リンパ本幹は, 左の内頸・鎖骨下静脈の静脈角に注ぐ胸管に終わる (D 参照).

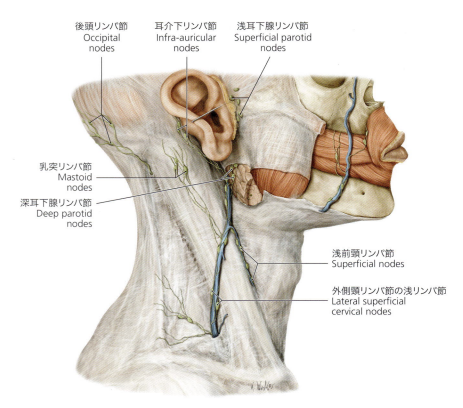

A　浅前頸リンパ節
右外側面.
臨床において頸部リンパ節の腫脹は非常によくみられる症状なので, 頸部リンパ節の分布に関する知識は大変重要である. 頸部リンパ節の腫脹は, リンパが排導する領域の炎症 (疼痛性腫脹) か腫瘍 (無痛性腫脹) によって生じる. 浅前頸リンパ節は, 隣接する領域や器官からのリンパが最初に流入する場所である.

Note 頭部における表層のリンパは頭部に近接した頸部リンパ節に排導される.

B　深頸リンパ節
右外側面.
深頸リンパ節は主に合流リンパ節で構成されている. 深頸リンパ節は頭頸部の悪性腫瘍の転移が起こりやすいため, 臨床的に重要である (D, E 参照). 特に臨床で重要なのが, 1つあるいは複数あるデルフィアンリンパ節である. 輪状甲状筋の筋膜下に存在する. 早期の癌転移がみられる際に, 咽頭癌や甲状腺癌のセンチネルリンパ節として検査するリンパ節である. デルフィアンリンパ節は, 甲状腺の触診で確認できる. 通常は非常に小さく触知できない. 病的な増殖によってはじめて触れられるようになる. 転移が認められたリンパ節は外科的に摘出するか (頸部郭清術), 放射線を局所的に照射する. このため, 米国耳鼻咽喉科頭頸部外科学会では, 深頸リンパ節を6つのグループに分けている (Robbins 1991).

I	オトガイ下リンパ節および顎下リンパ節
II〜IV	内頸静脈に沿って存在する深頸リンパ節 (外頸リンパ節)
−II	深頸リンパ節 (上外側グループ)
−III	深頸リンパ節 (中外側グループ)
−IV	深頸リンパ節 (下外側グループ)
V	後頸三角のリンパ節
VI	前頸リンパ節 (前頸グループ)

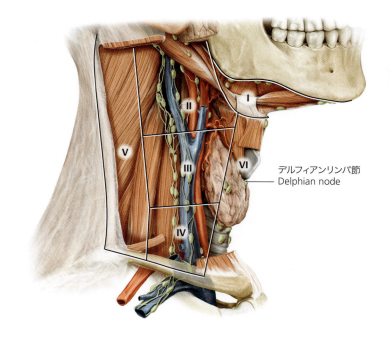

頭頸部　4. 血管，リンパ管と神経

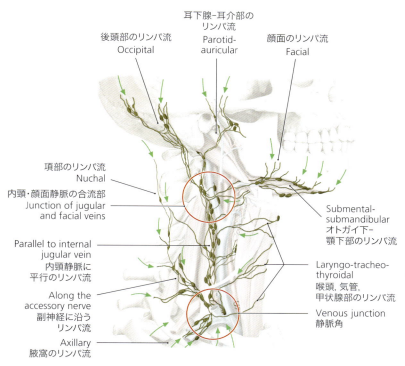

C　頸部のリンパ流の方向

右外側面．

頭部における基本的なリンパ流のパターンを示す．このパターンを理解することは，リンパ節腫脹の原因となる場所を特定するうえで，大変重要である．

頭部にはリンパ流が交叉する主要な場所が2か所ある．

・内頸・顔面静脈の合流部：頭部からのリンパはここに向かって斜め下方に流れ，垂直に向きを変えて頸部を下行する．

・内頸・鎖骨下静脈が合流する静脈角：主要なリンパ本幹である胸管が，静脈系に合流する．ここでは，左側の頭頸部領域から集められたリンパが体幹部からのリンパと合流する．

末梢にある上流のリンパ節グループだけが傷害されていた場合は，局所的な疾患が考えられる．中心部にある下流のリンパ節（例えばこれらの内頸静脈への合流部のリンパ節）が傷害されていた場合，より広範な疾患の症状とみなされる．診断のために前斜角筋生検によって中心部のリンパ節を摘出することがある．

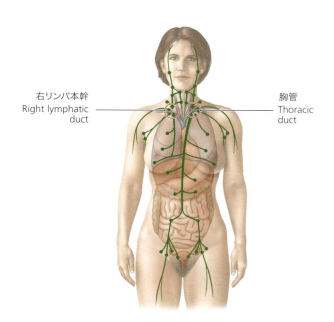

D　全身のリンパ流と頸部リンパ節の関係

前面．

頸部リンパ節に関係する疾患は，頭頸部領域に生じる疾患とは限らない．全身からのリンパは，左右の内頸・鎖骨下静脈の合流部である静脈角（赤い丸）に注ぐからである．このことは，ほかの部位に生じた疾患が，後になって頸部リンパ節に影響を及ぼすことを意味している．右リンパ本幹は右の内頸・鎖骨下静脈の静脈角に終わり，胸管は左の内頸・鎖骨下静脈の静脈角に終わる．頭蓋および頸部のリンパ流のほかに，胸部リンパ節（縦隔および気管気管支部）からのリンパと腹部および骨盤部からのリンパが，胸管を通って頸部リンパ節で合流することになる．結果として，胸部・腹部・骨盤部の器官の疾患によって頸部リンパ節が腫脹する．

Note　胃癌 gastric carcinoma は左の鎖骨上リンパ節に転移することがあり，腹部腫瘍を疑わせるウィルヒョーリンパ節 Virchow lymph node の腫脹を来す．全身性リンパ腫もこの経路で頸部リンパ節に波及する．

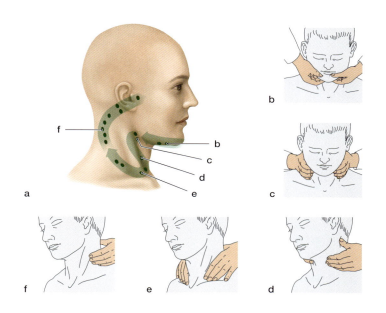

E　頸部リンパ節の触診

頸部リンパ節検査では，リンパ節の腫脹の有無を確認するために，ルールに従って順番に触診する（頸部リンパ節の診断上の意義については D を参照）．

リンパ節を触診する順番と部位を a に示す．b–f には，それぞれのリンパ節を触診する方法を示す．

術者はまず最初にオトガイ下リンパ節と顎下リンパ節を触診し（b），次に下顎角（c），胸鎖乳突筋の前縁に沿って進む（d）．続いて鎖骨上リンパ節を触診し（e），副神経に沿ったリンパ節と後頭部のリンパ節を触診する（f）．

111

4.10 脳神経：概観
Overview of Cranial Nerves

A 脳神経の機能的な構成要素

12対の脳神経は，脳幹からあらわれる順に，ローマ数字で示される（B，「名称」参照）．

Note 視神経と嗅神経はいわゆる脳神経の中でも特別な位置付けにある．視神経は脳の延長であり，髄膜で覆われ，中枢神経系にしかみられない細胞（稀突起膠細胞 oligodendrocyte，小膠細胞 microglia）をもっている．よって視神経は末梢神経系ではなく中枢神経系の一構造である．この定義に従うと，嗅索と嗅球（嗅神経とともに嗅覚系の体表出部を形成する）も中枢神経系に属することになる．ただし嗅神経（嗅糸の集合で，これも嗅細胞の線維が集まったもの）は，嗅細胞が神経堤ではなく外胚葉性の嗅プラコードに由来するため，中枢神経系には属さない．とはいえ，胎生学的には嗅上皮に由来することから，嗅神経も特別に位置付けされる．

脊髄神経と同様，脳神経も求心性線維と遠心性線維をもつことが多い．これらの線維は，生物体と環境の相互作用を可能にする体性神経系（体性神経線維）と，内臓の働きを調整する自律神経系（臓性神経線維）の両方に属する．脊髄神経にみられるいくつかの一般的な神経線維の組み合わせによって，4種類のものが生じる．これらは主として脊髄神経に見出されるが，脳神経にも存在する（Bの右欄参照）．

- 🟨 **一般体性求心性（体性感覚）**
  → 例えば，皮膚や横紋筋の筋紡錘からの興奮（インパルス）を伝える線維
- 🟩 **一般臓性求心性（臓性感覚）**
  → 例えば，内臓や血管からの興奮を伝える線維
- 🟧 **一般体性遠心性（体性運動）**
  → 横紋筋を支配する線維
- 🟦 **一般臓性遠心性（臓性運動）**
  → 内臓の平滑筋，眼球内の筋，心臓，唾液腺などを支配する線維

さらに，脳神経には，頭部の特定の構造に関係している特殊な線維型がある．

- 🟨 **特殊体性求心性**
  → 例えば，網膜や平衡聴覚器からの興奮を伝える線維
- 🟩 **特殊臓性求心性**
  → 例えば，舌の味蕾や嗅粘膜からの興奮を伝える線維
- 🟦 **特殊臓性遠心性**
  → 例えば，鰓弓由来の横紋筋を支配する線維（鰓性遠心性線維と鰓性由来筋）

B 脳神経の形態学的・機能的な構成

形態学的起始部	名称	機能的線維型
終脳	・嗅神経［脳神経 I］	・特殊臓性求心性
間脳	・視神経［脳神経 II］	・特殊体性求心性
中脳	・動眼神経［脳神経 III］*	・体性遠心性 ・臓性遠心性（副交感神経）
	・滑車神経［脳神経 IV］*	・体性遠心性
橋	・三叉神経［脳神経 V］	・特殊臓性遠心性（第1鰓弓） ・体性求心性
	・外転神経［脳神経 VI］*	・体性遠心性
	・顔面神経［脳神経 VII］	・特殊臓性遠心性（第2鰓弓） ・特殊臓性求心性 ・臓性遠心性（副交感神経） ・体性求心性
延髄	・内耳神経［脳神経 VIII］	・特殊体性求心性
	・舌咽神経［脳神経 IX］	・特殊臓性遠心性（第3鰓弓） ・特殊臓性求心性 ・臓性遠心性（副交感神経） ・臓性求心性 ・体性求心性
	・迷走神経［脳神経 X］	・特殊臓性遠心性（第4鰓弓） ・特殊臓性求心性 ・臓性遠心性（副交感神経） ・臓性求心性 ・体性求心性
	・副神経［脳神経 XI］*	・特殊臓性遠心性（第6鰓弓） ・体性遠心性
	・舌下神経［脳神経 XII］*	・体性遠心性

* **Note** 横紋筋を支配する体性遠心性線維をもつ脳神経は，筋紡錘やほかの部位からの固有感覚の興奮を伝える体性求心性線維ももつ（わかりやすくするために，上の表には記載していない）．

脳神経の特徴は，感覚線維と運動線維が，脳幹の同じ部位で出入りすることである．この点が脊髄神経と異なる．脊髄神経では，感覚線維は脊髄後根（背側根）を通って脊髄に入り，運動線維は脊髄前根（腹側根）を通って脊髄から出る．

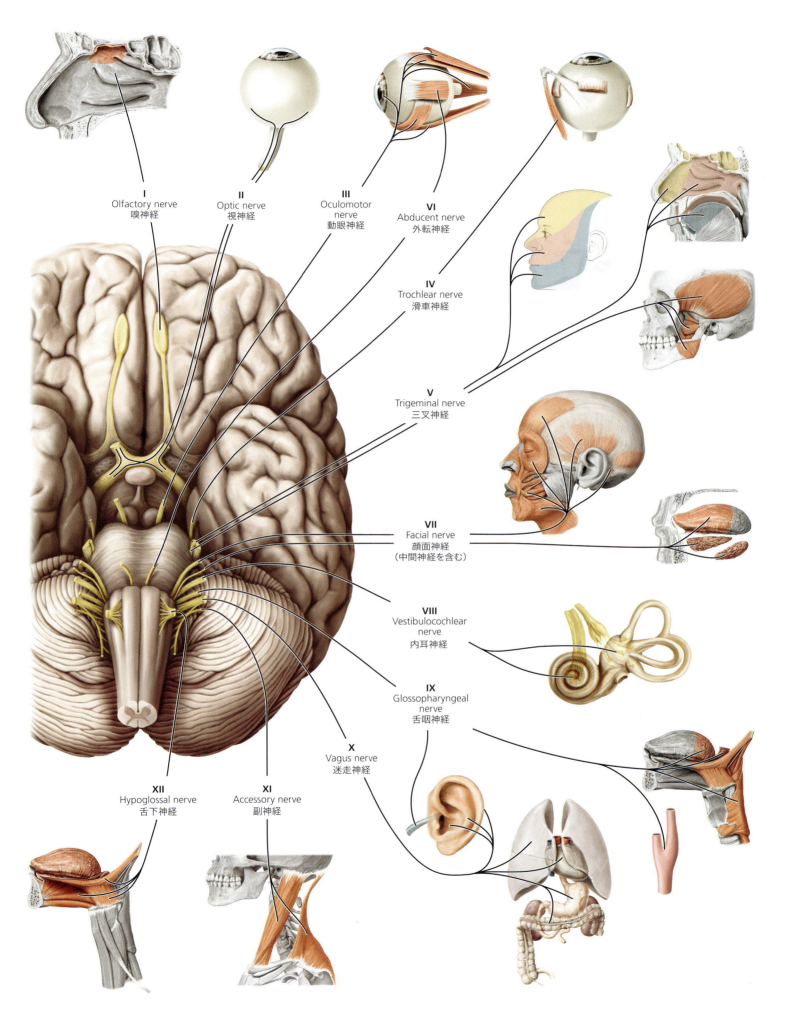

4.11 脳神経：脳幹の核と末梢神経の神経節
Cranial Nerves: Brainstem Nuclei and Peripheral Ganglia

A 脳神経（動眼神経から舌下神経まで）[III-XII]の核，概観

脳神経において異なる線維型が区別されるように（p.112 B 参照），脳神経から起始する核や終止する核も，感覚性か運動性か，また感覚の種類 modality によって，分類することができる．この分け方によって，副交感神経系に属する核は一般臓性遠心性核に，鰓弓神経の核は特殊臓性遠心性核に分類される．臓性求心性核には，一般核とみなされるもの（孤束核の下部）と，特殊核とみなされるもの（孤束核の上部，味覚線維）がある．体性求心性核も同様に区別される．つまり，三叉神経主感覚核は一般体性求心性，内耳神経は特殊体性求心性に分類される．

運動核：遠心性（運動）線維が起こる，Cの左側

体性遠心性（体性運動）核（赤色）
- 動眼神経核（動眼神経：眼筋）
- 滑車神経核（滑車神経：眼筋）
- 外転神経核（外転神経：眼筋）
- 舌下神経核（舌下神経：舌筋）
- 副神経脊髄核（副神経，脊髄根XI：肩の筋）

臓性遠心性（臓性運動）核
- 副交感神経系に関連する核（水色）
  - 動眼神経副核（臓性動眼神経核，エディンガー・ウェストファル核 Edinger-Westphal nucleus）（動眼神経：瞳孔括約筋，毛様体筋）
  - 上唾液核（顔面神経：顎下腺，舌下腺）
  - 下唾液核（舌咽神経：耳下腺）
  - 迷走神経背側核（迷走神経：内臓）
- 鰓弓神経の核（紺色）
  - 三叉神経運動核（三叉神経：咀嚼筋）
  - 顔面神経核（顔面神経：顔面筋）
  - 疑核〔舌咽神経；迷走神経；副神経（延髄根）：咽頭筋，喉頭筋〕

感覚核：求心性（感覚）線維が終わる，Cの右側

体性求心性（体性感覚）核と前庭・蝸牛神経核（黄色）
- 三叉神経に関連する感覚核
  - 三叉神経中脳路核（咀嚼筋からの固有感覚の求心性）
  - 三叉神経主感覚核（橋核）（触覚，振動，関節の位置）
  - 三叉神経脊髄路核（頭部の痛覚や温度感覚）
- 前庭・蝸牛神経核（内耳神経）
  - 前庭神経核（平衡覚）
    - 前庭神経上核
    - 前庭神経外側核
    - 前庭神経内側核
    - 前庭神経下核
  - 蝸牛神経核（聴覚）
    - 蝸牛神経後核
    - 蝸牛神経前核

臓性求心性（臓性感覚）核（緑色）
- 孤束核，下部（舌咽神経および迷走神経の一般臓性求心性）（濃緑色）
- 孤束核，上部〔顔面神経の特殊臓性求心性（味覚），舌咽神経，迷走神経〕（淡緑色）

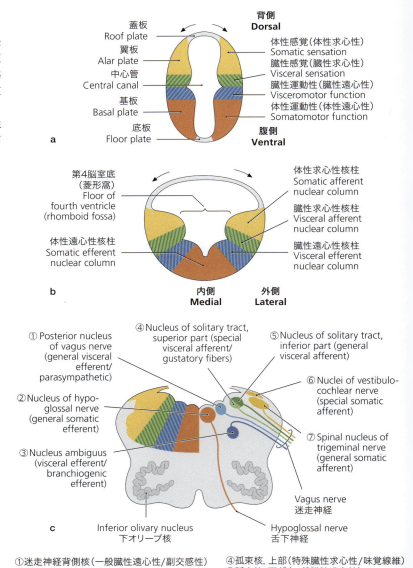

①迷走神経背側核（一般臓性遠心性／副交感性）
②舌下神経核（一般体性遠心性）
③疑核（臓性遠心性／鰓性遠心性）
④孤束核，上部（特殊臓性求心性／味覚線維）
⑤孤束核，下部（一般臓性求心性）
⑥前庭・蝸牛神経核（特殊体性求心性）
⑦三叉神経脊髄路核（一般体性求心性）

B 個体発生における脳幹部核柱の配置（Herrick による）

脊髄と脳幹の横断面，上方から見る．
脳幹の機能的な構成は，脳神経核の位置によって決定される．これは胎生期におけるニューロン集団の移動によって説明できる．
a 脊髄にみられる最初の状態：運動（遠心性）ニューロンは腹側，感覚（求心性）ニューロンは背側にある（＝腹側-背側配置）．
b 脳幹発生の初期胚段階：翼板（感覚核）のニューロンは，外側に移動し，基板（運動核）のニューロンは内側に移動する．その結果，神経細胞の集団が三次元的な核柱となり，それが内側-外側方向に配列する．矢印は，細胞の移動の方向を示している．
c 成人の脳幹：長軸に沿った4つの核柱が内側から外側に配置しているのが特徴である（体性遠心性，臓性遠心性，臓性求心性，体性求心性）．それぞれの柱では，同じ機能をもつ核は，頭尾方向に並んでいる（C 参照）．体性求心性核柱および臓性求心性核柱にある核は一般核と特殊核に分けられる．同様に，臓性遠心性核柱も一般（副交感性の）遠心性と特殊（鰓性）遠心性核に分けられる．体性遠心性核柱には一般と特殊の区別はない．

頭頸部　4. 血管，リンパ管と神経

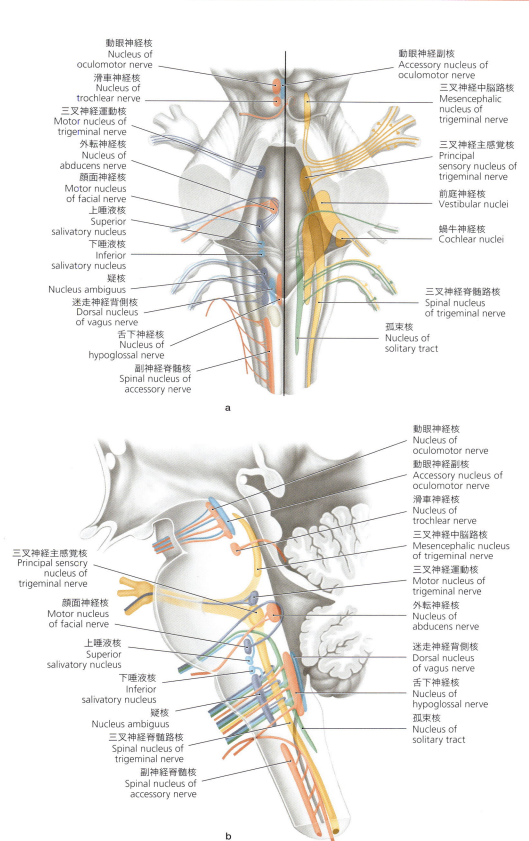

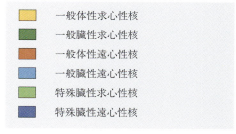

一般体性求心性核
一般臓性求心性核
一般体性遠心性核
一般臓性遠心性核
特殊臓性求心性核
特殊臓性遠心性核

D　脳神経に付属する神経節

神経節は主に2種類に分けられる．感覚性神経節と自律（副交感性）神経節である．

感覚性神経節は，脊髄の後根にある脊髄神経節と相同のものである．この神経節には，偽単極性神経細胞（1次求心性ニューロン）の細胞体が含まれている．末梢枝は受容器から起こり，中枢枝は中枢神経系に終わる．感覚性神経節では，シナプス伝達は起こらない．

頭部の自律神経節は，すべて副交感性である．この神経節には多極性神経細胞（2次遠心性または節後ニューロン）の細胞体が含まれている．感覚性神経節とは異なり，これらの神経節では，脳幹から来る副交感性線維（1次遠心性または節前ニューロン）がシナプスを形成する．すなわち，1次遠心性ニューロンは2次遠心性（または節後）ニューロンとシナプスを形成し，2次遠心性ニューロンの線維が標的となる器官に分布する．

脳神経	感覚性神経節	自律神経節
動眼神経 ［脳神経 III］		・毛様体神経節
三叉神経 ［脳神経 V］	・三叉神経節	
顔面神経 ［脳神経 VII］	・膝神経節	・翼口蓋神経節 ・顎下神経節
内耳神経 ［脳神経 VIII］	・ラセン神経節 ・前庭神経節	
舌咽神経 ［脳神経 IX］	・上神経節 ・下神経節 　（岩様神経節）	・耳神経節
迷走神経 ［脳神経 X］	・上神経節 　（頸静脈神経節） ・下神経節 　（節状神経節）	・椎前および 　壁内神経節

C　脳幹における脳神経（動眼神経から舌下神経）
　　　［III-XII］の核の位置

a 後面．小脳を取り除いてある．
b 正中断面．左方から見る．

真の意味での脳神経というよりは脳の延長ともいうべき嗅神経［脳神経 I］と視神経［脳神経 II］を除き，ほかの脳神経はすべて，脳幹に核がある．図は，神経が核に出入りする経路を示している．

脳神経核の配置は，機能的な核柱に分類すると理解しやすい（B参照）．遠心性線維が起こる遠心性（運動）核は，aの左側に示してある．求心性線維が終わる求心性（感覚）核は，右側に示してある．

115

4.12 脳神経：嗅神経[I]と視神経[II]
Cranial Nerves: Olfactory [I] and Optic [II]

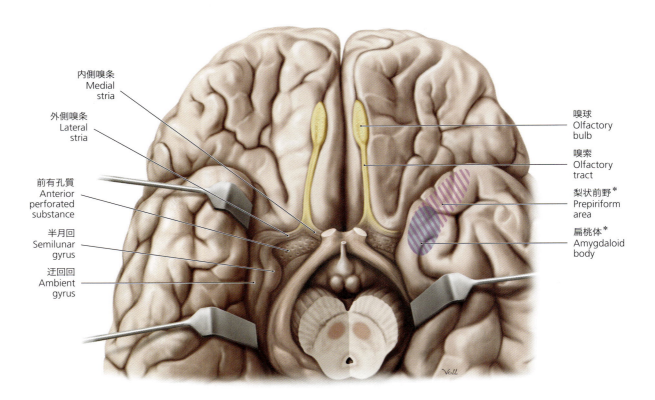

A 脳の前頭葉底面における嗅球，嗅索

嗅粘膜にある1次双極性感覚ニューロンの無髄軸索は集まって約20本の線維束（嗅神経糸）を作る．これらの線維束をまとめて嗅神経という．嗅神経の線維の束は，鼻腔から篩骨の篩板を通り，前頭蓋窩に入り，嗅球でシナプスを形成する（B参照）．嗅球は嗅索の前方端がピストン状に膨らんだものである．嗅球が皮質構造（旧皮質，特に古皮質）をもつのに対し，嗅索は連結路の構造を呈し，中枢神経系特有の膠細胞（稀突起膠細胞，小膠細胞など）からなる．嗅球と嗅索は髄膜で覆われ，中枢神経系の一部である．これに対して嗅神経は外胚葉の嗅板に由来することから，中枢神経系には属さない．嗅球の2次求心性ニューロンの線維は，嗅索と，内側または外側嗅条を通り，大脳皮質の梨状前野，あるいは大脳基底部の扁桃体，またはその周辺に終わる．このように短い経路によって，嗅覚情報は中枢神経系に伝達され，直接大脳皮質に受け継がれる．

鼻腔蓋におけるおよそ2～4 cm²の部分（上鼻甲介と鼻中隔．B参照）の嗅粘膜からにおいの情報が嗅神経によって伝えられる．嗅覚路の1次ニューロンは，嗅粘膜内の双極性の嗅覚細胞である．

Note 篩板の傷害は，嗅神経線維を包む髄膜に傷害を与えることがある．その結果，嗅覚障害や鼻からの脳脊髄液の漏出（頭部外傷後の"鼻漏"）が起こることがある．また，髄膜炎を引き起こす細菌性の感染症が生じる危険もある．

嗅細胞は細胞分裂が可能である．機能としては基本的に感覚細胞であるが，軸索をもち，ニューロンでもある．すなわち，嗅細胞は分裂能を維持したニューロンの一例である．

*図中の斜線で色付けした部分は，脳底表面の深層にある．

B 嗅粘膜の範囲（嗅部*）

左側の鼻中隔の一部と右側の鼻腔の外壁を，左側から見る．

鼻中隔と上鼻甲介上の嗅神経糸が，嗅部の範囲を決める（2～4 cm²）．細い無髄の嗅神経糸（嗅神経）は，篩板（p. 25参照）を通って頭蓋に入り，嗅球に達する（pp. 182, 330, 490参照）．

*新しい命名法によると鼻粘膜嗅部は regio olfactoria に変わり pars olfactoria tunicae mucosae nasi となる．

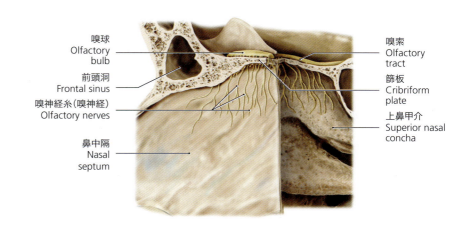

頭頸部　4. 血管，リンパ管と神経

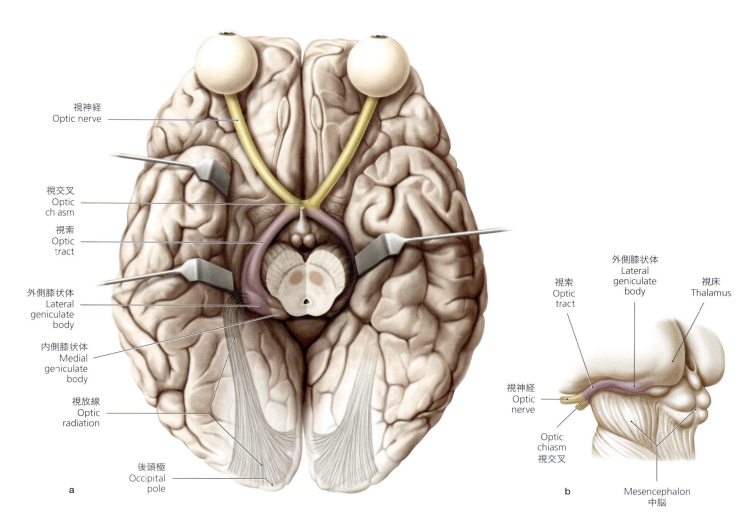

C　眼，視神経，視交叉，視索
a 脳の底面．b 脳幹左側の後面．外側膝状体における視索の終止を示す．
　視神経は，真の意味での脳神経ではなく，間脳の延長である．嗅球および嗅索と同様に，視神経も髄膜で覆われており（ここでは取り除いてある），中枢神経系に特有の細胞をもっている（A 参照）．視神経は網膜の神経節細胞の軸索から構成されている．これらの軸索は，主に間脳の外側膝状体と中脳に終わる．

Note 視神経は脳の延長であるため，臨床医は検眼鏡を用いて脳の一部を調べることになる．この検査は多くの神経疾患の診断において重要である（検眼鏡については p. 171 参照）
　視神経は，眼球から視神経管を通り中頭蓋窩に至る（D 参照）．視交叉において，すべてではないが多くの網膜神経節細胞からの軸索が，正中線を横切り脳の反対側に向かう（a）．視索は視交叉から外側膝状体に伸びている（b も参照）．

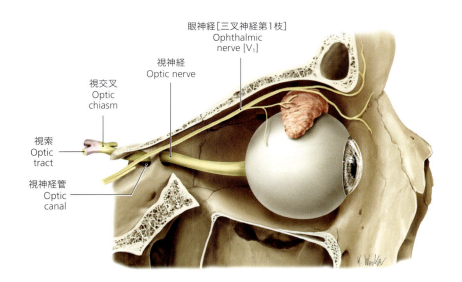

D　右眼窩における視神経の経路
左側面．
　視神経は眼窩から視神経管を通り，中頭蓋窩に至る．視神経は，眼球の後面にあり眼窩脂肪体（ここでは取り除いてある）に埋まっている．ほかの脳神経は上眼窩裂を通って眼窩に入る（ここでは眼神経［三叉神経第1枝］だけを示してある）．

117

4.13 外眼筋の脳神経：動眼神経[III]，滑車神経[IV]，外転神経[VI]
Cranial Nerves of Extra-ocular Muscles: Oculomotor [III], Trochlear [IV], and Abducent [VI]

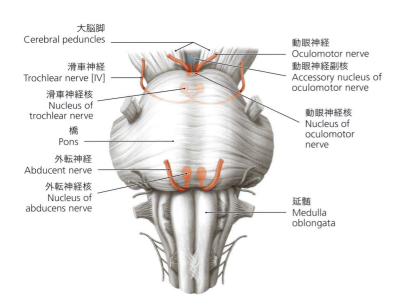

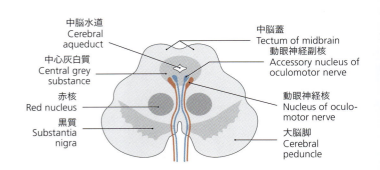

C　動眼神経核の位置

動眼神経核の高さでの脳幹の横断面，上から見る．

Note　臓性遠心性で副交感性の核複合体（動眼神経副核＝エディンガー・ウェストファル核）と，体性遠心性核複合体（動眼神経核）とは区別できる．

A　脳幹から出る神経

上面．

外眼筋に分布する3つの神経（動眼神経，滑車神経，外転神経）は脳幹から出る．動眼神経と滑車神経の核は中脳に位置する．外転神経の核は橋に位置する．

Note　これら3つの神経のうち，体性遠心性線維と臓性遠心性線維の両方が含まれるのは動眼神経だけである．また，動眼神経は複数の外眼筋に分布する（**C** 参照）．

B　動眼神経[脳神経 III]の概要

動眼神経には体性遠心性線維および臓性遠心性線維が含まれている．

経路

動眼神経は中脳（中脳＝脳幹の最も高い部位．pp. 354, 356 参照）から前方に走り，上眼窩裂を通り眼窩に入る．

核と分布，神経節

- 体性遠心性：中脳の核複合体（動眼神経核）（**C** 参照）からの遠心性線維は以下の筋に分布する．
  - 上眼瞼挙筋（上眼瞼を動かす）
  - 上直筋，内側直筋，下直筋，下斜筋（外眼筋，すべて眼球を動かす）
- 臓性遠心性：動眼神経副核（エディンガー・ウェストファル核）からの遠心性で副交感性の節前線維は，毛様体神経節のニューロンとシナプスを形成する．これらのニューロンは次の眼窩内部の筋（内眼筋）を支配する．
  - 瞳孔括約筋
  - 毛様体筋

動眼神経の傷害の影響（動眼神経麻痺の程度と傷害の大きさの関係）

- 動眼神経の完全麻痺の影響（外眼筋と内眼筋と上眼瞼挙筋の麻痺）
  - 眼瞼下垂
  - 傷害側の眼の下方および外側への注視の偏り
  - 複視（完全な眼瞼下垂がない場合）
  - 瞳孔散大（瞳孔括約筋の麻痺による瞳孔の拡大）
  - 水晶体の遠近調節困難（毛様体麻痺．水晶体が焦点を合わせられない）
- 動眼神経の不全麻痺の影響（内眼筋または外眼筋の麻痺）：麻痺の程度に応じて，瞳孔や眼球の動きが制限される

D　滑車神経[脳神経 IV]の概要

滑車神経に含まれる線維は，体性遠心性線維だけである．

経路

滑車神経は脳幹後面（背側面）の正中線付近から出て大脳脚の周囲を前方に進み，上眼窩裂を通って眼窩に入る．

特徴

- 脳神経のうち，すべての線維が対側に向かうものは，滑車神経だけである（**A** 参照）．したがって，核や，正中線を越える前の，核にきわめて近い神経線維が傷害を受けると，傷害を受けた側と反対側の滑車神経麻痺（対側性麻痺）が起こる．神経線維が正中線を越えた部位で傷害を受けると，傷害を受けた側と同側の滑車神経麻痺（同側性麻痺）が起こる．
- 脳幹の背側から出る脳神経は滑車神経だけである．
- 外眼筋に分布する3つの神経のうち，滑車神経は硬膜内で長い経路をたどる．

核と分布

滑車神経の核は中脳に位置する．滑車神経の遠心性線維は運動性で，上斜筋だけを支配する．

滑車神経の傷害の影響

- 傷害側の眼は，上方やや内側に偏る．これは，上斜筋が傷害された結果，挙上と外転を行う下斜筋が優勢となるからである．
- 複視

E　外転神経[脳神経 VI]の概要

外転神経に含まれる線維は，体性遠心性線維だけである．

経路

外転神経は硬膜外での経路も，全長も最も長い経路をたどり，その後，上眼窩裂を通り眼窩に入る．

核と分布

- 外転神経の核は橋に位置する（脳幹のほぼ中央に位置する）．外転神経の線維は橋の下縁から出る．
- 外転神経の遠心性線維は，体性運動性で，外側直筋だけを支配する．

外転神経の傷害の影響

- 傷害側の眼は内側に偏る．
- 複視

頭頸部　4. 血管，リンパ管と神経

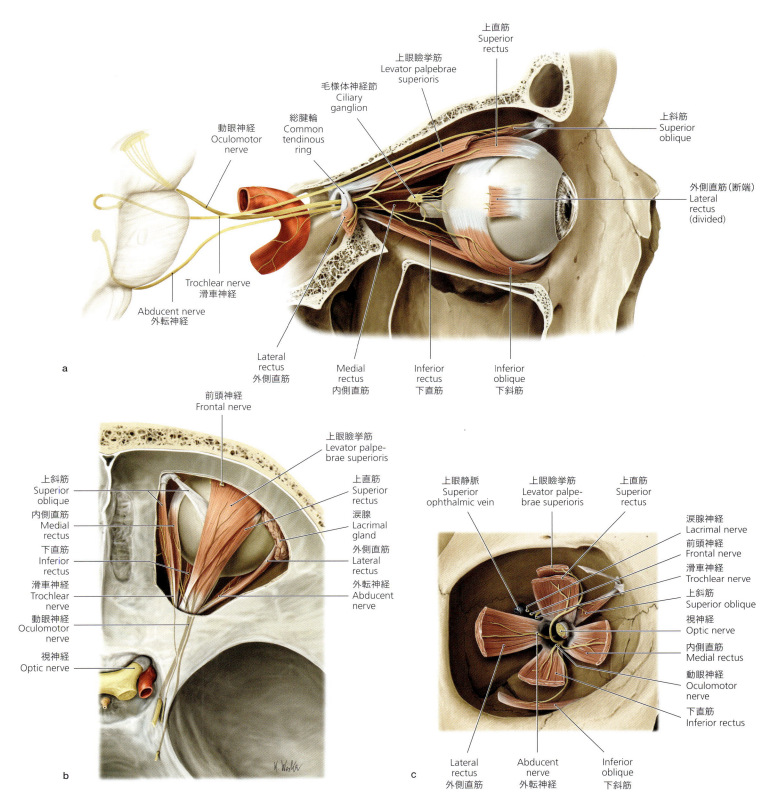

F　眼筋に分布する神経の経路
a 側面，右眼窩．b 上面（開放されている）．c 前面．

動眼神経，滑車神経，外転神経は脳幹を出て，上眼窩裂を通り眼窩に入る．この時，動眼神経と外転神経は，外眼筋の共通の腱輪である総腱輪を貫通するが，滑車神経は総腱輪の外側を走行する．

腰椎穿刺により脳脊髄液の圧力が著しく下がり，脳幹が下垂することで外転神経が引き伸ばされ，一過性の外転神経麻痺が起こることがある．

動眼神経は，内眼筋を副交感性に支配する（副交感性節前線維は毛様体神経節でシナプスを形成する）と同時に，外眼筋の大部分と上眼瞼挙筋を体性運動性に支配する．動眼神経麻痺が起こると，その影響が副交感性線維だけにあらわれる場合や，体性運動性線維だけにあらわれる場合，さらに両方に同時にあらわれる場合がある（B 参照）．

瞳孔の副交感性節前線維は，脳幹から出た後，神経上膜の直下を通るため，外傷，腫瘍，動脈瘤による圧力の影響を真っ先に受けることが多い．

119

4.14 脳神経：三叉神経[V]，核と分布
Cranial Nerves: Trigeminal [V], Nuclei and Distribution

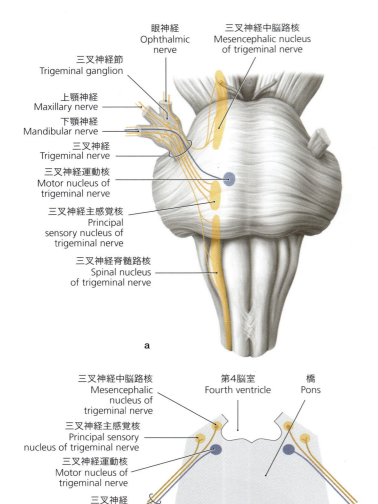

B 三叉神経[脳神経 V]の概要

三叉神経は頭部の感覚神経であり，大部分を占める体性求心性線維と，少数の特殊臓性遠心性線維からなる．三叉神経の体性求心性線維は3つに分けられ，以下に示すように中頭蓋窩の3か所から出る．
- 眼神経[三叉神経第1枝]：上眼窩裂を通り，眼窩に入る．
- 上顎神経[三叉神経第2枝]：正円孔を通り，翼口蓋窩に入る．
- 下顎神経[三叉神経第3枝]：卵円孔を通り，頭蓋底下面に出る；唯一運動性線維をもつ枝である．

核と分布
- 特殊臓性遠心性：三叉神経運動核からの遠心性線維は，下顎神経を通り，以下の筋に分布する．
  - 咀嚼筋（側頭筋，咬筋，内側翼突筋，外側翼突筋）
  - 口腔底：顎舌骨筋，顎二腹筋の前腹
  - 中耳筋：鼓膜張筋
  - 咽頭筋：口蓋帆張筋

- 体性求心性：三叉神経節には偽単極性神経節細胞が含まれ，中枢枝は三叉神経主感覚核および三叉神経脊髄路核に至る（Aa 参照）．末梢枝は，顔面の皮膚，鼻腔から咽頭鼻部にかけての粘膜の広い部分，および舌の前 2/3 に分布する（体性感覚，C 参照）．

- "臓性遠心性の経路として"：一部の脳神経の臓性遠心性線維は，三叉神経の枝や小枝に合流しそれぞれの支配領域に至る．
  - 涙腺神経（三叉神経第1枝の枝）は，顔面神経の副交感性線維を，頬骨神経（三叉神経第2枝の枝）と合流して涙腺まで運ぶ．
  - 耳介側頭神経（三叉神経第3枝の枝）は，舌咽神経の副交感性線維を耳下腺まで運ぶ．
  - 舌神経（三叉神経第3枝の枝）は，顔面神経の副交感性線維を，鼓索神経と合流して顎下腺および舌下腺に運ぶ．

- "臓性求心性の経路として"：顔面神経の味覚線維（鼓索神経）は，舌神経とともに進み，舌の前 2/3 に分布する．

三叉神経は発生学的には，第1鰓弓神経である．

三叉神経の傷害による臨床症状
さまざまな原因によって感覚の障害と欠損が生じる．
- 外傷性の神経傷害による感覚消失
- 眼の帯状疱疹[水痘・帯状疱疹ウイルスによる皮膚，眼，またはその両方を含む三叉神経第1枝（眼神経）の範囲にわたるもの]，顔面の帯状疱疹
- 三叉神経痛

三叉神経の求心性線維は角膜反射（眼瞼を反射的に閉じること，p. 479 C 参照）に関与する（顔面神経と同様，p. 124 参照）．

A 三叉神経[脳神経 V]の核と，神経が橋から出る部位

a 前面．
三叉神経の核の中でも大きい感覚核は脳幹にわたって分布し，下方では脊髄にまで至る．三叉神経の感覚根（大部）は多数の線維からなる．一方，運動根（小部）は橋にある小さい運動神経核から発する．三叉神経は，咀嚼筋の運動性の神経を与える（B 参照）．
以下の体性求心性核が区別される．
- **三叉神経中脳路核** 咀嚼筋からの固有感覚線維．特徴：この核のニューロンは，脳に入ってきた偽単極性神経節細胞である．
- **三叉神経主感覚核（橋核）** 主に触覚を司る．
- **三叉神経脊髄路核** 痛覚，温度感覚，触覚．この部位だけが小さく限局した傷害を受けると，顔面部に特徴的な感覚障害が生じる（D 参照）．

b 三叉神経が1つになって出る高さでの橋の横断面（理想化された図．3つの核は同じ面に位置しない）．

頭頸部　4．血管，リンパ管と神経

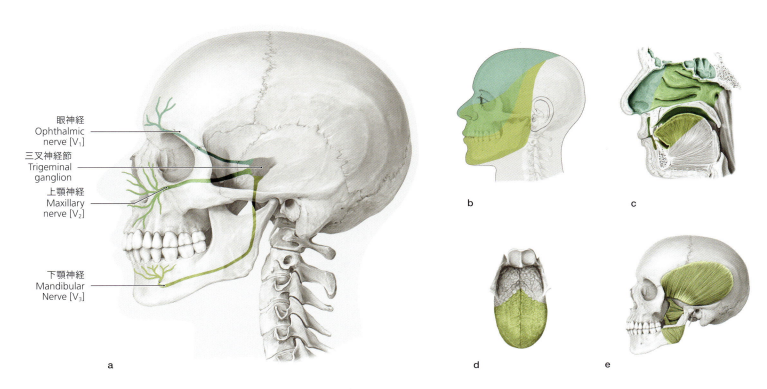

C　三叉神経の経路と分布

a　左側面．三叉神経の3つの枝と臨床的に重要な終枝を示してある．

三叉神経の3つの枝はすべて顔面の皮膚（b）および鼻腔から咽頭鼻部の粘膜（c）に分布する．舌の前2/3（d）には，下顎神経[V_3]の枝である舌神経を介して感覚線維（触覚，痛覚，温度感覚，ただし味覚は除く）が分布する．咀嚼筋には三叉神経の運動根が分布する．運動根の線維は下顎神経に含まれている（e）．

Note　遠心性線維が通るのは下顎神経だけである．三叉神経の眼神経[V_1]，上顎神経[V_2]，下顎神経[V_3]のいずれか1つの枝が傷害されると，求心性神経の分布域で感覚（触覚，痛覚，温度感覚）の消失が起こる（b 参照）．これは，三叉神経の核とその経路を含む中枢（中枢神経系）の傷害によって起こる感覚障害のあらわれ方とは対照的である．中枢の傷害では，影響を受ける感覚の種類はより少なく（痛覚と温度感覚），障害のあらわれ方もより同心円的なパターンを示す（D 参照）．

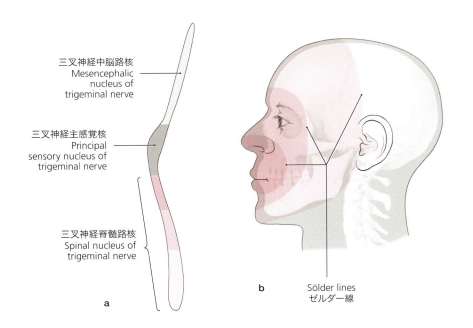

D　三叉神経の中枢傷害

a　三叉神経脊髄路核の体性局在の構成．b　三叉神経脊髄路核の特定の部位が破壊された時に，感覚障害（痛覚と温度感覚）が生じる顔面の部位．

傷害された三叉神経の核と感覚障害が起こる顔面の部位は，左の図で色分けして示しているように対応する．これらの区分は，顔面の同心円状のゼルダー線に沿う．

121

4.15 脳神経：三叉神経[V]，その枝
Cranial Nerves: Trigeminal [V], Divisions

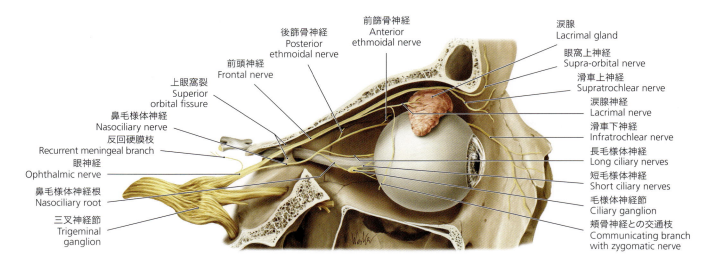

A　眼窩における眼神経[三叉神経第1枝]の枝

右の眼窩，右方から見る．部分的に開放してある．

眼神経[三叉神経第1枝[V₁]]の最初の枝は反回する硬膜枝（テント枝）で，この神経は硬膜の感覚を司る．眼神経のほとんどの線維は，中頭蓋窩から上眼窩裂を通り眼窩に入る．

眼神経は3つの枝（涙腺神経，前頭神経，鼻毛様体神経）に分かれる．それぞれの枝の名称は，その分布域を示している．

Note　涙腺神経は，頬骨神経（上顎神経）からの交通枝を経由してきた副交感性の分泌促進性の節後線維も含む（上顎神経の枝，B参照）．これらの線維は涙腺神経を経由して涙腺に至る．交感性の線維は鼻毛様体神経から分かれる長毛様体神経とともに走り，瞳孔に至る．鼻毛様体神経，長・短毛様体神経には，角膜反射を仲介する求心性線維も含まれている．眼球からの感覚線維は，鼻毛様体神経根に入り，毛様体神経節を通り，鼻毛様体神経に入る．

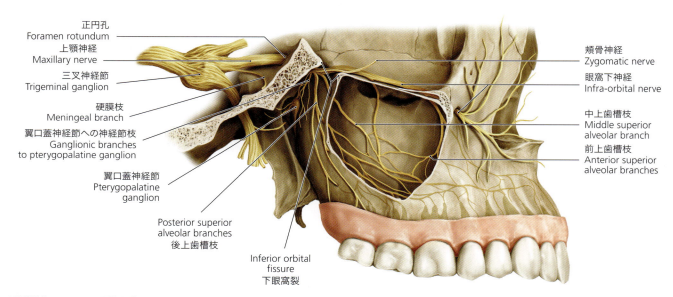

B　上顎領域における上顎神経[三叉神経第2枝]の枝

右の上顎洞，右方から見る．頬骨弓を取り除き，部分的に開放してある．

上顎神経[三叉神経第2枝[V₂]]は硬膜枝を出した後，中頭蓋窩から正円孔を通って翼口蓋窩に入り，以下の枝に分かれる．
- 頬骨神経
- 翼口蓋神経節への神経節枝（翼口蓋神経節の感覚根）
- 眼窩下神経

頬骨神経は下眼窩裂を通って眼窩に入る．2つの終枝〔頬骨顔面枝と頬骨側頭枝（ここでは示していない）〕は，頬骨弓と側頭部の皮膚の感覚を司る．

副交感性の翼口蓋神経節からの節後線維は，交通枝（p.127参照）を経由して涙腺神経に入る．節前線維は，顔面神経に由来する．

眼窩下神経も下眼窩裂を通って眼窩に入り，その後，眼窩下管に入る．細い終枝が下眼瞼と上唇の間の皮膚に分布する．そのほかの終枝は上歯神経叢を作り，上顎の歯の感覚を司る．
- 前上歯槽枝（切歯に分布）
- 中上歯槽枝（小臼歯に分布）
- 後上歯槽枝（大臼歯に分布）

頭頸部　4. 血管，リンパ管と神経

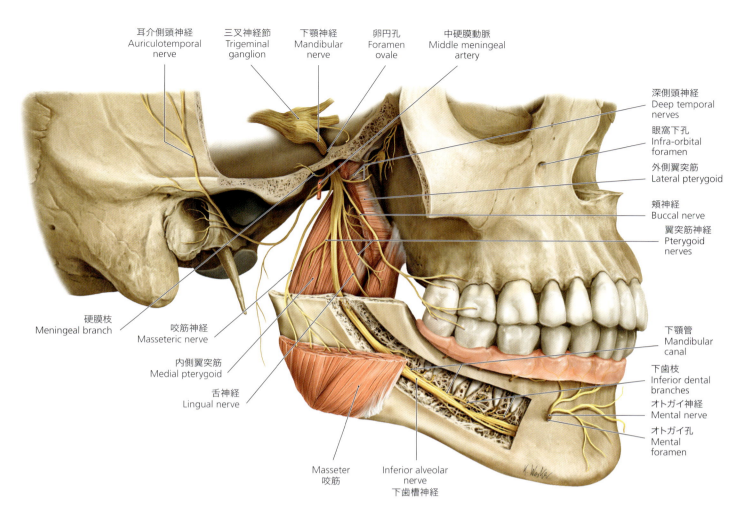

C　下顎領域における下顎神経［三叉神経第3枝］の枝

下顎，右側面．頰骨弓を取り除き，部分的に開放してある．

求心性線維と遠心性線維の混合線維からなる下顎神経［三叉神経第3枝］は，中頭蓋窩を出て卵円孔を通り，頭蓋底の外側面にある側頭下窩に入る．硬膜枝は，再び中頭蓋窩に入り，硬膜の感覚を司る．

感覚性の枝は以下の通りである．
・耳介側頭神経
・舌神経
・下歯槽神経（運動性の線維も含む，以下参照）
・頰神経

耳介側頭神経の枝は，側頭部の皮膚，外耳道，鼓膜に分布する．

舌神経は，舌の前2/3の感覚を司る．鼓索神経（顔面神経の枝）の味覚線維が舌神経に伴行する．

下歯槽神経の求心性線維は，下顎孔を通り下顎管に入る．そこで下歯枝が分岐し，下顎の歯に分布する．オトガイ神経は下歯槽神経の終枝で，オトガイ，下唇，下顎体の皮膚に分布する．下歯槽神経から分岐した遠心性線維は，顎二腹筋の前腹（ここでは示していない）と顎舌骨筋に分布する．

頰神経は，頰筋を貫き，頰粘膜の感覚を司る．以下に挙げる純粋な運動性の枝は，硬膜枝が神経幹から分かれたすぐ後に神経幹から分岐する．
・咬筋神経（咬筋）
・深側頭神経（側頭筋）
・翼突筋神経（翼突筋群）
・鼓膜張筋神経
・口蓋帆張筋神経（上図では示していない）

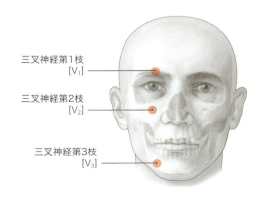

D　三叉神経の機能の臨床上の評価

三叉神経の主な3枝は，診察によってそれぞれを調べることができる．神経の出口に相当する部位を1本の指で押し，そこに感覚があるかどうかを調べるのである（圧迫に対する局所感受性）．各神経に特有の出口は以下の通りである．

・三叉神経第1枝［眼神経［V₁］］：眼窩上孔または眼窩上切痕
・三叉神経第2枝［上顎神経［V₂］］：眼窩下孔
・三叉神経第3枝［下顎神経［V₃］］：オトガイ孔

4.16 脳神経：顔面神経[VII]，核と分布
Cranial Nerves: Facial [VII], Nuclei and Distribution

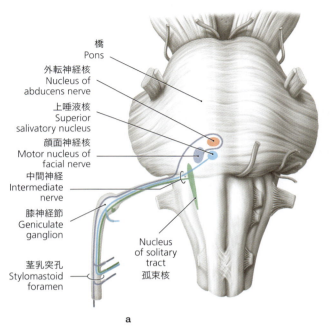

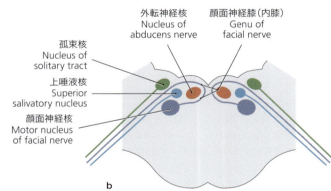

A 顔面神経[脳神経 VII]の核と主な枝
a 脳幹，前面．顔面神経が橋から出る部位を示す．b 顔面神経膝（内膝）の高さにおける橋の横断面．
Note 異なる線維の型（異なる感覚の種類）はそれぞれ特定の核に対応している．

顔面神経核からは，顔面筋を支配する特殊臓性遠心性線維が外転神経核の周囲を回って後方に弧を描き，顔面神経膝（内膝）を形成する．この線維はさらに脳幹を進み，橋の下面から出る．

上唾液核には，臓性運動性で副交感性の節前ニューロンがある．孤束核（上部）からの臓性感覚（味覚）線維とともに中間神経として橋から出て，顔面神経核からの臓性運動線維と一緒になり，両者は顔面神経を形成する．

B 顔面神経[脳神経 VII]の概要

　顔面神経は，主に顔面神経核からの特殊臓性遠心性（鰓性）線維を運ぶ．この線維は横紋筋である顔面筋に分布する．上唾液核からの臓性遠心性（副交感性）線維は，孤束核からの臓性求心性（の味覚）線維とまとまって中間神経を形成し，顔面神経核からの臓性遠心性線維と合流する．

神経が出る部位
　顔面神経は橋とオリーブの間にある橋小脳三角から出る．内耳道に沿って進み，側頭骨の岩様部に入り，以下の枝に分かれる．
- 臓性遠心性線維は茎乳突孔を通って頭蓋底に達し，耳下腺神経叢を形成する（C 参照．例外：アブミ骨筋神経）．
- 副交感性の臓性遠心性線維と特殊臓性求心性線維は錐体鼓室裂を通過し，頭蓋底に至る（p. 126 A 参照）．岩様部を通る間に，大錐体神経，アブミ骨筋神経，鼓索神経の枝を出す．

核と分布，神経節
- 特殊臓性遠心性：顔面神経核からの遠心性線維は以下の筋に分布する．
  - 顔面筋（C 参照）
  - 茎突舌骨筋
  - 顎二腹筋の後腹
  - アブミ骨筋（アブミ骨筋神経）

- 臓性遠心性：上唾液核から起こる副交感性節前線維は，翼口蓋神経節または顎下神経節内のニューロンとシナプスを形成する．これらの神経線維は，以下の器官に分布する．
  - 涙腺
  - 嗅粘膜と硬・軟口蓋の小型の腺
  - 顎下腺
  - 舌下腺
  - 舌背の小唾液腺

- 特殊臓性求心性：膝神経節からの偽単極性神経節細胞の中枢枝は孤束核のニューロンとシナプスを形成する．これらのニューロンの末梢枝は鼓索神経（舌の前 2/3 からの味覚線維）を形成する．

- 体性求心性ニューロン：耳介，外耳道の皮膚，鼓膜外面に分布する感覚線維は，顔面神経および膝神経節経由で三叉神経主感覚核に至る．その経路は正確にはわかっていない．

　発生学的には，顔面神経は第 2 鰓弓神経である．

顔面神経の傷害の影響
　末梢の顔面神経が傷害を受けると，傷害された側の顔面筋が麻痺するのが特徴である（D 参照）．顔面神経はさまざまな線維成分を含み，それらが神経幹の異なる部位で分岐するため，顔面神経麻痺の臨床症状には味覚，涙分泌，唾液分泌などの異常を伴う微妙な亜型がある（p. 126 B 参照）．

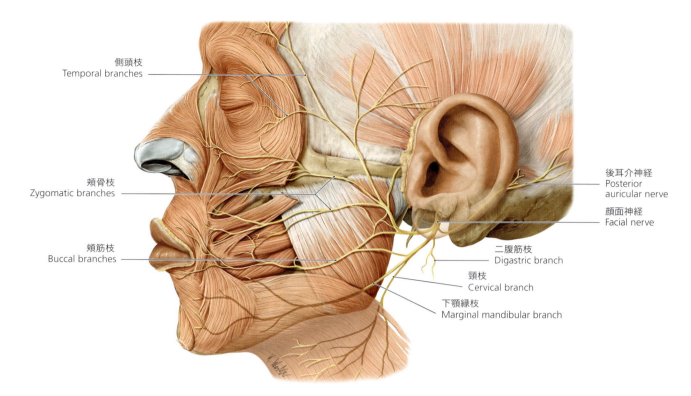

C 顔面筋への顔面神経の枝

異なる線維の型に注意すること. ここでは, 顔面筋に分布する特殊臓性遠心性（鰓性）線維に焦点を絞って解説する（ほかの線維型については p. 126 参照）.

アブミ骨筋神経（アブミ骨筋に分布する）は, 顔面神経が側頭骨の岩様部を通る間に, 顔面神経から分岐する. アブミ骨筋神経についてここで述べるのは, この神経に臓性遠心性線維が含まれているからである（経路については p. 126 参照）.

顔面神経が茎乳突孔を出た後, 最初に分かれる枝は後耳介神経である. 後耳介神経は, 後耳介筋および後頭前頭筋の後腹（後頭筋）に臓性遠心性線維を送る. また, 外耳から体性感覚線維を運び, その偽単極性神経細胞は, 膝神経節にある（p. 126 参照）.

顔面神経が側頭骨の岩様部を出た後, 残りの臓性遠心性線維束は, 耳下腺内に耳下腺神経叢を形成する. 耳下腺神経叢からは側頭枝, 頬骨枝, 頬筋枝, 下顎縁枝の各枝が出て, 顔面筋に分布する. 良性の腫瘍を切除する際には, 顔面筋の機能を維持するためにこれらの顔面神経の枝は保存されなければならない.

さらに細い枝として, 顎二腹筋の後腹に至る二腹筋枝や, 茎突舌骨筋に至る茎突舌骨筋枝がある（この図では示していない）.

耳下腺神経叢から起こる最も下方の枝は, 頸枝である. 頸枝は第 3 頸神経[C3]の前枝である頸横神経と交通する.

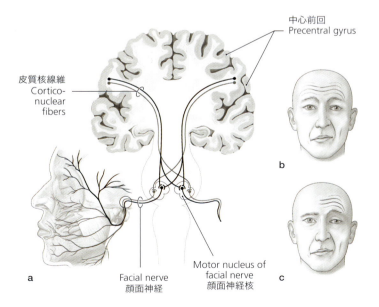

D 中枢性および末梢性の顔面神経麻痺

a 顔面神経核には, 同側の顔面筋に分布する下位運動性ニューロンの細胞体が含まれている. これらのニューロンの（特殊臓性遠心性）線維は, 顔面神経経由で標的の筋に到達する. また, これらの運動性ニューロンは, 一次体性運動野（中心前回）から皮質核線維を形成し, 脳幹の顔面神経運動核に至る上位運動ニューロンに支配される.

Note 顔面神経核は, 上下の 2 部に分かれた構造をもつ. 上部（背側部）は前頭部と眼の周りの筋（側頭枝）, 下部（腹側部）は顔面下半の筋を支配する. 顔面神経核の上部は, 両側の皮質（上位）運動ニューロンからの支配を受け, 顔面神経核の下部は, 反対側からの支配を受ける.

b 中枢性（核上性）麻痺 central (supranuclear) paralysis（上位運動ニューロンの欠損, この場合は左側）では, 反対側の顔面下半分の顔面筋が麻痺し, 前頭部の筋と眼の周りの筋は機能が保たれる. したがって, この例では右側（反対側）の口角はたるむが, 前頭部で両側に皺を寄せたり, 両眼を閉じたりすることができる. 言葉の発音は障害を受ける.

c 末梢性（核下性）麻痺 peripheral (infranuclear) paralysis（下位運動ニューロンの欠損, この場合は右側）は, 同側の筋の完全な麻痺が特徴である. 患者は前頭部に皺を寄せることができず, 口角はたるみ, 発音が障害を受け, 眼瞼を完全には閉じることができない. ベル麻痺 Bell palsy（眼瞼を閉じようとすると眼球が上外側を向き, 白い強膜が見える）がみられ, 眼瞼を閉じる反射（角膜反射）は消失する. 傷害される部位によっては, さらなる障害, 例えば涙と唾液の分泌の低下や舌の前 2/3 の味覚の消失が起こることもある.

4.17 脳神経：顔面神経[VII]，その枝
Cranial Nerves: Facial [VII], Branches

A 側頭骨内の顔面神経[脳神経 VII]の枝

右側頭骨，岩様部，側面．

顔面神経は，内耳神経[脳神経 VIII]（この図では示していない）とともに，内耳道（示していない）を通過し，側頭骨の岩様部に入る．その後すぐに膝神経節の位置の目印となる顔面神経膝（外膝）を形成する．顔面筋への臓性遠心性線維は，岩様部を通過し茎乳突孔から側頭骨の外に出る（p. 125 参照）．

膝神経節と茎乳突孔の間で，顔面神経から3本の枝が出る．

- 大錐体神経：副交感性．膝神経節から直接起こる．この神経は，岩様部の錐体前面で大錐体神経管裂孔から出てくる．大錐体神経は，破裂孔（示されていない）を通り，翼突管に入り（C 参照），翼口蓋神経節に至る．
- アブミ骨筋神経：アブミ骨筋に至る．
- 鼓索神経：茎乳突孔の上部で顔面神経から分かれる．この神経には，味覚神経と副交感性節前線維が含まれている．鼓索神経は，鼓室と錐体鼓室裂を通り，舌神経と合流する．

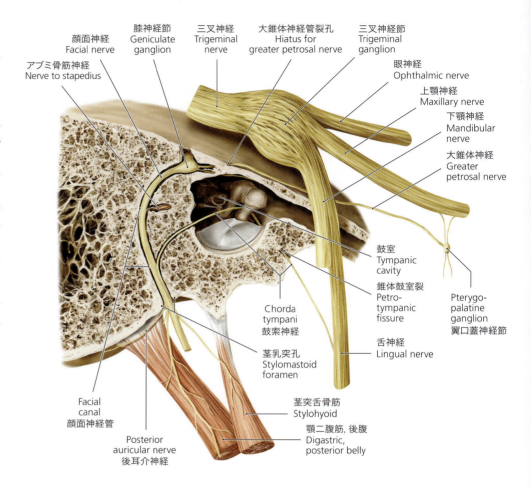

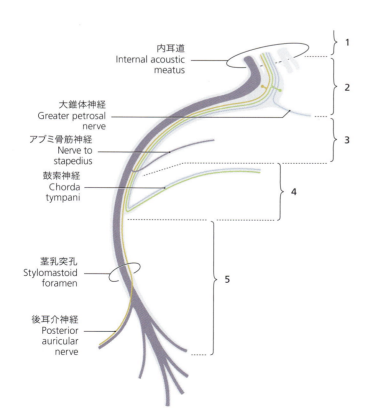

B 顔面神経の分岐パターン：側頭骨骨折の診断で重要な点

顔面神経が骨を通る経路のどこで傷害を受けたかによって，主要な症状と麻痺が異なる．

Note ここでは，特定の傷害部位に関連した主要な症状と麻痺についてのみ述べる．神経が傷害される部位が末梢であればあるほど，症状と麻痺の種類は少なくなる．

1 この高さでの傷害は，顔面神経と内耳神経に影響を及ぼす．その結果，末梢の顔面運動麻痺は，聴力の低下（難聴）と前庭の機能不全（めまい）を伴う．
2 末梢の顔面運動麻痺は，味覚（鼓索神経），涙分泌，唾液分泌の障害を伴う．
3 運動麻痺は，唾液分泌と味覚の障害を伴う．アブミ骨筋の麻痺による聴覚過敏は，臨床上あまり重要でない．
4 末梢の運動麻痺は味覚と唾液分泌の障害を伴う．
5 この高さでは，末梢の（顔面）運動麻痺が唯一の症状である．

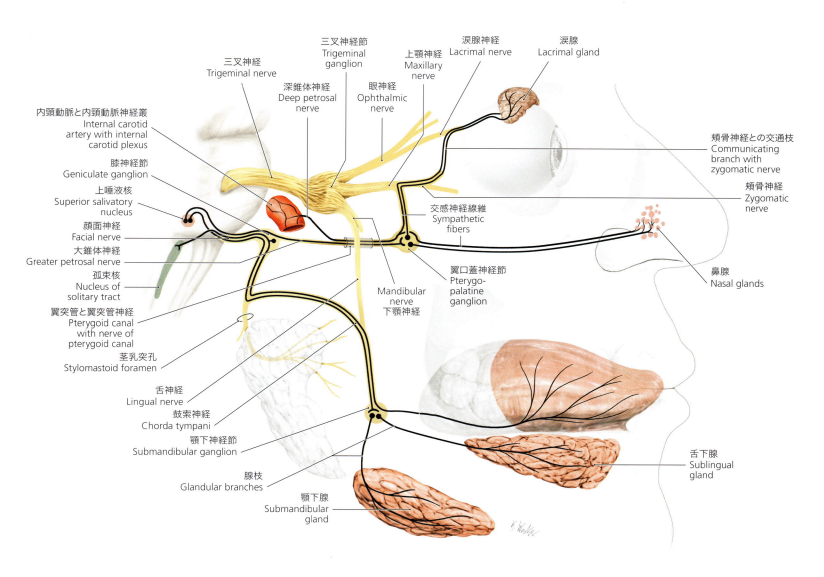

C 顔面神経の臓性遠心性副交感性線維と臓性求心性線維（味覚線維）

臓性遠心性で副交感性の節前ニューロンの細胞体は，上唾液核に位置する．その軸索は，臓性求心性線維とともに中間神経として橋に入り，橋から出て，その後，顔面神経運動核から起こる臓性遠心性線維とともに進む．これらの副交感性の節前線維は，脳幹を出て顔面神経に入り，一部がここから分岐して大錐体神経に入り，交感性の節後線維（上頸神経節由来，深錐体神経経由）と合流して翼突管神経に入る．翼突管神経は，翼口蓋神経節に入り，ここで副交感運動性の節前線維はシナプスを形成する．一方，交感性線維は中継されずに局所の血管に分布する．翼口蓋神経節から出る神経は，涙腺，鼻腺，鼻粘膜，口蓋粘膜，咽頭粘膜に分布する．特に涙腺への線維は，上顎神経に入り，上顎神経とともに涙腺に分布する．

舌の前2/3の臓性求心性線維（味覚線維）は，鼓索神経内を進む．味覚線維は，膝神経節内の偽単極性感覚ニューロンに由来する．これは感覚性の脊髄神経節（後根神経節）に相当する．鼓索神経はまた顎下腺，舌下腺，舌の前2/3にある小唾液腺へ臓性遠心性で副交感性の節前線維を運ぶ．これらの線維は，舌神経（三叉神経第3枝の枝）とともに走り，顎下神経節内で中継され，腺枝はそれぞれの腺に分布する．

D 側頭骨の岩様部を通る神経

大錐体神経	顔面神経から翼口蓋神経節までの副交感性節前線維（涙腺，鼻腺）	深錐体神経	内頸動脈神経叢からの交感性節後線維；大錐体神経と合流して翼突管神経となり，翼口蓋神経節を通り，大錐体神経と同じ領域に分布する（C 参照）．
小錐体神経	舌咽神経から耳神経節までの副交感性節前線維（耳下腺，頬腺，口唇腺，p. 131 参照）		

4.18 脳神経：内耳神経 [VIII]
Cranial Nerves: Vestibulocochlear [VIII]

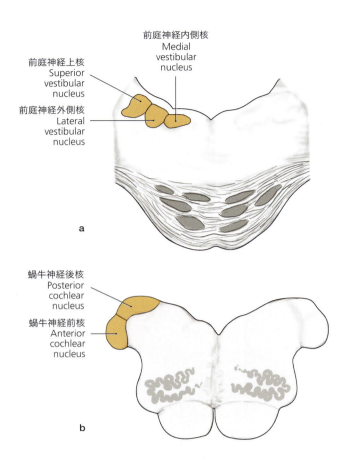

A　内耳神経[脳神経 VIII]の核

延髄上部の横断面．

a 前庭神経：4対の核複合体がある．
- 前庭神経上核（ベヒテレフ核 nucleus of Bechterew）
- 前庭神経外側核（ダイテルス核 nucleus of Deiters）
- 前庭神経内側核（シュバルベ核 nucleus of Schwalbe）
- 前庭神経下核（ローラー核 nucleus of Roller）

Note　前庭神経下核はこの高さの横断面では見ることができない（p. 356, 脳幹における脳神経核の位置を参照）．

前庭神経節からの軸索の大部分は，上記の4つの核に終止する．しかし，少数の軸索は，下小脳脚を経て直接小脳に至る（Ea参照）．前庭神経核は，菱形窩の底面に隆起としてあらわれる（Eb, p. 355 参照）．これらの中枢での結合をEaに示す．

b 蝸牛神経：2つの核複合体がある．
- 蝸牛神経前核
- 蝸牛神経後核

両方の核は，ともに前庭神経下核よりも外側にある（Aa, p. 356 参照）．これらの中枢での結合はEbに示す．

B　内耳神経[脳神経 VIII]の概要

内耳神経は，特殊体性求心性（感覚）神経である．この神経は，解剖学的にも機能的にも2つの構成要素からなる．
- 前庭神経は，前庭器からの興奮を伝達する．
- 蝸牛神経は，聴覚器からの興奮を伝達する．

前庭神経と蝸牛神経は共通の結合組織の鞘に包まれ，内耳道を経由して橋小脳三角に至り，そこで脳に入る．

核と分布，神経節
- 前庭神経：前庭神経節には，双極性神経節細胞が含まれ，その中枢枝は延髄の菱形窩の底面にある4つの前庭神経核に至る．末梢枝は，半規管，球形嚢，卵形嚢の感覚細胞から発する．
- 蝸牛神経：蝸牛神経節（ラセン神経節）には，双極性神経節細胞が含まれ，中枢枝は2つの蝸牛神経核に至る．末梢枝はコルチ器の有毛細胞に至る．

精密な診察には，2つの神経（根）の状態の迅速な診断（聴覚・平衡覚テスト）が不可欠である．前庭神経の傷害はめまいを引き起こし，蝸牛神経の傷害は聴力低下（難聴も含む）を引き起こす．

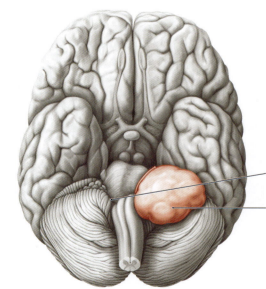

C　橋小脳三角における聴神経腫瘍

聴神経鞘腫（正確には，前庭神経鞘腫）は，橋小脳三角に生じる良性腫瘍で，内耳神経の前庭神経のシュワン細胞に発生する．腫瘍が大きくなるに従って，周囲の構造を圧迫したり変位させたりして，徐々に聴覚の低下や歩行運動の失調を招く．腫瘍が大きくなると，第4脳室から脳脊髄液が出にくくなり，水頭症や頭蓋内の高血圧による症状（嘔吐，意識障害）が引き起こされる．

頭頸部　4. 血管，リンパ管と神経

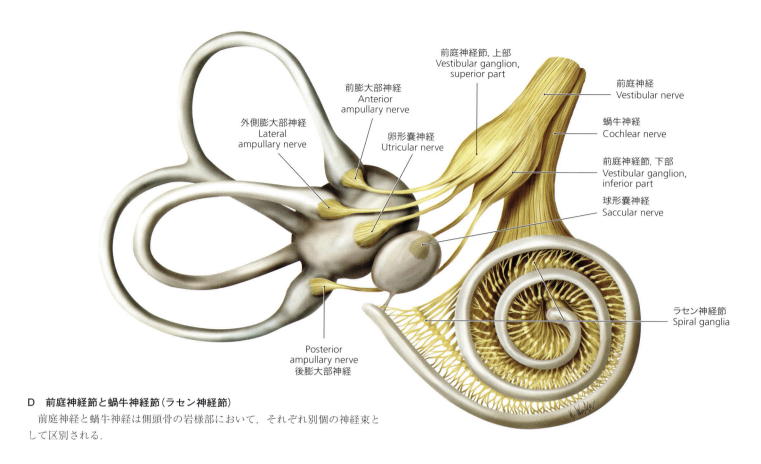

D　前庭神経節と蝸牛神経節（ラセン神経節）
前庭神経と蝸牛神経は側頭骨の岩様部において，それぞれ別個の神経束として区別される．

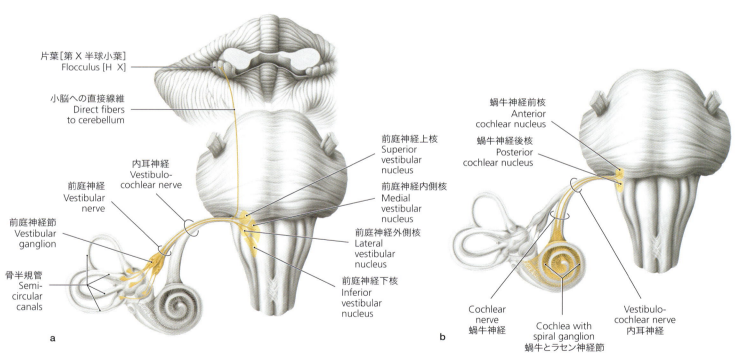

E　脳幹における内耳神経の核
延髄と橋の前面．内耳および核との関係を略図で示してある．
a **前庭神経部**：前庭神経節には，双極性感覚細胞が含まれ，末梢枝（樹状突起）は半規管，球形嚢，卵形嚢に至る．中枢枝（軸索）は，前庭神経として菱形窩底面の4つの前庭神経核に至る（それ以降の経路については p. 486 に示す）．前庭器は，空間における体位に関する情報を処理する．前庭器の急

性疾患は，臨床的にはめまいとしてあらわれる．
b **蝸牛神経部**：ラセン神経節は，蝸牛の骨性壁に沿って進む神経細胞の束を形成する．ラセン神経節には双極性（偽単極性）感覚細胞が含まれ，その末梢枝はコルチ器の有毛細胞に至る．中枢枝は内耳道底で合流して蝸牛神経を形成し，前庭神経核の後方にある2つの核に分布する．核との関連については p. 484 にも示した．

129

4.19 脳神経：舌咽神経 [IX]
Cranial Nerves: Glossopharyngeal [IX]

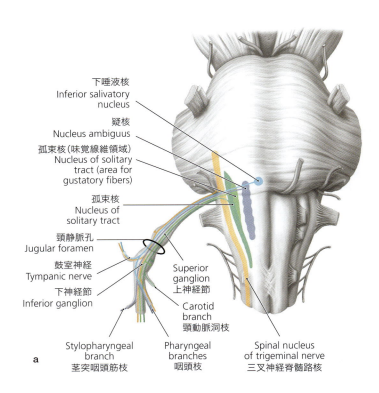

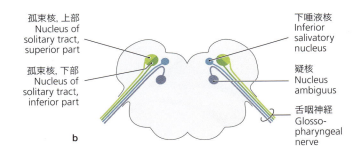

A　舌咽神経核
a 延髄，前面．b 舌咽神経が出る高さでの延髄の横断面．わかりやすくするために，三叉神経の核は示していない（核の詳細については **B** 参照）．

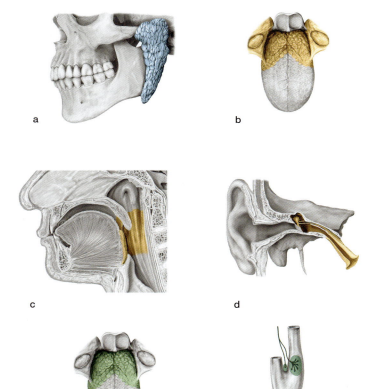

B　舌咽神経 [脳神経 IX] の概要

舌咽神経は，臓性求心性線維，特殊臓性求心性線維，体性求心性線維に加え，一般臓性遠心性線維と特殊臓性遠心性線維を含む．

神経が出る部位
　舌咽神経は延髄から起こり，頸静脈孔を通って頭蓋腔を出る．

核と分布，神経節
- 特殊臓性遠心性（鰓性）：疑核から出る線維は，咽頭の括約筋（咽頭枝，迷走神経とともに，咽頭神経叢を形成する）と茎突咽頭筋・口蓋咽頭筋・耳管咽頭筋に至る（**C** 参照）．
- 一般臓性遠心性（副交感性）：下唾液核からは，副交感性節前線維が耳神経節に達する．耳神経節からの節後線維は耳下腺，頬腺，口唇腺に分布する（**a** と **E** 参照）．
- 体性求心性：舌咽神経の偽単極性感覚神経節細胞は，頭蓋内の上神経節または頭蓋外の下神経節内にあり，その中枢枝は三叉神経脊髄路核に終わる．この細胞の末梢枝は，以下の部位から起こる．
　- 舌の後1/3，軟口蓋，咽頭粘膜，扁桃（**b** と **c** 参照）．
　- 鼓室と耳管（エウスタキオ管 Eustachian tube）の粘膜（耳管神経叢），（**d** 参照）．
　- 外耳と耳管の皮膚（迷走神経が分布する領域と混ざっている）および鼓膜内面（耳管神経叢の一部）（**d** 参照）．
- 特殊臓性求心性：下神経節からの偽単極性神経節細胞の中枢枝は，孤束核上部に終止する．末梢枝は，舌の後1/3に始まる（味覚線維，**e** 参照）．
- 臓性求心性：以下の受容器からの感覚線維は，孤束核下部に終止する．
　- 頸動脈小体の化学受容器
　- 頸動脈洞の圧受容器（**f** 参照）

発生学的には，舌咽神経は第3鰓弓神経である．

舌咽神経が単独で傷害されることはまれである．舌咽神経の傷害は，通常迷走神経および副神経延髄根の傷害を伴って起こる．これら3つの神経は頸静脈孔から一緒に出ており，頭蓋底を骨折した際に傷害されやすいからである．

頭頸部　4. 血管，リンパ管と神経

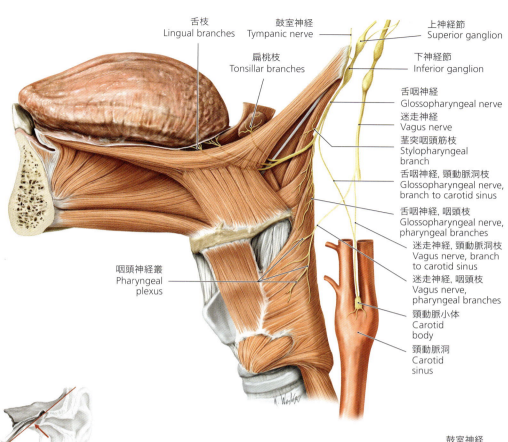

C　頭蓋底より先にある舌咽神経の枝
左方から見る．
舌咽神経と迷走神経の近接的な関係に注意すること．頸動脈洞には，両方の神経が分布している．
図示した舌咽神経の最も重要な枝は，以下の通りである．
・咽頭枝：咽頭神経叢に行く3, 4本の枝．
・茎突咽頭筋枝
・頸動脈洞枝：頸動脈洞と頸動脈小体に分布する．
・扁桃枝：咽頭扁桃およびその周辺の粘膜に分布する．
・舌枝：体性感覚線維と舌の後1/3に分布する味覚線維．

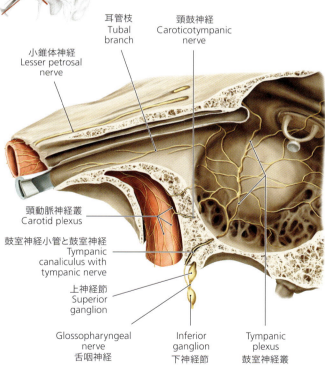

D　鼓室内にある舌咽神経の枝
左の側頭骨の前面．
鼓室神経は，舌咽神経から最初に分かれる枝で，鼓室神経小管を通り鼓室に入る．鼓室神経は，耳神経節に行く臓性遠心性（副交感性節前）線維と鼓室と耳管（エウスタキオ管）に行く体性求心性線維を含み，頸動脈神経叢から頸鼓小管を経由して来る交感性線維（頸鼓神経）と合流し，鼓室神経叢を形成する．副交感性線維は，小錐体神経として耳神経節に至り（p. 237参照），耳下腺の副交感性支配を行う．

E　舌咽神経の臓性遠心性（副交感性）線維
下唾液核からの副交感性節前線維は，舌咽神経とともに延髄を出て，脳底から出るとすぐに，鼓室神経として分岐する．鼓室神経は，鼓室内で分枝し，鼓室神経叢を形成し（p. 146 B参照），中硬膜動脈上の神経叢（ここでは示していない）からの交感性節後線維と合流する．鼓室神経叢からは小錐体神経が起こる．小錐体神経は，小錐体神経管裂孔を通り，側頭骨の岩様部から出て，中頭蓋窩に入る．その後，硬膜の下を通り，蝶錐体裂を通り耳神経節に至る．その線維は耳介側頭神経に合流し，顔面神経に至り，その自律性の線維は顔面神経の枝を経由して耳下腺に分布する．

131

4.20 脳神経：迷走神経[X]
Cranial Nerves: Vagus [X]

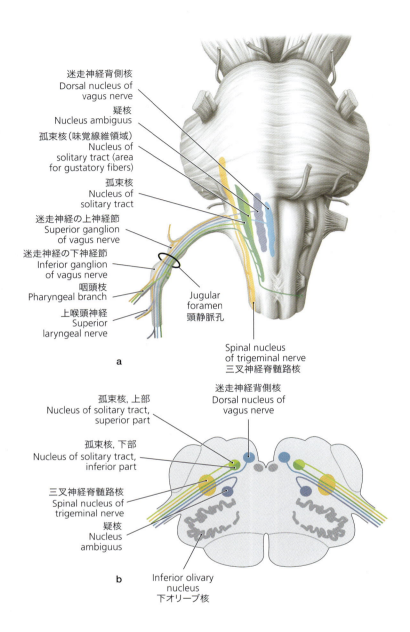

A 迷走神経[脳神経 X]の核
a 延髄，迷走神経が起こる部位．前面．
b オリーブの高さにおける延髄の横断面．さまざまな核とその機能に注意すること．

疑核には，上喉頭神経と下喉頭神経に行く体性遠心性(鰓性)線維が含まれる．体部位局在の配置をしており，上喉頭神経のニューロンは上部に，下喉頭神経のニューロンは下部に位置している．迷走神経背側核は，菱形窩の底面に位置し，臓性遠心性で副交感性の節前ニューロンが含まれている．体性求心性の神経細胞は偽単極性で，迷走神経の上神経節(頸静脈神経節)に位置しており，そこから出た中枢枝は三叉神経脊髄路核に終わる．体性求心性の線維は迷走神経を単に連絡通路として通るだけである．下神経節(節状神経節)にある偽単極性神経節細胞の中枢枝は，味覚線維であり臓性求心性線維である．臓性求心性の線維は孤束核に終わる．

B 迷走神経[脳神経 X]の概要

迷走神経には，臓性求心性線維，特殊臓性求心性線維，体性求心性線維だけでなく，一般臓性遠心性線維，特殊臓性遠心性線維も含まれている．

迷走神経は脳神経の中で最も広範囲に分布しており(vagus は"放浪する"の意)，頭部，頸部，胸部，腹部の枝からなる．ここでは主に頭頸部の迷走神経を扱う(胸部と腹部の迷走神経については，『プロメテウス解剖学アトラス』胸部/腹部・骨盤部の巻を参照)．

神経が出る部位
迷走神経は延髄から起こり，頸静脈孔を通って頭蓋腔から出る．

核と分布，神経節
- 特殊臓性遠心性(鰓性)：疑核からの遠心性線維は以下の筋に分布する．
  - 咽頭筋(咽頭枝，舌咽神経と合流し，咽頭神経叢を形成する)および軟口蓋の筋(口蓋帆挙筋，口蓋垂筋)．
  - すべての喉頭の筋：上喉頭神経は輪状甲状筋に分布し，下喉頭神経はほかの喉頭の筋に分布する(線維の起始については p. 134 参照)．

- 一般臓性遠心性(副交感性，Dg 参照)：迷走神経背側核からの副交感性節前線維は，椎前神経節または壁内神経節で，節後ニューロンとシナプスを形成する．節後線維は，平滑筋と以下の内臓の腺に分布する．
  - 胸部内臓
  - 左結腸曲(キャノン・ベーム点 Cannon-Böhm point)までの腰部内臓

- 体性求心性：迷走神経の上神経節(頸静脈神経節)に位置する偽単極性神経節細胞の中枢枝は，三叉神経脊髄路核に終止する．末梢枝は，以下の部位から起こる．
  - 後頭蓋窩の硬膜(硬膜枝，Df 参照)．
  - 耳介より後部の皮膚の小さな領域(Db 参照)，外耳道(耳介枝，Dc 参照)．迷走神経の皮枝は耳介枝だけである．

- 特殊臓性求心性：下神経節(節状神経節)にある偽単極性神経節細胞の中枢枝は，孤束核上部に終止する．末梢枝は，喉頭蓋の味蕾に分布する(Dd 参照)．

- 一般臓性求心性：これらの求心性線維の細胞体も，下神経節に位置する．中枢枝は，孤束核下部に終止する．末梢枝は以下の領域に分布する．
  - 咽頭下部の食道との接合部およびその近傍の粘膜(Da 参照)
  - 声門より上(上喉頭神経)および声門より下(下喉頭神経)の喉頭粘膜(Da 参照)
  - 大動脈弓の圧受容器(De 参照)
  - 大動脈小体の化学受容器(De 参照)
  - 胸部・腹部の内臓(Dg 参照)

発生学的には，迷走神経は第 4-6 鰓弓神経である．

臨床上重要な神経は，反回神経である．この神経が臓性運動性に支配するのは，声帯を外転させる後輪状披裂筋だけである．反回神経が左右のどちらか一側で傷害されると嗄声が引き起こされ，両側が傷害されると呼吸困難に陥る．

頭頸部　4. 血管，リンパ管と神経

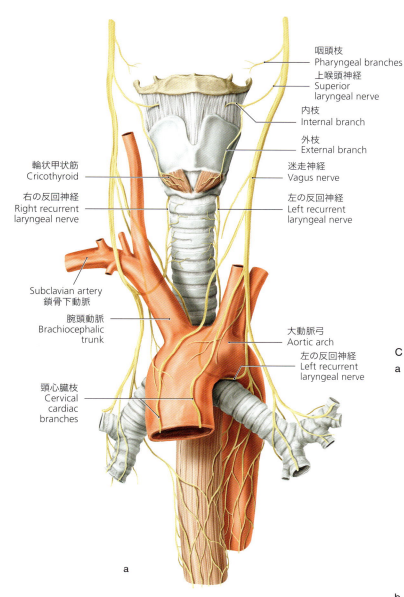

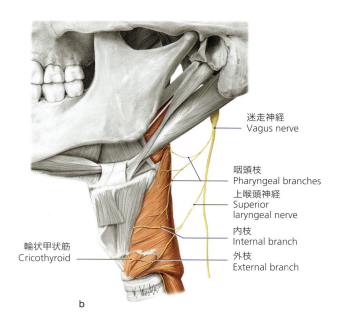

C　頸部における迷走神経の枝

a 迷走神経は，頸部で4つの枝，咽頭枝，上喉頭神経，反回神経，頸心臓枝を出す．

反回神経はその経路のため臨床的に特に重要である．反回神経の損傷は以下によって引き起こされる．

- 大動脈瘤：右の反回神経は鎖骨下動脈に，左は大動脈弓に巻きついているため．
- 気管支癌のリンパ節転移：左の反回神経は左主気管支に非常に近接して走行するため．
- 甲状腺手術：反回神経が甲状腺の背側外側を近接して走行するため．

いずれの場合も，反回神経は後輪状披裂筋という声門を開く唯一の筋を支配する内臓性運動神経であるため，片側だけの損傷（反回神経麻痺）であっても，声のかすれが生じる．両側が損傷された場合，声門を開くことができなくなるため，呼吸困難が生じる．

b 上喉頭神経は，外枝が輪状甲状筋を独占的に神経支配し，内枝が声門の粘膜を独占的に神経支配する．

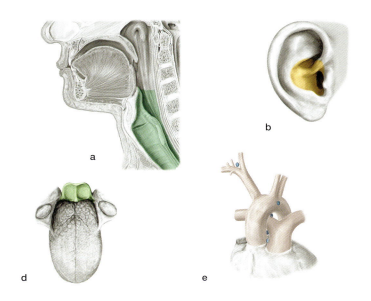

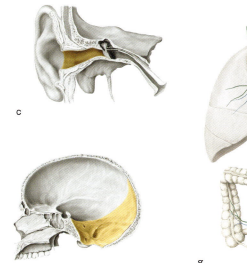

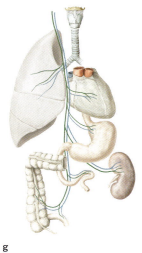

D　迷走神経が臓性/感覚性に支配する部位

133

4.21 脳神経：副神経[XI]と舌下神経[XII]
Cranial Nerves: Accessory [XI] and Hypoglossal [XII]

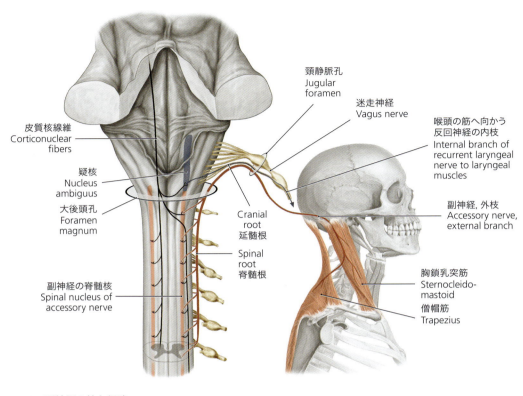

A 副神経の核と経路
脳幹の後面（小脳は取り除いてある）．わかりやすくするために右側の筋を示す（詳細はC参照）．

C 副神経[脳神経 XI]の概観

副神経は迷走神経の一部が独立したものだという考えもある．副神経には，臓性遠心性線維，体性遠心性線維が含まれ，延髄根と脊髄根がある．

神経が出る部位
脊髄根は脊髄から起こり，上方に向かい，大後頭孔から頭蓋に入る．そこで，延髄からの延髄根と合流する．両方の根はともに頸静脈孔を通って頭蓋から出る．頸静脈孔を通る際に，延髄根からの線維（内枝）が迷走神経に向かう．脊髄根は副神経外枝として項部まで下行する．

核と分布
- 延髄根：疑核の尾側部から起こる副神経の特殊臓性遠心性線維は，副神経の延髄根を形成する．これらの延髄根は内枝として迷走神経に合流し（「サービスプロバイダ」），その後反回神経内で走行する．これらの神経は，輪状甲状筋以外の喉頭の筋を支配する．

- 脊髄根：副神経の脊髄核は，第2-5/6頸髄節の高さで，脊髄前角に細胞の柱を作る．脊髄から起こった後，体性遠心性線維は副神経の外枝を形成し，僧帽筋と胸鎖乳突筋に分布する．

副神経の傷害の影響
片側の傷害は以下の機能障害を起こす．
- 僧帽筋麻痺：肩が下がり，腕を水平以上に挙上することが困難になることが特徴である（僧帽筋は腕を90°以上挙上する時に前鋸筋を補助する）．僧帽筋に分布する副神経は，頸部の手術（例えば，リンパ節の生検）の際に傷害されやすい．僧帽筋の下部は第2-4頸神経にも支配されているので，副神経が傷害されても僧帽筋は完全には麻痺しない．
- 胸鎖乳突筋麻痺：斜頸．副神経の損傷により弛緩性の麻痺が起こる．両側が傷害されると，頭部を直立させることができない．

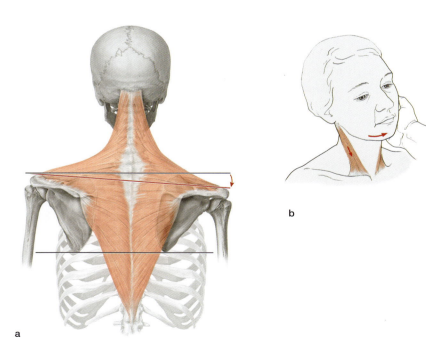

B 副神経の傷害（右側）
a 後面．副神経の傷害によって僧帽筋が麻痺すると，麻痺側の肩が下がる．
b 右前側面．胸鎖乳突筋が麻痺すると，頭部を反対側に回すことが困難になる．

頭頸部　4. 血管，リンパ管と神経

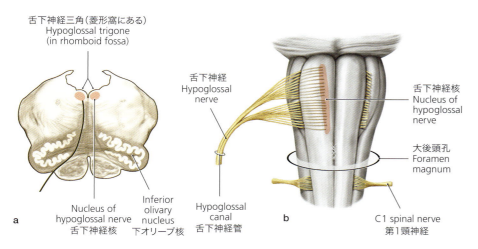

D　舌下神経の核
a オリーブの高さでの延髄の横断面．
　この断面は，舌下神経核を通る．舌下神経核が菱形窩の底を下から持ち上げて舌下神経三角を作るのがわかる．それぞれの核は正中線に近いため，傷害の範囲が広いと，核は両側とも影響を受けやすく，両側性の核傷害の臨床症状が引き起こされる．
b 前面．
　この核柱に含まれているニューロンは，脊髄のα運動ニューロンに対応する．

E　舌下神経［脳神経 XII］の概観

　舌下神経は純粋に体性遠心性神経で，舌筋に分布する．

核と神経が出る部位
　舌下神経核は菱形窩の底面にある．体性遠心性線維は，延髄から起こり，舌下神経管を通って頭蓋から出て，迷走神経の傍らを下行する．舌下神経は舌骨の上で舌根に入り，舌に分布する．

分布
　舌下神経は，すべての内舌筋と外舌筋に分布する（口蓋舌筋以外．口蓋舌筋は迷走神経の支配を受ける）．舌下神経は，真の脳神経というより，"0番目の"前根とみなすこともできる．第1・2頸神経の前根は舌下神経とともに進むが，その後すぐに離れ，頸神経ワナ上根を形成する．

舌下神経の傷害の影響
・中枢の舌下神経麻痺（核上位）：舌は，傷害された側の反対側へ曲がる．中枢神経線維が交叉するためである．
・核または末梢の麻痺：舌は，健常な側の筋力が相対的に強くなるため，傷害のある側に曲がる．

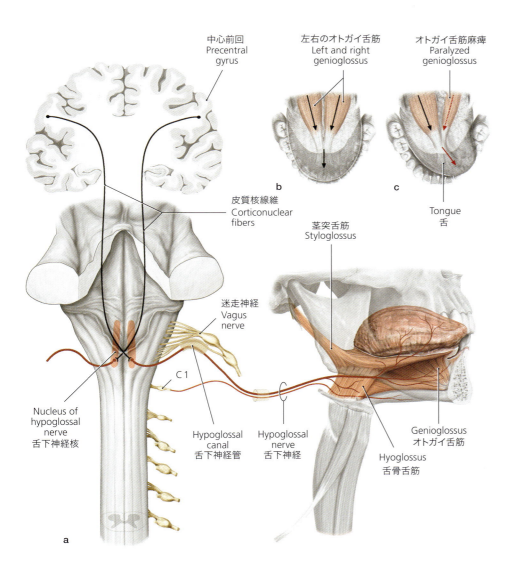

F　舌下神経の分布
a 中枢と末梢の経路．
b オトガイ舌筋の機能．
c 舌の麻痺側への変位．

　舌下神経核には，反対側の皮質ニューロンが分布している（上位運動ニューロン）．舌下神経の片側の核または末梢が傷害されると，舌を突き出した時，舌は傷害のある側に曲がる．これは，健常な側のオトガイ舌筋の筋力が強いからである（c）．両側の核が傷害されると，舌を突き出すことができない（弛緩麻痺）．

4.22 頭蓋底を通る神経と脈管の経路：概要
Neurovascular Pathways through Cranial Base: Synopsis

内頭蓋底とほかの空隙との間の開口部
Opening between internal surface of cranial base and other spaces

前頭蓋窩　Anterior cranial fossa

前篩骨孔　Anterior ethmoidal foramen
- 前篩骨神経・動脈・静脈
- →眼窩

篩板　Cribriform plate
- 嗅神経糸[脳神経 I]
 （訳注：嗅神経と表記してもよい）
- 前篩骨神経・動脈・静脈
- →鼻腔

中頭蓋窩　Middle cranial fossa

視神経管　Optic canal
- 視神経[脳神経 II]
- 眼動脈
- →眼窩

上眼窩裂　Superior orbital fissure
- ① 上眼静脈
- ② 眼神経[三叉神経第1枝]
  - 2a 涙腺神経
  - 2b 前頭神経
  - 2c 鼻毛様体神経
- ③ 外転神経[脳神経 VI]
- ④ 動眼神経[脳神経 III]
- ⑤ 滑車神経[脳神経 IV]
- →眼窩

小錐体神経管裂孔　Hiatus for lesser petrosal nerve
- 小錐体神経（副交感神経, 脳神経 IX から）
- 上鼓室動脈
- →鼓室

大錐体神経管裂孔　Hiatus for greater petrosal nerve
- 大錐体神経（副交感神経, 脳神経 VII から）
- 茎乳突孔動脈・静脈
- →顔面神経管

後頭蓋窩　Posterior cranial fossa

内耳孔と内耳道　Internal acoustic opening and internal acoustic meatus
- 迷路動脈・静脈
- ① 顔面神経（中間神経を含む）[脳神経 VII]
- ② 内耳神経[脳神経 VIII]
- →顔面神経管, 内耳

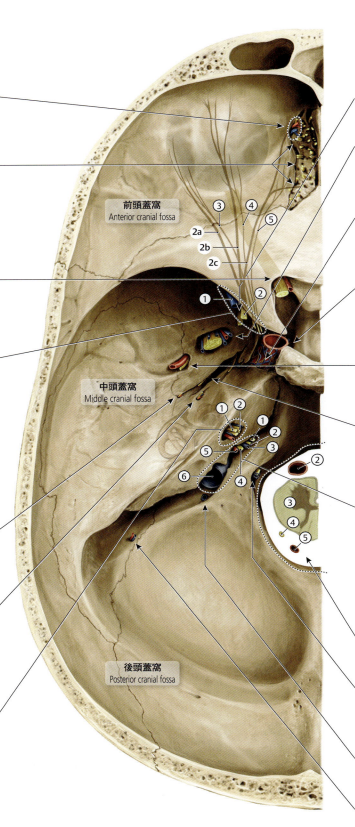

外頭蓋底と内頭蓋底の間の開口部
Opening between external and internal surface of cranial base

中頭蓋窩　Middle cranial fossa

正円孔　Foramen rotundum
- 上顎神経[三叉神経第2枝]

卵円孔　Foramen ovale
- 下顎神経[三叉神経第3枝]
- 翼突管動脈
- 卵円孔静脈叢

頸動脈管　Carotid canal
- 内頸動脈
- 内頸動脈神経叢（交感神経）
- 頸動脈管静脈叢

破裂孔　Foramen lacerum
- （内頸動脈で隠れている）
- 深錐体神経（交感神経）
- 大錐体神経（副交感神経, 脳神経 VII から）

棘孔　Foramen spinosum
- 中硬膜動脈
- 下顎神経[三叉神経第3枝]の硬膜枝

蝶錐体裂　Sphenopetrosal fissure
- 小錐体神経（副交感神経, 脳神経 IX から）

後頭蓋窩　Posterior cranial fossa

頸静脈孔　Jugular foramen
- ① 舌咽神経[脳神経 IX]
- ② 迷走神経[脳神経 X]
- ③ 下錐体静脈洞
- ④ 副神経[脳神経 XI]
- ⑤ 後硬膜動脈
- ⑥ 内頸静脈

大後頭孔　Foramen magnum
- 右頁参照

舌下神経管　Hypoglossal canal
- 舌下神経[脳神経 XII]
- 舌下神経管静脈叢

顆管　Condylar canal
- 顆導出静脈（不定）

乳突孔　Mastoid foramen
- 乳突導出静脈
- 後頭動脈, 乳突枝

頭頸部　4．血管，リンパ管と神経

外頭蓋底と内頭蓋底の間の開口部
Opening between external and internal surface of cranial base

正円孔　Foramen rotundum
（ここでは翼口蓋窩の中にあるため見えない）
・上顎神経［三叉神経第2枝］

卵円孔　Foramen ovale
・下顎神経［三叉神経第3枝］
・翼突硬膜動脈
・卵円孔静脈叢

棘孔　Foramen spinosum
・中硬膜動脈
・下顎神経［三叉神経第3枝］の硬膜枝

蝶錐体裂　Sphenopetrosal fissure
・小錐体神経（副交感神経，脳神経 IX から）

破裂孔　Foramen lacerum
・深錐体神経（交感神経）
・大錐体神経（副交感神経，脳神経 VII から）

頸動脈管　Carotid canal
・内頸動脈
・内頸動脈神経（交感神経）
・頸動脈管静脈叢

舌下神経管　Hypoglossal canal
・舌下神経［脳神経 XII］
・舌下神経管静脈叢

大後頭孔　Foramen magnum
① 前脊髄動脈
② 椎骨動脈
③ 脊髄
④ 副神経［脳神経 XI］の脊髄根
⑤ 後脊髄動脈
⑥ 脊髄静脈

顆管　Condylar canal
・顆導出静脈（不定）

頸静脈孔　Jugular foramen
① 舌咽神経［脳神経 IX］
② 迷走神経［脳神経 X］
③ 下錐体静脈洞
④ 後硬膜動脈
⑤ 副神経［脳神経 XI］
⑥ 内頸静脈

乳突孔　Mastoid foramen
・乳突導出静脈
・後頭動脈，乳突枝

外頭蓋底とほかの空隙との間の開口部
Opening between external surface of cranial base and other spaces

切歯窩と切歯孔　Incisive fossa and incisive foramen
・鼻口蓋神経（三叉神経第2枝から）
・鼻口蓋動
→鼻腔

大口蓋孔　Greater palatine foramen
・大口蓋神経
・大口蓋動脈
→翼口蓋窩

小口蓋孔　Lesser palatine foramen
・小口蓋神経
・小口蓋動脈
→翼口蓋窩

翼突管　Pterygoid canal
・大錐体神経（副交感神経，脳神経 VII から）
・深錐体神経（交感神経）
・翼突管動脈・静脈
→翼口蓋窩

錐体鼓室裂　Petrotympanic fissure
・前鼓室動脈
・鼓索神経（副交感神経，味覚神経，脳神経 VII から）
→鼓室

鼓室神経小管　Tympanic canaliculus
・鼓室神経（副交感神経，感覚神経，脳神経 IX から）
・下鼓室動脈
→鼓室

茎乳突孔　Stylomastoid foramen
・顔面神経［脳神経 VII］
・茎乳突孔動脈・静脈
→顔面神経管

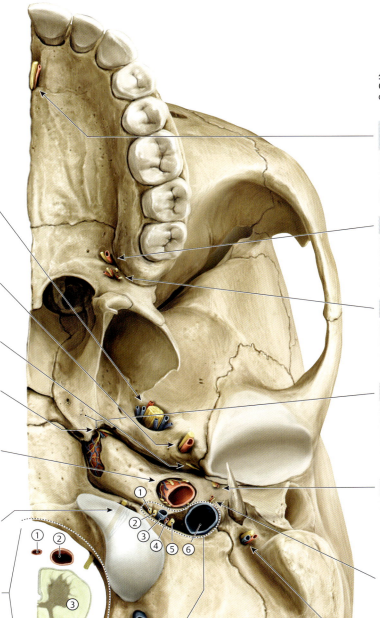

A　神経や血管が頭蓋底を通過する位置
　左頁：頭蓋底の内面，右頁：頭蓋底の外面を示す．

4.23 頸部の神経系の概観と脊髄神経の分布
Overview of Nervous System in Neck and the Distribution of Spinal Nerve Branches

A　頸部の神経系の概観

頸部には，脊髄神経，脳神経，自律神経系に属する末梢神経が存在する．

下の表は最も重要な構造についてまとめたもので，次項で詳しく述べる．

- 頸部に分布する脊髄神経は第1-4頸髄節[C1-C4]にかけて起こる．

- 脊髄神経は前枝と後枝に分かれる．

- 第1-3頸髄節[C1-C3]で起こる脊髄神経の後枝(後頭下神経，大後頭神経，第3後頭神経)では，運動神経線維が後頭の固有背筋に分布し，感覚神経線維が後頭部および後頸部のC2・C3皮膚分節(デルマトーム)に分布する(B参照)．

- 第1-4頸髄節[C1-C4]で起こる脊髄神経の前枝では，運動神経線維が頸部深層の筋に分布し(前枝の短い直接の枝)，最後は頸神経叢の枝と吻合する(C参照)．頸神経叢は前頸部と外側頸部の皮膚と筋のすべて(後頸部を除く)に分布する．

- 頸部には脳幹から出る次の脳神経が分布する．
  - 舌咽神経[脳神経IX]
  - 迷走神経[脳神経X]
  - 副神経[脳神経XI]
  - 舌下神経[脳神経XII]

これらの神経は運動神経線維と感覚神経線維を咽頭と喉頭[脳神経IX]に，運動神経を僧帽筋，胸鎖乳突筋[脳神経XI]，舌筋[脳神経XII]，口腔底に分布する．

交感神経幹は自律神経系に属し，脊柱の両側に沿って走る神経束で，3つの神経節がある．節後線維は頸動脈に伴行し，頭頸部のそれぞれの支配領域に向かう．

自律神経系のもう1つの要素である副交感神経系は，頸部では主に迷走神経に含まれている．

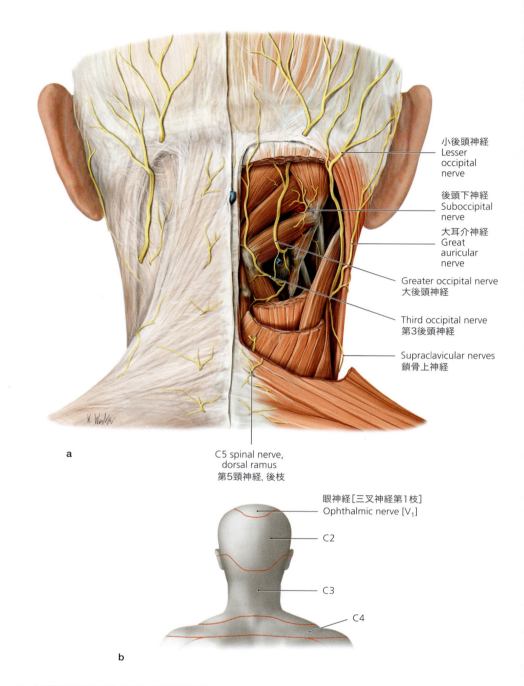

B　後頸部の運動神経支配と感覚神経支配

後面. a 後頸部における脊髄神経の枝. b 分節性分布.

後頸部は第1-3頸髄節[C1-C3]から出る脊髄神経の後枝によって運動神経と感覚神経のほとんどが支配される．
- 後頭下神経[C1]
- 大後頭神経[C2]
- 第3後頭神経[C3]

左側の皮下神経の走行に注意すること(a). 以下の神経は頸神経の前枝から出て，外側から後頸部に入る．
- 小後頭神経
- 大耳介神経

Note 第1頸神経[C1]の後枝(後頭下神経)は純運動性(a参照)である．したがってC1支配の皮膚分節(デルマトーム)が存在しないことに注意すること．

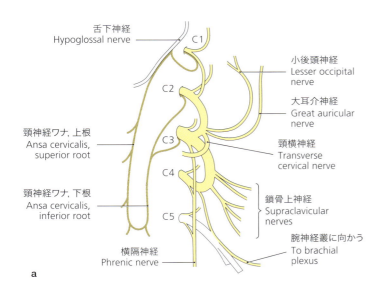

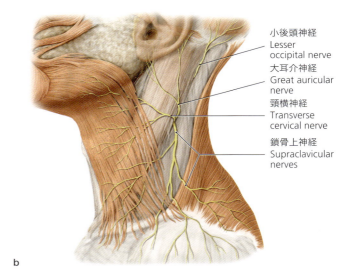

C 前頸部・外側頸部の運動神経支配と感覚神経支配

前頸部・外側頸部は，後頭部・後頸部とは異なり，すべて第1-4頸神経[C1-C4]の前枝の支配を受けている．これら頸神経前枝の短い枝は頸部深層の筋に分布し（c 参照），頸神経叢を形成して，頸部の皮膚や筋に分布する運動神経や感覚神経を分枝する．

a 頸神経叢の分枝パターン（左側面）

第1-3頸神経[C1-C3]から出る運動神経線維は，頸神経ワナを形成して，舌骨下筋に分布する（c 参照）．C1から出る神経線維は，少しの間，線維が交わることなく舌下神経に伴行し，その後は舌下神経と分かれて頸神経ワナの上根を形成し，肩甲舌骨筋，胸骨甲状筋と胸骨舌骨筋に分布する．甲状舌骨筋とオトガイ舌骨筋に向かう神経線維だけが，引き続き舌下神経と伴行する．C2由来のほかの線維はC3由来の線維と合流して，頸神経ワナの下根を形成する．C4由来の線維は，横隔神経となって下行し，横隔膜に向かう（D 参照）．

b 前頸部・外側頸部の感覚神経支配（左側面）

エルブ点 Erb's point は，胸鎖乳突筋後縁の中程に位置している．これは前頸部・外側頸部の感覚を支配する頸神経叢由来の以下の神経（頸神経叢の感覚部）があらわれる場所である．

- 小後頭神経
- 大耳介神経の前枝・後枝
- 頸横神経
- 鎖骨上神経

c 前頸部・外側頸部の運動神経支配

前頸部・外側頸部の筋のほとんどは，脊髄神経前枝によって支配されている．その運動神経線維は前枝の短い枝として直接頸部深層の筋に入るか，または合流して頸神経叢の運動根を形成する．

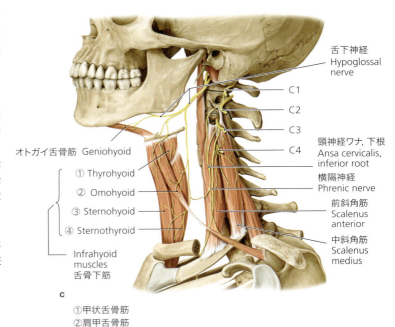

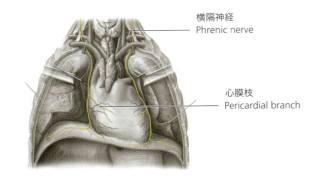

D 横隔神経

前面．

横隔神経は第3-5頸髄節[C3-C5]の前根から起こる（C3-C5は横隔膜の活動を維持する）が，C4が最も大きく関与する．横隔神経は，頸部では前斜角筋の前面で胸鎖乳突筋の背面を下行し，胸郭上口を通って横隔膜に至り，横隔膜の運動を支配する．成人では神経の起点と支配器官との位置が離れている点が不自然に見えるが，これは胚子期に，横隔膜が頸部の高さにある原基（横中隔）から発生し，支配神経とともに移動したためである．第4頸髄節[C4]（横隔神経の主要根）が事故などで両側性に遮断されると，横隔膜の麻痺による窒息が起こり即死する．

4.24 頸部の脳神経と自律神経系
Cranial Nerves and Autonomic Nervous System in Neck

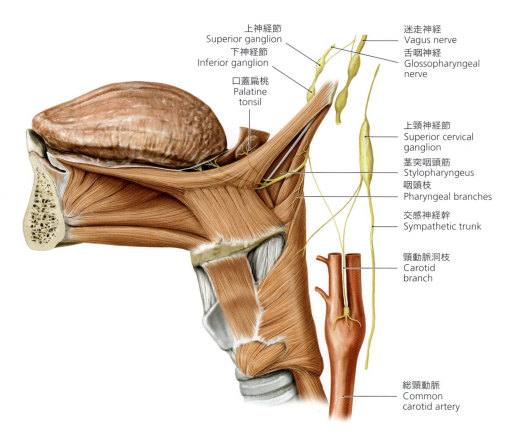

A 舌咽神経

左外側面.

舌咽神経［脳神経 IX］は，運動神経線維を茎突咽頭筋に送り，味覚を含む感覚神経線維を咽頭粘膜，扁桃，舌の後ろ1/3に送る．また，交感神経幹および迷走神経と吻合する短い枝を出す．さらに，血液循環の自律的調節に重要な細胞集団がある総頸動脈の分岐部にも枝を出す（頸動脈洞枝）．頸動脈洞の機械受容器は，血圧を感受し，頸動脈小体の化学受容器は血液内のpH・二酸化炭素分圧・酸素分圧を監視している．この情報は舌咽神経によって，脳幹にある呼吸と循環を調節する中枢に伝えられる．

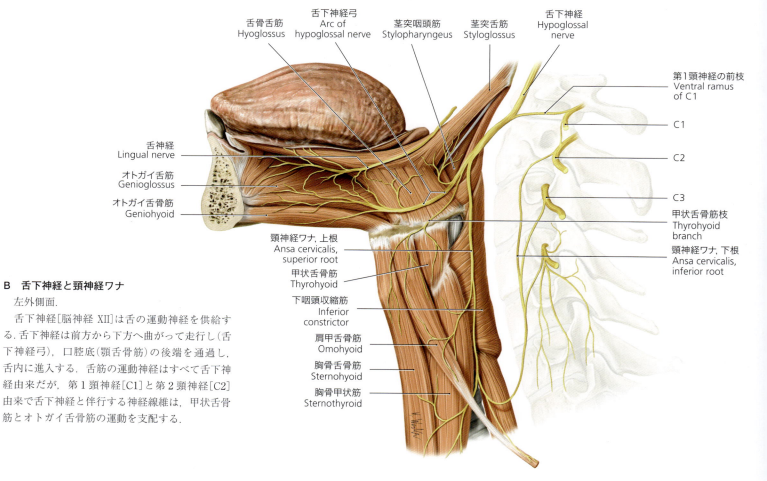

B 舌下神経と頸神経ワナ

左外側面.

舌下神経［脳神経 XII］は舌の運動神経を供給する．舌下神経は前方から下方へ曲がって走行し（舌下神経弓），口腔底（顎舌骨筋）の後端を通過し，舌内に進入する．舌筋の運動神経はすべて舌下神経由来だが，第1頸神経［C1］と第2頸神経［C2］由来で舌下神経と伴行する神経線維は，甲状舌骨筋とオトガイ舌骨筋の運動を支配する．

頭頸部　4. 血管，リンパ管と神経

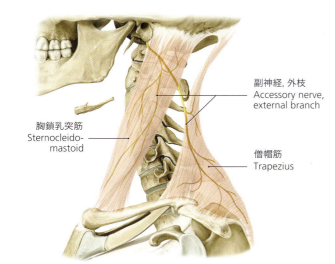

C　頸部の副神経
左外側面．

副神経［脳神経 XI］は純運動性である．副神経の神経線維の一部は，背面から胸鎖乳突筋に入り，残りはそのまま僧帽筋へ続く．深（前斜角筋）リンパ節生検では，頸部の副神経を損傷するおそれがある．僧帽筋を支配する神経線維の損傷により，頭部を反対側に回転させる力が弱まる．

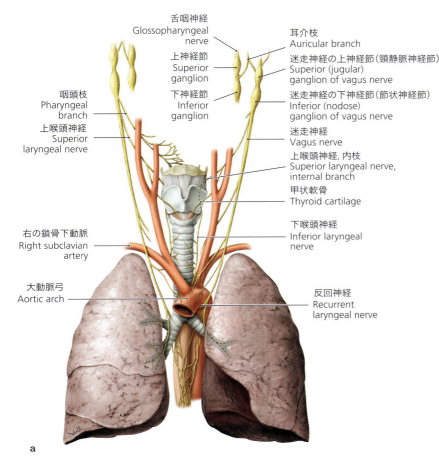

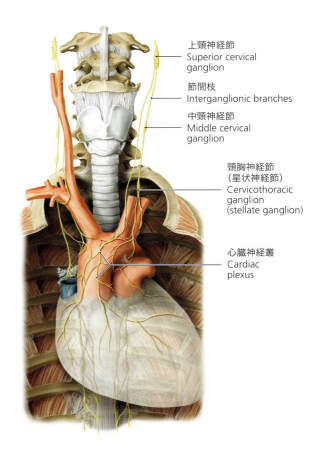

D　頸部の迷走神経と交感神経幹
a 前面．

迷走神経［脳神経 X］は副交感神経系（自律神経系の一部）の脳神経で，頸部，胸部および腹部の一部に分布する．頸部における迷走神経は頸動脈鞘を下行し（局所解剖，p. 242 参照），頭頸部ではわずかな枝しか出さない．
- 耳介枝：耳介後面と外耳道に分布する体性遠心性神経．
- 咽頭枝：咽頭と軟口蓋の特殊臓性求心性神経支配．
- 上喉頭神経：輪状甲状筋と周囲の粘膜に分布する感覚線維との混合神経．
- 反回神経：横紋筋で構成された喉頭筋とそれを取り囲む粘膜を支配している（p. 218 参照）．反回神経は，右は鎖骨下動脈で，左は大動脈弓で反転する．

b 前面．

椎骨に沿って並ぶ一連の交感神経節は上頸神経節で終わる．上頸神経節は頭蓋底より約 2 cm 下で，総頸動脈の分岐部の深層にある．上頸神経節の交感性節後線維は，内頸動脈と外頸動脈の壁を走行して，頭蓋部のすべての脈管，虹彩，頭部の腺と粘膜に分布する．下頸神経節は，第 1 胸神経節と合体して頸胸神経節（星状神経節）を形成する．

頭頸部　5. 器官とそれらの血管，リンパ管と神経

5.1 耳：外耳の概観と血液供給
Ear: Overview of External Ear and Blood Supply

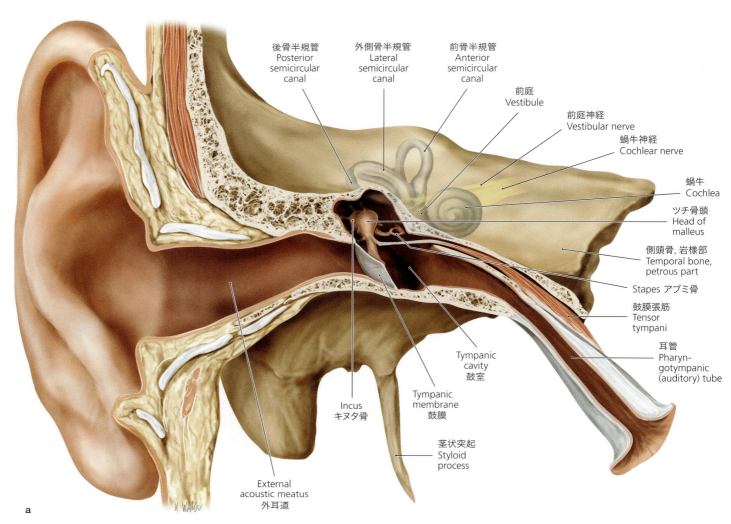

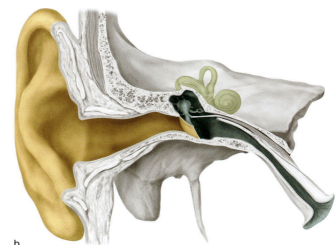

A　原位置の聴覚器と前庭器

a 右耳，冠状断（前頭断），前面．b 聴覚器の主な構造：外耳（黄色），中耳（青色），内耳（緑色）．

聴覚器と前庭器は側頭骨の岩様部の深部にある．

聴覚器は外耳，中耳，内耳から構成される（b 参照）．音波は外耳でとらえられ（耳介，B 参照），外耳道を通って中耳の外側縁にある鼓膜に伝えられる．音波は鼓膜を動かし，機械的振動は中耳の耳小骨によって前庭窓（卵円窓）に伝わり，内耳に導かれる（p. 146 参照）．耳小骨は前庭窓の膜を振動させる．これによって内耳の液体が振動し，受容器の細胞が刺激される（p. 153 参照）．音波から電気信号への変換は内耳で起こり，ここが実際に音を聞く器官である．これに対し，外耳と中耳は音を伝える器官である．

外耳，中耳および内耳の区別は重要である．難聴の原因がこれらのどの部分にも存在する可能性があり，それに応じて異なる治療が必要なためである．内耳にあり，聴覚器の後の項で述べる前庭器（平衡覚器）においては，回転加速度を感知する半規管と，直線加速度を感知する球形嚢と卵形嚢が区別される．前庭器の疾患はめまいを引き起こす．

頭頸部　5. 器官とそれらの血管，リンパ管と神経

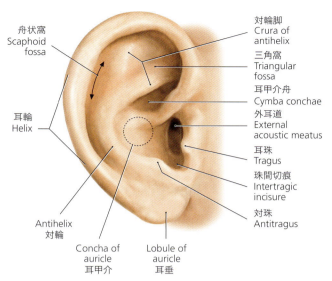

B　右の耳介

耳介には，音を集めるために漏斗状の軟骨のフレーム（耳介軟骨，C 参照）がある．

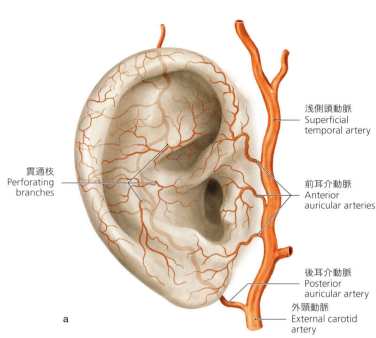

a

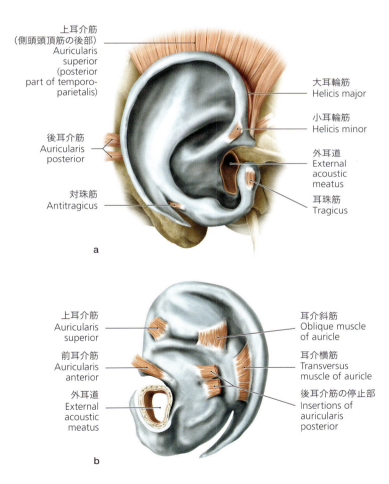

C　耳介の軟骨と筋

a　右耳，外側面．b　右耳，後内側面．

皮膚は（この図では取り除いてある）耳介の弾性軟骨（青色）に密着している．耳の筋は顔面筋に分類され，ほかの顔面筋と同様，顔面神経が支配する．耳介筋は，ほかの哺乳類では発達しているが，ヒトでは退化しており，はっきりした機能はない．

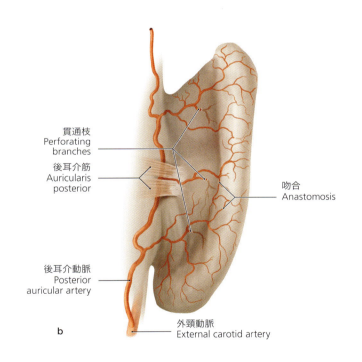

b

D　右の耳介の動脈

a　外側面．b　後面．

耳介前面は外側を向いており，その中央から近位部は浅側頭動脈の枝である前耳介動脈によって栄養される（p. 101 参照）．ほかの部分は外頸動脈の枝である後耳介動脈によって栄養される．これらの血管は多くの吻合枝によって連絡しているので，手術によって外耳の血行が損われることはない．耳介の血流は豊富であり，温度調節に関わっている．血管が拡張すると皮膚から熱が奪われる．脂肪がないため凍傷にかかりやすく，特に上 1/3 ではよくみられる．

リンパ流と神経支配については次の項で述べる．

143

5.2 外耳：耳介，外耳道，鼓膜
External Ear: Auricle, Auditory Canal, and Tympanic Membrane

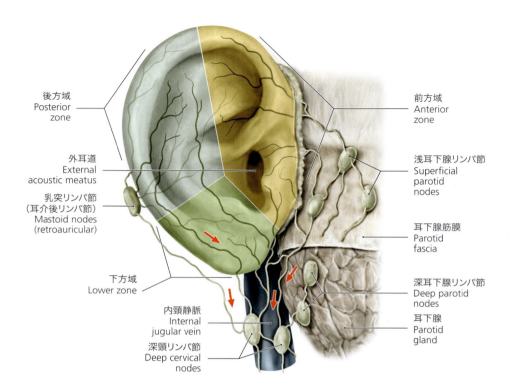

A 耳介と外耳道：リンパ流とリンパ節群
右耳，斜め外側から見る．
耳介軟骨と耳の血管については前項で述べた．
耳のリンパ流は3つの領域に分けられる．すべてのリンパは直接あるいは間接的に内頸静脈に沿った深頸リンパ節に注ぐ．下方域のリンパは直接深頸リンパ節に注ぐ．前方域のリンパは最初は浅耳下腺リンパ節に，後方域のリンパは乳突リンパ節に注ぐ．

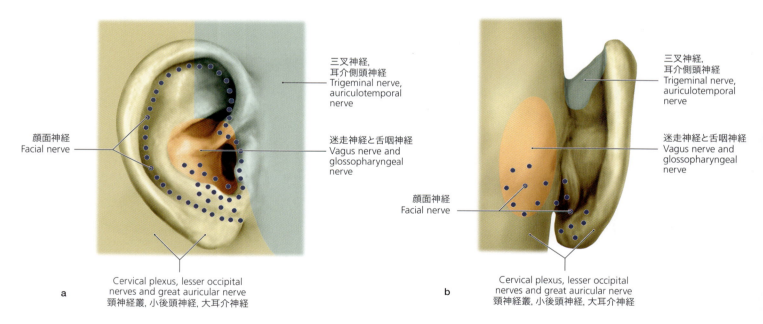

B 耳介の感覚神経
右耳，外側面（a）と後面（b）．
発生学上，耳介は脳神経（咽頭弓の神経）と頸神経叢の支配領域の境界に位置するため，神経支配は複雑である．
4つの脳神経が耳介を支配する．
・三叉神経〔脳神経 V〕
・顔面神経〔脳神経 VII〕（皮膚のどの領域が顔面神経によって感覚支配を受けているかは不明である）
・迷走神経〔脳神経 X〕と舌咽神経〔脳神経 IX〕

頸神経叢の2つの枝が関与する．
・小後頭神経〔第2頸神経〔C2〕〕
・大耳介神経〔第2・3頸神経〔C2, C3〕〕

Note 迷走神経は外耳道に分布するため（耳介枝，pp. 132, 141参照），外耳道の掃除〔オトスコープ（耳鏡）の挿入や洗浄〕によって咳や吐き気が誘発されることがある．迷走神経の耳介枝は乳突小管を通り，乳様突起と側頭骨鼓室部の間隙（鼓室乳突裂，p. 29参照）から外耳と外耳道に分布する．外耳道は，舌神経からの感覚枝を，迷走神経との交通枝を介して受ける．

頭頸部　5. 器官とそれらの血管，リンパ管と神経

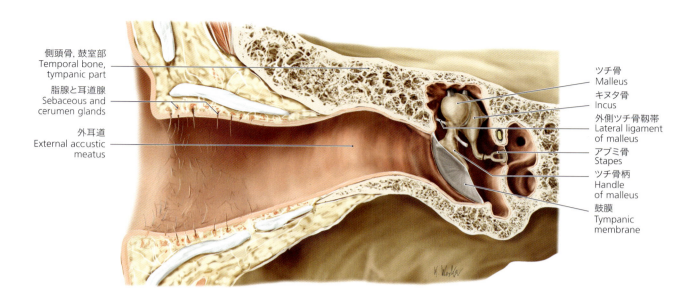

C　外耳道，鼓膜，鼓室
右耳，冠状断（前頭断），前面．

鼓膜（E 参照）は外耳道と中耳の一部である鼓室を境界する（p. 146 参照）．外耳道は長さ約 3 cm で，直径約 0.6 cm の S 字状のトンネルである（D 参照）．外耳道の外側 1/3 は軟骨性，内側 2/3 は骨性で，側頭骨の鼓室部によって形成される．

外耳道の軟骨性部は角化した重層扁平上皮で，多くの脂腺と耳道腺がある．耳道腺から分泌される水様の分泌物は，皮脂や脱落表皮と合わさって耳垢 cerumen となる．耳垢は異物や乾燥から耳を守る．耳垢が水分を吸収し外耳道を閉塞すると，一時的な難聴が起こる．

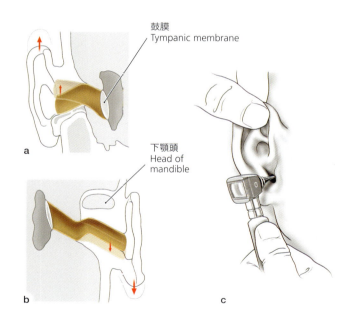

D　外耳道の弯曲
右耳，前面（a），横断面（b）．

外耳道は軟骨性部で最も弯曲している．外耳道がどのように弯曲しているかを知っておくことは，臨床上重要である．オトスコープ（耳鏡）で鼓膜を検査する時は，耳介を後上方に引くと外耳道の軟骨性部がまっすぐになり，耳鏡を挿入することができる（c）．

Note　外耳道の軟骨性部の前壁は，顎関節に近接する．したがって小指を外耳道に挿入すると下顎頭の動きを触知できる．

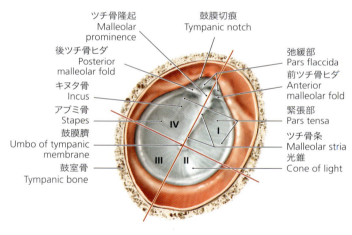

E　鼓膜
右の鼓膜，外側面．

正常の鼓膜は真珠のような灰白色で光沢を帯びており，平均面積が約 75 mm² の楕円形である．

鼓膜は弛緩部（シュラプネル膜 Shrapnell membrane）と緊張部（大部分を占める）からなる．緊張部は中央の鼓膜臍で内側に陥凹している．鼓膜臍は鼓膜に付着しているツチ骨柄の下端である．鼓膜に付着しているツチ骨柄は，鼓膜の緊張部を通して明るい線条（ツチ骨条）に見える．

鼓膜は 4 つの部分に分割される．鼓膜を 4 分割する線は，ツチ骨条と，ツチ骨条に直交し鼓膜臍を通る線である．傷害の位置を記載する時に使用するため，鼓膜の 4 つの部分は臨床的に重要である．鼓膜の機能については pp. 142, 148 で解説している．正常の鼓膜では前下（II）に三角形の反射（光錐）ができる．光錐の位置は鼓膜の緊張状態を評価する際に有用である．

145

5.3 中耳：鼓室と耳管
Middle Ear: Tympanic Cavity and Pharyngotympanic Tube

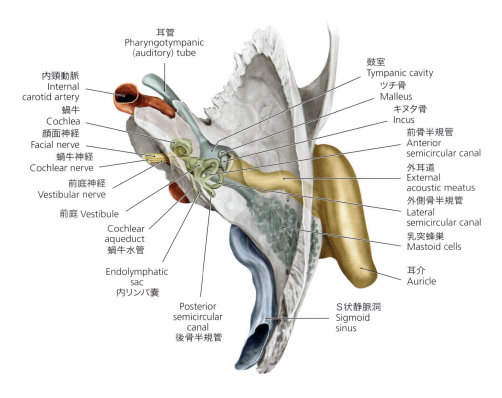

A　中耳と周辺の構造

右の側頭骨，上面．

中耳（水色）は側頭骨の岩様部にあり，外耳（黄色）と内耳（緑色）の間にある．中耳の鼓室には耳小骨すなわちツチ骨，キヌタ骨，アブミ骨が入っている．ここではツチ骨とキヌタ骨を見ることができる．

鼓室は前方で耳管によって咽頭につながっており，後方で乳突蜂巣につながっている．咽頭の感染はこの経路を通って乳突蜂巣に広がる場合がある（**C**参照）．

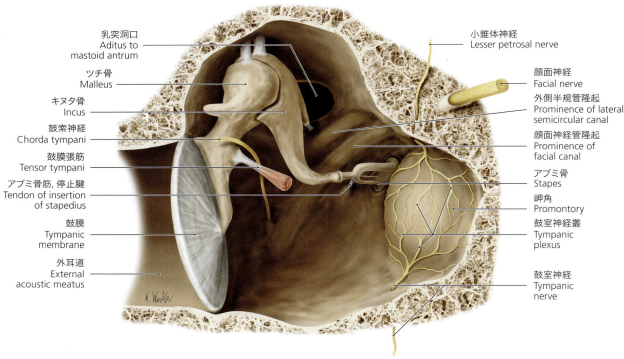

B　鼓室の壁

前面．
前壁を取り除いてある．
鼓室は6つの壁に囲まれた少し斜めの空間である．
- 外側壁（鼓膜壁）：外耳との境界．主に鼓膜からなる．
- 内側壁（迷路壁）：内耳との境界．主に岬角からなる．岬角は蝸牛の基底回転を覆う骨性の隆起である．
- 下壁（頸静脈壁）：鼓室の床を作り，頸静脈球に接する．
- 後壁（乳突壁）：乳様突起の乳突蜂巣に接し，乳突洞口から乳突蜂巣に続く．
- 上壁（室蓋壁）：鼓室の天井を作る．
- 前壁（頸動脈壁）（この図では取り除いてある）：耳管への開口部がある．頸動脈管に接する．

頭頸部　5. 器官とそれらの血管，リンパ管と神経

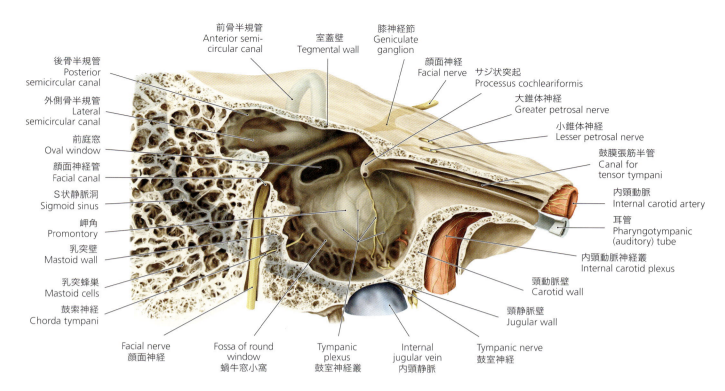

C　鼓室：臨床上重要な解剖学的知識
鼓室の内側壁，斜め矢状断面（B 参照）．
鼓室の解剖は，慢性化膿性中耳炎の治療を行う際に特に重要である．この中耳における炎症では，病原菌が周囲に広がる可能性がある．例えば，鼓室の天井を越えて上方の中頭蓋窩に広がる場合（特に側頭葉の髄膜炎や脳膿瘍を引き起こす），乳突蜂巣に広がる場合（乳突蜂巣炎 mastoiditis）あるいはS状静脈洞に広がる場合（静脈洞血栓），岩様部の錐体尖から脳脊髄液腔に侵入し，外転神経麻痺，三叉神経痛，視力障害を起こす場合（グラデニーゴ症候群 Gradenigo syndrome），顔面神経管に侵入し顔面神経麻痺を起こす場合がある．

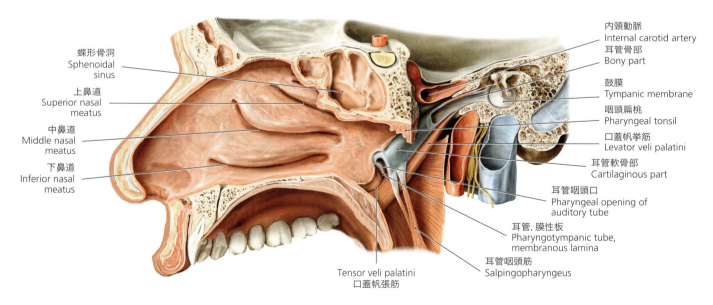

D　耳管
頭部の右半分，左方から見る．
耳管は，中耳と咽頭をつないでおり，外側1/3が耳管骨部，内側2/3が耳管軟骨部である．耳管骨部は側頭骨の岩様部にあり，耳管軟骨部は漏斗状の開口部で咽頭に続く．開口部は鉤状で，咽頭に広がる膜性板 membranous lamina に付着している．耳管は嚥下の時にも開く．
耳管から入る空気が鼓膜の内外の圧力を等しくする．この圧の調整は，正常な鼓膜運動すなわち正常な聴力に必要である．
耳管は軟口蓋の筋（口蓋帆挙筋，口蓋帆張筋）と上咽頭筋の1つである耳管咽頭筋によって開く．耳管の膜性板から起こる口蓋帆張筋の線維は重要である．嚥下の際に口蓋帆張筋が軟口蓋を緊張させると，膜性板から起こる線維が同時に耳管を開く．耳管は線毛上皮に覆われ，その線毛が咽頭に向かって運動し，中耳への細菌の侵入を防いでいる．この非特異的な防御機構が障害されると，細菌が中耳に侵入して化膿性中耳炎を引き起こすことがある（C 参照）．

5.4 中耳：耳小骨と鼓室
Middle Ear: Auditory Ossicles and Tympanic Cavity

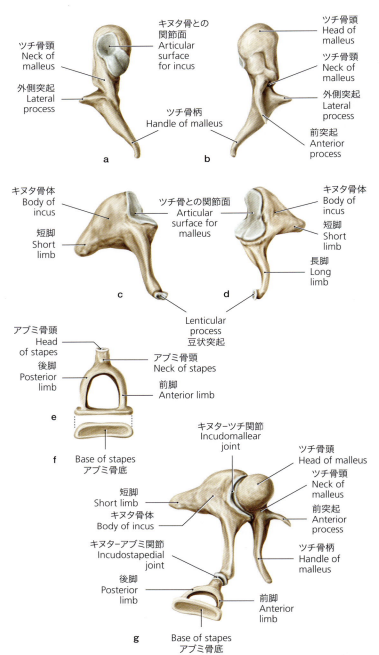

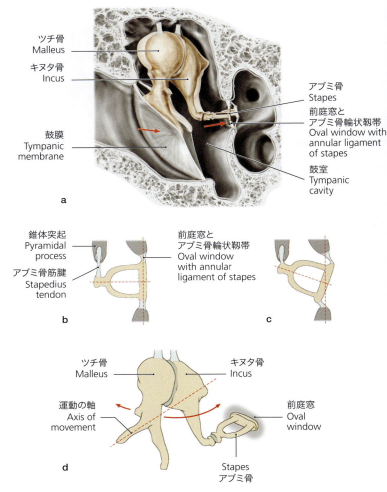

A 耳小骨
左耳の耳小骨．

耳小骨は，連鎖する小骨であり中耳にある（連鎖する耳小骨の機能については B 参照）．耳小骨は鼓膜から前庭窓まで関節によりつながり，以下の骨からなる．

- ツチ骨
- キヌタ骨
- アブミ骨

a, b ツチ骨．後面と前面．
c, d キヌタ骨．内側面と前面．
e, f アブミ骨．上面と内側面．
g　内側から見た耳小骨連鎖．

Note ツチ骨とキヌタ骨の間およびキヌタ骨とアブミ骨の間にそれぞれ関節があること（キヌタ-ツチ関節とキヌタ-アブミ関節）に注意すること．

B 耳小骨の連鎖の機能
前面．

a 音波（空気の周期的圧変動）は，鼓膜を振動させる．耳小骨の連鎖 ossicular chain は鼓膜の振動（すなわち音波）を前庭窓に伝え，ここから液性の媒体である外リンパに伝えられる．音波は空気中ではほとんど抵抗を受けないが，内耳の液（外リンパ）との境界面に達するとかなり高いインピーダンス（振動に対する抵抗）に出会う．そのため音波を増幅する必要がある（インピーダンス整合 impedance matching）．鼓膜と前庭窓の表面積の差により音圧が 17 倍になり，これに加えて耳小骨連鎖のてこの作用により 1.3 倍に増強される．こうして鼓膜から内耳に達する間に，音圧は 22 倍（17×1.3）に増幅される．耳小骨連鎖が鼓膜とアブミ骨底の間で音圧を変換できないと，約 20 dB の聴覚障害が生じる．

b, c 音波が鼓膜にあたると，耳小骨が振動し，アブミ骨を傾斜させる（b 通常の位置，c 傾斜した位置）．アブミ骨は，可動性のアブミ骨輪状靱帯によって，前庭窓の縁に結合している．アブミ骨底の運動により，内耳の液体の柱に対応する波動が引き起こされる．

d 耳小骨連鎖は，全体として揺り椅子が揺れるように動く．2 つの筋，鼓膜張筋とアブミ骨筋が耳小骨の動きを制御する（C 参照）．

頭頸部　5. 器官とそれらの血管，リンパ管と神経

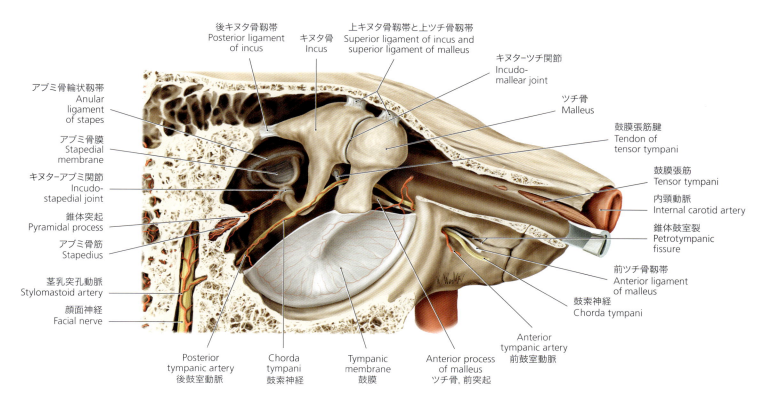

C　鼓室の耳小骨連鎖
右耳，外側面．

関節と靱帯を示す．中耳の2つの筋，アブミ骨筋と鼓膜張筋も示す．アブミ骨筋(顔面神経のアブミ骨枝に支配される)がアブミ骨に停止している．アブミ骨筋の収縮により音の伝導装置の硬さが増し，内耳への音の伝達を減少させる．このフィルター機構は特に高音域で重要であると考えられる(高音通過フィルター high-pass filter)．外耳道に置いたプローブから中耳に音が伝達すると，音響インピーダンス(すなわち音波の増幅)の変化を測定することによりアブミ骨筋の作用を測定することができる(アブミ骨筋反射試験)．鼓膜張筋(鼓膜張筋神経，三叉神経第3枝により支配される)の収縮により鼓膜の硬さが増し，音の伝達が減少する．これらの筋は大きな音に対して反射的に収縮する．

Note　舌の前2/3の味覚の線維を含む鼓索神経は，骨に覆われずに中耳を通過する(そのため耳の手術の際に傷害されやすい)．

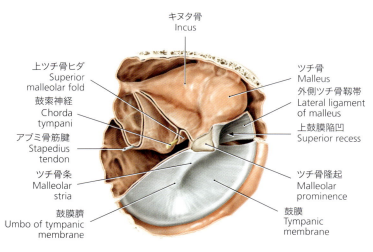

D　鼓室内の粘膜
後面．
鼓膜を一部取り除いてある．

鼓室とそこに含まれる構造(耳小骨連鎖，腱，神経)は粘膜に覆われており，粘膜は持ち上がってヒダを作り，くぼんで陥凹を作ってその表面の形に合わせている．上皮は主に単層扁平上皮からなり，部分的に線毛円柱上皮や杯細胞がある．鼓室は空気経路との間が耳管によって直接つながれているので，副鼻腔の特殊化したものとみなすことができる．副鼻腔と同様に感染を起こしやすい(中耳炎 otitis media)．

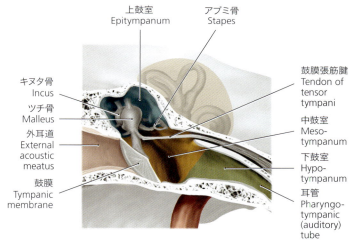

E　臨床的に重要な鼓室のレベル
鼓室は鼓膜を基準に3つのレベルに分けられる．
・上鼓室(鼓室上陥凹)：鼓膜の高さより上方にある．
・中鼓室：鼓膜の内側にある．
・下鼓室(鼓室下陥凹)：鼓膜の高さより下方にある．
上鼓室は乳突蜂巣と交通し，下鼓室は耳管と交通する．

149

5.5 内耳：概観
Internal Ear: Overview

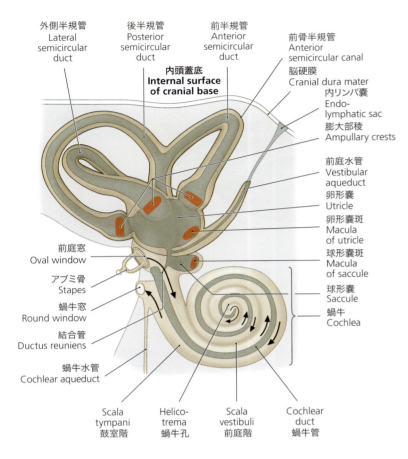

A 内耳の概観，模式図

内耳は側頭骨の岩様部の中に埋め込まれており（B 参照），聴覚を司る聴覚器と平衡覚を司る前庭器を含んでいる（p. 146 以降参照）．内耳を作る膜迷路は，同様の形の骨迷路の中に含まれている．

聴覚器は，膜性の蝸牛管を含む蝸牛迷路からなる．膜性の管および骨性の外殻が蝸牛を作り，そこに聴覚器の感覚上皮（コルチ器 organ of Corti）が含まれる．前庭器は前庭迷路を含み，ここに3本の半規管，球形嚢，卵形嚢がある．3本の膜半規管はそれぞれ骨性の外殻（骨半規管）に包み込まれており，卵形嚢と球形嚢は共通の骨性の外殻である前庭に収まっている．骨迷路の腔は外リンパによって満たされており（外リンパ腔，薄茶色で示す），その組成は血液の限外濾過液に相当する．外リンパ腔は蝸牛水管（外リンパ管）によってクモ膜下腔と交通している．蝸牛水管は外頭蓋底に近接している頸静脈窩の前で内側に流入する．膜迷路は骨迷路の中でいわば浮いており，結合組織線維によってゆるく保持されている．膜迷路は内リンパで満たされており（内リンパ腔，青緑色で示す），そのイオン組成は細胞内液に相当する．聴覚器と平衡覚器の内リンパ腔は統合管によって交通しており，前庭水管（内リンパ管）によって内リンパ嚢につながっている．内リンパ嚢は，内耳孔とS状洞溝の間の側頭骨岩様部の後面にある硬膜外の膨らみで，ここで内リンパが吸収される．

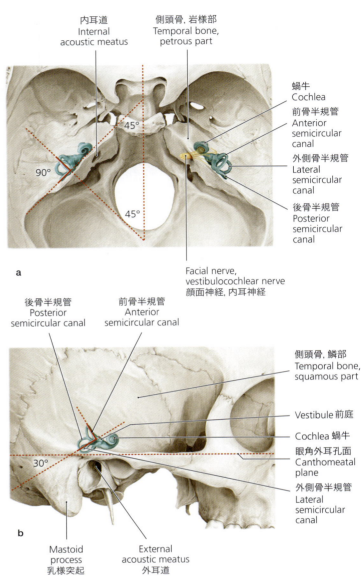

B 内耳の骨頭蓋への投影

a 側頭骨，岩様部，上面．b 側頭骨，鱗部．右側面．

蝸牛頂は前外側を向いている．直感的に上向きと思いがちだが，そうではない．骨半規管は身体の主要な面（冠状面，水平面，矢状面）に対して約45°の角度をなしている．この配置を知っておくことは，側頭骨岩様部のCT断層像を読影する際に重要である．

Note 半規管の位置は臨床的に重要であり，前庭器の温度眼振試験に関係する．外側（水平）半規管は約30°前上方に向いている（b 参照）．仰臥位の患者が，頭部を約30°持ち上げると，外側半規管が垂直位になる．温水は上昇する傾向があるので，外耳道を正常な体温よりも温かい水（44℃）と冷たい水（30℃）で洗浄すると，半規管の内リンパに対流が生じ，患者に眼振を誘発できる（律動眼振 jerky eye movements，前庭動眼反射 vestibulo-ocular reflex）．頭部の運動は常に両側の前庭器を刺激するので，温度眼振試験は左右の前庭器の機能を別々に検査する唯一の方法である（原因不明のめまいの診断に重要である）．

頭頸部　5. 器官とそれらの血管，リンパ管と神経

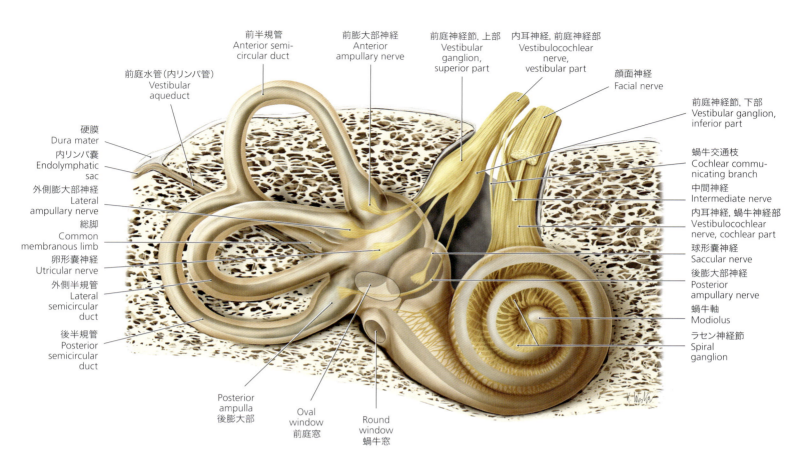

C　膜迷路の神経支配
右耳，前面．

卵形嚢，球形嚢，半規管（すなわち前庭器）の受容器からの求心性刺激は，まず末梢枝の樹状突起によって運ばれて前庭神経節の2部（上部と下部）に達するが，この神経節に求心性ニューロン（双極性神経節細胞）の細胞体がある．その中枢枝は内耳神経の前庭神経部を作り，内耳道および脳幹の橋小脳三角を通り抜ける．

蝸牛（すなわち聴覚器）の受容器からの求心性刺激は，末梢枝の樹状突起によってラセン神経節に達するが，ここに双極性神経節細胞の細胞体がある．ラセン神経節は蝸牛の骨性の中心軸（蝸牛軸）に存在する．その中枢枝は内耳神経の蝸牛神経部を作る．

Note　断面が示されている内耳道内の顔面神経と副交感神経線維（中間神経）に留意すること（**D** 参照）．

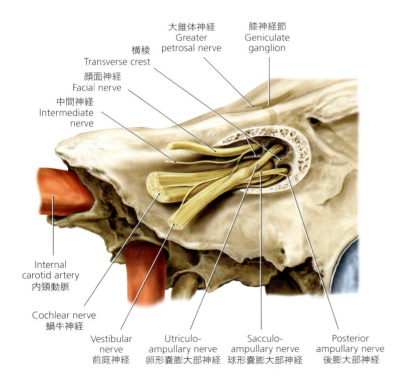

D　右の内耳道を通る脳神経
内耳道底，斜め後方から見る．

長さ約1cmの内耳管は，側頭骨岩様部後方の内耳道から始まる．内耳道は以下の神経を含む．
・内耳神経（前庭神経と蝸牛神経からなる）
・顔面神経とその副交感神経成分である細い中間神経
・迷路動脈・静脈（図では示していない）

顔面神経と内耳神経は隣接しているため，内耳神経の腫瘍（聴神経腫瘍 acoustic neuroma）は顔面神経を圧迫して末梢性の顔面神経麻痺を起こすことがある（p. 125 も参照）．

聴神経鞘腫は前庭神経のシュワン細胞 Schwann cells に由来する良性腫瘍であり，正確には前庭神経鞘腫 vestibular schwannoma（p. 128 も参照）といえる．腫瘍はしばしば内耳道に発生し，大きくなると橋小脳三角に向かって成長する．

急性の片側聴覚障害（突発性感音難聴）はしばしば耳鳴りを伴い，血管障害を反映している（迷路動脈の攣縮による血流の減少）ことが多い．

5.6 耳：聴覚器
Ear: Auditory Apparatus

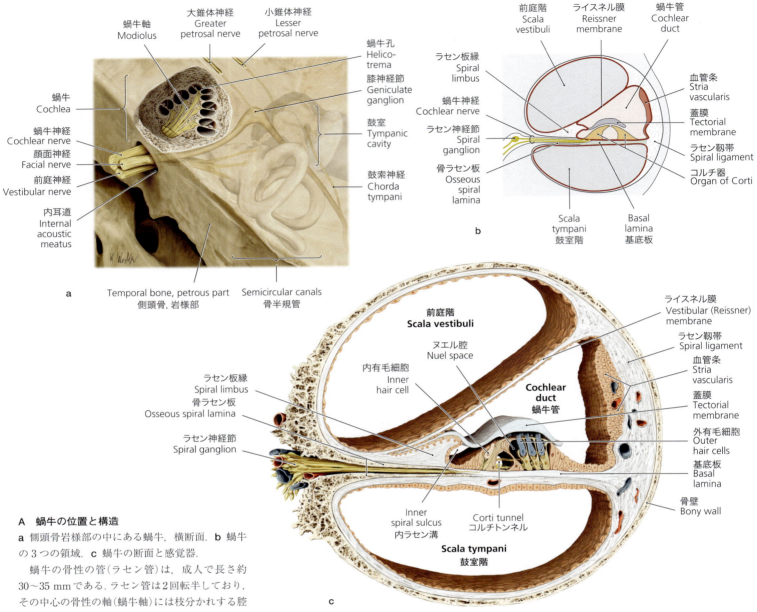

A　蝸牛の位置と構造

a 側頭骨岩様部の中にある蝸牛，横断面．b 蝸牛の3つの領域．c 蝸牛の断面と感覚器．

蝸牛の骨性の管（ラセン管）は，成人で長さ約30～35 mmである．ラセン管は2回転半しており，その中心の骨性の軸（蝸牛軸）には枝分かれする腔隙があり，ラセン神経節（求心性ニューロンの細胞体）を含んでいる．蝸牛の底は，内耳道に向かっている（**a**）．

蝸牛管の横断面では3層の膜性の領域を見ることができる（**b**）．上・下の領域はそれぞれ前庭階と鼓室階であり，外リンパで満たされる．中央は蝸牛管であり，内リンパで満たされる．外リンパ隙は先端の蝸牛孔で互いに交通しているが，内リンパ隙は蝸牛頂で盲端になっている．蝸牛管は断面が三角形で，前庭階との間をライスネル膜 Reissner membrane が，鼓室階との間を基底板がそれぞれ隔てている．

基底板は蝸牛軸から出た骨性の突出部（ラセン板）で，蝸牛底から蝸牛頂に向かって幅を増していく．高周波数の音（20,000 Hzまで）は基底板の幅の狭い部分で感知され，低周波数の音（200 Hzまで）は幅の広い部分で感知される（周波数局在）．基底板と骨ラセン板は，蝸牛管の床を作り，その上に実際の聴覚機能を司る器官であるコルチ器が位置している．コルチ器は感覚細胞と支持細胞からなり，細胞を含まないゼラチン状の蓋膜で覆われている．感覚細胞（外有毛細胞と内有毛細胞）はコルチ器の受容器である（**c**）．これらの細胞には50～100の不動毛があり，頂面と基底部には求心性線維と遠心性線維の神経終末が終わっている．これらは機械的刺激を電気化学的信号に変換することができる．

蝸牛の横断面の拡大図（**c**）に血管条（内リンパを産生する，血管に富んだ上皮）を示す．内リンパは膜迷路（この図では蝸牛管として示してある）を満たしている．

コルチ器は基底板の上にある．コルチ器は音の進行波のエネルギーを電気信号に変換し，それが蝸牛神経によって脳に伝えられる．興奮伝達を行う主要な細胞は内有毛細胞である．基底板の役割は，音波を内有毛細胞に伝えることである．この細胞によって変換された興奮が蝸牛神経節によって受容され中継される．

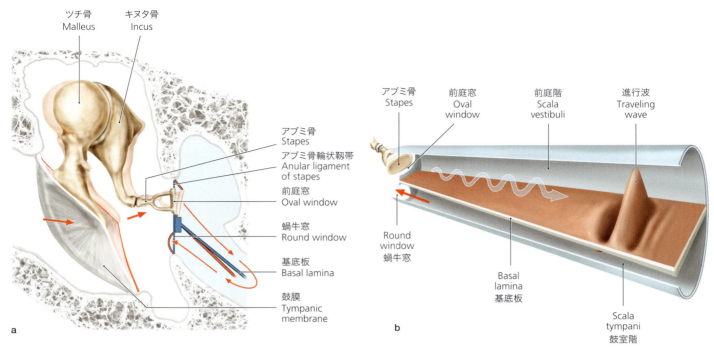

B 音の伝導

a 中耳から内耳への音の伝導：空気中の音波は鼓膜をゆがめ，その振動が耳小骨連鎖によって前庭窓まで伝導される．音圧は前庭窓膜の運動を引き起こし，その振動が外リンパを通して内耳の基底板に伝えられる（b 参照）．蝸牛窓は中耳の圧と内耳の圧を等しくする．

b 蝸牛内の進行波の形成：音波は前庭窓で起こり，前庭階を経由して蝸牛頂に伝わる（進行波 traveling wave）．進行波の振幅は増加し，特定の位置で最大になる（図中に強調して示す）．この位置において，コルチ器が刺激されて信号伝達が行われる．このプロセスを理解するためには C に示したコルチ器（聴覚器の要）の構造を理解する必要がある．

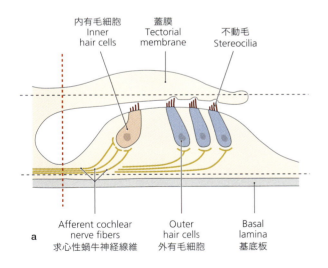
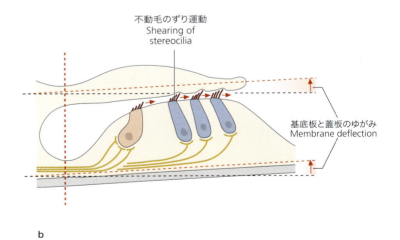

C コルチ器，静止時（a）と進行波による振動（b）

進行波は前庭窓の膜の振動によって発生する（Bb 参照）．周波数に一致した特定の場所で，進行波は基底板と蓋膜に最大のゆがみを発生させ，基底板と蓋膜の間に「ずり運動」を発生させる．「ずり運動」は外有毛細胞の表面に並んでいる不動毛を曲げる．これに反応して有毛細胞は動的に長さを変え，進行波の振幅を増加させる．さらに内有毛細胞の不動毛が曲がると，その基底部にグルタミン酸が放出される．この物質の放出によって求心性神経線維が興奮し，それが脳に伝達される．

5.7 内耳：前庭器
Internal Ear: Vestibular Apparatus

A　前庭器の構造

前庭器は平衡覚器である．半規管と球形嚢と卵形嚢からなる．半規管は管の膨大部に感覚器(膨大部稜)を有し，球形嚢と卵形嚢は感覚器の平衡斑を有する(側頭骨岩様部における位置を p. 150 **B** に示す)．半規管の感覚器は回転加速度に反応し，2つの平衡斑はほぼ垂直および水平の位置にあり，水平方向(卵形嚢斑)と垂直方向(球形嚢斑)の直線加速度，および重力に反応する．

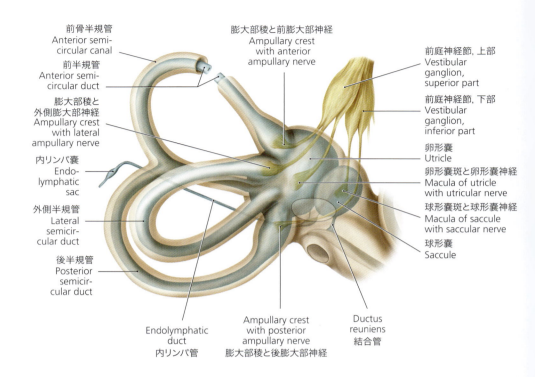

B　膨大部と膨大部稜の構造

半規管，膨大部稜，横断面．
それぞれの半規管の末端には膨らみ(膨大部)があり，感覚上皮をもつ結合組織の稜(膨大部稜)が通っている．膨大部稜の上にはゼラチン状のクプラ(小帽)が伸びており，膨大部の天井に接している．膨大部稜の感覚細胞(有毛細胞)(約 7,000 個)には，クプラの中に突出する1本の長い運動毛と約 80 本の短い不動毛がある．ある1つの半規管の面で頭部が特定の半規管を含む面で回転すると，慣性によって内リンパの動きが遅れクプラにゆがみを発生し，これが有毛細胞の不動毛を曲げる．有毛細胞は毛の向きに応じて，脱分極(興奮)ないし過分極(抑制)を起こす(詳細は **D** 参照)．

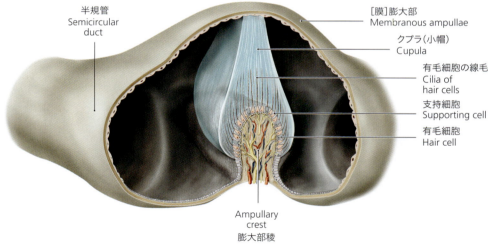

C　卵形嚢斑と球形嚢斑の構造

平衡斑は，卵形嚢と球形嚢の上皮が肥厚した楕円形の領域で，直径は平均して 2 mm ほど，有毛細胞と支持細胞が並んでいる．膨大部稜の有毛細胞と同様に，平衡斑の有毛細胞には特殊な不動毛があり，平衡砂膜の中に突き出している．平衡砂膜は，クプラ同様にゼラチン状の膜であるが，表面に炭酸カルシウムの結晶である耳石(平衡砂)が埋め込まれている．この結晶は高密度なので，直線加速度に応じてゼラチン塊を牽引し，これが線毛のずり運動を引き起こす．有毛細胞はこの運動のために，線毛の方向によって脱分極ないし過分極を生じる．前庭の有毛細胞にはI型とII型がありI型細胞(赤色で示す)は杯の形をしている．

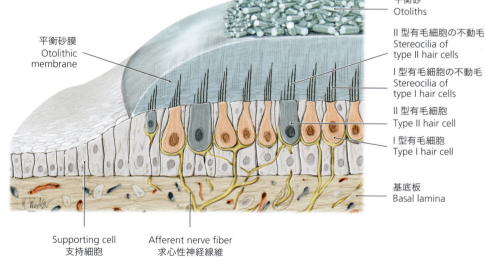

D　前庭の有毛細胞における刺激伝達

平衡斑と膨大部斑の有毛細胞の表面には，1本の長い動毛と長さが少しずつ異なる約80本の不動毛が，パイプオルガンのパイプのように並んでいる．この配置によって有毛細胞の極性に分化が生じている．線毛は休止状態ではまっすぐである．不動毛が動毛に向かって曲げられると，有毛細胞は脱分極し，活動電位の頻度（興奮の発火回数）は増加する（図の右側）．不動毛が動毛から離れる方向に曲げられると，細胞は過分極し，発火回数は減少する（図の左側）．この機構により，有毛細胞の基底側での伝達物質のグルタミン酸の放出が調節され，求心性神経線維の活動が調節される（脱分極はグルタミン酸の放出を刺激し，過分極は抑制する）．このようにして脳は運動の大きさと方向，位置の変化の情報を受け取る．

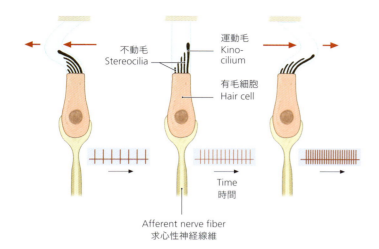

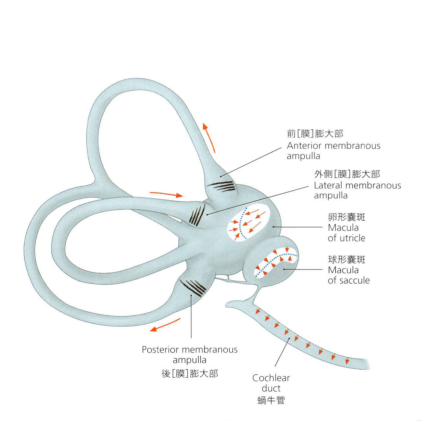

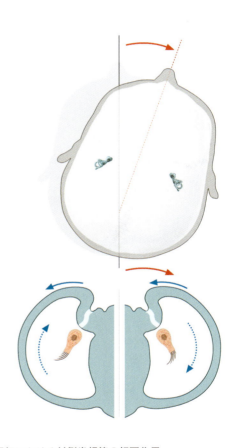

E　前庭の不動毛の方向性（膨大部稜と平衡斑）

不動毛が動毛に向かってあるいは逆方向に曲がることにより有毛細胞が刺激され，これが信号伝達を誘発する．したがって線毛の方向の空間的な配置は，空間内のあらゆる位置，頭部のあらゆる運動が特定の受容細胞を刺激ないし抑制するようなものにしておかなければならない．ここに示す線毛の配置は，空間内のいずれの方向も，特定の受容域での最大の感受性と相関するようになっている．矢印は線毛の極性を示しており，それぞれの矢印は特定の領域における動毛の方向を向いている．

Note　卵形嚢や球形嚢における感覚を司る感覚細胞は，整列方向が逆向きになっている．

F　頭部の回転における対側半規管の相互作用

頭部が右に回転すると（赤色の矢印），慣性によって内リンパは左に向かう（青色の実線の矢印，頭部に対する相対的な運動）．不動毛の配列のために，左右の半規管は逆の刺激を受ける．右側では不動毛は動毛の方向に曲がる（青色の点線の矢印，脱分極の頻度は増加する）．左側では不動毛は動毛と反対の方向に曲がる（青色の点線の矢印，脱分極の頻度は低下する）．このしくみによって両側の刺激の差を大きくすることで刺激への感受性が高められる．つまり，発火頻度が片側では低下し，片側では増加することで，運動を感知する感受性が高められている．

5.8 耳：血液の供給
Ear: Blood Supply

A 鼓室の主な動脈

頸鼓動脈（内頸動脈の錐体部の枝）を除くと，鼓室に分布するすべての動脈は外頸動脈の枝である．これらの血管はそれぞれ吻合し，粘膜ヒダから耳小骨に達する．骨内動脈が耳小骨を貫通している．

動脈	起始	分布
頸鼓動脈	内頸動脈	耳管，鼓室の前壁
茎乳突動脈	後耳介動脈	鼓室の後壁，乳突蜂巣，アブミ骨筋，アブミ骨
下鼓室動脈	上行咽頭動脈	鼓室下壁（頸静脈壁），岬角
深耳介動脈	顎動脈	鼓膜，鼓室下壁（頸静脈壁）
後鼓室動脈	茎乳突孔動脈	鼓索神経，鼓膜，ツチ骨
上鼓室動脈	中硬膜動脈	鼓膜張筋，鼓室上壁（室蓋壁），アブミ骨
前鼓室動脈	顎動脈	鼓膜，乳突洞，ツチ骨，キヌタ骨

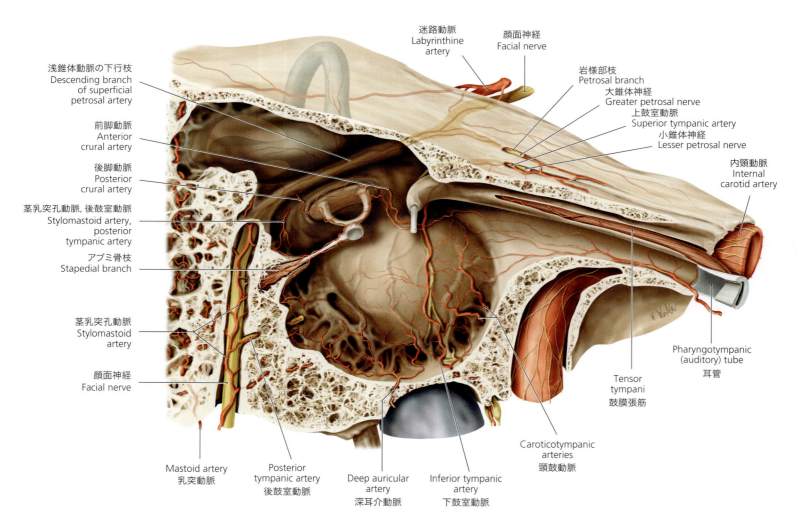

B 鼓室と乳突蜂巣の動脈

左の側頭骨，前面．
ツチ骨，キヌタ骨，鼓索神経の一部，前鼓膜動脈を取り除いてある．

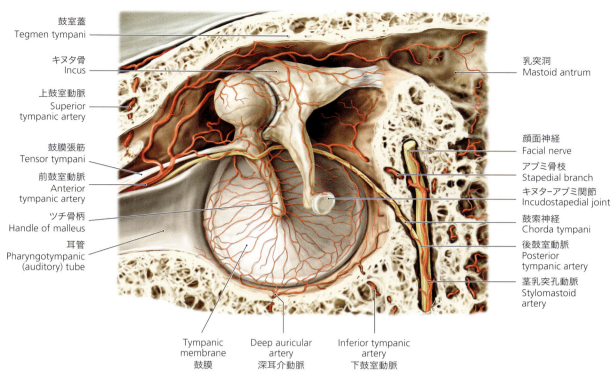

C　耳小骨と鼓膜の血管

右の鼓膜，内側面．

この領域の大部分は，前鼓室動脈から血液を受ける．鼓膜の炎症が起こると動脈は拡張し，この図で示しているように見えるようになる．

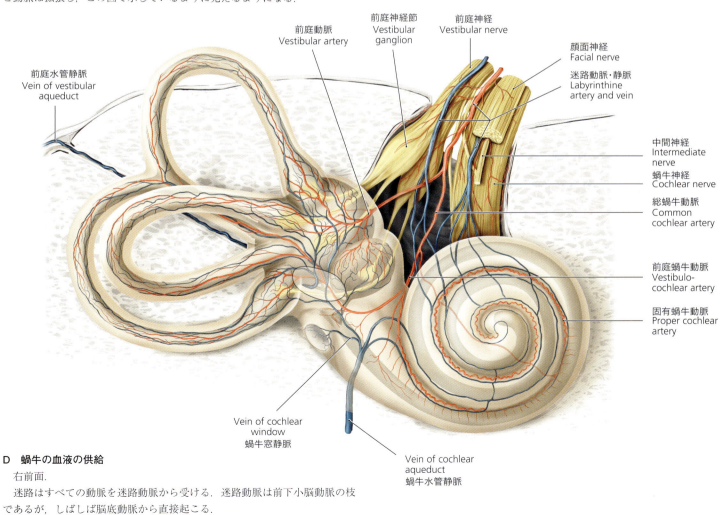

D　蝸牛の血液の供給

右前面．

迷路はすべての動脈を迷路動脈から受ける．迷路動脈は前下小脳動脈の枝であるが，しばしば脳底動脈から直接起こる．

5.9 眼：眼窩領域，眼瞼と結膜
Eye: Orbital Region, Eyelids and Conjunctiva

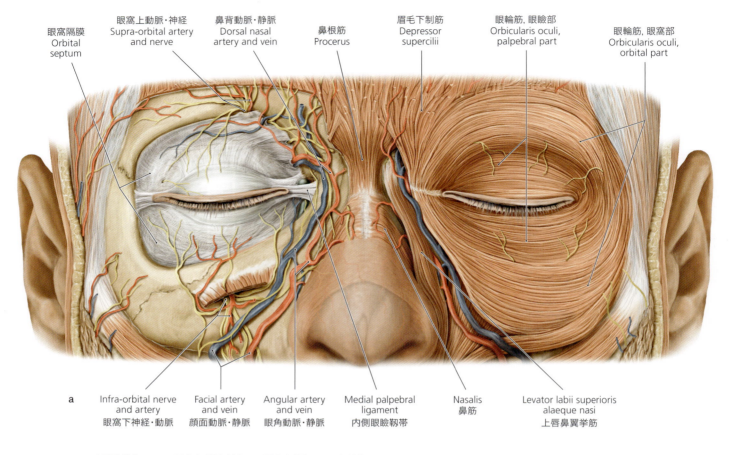

a

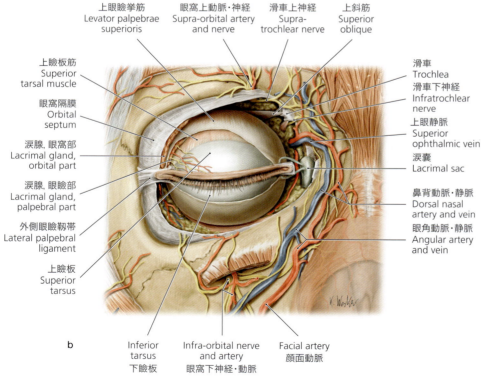

b

A 眼窩領域の浅層と深層の神経・血管
右の眼球，前面．
a 浅層．右側の眼輪筋を取り除き，眼窩隔膜を剖出してある．b 深層．眼窩隔膜を一部取り除き，眼窩の前方の構造を剖出してある．

内頚動脈（眼窩上動脈）の分布域と外頚動脈（眼窩下動脈，顔面動脈）の分布域が，この領域で交通する．眼角静脈（頭蓋外）と上眼静脈（頭蓋内）の間の吻合が進入の入り口となって，細菌が海綿静脈洞に到達することがある（静脈洞血栓や髄膜炎を生じる危険がある）．そのため顔面領域の重篤な感染症の患者では，眼窩領域の静脈吻合の結紮が必要となる場合がある（p. 227 D 参照）．

Note 眼窩上神経（三叉神経第1枝の枝）と眼窩下神経（三叉神経第2枝の枝）はそれぞれ眼窩上孔と眼窩下孔を通る．眼窩上・下神経の感覚機能は，これらの神経が出てくる部位で診断することができる．

頭頸部　5. 器官とそれらの血管，リンパ管と神経

B　眼球表面の解剖
右の眼球，前面．

図中の計測値は正常な眼瞼裂の幅を示す．疾患によっては眼瞼裂の幅が変わることがあるので，基準値を知っておくことは重要である．例えば，末梢性顔面神経麻痺では眼瞼裂の幅が広くなり，動眼神経麻痺では眼瞼が下垂して狭くなる（眼瞼下垂 ptosis）．

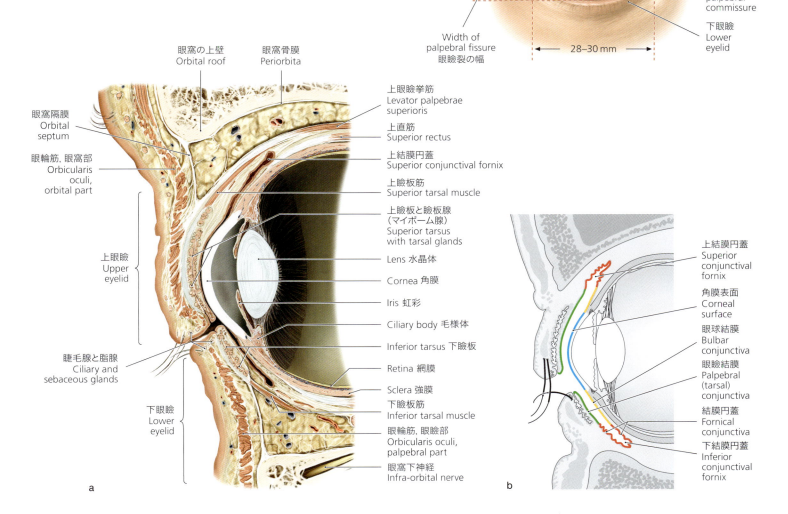

C　眼瞼と結膜の構造
a 眼窩前方，矢状断面．b 結膜の解剖．

眼瞼は臨床的に外層と内層からなる．以下に眼瞼の構成要素を示す．
- 外層：眼瞼皮膚，汗腺，睫毛腺（特殊化した汗腺，モル腺 Moll gland），脂腺（ツァイス腺 Zeis gland），2つの横紋筋，すなわち眼輪筋と上眼瞼挙筋（上眼瞼のみ）はそれぞれ顔面神経と動眼神経に支配される．
- 内層：瞼板（線維性板），上瞼板筋と下瞼板筋（ミュラー筋 muscles of Müller；交感神経に支配される平滑筋），眼瞼結膜，瞼板腺（マイボーム腺 Meibomian gland）．

"まばたき"（瞬目，20〜30回/分）は，涙液や腺からの分泌物を眼球に均等に行きわたらせ，眼球が乾燥しないようにする（p. 161 参照）．機械的刺激（例えば，砂埃）は瞬目反射を引き起こし，これもまた角膜と結膜を保護する働きがある．結膜は，血管に富む薄くて白い光沢のある粘膜で，上図に示すように眼瞼結膜，結膜円蓋，眼球結膜に分けられる．眼球結膜は角膜に直接接しており，角膜とともに結膜嚢を作る．結膜嚢には以下の機能がある．
- 眼球運動を円滑にする．
- 涙液によって眼瞼結膜と眼球結膜が痛みが生じることなく運動できるようにする．
- 感染から防御する（結膜円蓋に沿ってリンパを集積できる）．

結膜は，上・下結膜円蓋で上・下眼瞼から眼球に反転する．結膜円蓋は点眼薬を滴下するのにちょうどよい場所である．

結膜炎 conjunctivitis はよくみられる疾患で，結膜の血管が拡張し眼が充血する．逆に貧血 anemia の時は結膜の血管の色が薄くなる．このように，結膜は日常の診療で常に診なければならない部位である．

5.10 眼：涙器
Eye: Lacrimal Apparatus

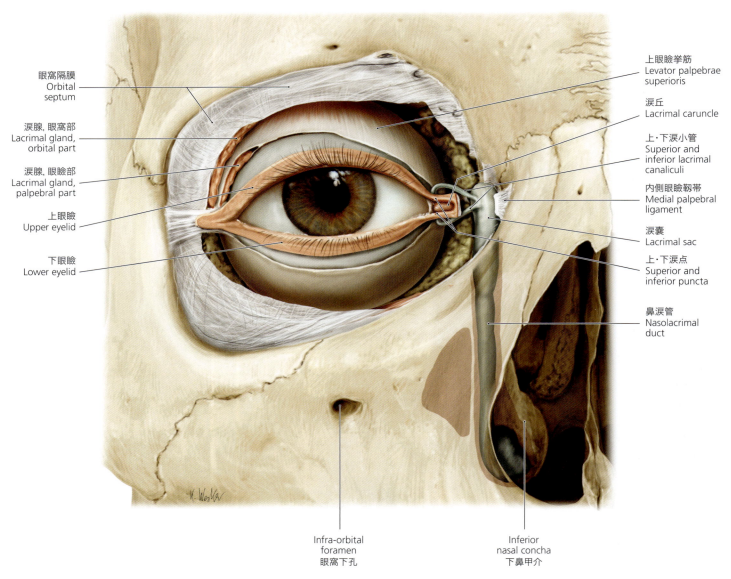

A 涙器

右の眼球，前面．

眼窩隔膜を一部取り除き，上眼瞼挙筋の眼瞼への停止腱を切開してある．

涙腺はヘーゼルナッツ大で，前頭骨の涙腺窩にあり，涙液を産生する．副涙腺（クラウゼ腺 Krause gland あるいはウォルフリング腺 Wolfring gland）も存在する．

上眼瞼挙筋腱は涙腺を眼窩部（腺の 2/3 に相当）と眼瞼部（腺の 1/3 に相当）に分ける．涙腺は通常，見えない位置にあり，触知できない．

涙腺の交感神経線維は上頸神経節に由来し，涙腺動脈に伴行する．涙腺の副交感神経支配は複雑である（p. 127 参照）．

涙器は，この図で耳側（外側）斜め上から鼻側（内側）斜め下に向かう涙路をたどるとわかりやすい．涙は上・下涙点から上・下涙小管を経て涙嚢に流れ，最後に鼻涙管を通って下鼻甲介の下（下鼻道）に排出される．風邪によくみられる"涙目"は鼻涙管の閉塞によって起こる．

頭頸部　5. 器官とそれらの血管，リンパ管と神経

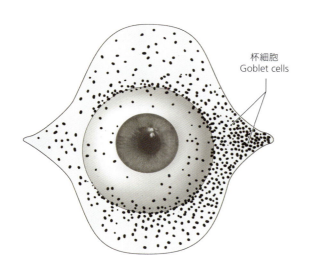

B　結膜の杯細胞の分布（Calabria, Rolando による）
杯細胞 goblet cell は上皮内にある粘液産生細胞である．粘液は涙の重要な成分である（C 参照）．粘液は，杯細胞以外に主涙腺からも分泌される．

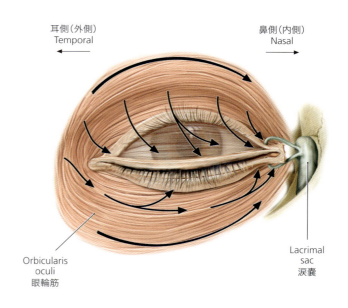

D　涙液の機械的な推進
眼瞼を閉じている間，眼輪筋は外側から鼻側に向かって収縮する．この収縮によって涙が涙路を流れる．
Note　顔面神経麻痺により閉眼できなくなると眼が乾燥する．

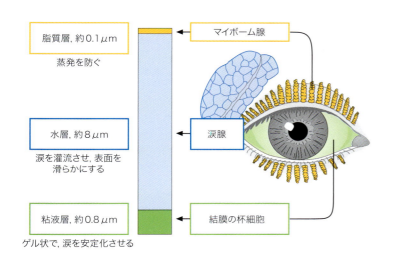

C　涙膜の構造（Lang による）
涙膜 tear film は複数の異なる層からなり，それぞれの成分は異なる腺で作られる．マイボーム腺で作られる最外層の脂質層は，中層の水分が蒸発するのを防ぐ．

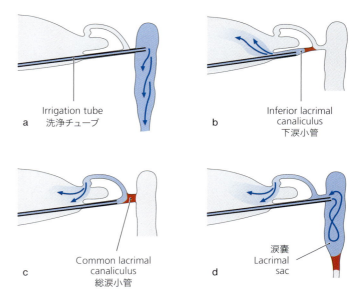

E　涙路の閉塞による障害（Lang による）
涙路の閉塞部位は，診断用の特殊な液体を灌流することによってわかる．この検査を行うためには，涙器と正常な涙路の解剖学的知識が必要である．
a　涙路は閉塞されていない（A と比較すること）．
b, c　下涙小管あるいは総涙小管の狭窄 stenosis．狭窄によって閉塞部位から後方に逆流する．b では下涙小管から，c では上涙小管から逆流する．
d　涙嚢より下での狭窄（後涙嚢狭窄 postlacrimal sac stenosis）．涙嚢の完全狭窄では，診断液は上涙小管から逆流する．このような場合，涙はしばしば膿粘液性である．

5.11 眼球
Eyeball

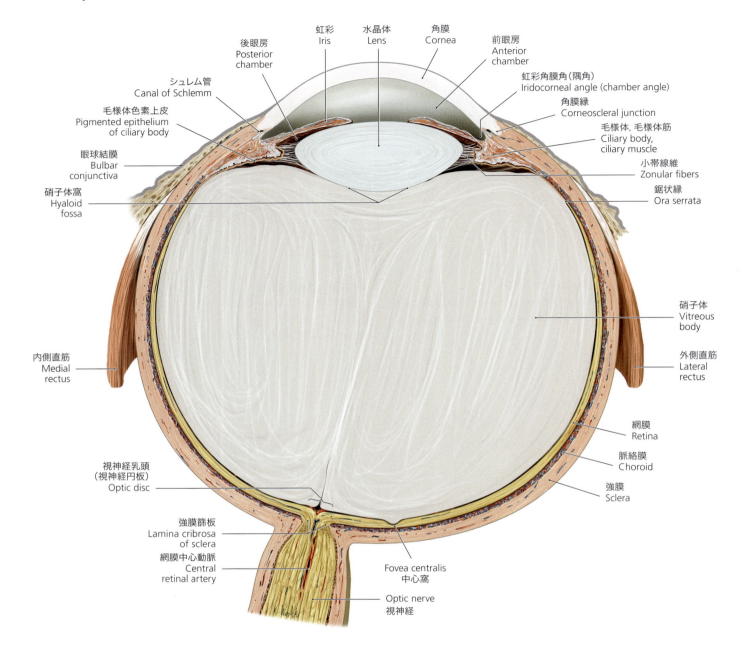

A　眼球の水平断

右の眼球，上方から見る．

眼球壁は外から強膜，脈絡膜，網膜の3層で構成される．眼球の前面は，光が進入するため異なった構造を呈している．

眼球外膜の前面は角膜（眼球線維膜の前部）である．"眼の窓"である角膜はその後方にある構造を覆っており，前方に突出している．角膜は，角膜縁で外膜後方のより曲率の低い強膜に続く．強膜は強靱な結合組織からなり，すべての外眼筋の腱が付着する．強膜は，前方の虹彩角膜角（隅角）で小柱網（p. 167 参照）を作り，これがシュレム管 canal of Schlemm に続く．眼球の後方では視神経が強膜の篩板を貫く．

強膜の下層にはブドウ膜と呼ばれる血管膜があり，眼球の前方で虹彩，毛様体，脈絡膜の3つの部分を作る．脈絡膜は眼球全体に分布する．虹彩は眼を過剰な光線から保護し（p. 167 参照），水晶体を覆う．虹彩の基部は毛様体に続く．毛様体の毛様体筋が水晶体の屈折率を変える（p. 165 参照）．毛様体上皮は房水を産生する．

毛様体は鋸状縁で眼球中膜の脈絡膜に続く．脈絡膜は血管に富む組織で，眼球の温度を調節し，網膜の外層に血液を供給する．

眼球の内膜は網膜であり，内層の光受容細胞（狭義の網膜）と外層の網膜色素上皮からなる．網膜色素上皮は，眼球の前方で毛様体と虹彩の色素上皮に続く．中心窩は網膜中心の陥凹で視神経乳頭（視神経円板）の外側（耳側）約4 mm の位置にある．入射した光は中心窩で結像する．中心窩は最も解像力の高い部位である．

眼球内部は硝子体液で満たされている（硝子体，C 参照）．

頭頸部　5. 器官とそれらの血管，リンパ管と神経

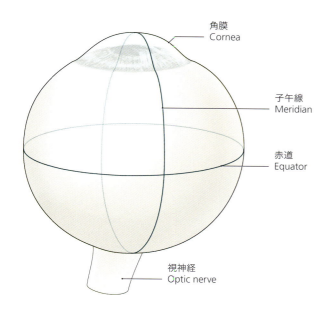

B　眼球の基準線

眼球の最大円周が子午線である．子午線と直交するのが赤道である．

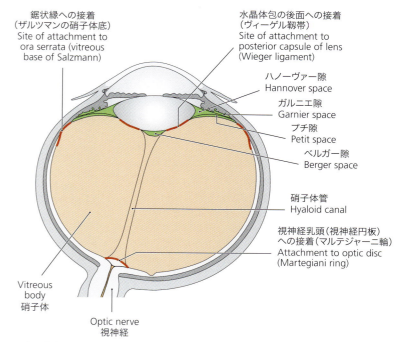

C　硝子体（Lang による）

右の眼球，水平断．上方から見る．

硝子体がほかの構造に接している部位を赤色で，硝子体に隣接する間隙を緑色で示した．

硝子体は眼球を安定させ，網膜が剥離しないように働いている．硝子体には神経・血管がなく，その成分の98％が水，2％がヒアルロン酸とコラーゲンである．硝子体管は胎生期の硝子体動脈の痕跡である．

疾患によっては硝子体を外科的に取り除き（硝子体切除 vitrectomy），代わりに生理食塩水を充填することがある．

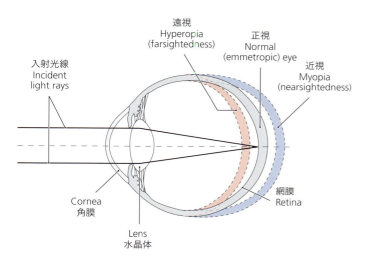

D　正常，近視，遠視における光の屈折

光源から平行に入射した光は，角膜と水晶体で屈折し，網膜表面に結像する．

・近視 myopia（青色）の場合，眼球が長すぎるため，網膜より前方に結像する．
・遠視 hyperopia（赤色）の場合，眼球が短すぎるため，網膜より後方に結像する．

近視と遠視は，ここに記された眼球の異常のほかに，水晶体の屈折異常などのまれな原因によって起こることもある．

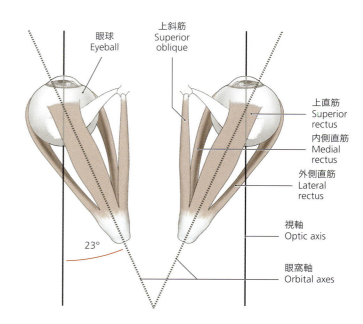

E　視軸と眼窩軸

両眼を上方から見る．

内側直筋，外側直筋，上直筋，上斜筋を示している．

視軸は眼窩軸と23°ずれている．この"ずれ"によって，最大視力が得られる中心窩は，盲点である視神経乳頭（視神経円板）の外側に位置する（A 参照）．

163

5.12 眼：水晶体と角膜
Eye: Lens and Cornea

A　眼球における水晶体と角膜の位置，概観

角膜，水晶体，水晶体支持構造の組織．

正常な水晶体は透明で厚さはわずか4 mmである．水晶体は硝子体の硝子体窩にある（p. 162参照）．水晶体は小帯線維によって毛様体筋につながっている．毛様体筋の収縮によって水晶体の形と焦点距離が変わる（毛様体の構造はB参照）．したがって水晶体には，必要に応じて形を変える動的可塑性がある（**Cb**参照）．前眼房は水晶体の前にあり，後眼房は虹彩と水晶体上皮の間にある（p. 166参照）．水晶体には硝子体と同様，神経や血管がなく，水晶体線維と呼ばれる長い上皮細胞からなる．

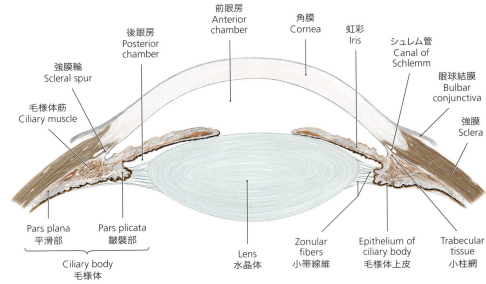

B　水晶体と毛様体

後面．

水晶体の曲率は輪状の毛様体筋線維によって調節される（**Cb**参照）．毛様体は鋸状縁と虹彩基部との間にあり，比較的扁平な部分（平滑部）とヒダとなって盛り上がる部分（皺襞部）とからなる．皺襞部では約70〜80の毛様体突起が放射状に隆起し，後方から見ると水晶体の周りを傘状に取り囲んでいるように見える．毛様体突起は太い毛細血管を含み，毛様体の上皮は眼房水を分泌する（p. 167参照）．非常に細い小帯線維が毛様体突起の基底層から水晶体の赤道に伸びている．これらの線維および線維どうしの間隙が，水晶体を支持する毛様体小帯を形成する．毛様体の大部分を，放射状，輪状の平滑筋である毛様体筋が占めている．毛様体筋は主に強膜輪（シュレム管直下にある強膜の強靭な輪）から起始し，脈絡膜のブルッフ膜 Bruch membrane と強膜内面に付着する．毛様体筋が収縮すると，脈絡膜を前方に引っ張り小帯線維を弛緩させる．小帯線維が緩むと水晶体はそれ自体の弾性によって曲率が上がり，近くを見るのに適した形状になる（**Cb**参照）．これが視調節の基本的なメカニズムである．

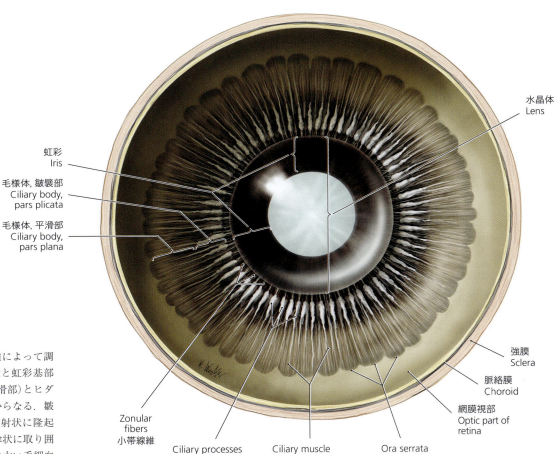

頭頸部　5. 器官とそれらの血管，リンパ管と神経

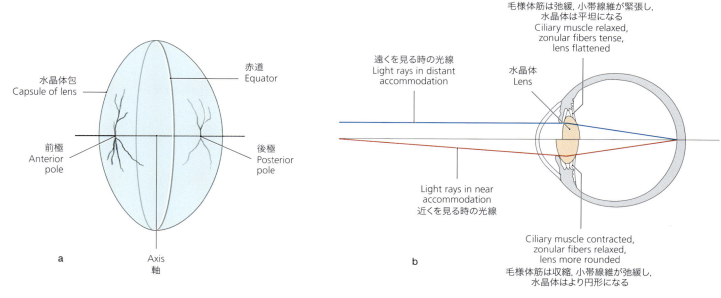

C　水晶体の基準線と動的可塑性

a 水晶体の基準線．水晶体には前極，後極，前・後極を通る軸，赤道がある．水晶体の形は両凸面状で，後面の弯曲（曲率半径 6 mm）が，前面（曲率半径 10 mm）よりも強い．機能は光線を通過することと，屈折を精密に調節することである．視調節の状態によって，水晶体の屈折率は 10～20 ジオプトリーの間で変化する．角膜の屈折率はより大きく，43 ジオプトリーである．

b 水晶体の光屈折と動的可塑性．
- 図の上半分：遠くを見る時の微調整．平行な光線が遠方から入射し水晶体は平坦になる．
- 図の下半分：近くを見る時（眼から 5 m 以内の物を見る時），水晶体はより円形になる（**B** 参照）．毛様体筋の収縮（動眼神経からの副交感神経刺激）によって小帯線維が弛緩し，水晶体はそれ自体の弾力によってより円形になる．

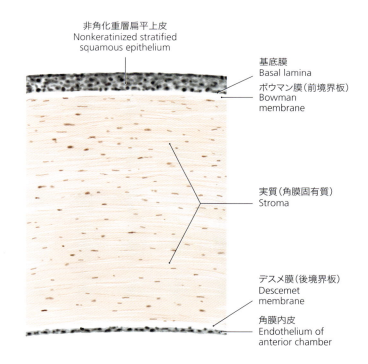

D　水晶体の成長と不連続な領域（Lang による）

a 前面．**b** 側面．

　水晶体はほかの上皮構造と異なり生涯を通して成長する．すなわち最も若い細胞が常に水晶体の表層にあり，深部にはより古い細胞がある．上皮細胞が一定の割合で増殖し，水晶体包中に取り込まれるため，水晶体の密度は年齢とともに高くなる．細胞の密度はスリットランプによる検査で測定できる．最も密度の高い領域である胚子期の核は水晶体の中心にあり，発生が進むと胎児期の核に囲まれる．出生後，乳児期の核は成長し，成人期以降に成人の核が形成される．これらの領域は白内障 cataract の形態分類の基準となる．白内障は加齢による水晶体の変性である（80 歳代の 10％にみられる）．

E　角膜の組織構造

　角膜の外層は非角化重層扁平上皮であり，その基底膜はボウマン膜 Bowman membrane（前境界板）に接する．角膜の実質（角膜固有質）は角膜の厚さの約 90％を占め，後方はデスメ膜 Descemet membrane（後境界板）によって境界される．その下は単層上皮の角膜内皮である．

　角膜は神経支配を受ける（角膜反射 corneal reflex）が血管はないため，免疫学的に寛容な状態にある．通常，角膜移植に拒絶反応はない．

5.13 眼：虹彩と眼房
Eye: Iris and Ocular Chambers

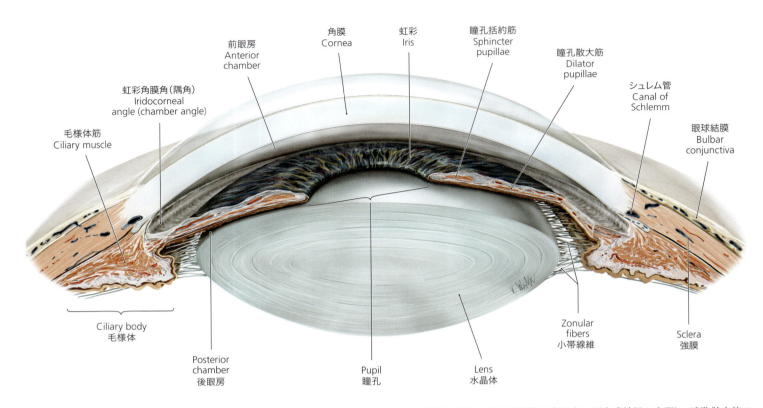

A 虹彩，前眼房，後眼房の位置

眼球前方．横断面．上方から見る．

虹彩，脈絡膜，虹彩辺縁の毛様体はブドウ膜の一部である．虹彩の色素が眼の色を決める（D参照）．虹彩は水晶体の前にある光学的な遮蔽膜で，中央に孔（瞳孔）がある．瞳孔は直径1～8 mmで瞳孔括約筋の収縮により小さくなり（動眼神経と毛様体神経節に由来する副交感神経の支配），瞳孔散大筋の収縮により大きくなる（内頸動脈神経叢を介した上頸神経節に由来する交感神経の支配）．虹彩は，前眼房と後眼房を隔てている．後眼房の後方には水晶体，毛様体，硝子体がある．前眼房の前方には角膜，後方には虹彩と水晶体がある．

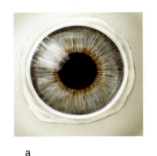 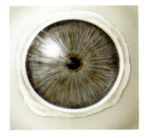 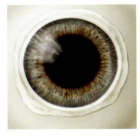

a　　　　　　b　　　　　　c

B 瞳孔の大きさ

a 正常の大きさ．b 瞳孔の極度の縮小（縮瞳 miosis），c 瞳孔の極度の拡大（散瞳 mydriasis）．

瞳孔の大きさは2つの内眼筋すなわち瞳孔括約筋と瞳孔散大筋によって調節されている（D参照）．瞳孔括約筋は副交感神経の支配を受け瞳孔を小さくし，瞳孔散大筋は交感神経の支配を受け瞳孔を大きくする．瞳孔の大きさは入射光線に反応して調節され，適切な視力が出るように働く．正常の瞳孔は正円で左右同じ大きさである（3～5 mm）．さまざまな条件によって瞳孔の大きさは1.5 mm（縮瞳）～8 mm（散瞳）の間で変化する（C参照）．

瞳孔の大きさが左右で1 mm以上異なる状態を，瞳孔不同 anisocoria と呼ぶ．軽度の瞳孔不同は生理的にも認められる．

輻輳反射と対光反射についてはp. 480で述べる．

C 縮瞳と散瞳の要因（Füebl, Middecke による）

縮瞳	散瞳
明るい環境	暗い環境
睡眠，疲労	痛み，興奮
縮瞳薬（ピロカルピンなどの副交感神経刺激薬と交感神経遮断薬）	散瞳薬（副交感神経遮断薬アトロピン，交感神経刺激薬アドレナリン）
ホルネル症候群 Horner syndrome（眼瞼下垂と眼瞼裂狭小を含む）	動眼神経麻痺
モルヒネの乱用	片頭痛・緑内障の発作
脳橋損傷，髄膜炎	中脳内の損傷
麻酔	コカイン
（訳注：有機リン中毒，サリンによっても起こる）	

頭頸部 5. 器官とそれらの血管, リンパ管と神経

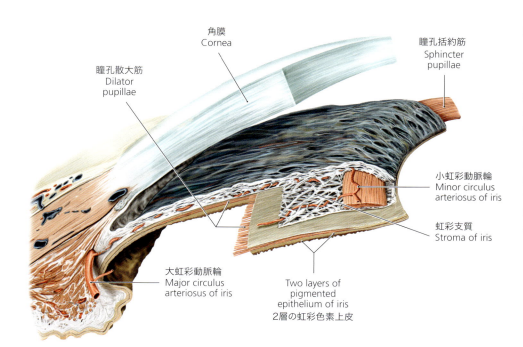

D　虹彩の構造

虹彩の基本的な構造は血管に富む間質(虹彩支質)であり, その深層には2層の虹彩色素上皮がある. 虹彩のコラーゲン線維に富んだ疎性結合組織の内と外には, 相互に吻合する血管輪が存在する(大虹彩動脈輪と小虹彩動脈輪). 瞳孔括約筋は輪状の筋で, 瞳孔縁の間質に存在する. 放射状に配置された瞳孔散大筋は間質にはなく, むしろ筋線維を含む虹彩上皮(筋上皮)に存在する. 虹彩の間質には色素間質細胞(メラノサイト)が存在する. 色素が多いと虹彩の色は茶か黒となる. また間質や上皮の性質によっても眼の色は変わるが, そのしくみはよくわかっていない.

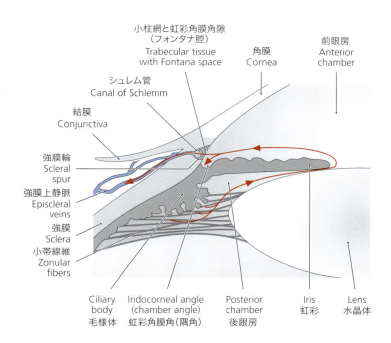

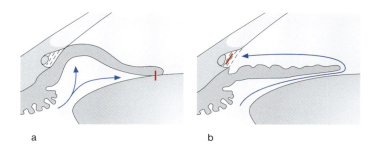

E　眼房水の流れ

眼房水(1眼球あたり約0.3 mL)は眼内圧を決める重要な要素である(F参照). 眼房水は, 後眼房の毛様体突起にある色素をもたない毛様体上皮で産生され(1時間に約0.15 mL), 瞳孔を経由して前眼房に入る. 眼房水は隅角にある小柱網の間隙(フォンタナ腔)からシュレム管(強膜静脈洞)に入り, 強膜上静脈に流入する. 眼房水は圧較差によって隅角に向かって流れる(眼内圧は15 mmHgであり, 強膜上静脈の圧は9 mmHgである). その際, 生理的に抵抗が高い以下の2か所を越える必要がある.

・瞳孔の抵抗(虹彩と水晶体の間)
・小柱網の抵抗(小柱網の狭い間隙)

眼房水の85%は小柱網からシュレム管に流れる. 15%がブドウ膜強膜血管系から渦静脈(眼球脈絡膜静脈)に流れる.

F　眼房水の排出路閉塞と緑内障

成人で正常な眼内圧(15 mmHg)が保たれることは視機能に必要であり, 角膜の平滑な曲面を維持し, 光受容細胞を色素上皮に密着させる. 緑内障を発症すると(白内障とは対照的に— p. 165 D 参照), 眼内圧が上昇し, 篩板の部位で強膜を貫く視神経が締め付けられる. この視神経の圧迫は視覚障害に至る. 眼内圧の上昇は, 眼房水の排出を妨げる閉塞によって起こり, 眼房水が瞳孔と小柱網での抵抗を乗り越えることができなくなる(E参照). 次の2つの病態のどちらかの可能性がある.

・急性ないし閉塞隅角緑内障 angle-closure glaucoma(a):隅角が虹彩組織によって閉塞される. 眼房水が前眼房に流出できず, 虹彩の一部が持ち上げられて隅角を閉塞する.

・慢性ないし開放隅角緑内障 open-angle glaucoma(b):隅角は開いているが, 小柱網を通しての排出が障害される(赤で両型の閉塞部位を示す).

最もよくみられる病態(緑内障のおよそ90%)は原発性の慢性開放隅角緑内障(b)であり, 40歳以上に多い. 治療原則は眼房水の流れをよくすること(例えば, 副交感神経刺激薬によって毛様体筋と瞳孔括約筋を収縮させる), あるいは眼房水の産生を抑制することである.

5.14 眼：網膜
Eye: Retina

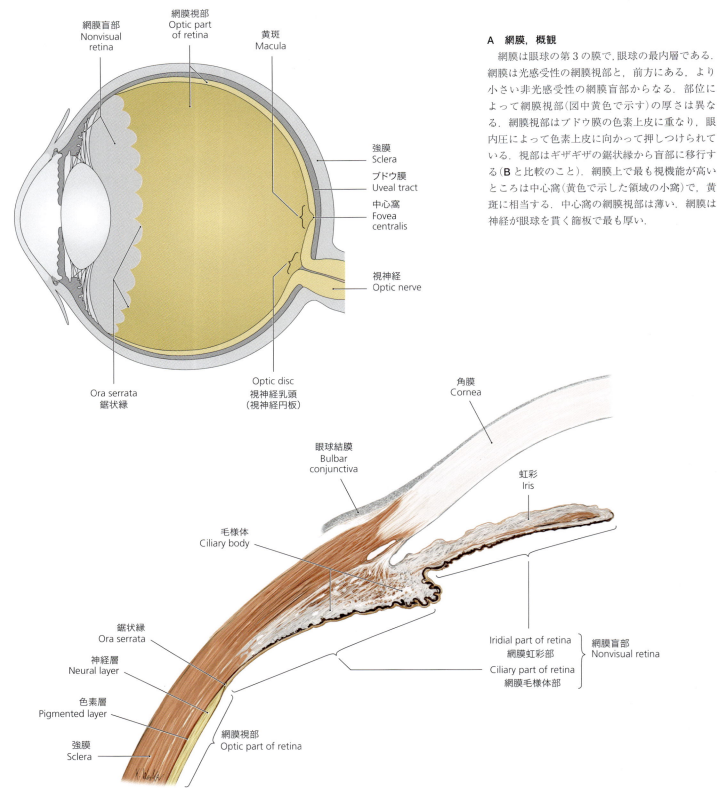

A　網膜，概観

網膜は眼球の第3の膜で，眼球の最内層である．網膜は光感受性の網膜視部と，前方にある，より小さい非光感受性の網膜盲部からなる．部位によって網膜視部（図中黄色で示す）の厚さは異なる．網膜視部はブドウ膜の色素上皮に重なり，眼内圧によって色素上皮に向かって押しつけられている．視部はギザギザの鋸状縁から盲部に移行する（Bと比較のこと）．網膜上で最も視機能が高いところは中心窩（黄色で示した領域の小窩）で，黄斑に相当する．中心窩の網膜視部は薄い．網膜は神経が眼球を貫く篩板で最も厚い．

B　網膜の構成要素

虹彩の後面には2層の色素上皮層からなる網膜虹彩部がある．その周縁では網膜毛様体部があり，2層の上皮からなり（そのうち1層は色素上皮），毛様体の後面を覆っている．網膜虹彩部と網膜毛様体部が網膜盲部（非光感受性の部分，A参照）を構成する．網膜盲部は鋸状縁で終わり，ここから光を感じる網膜視部が始まる．網膜が眼杯から発生することに対応して，網膜視部に2つの層が区別される．

- 強膜に近い外層：1層の網膜色素上皮（Ca参照）
- 硝子体に近い内層：視細胞，介在ニューロン，神経節細胞を含む神経層（Cb参照）

頭頸部　5. 器官とそれらの血管，リンパ管と神経

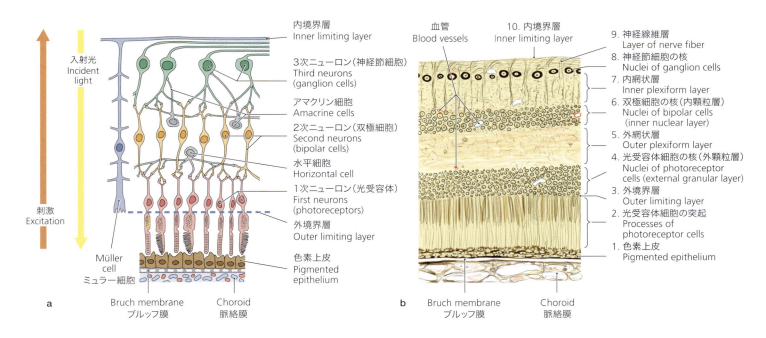

C　網膜の構造

a 視覚路における1〜3次ニューロン（神経細胞）とそれらの連絡．b 網膜の10層構造．

光は網膜の内層（硝子体に近い層）すべてを通り抜けないと，視細胞の光受容部に達することができない．しかし感覚情報の伝達方向は内向きで，光が進入する方向とは逆である．視覚路の1〜3次ニューロンは網膜に存在する．最外層の神経細胞から始まり，以下のように伝達される（a）．

- 1次ニューロン：光受容体（視細胞，杆体細胞と錐体細胞）は，光感受性の感覚細胞で光刺激を電気刺激に変換する．2種類の光受容体があり，その形から杆体細胞と錐体細胞と呼ばれる．網膜には，暗視に関わる1億〜1億2,500万個の杆体細胞があるのに対して，錐体細胞は600〜700万個である．錐体細胞はそれぞれ赤色，緑色，青色を認識する．
- 2次ニューロン：双極細胞は視細胞からの興奮（インパルス）を受け神経節細胞に伝達する．
- 3次ニューロン：網膜の神経節細胞の軸索は視神経乳頭（視神経円板）で集まって視神経となり，外側膝状体と上丘に到達する．

縦方向の連絡に加えて，横方向の連絡の介在ニューロンとして機能する水平細胞とアマクリン細胞がある．これらを介して，視細胞からのインパルスは網膜内で統合される．網膜のミュラー細胞 Müller cell はグリア細胞（神経膠細胞）で，神経層の内境界層から外境界層の間に存在して神経細胞を支持している．これらの細胞の外側は色素上皮で，その基底膜はブルッフ膜（弾性線維とコラーゲン線維を含む）に接している．脈絡膜と視細胞間の物質交換はここで行われる．

Note　視細胞の外節は色素上皮に接しているが，接着しているわけではない．これにより，網膜が色素上皮から剥離する理由がわかる（網膜剥離 retinal detachment：治療しないと視覚障害を起こす）．通常，網膜は組織切片上で10層からなり（b），3つのニューロンの部分（例えば細胞核，細胞突起）が集まって各層を作る，としている．

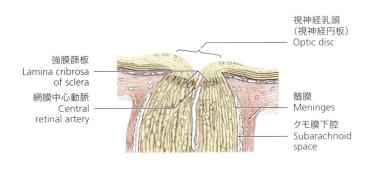

D　視神経乳頭（盲点）と篩板

網膜神経節細胞の無髄の軸索（1眼球あたり約100万）は，眼球の後極である視神経乳頭（視神経円板）に収束する．そこで集まって視神経となり，強膜の多数の孔（強膜篩板）を通り抜けて網膜から出て行く．視神経内の軸索は有髄で，稀突起膠細胞によって包まれる．

Note　網膜中心動脈はここから眼球に入り（p.171参照），また視神経は髄膜により包まれる．視神経は間脳が突出した構造なので，髄膜（硬膜，クモ膜，軟膜）をもつ．視神経にはクモ膜下腔があり，クモ膜下腔は髄液によって脳や脊髄のクモ膜下腔と交通している．

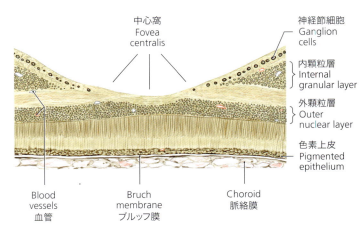

E　黄斑と中心窩

視神経乳頭（視神経円板）の外側に黄斑がある．黄斑の中心には直径1.5 mmのすり鉢状の陥凹（中心窩）があり，ここで視機能が最も高くなる．中心窩では，外周に向かうに従って網膜の内層が高くなり，視細胞（錐体細胞のみ，杆体細胞はなし）が入射光に直接さらされる．この配置によって，光線の散乱が効果的に抑えられている．

169

5.15 眼：血液の供給
Eye: Blood Supply

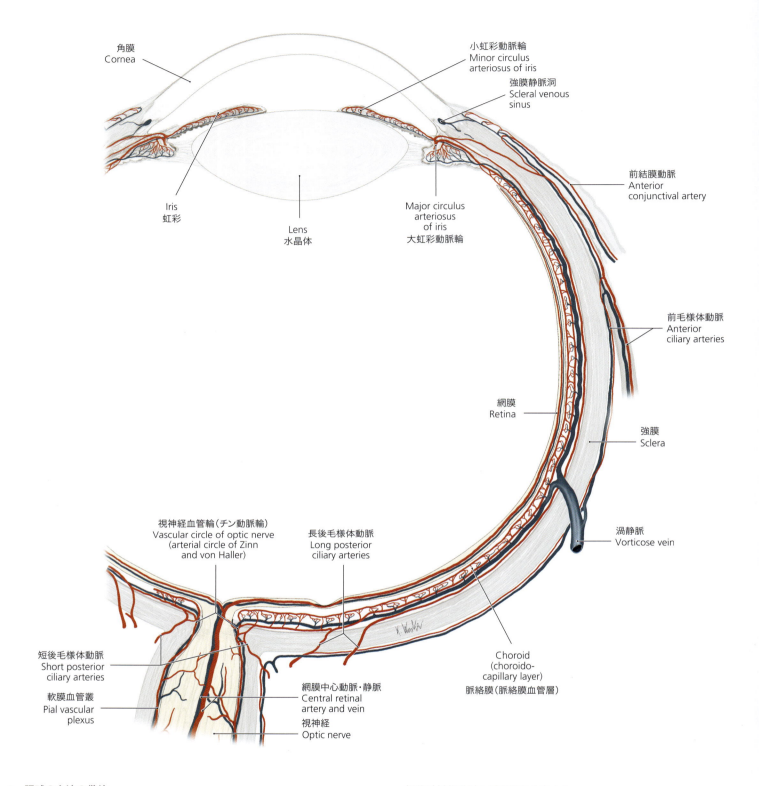

A　眼球の血液の供給

右の眼球，視神経を通る高さでの水平断面．上方から見る．
眼球に分布する動脈はすべて眼動脈から起こり，眼動脈は内頸動脈の終枝の1つである（p. 103 参照）．
眼球に分布する枝を以下に示す．
・網膜中心動脈：網膜に分布する（B 参照）．
・短後毛様体動脈：脈絡膜に分布する．
・長後毛様体動脈：毛様体と虹彩に分布し小虹彩動脈輪と大虹彩動脈輪を作る（p. 167 D 参照）．
・前毛様体動脈：眼球の直筋の動脈から分枝し後毛様体動脈と吻合する．
眼球を循環した血液は，赤道の後ろで強膜を貫く4～8本の渦静脈（眼球脈絡膜静脈）を介して，上・下眼静脈に注ぐ．

頭頸部　5. 器官とそれらの血管，リンパ管と神経

B　視神経と視神経乳頭の動脈

側面．

網膜中心動脈（眼動脈の最初の枝）は眼球の後方約 1 cm の位置で視神経の下から視神経に入り，視神経に小枝を出しながら網膜に向かう．後毛様体動脈も視神経に複数の小枝を出す．視神経乳頭は動脈輪（視神経血管輪，チン動脈輪 arterial circle of Zinn and von Haller，短後毛様体動脈の側枝と網膜中心動脈の吻合によって作られる）から血液の供給を受ける．

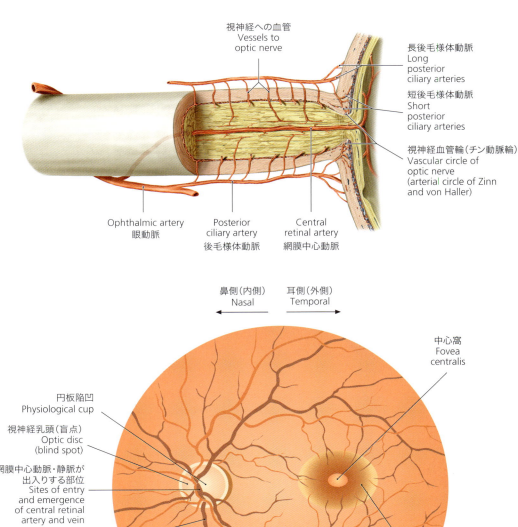

C　検眼鏡による眼底の検査

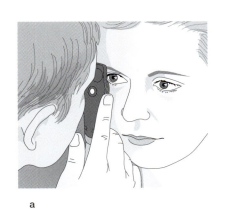
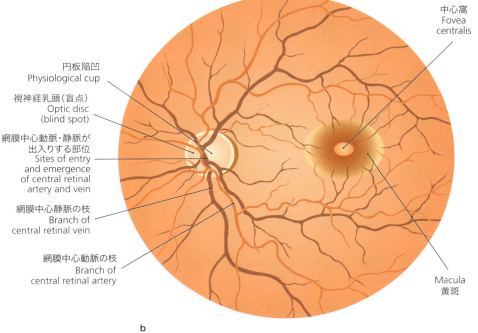

a 直接検眼鏡（眼底鏡）による検査．b 正常な眼底の所見．
直接検眼鏡では，約 16 倍で次の眼底構造を検査できる．
・網膜の状態
・血管（特に網膜中心動脈）
・視神経乳頭（視神経円板）（眼球から視神経が出る部位）
・黄斑と中心窩
網膜は透明であるため，眼底の色は色素上皮と脈絡膜の血管で決まる．皮膚の色が薄い人では眼底の色は淡い赤色で，皮膚の色が濃い人ではより濃く見える．網膜の接着の異常では網膜の透過性が下がり黄白色になる．

網膜中心動脈・静脈は色調と直径によって区別できる．動脈は明るい赤色で静脈より細い．これによって糖尿病や高血圧による初期の血管病変（狭窄，壁の肥厚，小動脈瘤）を発見できる．

視神経乳頭は通常，辺縁が鮮明で黄橙色をしており，中央は陥凹している．脳圧亢進時の視神経乳頭は，辺縁が不鮮明な浮腫状になる（乳頭浮腫 disc edema）．

黄斑は視神経乳頭（視神経円板）の 3〜4 mm 外側にあり，周辺から網膜中心動脈が放射状に入る．しかし血管は中心窩までは到達しない（脈絡膜から血液を受ける）．高齢者では黄斑の疾患がよくみられ，徐々に視力が低下する．

5.16 眼窩：外眼筋
Orbit: Extra-ocular Muscles

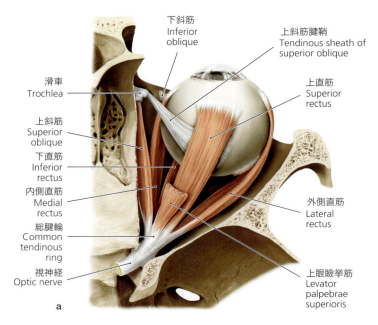

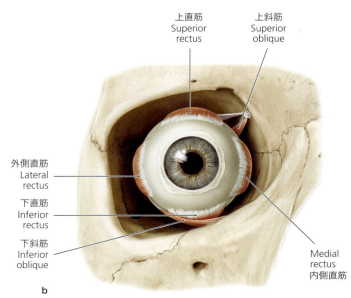

A　外眼筋

右の眼球，上面(a)と前面(b)．

眼球は眼窩の中で，4つの直筋(上直筋，下直筋，内側直筋，外側直筋)と2つの斜筋(上斜筋と下斜筋)によって動かされる(神経支配と動きの方向についてはB，Dを参照)．上斜筋は蝶形骨から起始し，下斜筋は眼窩内側縁から起始する．4つの直筋は視神経の総腱輪から起始する．すべての外眼筋は強膜に停止する．

上斜筋の腱は，眼窩内側縁の上にある腱性のループ(滑車)を通り，後方に向きを変え，眼球上面の外側部に停止する．

2つの眼球を見たいものの方向に向けるためには，すべての外眼筋が機能し，協調することが必要である．2つの網膜の像から立体視を構成するのは，脳の役割である．例えば片側の外眼筋麻痺によって外眼筋の協調が障害されると(E参照)，片側の眼の視軸が正常な軸から偏位し，物が二重に見える(複視 diplopia)．

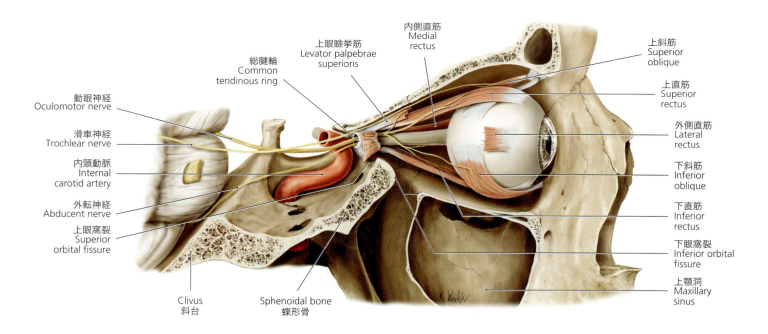

B　外眼筋の神経支配

右の眼球，右方から見る．右の眼窩の外側壁を取り除いてある．

上斜筋〔滑車神経〔脳神経Ⅳ〕支配〕と外側直筋〔外転神経〔脳神経Ⅵ〕支配〕以外の外眼筋(上直筋，下直筋，内側直筋，下斜筋)は，動眼神経〔脳神経Ⅲ〕に支配される．脳幹から出た動眼神経，滑車神経，外転神経は，海綿静脈洞(p.176 A参照)を内頸動脈に隣接して通り，上眼窩裂から眼窩に入り，それぞれの外眼筋を支配する(p.176 B参照)．

頭頸部　5. 器官とそれらの血管，リンパ管と神経

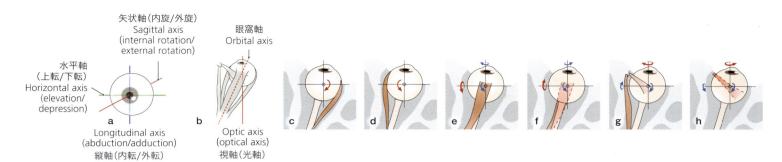

	筋	主な作用	副次的な作用	神経支配
水平運動 Horizontal movement	• 外側直筋 • 内側直筋	• 外転 • 内転	• なし • なし	• 外転神経[VI] • 動眼神経[III]，下枝
垂直運動 Vertical movement	• 下直筋 • 上直筋	• 下転 • 上転	• 内転と外旋 • 内転と内旋	• 動眼神経[III]，下枝 • 動眼神経[III]，上枝
斜め垂直運動 Oblique vertical movement	• 下斜筋 • 上斜筋	• 上転と外転 • 下転と外転	• 外旋 • 内旋	• 動眼神経[III]，下枝 • 滑車神経[IV]

C　眼球の軸，外眼筋の機能と神経支配

すべて右の眼球．a は前面．b-h は上面．ここでは縦軸は点としてのみ表示される．

a, b 眼球は互いに直角に交叉する3本の軸を中心に運動する．前方注視の時，眼球はやや内側に回旋する．すなわち眼窩軸は視軸とは一致せず，約23°外側に回旋する．したがって左右の眼筋の運動を個別に検査するためには，眼球を診断用の注視方向に動かさなければならない（E 参照）．

c-h 6つの外眼筋のうち2つの筋を1対としてまとめた（表参照）．

垂直運動に関与する2つの**直筋**は，その視界全体で最も重要で大きな挙筋であり下制筋である．挙上と下制という主な機能は内転より外転で優位である（眼筋の牽引方向は眼球軸に相当する．b 参照）．どちらの筋にも副次的な機能があり，上直筋は内方への回旋（内旋 incycloduction），下直筋は外方への回旋（外旋 excycloduction）に機能する．さらに，わずかに内転機能もある．ここで，この回旋機能は最大内転時に最も強く，第一眼位から内転位に至るまでに徐々に減退することに注意する．

垂直運動に関与する斜筋：上斜筋の主な機能は内旋で，内転位で最も大きくなる．最も重要な副次的機能は下制である．下制は内旋とは異なり外転位で最大となる．下斜筋の主な機能は外旋であり，最も重要な副次的機能は上斜筋とは反対に挙上である．上斜筋と同じように主要機能である内旋は外転位で最も大きく，副次的機能は内転位で最大となる．どちらの斜筋も副次的にわずかな外転作用をもつ．

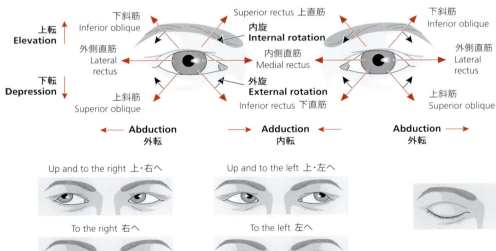

D　第一眼位の時の眼球に対する外眼筋の作用

第一眼位（前方注視）の時，すべての眼筋が最大限に協調して機能する．すなわち，すべての主要機能と副次的機能が働きながら，どれも完全には緊張しない状態となる（赤色矢印は直線作用，黒色矢印は回旋作用）．

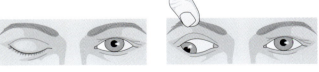

E　診断のための注視の6方向（Hering による図）

ここに示す図は，個々の眼筋の機能を検査する時の注視方向で，眼球運動麻痺時に最も顕著に機能不全があらわれる（複視の増悪）．

Note 回旋作用の確認にはほかの検査が必要である．

F　眼球運動麻痺

動眼神経が完全麻痺すると外眼筋（上直筋，下直筋，内側直筋，下斜筋）（C 参照）とともに，動眼神経の副交感神経性作用に支配される内眼筋（瞳孔括約筋，毛様体筋）と上眼瞼挙筋も麻痺する．その結果，眼球運動と瞳孔運動に以下の障害が発生する．麻痺した側の眼球の斜め下，外側への偏位，瞳孔拡大（散瞳：瞳孔括約筋の麻痺），近視調節不能（毛様体筋の麻痺），眼瞼の重度から軽度の閉鎖（眼瞼下垂：上眼瞼挙筋の麻痺）．完全な眼瞼下垂の場合，左右片側でしか見えないので複視は起こらない．内眼筋か外眼筋のいずれかが麻痺する内眼筋麻痺と外眼筋麻痺については p. 118 を参照のこと．

5.17 眼窩：眼窩の領域と神経・脈管
Orbit: Subdivisions and Neurovascular Structures

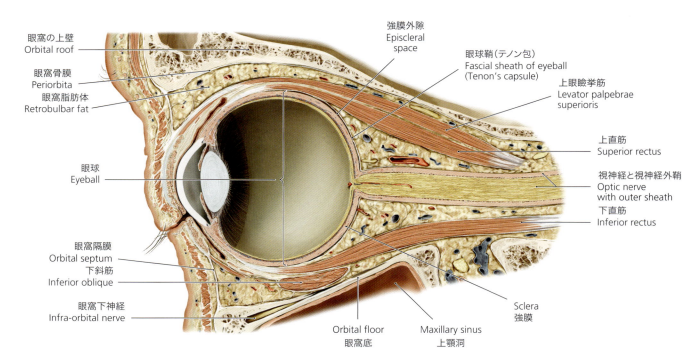

A　眼窩の上部，中部，下部

右の眼窩の矢状断，左方から見る．

眼窩は眼窩骨膜に覆われており，眼窩脂肪体の中に眼球，視神経，涙腺（この断面では示されていない），外眼筋，それらを支配する神経・血管を含む．眼窩脂肪体の前方の境界は眼窩隔膜で，眼球との境界は可動性のある眼球鞘である．眼球鞘と強膜の間隙は強膜外隙と呼ばれる．

眼窩は次の3つの領域に分けることができる．
- 上部：眼窩上壁と上直筋との間
- 中部：上直筋と下直筋との間
- 下部：下直筋と眼窩底との間

それぞれの領域に含まれる構造をBに示す．

B　眼窩に含まれる主な構造（上部は涙腺，中部は眼球がランドマークである．神経・血管が眼窩に入る位置については p.36 で解説している）

眼窩の領域	主な構造	起始するあるいは関連する構造
上部	・涙腺神経	・眼神経［三叉神経第1枝］の枝
	・涙腺動脈	・眼動脈の枝（内頸動脈より）
	・涙腺静脈	・上眼静脈に注ぐ
	・前頭神経	・眼神経［三叉神経第1枝］の枝
	・眼窩上神経と滑車上神経	・前頭神経の終枝
	・眼窩上動脈	・眼動脈の終枝
	・眼窩上静脈	・滑車上静脈と合流して眼角静脈を形成する
	・滑車神経	・中脳の滑車神経核
中部	・眼動脈	・内頸動脈の枝
	・網膜中心動脈	・眼動脈の枝
	・後毛様体動脈	・眼動脈の枝
	・鼻毛様体神経	・眼神経［三叉神経第1枝］の枝
	・外転神経	・橋の外転神経核
	・動眼神経，上枝	・中脳の動眼神経核
	・視神経	・網膜（網膜神経節細胞）
	・短毛様体神経	・眼球への節後線維
	・毛様体神経節	・毛様体筋・瞳孔括約筋への副交感神経節
	・副交感神経根	・動眼神経の節前線維
	・交感神経根	・上頸神経節からの節後線維
	・鼻毛様体神経根	・眼球から出て毛様体神経節を通り鼻毛様体神経に向かう感覚線維
	・上眼静脈	・海綿静脈洞に入る
下部	・動眼神経，下枝	・中脳の動眼神経核
	・下眼静脈	・海綿静脈洞に入る
	・眼窩下神経	・上顎神経［三叉神経第2枝］の枝
	・眼窩下動脈	・顎動脈の終枝（外頸動脈）

頭頸部　5. 器官とそれらの血管，リンパ管と神経

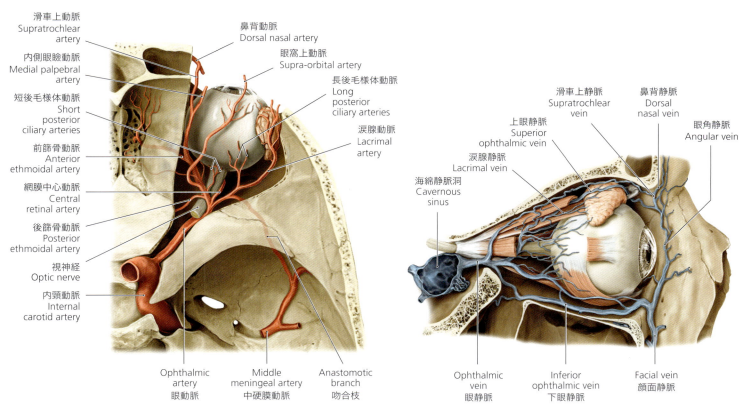

C　眼動脈の枝

右の眼窩，上面．視神経管と眼窩の上壁を開いてある．

眼動脈は内頸動脈の枝である．眼動脈は視神経管内で視神経の下を通り，眼球を含む眼窩内の構造に分布する．

D　眼窩の静脈

右の眼窩．眼窩の外側壁を取り除き，上顎洞を開いてある．

眼窩の静脈は顔面の浅層や深部，海綿静脈洞と交通する（顔面の感染巣は海綿静脈洞に波及する可能性がある）．

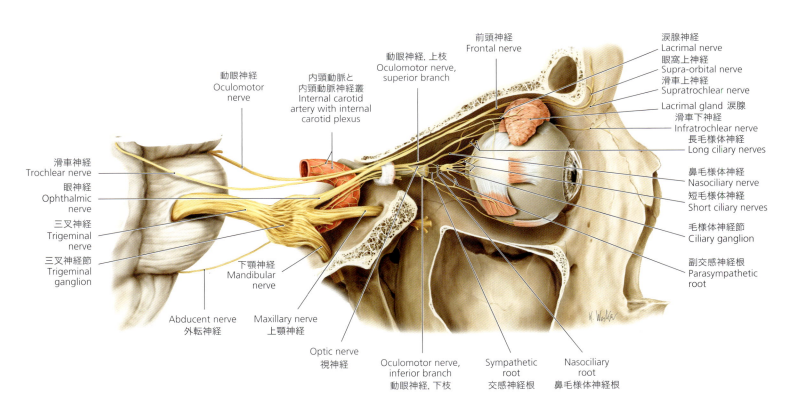

E　眼窩の神経支配

右の眼窩，右方から見る．

外側壁を取り除いてある．

眼窩は4つの脳神経すなわち動眼神経［脳神経Ⅲ］，滑車神経［脳神経Ⅳ］，外転神経［脳神経Ⅵ］，三叉神経の眼神経［三叉神経第1枝］から運動神経，感覚神経，自律神経の支配を受ける．動眼神経は毛様体神経節に副交感神経の節前線維を出す．交感神経の節後線維は内頸動脈神経叢と眼動脈神経叢から眼窩に入る．

175

5.18 眼窩：局所解剖
Orbit: Topographical Anatomy

A 右の眼窩の局所解剖：眼窩上部

上面.
a 眼窩の上壁の骨を取り除き，眼窩骨膜も段階的に取り除いてある．慎重に眼球後方の脂肪組織を取り除き眼窩内容物を剖出した．
b 同じ眼窩の上壁の眼窩骨膜と，上部の眼球後方の脂肪組織を完全に取り除いてある．

Note 前頭神経は上眼瞼挙筋の上を走行する．前頭神経は，上方から眼窩骨膜を開ける際に最初に目にする神経である．

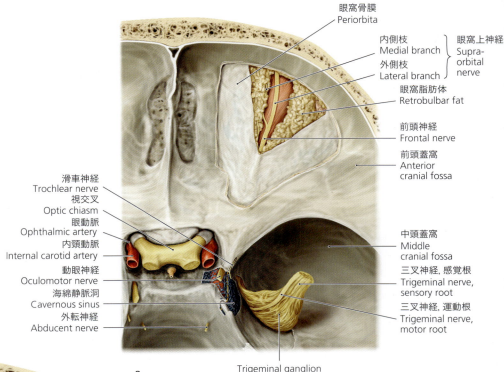

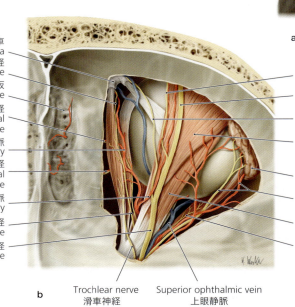

B 右の眼窩の局所解剖：眼窩中部

上面.
上眼瞼挙筋と上直筋を切断し後方に反転し，脂肪組織は取り除いてある．

Note 毛様体神経節の大きさは直径約2mmで，位置は眼球の後方約2cm，視神経の外側にある．内眼筋（毛様体筋と瞳孔括約筋）を支配する副交感神経は，毛様体神経節を経由する．瞳孔散大筋を支配する上頸神経節由来の交感神経節後線維も，毛様体神経節を経由する．

頭頸部　5. 器官とそれらの血管，リンパ管と神経

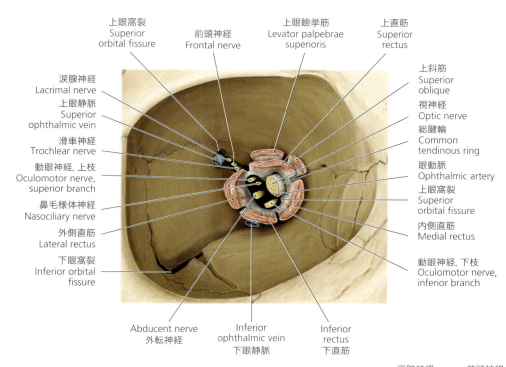

C 眼窩後壁：総腱輪と視神経管・上眼窩裂を通過する神経・血管

右の眼窩，前面．
眼窩内の構造を取り除いてある．

視神経管を通って，眼動脈が眼窩に入り，視神経が眼窩から出る．上眼窩裂から眼窩に入る神経・血管のうち，あるものは総腱輪の内から，あるものは外から眼窩に入る．

・総腱輪の内を通る神経：外転神経，鼻毛様体神経，動眼神経の上枝・下枝
・総腱輪の外を通る神経・血管：上眼静脈，下眼静脈，前頭神経，涙腺神経，滑車神経

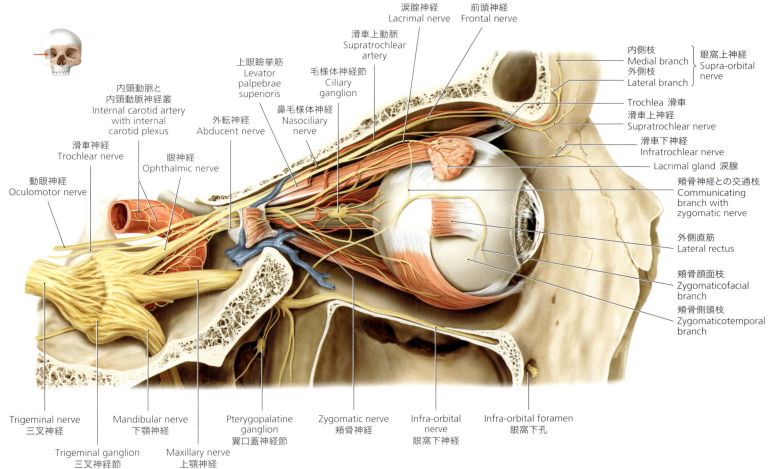

D 側方から見た右の眼窩

外側面．眼窩外側壁を下眼窩裂まで（案内図参照），眼窩上壁の外側部と眼球後脂肪体，上眼瞼挙筋の前側2/3を取り除き，外側直筋を切断してある．毛様体神経節，頬骨神経の涙腺神経との交通枝（翼口蓋神経節から出て涙腺に向かう副交感神経）などの眼窩内構造全体が見える．さらに蝶形骨大翼も取り除き，三叉神経節が見え，海綿静脈洞は開放してある．

Note 皮膚の感覚を支配する頬骨神経終枝である頬骨顔面枝と頬骨側頭枝は頬骨の眼窩孔から頬骨弓を貫通し側頭部に出る．

177

5.19 海綿静脈洞：局所解剖
Cavernous Sinus: Topographical Anatomy

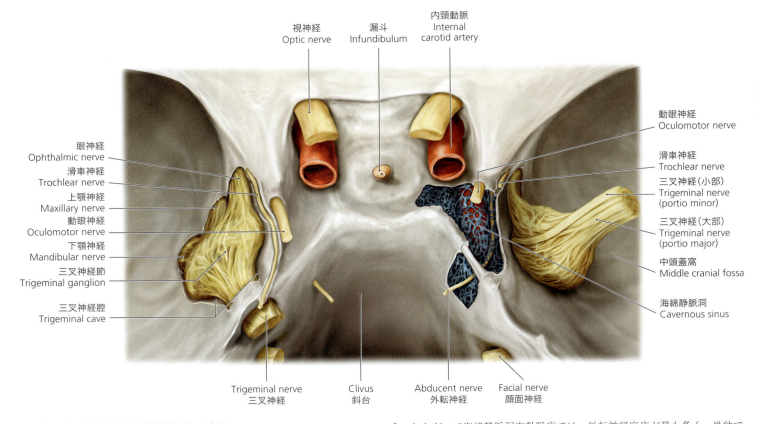

A 眼窩に向かう脳神経の海綿静脈洞内の走行
トルコ鞍と一部露出した海綿静脈洞(右側)．上面．
海綿静脈洞とその中を走行する内頸動脈海綿静脈洞部が見えるように2つの三叉神経節を露出してある．右側の神経節はさらに外側に移動させた(結果的に三叉神経腔/メッケル腔 Meckel's cavity が開く)．
Note 外転神経は海綿静脈洞内を走行するため，内頸動脈にも隣接することに注意する．ここを走行するその他すべての神経(動眼神経，滑車神経，3本の三叉神経終枝)は，海綿静脈洞の硬膜外壁を通り前方ないし下方に向か

う．したがって海綿静脈洞内動脈瘤では，外転神経麻痺が最も多く，単独で発生することもまれではない．動脈瘤が神経を圧迫するために，神経の機能障害が起こる．したがって外転神経麻痺が単独で突然発生した時は，考えられる原因として海綿静脈洞内動脈瘤を必ず考慮に入れなければならない(**D**参照)．反対に滑車神経の単独障害はきわめてまれである．通常，滑車神経は海綿静脈洞血栓症候群が発生した時に障害を受け，その際には海綿静脈洞を通るすべての神経，特に三叉神経の第1枝と第2枝が損傷することが多い．

B 海綿静脈洞の冠状断面(下垂体の位置で切断)
前面．
Note 海綿静脈洞の外側壁と洞内を走行する構造に注意する．

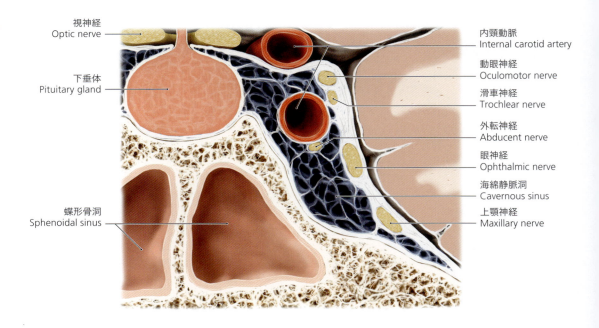

C 斜台上と右側海綿静脈洞内の外転神経の硬膜外走行

右方から見る.

Note 硬膜外を走行する長い外転神経に注意する. 外転神経は斜台の前方1/3側の硬膜(その前に橋槽の高さのクモ膜下腔)を貫通し, 錐体尖部(後頭蓋窩から中頭蓋窩への移行部)の高さでグルーバー靱帯下側のドレロ管を通る"外転神経橋". さらに海綿静脈洞を通り内頸動脈に隣接して走行し, 最終的に上眼窩裂を通って眼窩に入る.

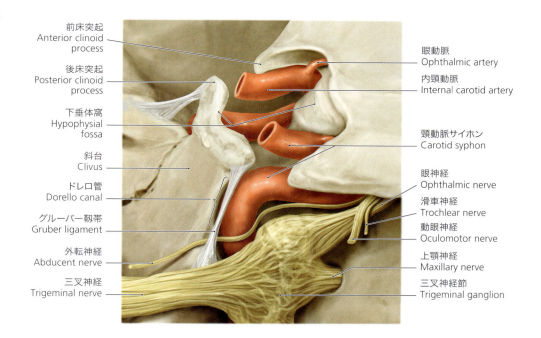

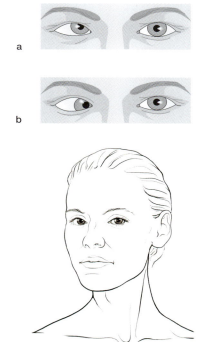

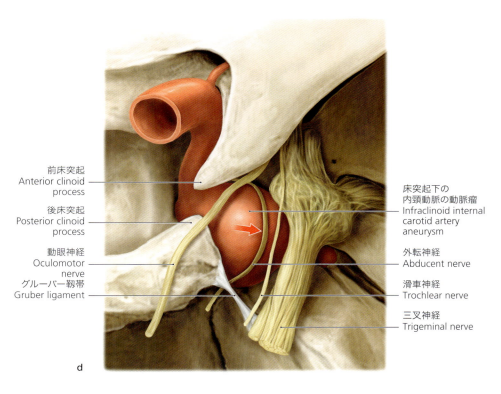

D 滑車神経麻痺と外転神経麻痺

a 右側滑車神経麻痺.
b 右側外転神経麻痺(それぞれ前方注視時).
c 右側外転神経麻痺の代償性頭位.
d 床突起下にみられる海綿静脈洞内の内頸動脈瘤と圧迫された外転神経.

眼筋運動麻痺は, 関連する脳神経核や走行する神経の損傷によって起こる場合と, 眼筋自体の損傷によって起こる場合がある(p. 173 参照). どの筋が障害されるかによって, 異なった眼球の偏位や複視が生じる. 患者は頭の方向を変えて調節しようとする. 例えば外転神経麻痺(最も起こりやすく末梢神経性眼筋運動麻痺の47%を占める)の場合, 外側直筋の単独麻痺によって患眼はすでに第一眼位で内側に偏位している(非共同性の麻痺性斜視). 麻痺があると複視が起こり, これを調節するために代償性頭位となり(c), 複視はまったく起こらないか, 起こってもわずかである. 代償性頭位では, 患者の頭は患側の筋に向かって外側を向く(この頭位でも麻痺した筋は機能しない). 海綿静脈洞内の内頸動脈瘤は床突起の上側にも下側にも起こりうる. 特に床突起下動脈瘤(d)は神経をゆっくりと圧排していき, 結果的に外転神経が単独で圧迫される.

5.20 鼻：概観と粘膜
Nose: Overview and Mucosa

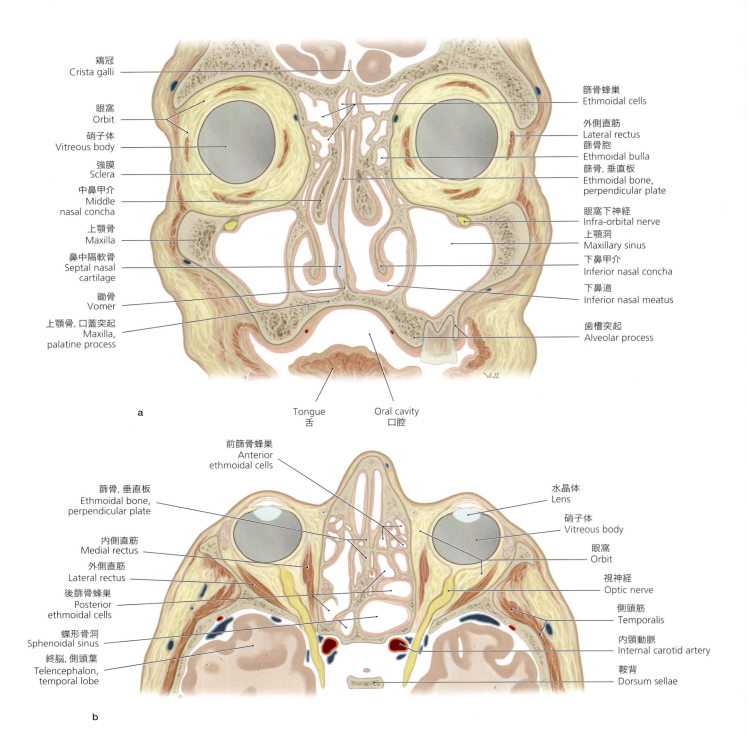

A 鼻と副鼻腔，概観

a 冠状断（前頭断），前面． b 水平断，上面．

鼻腔の骨の解剖学的構造については既に解説している（特に鼻甲介の下方にあるさまざまな経路の開口部について p. 42 以降を参照）．

鼻腔と副鼻腔は対になって配置している．鼻腔の左側と右側は鼻中隔によって隔てられており，ほぼ三角形の形をしている．三角形の底辺の下は口腔である．図には，以下の対になった副鼻腔を示している．

・前頭洞
・篩骨蜂巣（篩骨洞*）
・上顎洞
・蝶形骨洞

各副鼻腔の内面は呼吸線毛上皮で覆われている（p. 184 参照）．

*「洞 sinus」という語は実際の形態に合わないので「蜂巣 cells」が使われる．しかし，国際解剖学用語集にも残してあり，臨床家の間ではいまだ篩骨洞という用語が用いられている．

頭頸部　5. 器官とそれらの血管，リンパ管と神経

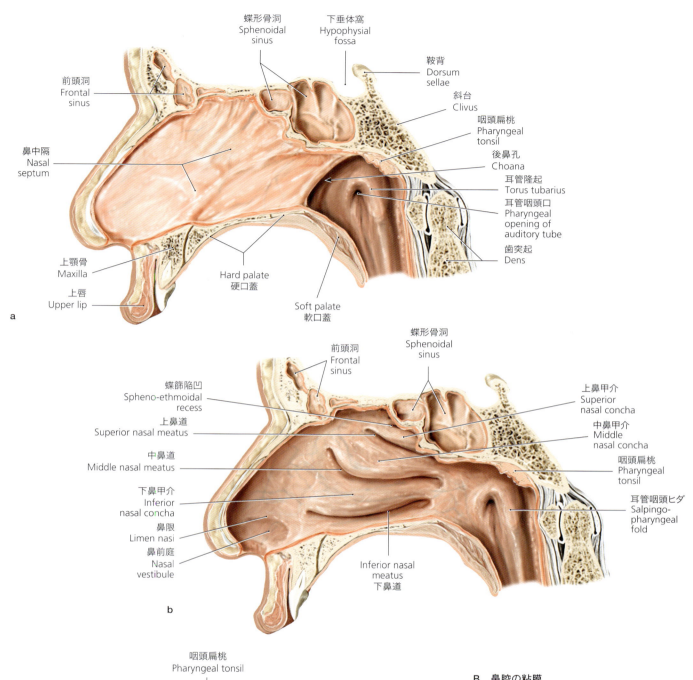

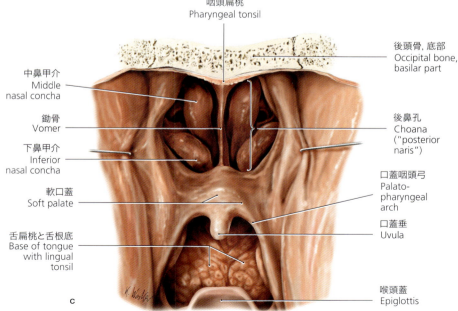

B　鼻腔の粘膜

a 鼻中隔の粘膜．傍矢状断，左方から見る．b 鼻腔右側壁の粘膜，左方から見る．c 後鼻孔から見た鼻腔内部，後面．

鼻腔の中隔は平坦であるが，側壁は3つの鼻甲介のヒダが隆起している（上鼻甲介，中鼻甲介，下鼻甲介）．これらの鼻甲介は，鼻腔の表面積を増し，吸い込んだ息をより効果的に温め，加湿する（p. 184 も参照）．右の蝶形骨洞および右前頭洞の断面を a, b に示す．後鼻孔（c）は，後部の開口部で，鼻腔が咽頭鼻部に移行する部位である．後鼻孔が耳管と咽頭扁桃にきわめて近接していることに注意すること（a, c）（p. 197 参照）．

5.21 鼻腔：神経・脈管の分布
Nasal Cavity: Neurovascular Supply

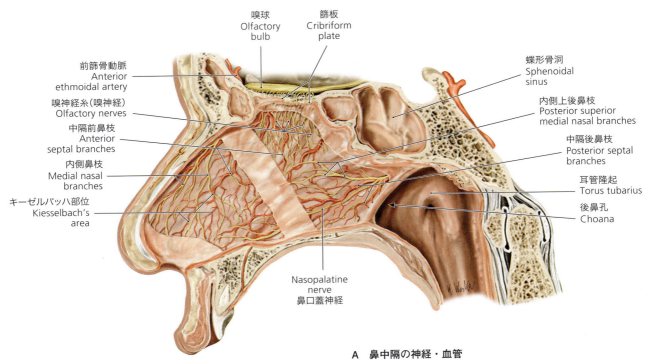

A　鼻中隔の神経・血管
傍矢状断，左方から見る．粘膜を取り除いてある．
鼻中隔の動脈分布は，鼻出血の診断と処置の際に特に重要である（**C** 参照）．

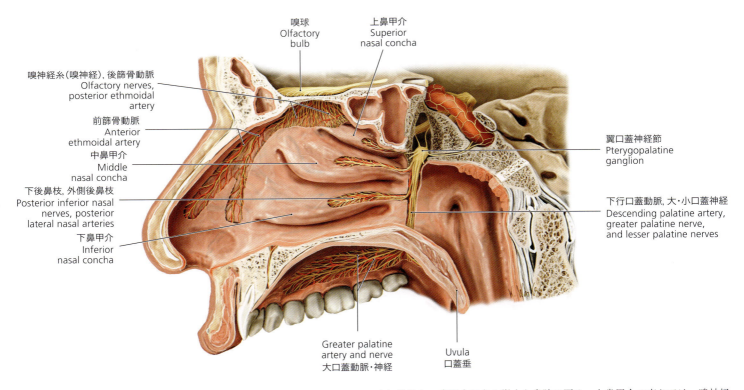

B　右の鼻腔側壁の神経・血管
左方から見る．
蝶形骨を一部切除して，副交感神経系における重要な中継点である翼口蓋神経節（pp. 127, 239 参照）を剖出してある．
翼口蓋神経節から起こる神経線維は，鼻甲介の後方から血管とともに鼻甲介に進入し，鼻甲介にある微小な鼻腺に至る．上鼻甲介の高さでは，嗅神経糸（嗅神経）が篩板を通って，嗅粘膜に至る．鼻腔の側壁には，上方から，眼動脈の枝である前篩骨動脈と後篩骨動脈が分布する．後方からは蝶口蓋動脈の枝である外側後鼻枝が分布する．

頭頸部　5. 器官とそれらの血管，リンパ管と神経

以下の図では，鼻腔に分布する動脈と神経を機能別にまとめて描いてある．解剖時と同様，最初に鼻中隔，次いで側壁を示す．

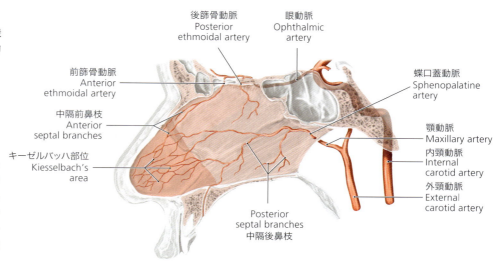

C　鼻中隔の動脈
左側面．

鼻中隔の動脈は，外頸動脈と内頸動脈の枝から起こる．鼻中隔の前部には，高密度で血管が分布するキーゼルバッハ部位と呼ばれる部位がある（赤く色付けしてある部位）．この部位には，両方の主要動脈（外頸動脈と内頸動脈）からの血管が分布する．キーゼルバッハ部位は，鼻出血が最も起こりやすい部位である．

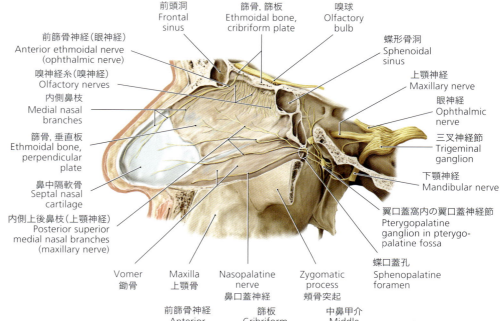

D　鼻中隔の神経
左側面．

鼻中隔は，三叉神経［脳神経 V］の枝による感覚性神経支配を受ける．鼻中隔の前上部には，眼神経［三叉神経第1枝］の枝が分布している．鼻中隔のそれ以外の部位には，上顎神経［三叉神経第2枝］の枝が分布している．嗅神経［脳神経 I］の線維は，嗅粘膜の受容器から起こる．

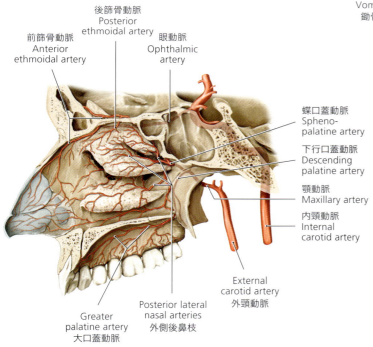

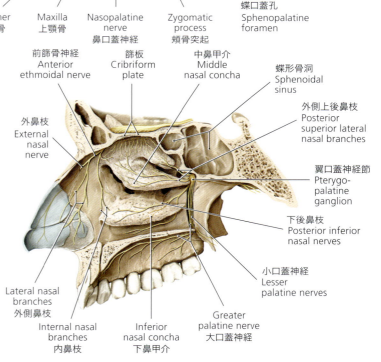

E　右の鼻腔側壁の動脈
左方から見る．

Note　内頸動脈からの枝（上方から）および外頸動脈からの枝（後方から）の分布に注意すること．

F　右の鼻腔側壁の神経
左方から見る．

鼻腔の側壁は，眼神経［三叉神経第1枝］および上顎神経［三叉神経第2枝］の枝による感覚性神経支配を受ける．鼻粘膜にある受容器ニューロンの軸索（中枢枝）は，嗅神経［脳神経 I］として嗅球に至る．

5.22 鼻と副鼻腔：組織と臨床解剖
Nose and Paranasal Sinuses: Histology and Clinical Anatomy

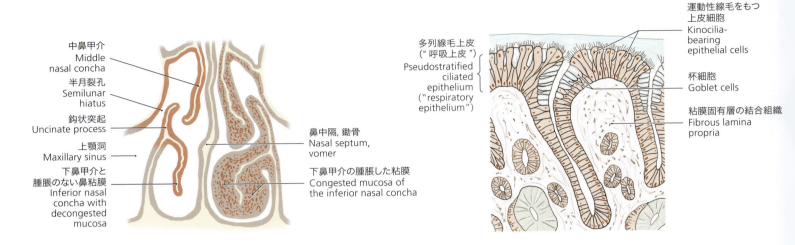

A 鼻腔粘膜の機能
冠状断（前頭断），前面．
鼻粘膜の機能は，吸入された空気を温めて加湿することである．その際に，粘膜中の血流も増し（pp. 101, 103 参照），粘膜が充血した（腫脹した）状態になる．両側の粘膜が同時に充血することはない．充血と非充血の正常な周期は約 6 時間続く（図の右側が充血時の状態を示している）．鼻腔の診察では，まず充血除去剤を投与して粘膜を縮め，図の左側のような状態にすると，診断が容易になる．

B 鼻粘膜の組織
鼻粘膜の多列線毛上皮は，運動性線毛をもつ上皮細胞と杯細胞からなる．これらの細胞は，上皮の表面に水分に富む薄膜を張り，粘膜はその下に隠れる．漿液性および漿粘液性の腺が結合組織中に埋め込まれており，その分泌物は表層の液体の薄膜中に放散される．線毛によって生じる方向性をもつ液体の流れ（C, D 参照）は，非特異性免疫応答の重要な構成要素である．線毛の統合された波動が損なわれると，気道の感染症を慢性的に繰り返し発症する．

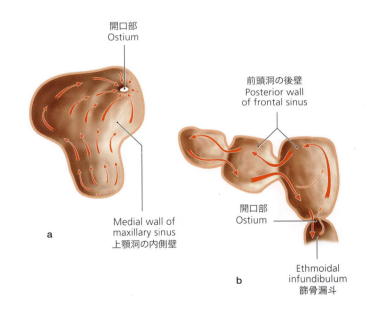

C 副鼻腔からの分泌物の正常な排出
左方から見る．
線毛が波打つことにより，線毛を覆う粘液層上の分泌物は後鼻孔を通って咽頭鼻部に入る（D 参照）．

D 右の上顎洞と前頭洞の線毛の波動と液体の流れの方向
右の上顎洞（a）および右の前頭洞（b）の冠状断（前頭断），前面．副鼻腔の位置は C に示してある．
線毛が波打つと副鼻腔内に液体の流れが生じ，その流れは常に副鼻腔の開口部に向かう．この流れによって，粘膜に捕らえられた粒子や微生物が副鼻腔から除去される．粘膜が腫脹して副鼻腔の開口部が遮断されると，炎症は副鼻腔内で増悪することがある（副鼻腔炎）．これは，上顎洞や篩骨蜂巣（篩骨洞）の開口部-鼻道単位で最もよく起こる（p. 42 以降参照）．（Stammberger, Hawke による）

頭頸部　5. 器官とそれらの血管，リンパ管と神経

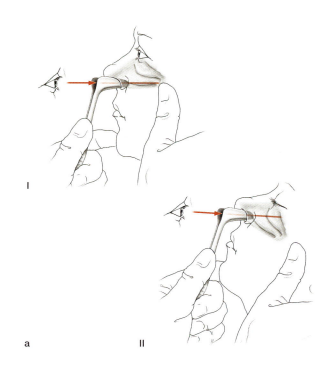

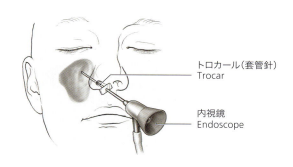

F　上顎洞の内視鏡検査

前面.

上顎洞は，直接見ることはできないため，内視鏡で診察しなくてはならない．検査者は，上顎洞に内視鏡を通すために，下鼻甲介の下の骨性の薄壁にトロカールで穿孔し，開口部から内視鏡を中に入れる．内視鏡の向きを変えたり回転させたりすることにより粘膜表面全体を観察することができる．

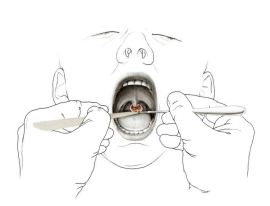

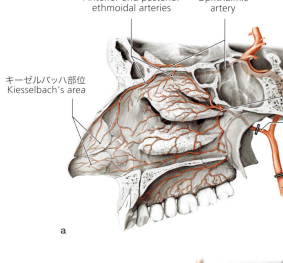

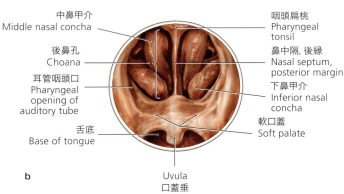

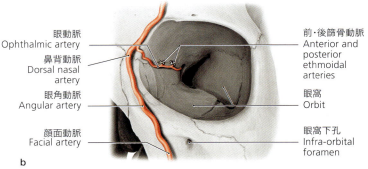

E　前鼻鏡検査と後鼻鏡検査

a　前鼻鏡検査は鼻腔の視診のために行う．前鼻腔を全体にわたって確実に診察できるように，2つの異なった姿勢（I，II）で行われる．

b　後鼻鏡検査では，後鼻孔と咽頭扁桃を診察することができる．鼻鏡の向きを変えたり回転させたりして，映った像を複合して，構造を明らかにすることができる．今日では，鼻鏡に代わって内視鏡が使用されることが多い．

G　重篤な鼻出血の際に結紮する動脈の部位

鼻出血が，通常行われるように鼻腔内に詰め物をするだけでは止められないほど重篤な場合，比較的太い動脈を結紮する必要がある．以下の動脈を結紮することがある．

・顎動脈または蝶口蓋動脈（a）
・外頸動脈（a）
・眼窩内の前・後篩骨動脈（b）

185

5.23 口腔：概観　硬口蓋と軟口蓋
Oral Cavity: Overview of Hard Palate and Soft Palate

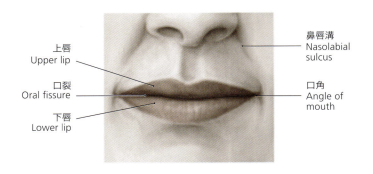

A　口唇と唇溝
前面．
上唇と下唇は口角で合わさる．口裂は口腔に開口する．
視診によって認められる口唇の変化は，診断の重要な手がかりとなる．唇が青ざめている場合（チアノーゼ cyanosis）は，心臓，肺，またはその両方の疾患が疑われる．鼻唇溝が深い場合は，消化管の慢性疾患のことがある．

B　口腔
前面．
上顎と下顎の歯列および歯槽突起によって，口腔はいくつかの部位に分けられる（C 参照）．
・口腔前庭：一方を歯列に，もう一方を口唇または頬部によって囲まれた口腔の部位．
・固有口腔：厳密な意味での口腔（歯列の内側で，後方を口蓋舌弓によって区切られる）．
・口峡〔訳注：上壁は口蓋帆（口蓋垂），側壁は口蓋舌弓と口蓋咽頭弓からなり，最もくびれた部分を口峡峡部という〕
口峡は口峡峡部を介して咽頭と通じる．口腔内は非角化重層扁平上皮に覆われ，唾液腺からの分泌物によって湿り気を帯びている（p. 211 参照）．口腔の扁平上皮癌は，喫煙者や大量の飲酒をする者に特に多い．

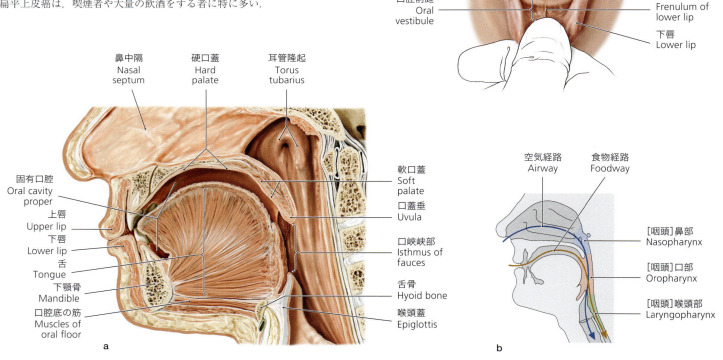

C　口腔の組織と境界
正中断，左方から見る．
口腔底の筋と舌は，固有口腔の下面を構成している．口腔の上壁の前 2/3 は硬口蓋，後 1/3 は軟口蓋（口蓋帆）によって形成されている（F 参照）．口蓋垂は，軟口蓋から垂れ下がり，口腔と咽頭の間に位置する．皮膚の角化重層扁平上皮と口腔の非角化重層扁平上皮は，口唇の朱色の境界で混ざり合う．口腔は，鼻腔の下部に位置し，咽頭の前部に位置する．咽頭の中部は咽頭口部と呼ばれ，空気経路と食物経路が交叉する（b）．

頭頸部　5. 器官とそれらの血管，リンパ管と神経

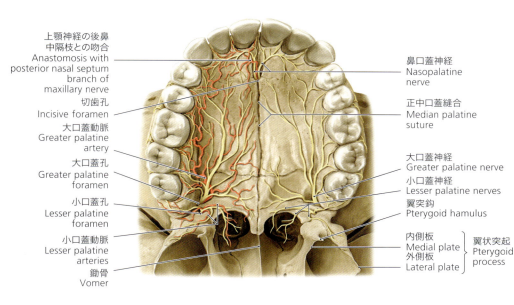

D　硬口蓋の神経・血管

下面.

硬口蓋の動脈と神経（骨については p. 44 参照）は，切歯孔，大口蓋孔，小口蓋孔を通って口腔内に入る．神経は，上顎神経[三叉神経第2枝]の終枝である．動脈は，顎動脈から起こる（図では上顎神経も顎動脈も示していない）．

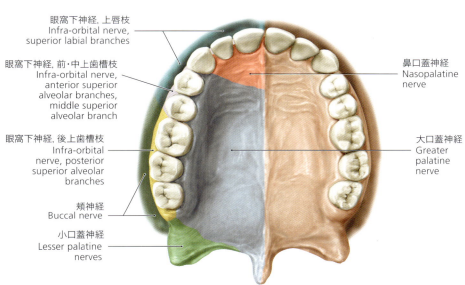

E　口蓋粘膜，上唇，頬部，歯肉の感覚性神経支配

下面.

Note　図に示している領域は，三叉神経の異なる枝から感覚性神経支配を受けることに注意すること．頬神経は下顎神経[三叉神経第3枝]から分かれ，そのほかの枝はすべて上顎神経から分かれる．

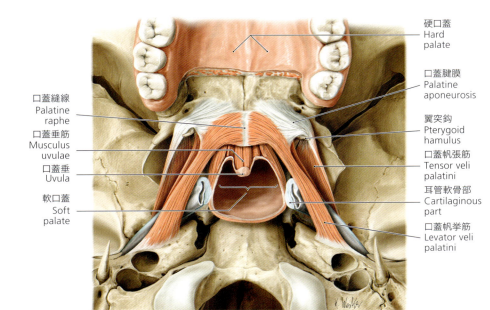

F　軟口蓋の筋

下面.

軟口蓋は，口腔の後部の境界をなし，口腔と咽頭を区分している．筋は，口蓋腱膜に付着している．口蓋腱膜は軟口蓋の結合組織の土台になる．

この図では口蓋帆張筋，口蓋帆挙筋，口蓋垂筋を見ることができる．口蓋帆張筋は，軟口蓋を緊張させると同時に耳管の入り口を広げる．口蓋帆挙筋は軟口蓋を水平の位置に引き上げる．口蓋垂筋以外の口蓋帆張筋と口蓋帆挙筋は，咽頭の側壁の形成にも関わっている．

5.24 舌：筋と粘膜
Tongue: Muscles and Mucosa

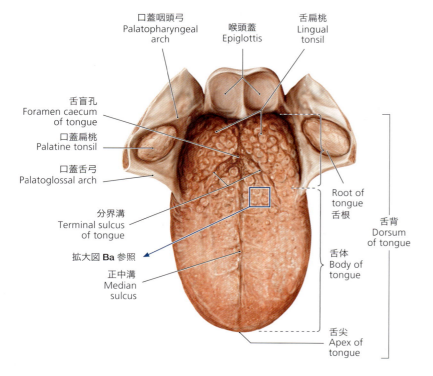

A 舌粘膜表面の解剖

上面.

咀嚼，嚥下，発語には，舌の運動機能が重要である．舌において同程度に重要なのが，その感覚機能である．感覚機能には味覚および微細な触覚の識別がある．

舌には，きわめて強力な筋性の舌体がある（**Ca** 参照）．舌の上面（舌背）は，高度に分化した粘膜層で覆われている．舌背は，前部から後部へ向かって，舌尖，舌体，舌根に区分される．

舌背表面にＶ字形の溝（分界溝）があり，分界溝によって，舌はさらに，前部（口部，溝前部）および後部（咽頭部，溝口部）に分けられる．前部は，舌の前2/3を含み，後部は舌の後1/3を含む．Ｖ字形の溝の前端には，舌盲孔（発生の過程で甲状腺が移動した痕跡）がある．この区分は発生の過程に起因するものであり，前部と後部に異なる神経が分布する（p. 191 参照）理由も，発生過程の違いによって説明できる．前部の粘膜には，多数の乳頭がある（**B** 参照）．表面の粘膜と筋組織の間の結合組織には，多くの小唾液腺がある．これらの小唾液腺には腫瘍（通常は悪性の）が生じることが多いので，医師はその構造について熟知する必要がある．

味蕾は，漿液性の腺に接している（**Bb-e** 参照）．この腺はエブネル腺とも呼ばれ，水分を分泌して味蕾を洗浄する．

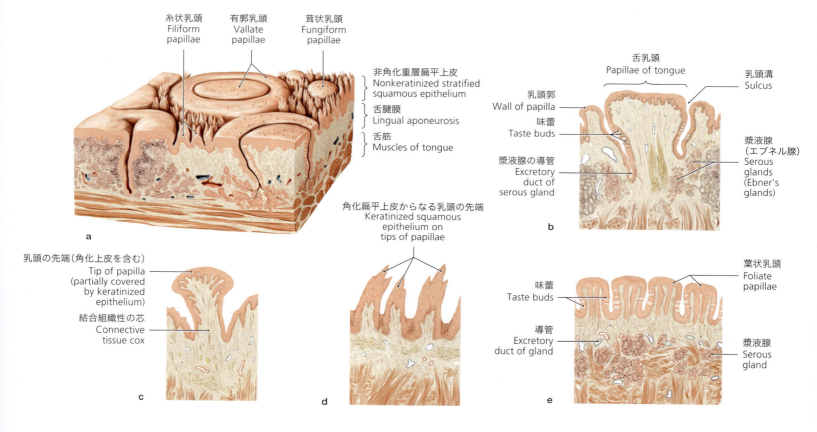

B 舌乳頭

a 舌乳頭の一部を立体的に示す．b-e 乳頭の型．乳頭は，形態的に4型に分けられる．

b 有郭乳頭：壁に囲まれていて多くの味蕾がある．

c 茸状乳頭：キノコ形で舌の両側にある．機械的（物理的）刺激や熱刺激に対する受容器と，味蕾がある．

d 糸状乳頭：糸形の乳頭で，触覚の刺激に敏感である．

e 葉状乳頭：舌の後部両側に位置し，多くの味蕾がある．

頭頸部　5. 器官とそれらの血管，リンパ管と神経

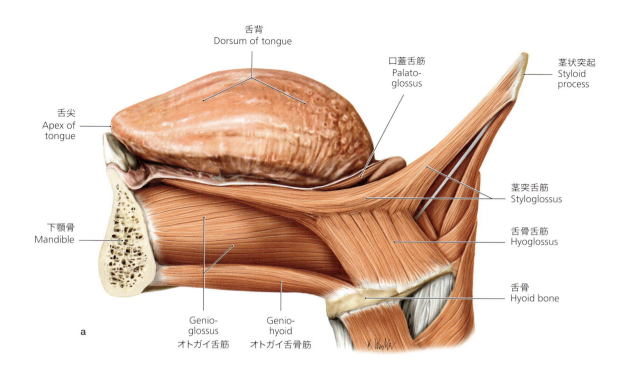

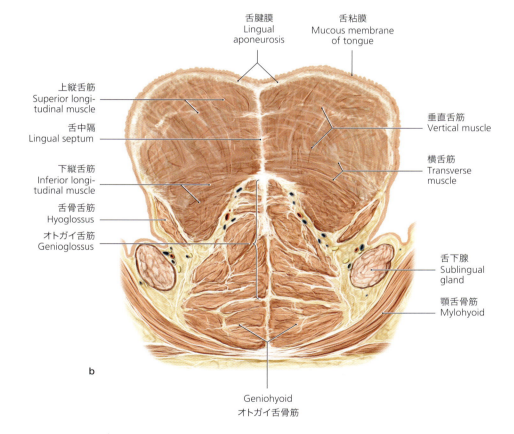

C　舌筋

a　左方から見る．b　冠状断（前頭断），前面．

舌筋には，外舌筋と内舌筋の2種類がある．外舌筋は舌の外部の骨に付着している．内舌筋は骨に付着していない．

外舌筋には以下のものがある．
- オトガイ舌筋
- 舌骨舌筋
- 茎突舌筋

内舌筋には以下のものがある．
- 上縦舌筋
- 下縦舌筋
- 横舌筋
- 垂直舌筋

外舌筋は舌の位置を変え，内舌筋は舌の形を変える．ここに示す真の舌筋すべてには舌下神経［脳神経Ⅻ］が分布している．口蓋舌筋（a参照）は舌に作用するが，実際には口蓋と食道を支配する筋であるため，舌筋群ではなく軟口蓋口峡筋群 muscles of soft palate and fauces に属する．そのため口蓋舌筋は本来の舌咽神経からも支配される．

D　片側性の舌下神経麻痺

舌下神経が傷害されていない場合（a）と片側で傷害されている場合（b）の舌の突出．

片側の舌下神経が傷害を受けた場合，傷害を受けた側のオトガイ舌筋が麻痺する．その結果，反対側の健常な（神経支配を受けている）オトガイ舌筋が舌の動きを支配し，正中線を越えて傷害を受けた側に動かそうとする．したがって舌を突出すると，麻痺した側に曲がる．

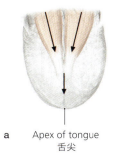
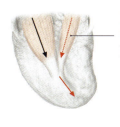

5.25 舌：神経・脈管とリンパの流れ
Tongue: Neurovascular Structures and Lymphatic Drainage

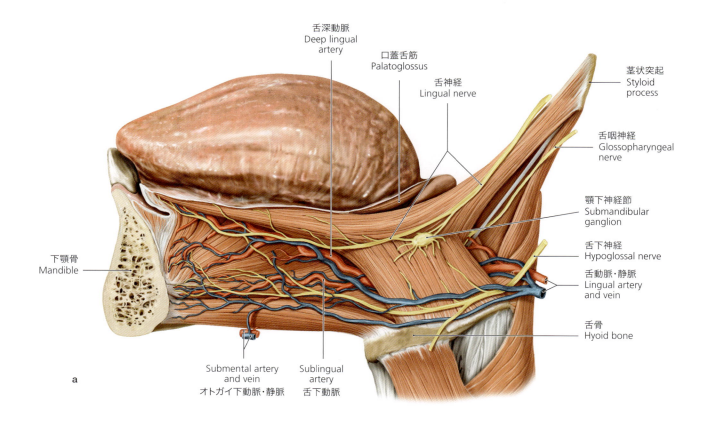

A 舌の血管と神経
a 左方から見る．b 舌の下面．

　舌には舌動脈（外頸動脈の枝）が分布する．舌動脈は，終枝である舌深動脈と舌下動脈に分岐する．
　舌静脈は通常，動脈と伴行し，内頸静脈に注ぐ．
　舌前部（前2/3）の粘膜は，下顎神経［三叉神経第3枝］の枝である舌神経から，体性感覚性の神経支配を受ける（温度や触覚の刺激を感知する）．舌神経は，顔面神経［脳神経Ⅶ］の枝である鼓索神経に由来する線維を運ぶ．その線維は，舌の前2/3の味覚求心性線維である．鼓索神経には臓性運動性で副交感性の節前線維も含まれており，その線維は顎下神経節でシナプスを形成し，神経節細胞の節後線維はその後顎下腺と舌下腺に分布する（詳細は p.127 参照）．
　口蓋舌筋は舌咽神経［脳神経Ⅸ］から体性運動性の神経支配を受ける．ほかの舌筋は舌下神経［脳神経Ⅻ］に支配される．

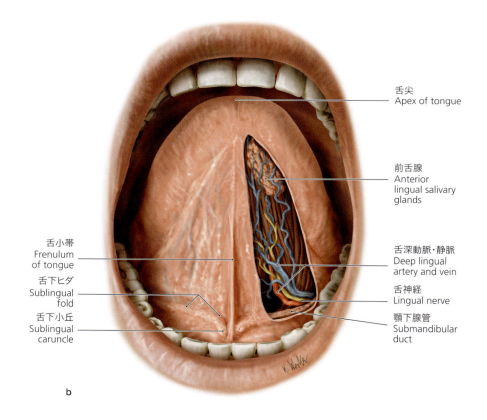

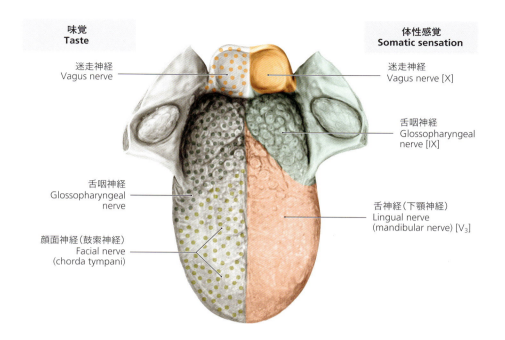

B　舌の体性感覚性神経支配(左半分)と味覚神経支配(右半分)
前面.
舌は, 体性感覚(例えば, 触覚, 痛覚, 温度感覚)を, 以下の3つの脳神経の枝から受ける.
・舌神経[下顎神経[三叉神経第3枝]の枝]
・舌咽神経[脳神経Ⅸ]
・迷走神経[脳神経Ⅹ]

味覚線維も以下の3つの脳神経によって運ばれる.
・顔面神経[脳神経Ⅶ](鼓索神経)
・舌咽神経[脳神経Ⅸ]
・迷走神経[脳神経Ⅹ]

したがって, 舌の前2/3に味覚の乱れが生じると顔面神経が傷害されていることがわかり, 触覚, 痛覚, 温度感覚に乱れが生じると三叉神経が傷害されていることがわかる(pp. 121, 127参照).

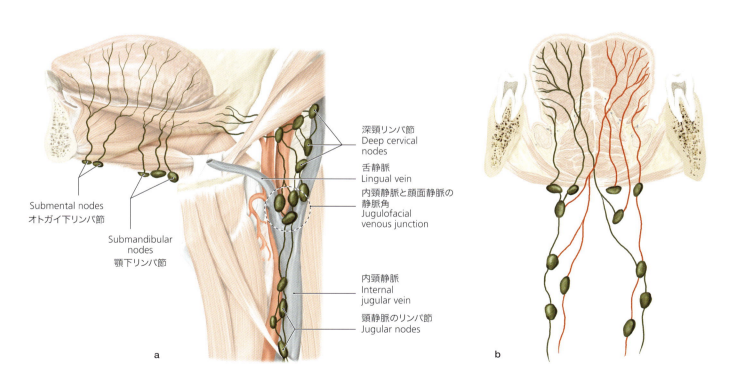

C　舌と口腔底におけるリンパの流れ
a 左方から見る, **b** 前面.
舌と口腔底のリンパの流れは, オトガイ下リンパ節および顎下リンパ節を介して調節される. オトガイ下リンパ節および顎下リンパ節のリンパは, 最終的に内頸静脈の周囲のリンパ節に流れ込む(**a** 頸静脈リンパ節). リンパ節には, 同側からのリンパも反対側からのリンパも流れ込むので(**b**), 腫瘍細胞は, 広く転移することがある(例えば, 転移性扁平上皮細胞腫瘍は, 特に舌の外側縁にある場合, 反対側に転移する).

5.26 開口した口腔：局所解剖
Opened Oral Cavity: Topographical Anatomy

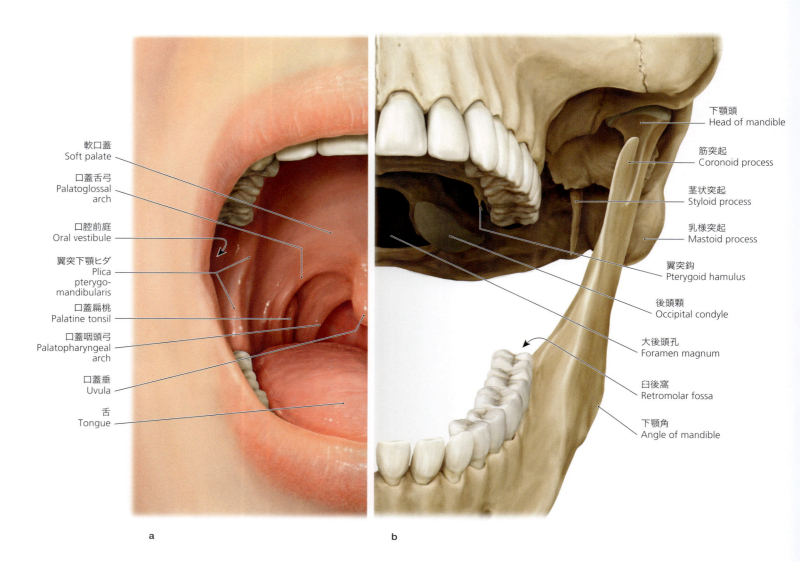

A　上顎と下顎の骨格と口蓋粘膜との関係

最大開口状態で，腹側方から見る．

骨性構造（b）と**口蓋粘膜（a）**の図を対比して，どの構造がどの粘膜下にあるかを示す．口峡峡部と咽頭後壁が見える．咽頭峡部の側方境界の前側，すなわち口蓋咽頭弓，口蓋舌弓，その間にある口蓋扁桃の前側に，左右両側に内側に走行する弓状の粘膜のヒダ，翼突下顎ヒダがよく見える．このソーセージ状の隆起部は口腔前庭と固有口腔の境界をなす．ヒダは下顎の臼歯後窩（第3大臼歯の後側にあり，臼歯三角の一部，p. 48 参照）から硬口蓋に向かい翼突鈎まで走行する．翼突下顎ヒダは，臼歯後窩と翼突鈎の間を走行し十分に形成された翼突下顎縫線で構成される．ここには上咽頭収縮筋（頬咽頭部）と，ドイツ語で Trompetermuskel または Bläsermuskel（吹奏筋）とも呼ばれる頬筋の両方が付着する．そのため，翼突下顎ヒダはドイツ語で "Rachenbläserfalte（咽頭吹奏ヒダ）" ともいう．特に下歯槽神経の伝達麻酔法（**Bb** 参照）で刺入の位置方向を確認するのに重要な役割を担う．

解剖学実習室では，遺体は閉口状態で固定されていることが多く，口腔内はほぼ完全に舌で充填されているため，完全に開口されて口腔が見えることはまずない．さらに多くの場合，ほぼ無歯である．通例，口腔は頭部半側の正中矢状面で解剖される．したがって開口された口腔全体を見ることは不可能である．しかしながら実際の診療の場では，開口させて行う口腔とワルダイエル咽頭輪の検査は，最低限の身体検査項目（口唇，口腔粘膜，舌，扁桃，咽頭，歯，歯肉）に数えられている．これは口腔が習慣（喫煙など）を反映していること，身体の衛生状態の程度（歯の状態など）や内臓疾患（例えば，鉄欠乏性貧血やクローン病で舌乳頭が萎縮する萎縮性舌炎など）について情報を提供していることが理由である．そのため口腔粘膜表面の異常（白板症，結節，潰瘍形成）がみられた場合は必ず悪性疾患を疑い，詳しく診察しなければならない．例えば口腔粘膜表面の異常や変色の一定性と広がりを知るには，検査のほかにも触診が重要な役割を担う．この場合，口腔底や頬部の内側と外側を両手で同時に触診して所見を得る（p. 211 参照）．最終的に，例えば歯科治療に際して適切な麻酔を行うには，開口した口腔の局所解剖情報を把握することが重要な条件となる．

頭頸部　5. 器官とそれらの血管，リンパ管と神経

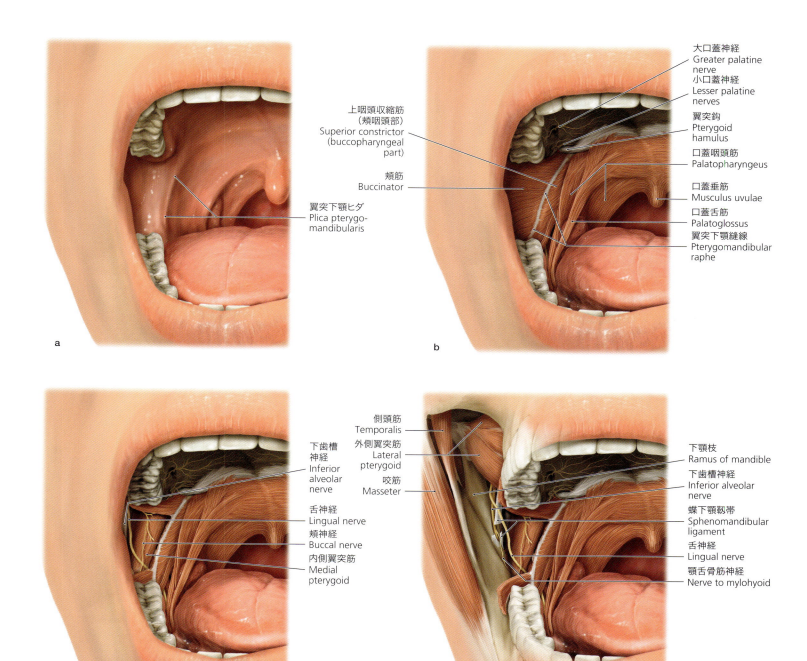

B　内側下顎枝領域（翼突下顎隙）の下歯槽神経，舌神経，顎舌骨神経の走行
a-d 下顎のさまざまな層の片側前面．

この方向から見ると神経系，筋，翼突下顎ヒダは前面（A 参照）とは配置が異なる．最も麻痺しやすい下歯槽神経には常に対側の小臼歯区分からアクセスを得るため，この片面図は配向を知るのにきわめて重要な情報となる．下顎にはアクセスを誤ると傷害しやすい下歯槽神経のほかに舌神経と顎舌骨神経も走行していることから，この図では下顎に焦点を当ててある．さらに異なる層を提示することで，翼突下顎隙の広がりを印象付けている．
a 右側翼突下顎隙の口腔粘膜全体．

b 口腔粘膜を完全に取り除き，翼突下顎縫線を露出．
c 頬筋の一部を取り除き，内側翼突筋と翼突下顎隙を露出．下歯槽神経，舌神経の走行が見える．
d 頬部皮膚を一部取り除いた．蝶下顎靱帯は，蝶形骨棘から下顎枝内面の下顎小舌まで伸びて，下顎孔に入る直前の下歯槽神経を覆う．遠位の靱帯を一部取り除いてあるので，小舌の高さに顎舌骨筋神経の分岐が見える．
Note 舌神経は，顔面損傷のほかにも歯科処置（下顎第 3 大臼歯の抜歯や下歯槽神経の伝達麻酔など）で損傷する可能性がある．

5.27 口腔底
Oral Floor

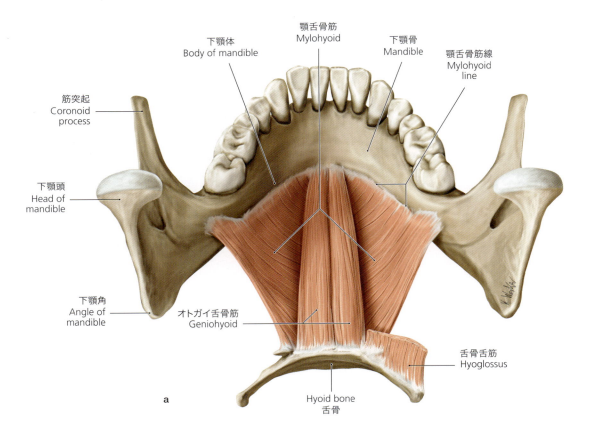

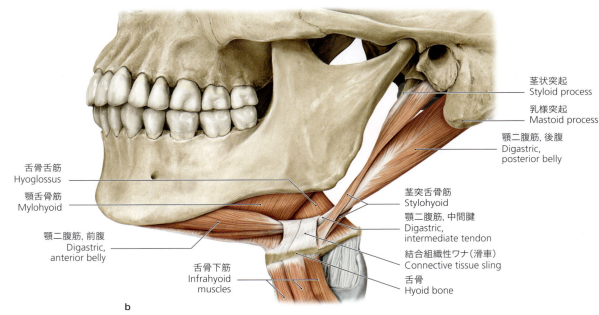

A　口腔底の筋
a 上面．b 左側面．
　口腔底は，下顎骨の左右の下顎枝の間に張る筋層で形成されている．この筋層は4つの筋で構成されている．これらの筋は，舌骨に付着しその上に位置しているため，まとめて舌骨上筋と呼ばれている．
　1. 顎舌骨筋：両側からの線維は，正中部の縫線（オトガイ舌骨筋に上方を覆われている）で合流する．

2. オトガイ舌骨筋：口腔底の中心部を補強する．
3. 顎二腹筋：顎二腹筋の前腹は口腔底に位置し，後腹は乳様突起から起こる．
4. 茎突舌骨筋：茎状突起から起こる．茎突舌骨筋の腱を顎二腹筋の中間腱が貫く．

　以上の4つの筋は開口運動に関わる．またこれらの筋は舌骨を挙上し，嚥下の際には舌骨を上前方に引く．

頭頸部　5. 器官とそれらの血管, リンパ管と神経

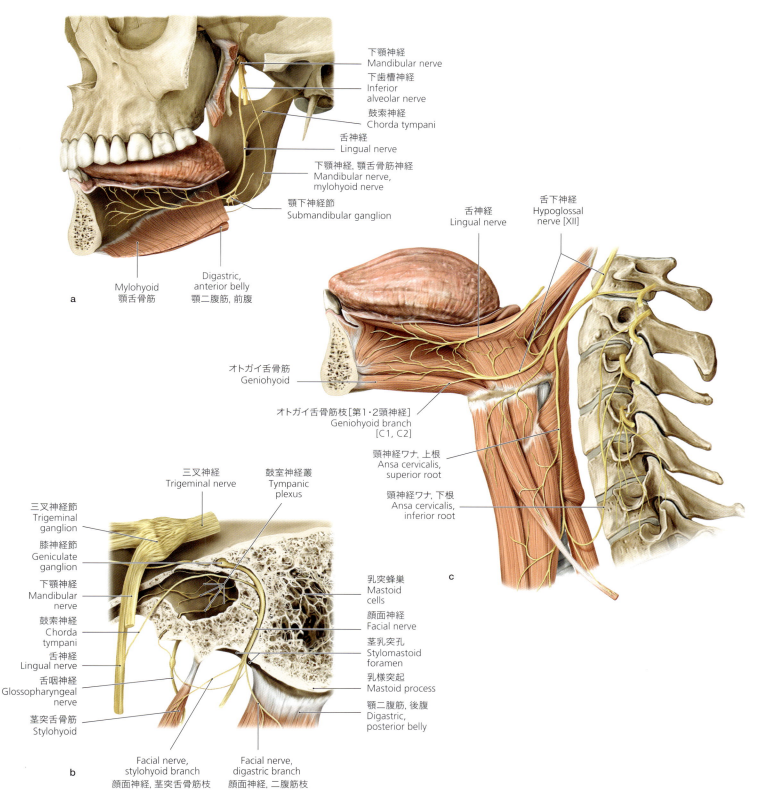

B　口腔底の筋の神経支配

a 左方から見る（下顎の右半分を内側から見る）. b 右の側頭骨岩様部, 正中断, 乳様突起および乳突蜂巣の位置での断面を左方から見る. c 左方から見る.

口腔底の筋には, 異なる神経（異なる鰓弓に由来する神経）が複雑に分布している.

a 顎骨弓に由来する筋（顎舌骨筋, 顎二腹筋の前腹）には, 下顎神経［三叉神経第3枝］の枝である顎舌骨筋神経が分布する.

b 第2鰓弓に由来する筋（顎二腹筋の後腹, 茎突舌骨筋）には, 顔面神経が分布する.

c オトガイ舌骨筋（および甲状舌骨筋）には, 第1・2頸神経の前枝が分布する. 第1・2頸神経の前枝は舌下神経とともに走行する.

5.28 口腔：咽頭と扁桃
Oral Cavity: Pharynx and Tonsils

A　ワルダイエル咽頭輪

咽頭の後面，開放してある．

この図にはワルダイエル咽頭輪 Waldeyer's ring のすべての構成要素を示している．ワルダイエル咽頭輪は，免疫応答を行うリンパ組織（扁桃とリンパ小節）からなる．扁桃は，いわば"免疫学的番人"であり，口腔および鼻腔から咽頭に至る経路を取り囲んでいる．リンパ小節はすべての上皮に分布し，部位による変異が著しい．

ワルダイエル咽頭輪は以下の構造からなる．
・咽頭上壁にある無対の咽頭扁桃
・1対の口蓋扁桃
・舌扁桃
・1対の耳管扁桃（咽頭扁桃が側方に伸びたものとみなされることもある）
・1対の外側リンパ帯

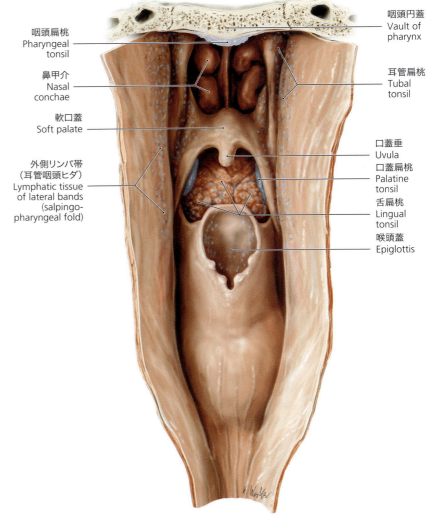

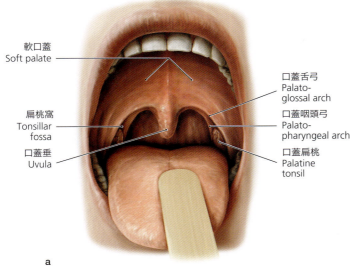

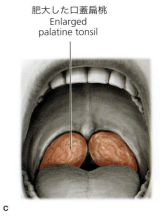

B　口蓋扁桃：位置と肥大

口腔の前面．

a 口蓋扁桃は，口腔の両側にある狭い陥凹，扁桃窩を占めている．扁桃窩は前後の支柱（口蓋舌弓と口蓋咽頭弓）の間に位置する．

b,c 口蓋扁桃を診察する時には，舌圧子を口蓋舌弓に当て，別の器具で舌を押さえ，口蓋扁桃を扁桃窩から出して観察する．（扁桃腺炎のようなウイルス性または細菌性の感染症によって）口蓋扁桃が著しく肥大すると，口腔の出口が狭くなり，嚥下が困難になる．

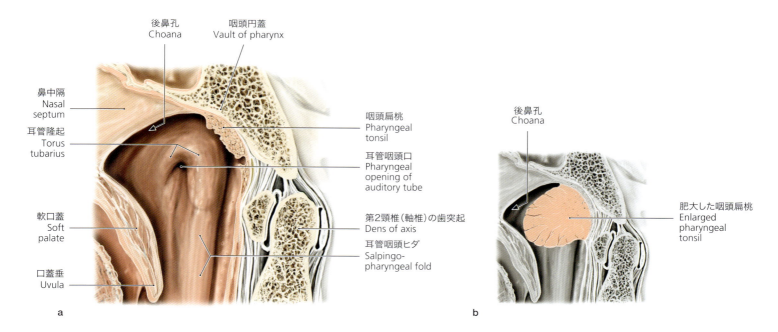

C　咽頭扁桃：位置と肥大
咽頭上壁，矢状断面．
a 咽頭上壁に位置する無対の咽頭扁桃は，後鼻鏡で観察できる（p. 185 参照）．咽頭扁桃は小児で特によく発達し，6，7歳で消退し始める．

b 咽頭扁桃の肥大は，就学前の小児にきわめてよくみられる（この年齢で慢性かつ再発性の咽頭鼻部感染症に罹患すると，リンパ組織の免疫反応が亢進する）．咽頭扁桃が肥大すると後鼻孔が閉鎖され，鼻の気道が遮断されるため，口で呼吸せざるを得なくなる．

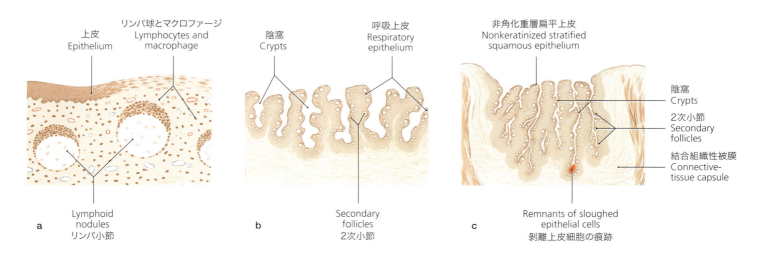

D　口腔と咽頭のリンパ組織
上皮とリンパ組織は解剖学的に近い関係にあるので，ワルダイエル咽頭輪のリンパ組織は，リンパ上皮組織ともいえる．

a リンパ上皮組織．リンパ組織は，集合している場合と広く分布している場合があるが，すべての粘膜の粘膜固有層にみられ，粘膜関連リンパ組織 mucosa-associated lymphoid tissue（MALT）として知られている．上皮は，多くのリンパ球とマクロファージを伴う疎な組成である．はっきり区別された扁桃以外に，リンパ小節の小集団が，外側リンパ帯（耳管咽頭ヒダ）にみられることがある．このようなリンパ小節の小集団は咽頭鼻部と咽頭口部の側壁から後壁に，ほぼ垂直に広がる．

b 咽頭扁桃の構造．咽頭扁桃の粘膜表面は，山のように隆起しており，表面積が著しく増加している．隆起と陰窩は，呼吸線毛上皮で覆われている．

c 口蓋扁桃の構造．口蓋扁桃の表面は，粘膜表面の深い凹みによって，その面積を増している（有効表面積は 300 cm^2 に達する）．粘膜は非角化重層扁平上皮に覆われている．

5.29 咽頭：筋
Pharynx: Muscles

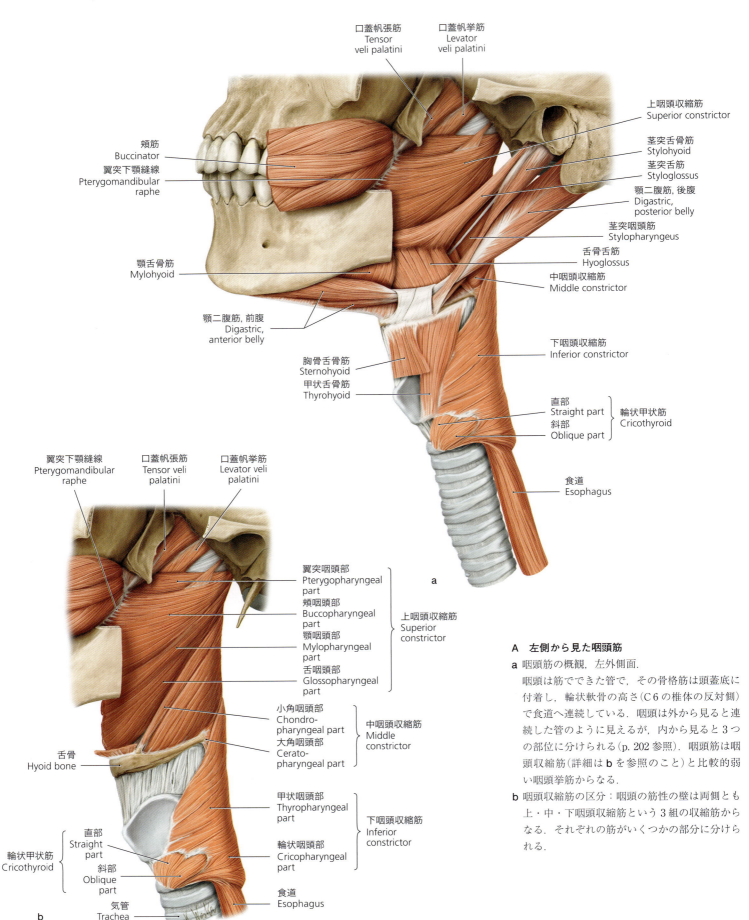

A 左側から見た咽頭筋

a 咽頭筋の概観，左外側面．
咽頭は筋でできた管で，その骨格筋は頭蓋底に付着し，輪状軟骨の高さ（C 6 の椎体の反対側）で食道へ連続している．咽頭は外から見ると連続した管のように見えるが，内から見ると3つの部位に分けられる（p. 202 参照）．咽頭筋は咽頭収縮筋（詳細は b を参照のこと）と比較的弱い咽頭挙筋からなる．

b 咽頭収縮筋の区分：咽頭の筋性の壁は両側とも上・中・下咽頭収縮筋という3組の収縮筋からなる．それぞれの筋がいくつかの部分に分けられる．

頭頸部　5. 器官とそれらの血管，リンパ管と神経

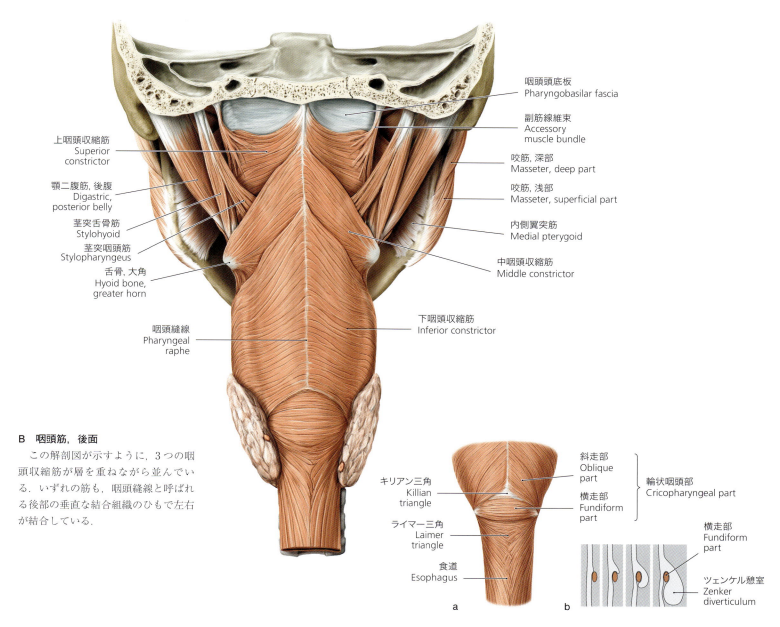

B　咽頭筋，後面

　この解剖図が示すように，3つの咽頭収縮筋が層を重ねながら並んでいる．いずれの筋も，咽頭縫線と呼ばれる後部の垂直な結合組織のひもで左右が結合している．

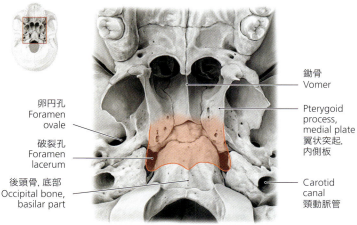

C　頭蓋底の咽頭頭底板

　下面．
　咽頭筋は頭蓋底から厚い結合組織の膜，すなわち咽頭頭底板から起始する．この図では咽頭筋の起始部が頭蓋底に投射されており，濃赤色の線で示されている．筋膜と筋に囲まれた U 字形の面は骨性の咽頭蓋の一部である（薄赤色で示されている）．

D　咽頭と食道の筋の境界部とツェンケル憩室

a 後面，b 左方から見た断面．

　下咽頭収縮筋の輪状咽頭部は，さらに斜走部と横走部に区分される．これら2つの部の間には，キリアン三角と呼ばれる筋の脆弱な領域がある．横走部の下縁では，筋線維はライマー三角と呼ばれるV字型の領域を形成する．キリアン三角が脆弱なために，下咽頭の粘膜が輪状咽頭部の横走部から外側へ膨隆するおそれがある（b）．

Note　キリアン三角とライマー三角が同じ領域を示している場合がある．

　この結果生じるのがツェンケル憩室である．ツェンケル憩室は囊状の突出物で，その内部に食物残渣が貯留してしだいに大きくなる（憩室から外部への圧力により，食道が閉塞するおそれがある）．貯留した食物残渣が逆流することにより診断が推定される．ツェンケル憩室は，中・高齢者にしばしばみられる．外科的治療が適切ではない高齢の患者では，下咽頭収縮筋の横走部を内視鏡手術で切開することがある．

Note　ツェンケル憩室は下咽頭と食道の境界部にできるので，咽頭食道憩室ともいう（"食道憩室"という用語がよく用いられるが，誤りである）．

5.30 咽頭：粘膜表面と頭蓋底との関係
Pharynx: Surface Anatomy of Mucosa and its Connections with Cranial Base

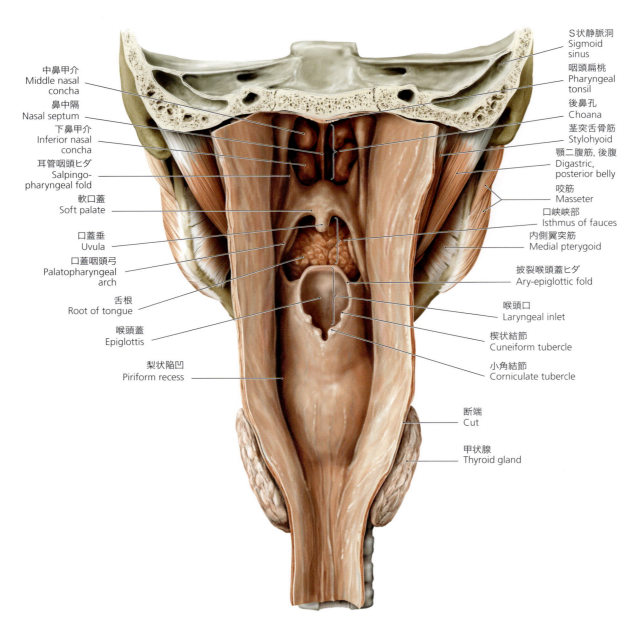

A 咽頭粘膜の表面
後面．
筋で構成されている咽頭後壁は背側で閉じている．この図では正中で切開し，広げて内腔を開けて，咽頭粘膜が見えるようにしてある．

咽頭の前部には3か所の開口部がある．
・後鼻孔：鼻腔と交通
・口峡：口腔と交通
・喉頭口：喉頭と交通
咽頭はこの開口部に従って，［咽頭］鼻部，［咽頭］口部，［咽頭］喉頭部に区分される（p. 202参照）

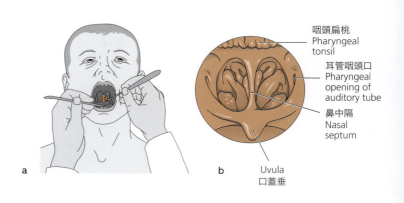

B 後鼻鏡検査
［咽頭］鼻部は後鼻鏡を使って検査することができる．
a 舌圧子と後鼻鏡を把持する方法．後鼻鏡の角度を［咽頭］鼻部が完全に見えるように調節する（b参照）．
b さまざまな後鼻鏡の角度により得られた完全な後鼻鏡像．耳管咽頭口と咽頭扁桃が見える（p. 196参照）．

頭頸部　5. 器官とそれらの血管，リンパ管と神経

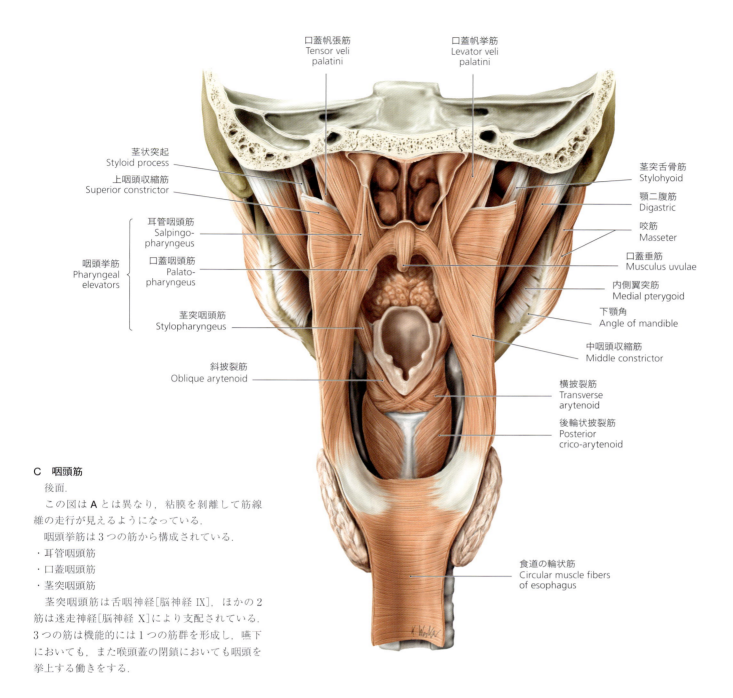

C　咽頭筋

後面．

この図は A とは異なり，粘膜を剥離して筋線維の走行が見えるようになっている．

咽頭挙筋は3つの筋から構成されている．
- 耳管咽頭筋
- 口蓋咽頭筋
- 茎突咽頭筋

茎突咽頭筋は舌咽神経[脳神経 IX]，ほかの2筋は迷走神経[脳神経 X]により支配されている．3つの筋は機能的には1つの筋群を形成し，嚥下においても，また喉頭蓋の閉鎖においても咽頭を挙上する働きをする．

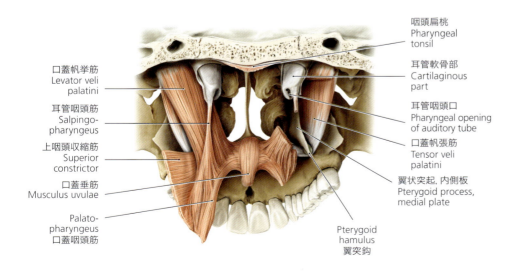

D　軟口蓋と耳管の筋

後面．

蝶形骨は冠状断面（前頭断面）上の後鼻孔より後ろが切除され，口蓋帆挙筋，耳管咽頭筋，口蓋咽頭筋，上咽頭収縮筋は右側で切断されている．これらの筋は口峡（口蓋舌弓，口蓋咽頭弓と舌根の間の空間）で，口腔の後側の境界となっている．ここでは後鼻鏡で見える粘膜下にある筋の構造を示している（B 参照）．

201

5.31 咽頭：局所解剖と神経支配
Pharynx: Topographical Anatomy and Innervation

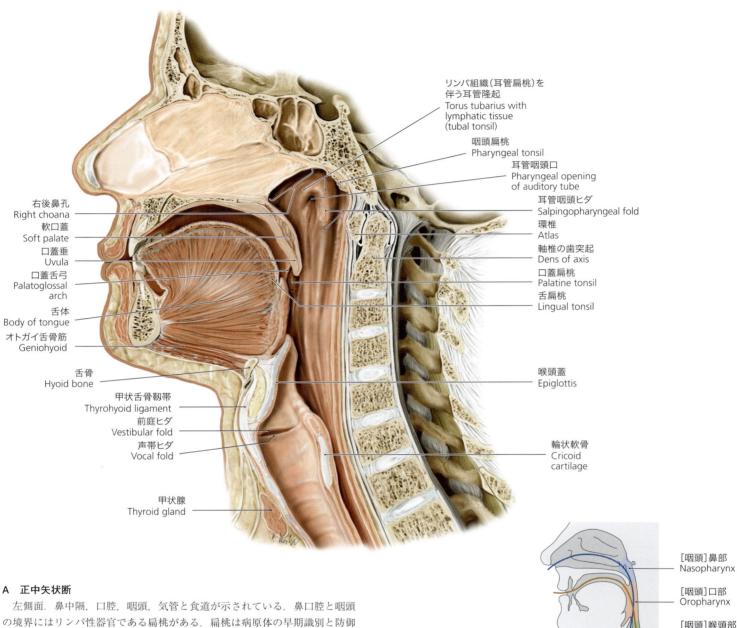

A 正中矢状断

左側面．鼻中隔，口腔，咽頭，気管と食道が示されている．鼻口腔と咽頭の境界にはリンパ性器官である扁桃がある．扁桃は病原体の早期識別と防御において重要な役割を担っている（大きな炎症では咽頭周囲隙に病原体が侵入する．p. 204 参照）．これらは1つの咽頭扁桃（咽頭の天井部），1対の口蓋扁桃（口蓋舌弓と口蓋咽頭弓の間）と舌扁桃（舌根部）から構成されている．これら以外のリンパ組織は，両側の耳管開口部の周囲にあり（耳管扁桃），下方で耳管口蓋ヒダと耳管咽頭ヒダとして連続している．

耳管は咽頭と鼓室をつなぎ，中耳の気圧を外気と同等に保つ役割がある．耳管開口部（耳管扁桃）の腫大は，軽度の炎症でも生じることがあり，開口部を閉鎖して中耳の気圧の均等化調節を妨げる．これは鼓膜の振動を制限し，軽度の聴覚障害を引き起こすことがある．咽頭扁桃の腫大（例えば，幼児にできるポリープなど）では，耳管の閉塞を起こすことがある．

B 咽頭腔の区分

左方から見る．

咽頭腔は，［咽頭］鼻部，［咽頭］口部，［咽頭］喉頭部に区分される．上を通る気道と，下を通る食物経路は，［咽頭］口部で交叉する．

それぞれの区分に対し，次のような同義語が一般的に用いられる．

上部 ：	［咽頭］鼻部	鼻咽頭	上咽頭
中間部：	［咽頭］口部	口咽頭	中咽頭
下部 ：	［咽頭］喉頭部	喉頭咽頭	下咽頭

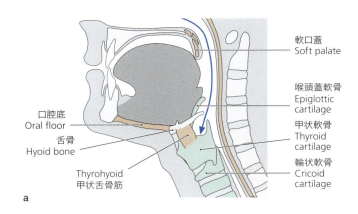
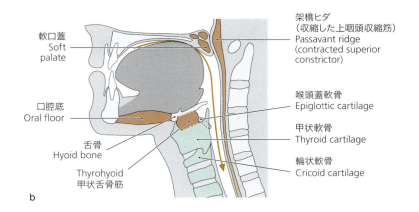

C 嚥下の解剖学

喉頭は気道の一部であるが，ちょうど消化管の入り口に位置している（a）．したがって嚥下時には，食物が気管に入らないように，気道を一時的に閉鎖しなければならない（b）．

嚥下作用は次の3相からなる．
1. 嚥下の随意的開始
2. 気道の反射的閉鎖
3. 食塊の咽頭・食道への反射的輸送

嚥下の第2相で，口腔底の筋（顎舌骨筋と顎二腹筋前腹）と甲状舌骨筋は喉頭を挙上して喉頭蓋が喉頭口にふたをして，下気道を密閉する．同時に軟口蓋は挙上し，咽頭後壁に平行に密接して，上気道を密閉する．

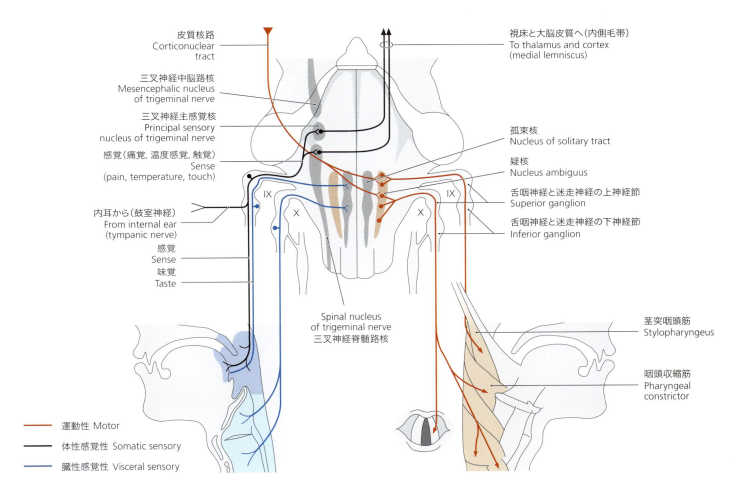

D 舌咽神経と迷走神経：末梢の分布と脳幹の神経核（Duusによる）
後面．

舌咽神経［脳神経 IX］と迷走神経［脳神経 X］はどちらも脳幹にある神経核から起始する．図の左側には感覚神経が，右側には運動神経が示されている．

Note どちらの神経も咽頭の感覚と運動を司ることに注意すること．両者は咽頭神経叢を作る．

5.32 咽頭：咽頭周囲隙とその臨床的意義
Pharynx: Peripharyngeal Space and Its Clinical Significance

A 咽頭周囲隙

歯突起と口蓋扁桃窩の高さの水平断（Töndury による）．

咽頭周囲隙は頭蓋底から縦隔に達する結合組織である．局所解剖学的に咽頭側隙（①＋②：咽頭の両側）と咽頭後隙（③：咽頭の後ろ）の区分に分けられる．咽頭側隙と咽頭後隙は，頬筋膜と咽頭後外縁の間に伸びる筋膜の隔壁で隔てられている．

- **咽頭後隙**は不対であり，咽頭側壁と（椎前筋群を覆う）頸筋膜の椎前葉との間の非常に狭い間隙である．ここには上行咽頭動脈の枝と咽頭静脈叢の静脈が走行する．
- 対の**咽頭側隙**は疎性結合組織で満たされており，茎突咽頭筋腱膜（茎状突起に起始する筋との結合組織性境界）によって，さらに前部と後部に区分される．
  - ①前部：耳下腺筋膜と交通し，側頭下窩から顔面に走行するすべての構造（例えば，内側翼突筋，下歯槽神経，舌神経，耳介側頭神経，耳神経節，上顎骨動脈とその枝）を含む．
  - ②後部：内頸動脈，内頸静脈，脳神経 IX-XII，交感神経幹が含まれる．ただし交感神経幹は頸筋膜椎前葉の内部（下側）を走行する．

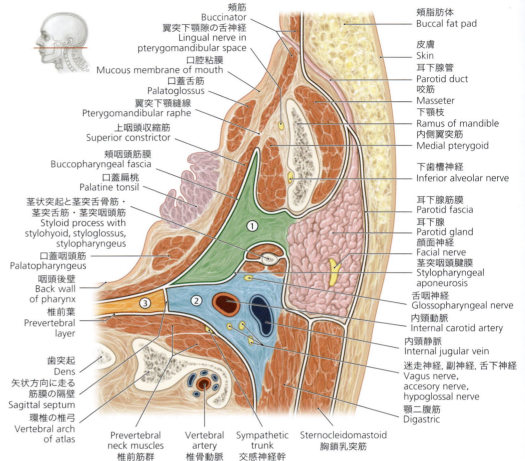

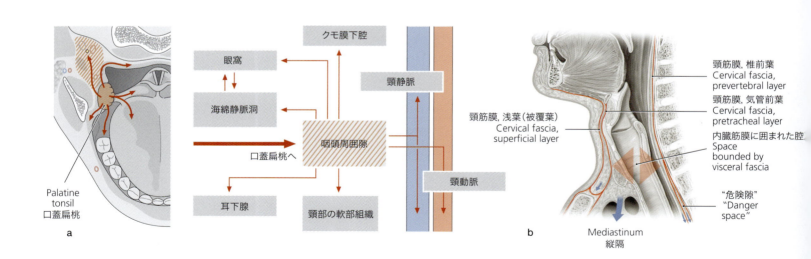

B 咽頭周囲隙の臨床的意義（Becker, Naumann, Pfaltz による）

a 病原菌と炎症細胞は口蓋扁桃から咽頭周囲隙に侵入し，そこから広がることがある．
- 頸静脈内：敗血症の危険をもたらす
- 脳脊髄腔：髄膜炎の危険をもたらす

b その他の併発疾患として流注膿瘍がある（炎症は頸筋膜の前および中葉の間，もしくは頸動脈鞘に沿って縦隔の中にまで広がる＝縦隔炎）．

「危険隙 danger space」と呼ばれる場所（椎前筋膜の間の隙）から感染症が直接，後縦隔に到達する可能性がある．しかし，最新の抗菌薬を早期に幅広く適用することで，今日ではこれらの合併症はほとんど発生しなくなっている．

頭頸部　5. 器官とそれらの血管, リンパ管と神経

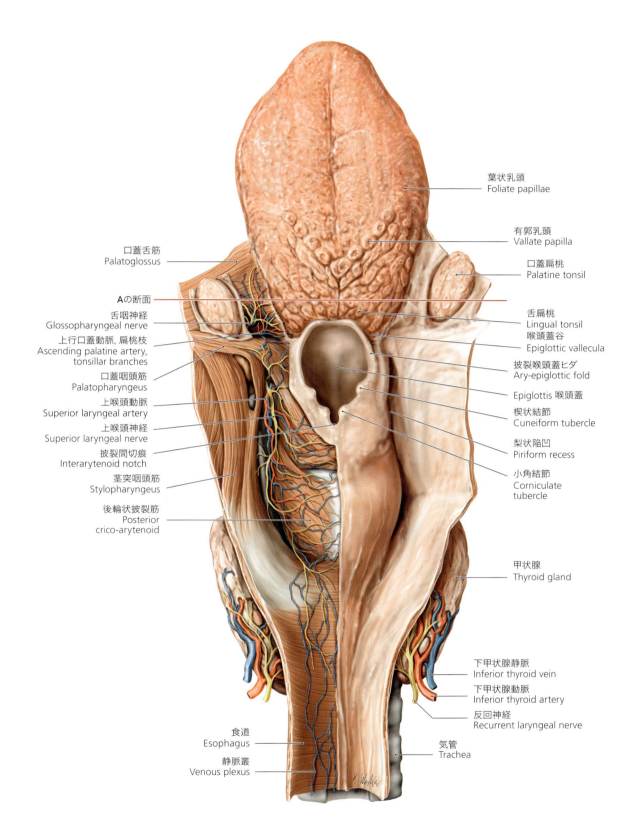

C　咽頭周囲隙の神経・血管(Platzer による)

舌, 喉頭, 食道, 甲状腺を一塊とした標本の後面. 頸部の病理学的検査のための剖検で摘出される時と同様の標本. 頸部とそこから器官に供給される血管, 神経(p. 230 以降を参照)は, 咽頭周囲隙という結合組織に埋め込まれているため, 頸部の動きに伴って血管や神経も動くことができる(A 参照). この解剖図では咽頭筋の間の平面を占める神経・血管の分枝のパターンがよくわかる. 扁桃枝は, ここで示されているように, 上行口蓋動脈から分枝するが, 顔面動脈から直接分枝する場合もある.

Note　口蓋扁桃への血液供給路と神経血管束が近接していることに注意すること. これは扁桃摘出術の際に多量の出血を生じる原因となる.

205

5.33 咽頭：神経・脈管系と咽頭周囲隙（浅層）
Pharynx: Neurovascular Structures in Peripharyngeal Space (Superficial Layer)

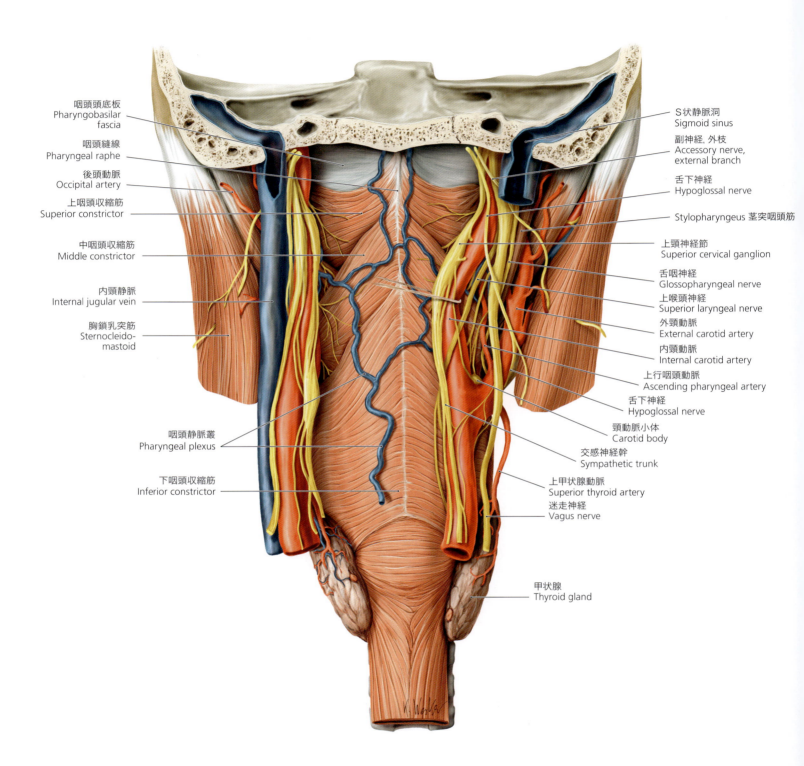

A 咽頭周囲隙，後面
脊柱とその後側にあるすべての構造を完全に取り除き，後面から咽頭後壁の外側面が見えるようにしてある．左側の神経・血管はそのまま残してあるが，右の内頸静脈は取り除いてあり，内頸静脈より前側の神経・血管が見えるようにしてある．右側の内頸動脈，迷走神経，交感神経幹は咽頭後隙と咽頭側隙において内側に寄せてある．

Note 頸動脈小体に迷走神経と交感神経幹の枝が分布していることに注意すること．

頭頸部　5. 器官とそれらの血管，リンパ管と神経

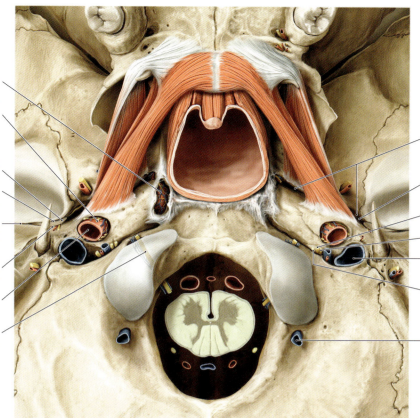

B　頭蓋底における咽頭後隙の血管と神経の出口

血管と神経は以下の開口部から出る．

- 錐体鼓室裂
  - 鼓索神経
- 鼓室鱗裂
- 錐体鱗裂：これの延長が破裂孔になる．
  - 小錐体神経
- 破裂孔
  - 大錐体神経
- 頸静脈孔
  - 内頸静脈
  - 舌咽神経［脳神経 IX］
  - 迷走神経［脳神経 X］
  - 副神経［脳神経 XI］
- 舌下神経管
  - 舌下神経［脳神経 XII］
- 顆管
  - 顆導出静脈
- 頸動脈管
  - 内頸動脈
  - 内頸動脈（交感）神経叢

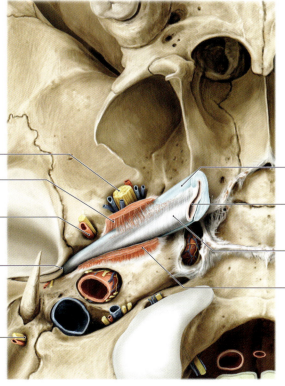

C　頭蓋底における耳管の走行

Bの拡大図．頭蓋底真下の咽頭側隙上側に耳管軟骨部がある．頭蓋底上には錐体鱗裂（小錐体神経が貫通，B参照）の延長である蝶錐体裂がある．

蝶錐体裂は内側に伸びて，線維軟骨で満たされた破裂孔（大錐体神経が貫通）で終わる．耳管軟骨部は，後鼻孔近くの咽頭鼻部の側壁にある漏斗形の開口部（耳管咽頭口）に始まり，後外側に向かって（矢状面に向かって45°傾斜し）走行する．さらに外側と下方に開いた不完全な管を形成し，この中に粘膜性の管が走る．断面では鉤状である．外壁は結合組織からなり，膜性板を作る．

耳管骨部は耳管全体の長さの1/3を占め，鼓膜張筋半管とともに筋耳管の中を走行し中耳に至る．頸動脈管と棘孔の間（錐体鱗裂の高さ）の耳管峡（耳管軟骨部と耳管骨部の間にある耳管の狭窄部）に入る．口蓋帆挙筋と口蓋帆張筋の機能については p. 147 を参照のこと．

5.34 咽頭：神経・脈管系と咽頭周囲隙（深層）
Pharynx: Neurovascular Structures in Peripharyngeal Space (Deep Layer)

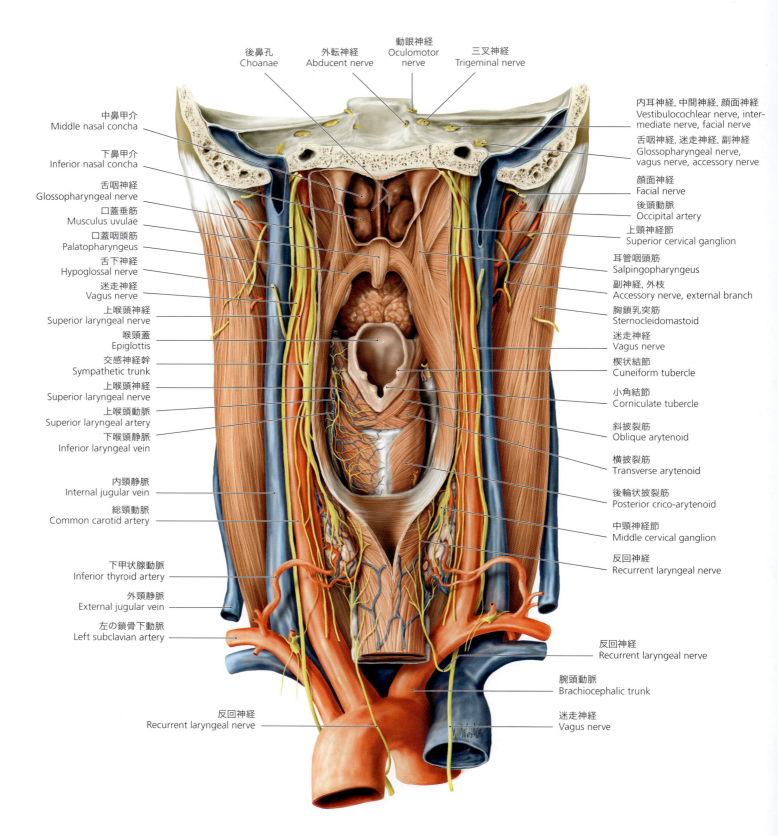

A 咽頭：咽頭周囲隙
後面.
咽頭周囲隙の神経・血管が後頭蓋窩から胸郭上口まで見えている．また咽頭後壁を縦断して開いてあり，咽頭腔が後鼻孔から食道まで見えている．

Note 頸部の主要な神経・脈管は，咽頭に沿って密な索状構造の中を走行する．刺し傷などによって内腔が穿孔した場合（例えば，事故で骨が突き刺さったような場合），咽頭周囲隙に炎症が生じ，重篤な障害を起こすことがある（p. 204 参照）．小さな外傷でも，化膿性の細菌感染は急速にこの結合組織の隙を広がる（蜂窩織炎 cellulitis）．

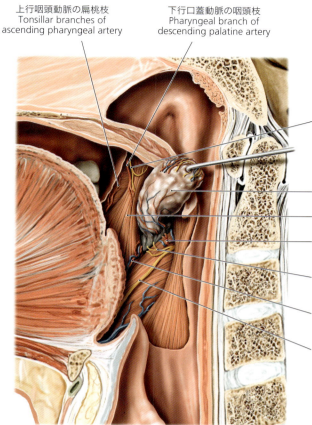

B 口蓋扁桃の血管および神経（Tillmann による）

正中矢状断．内側面．口蓋扁桃は口蓋舌弓と口蓋咽頭弓の間に位置する．口蓋扁桃の血管および神経の分布をより見やすくするために，尾側を扁桃床から外し，頭側に折りたたんだ状態で示している．血管ならびに神経は咽頭周囲隙から出入りする．

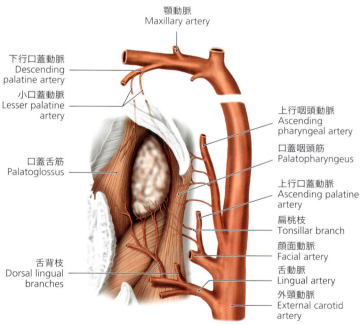

C 口蓋扁桃への動脈供給（Tillmann による）

これらの動脈の枝は扁桃切除術において，切痕からの出血を防ぐために凝固，もしくは結紮されなくてはならない．

D 内頸動脈の危険なループ（Kiel 大学の解剖学コレクションの標本を基に描画）

後面．およそ 5％の人に扁桃床の領域において咽頭収縮筋上に頸動脈の逆 U 字形ループがある．扁桃切除術におけるこのループの損傷は危険で，重篤な動脈性出血を引き起こすことがある．

5.35 唾液腺
Salivary Glands

A　大唾液腺
a 側面，b 上面．
3対の大唾液腺が区別される．
1. 耳下腺
2. 顎下腺
3. 舌下腺

耳下腺は純粋な漿液腺である（水様の分泌液）．顎下腺は混合性の漿粘液性の腺であり，舌下腺は主に粘液性の強い混合性の唾液を分泌する（粘漿液性の）腺である．腺は1日に，およそ0.5～2Lの唾液を分泌する．耳下腺の導管（耳下腺管）は，咬筋を横切り，頬筋を貫き，上顎第2大臼歯に対向する口腔前庭に開口する．顎下腺の導管（顎下腺管）は，下顎切歯の後ろにある舌下小丘（舌下乳頭）に開口する．舌下腺には多くの細い導管があり，それらは舌下ヒダまたは舌下小丘に開口する．

唾液には，口腔粘膜を湿らせる機能があり，デンプンを分解する酵素であるアミラーゼと殺菌酵素であるリゾチームが含まれる．唾液腺の自律的調節を行う副交感性節前線維（この図には示していない）は上唾液核と下唾液核から起こり，さまざまな神経を経由して唾液腺に分布する（pp. 124, 127, 130 参照）．副交感性節前線維は，耳神経節や，顎下神経節でシナプス結合する．交感性節後線維は，動脈の経路に沿って分布する．

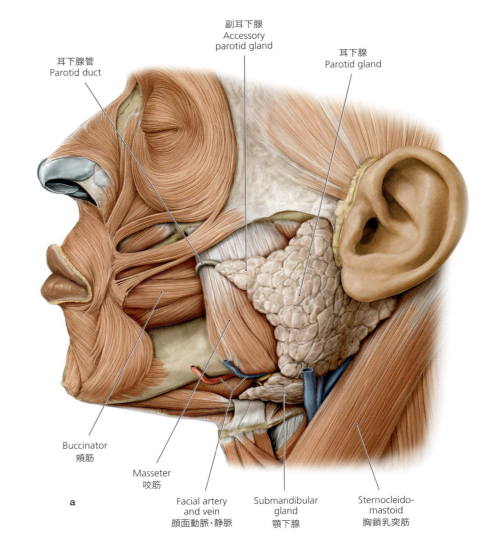

a

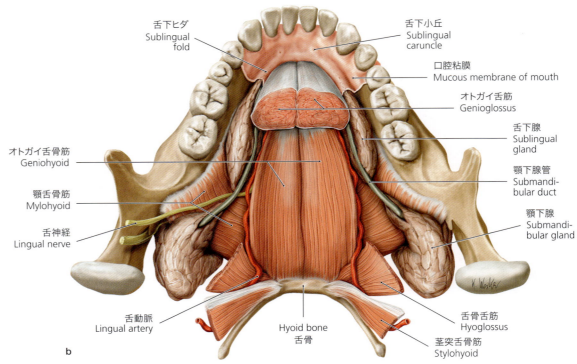

b

頭頸部　5. 器官とそれらの血管，リンパ管と神経

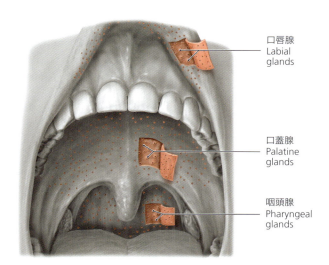

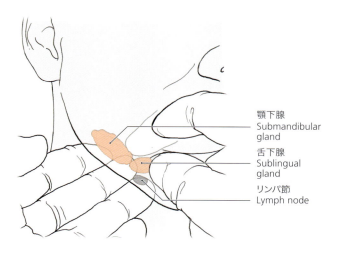

B　小唾液腺

3対の大唾液腺に加えて，700〜1,000個の小唾液腺が口腔内に唾液を分泌している．小唾液腺の分泌量は全体の5〜8％にすぎないが，口腔内を湿らせておくのに十分な量である．大唾液腺は必要な時のみ分泌する．

Note 小唾液腺から発生する腫瘍は多くの場合，大唾液腺から発生する腫瘍よりも悪性である．この理由からも小唾液腺は臨床的な重要性が高い．

C　唾液腺の双手診

下顎にある2つの唾液腺（顎下腺と舌下腺）および隣接するリンパ節は，可動性のある口腔底に集団をなしており，触診が可能である．触診は両手で行う．

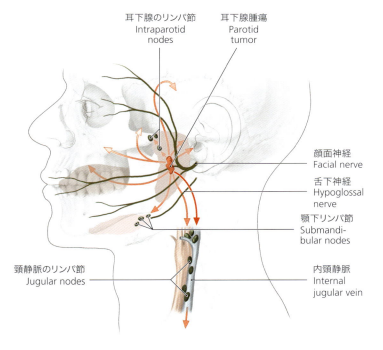

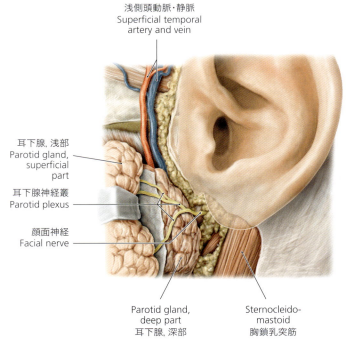

D　解剖学的経路に沿った耳下腺悪性腫瘍の広がり

耳下腺の悪性腫瘍は，直接周囲の組織に侵入する（赤い輪郭線の矢印）ことも，局所のリンパ節経由で広がる（赤く塗りつぶした矢印）こともある．また，血行性に転移することもある．

E　耳下腺内の顔面神経の経路

顔面神経は，耳下腺内で分岐する（耳下腺神経叢によって，耳下腺は浅部と深部に分けられる）．顔面神経は，耳下腺腫瘍を外科的に切除する際に，傷害されやすい．耳下腺摘出の際に顔面神経を守るためには，まず，顔面神経の本幹の位置を確認することが必要である．顔面神経の本幹の位置を確かめる際のランドマークは，外耳道の軟骨性部の先端である．

訳注：図では浅部と深部の境界面が強調されている．

頭頸部　5. 器官とそれらの血管，リンパ管と神経

5.36 喉頭：位置，形態，喉頭軟骨
Larynx: Location, Shape, and Laryngeal Cartilages

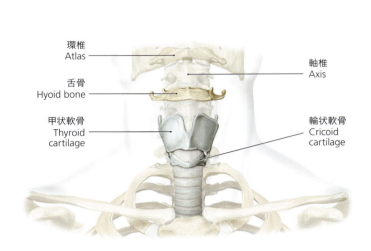

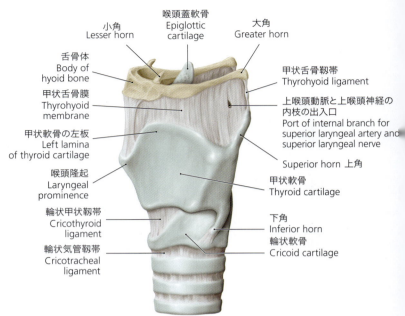

A　頸部における喉頭の位置
成人男性，前面.
頭を上に向け，喉頭が頸部の中央にある.
・舌骨は第3-4頸椎の高さにある.
・咽頭の上縁は第5頸椎の高さにある.
・気管への移行部分は第6-7頸椎の高さにある.
これらの構造は女性のほうが男性よりおよそ椎骨1個分，高い高さにある. 喉頭の上半分（甲状軟骨，B参照）は特に男性で発達していて，喉頭隆起（"アダムのリンゴ Adam's apple"とも呼ばれる）を作っている.

B　喉頭の一般的特徴
左前斜面.
下記の軟骨が認められる.
・喉頭蓋軟骨（D参照）
・甲状軟骨（E参照）
・輪状軟骨（F参照）
これらの軟骨は互いに，また気管や舌骨と，弾性のある靱帯でつながっており，そのため嚥下時に喉頭のある程度の運動が可能となっている（p. 203参照）. 披裂軟骨と小角軟骨はここでは見えない（G参照）.

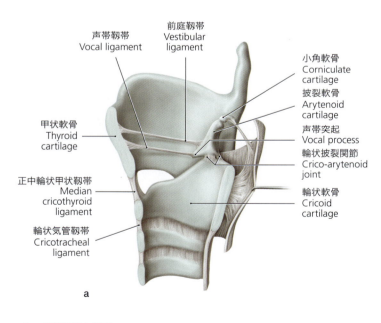

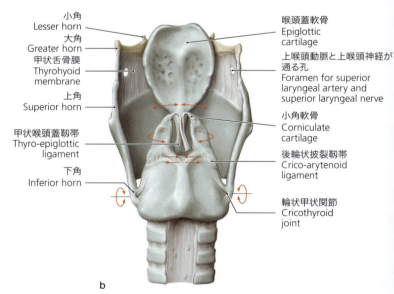

C　喉頭軟骨と靱帯
a 矢状断，左方から見る.
甲状軟骨が喉頭軟骨のかなりの部分を占めており，その下面は輪状軟骨と関節を作っている（輪状甲状関節）.

b 後面.
矢印は喉頭の関節における種々の運動の方向を示す. 甲状軟骨は輪状甲状関節において，輪状軟骨側に傾斜することができる. 両側の披裂軟骨の底部は，輪状披裂関節において，輪状軟骨上端側に移動または回転することができる. 披裂軟骨は発声時に動く.

頭頸部　5. 器官とそれらの血管，リンパ管と神経

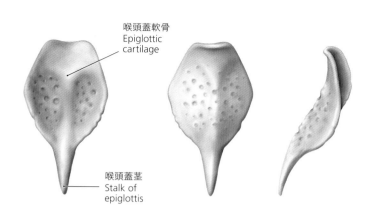

D　喉頭蓋軟骨

喉頭面，舌側面，左外側面．

喉頭蓋の内部骨格は，弾性軟骨でできた喉頭蓋軟骨からなり，嚥下終了時に喉頭蓋が自動的に元の位置に戻るようになっている（筋の収縮が起こらない時）．舌摘出術の際に喉頭蓋も摘出されると，患者は食物を気管に吸入しないようにするために，喉頭蓋なしで嚥下する方法を習得するなど，リハビリテーションが必要になる．

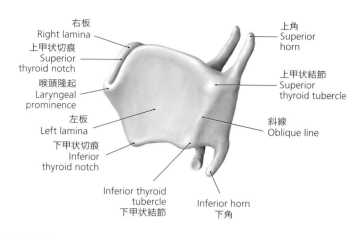

E　甲状軟骨

左斜面．

この硝子軟骨は右板と左板が船の舳先のように正中でつながっており，合計4つの面を形成する．この突起の上端は，男性において"アダムのリンゴ"と呼ばれる喉頭隆起である．左板・右板の後端は伸びて上角および下角となり，靱帯を固定する突起となっている（B 参照）．

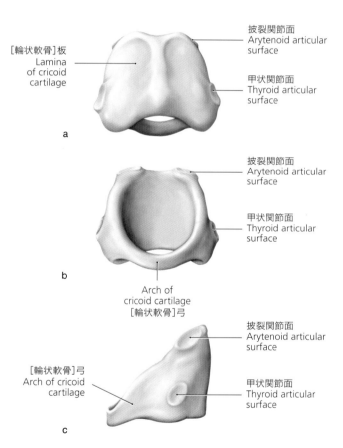

F　輪状軟骨

後面（a），前面（b），左外側面（c）．

この硝子軟骨はシグネットリングのような形をしている．この軟骨の後部は，板状に広がって[輪状軟骨]板となる．上端は披裂軟骨との関節面を作っている．輪状軟骨の下縁は，輪状気管靱帯によって最上部の気管軟骨と結合している（B, C 参照）．

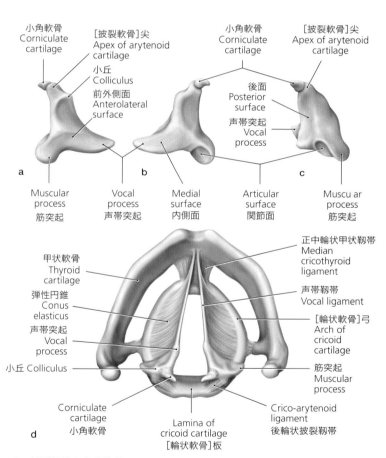

G　披裂軟骨と小角軟骨

右側軟骨の外側面（a），内側面（b），後面（c），上面（d）．

披裂軟骨 arytenoid cartilage（"arytenoid"はひしゃくの形を意味する）の機能は，発声時に声帯の位置を変化させることである（p. 207 参照）．この錐体形の硝子軟骨には，3つの面（前外側面，内側面，後面）と，2つの突起（声帯突起と筋突起）をもった基底部，および尖がある．[披裂軟骨]尖はごく小さな小角軟骨と関節を作っている．小角軟骨は弾性のある線維軟骨からなる．

213

5.37 喉頭：内部構造と神経・脈管系
Larynx: Internal Features and Neurovascular Structures

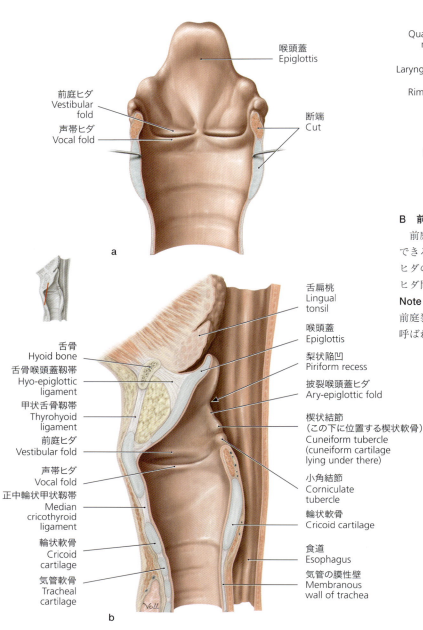

B 前庭ヒダと声帯ヒダ

前庭ヒダ（「偽声帯」）は，この冠状断面（前頭断面）で明瞭に観察することができる．前庭ヒダには前庭靱帯があり，四角膜の下縁を構成している．前庭ヒダの下方には声帯ヒダ（「真声帯」）があり，声帯靱帯と声帯筋がある．声帯ヒダ間の裂が声門裂（声門）で，前庭裂より狭い．

Note 喉頭口の疎性結合組織は，虫刺されや感染によって著しく膨張し，前庭裂を閉塞することがある．この喉頭浮腫（しばしば誤って"声帯浮腫"と呼ばれる）は，呼吸困難や窒息の危険を伴う臨床症状を呈する．

A 喉頭腔：粘膜表面の構造と高さによる区分

a 後面．
筋性の管である咽頭と食道を後面で切開し，開いてある（切断面）．粘膜が喉頭の全面を完全に覆っているが，声帯ヒダを除いて下層の組織（喉頭浮腫が起こる部分，B 参照）と緩くつながっている．披裂喉頭蓋ヒダは両側の披裂軟骨と喉頭蓋の間の喉頭腔にあり，その外には梨形をした梨状陥凹がある．

Note 梨状陥凹は食物輸送において大変重要である．気道と食物通路がここで交叉し，梨状陥凹は食物を喉頭に入れずに食道に流す通路となっている．嚥下時には喉頭蓋が喉頭口にふたをする（p. 203 参照）．

b 正中矢状断，左から見る．
喉頭の病変の正確な場所を説明するために，喉頭腔は3つの部位または空間に分けて考えることができる（C 参照）．

C 喉頭の臨床的区分と境界

後面．
異常の発生する場所について説明するために，喉頭は上中下の3つの区分に分けられる．この区分は喉頭におけるリンパ排導の観点からも重要である．

喉頭の区分	領域
区分1：声門上腔（喉頭前庭）	喉頭の入り口（喉頭口）から前庭ヒダまで
区分2：声門間腔（喉頭室）	前庭ヒダから声帯ヒダまで
区分3：声門下腔（声門下腔）	声帯ヒダから輪状軟骨の下縁まで

頭頸部　5. 器官とそれらの血管，リンパ管と神経

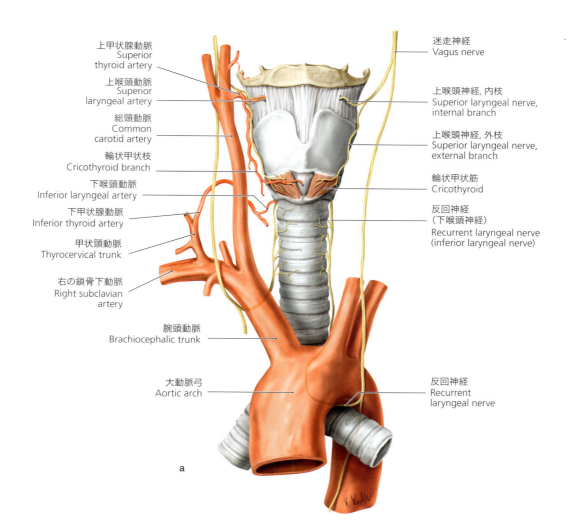

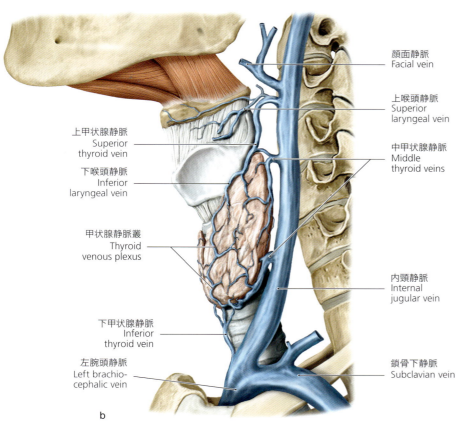

D　血液供給と神経支配

a 動脈と神経分布，前面．
喉頭には主に 2 系統の血液供給路がある．
(1) 外頸動脈から上甲状腺動脈を経由する上喉頭動脈．
(2) 鎖骨下動脈からの（甲状頸動脈を経由する）下喉頭動脈．

このように甲状腺の場合と同じ血液供給が行われている．神経支配は上喉頭神経と反回神経による〔どちらも迷走神経から分かれる（p. 141 参照）〕．

Note　神経と動脈が近接しているので，左側の大動脈瘤では反回神経麻痺から嗄声を引き起こすおそれがある（より詳細な病態生理については p. 219 参照）．

b 静脈，左外側面．
上喉頭静脈は上甲状腺静脈に注ぎ，内頸静脈に合流する．下喉頭静脈は甲状腺静脈叢に注ぎ，通常，下甲状腺静脈を経由して左腕頭静脈に合流する．

頭頸部　5. 器官とそれらの血管，リンパ管と神経

5.38 喉頭：筋
Larynx: Muscles

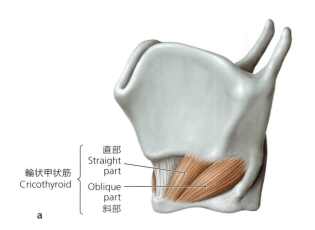

a 左外側斜面．

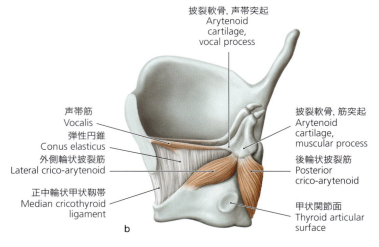

b 左外側斜面．甲状軟骨の左半分を取り除いてある．

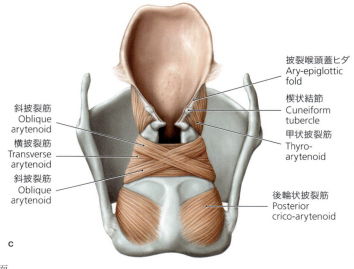

c 後面．

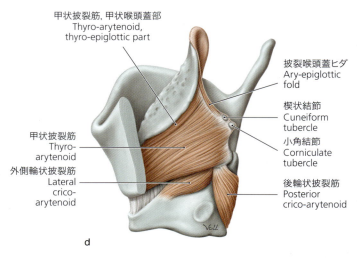

d 喉頭蓋と甲状披裂筋の外部がよく見えるように，甲状軟骨の左半分のほとんどを取り除いてある．

A　喉頭筋

a 外喉頭筋．
　輪状甲状筋（または前輪状甲状筋）は喉頭の外表面にある唯一の筋である．輪状甲状筋の収縮は，輪状軟骨を後側に傾け，声帯筋（b 参照）とともに働いて声帯ヒダの緊張を強める．輪状甲状筋は上喉頭神経（外枝）により支配される唯一の筋である．

b–d 内喉頭筋（後・外側輪状披裂筋および甲状披裂筋）．
　これらの筋は披裂軟骨に付着し，声帯ヒダの位置を変える．後輪状披裂筋の収縮は，披裂軟骨を外側およびやや側方に回転させるので，声帯ヒダを外転させる唯一の喉頭筋である．外側輪状披裂筋は声門裂の軟骨間部を開き（披裂軟骨の間の声門裂部分），膜間部（甲状軟骨と声帯突起先端の間の声門裂部分．B 参照）を閉じる．これにより声帯突起が相互に合わさる（B 参照）．この機構は発声の最初の段階なので，内喉頭筋は発声筋とも呼ばれる．また，声帯筋に加えて横披裂筋と甲状披裂筋が声門裂を完全に閉鎖させる（c 参照）．

Note 内側の喉頭筋の運動性はすべて反回神経により支配される．片側の反回神経の傷害（例えば，肺門部の気管支癌のリンパ節転移によって左側が傷害された場合）では，同側の後輪状披裂筋の麻痺が生じる．この場合，声帯ヒダの完全な外転が妨げられる．両側の反回神経の傷害（例えば，甲状腺手術）では，声門裂を閉鎖する筋が優位となり，声門ヒダの内転を引き起こして窒息するおそれがあるが，言語が完全に失われるわけではない（p. 132 参照）．

　ここで述べた筋は，喉頭軟骨を動かし，声帯ヒダの緊張や位置に影響を与える．喉頭全体を動かす筋（舌骨上・下の筋，下咽頭収縮筋）については p. 90 で解説している．

頭頸部　5. 器官とそれらの血管，リンパ管と神経

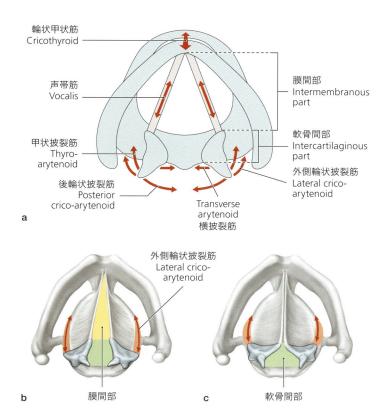

B　喉頭筋とその作用
（矢印は牽引方向を示す）

声帯ヒダの外転（声門裂を開く）	後輪状披裂筋
声帯ヒダの内転（声門裂を閉じる）（b，c 参照）	外側輪状披裂筋
声帯ヒダの内転（声門裂を閉じる）	横披裂筋，甲状披裂筋
声帯ヒダの緊張	輪状甲状筋，声帯筋

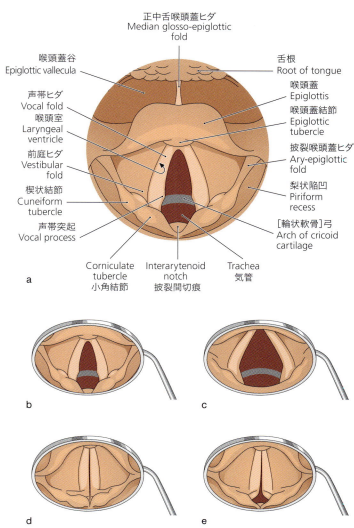

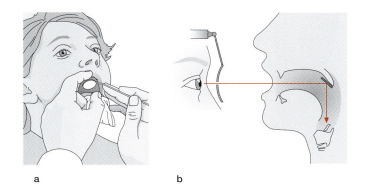

C　間接的喉頭鏡
a 術者側から見る．小型の喉頭鏡（または内視鏡）を用いると，喉頭は麻酔なしで間接的に見ることができる（Da 参照）．術者は片手で舌を押し下げ，同時にもう一方の手で喉頭鏡を口に入れる．
b 光路：喉頭鏡を口蓋垂の前に置き，術者のヘッドミラーから下方へ喉頭に光を当てる（術者から見た像を D に示す）．

D　間接的喉頭鏡による喉頭の見え方（Berghaus, Rettinger, Böhme による）
a 喉頭鏡の像は，左右を解剖学的に正しく映した「虚像」である．すなわち，右側の声帯ヒダは喉頭鏡の像の右側に見える．解剖学的に腹側にある構造（例えば，舌根，喉頭蓋谷，喉頭蓋など）は像の上側に見え，背側の構造（例えば，披裂間切痕）は下側に見える．
　いわゆる声帯ヒダは，滑らかにまとまった靱帯のように見える．ほかの粘膜組織と同様に血管に乏しく，周囲よりはっきりと明るく見える．
　声門の閉鎖（呼吸）と開放（発音）の位置については，両者とも患者が吸息と，"heee" の発音を交互に繰り返すことによって観察することができる．病理学的な変化（発赤，腫脹，潰瘍形成）のほか，機能的な変化（例えば，声帯ヒダの異常な位置）も観察することができる．
b-e 間接的喉頭鏡の所見．呼吸時の位置：正常時（b）および深呼吸時（c）では声門裂は開いている．声帯ヒダが完全に内転した発音時の位置（d），囁語（ささやき声）では，声帯ヒダは後ろ 1/3 がやや外転している（e）．

5.39 喉頭：局所解剖と臨床解剖
Larynx: Topographical and Clinical Anatomy

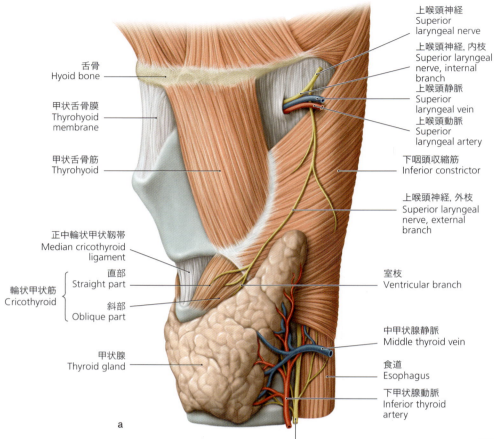

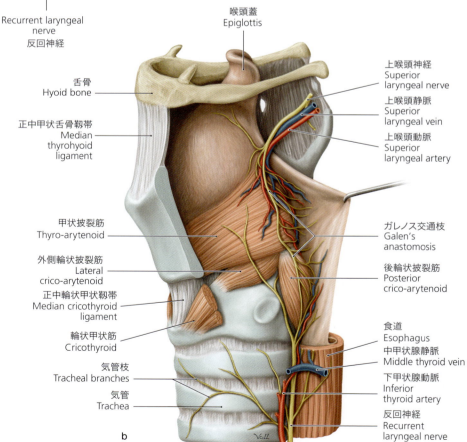

B 喉頭および気管へのアプローチ
正中矢状断，左から見る．
喉頭の急性浮腫性閉塞（例えば，アレルギー反応など）では急性の窒息のおそれがあり，緊急の気道を確保するために次のような外科的な手段がある．
・正中輪状甲状靱帯の切開（輪状甲状靱帯切開術）
・輪状軟骨の直下（上気管切開術）または頸静脈切痕の直上（下気管切開術）での気管の切開（気管切開術）

A 喉頭の局所解剖：血液供給と神経支配
左外側面．a 浅層，b 深層．
輪状甲状筋と甲状軟骨の左板を取り除き，咽頭粘膜を後ろに引いている．動脈と静脈は主に後側から喉頭に入る．
Note 上喉頭神経の運動（外側）枝は輪状甲状筋に分布し，感覚（内側）枝は下方では声帯ヒダまでの喉頭粘膜に分布する．これに対して反回神経は，運動性線維がほかのすべての内側の喉頭筋を，そして感覚性線維が声門の下にある喉頭粘膜を支配する．
　上喉頭神経の外枝は，室枝という喉頭内へ分布する枝を出す．室枝は喉頭の内側を上行し，室ヒダの高さで終わる．室枝は（喉頭）室筋を支配していると考えられるが，国際解剖学用語集にはまだ含まれていない．

頭頸部　5. 器官とそれらの血管，リンパ管と神経

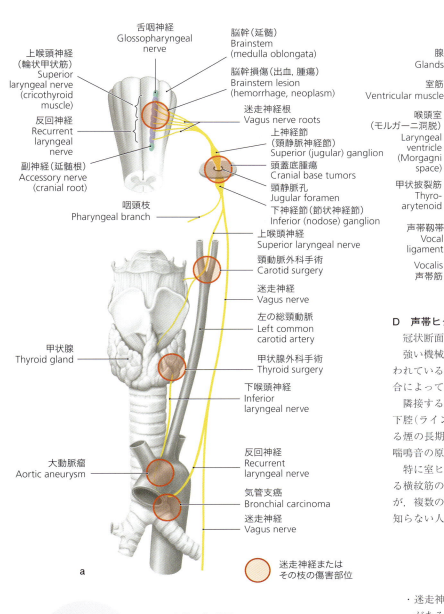

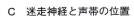

声帯ヒダの位置
1. 正中位（発声位）　Median or phonation position
2. 傍正中位　Paramedian position
3. 中間位　Intermediate position
4. 外側位（呼吸位）　Lateral or respiratory position

C　迷走神経と声帯の位置

迷走神経の運動線維（腕神経叢由来の遠心性神経）は咽頭と喉頭の筋群を支配する．これらの神経は脳幹内の疑核に起始し，疑核の細胞群は体性感覚の局在により次のように配置されている．舌咽神経（最も頭側）と副神経（最も尾側）の間に，上喉頭神経と反回神経および軟口蓋と咽頭のための運動ニューロンが位置する．特に中枢または高位の末梢性迷走神経損傷は咽頭および喉頭筋の麻痺をもたらし，声帯の位置に影響を及ぼす．

- 疑核に関係する脳幹またはより上位の中枢性傷害（例えば，腫瘍や血腫によって起こった場合）→ 患側の声帯ヒダが中間位または傍正中位に変位する．

D　声帯ヒダの構造

冠状断面（前頭断面）の組織像，後面．

強い機械的刺激に曝されているため，声帯ヒダは非角化重層扁平上皮で覆われている．声帯ヒダ粘膜は退行変性によって，肥厚し，柔軟性を失い，場合によっては扁平上皮癌になることもある．

隣接する喉頭下腔は線毛のある呼吸上皮で覆われている．声帯ヒダと喉頭下腔（ラインケ腔）の粘膜は疎性結合組織の上にあり，ヘビースモーカーによる煙の長期間に及ぶ慢性的な刺激は，ラインケ腔の慢性浮腫を引き起こし，喘鳴音の原因となることがある．

特に室ヒダの底部と，まれに室ヒダそのものの中でも（喉頭）室筋と呼ばれる横紋筋の引張が起こる．国際解剖学用語集ではこの筋肉は記されていないが，複数の研究者がこの筋について述べている．音声医学者で室筋の機能を知らない人はいない．室ヒダはこの筋の助けによって収縮するからである．

- 迷走神経の末梢性傷害では，傷害を受けた部位によってさまざまな影響がある．
  - 頸静脈孔での頭蓋底の傷害（鼻咽頭腫瘍など）→ すべての内・外喉頭筋の弛緩性麻痺によって患側の声帯ヒダが中間位または傍正中位に変位（b 参照）→ 重度の嗄声を伴う声門閉鎖の不能，患側の喉頭の感覚喪失．
  - 中頸部での上喉頭神経の傷害（頸動脈手術の併発症など）→ 輪状甲状筋の低緊張 → 弱声を伴う軽度の嗄声，特に高い音域で発生．声帯ヒダより上部では感覚が喪失する．
  - 下頸部での下喉頭神経（反回神経）の傷害（甲状腺手術，気管支癌，大動脈瘤など）→ 患側の内喉頭筋すべての麻痺 → 声帯ヒダの正中位または傍正中位への変位，軽度の嗄声，音色調節の低下，急速な発声疲労が生じる．呼吸困難はない．声帯ヒダより下部では感覚が喪失する．

Note　両側性麻痺では通常，症状は悪化する．両側性の反回神経切断では，声帯が傍正中位に固定され，顕著な呼吸困難と著しい呼吸性喘鳴を引き起こす（急性期にはしばしば気管切開を必要とする．B 参照）．運動神経の傷害のほかに，傷害の部位に応じてさまざまな局所的な喉頭粘膜の感覚の喪失が起こる（Ab 参照）．さらに迷走神経の損傷は催吐反射の減退，嚥下障害，異物感と咳反射ならびに鼻声（鼻咽腔閉鎖が不完全）を引き起こす．通常，患側での軟口蓋下垂（口蓋帆挙筋の障害）が起こり，健側への口蓋垂の変位がみられる．

5.40 気管内挿管
Endotracheal Intubation

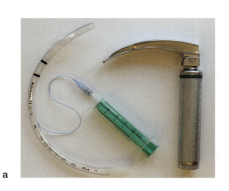
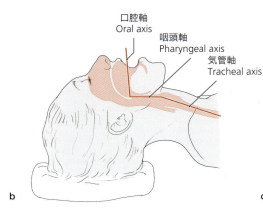
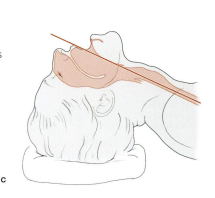

A 気管内挿管の器具と頭位
a 気管内チューブ(マギル型), 膨張式マンシェット(カフ), マッキントッシュ型喉頭鏡(グリップ, 弓状舌圧子付き).
b, c 挿入時の不適切な頭位(b)と適切な頭位(c). チューブを患者の気管に挿入することを気管内挿管という. 気管内挿管は発症後でも発症前でも, 気道を確保する最も確実な方法であり, 最も有効な人工呼吸方式である. 挿入経路によって以下の種類に区別される.
・経口法＝口からの挿管(標準的)
・経鼻法＝鼻からの挿管(経口挿管が不可能な場合)
・経気管切開挿管＝気管切開法(例えば人工呼吸が長時間にわたる場合)や, 輪状甲状膜切開法(輪状甲状靱帯を切断し咽頭への通気を確保する. 窒息が切迫する救急時に限る)による挿管

基本的に必要な器具は喉頭鏡と気管内チューブ(a)である. チューブにはさまざまな長さ(10〜22 cm)と直径(2.5〜8 mm)がある. 断面は円形で, 近位側にはコネクタ(呼吸管に接続)が付いており, 遠位端は斜めに切断されている. 上方に膨張式マンシェット(カフ)が付いているため, チューブによって気管を確実に密閉できる(Cb参照). 経口挿管を行う際は, 口, 咽頭, 気管の軸が1本の直線をなすようにする(スニッフィングポジション, c参照). さらに患者の頭部をおよそ10 cm挙上し, 環椎後頭関節を伸長する. この操作によって咽頭口の直達喉頭鏡検査法(B参照)が容易になり, 歯列と声門の間の距離が成人であれば13〜16 cm短くなる.
Note 患者に頸椎損傷が疑われる場合, いかなる状況でも患者を決して横たえてはならない.

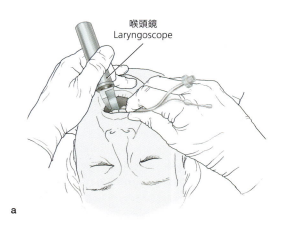
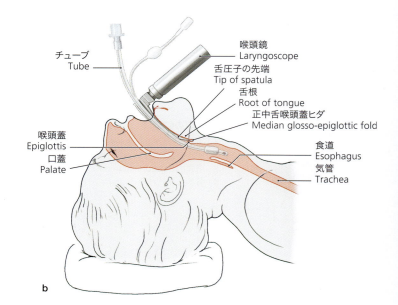

B 喉頭鏡と気管内チューブの挿入
a 術者側から見た喉頭鏡の把持と配置方法.
b 気管内チューブの留置.

気管内チューブを挿入する時は, 術者は患者の頭側に位置し, まずグリップと照明付き舌圧子からなる喉頭鏡を挿入する. この舌圧子で患者の舌を左側に寄せて咽頭を露出する. 慎重に観察しながら舌圧子の先端が舌根と喉頭蓋の間に入り, 正中舌喉頭蓋ヒダの高さに到達するまで舌圧子を前進させる.
Note マッキントッシュ型喉頭鏡を深く挿入しすぎると, 先端が喉頭蓋の後側に入り込むため定位が困難となる.

次に舌圧子を口腔底の方向に進める. その際に上顎歯を支えにして舌圧子を挙上させないこと. こうして舌根に近付け, その後方にある喉頭口を露出させるように舌圧子を配置する. 術者から見た喉頭口はCaを参照のこと.

次に術者は右側から声門を通して気管内にチューブを挿入する(b参照). 喉頭鏡を観察しながらチューブを挿入すれば, 気管内の適正な位置に(誤って食道にではなく)チューブを留置できる.
Note 気管内とはいえ, チューブが深く入りすぎるのを防ぎ, 誤った方向に前進させて右側主気管支にチューブを留置しないために, 気管内チューブのほとんどに術者の目安となる目盛り(cm)が施されている. 歯列から気管中央までの距離は, 成人で約22 cm, 新生児で約11 cmである.

頭頸部　5. 器官とそれらの血管，リンパ管と神経

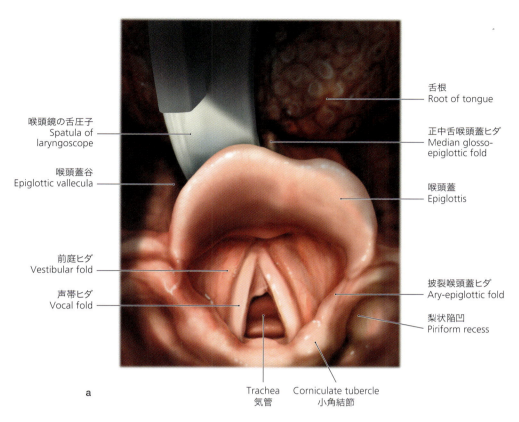

C　挿管完了後の喉頭口と気管内チューブの位置
a 喉頭鏡を通して見た喉頭口，喉頭蓋，正中舌喉頭蓋ヒダ．
b 頭頸部の局所解剖図．正中矢状面．気管内に留置されたカフが見える．右面．

a は喉頭鏡を留置したのちに気管の入り口が術者にどう見えるかを示した図である（Ba 参照）．頭頸部の局所解剖図 b には，気管内チューブの最終的な配置を示す．膨張式マンシェット（カフ）は全面的に気管を密閉し，呼吸時や誤嚥によって漏出する異物，粘液，胃液を遮断する．理想的な「カフ圧」（15〜20 mmHg）であれば，毛細管の粘膜を損傷せずに気管を密閉できる．

Note　チューブが正しく留置されているか確認するには，以下の検査や測定を行う．
・胃内に送気されているか：上腹部の聴診
・両肺に同等に換気されているか：肺の聴診
・死腔換気量はどの程度か：特に終末呼気 CO_2 濃度の測定（カプノメータ）による定量

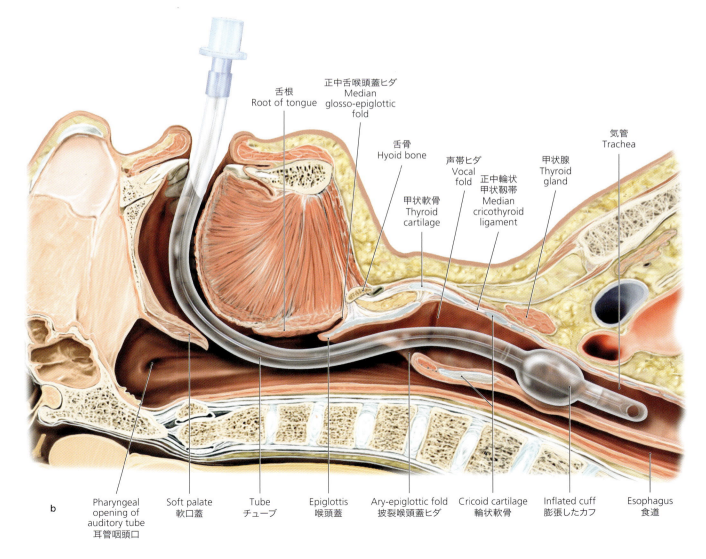

5.41 甲状腺と副甲状腺（上皮小体）
Thyroid Gland and Parathyroid Glands

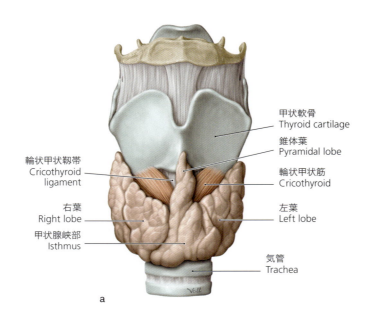
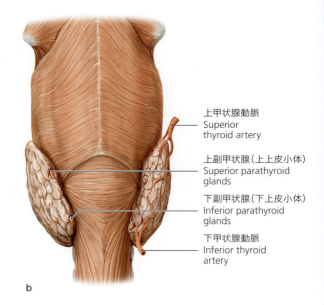

A 甲状腺と副甲状腺（上皮小体）

a 甲状腺の前面．
甲状腺は外側の2つの葉と中央部の峡部からなる．峡部にはしばしば錐体葉がみられる．錐体葉の先端は，頭蓋方向，すなわち甲状腺原基の発生した舌根部に向いている（p.11参照）．

b 甲状腺と副甲状腺（上皮小体）の後面．
副甲状腺（上皮小体）は数（通常は4個）と位置にかなりの個体差がある．

Note 副甲状腺（上皮小体）は通常，甲状腺被膜の内にあるので，甲状腺摘出術の際に，一緒に摘出してしまうおそれが高い（B参照）．

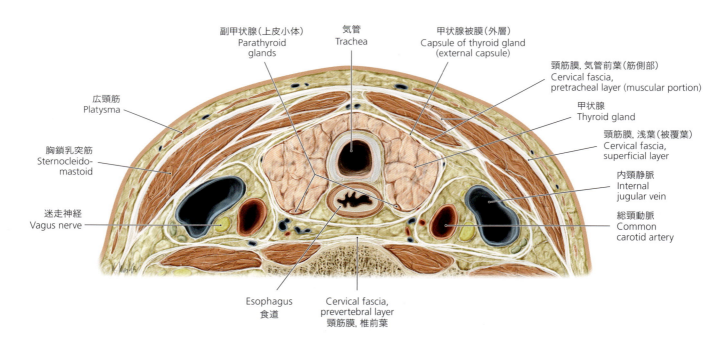

B 甲状腺と気管および神経・脈管との関係
第1胸椎［T1］の高さにおける頸部の水平断，上面．
甲状腺は気管を部分的に取り囲んでいて，後外側は神経・脈管と境している．甲状腺が病的に腫脹すると（例えば，ヨード欠乏性甲状腺腫），気管の管腔を徐々に圧迫して狭め，呼吸困難を起こす．

Note 筋膜との関係に注意すること．甲状腺は内層と外層からなる線維性の被膜に囲まれている．薄い内層（この図では示していない）は，甲状腺の腺組織を直接被覆して，腺の実質組織と連続している．脈管を含む薄い線維性の層が内被膜から伸びて腺組織内に入り，腺組織を小葉に分けている．内層は，頸筋膜の気管前葉の一部である厚い外層に覆われている．この外層は甲状腺と副甲状腺を包んでいて，外科的に甲状腺にアプローチするために除去しなければいけないので，外科膜と呼ばれる．内層と外層の間は，血管が通る広いスペースになっていて，副甲状腺（上皮小体）がある．

頭頸部　5. 器官とそれらの血管，リンパ管と神経

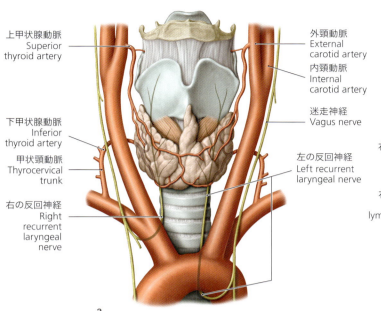

C　甲状腺の神経支配と血液供給
前面.

a 動脈：甲状腺は動脈血のほとんどを上甲状腺動脈（外頸動脈の最初の枝）から受けている．上甲状腺動脈はまず前方に，次いで下方に走行して甲状腺に至る．下部は甲状頸動脈の枝である下甲状腺動脈から受ける（p. 224参照）．甲状腺を外科的に摘出する時には，甲状腺の右側を走る血管も左側を走る血管もすべて結紮しなければいけない．甲状腺の手術では，腺の後面に近接している反回神経を損傷する危険がある．反回神経は喉頭筋の運動に重要であり，片側の神経の損傷は術後に嗄声を引き起こすが，両側性の損傷ではさらに呼吸困難を起こす．したがって耳鼻咽喉科医は，甲状腺の手術に先だって，喉頭筋への神経分布を確認し，術前から存在する神経の損傷を処置しておかなければいけない．

b 静脈：甲状腺は，前下方ではよく発達した甲状腺静脈叢へ血液が流出する．通常，甲状腺静脈叢は下甲状腺静脈を経て，左腕頭静脈へ注ぐ．これとは別に，上甲状腺静脈または中甲状腺静脈を経由して内頸静脈に流れる経路もある．

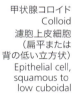
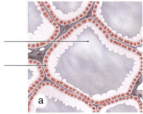
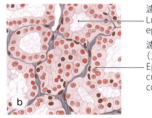
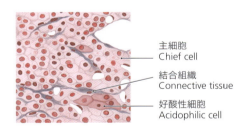

D　甲状腺の組織学
甲状腺は血液からヨードを吸収し，甲状腺ホルモンであるサイロキシン（T4，テトラヨードサイロニン）とトリヨードサイロニン（T3）の合成に利用している．甲状腺ホルモンは腺組織の細胞外に貯蔵され，タンパク質と結合し，必要な時に甲状腺濾胞から移動して血中に分泌される．

甲状腺の特徴は，ホルモンを貯蔵しているか血中に放出しているかで変化する濾胞上皮の存在である．濾胞上皮細胞は休止期（貯蔵期）では扁平で（**a**），活動期（分泌期）では円柱状に見える（**b**）．

上皮細胞の形態は，その時の細胞の機能的状態を表している．ヨード欠乏症は甲状腺濾胞腔の拡大を引き起こし，甲状腺の肉眼的な大きさの拡大（甲状腺腫）を引き起こす．持続的なヨード欠乏によって，全身の代謝の低下と随伴性の嗜眠，疲労，精神的抑うつが生じる．逆に，グレーヴス病 Graves' disease（バセドウ病，自己免疫疾患）のような甲状腺機能亢進では，代謝亢進，興奮，体重減少が生じる．甲状腺濾胞には，カルシトニンを産生する濾胞傍細胞（C細胞）が存在する．カルシトニンは骨吸収を抑制し，血中カルシウム濃度を下げる．

E　副甲状腺（上皮小体）の組織学
副甲状腺の主細胞は破骨細胞を間接的に刺激し，骨吸収を促進させる副甲状腺ホルモン（PTH，パラトルモン）を分泌する．骨吸収により血中のカルシウム濃度が上昇する．副甲状腺が甲状腺手術で誤って切除された場合，副甲状腺機能低下症が起こる．体内ではPTHの分泌が減少するため血中カルシウム濃度が低下し，低カルシウム血症により骨格筋のテタニー様痙攣が生じることがある．これに対して副甲状腺の良性腫瘍（腺腫）においてはPTHが過剰産生され，血中カルシウム濃度が上昇し（高カルシウム血症），尿中に過剰のカルシウムが排泄される（高カルシウム尿症）．同時にPTHが腎臓のリン酸塩排泄を促進するため，リン酸塩代謝が影響される．これにより血中のリン酸塩含有量が低下し（低リン酸塩血症），これに対して尿中にはリン酸塩が過剰に含まれるようになる（高リン酸尿症）．副甲状腺機能亢進症の臨床的症状は筋衰弱，無気力，小腸潰瘍と膵炎である．

5.42 甲状腺の局所解剖と画像
Topographical Anatomy and Imaging of Thyroid

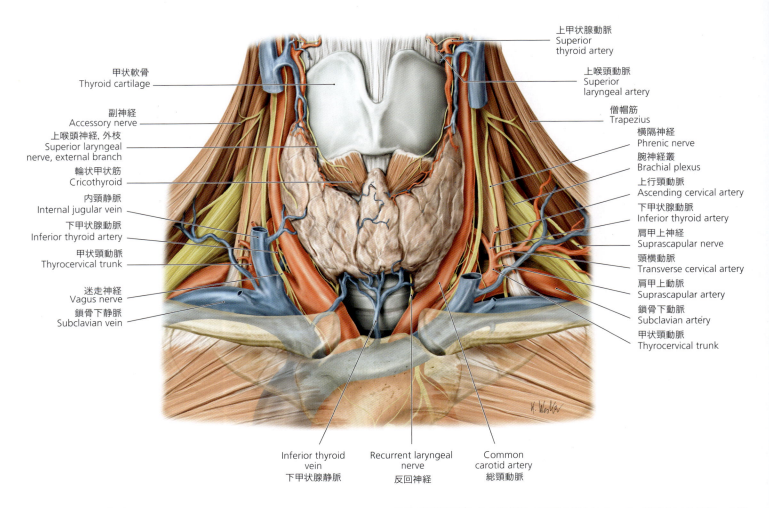

A 前頸部深層と甲状腺
前面.
胸郭上口を通る総頸動脈，鎖骨下動脈，鎖骨下静脈，内頸静脈，下甲状腺静脈，横隔神経，および反回神経の神経・血管の経路がはっきりと見える．

胸骨下甲状腺腫による甲状腺の下極の腫大によって，胸郭上口の神経・血管が圧迫されることがある（p. 7 E 参照）．

Note 甲状腺手術はドイツでは5番目ぐらいに頻度の高い手術である．このため甲状腺の局所解剖について熟知しなくてはならない．

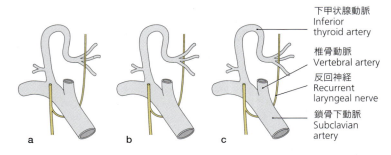
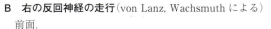

B 右の反回神経の走行（von Lanz, Wachsmuth による）
前面.
反回神経は迷走神経の特殊臓性遠心性神経および感覚神経で，輪状甲状筋を除くすべての喉頭筋を支配している．この神経の片側の傷害は嗄声の原因となるが，両側性の傷害は重篤な呼吸困難を伴う声門閉鎖を来す（p. 217 参照）．反回神経は，下甲状腺動脈の枝の前面（a），後面（b），または間（c）を通る場合がある．甲状腺外科手術の際は神経の走行に注意しなければならない．

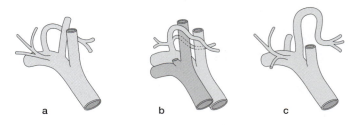

C 右の下甲状腺動脈の分岐の変異（Platzer による）
下甲状腺動脈の走行には変異が多い．椎骨動脈の背面の内側を通る場合（a），甲状頸動脈が分岐してすぐに起こる場合（b），または鎖骨下動脈の最初の枝として起こる場合（c）がある．

頭頸部　5. 器官とそれらの血管，リンパ管と神経

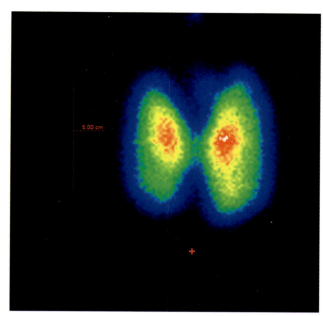

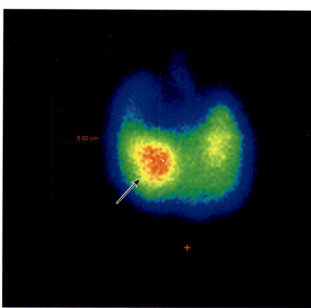

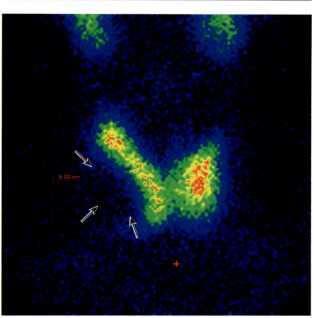

D　甲状腺シンチグラム
前面．

甲状腺シンチグラフィーでは放射性物質 ^{99m} 過テクネチウム酸（TcO_4）が静脈注射される．$^{99m}TcO_4$ は甲状腺に特異的なヨウ素酸ナトリウムトランスポータを介して甲状腺細胞に蓄積される．この蓄積が特殊な甲状腺カメラによって記録され，表示される（甲状腺シンチグラム）．このようにして甲状腺の位置，形状，大きさと蓄積動態を評価することができる．

a 正常な甲状腺内にみられる $^{99m}TcO_4$ の蓄積．

b 甲状腺右葉内の高摂取結節．高摂取結節の場合，多くの $^{99m}TcO_4$ が甲状腺領域に蓄積される．画像では，より多くのテクネチウムの蓄積が右葉の顕著な赤色に示される（矢印）．この所見は甲状腺機能亢進症などで見られる．

c 右葉の非機能性結節．非機能性結節の場合，右葉に赤色が示されないことからわかるように（矢印），蓄積される放射性物質はより少なくなる．この所見は良性腫瘍または甲状腺癌で認められる．

（撮影：J.Mester 教授．Hamburg-Eppendorf 大学附属核医学クリニック）

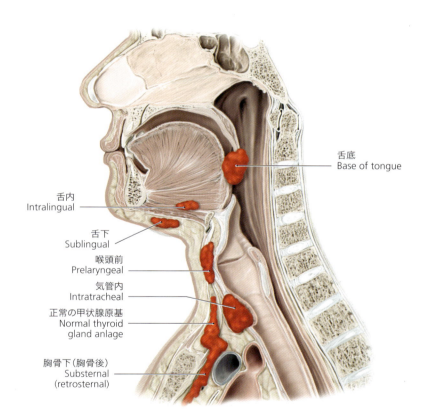

E　異所性甲状腺
正中矢状断．左側面．

異所性甲状腺とは，解剖学的に通常は存在しない場所に甲状腺が存在することである．これは発生時に甲状腺の下降が正常に起こらなかった結果生じる（p. 11 参照）．この位置異常は甲状腺シンチグラフィーによって示すことができ，必要な場合は外科的に切除する．

6.1 顔面：神経と血管
Face: Nerves and Vessels

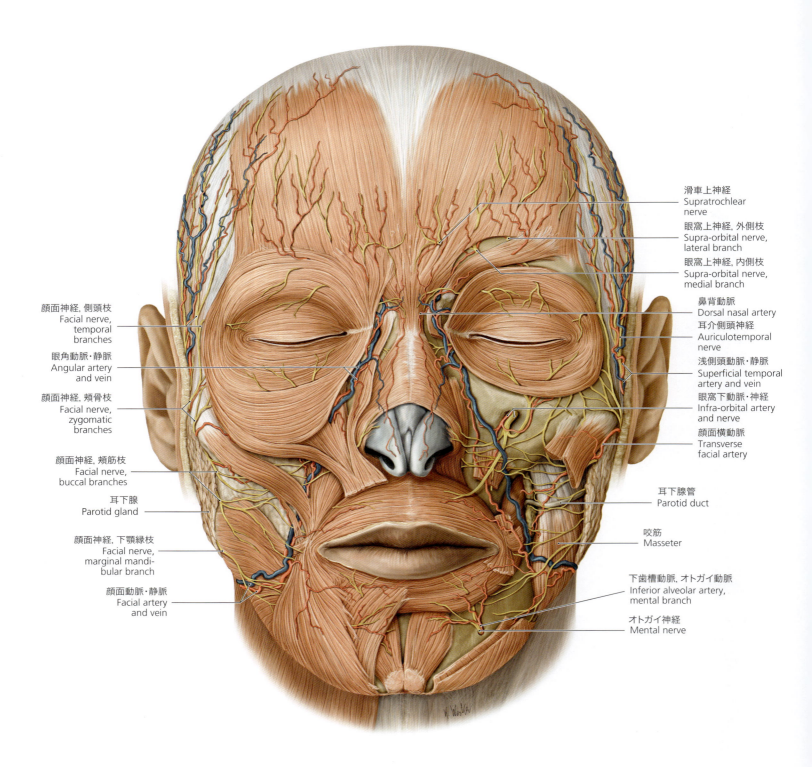

A　顔面前面，浅層の神経・血管

皮膚と脂肪組織を取り除いた顔面浅層の筋層，すなわち顔面筋を示している．顔面の左半分では，いくつかの筋を取り除き，深層にある咀嚼筋の一部を示している．

顔面筋は，顔面神経から運動性の神経支配を受ける．顔面神経は外側で耳下腺を貫いて出る．

顔面は感覚性の神経支配を三叉神経から受ける．上図に三叉神経の3つの終枝を示してある（**E** も参照）．三叉神経第3枝（下顎神経）の枝は，咀嚼筋の運動も支配する．

顔面の血液はほとんどが外頸動脈によって供給される．内・外眼角周辺および前頭部の小領域だけが内頸動脈から血液を受ける（**B** 参照）．

頭頸部　6. 局所解剖

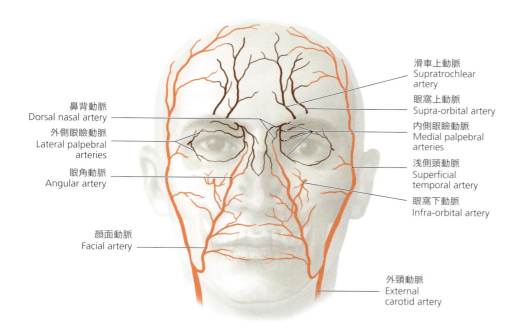

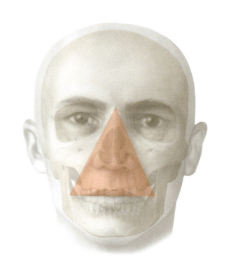

B　顔面における外頸動脈（赤色）と内頸動脈（黒色）の分布

外頸動脈と内頸動脈の間では，血行動態的に重要な吻合が発達することがある．アテローム性動脈硬化症のために内頸動脈の血流が著しく減少しても，代わりに浅側頭動脈経由で十分な血流があれば，脳の虚血を免れることがある．この場合，浅側頭動脈の結紮は禁忌である（ほかの場合，例えば浅側頭動脈炎の診断を確定する生検においては，浅側頭動脈を結紮することがある．p. 101 参照）．

C　顔面における危険三角域

この領域の特徴は，顔面の静脈と硬膜静脈洞を結ぶ静脈が存在することである．この領域の静脈には弁がないため，細菌が頭蓋腔に侵入する危険がきわめて高い（腫れ物が原因で髄膜炎になることもある．p. 107 参照）．

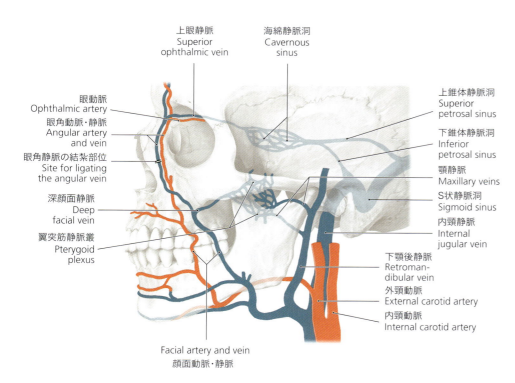

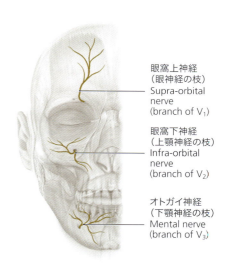

D　顔面における臨床上重要な血管の連絡

顔面表面と硬膜静脈洞の連絡に注意すること．"危険三角域"（C 参照）において化膿性炎症が進行した場合には，感染性の細菌が海綿静脈洞に侵入するのを防ぐために，眼角静脈を適当な位置で結紮することがある．

E　三叉神経の3つの枝が出る箇所

三叉神経［脳神経 V］は，頭部の主な体性感覚神経である．図は，3つの主要な感覚枝が出る部位を示す．

- 眼神経［三叉神経第1枝］の枝：眼窩上神経（眼窩上孔）
- 上顎神経［三叉神経第2枝］の枝：眼窩下神経（眼窩下孔）
- 下顎神経［三叉神経第3枝］の枝：オトガイ神経（オトガイ孔）．p. 123 も参照．

227

6.2 頸部の前面：浅層
Anterior of Neck: Superficial Layer

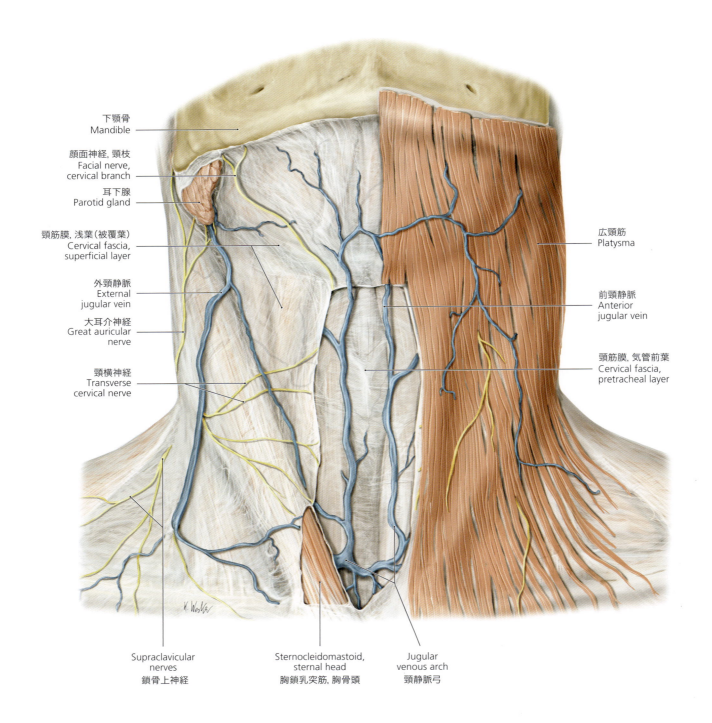

A 頸部，浅層
前面．
皮下にある広頸筋は右側では剝離してある．頸筋膜の浅葉（被覆葉）（頸部の筋膜については p. 4 参照）は正中で切開して部分的に剝離し，胸鎖乳突筋の胸骨頭が見えるようにしてある．
前頸三角の境界は後ろでは胸鎖乳突筋，上では下顎骨下縁であり，図の右側でわかりやすい．前頸静脈と頸静脈弓がよくわかる．耳下腺の下極は下顎骨の下方にまで突出している．耳下腺炎の場合（おたふく風邪 mumps），顕著な顔面の腫脹とこの領域の変形を来す．

Note 神経点（エルブ点）から放線状に広がる頸神経叢の皮枝（大耳介神経，頸横神経，鎖骨上神経）にも注意すること（p. 240 参照）．

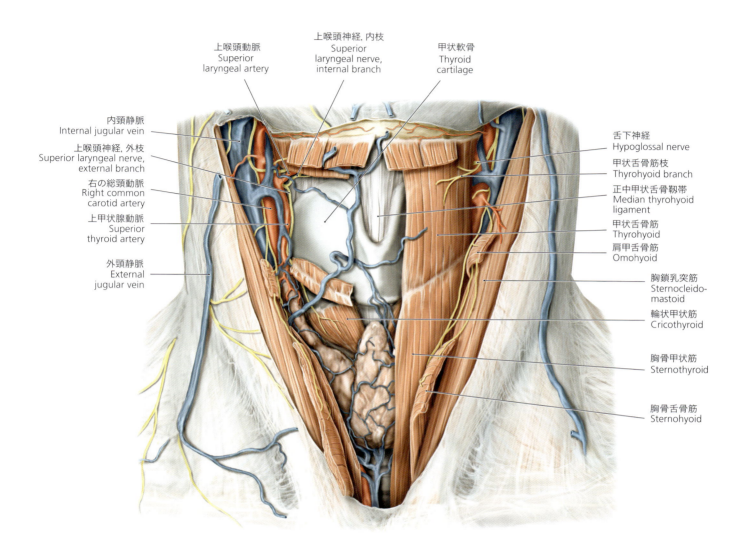

B 頸部，中層

前面．

気管前葉（頸筋膜の中層）は取り除いてある．気管前葉に入る舌骨下筋を切除し，内臓筋膜は剥離して，舌骨下筋の後方にある甲状腺が見えるようにしてある．

外頸動脈の最初の枝である上甲状腺動脈がわかる．迷走神経の枝である上喉頭神経の外枝は，上甲状腺動脈に伴行して輪状甲状筋に至る．上喉頭神経の内枝は，喉頭に分布する上喉頭動脈とともに甲状舌骨膜を通る．

6.3 頸部の前面：深層
Anterior of Neck: Deep Layer

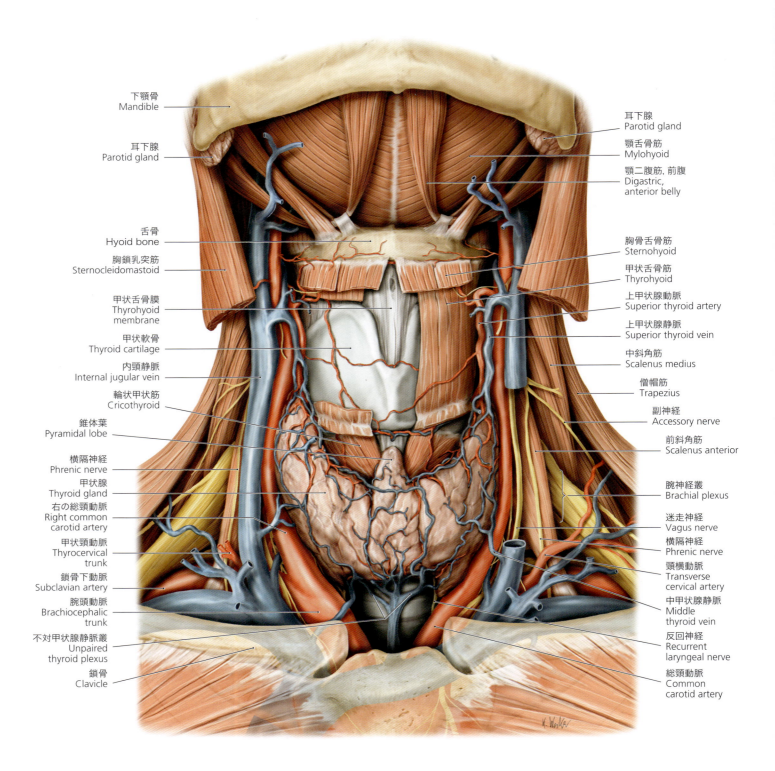

A 頸部，深層
前面．
正中線の周囲に位置する頸部内臓の喉頭と甲状腺が示されている．これらの両側に頸部からの，あるいは頸部への血管と神経が走行している．甲状腺は上背側にある上甲状腺動脈から栄養が供給されている．静脈血は主に下方に位置する不対甲状腺静脈叢により排導される．神経は迷走神経[脳神経 X]と横隔神経（頸神経叢の枝）が示されている．迷走神経から枝分かれした反回神経は，胸郭上口から気管の横と甲状腺の後部を通って喉頭に至り，喉頭筋を支配する．

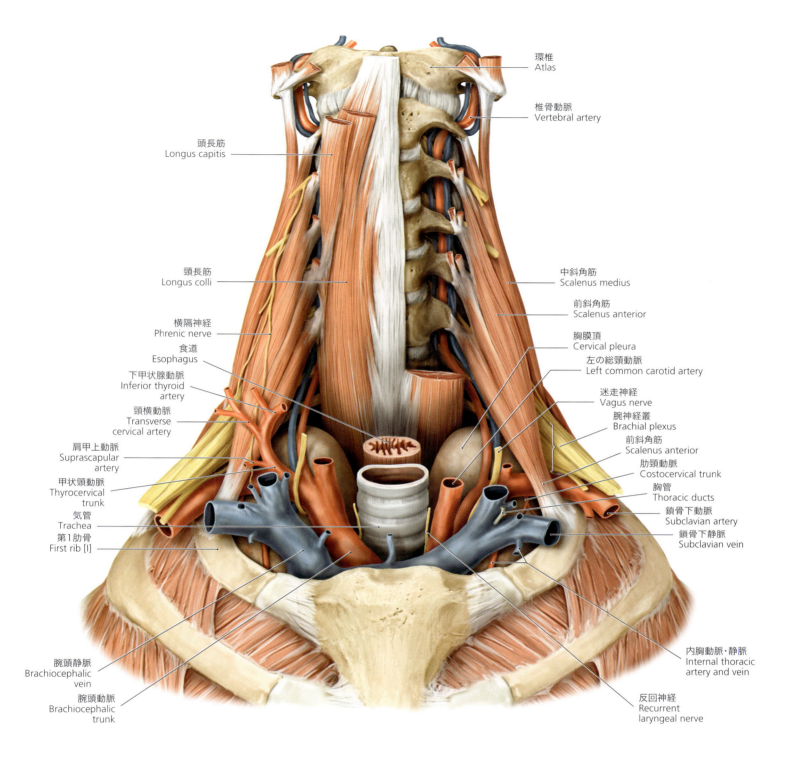

B 頸部，最深層

前面．

頸部内臓の喉頭と甲状腺，さらに気管と食道も取り除かれている．

両側の太い頸部血管（頸動脈と内頸静脈）は切断され，より深い位置にある脊椎動脈が右側に見えている．また，左側はまだ椎前筋群に覆われている．脊椎動脈は頸椎の横突孔を通って，環椎の椎弓から頭蓋内部に入り，特に脳幹に血液を供給する．頸神経叢とその枝である横隔神経が見えている．横隔神経は前斜角筋から下方に横隔膜に向かって走行し，運動線維によりこれを支配する．この最深層では以下の2本の太い動脈とその枝を見出すことができる．

・右側の甲状頸動脈
 - 下甲状腺動脈
 - 横頸動脈，深枝と浅枝
 - 肩甲上動脈
・左側の肋頸動脈
 - 深頸動脈
 - 最上肋間動脈

前斜角筋と中斜角筋の間の斜角筋隙の中を腕神経叢と鎖骨下動脈が走行し，鎖骨下静脈は斜角筋隙から前斜角筋の上を走行する．鎖骨下静脈と内頸静脈が合流する静脈角には左側から全身の3/4のリンパが流れる胸管が流入する．

6.4 頭部の側面：浅層
Head, Lateral View: Superficial Layer

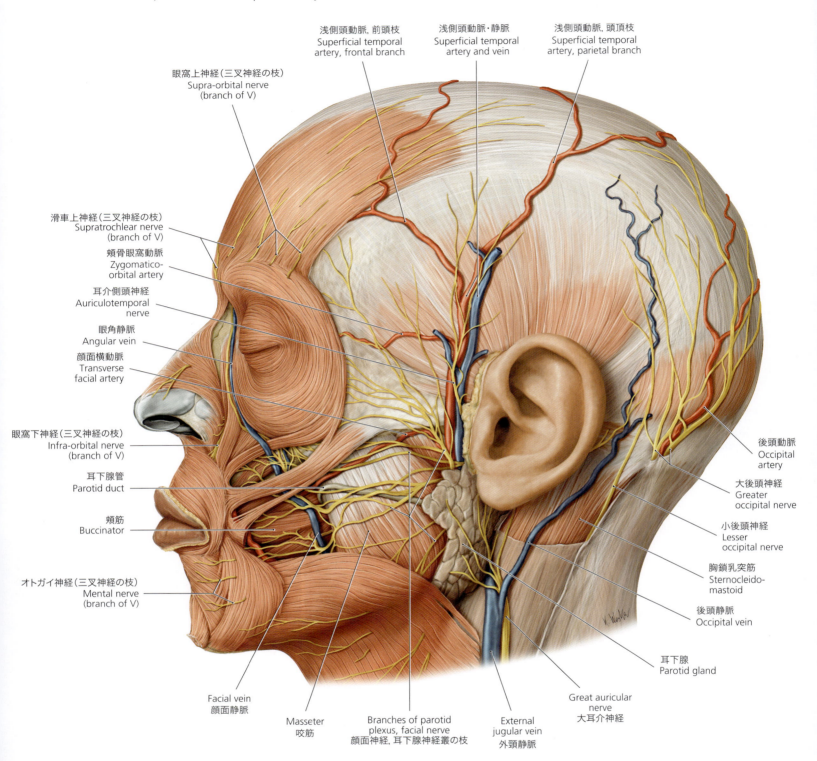

A　頭部浅層の神経・血管
左側面.
図に示してある動脈はすべて外頸動脈に由来する．外頸動脈は深層にあるので，浅層の解剖では見ることができない．

側頭部の血液は外頸静脈に流れ込む．外頸静脈の血液は，より深層の内頸静脈（この図では示していない）に注ぐ．

顔面神経は耳下腺の中で分岐し，耳下腺神経叢を形成する．耳下腺神経叢の枝は耳下腺の前縁から出て，顔面筋に分布する（C 参照）．また，側頭部は三叉神経の枝から感覚性の神経支配を受ける（D 参照）．

一方，図に示した後頭部には，大後頭神経および小後頭神経が分布する．大・小後頭神経は，三叉神経と異なり，頸神経叢の脊髄神経に由来する（E 参照）．

耳下腺の導管（耳下腺管）は，解剖時に簡単に見つけることができる．耳下腺管は咬筋上を前進し，頬筋を貫き，口腔前庭（頬粘膜）で上顎第 2 大臼歯の対向する位置に開口する．

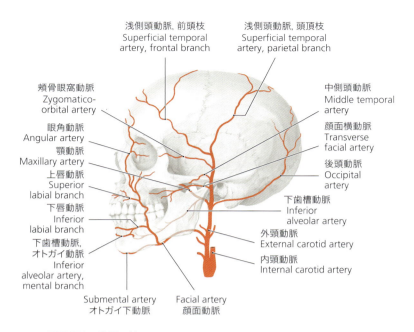

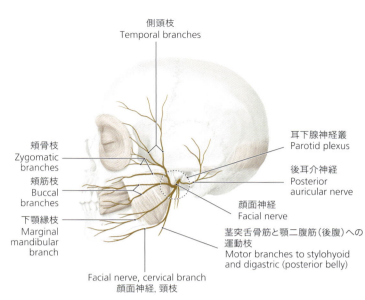

B 外頸動脈の浅層の枝
左側面.
この図は動脈だけを示し, 動脈の枝とそれぞれの枝どうしの関連を示している (A と比較すること. 詳細は p. 94 参照).

C 顔面神経 [脳神経 VII]
左側面.
すべての顔面筋の運動は, 顔面神経に支配されている (p. 119 参照).

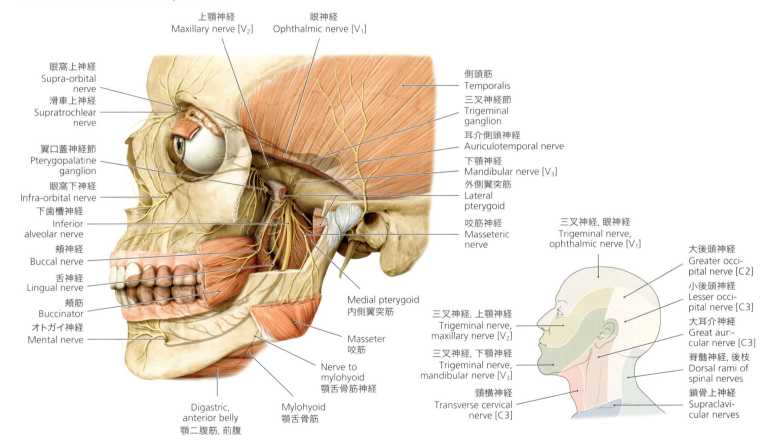

D 三叉神経 [脳神経 V]
左側面.
図に示した領域には, 三叉神経の3つの枝 (眼窩上神経, 眼窩下神経, オトガイ神経) からの体性感覚神経線維が分布している. 図は頭蓋内での神経の経路と顔面前面で神経が出る部位を示している (p. 226 の顔面前面の図参照).
三叉神経は, 一部混合神経である. 運動線維が下顎神経 [三叉神経第 3 枝] とともに走り, 咀嚼筋に分布するからである.

E 側頭部と頸部側面の神経分布域
左側面.

Note 側頭部および頸部側面に分布している感覚神経は, 脳神経 (三叉神経とその枝), 脊髄神経の後枝 (大後頭神経), 前枝 (小後頭神経, 大耳介神経, 頸横神経) に由来する. 第 1 頸神経には運動線維を含む前根があるが, 後根がない. そのため皮膚への感覚神経支配を行わない (皮膚分節をもたない).

6.5 頭部の側面：中間層と深層
Head, Lateral View: Middle and Deep Layers

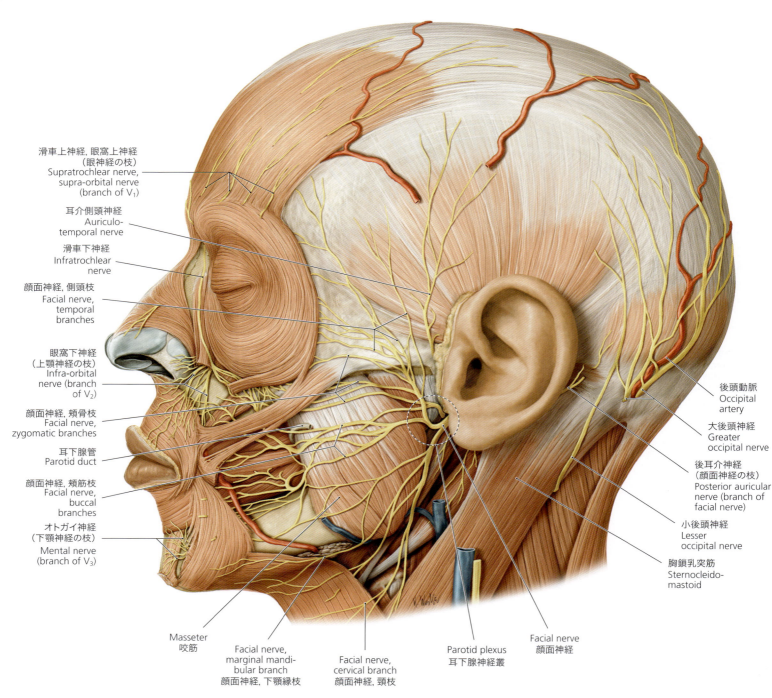

A　中間層の神経・血管
左側面．
耳下腺を取り除き，顔面神経の耳下腺神経叢の構造を示している．
Note　各神経については前項で述べた．わかりやすくするために，静脈は取り除いてある．

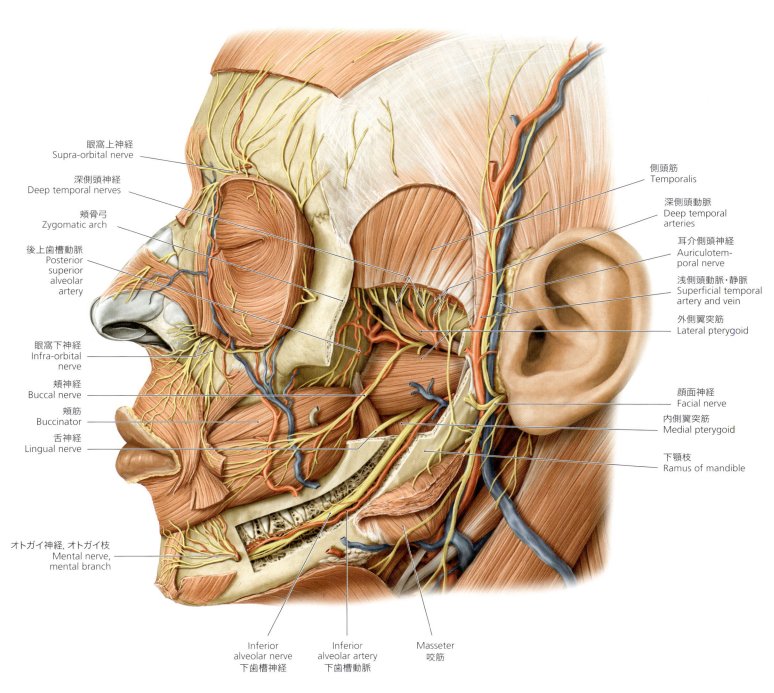

B 深層の神経・血管

左側面.

深層の構造が見えるように，咬筋と頬骨弓を一部取り除いてある．また，下顎枝も，その下を横切る神経・血管が見えるように，一部取り除いてある．

6.6 側頭下窩
Infratemporal Fossa

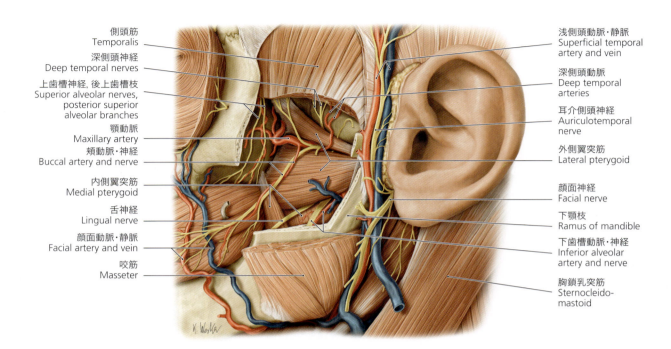

A 左の側頭下窩，浅層

外側面．

側頭下窩には多くの構造が含まれているので，ここでは側頭下窩だけを取り上げて詳しく述べる．この図では，頬骨弓と下顎枝前半を取り除き，側頭下窩の構造を見やすくしてある．下顎管は断面が見えている．

下歯槽動脈・神経が下顎管に入る様子がわかる（下歯槽静脈は取り除いてある）．顎動脈は側頭下窩の深層に終枝を分岐する（B参照）．

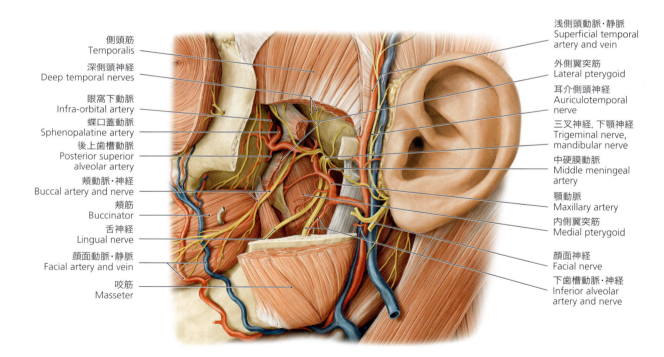

B 左の側頭下窩，深層

外側面．

Aとは異なり，外側翼突筋の上頭および下頭を一部取り除いてあり，断端だけが見える．

顎動脈と下顎神経を示してある．注意深く解剖を行うと，中硬膜動脈が棘孔を通って中頭蓋窩に入る前に，耳介側頭神経（下顎神経の枝）が分岐して中硬膜動脈を間に挟む部位を特定することができる（p. 123 参照）．

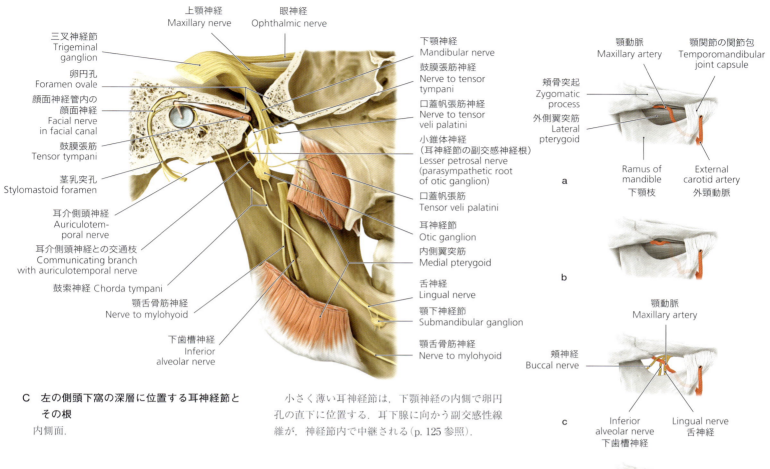

C 左の側頭下窩の深層に位置する耳神経節とその根
内側面．

小さく薄い耳神経節は，下顎神経の内側で卵円孔の直下に位置する．耳下腺に向かう副交感性線維が，神経節内で中継される（p. 125 参照）．

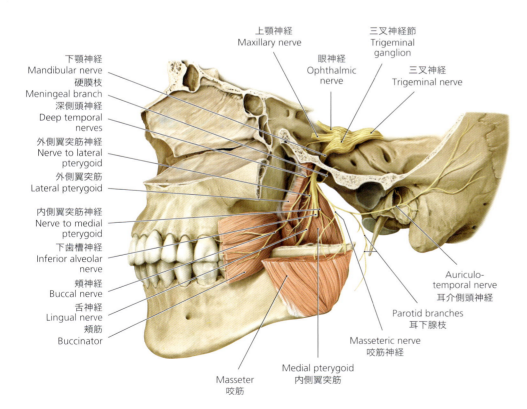

D 側頭下窩にある下顎神経の枝
左方から見る．
翼口蓋窩の深層に内側翼突筋が見える．下顎神経は中頭蓋窩から卵円孔を通り側頭下窩に入る．運動線維（運動根）が走り，咀嚼筋に分布する（図には一部の線維のみ示している）．

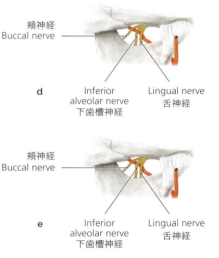

E 左の顎動脈の変異
外側面．
顎動脈の経路には，かなりの変異がみられる．最もよくみられる変異を挙げる．
a 外側翼突筋の外側を進む（一般的）．
b 外側翼突筋の内側を進む．
c 頬神経の内側，舌神経および下歯槽神経の外側を進む．
d 頬神経と舌神経の内側で，下歯槽神経の外側を進む．
e 下歯槽神経など上記の神経の内側を進む．

6.7 翼口蓋窩
Pterygopalatine Fossa

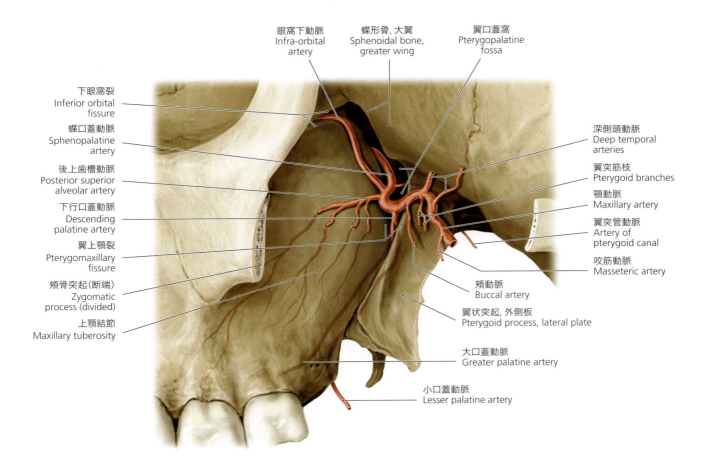

A 左の翼口蓋窩における動脈の経路
外側面.
　側頭下窩（p. 236 参照）は，ここに示す翼口蓋窩に続いている．側頭下窩と翼口蓋窩の間に明確な境界はない．翼口蓋窩の解剖学的境界を B に示す（p. 39 参照）．
　翼口蓋窩は，中頭蓋窩，眼窩，鼻腔，口腔を進む神経・血管の十字路である（E の経路を参照）．ここでは翼口蓋窩の多くの細い動脈の枝を，わかりやすく示した．
　顎動脈は翼口蓋窩で終枝に分かれる（p. 100 参照）．重篤な鼻出血を止血するために，翼口蓋窩内で顎動脈を結紮することがある（鼻出血，p. 185 参照）．

B 翼口蓋窩の境界をなす構造

方向	境界構造
前方	上顎結節
後方	翼状突起（外側板）
内側	口蓋骨垂直板
外側	翼上顎裂経由で側頭下窩と通じる．
上方	蝶形骨大翼．下眼窩裂と連絡する．
下方	咽頭後隙に開く．

C 顎動脈の枝
　顎動脈は下顎部，翼突筋部，翼口蓋部からなる．下顎部の血管は，翼口蓋窩の範囲から外れているので，下表には挙げていない（p. 100 参照）．

枝	分布
下顎部	
翼突筋部	
・咬筋動脈	・咬筋
・深側頭動脈	・側頭筋
・翼突筋枝	・翼突筋
・頰動脈	・頰粘膜
翼口蓋部	
・後上歯槽動脈	・上顎臼歯，上顎洞，歯肉
・眼窩下動脈	・上顎歯槽
・下行口蓋動脈	
-大口蓋動脈	・硬口蓋
-小口蓋動脈	・軟口蓋，口蓋扁桃，咽頭壁
・蝶口蓋動脈	
-外側後鼻枝	・鼻腔側壁，後鼻孔
-中隔後鼻枝	・鼻中隔

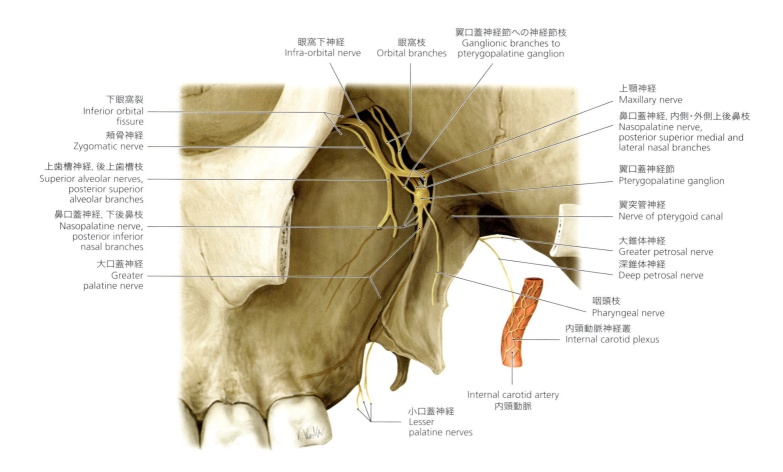

D　左の翼口蓋窩における神経の経路

外側面.

三叉神経の第2枝である上顎神経は，中頭蓋窩から正円孔を通り，翼口蓋窩に入る．上顎神経と密接に関連しているのは，副交感性の翼口蓋神経節である．

翼口蓋神経節では，節前線維が神経節細胞とシナプスを形成し，神経節細胞からの節後線維は涙腺，口蓋腺，鼻腺を支配する．

翼口蓋神経節には，大錐体神経からの節前線維が入る．大錐体神経は，顔面神経の一部をなす中間神経の副交感神経根である．

深錐体神経の交感性線維（交感神経根）は，上顎神経の感覚線維（感覚根）と同様に，シナプスを形成せずに神経節を通過する．

E　翼口蓋窩への経路と，通過する神経・血管

経路	由来	通過する構造
正円孔	中頭蓋窩	・上顎神経［三叉神経第2枝］
翼突管（ヴィディウス管）	頭蓋底（内面）	・翼突管動脈と伴行静脈 ・翼突管神経（大錐体神経，深錐体神経） ・翼突管神経（副交感神経性の顔面神経枝　大錐体神経と交感神経性の深錐体神経から起こる）
大口蓋管（孔）	口蓋	・大口蓋動脈（下行口蓋動脈から） ・大口蓋神経
小口蓋管	口蓋	・小口蓋動脈（下行口蓋動脈の終枝） ・小口蓋神経
蝶口蓋孔	鼻腔	・蝶口蓋動脈（および伴行静脈） ・内側上後鼻枝，外側上後鼻枝，下後鼻枝（鼻口蓋神経，上顎神経より）
下眼窩裂	眼窩	・眼窩下動脈（および伴行静脈） ・下眼静脈 ・眼窩下神経 ・頬骨神経 ・眼窩枝（上顎神経の枝）
翼上顎裂	頭蓋表面（側頭下窩）	・顎動脈

6.8 後頸三角
Posterior Cervical Triangle

A　頸部の外側面，皮下層

後頸三角は局所解剖学的に重要な領域である．後頸三角の境界は鎖骨，僧帽筋の前縁，胸鎖乳突筋の後縁である．

以降の図では，外側頸三角部を浅層から深層へと順に示す．隣接の胸鎖乳突筋部と前頸部も示している．皮膚と皮下脂肪は取り除き，皮下にある外側頸部の頸神経叢に由来する純感覚性の皮神経が見えるようにしてある．神経点（エルブ点）で頸筋膜の浅葉（被覆葉）を貫き，前頸部および外側頸部に分布するこれらの神経は，小後頭神経，大耳介神経，頸横神経および（内側・中間・外側）鎖骨上神経である．

Note　頸横神経は外頸静脈の下を通り，顔面神経の頸枝と吻合する．この混合性の神経ワナは，顔面神経由来の運動神経線維と，頸横神経由来の頸部に分布する感覚神経線維を含んでいる．

B　外側頸三角部（後頸三角），筋膜下層

右外側面．後頸三角を覆っている頸筋膜の浅葉（被覆葉）を取り除き，頸筋膜の椎前葉を露出してある．

頸筋膜の椎前葉は気管前葉と肩甲舌骨筋の高さで融合している（p. 5 参照）．頸神経叢由来の皮神経は，頸筋膜の浅葉（被覆葉）をおよそ胸鎖乳突筋の中後縁で貫いて（エルブ点），皮下組織に分布する．

Note　僧帽筋に向かう副神経の外枝に注意すること．外科医は，リンパ節生検中に誤って副神経の外枝を損傷することがある．この障害では肩甲骨の運動が制限され，患者は 90°を超えて腕を上げることができなくなる．

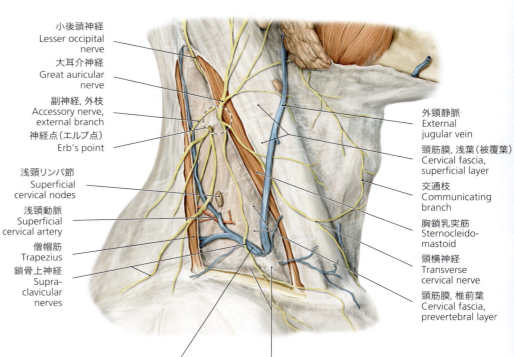

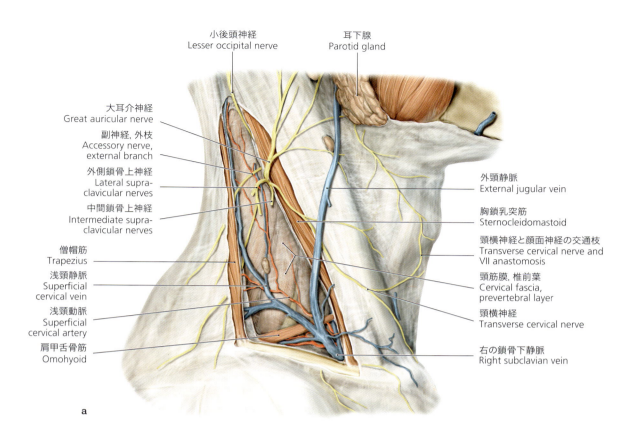

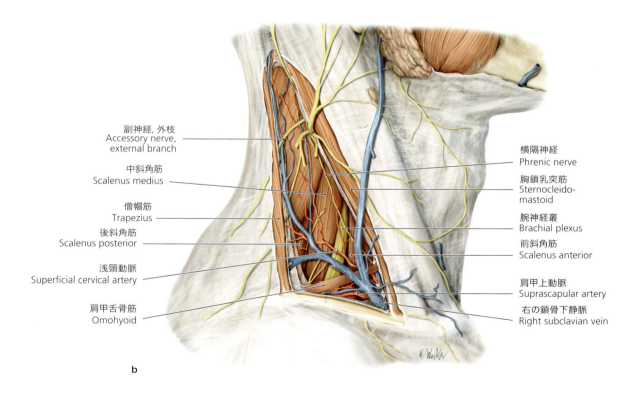

C 後頸三角

a 深層，右外側面．
この解剖図では頸筋膜の気管前葉も取り除き，この筋膜で覆われている肩甲舌骨筋が見えるようにしてある．

b 腕神経叢が見える最深層．
頸筋膜の椎前葉を取り除き，斜角筋を見えるようにしてある．

Note 前斜角筋の上を斜走して胸郭上口に向かう横隔神経に注意すること．

6.9 外側頸三角部の深層，頸動脈三角，胸郭上口
Deep Lateral Cervical Region, Carotid Triangle, and Thoracic Inlet

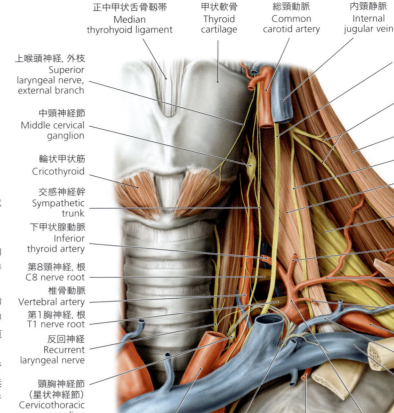

A 頸の底部と胸郭上口，左側
前面．
鎖骨の胸骨端，第1肋骨の前端，胸骨柄，甲状腺を取り除き，胸郭上口が露出してある．
鎖骨下動脈と頸横動脈が見える．

Note 下記の構造の走行に注意すること．内胸動脈が胸骨に平行して下行する点は，臨床的に特に興味深い．冠状動脈の疾患を有する患者では，内胸動脈を使って，狭窄部を過ぎた位置で冠状動脈と吻合することができる．交感神経幹，迷走神経，横隔神経および腕神経叢の一部が見える．腕神経叢は斜角筋隙を通る（C 参照）．

Note 内頸・鎖骨下静脈の静脈角における胸管の終端と左の反回神経にも注意すること．この迷走神経の枝は，大動脈弓に巻きつき，喉頭へ上行する．

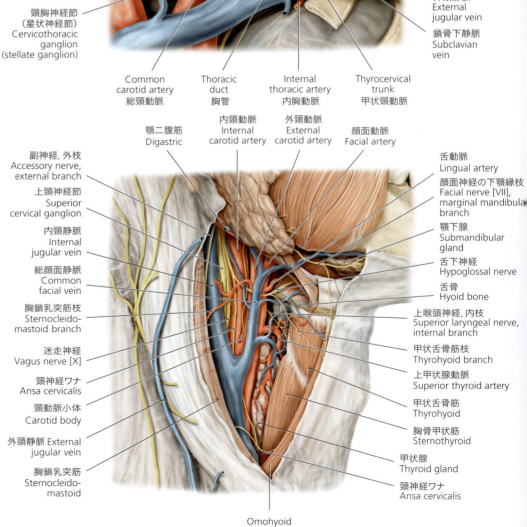

B 頸動脈三角
右外側面．
頸動脈三角は前頸三角の一部である．胸鎖乳突筋，顎二腹筋の後腹，肩甲舌骨筋の上腹が境界である．顎下腺が下顎下縁に見え，胸鎖乳突筋は後外側に牽引されている．
頸動脈三角には，以下の構造が存在する．
- 内・外頸動脈（外頸動脈の枝である上甲状腺動脈と舌動脈）
- 舌下神経
- 迷走神経
- 副神経
- 交感神経幹とその神経節

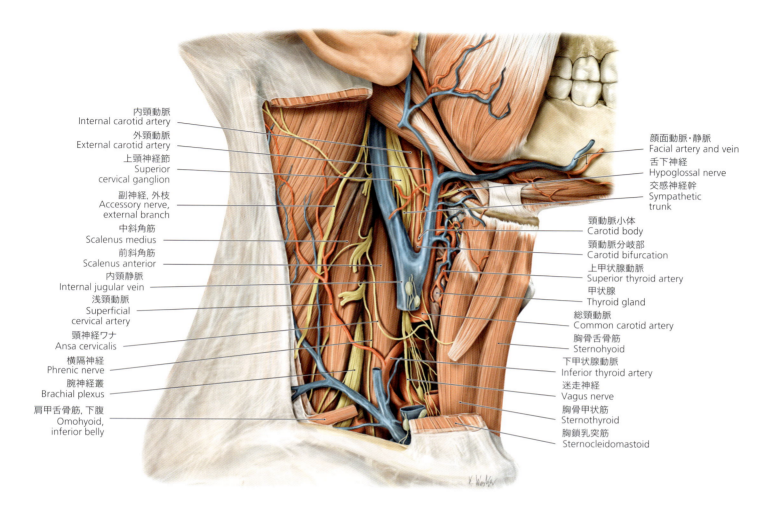

C 外側頸三角部の深層

右外側面．

胸鎖乳突筋部と頸動脈三角が隣接する後頸三角および前頸三角とともに剖出されている．この解剖図では，頸動脈鞘は頸筋膜，胸鎖乳突筋および肩甲舌骨筋とともに剥離してあり，以下の頸部の重要な神経・脈管がすべて見えるようになっている．

- 総頸動脈およびその分枝である内・外頸動脈
- 上・下甲状腺動脈
- 内頸静脈
- 内頸静脈に沿った深頸リンパ節
- 交感神経幹とその神経節
- 迷走神経
- 舌下神経
- 副神経
- 腕神経叢
- 横隔神経

横隔神経は第3-5頸神経[C3-C5]から由来するので，頸神経叢の枝である．横隔神経のランドマークとなる筋は前斜角筋で，横隔神経はこの筋に沿って頸部を下行する．［後］斜角筋隙は前斜角筋，中斜角筋と第1肋骨の間にあり，腕神経叢と鎖骨下動脈が通過する．鎖骨下静脈は前斜角筋，胸鎖乳突筋（取り除いてある）と第1肋骨により形成された間隙（前斜角筋隙）を通る．

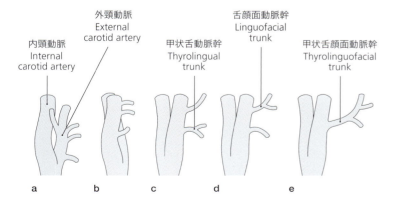

D 内・外頸動脈の位置の多様性と外頸動脈の前方への枝の変異
（Faller, Poisel-Golth による）

a, b 内頸動脈は総頸動脈から分岐するが，外頸動脈の後外側から出る場合（49％），前内側から出る場合（9％），そのほかの中間の位置から出る場合がある．

c-e 外頸動脈からは甲状舌動脈幹（4％），舌顔面動脈幹（23％），甲状舌顔面動脈幹（0.6％）を生じることがある．

6.10 後頸部と後頭部
Posterior Cervical Region and Occipital Region

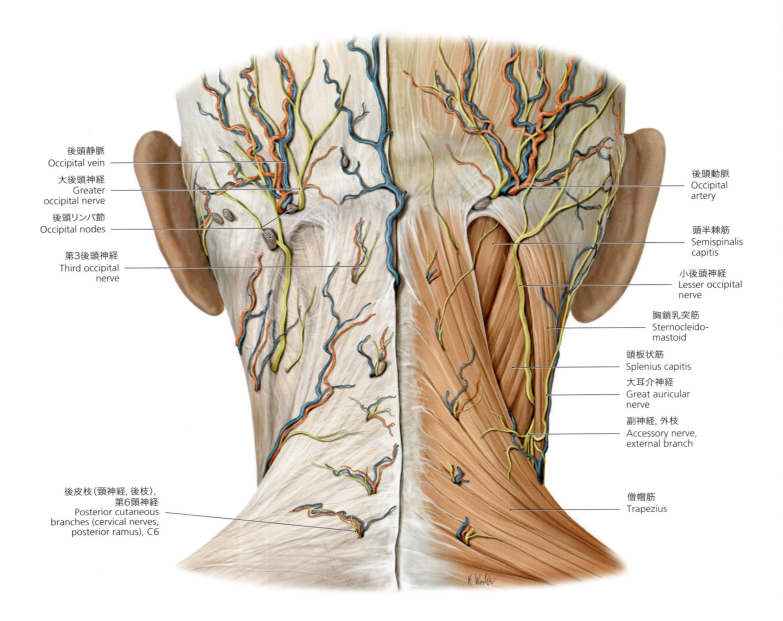

A　後頸部と後頭部
左側の皮下層と右側の筋膜下層，後面．
後頭部は頭部の一部であるが，後頸部との境界であるため，本項で解説する．
この領域の主要な動脈は後頭動脈で，外頸動脈の後側の第2枝である．内側に位置する大後頭神経は第2頸神経[C2]の後枝であるが，外側に位置する小後頭神経はC2の前枝で，頸神経叢の枝である（p. 139 参照）．リンパ節は神経と静脈が筋膜からあらわれる場所に存在する．
Note 外側頸三角部の比較的浅層を横断している副神経の外枝に注意すること．

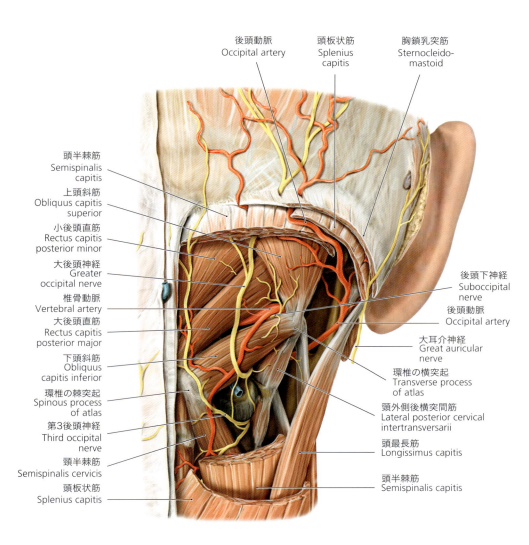

B 右側の後頭下三角

後面.

後頭下三角の境界は，上は大後頭直筋，外側は上頭斜筋，下は下頭斜筋である．この筋性の三角は，僧帽筋，頭板状筋と頭半棘筋を取り除くと見ることができる．椎骨動脈は横突孔を出た後，短い区間，この三角の深部を走り，環椎後頭膜（ここでは見えない）を貫いてこの三角を出る．椎骨動脈はこの時周囲の短い後頭の筋に枝を出す．両側の椎骨動脈は頭蓋内で合流して脳底動脈を形成し，大脳の主要な血流となる．

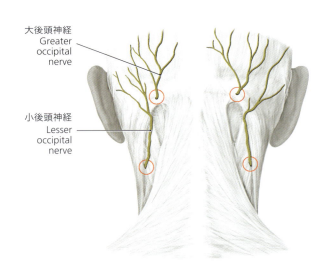

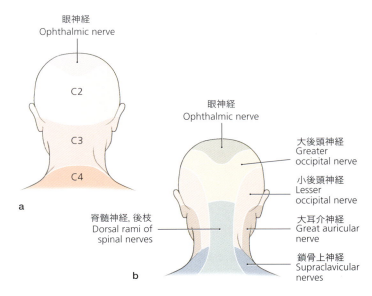

C 大・小後頭神経の救急医学的重要性

後面.

大・小後頭神経が筋膜からあらわれて皮下組織に入る場所は，特定の疾患（例えば，髄膜炎）での触診の際に圧痛点となるので，臨床的に重要である．医師は丸印を付けた場所を母指で軽く圧迫してこれらの神経の感覚を調べることができる．もしこれらの点（周りの組織ではなく）で痛みがあれば，その所見はカルテに「後頭神経に圧痛あり」と記載される．

D 頸部の皮膚の神経支配

後面.

皮膚分節（デルマトーム）のパターンを左側（a）に，個別の神経支配領域を右側（b）に示す．後頭部と頸部のデルマトームは，ほとんどが第2・3頸神経［C2, C3］に由来する．第2頸神経［C2］領域よりも上部を支配する眼神経は三叉神経［脳神経Ⅴ］の第1枝である．

末梢神経支配のパターンにおいて，大後頭神経は脊髄神経の後枝であるが，小後頭神経は前枝である（p.138参照）．

7.1 冠状断面（前頭断面）：前眼窩縁と眼球の後方部
Coronal Sections: Anterior Orbital Margin and Retrobulbar Space

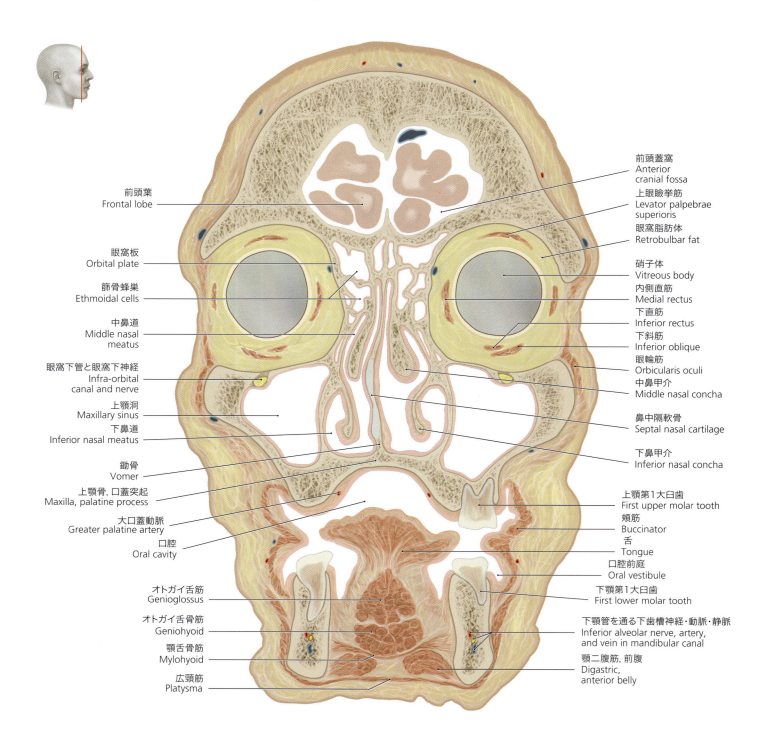

A　前眼窩縁を通る冠状断面（前頭断面）
前面．
　この断面は大きく4つの領域に分けることができる．口腔，鼻腔と副鼻腔，眼窩，前頭蓋窩である．
　口腔とその周辺では，口腔底の筋，舌尖，下顎管の神経と血管，第1大臼歯を見ることができる．硬口蓋は口腔と鼻腔の間にあり，鼻中隔が鼻腔を左右に隔てている．下鼻甲介と中鼻甲介は外側の上顎洞に沿って存在する．上顎洞の天井にある突出は眼窩下管に相当し，ここには上顎神経［三叉神経第2枝］の枝である眼窩下神経が通る．
　この断面はかなり前方寄りなので眼窩側壁は見ることができない．この断面は透明な硝子体を通過しており，6つある外眼筋のうち3つを眼窩脂肪体の中に見ることができる．ほかの3つの筋は後方の断面で見ることができる（B 参照）．
　眼窩の間には篩骨蜂巣がある．

Note 眼窩の骨性部分（紙様板）は非常に薄いため，感染，外傷，腫瘍により穿孔しやすい．

　この断面は，前頭蓋窩では前頭葉の灰白質の最前部を通っており，白質はごく一部が見えるにすぎない．

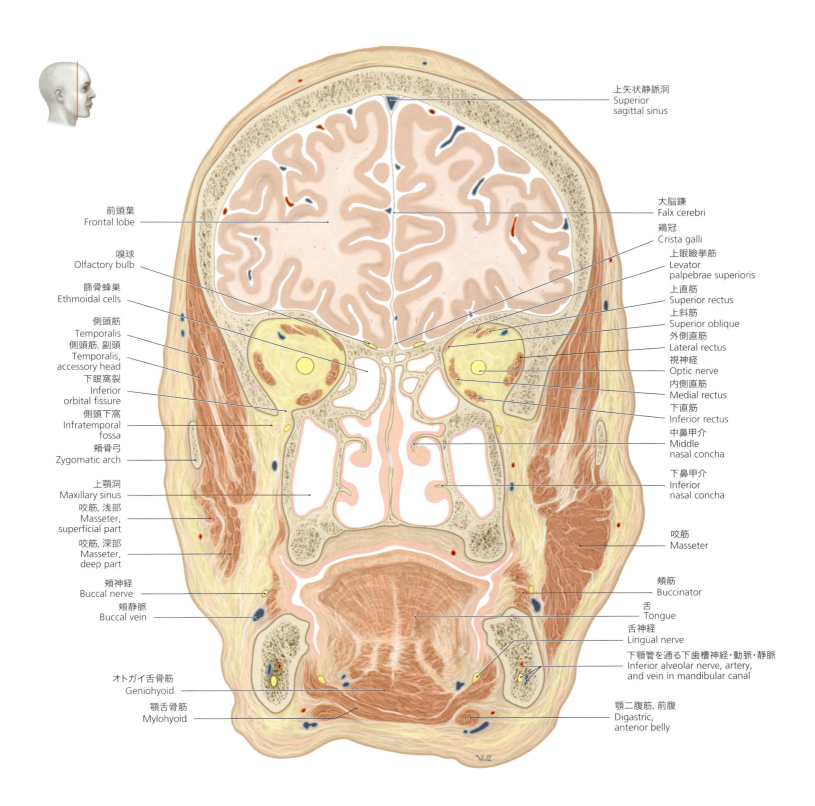

B 眼球の後方を通る冠状断面（前頭断面）
前面．
　この断面はAの断面より後方であり，舌がより後方で切断されている．口腔底の筋に加えて，頭蓋骨の外側に咀嚼筋を見ることができる．眼窩の領域では，眼球の後方部の眼窩脂肪体，外眼筋，視神経を見ることができる．眼窩は下眼窩裂によって側頭下窩に続く．この断面では嗅球が前頭蓋窩に見え，上矢状静脈洞が正中に認められる．

7.2 冠状断面（前頭断面）：眼窩先端部（眼窩漏斗部）と下垂体
Coronal Sections: Orbital Apex and Pituitary

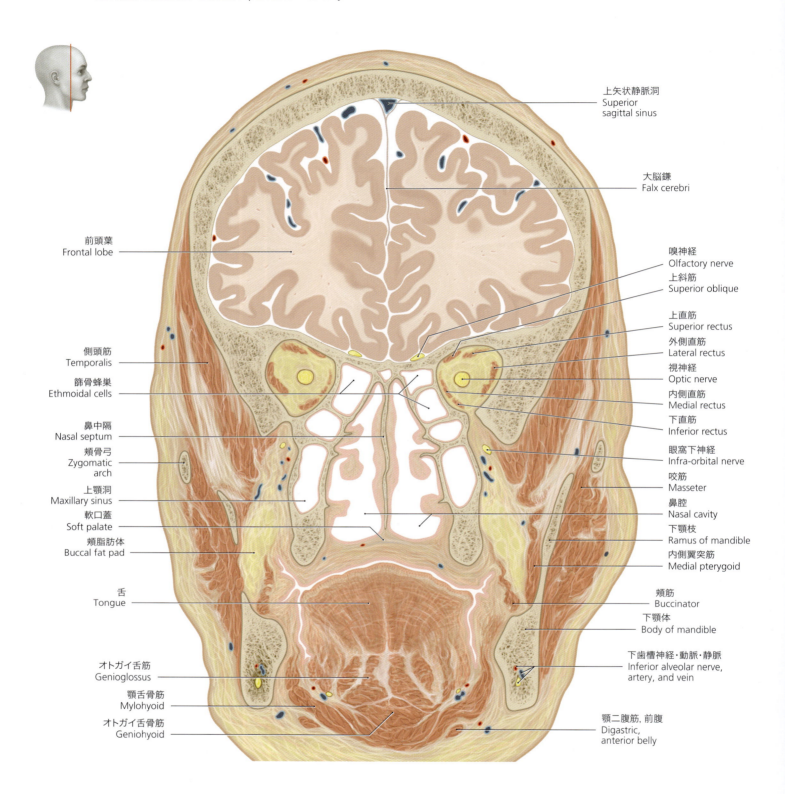

A　眼窩先端部（眼窩漏斗部）の冠状断面（前頭断面）
前面．
　軟口蓋から硬口蓋への移行がこの断面で見られ，鼻中隔はこの位置では骨性になっている．頬脂肪体も見ることができる．頬脂肪体は消耗性疾患では萎縮していく．末期癌の患者で頬がくぼむのはこのためである．この冠状断面（前頭断面）は少し斜めに切断されているので，図の左側では下顎枝が途切れているように見える（図の右側と比較すること）．

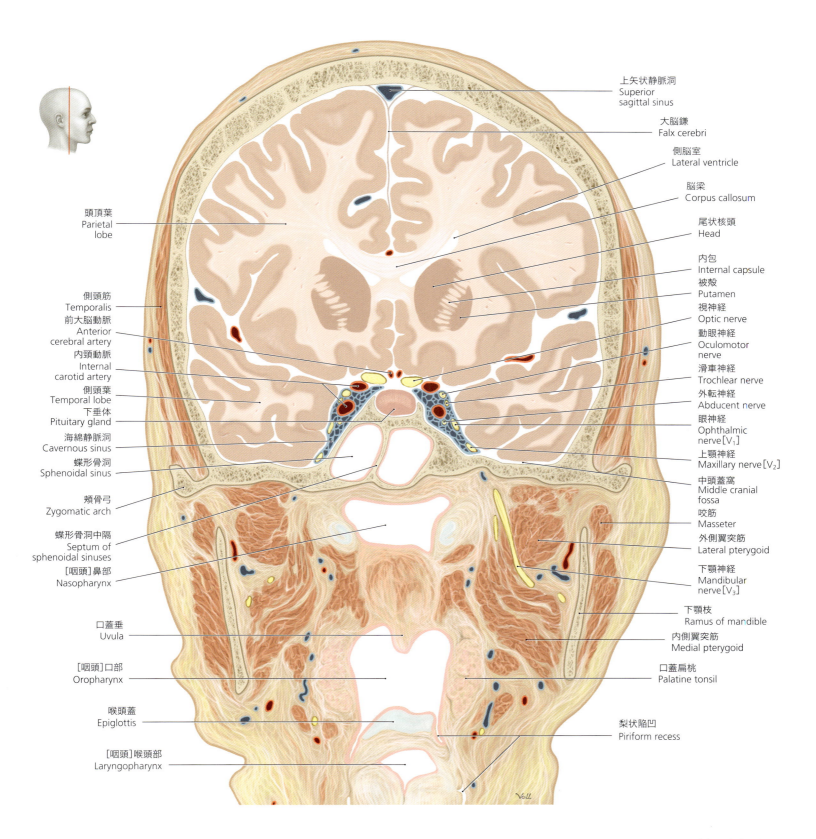

B 下垂体を通る冠状断面（前頭断面）
前面．
［咽頭］鼻部，［咽頭］口部，［咽頭］喉頭部を見ることができる．

この断面は喉頭蓋を通っている．両側の下顎枝が切断されており，左の下顎神経［三叉神経第3枝］を見ることができる．

両側の蝶形骨洞が見える．蝶形骨洞の上には，下垂体窩に入った下垂体がある．

この断面では中頭蓋窩が切断されている．頸動脈サイホン（内頸動脈の海綿静脈洞部で180°曲がっている部分）があるため，内頸動脈は片側で2回切断されている．一部の脳神経（動眼神経，滑車神経，三叉神経の枝，外転神経）は，中頭蓋窩から眼窩まで海綿静脈洞内を通る．大脳鎌の付着部に上矢状静脈洞の断端が見える．大脳の側頭葉と頭頂葉が切断されている．大脳の構造では尾状核，被殻，内包，側脳室前角を見ることができる．

7.3 水平断面：眼窩と視神経
Transverse Sections: Orbits and Optic Nerve

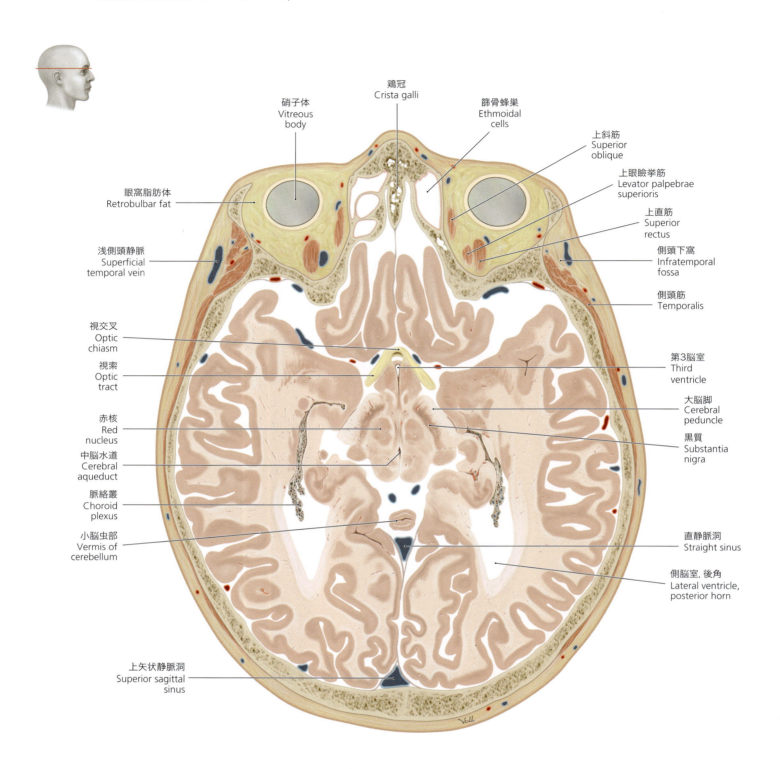

A　眼窩の中央より上の高さでの水平断面
下面．
眼窩の上部にある筋を見ることができる（眼窩内部の構造については p. 176 以降を参照）．この断面では前頭蓋窩に鶏冠が見え，その両側には篩骨蜂巣がある．この断面の中央にある視交叉と視索は間脳の一部であり，第3脳室を取り囲んでいる．赤核と黒質が中脳に見える．錐体路は大脳脚を下行している．この断面は側脳室の後角を通り，正中で小脳虫部をわずかに横切っている．

頭頸部　7. 断面図

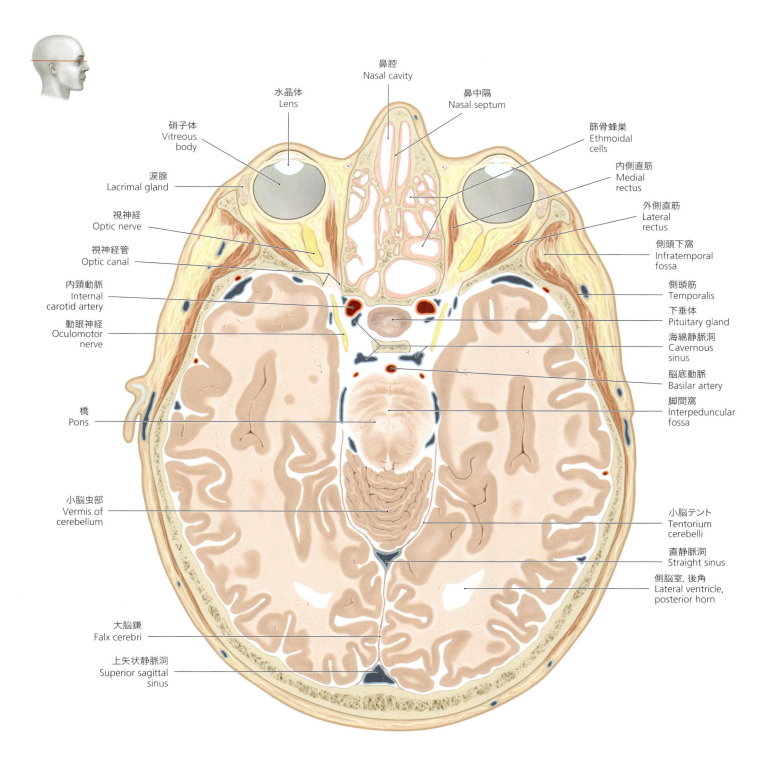

B　視神経と下垂体の高さの水平断面

下面.

視神経管に入る直前の視神経を見ることができる．つまりこの断面は眼窩中央を通る断面である．

視神経は視神経管と同じぐらいの太さなので，この部分での骨の成長障害は視神経を圧迫し傷害することがある．

この断面では水晶体と篩骨迷路の篩骨蜂巣が切断されている．内頸動脈は中頭蓋窩の海綿静脈洞内にある．両側の動眼神経が海綿静脈洞の両側を通過している様子がわかる．橋と小脳虫部も見ることができる．大脳鎌と小脳テントが直静脈洞で合流する．

7.4 水平断面：蝶形骨洞と中鼻甲介
Transverse Sections: Sphenoidal Sinus and Middle Nasal Concha

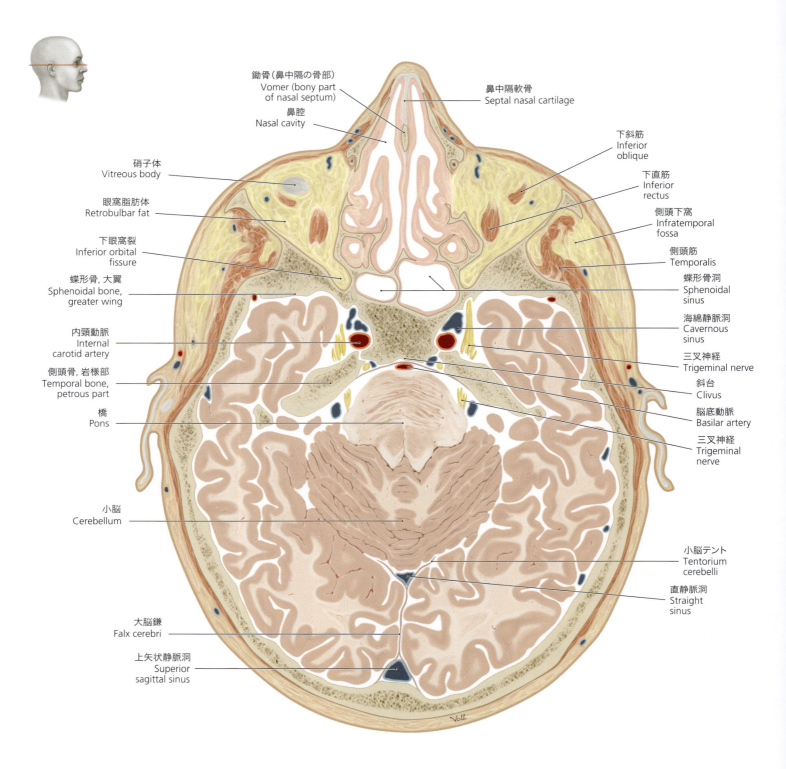

A　蝶形骨洞の高さの水平断面
下面.
　この断面は側頭下窩を通り，側頭下窩の側頭筋を見ることができる．眼窩の中央より下の水平断なので左の眼球の一部が見える．眼窩は後方で下眼窩裂に続く．

　この断面では蝶形骨の大翼と側頭骨の岩様部が切れている．側頭骨の岩様部は中頭蓋窩と後頭蓋窩の境界である（p. 22 以降を参照）．
　斜台は後頭蓋窩の一部で，脳底動脈に接している．
　橋から出る三叉神経とその頭蓋内の経路がよくわかる．

頭頸部　7. 断面図

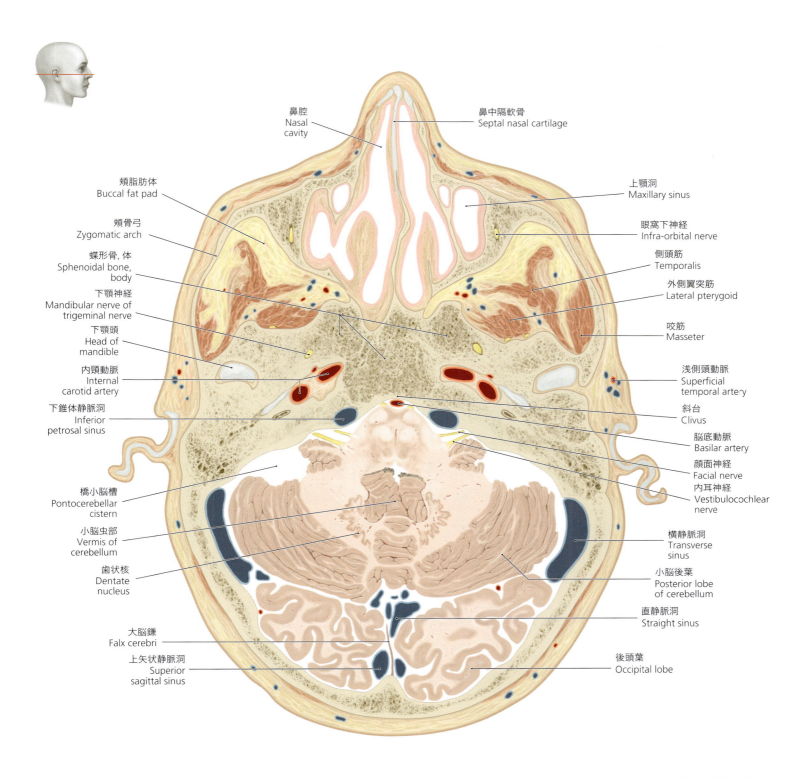

B　中鼻甲介の高さの水平断面

下面.

この断面は眼窩の下を通り，眼窩下溝内の眼窩下神経が切断されている．眼窩下神経の内側には上顎洞がある．頬骨弓全体が見え，その内側に咀嚼筋がある（咬筋，側頭筋，外側翼突筋）．下顎頭が切断されている．卵円孔を通る下顎神経［三叉神経第3枝］の横断面が見える．蝶形骨の体が頭蓋底の骨の中心をなすことがわかる．顔面神経と内耳神経は脳幹から出ている．歯状核が小脳白質内にあり，小脳の前方にある空間は橋小脳槽で，生体では脳脊髄液により満たされている．硬膜静脈洞のうち横静脈洞が最も太く見える．

253

7.5 水平断面：咽頭鼻部，正中環軸関節
Transverse Sections: Nasopharynx and Median Atlanto-axial Joint

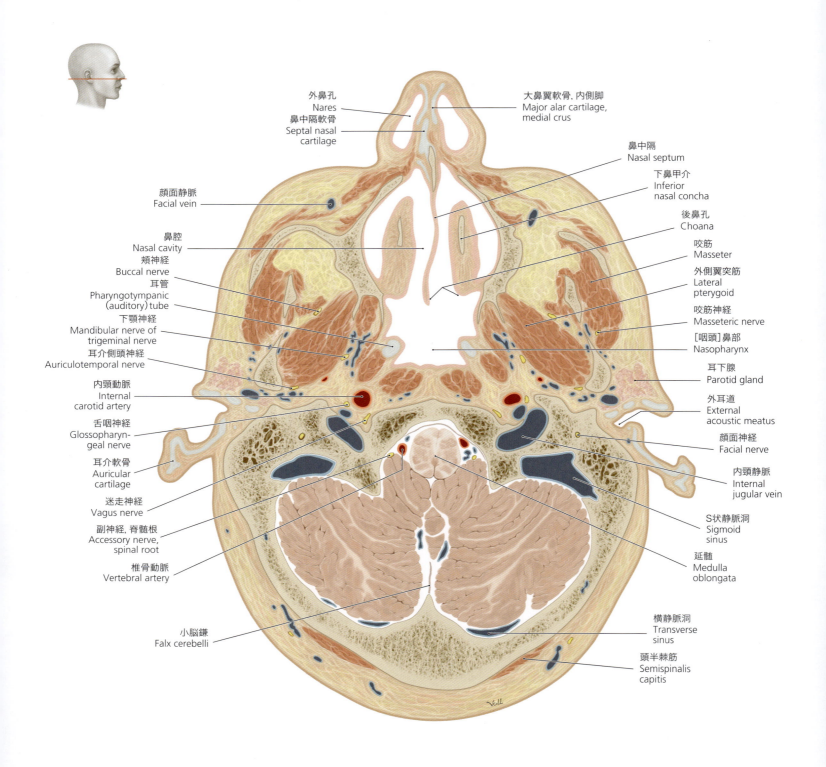

A [咽頭]鼻部の高さの水平断面
下面．この断面は鼻の軟骨部を通る．
鼻腔は後鼻孔を介して[咽頭]鼻部に通じている．耳管の軟骨部は[咽頭]鼻部に突出している．脳の動脈である内頸動脈と椎骨動脈も見ることができる．

Note 内頸静脈と迷走神経は内頸動脈とともに頸動脈鞘を通ることに注意すること．
頭蓋底から出る脳神経の横断面，例えば顔面神経管を通る顔面神経が見える．この断面では耳介と外耳道の一部が切断されている．

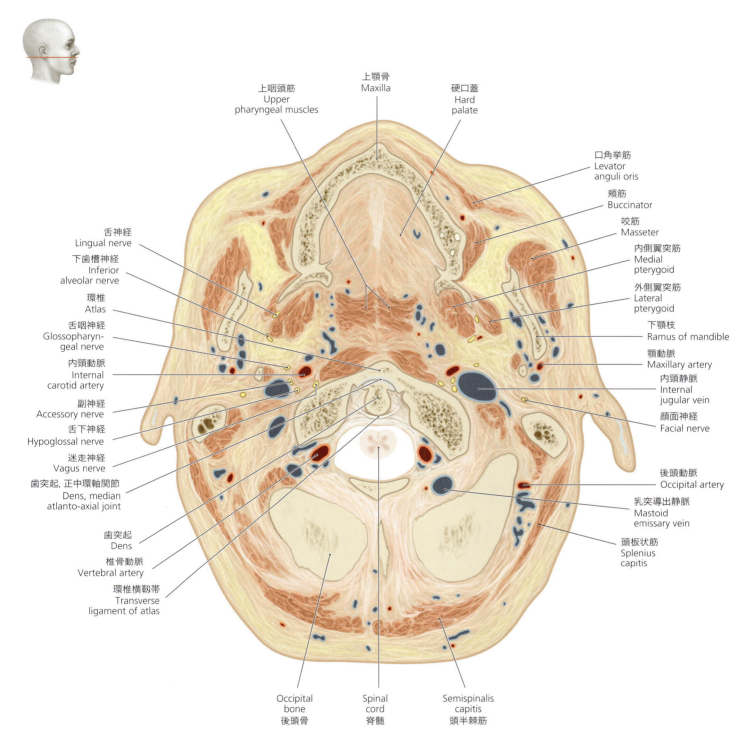

B　正中環軸関節の高さの水平断面
下面．
この断面は硬口蓋の結合組織を通る．
上咽頭筋が起始部で切断されている．頸動脈鞘の神経・血管がよくわかる．

正中環軸関節内の軸椎の歯突起は，環椎前弓後面の歯突起窩と関節を作る．
この関節を補強している環椎横靱帯を見ることができる．
脊髄断面の両側に，椎骨動脈と伴行静脈の断面が見える．後頭部では後頸筋の上部が切断されている．

7.6 水平断面：第5-6頸椎椎体
Transverse Sections: Fifth–sixth Cervical Vertebrae

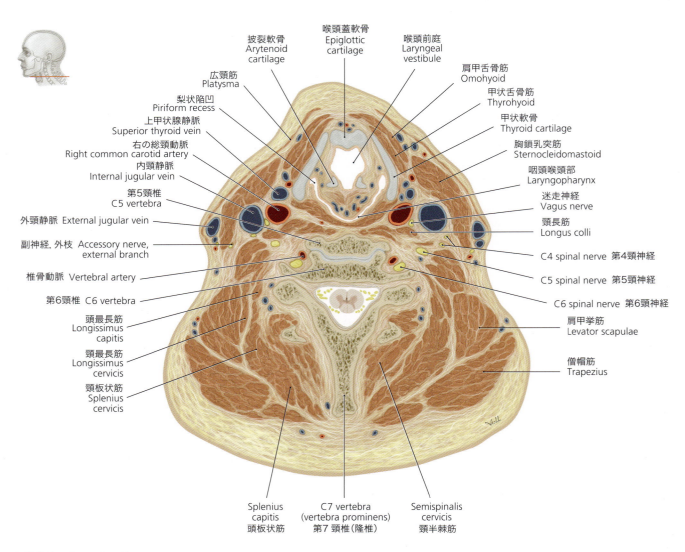

A　第5頸椎椎体の高さの水平断面

下面.
この高さでは頸部が前弯しているため，第7頸椎（隆椎）の長く伸びた棘突起が見える．喉頭の水平断面で披裂軟骨の三角形の形がはっきりと見える．喉頭前庭も明瞭に確認できる．この図では副神経の外枝が胸鎖乳突筋の内側に見える．

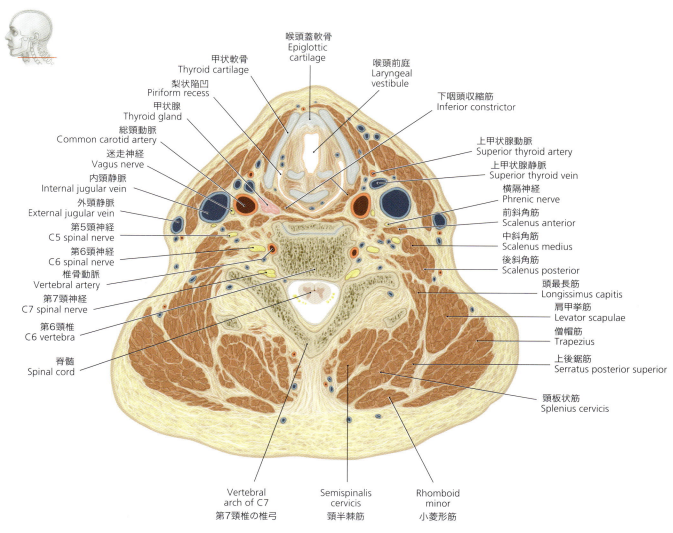

B 喉頭蓋が見える喉頭前庭の高さ（第6頸椎椎体の高さ）の水平断面
下面.
この高さの水平断面では，梨状陥凹が確認できる．椎骨動脈が椎体に沿って走行しているのがよくわかる．迷走神経は，総頸動脈と内頸静脈の間の背側に存在する．この図では，左側で横隔神経が前斜角筋のすぐ腹側を走行する様子がわかる．

7.7 水平断面：第2/第1胸椎から第7/第6頸椎
Transverse Sections: From T2/T1 to C7/C6 Levels

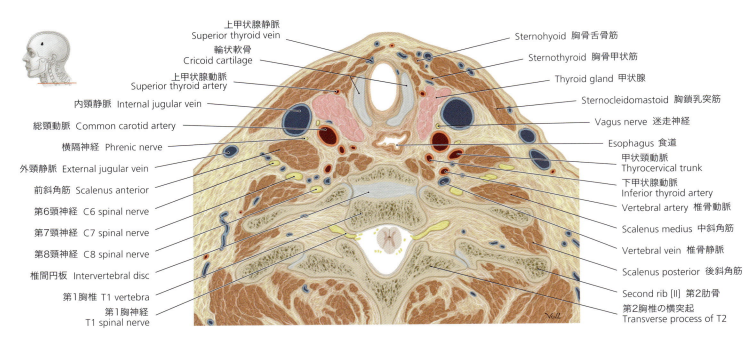

A 甲状軟骨の下2/3の高さ（第7頸椎/第1胸椎の椎体間）の水平断面
下面（Tiedemannシリーズより）．
この水平断面は前斜角筋と中斜角筋およびその間の隙を腕神経叢の第6-8頸神経[C6-C8]の神経根が横切っている様子がはっきりと示されている．

Note 頸動脈鞘の神経・血管（総頸動脈，内頸静脈，迷走神経）に注意すること．

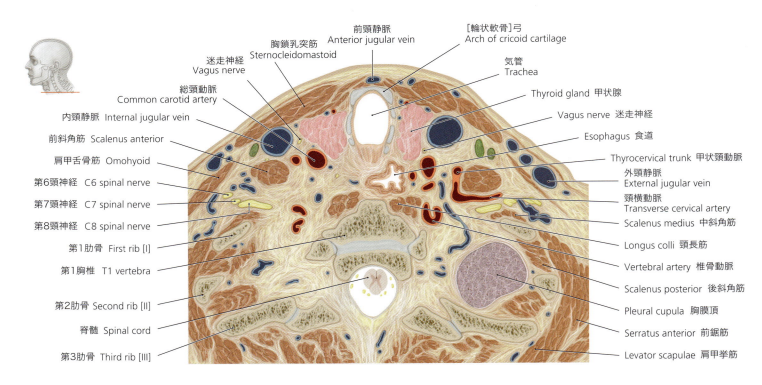

B 左側の胸膜頂を横断する水平断面（第2/第1胸椎の椎体の高さ）
下面．
この標本では頸部が弯曲しているため，第1胸椎[T1]と第2胸椎[T2]の間の椎間円板でも切断されている．
Aの断面図は腕神経叢の第6-8頸神経[C6-C8]の神経根と左側の胸膜頂の小断面を含んでいる．肺尖と腕神経叢が近接しているため上部の肺腫瘍の成長が腕神経叢の根を侵すことがある．

Note 甲状腺が気管と頸動脈鞘（この図でははっきりとは示されていないが，薄い線維性の膜）の神経血管束と近接していることに注意すること．

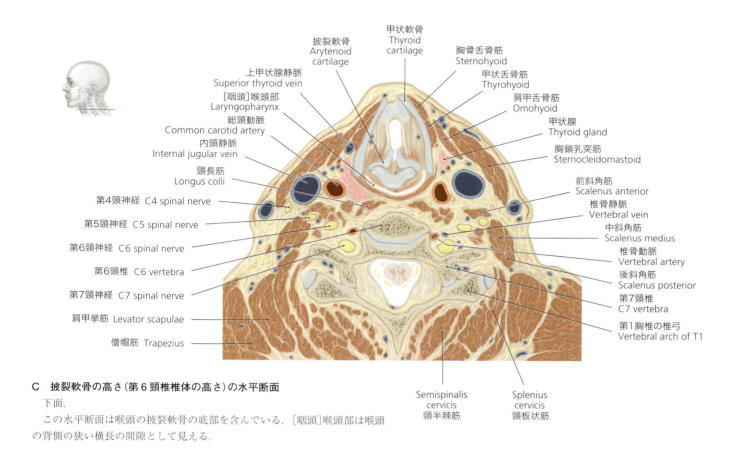

C 披裂軟骨の高さ（第6頸椎椎体の高さ）の水平断面
下面．
この水平断面は喉頭の披裂軟骨の底部を含んでいる．［咽頭］喉頭部は喉頭の背側の狭い横長の間隙として見える．

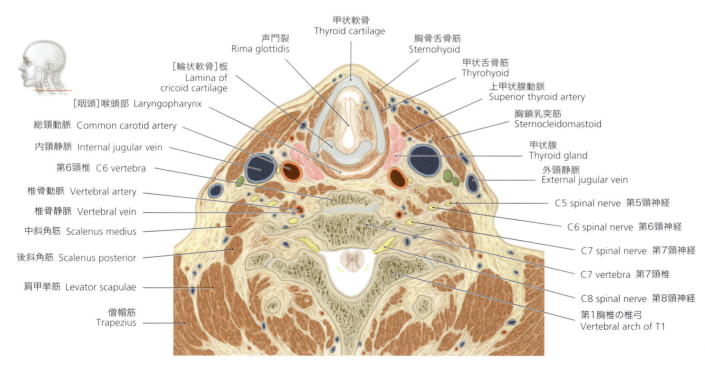

D 喉頭の声帯筋の高さ（第7／第6頸椎の椎体間）の水平断面
下面．
この水平断面は喉頭の声帯ヒダを含んでいる．甲状腺は前の断面図と比較して小さくなっている．

7.8 正中断面：鼻中隔と眼窩内側壁
Midsagittal Section: Nasal Septum and Medial Orbital Wall

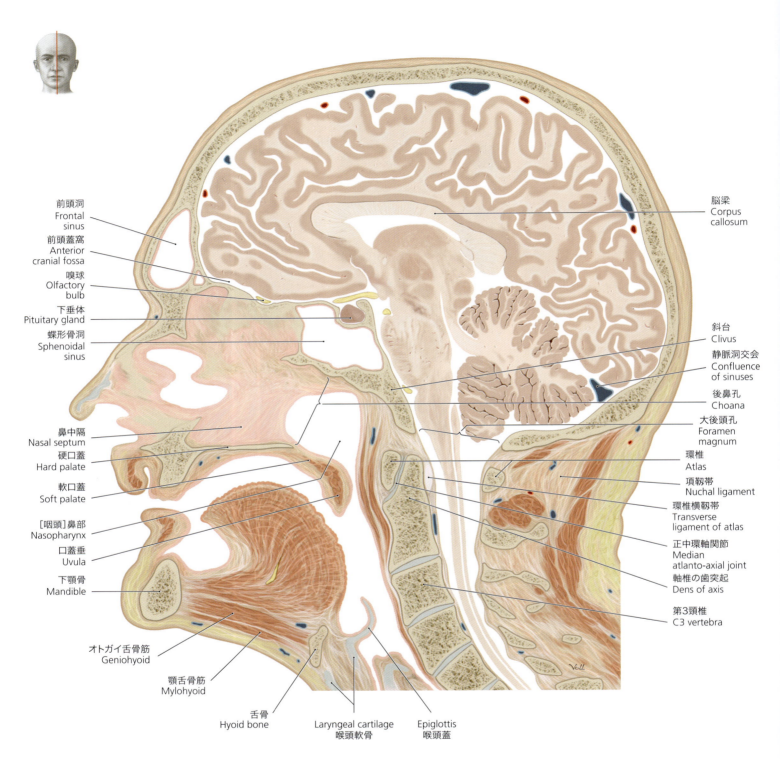

A　鼻中隔を通る正中断面
左側面．
正中部に存在する構造がよくわかり，大きく顔面頭蓋（内臓頭蓋）と脳頭蓋（神経頭蓋）に区分できる．顔面頭蓋（内臓頭蓋）の床は舌骨と下顎骨の間にある口腔底の筋とそれを覆う皮膚によって作られる．この断面では喉頭蓋とその下方の喉頭が見えているが，これらは頸部内臓の一部とみなされている．硬口蓋と口蓋垂のある軟口蓋は鼻腔と口腔を境界している．口蓋垂の後方は［咽頭］口部である．

鼻腔を2つの部分に分ける鼻中隔を見ることができる．鼻腔は後鼻孔によって［咽頭］鼻部と交通する．前頭洞の後方には前頭蓋窩があるが，これは脳頭蓋（神経頭蓋）の一部である．
この断面では脳の内側面を示している（大脳鎌は取り除いてある）．脳梁，嗅球，下垂体が見える．

Note　正中環軸関節に注意すること（頸椎における外傷では，その安定性を評価する必要がある）．

頭頸部　7. 断面図

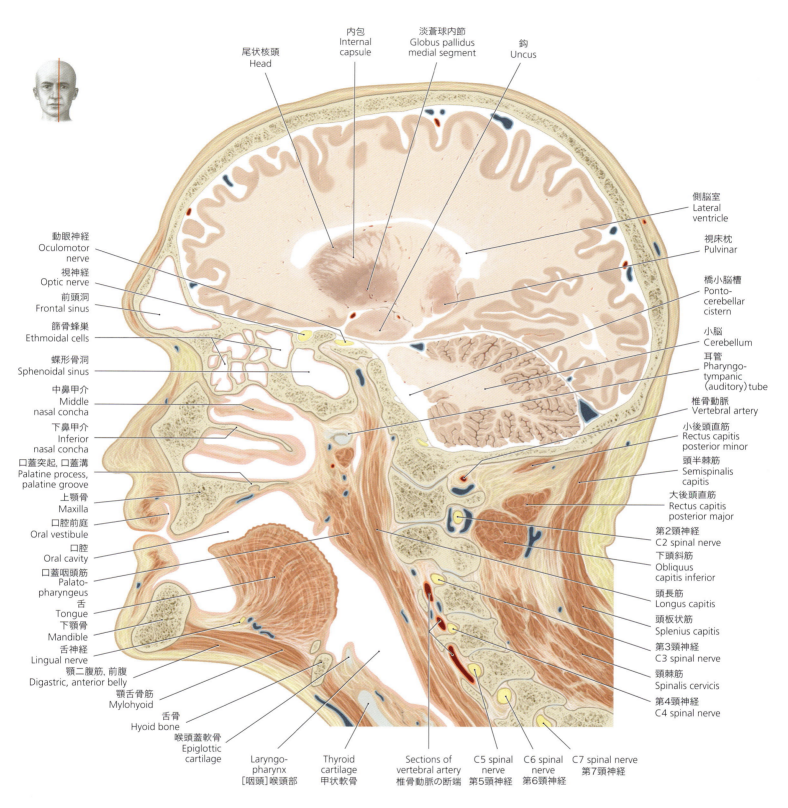

B　眼窩内側壁を通る矢状断面
左側面．
鼻腔の下鼻甲介と中鼻甲介を通る断面である．
中鼻甲介の上には篩骨蜂巣がある．この断面では[咽頭]鼻部とその側壁の一部を見ることができる．[咽頭]鼻部の側壁には耳管の軟骨部がある．蝶形骨洞の一部が見える．頸椎の領域では椎骨動脈が切断されており，脊髄神経が椎間孔から出る部位がよくわかる．

7.9 矢状断面：眼窩内側 1/3 と眼窩中央
Sagittal Sections: Inner Third and Center of Orbit

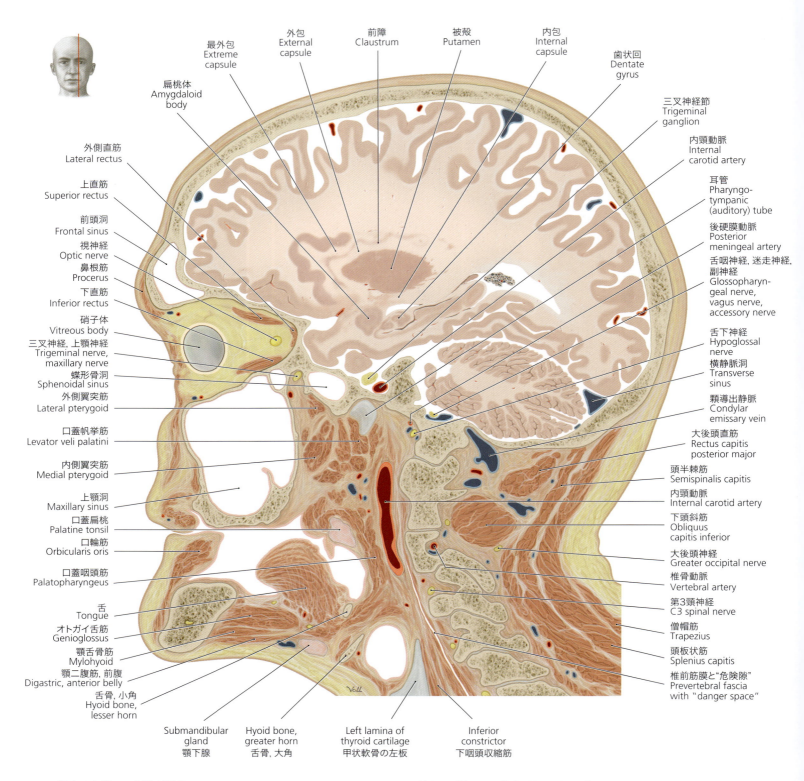

A 眼窩の内側 1/3 を通る断面
左側面．
この断面は上顎洞と前頭洞を通っているが，篩骨蜂巣の一部と蝶形骨洞の一部を見ることができる．内頸動脈の中央と顎下腺が切断されている．咽頭筋と咀嚼筋は，耳管軟骨部の周辺に集まっている．眼球と視神経の端が切断されており，上直筋と下直筋は比較的長い部分が切れている．内包と外包の間に被殻が認められる．脳の基底部に扁桃体と海馬があり，三叉神経節が大脳の下に見える．

頭頸部　7. 断面図

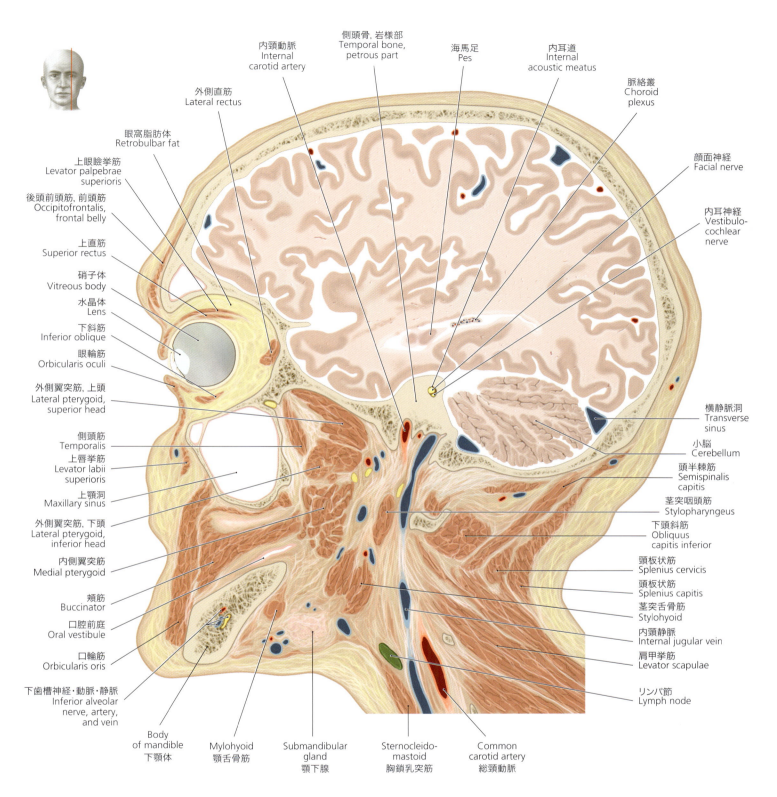

B　眼窩の中央を通る矢状断面
左側面．
　この断面は少し斜めに切断されているため，口腔底では主に下顎骨が見えており，口腔前庭はスリット状に見えている．頰筋と咀嚼筋がよく見える．眼窩の大部分は眼球で占められ，この図では長軸断面の外眼筋の一部が見えているほかは大部分が眼窩脂肪体である．内頸動脈・静脈が見えている．見えている大脳のうち，海馬足以外は白質と皮質である．内耳道を通る顔面神経と内耳神経を見ることができる．

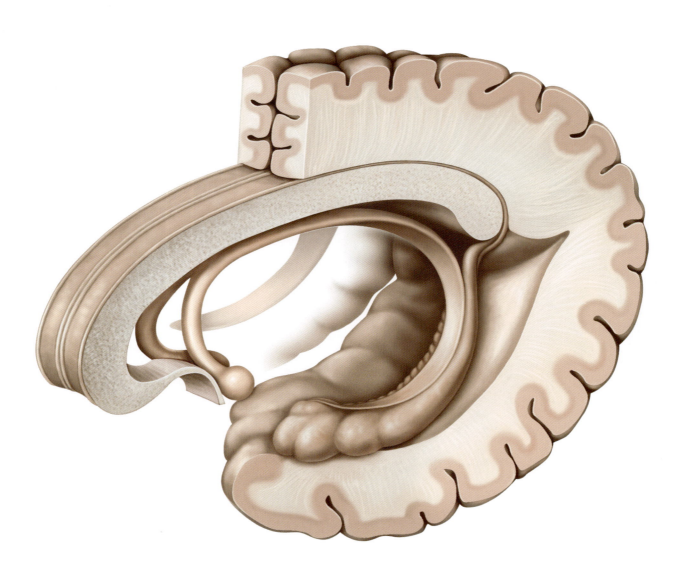

神経解剖
Neuroanatomy

1	序論	266
2	神経細胞とグリア細胞の組織学	292
3	自律神経系	296
4	脳と脊髄の髄膜	306
5	脳室系と脳脊髄液	312
6	終脳	320
7	間脳	338
8	脳幹	354
9	小脳	366
10	脳の血管	374
11	脊髄	394
12	脳の断面解剖	420
13	機能系	444

1.1 神経系の分類と基本的機能
Classification and Basic Function of Nervous System

イントロダクション

ヒトの神経系は，これまでの進化の過程で地球上に出現した生物のうち，最も複雑な器官である．神経系の役目は環境を把握すること，環境の変化を認識すること，ほかの器官の支援を得て環境の変化に対して適切に対応することである．この場合，「適切」とはその神経を「所有する生物」を含む神経系の生存を確保することを意味する．さらに，神経系は自身について考察することができ，「自身と同等物」との接触を意識的に行えることが知られている唯一の器官である．この複雑性や自己認識によって，神経系は特に難解な，

だからこそ魅力的な研究対象になっている．すなわち，本文を数行読むだけでも，ヒトの神経系(特にその脳)が自分自身に関する知識を習得し始めることを意味する．

ヒトの神経系は，動物のものと比較して，学習，想記，未来予想，(自己)認識などの機能，ならびに複雑な言語，他者の神経系とのコミュニケーションに関する高度な能力を有する．神経系障害は当該患者の生活に大きな影響を及ぼす．したがって，神経系の構造や機能に関する深い知識は疾患の予防や治療の基盤であり，また医療業務の基礎である．

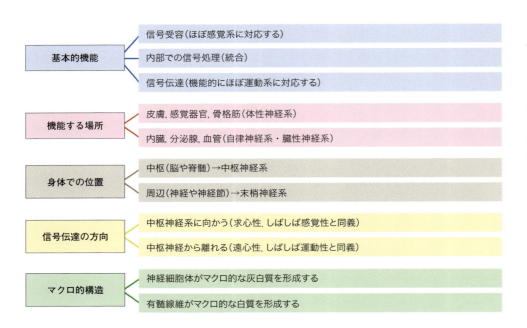

A　神経系の系統的分類：概観

神経系は多様な基準によって分類されている．この分類法の多様性が神経系の全体的理解を一見困難なものにしている．さらに，どの分類法も恣意的であり，特定の観点のみを考慮している．しかし，この分類法を知っておけば神経系における無数の関連性をよく理解でき，個々に記憶する必要がなくなる．ここで，神経系の分類を5種の観点に従って説明し，各観点を図示する．

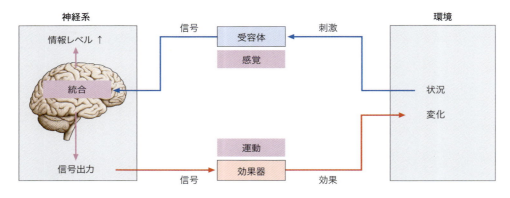

B　神経系の基本的機能

神経系は，簡単にいえば，情報処理システムである．神経系は絶え間なく環境と情報交換している．中心的概念は以下のとおりである：

- **感覚**(知覚)：神経系は，一般に物理的または化学的刺激を介して，絶え間なく環境の状況に関する情報を受けとっている．これらの情報は
  - 特異的刺激受容体(受容体)によって把握され
  - (主に電気)信号に変換され
  - 神経系内で電気信号として伝達される．

- **統合**：電気信号として符号化された情報
  - 神経系はきわめて複雑な特殊構造内で多様な方法，主に電気的方法によって信号を処理し
  - いわゆる効果器に伝達する．

- **運動**：運動によって，効果器官は環境に対する作用，すなわち効果を実現できる．

Note 感覚，統合，運動という概念は中枢神経系の基礎機能を概括的に記述するのに適している．これは，中枢神経系が作り出す各効果が必ずしも運動に含まれることを意味しているわけではなく，また，「効果器への信号発信」と同じ意味であることを意味しているわけでもない．神経系における情報レベルの上昇(例えば，記憶内容の「内部」形成，「考えの形成」)も統合過程であり，ホルモン分泌も中枢神経系が生じさせる効果である．特定の刺激が環境に多数存在し，しかも複雑であれば，その刺激の把握に特化した受容体が機能グループ内で感覚器官に形成される．

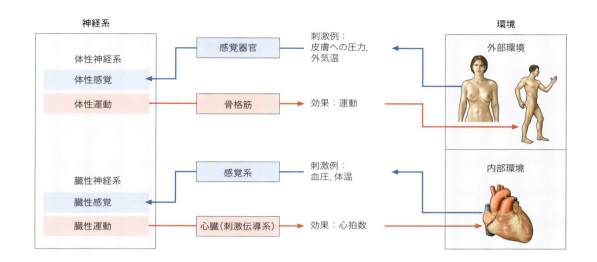

C 神経系の機能的分類

非常に多くの医学的な分類があるため，神経系の特定構造の機能（機能的分類）や位置（位置的分類，D 参照）に従う分類法が受け入れられている．この 2 つの分類法はいずれも，特定の観点のみを考慮している．したがって，各種分類法が部分的に重なるのは当然であり，例外ではない．下位分類は，ある程度恣意的である．B で挙げた概念，感覚および運動を再度論じるならば，「環境」という概念を正確に表現しておくことも有意義である．つまり，
- 「外部環境」，すなわち，生体外の環境
- いわゆる「内部環境」．これは，神経系が情報交換し，その状態を狭い範囲内で生物学的平衡に維持しなければならない体内の状態を意味する．

外部環境との物理的接触を皮膚や感覚器が知覚（感覚）すれば，体の運動器官の神経系を介して環境に対する物理的作用が起こる．この全般的な機能的観点は，いわゆる体性神経によって体現される．内部環境の制御は器官（内臓）によって行われ，神経系は器官との間で情報交換を行う．神経系のうち器官と直接連絡する部分は内臓神経系と名付けられている．機能（感覚，運動）と「作用部位」（体，内臓）を互いに組み合わせると以下のようになる．
- 外部環境との相互作用では体性運動（p. 286 参照）または体性感覚（p. 284 参照）という概念
- 生体内の状況（＝内部環境）との相互作用では臓性運動または臓性感覚という概念

Note 臓性感覚でも受容体が存在する．しかし，これは一般に固有感覚器として一まとめにはできない．内臓神経系では自律または植物神経系という概念が慣用されている（p. 296 参照）．

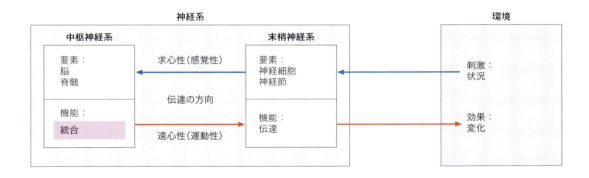

D 位置的分類および信号伝達

機能を問わず，神経系は体内における位置によって下記のように分類される．
- 中枢神経系（CNS）
- 末梢神経系（PNS）

Note 中枢神経系も末梢神経系も，体性神経系や内臓神経系の一部を有する．中枢神経系は脳や脊髄を含み，これらはいずれも骨で覆われた空間内に存在する．末梢神経系は神経や神経節を含み（p. 269 参照），いずれも中枢神経系外にあり，結合組織によって覆われている．多少の例外はあるが，末梢神経系は信号伝達機能を有する．したがって，中枢神経系と外部環境（または内部環境）の間あるいは中枢神経系と効果器官の間の「仲介器官」である．中枢神経系では逆に統合が主である．この末梢神経系の仲介機能では信号伝達の方向が重要である．中枢神経に向かう信号伝達（＝求心性）—感覚機能—は求心性伝達と名付けられている．中枢神経系からの信号伝達（＝遠心性）—運動機能—は遠心性伝達である．

1.2 神経系の細胞，シグナル伝達，形態学的構造
Cells, Signal Transmission and Morphological Structure of Nervous System

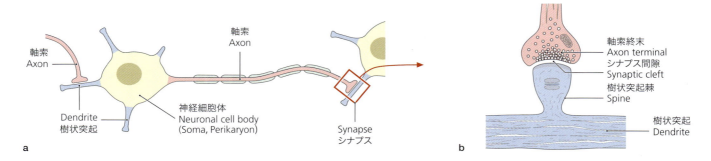

A　神経細胞およびシナプス

a 神経細胞：神経系の基本的モジュールは形態的にも機能的にも神経細胞（＝ニューロン）である．神経細胞は中枢神経系にも末梢神経系にも存在し，中枢ニューロンおよび末梢ニューロンと名付けられている．神経細胞は電気信号，いわゆる活動電位を発生し，ほかの細胞，例えばほかの神経細胞や筋細胞に電気信号を伝達する．形態と機能に基づいて，多数の神経細胞のタイプが類別されているが，その構造は根本的に同じであり，神経細胞体と，細胞体（＝核周部）には長さの異なる分枝が少なくとも 2 つ存在する．
- 樹状突起（dendrite．dendron ＝ 樹）．ほとんどの場合，短く，しばしば分岐している．ニューロンは単一または複数の樹状突起を有する．
- 軸索（＝神経突起）．ほとんどの場合，樹状突起より長い．ニューロンは常に単一の軸索を有する（ただし，分岐している場合もある）．

樹状突起と軸索は一般に神経細胞体の両極に存在する．したがって構造的「分極」が発生し，この構造的分極はニューロンの機能的分極に一致する（p. 292 A 参照）．電気信号の伝達方向は樹状突起内では外部から神経細胞体，軸索では神経細胞体から外部へ向う．簡単にいえば信号入力および信号出力のことである．神経細胞に多数の樹状突起があり，そのため形態的に樹状突起が軸索の「反対側」に位置していないような場合でも，この伝達方向の分極性は維持される．樹状突起から神経細胞体を介して軸索に向かう伝達が起こる．

b シナプス：神経細胞は機能的に孤立していない．常に集団として機能し，電気信号を伝達している．信号交換は，特殊接触部位，すなわちシナプスを介して行われる．シナプスにおいて神経細胞の軸索がほかの神経細胞と連絡する．特筆すべきは，この連絡がほとんどの場合，非連続性であることである．軸索とほかの神経細胞の間には間隙（シナプス間隙）が存在し，この間隙では電気信号から化学信号（伝達物質＝トランスミッター）への変換が行われる．この伝達物質は一般に「次に続く」神経細胞内で再び電気信号を発生させる．つまり，信号伝達の順序は，電気 → 化学 → 電気となる．

Note シナプスは，機能に応じて，信号伝達を促進する興奮性シナプスと信号伝達を抑制または阻止する抑制性シナプスに分類されている．したがって，神経系は興奮だけではなく抑制も生じる（p. 292 A 参照）．

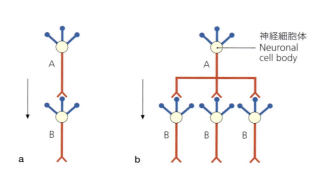

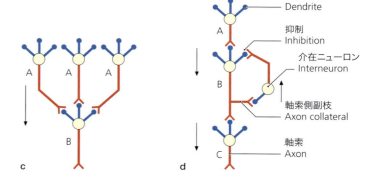

B　神経系における信号伝達：ニューロン相互接続

神経細胞は多様な方法で「ニューロンのグループ」と相互に接続されている．

a ニューロン A がそのシグナルをニューロン B に送る（＝投射）．伝達は 1：1 である．

b ニューロン A がその信号を（軸索分枝によって）複数（この場合は 3 つ）のニューロン B に送る．伝達は 1：3 である．情報が発散する．このようにして信号が伝播される（「メガフォン効果」）．

c 複数（この場合は 3 つ）のニューロン A がニューロン B に投射する．伝達は 3：1 である．情報が収束する．これは情報フィルターの形成に利用できる．例えばニューロン B は少なくとも 2 つのニューロン A が同時にシグナルをニューロン B に送る場合のみ受信情報を伝達する（閾値形成またはフィルター効果）．

d 神経細胞は介在ニューロン（＝インターニューロン）を介して自分自身と接続できる．典型的なのは，いわゆる「逆流」（逆行）抑制の場合である．ニューロン B は A の信号によって刺激され，その信号を C に伝達する．いわゆる軸索側副枝を介して，B はシナプス A → B を抑制する．それによって，B はニューロン A のその後の信号に対して一定期間「不応」になり，「一時的フィルター」が組み込まれる．一定の時間が経過した後，B は A から受信した信号を伝達する．それによって，永続的に受信される「持続的刺激」による神経系の過剰性を防げる．

したがって，シナプスや相互接続，興奮や抑制は，神経系の機能に関する重要な概念である．

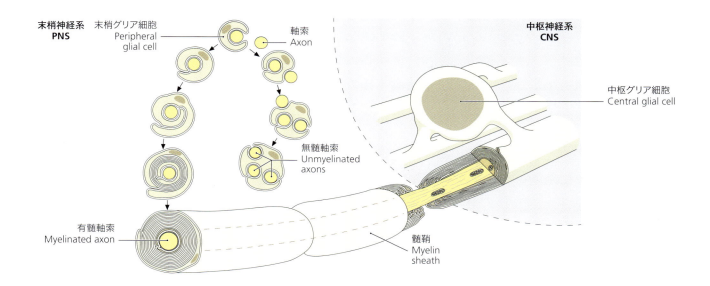

C　グリア細胞（神経膠）

神経系の特徴的な第2の細胞タイプはグリア細胞（神経膠）であり，中枢神経系にも末梢神経系にも存在する（中枢および末梢グリア細胞）．グリア細胞は信号を発信しないが，神経系における信号伝達速度に大きな影響を及ぼし，神経細胞の軸索周囲の神経鞘を構成する．したがって，軸索は，その神経鞘の特徴や大きさに応じて種々の名が付けられている．

- 有髄（ミエリンを有する）軸索：単一のグリア細胞が個々の軸索を「巻いて」多層を形成し，この層形成によって特徴的な構造，いわゆるミエリンを形成している．

- 無髄（寡髄）軸索：単一のグリア細胞が複数の軸索を覆い，鞘構造を形成しない．

明らかに有髄軸索のほうが多い．神経鞘形成の種類は電気信号の伝達速度に影響を及ぼすため（有髄軸索は伝達速度が速い），神経鞘はニューロンの機能に大きな影響を及ぼす．グリア細胞はほかの面でもニューロンの機能を支援する．グリア細胞は神経系の環境（例えば血液脳関門）の制御や抑制的影響からの防御でも役割を果たしている．

Note　軸索＋髄鞘（無髄や有髄）＝線維（＝神経線維）．この概念は，次項の神経系の肉眼的観察で非常に重要である．

D　神経系の構造的分類：灰白質および白質

末梢神経系と中枢神経系は，神経細胞体，および神経膠で覆われた軸索が存在する．いずれも分離して観察すると，顕微鏡でしか観察できない．しかし，これらは群や束を形成しているため肉眼でも見ることができる．昼光下に観察すると，灰色の神経細胞体群，白い有髄線維の束が見える．したがって，灰白質，一般には小さな灰色の細胞，および白質と名付けられている．非常に短い樹状突起やわずかな無髄線維は，そのほとんどが多数の神経細胞体や有髄線維の中に埋没しているため，この肉眼観察では特に触れない．末梢神経系や中枢神経系における灰白質または白質を記述する場合，異なる専門用語が使用される（p. 502 以降の用語集を参照すること）．

- 末梢神経系では用語に関する状況は比較的簡単である．白質は神経と呼ばれ，灰白質は神経節と呼ばれる．
- 中枢神経系では白質は多様な名称の神経路に細分され，灰白質は皮質および核に細分される．

Note　形態学的には，灰白質や白質は中枢神経系と末梢神経系で同様の構造を有するように見える．これは忘れても差し支えない．なぜなら，個々の構造（神経，神経節，神経路など）を詳細に記述し，細別するからである．

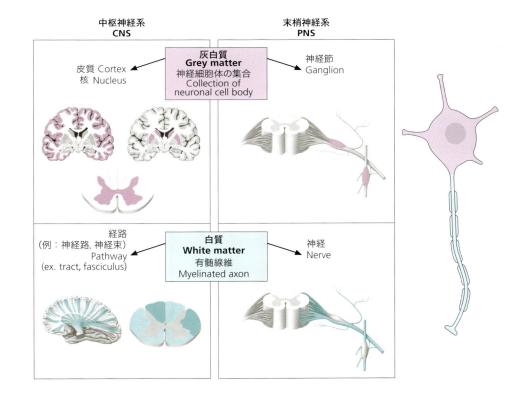

1.3 神経系全体の概観：形態と空間配置
Overview of Nervous System as a Whole: Morphology and Spatial Orientation

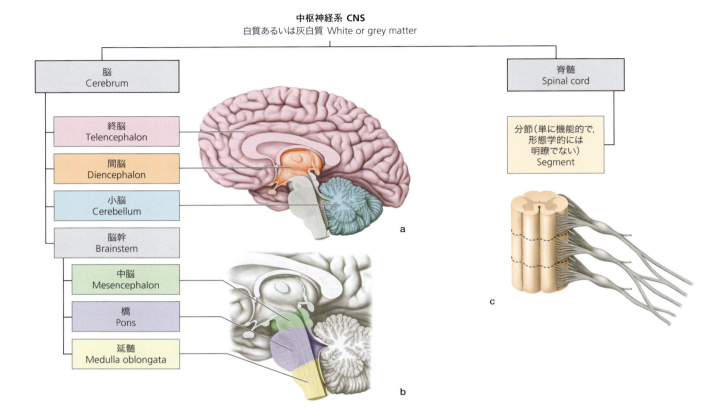

A 中枢神経系（CNS）の形態
a, b 脳の右半分，内側面．c 脊髄切片の腹側面．

本編を学ぶには神経系全体の形態的概観が必要である．中枢神経系は脳と脊髄に分けられる．この場合，脳は下記の部分構造に細分される．
- 終脳
- 間脳
- 小脳
- 中脳，橋，延髄などを有する脳幹

中枢神経系の第2の部分である脊髄の形態は外観でも構造でも脳とは異なる．機能的には，脊髄もいわゆる分節に細分される．脊髄の簡単な概観図では灰白質と白質の区分が明瞭となる．
- 灰白質：中央にある「蝶形」構造
- 白質：この「蝶」を囲む物質

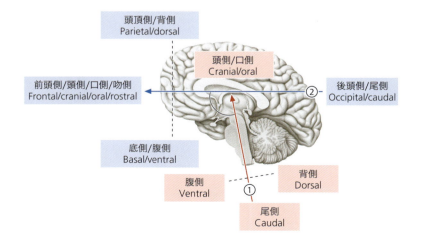

B 神経系の空間配置

末梢神経系には全身と同じ水準，軸，方向に関する名称が適用される．それに反して，中枢神経系では2つの軸が区別される．
- 第1軸＝マイネルト軸（図の①）：これは全身の軸名に一致し，脳幹および小脳に適用される．
- 第2軸＝フォレル軸（図の②）：これは間脳および終脳に適用され，第1軸とは異なり約80°傾斜しているため，間脳や終脳は，いわば，腹の上の様相を呈する．
（訳注：第1軸上の上に載るため）

Note 位置に関する誤解を避けるため，第2軸（フォレル軸）には下記の位置名が確立された．
- 腹側の代わりに底側（すなわち脳底面方向）
- 背側の代わりに頭頂側（すなわち頭頂方向）
- 頭側の代わりに前側（すなわち正面方向）あるいは口側や吻側（すなわち口方向または吻方向）
- 尾側の代わりに後頭側（すなわち後頭方向）

神経解剖　1. 序論

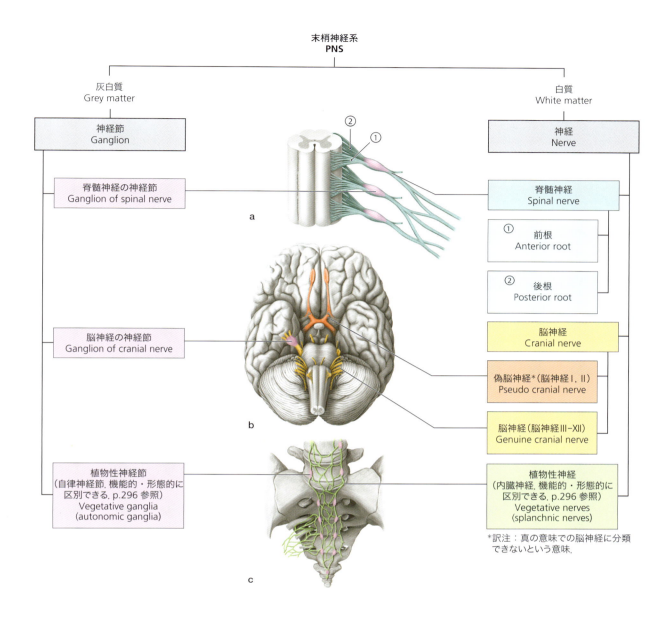

C 末梢神経系の形態
a 脊髄切片を腹側から見る．b 脳底面の図．c 自律神経節および仙骨前神経の図．

末梢神経系を構成する神経や神経節は次のように細分，命名されている．神経では，中枢神経系のどの部分と接続しているかが重要である．

- 脊髄神経（脊髄と接続）．一般に 31 対または 32 対．機能に基づき（p. 398 A 参照），脊髄神経は主に神経叢と相互に結合している．
- 脳神経（脳からの続き，p. 112 以降参照．cranial nerve．頭蓋 = craniumu 内に脳が存在するため，本来は「頭蓋神経」）．12 対．

一方，神経節は機能システムの属性に応じて下記のように分類される．
- 脊髄神経や脳神経の感覚部分の神経節：感覚神経節は，位置に応じて，脊髄神経節あるいは脳神経節と名付けられている．
- 内臓（＝自律，植物）神経系における神経節：植物神経節（自律神経節，p. 297 B 参照）．これは器官制御機能に基づいてさらに細分される（p. 297 C 参照）．自律神経〔本来は内臓神経（内臓＝器官），歴史的に splanchnic nerve〕は自律神経節に組み入れられる．自律神経の領域には顕著な神経叢形成がみられる．

Note ここで解説している区分は少数の特殊例には当てはまらない．この特殊例は以下のとおりである．

- 1 つは，視神経は真の神経ではなく，間脳の脳組織の一部である．すなわち，「神経」としてのその歴史的名称は系統的に間違いとみなされる．
- もう 1 つは嗅覚系：嗅球や嗅索は髄膜によって包まれているため，中枢神経系（末梢神経系ではなく）の一部である．逆に，嗅神経（＝嗅細胞の線維によって構成されている嗅糸の集合体）は中枢神経系に属さない．その理由は嗅細胞が外胚葉嗅板に由来するからである．この場合，嗅板上皮からの発生学的起源も特殊な位置付けの理由となっている．

これらの特殊性に基づき，視神経や嗅神経は，しばしば「偽脳神経（図では赤色）と呼ばれ，明らかに末梢神経に属する 10 個の真の脳神経（図では黄色）と区別される．ここでは概観を説明するため，詳細については触れない（p. 116 参照）．

1.4 神経系の発生
Development of Nervous System

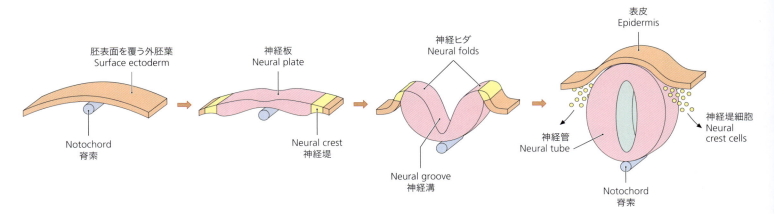

A　神経管，神経堤およびその派生構造の形成

全神経系が外胚葉から発生する．これは受精後第3週に神経板や神経板両側に存在する神経堤に分化する．神経板はヒダを形成して盛り上がり，2つの神経ヒダの間で神経溝を形成し，残りの外胚葉から分離して，1つの管，すなわち神経管になる．神経堤の細胞も外胚葉から離れ，神経管の側部に移動する．神経管から以下が発生する．

- 中枢神経系（CNS）では：
  - いわゆる脳胞の形成後，脳とその部分構造
  - 脊髄
  - 中枢グリア細胞
- 末梢神経系（PNS）では：
  - 脊髄神経の運動部分（C 参照）

神経堤からは末梢神経系の部分のみが発生する．
- 脊髄神経節を伴う脊髄神経の感覚部分
- 内臓末梢神経系全体
- 副腎髄質
- すべての末梢性グリア細胞

さらに，例えばメラノサイト（皮膚の色素産生細胞）など，神経系に属さないほかの部分も神経堤細胞から発生する．

Note　すなわち，神経管は中枢神経系や末梢神経系の原基となり，神経堤は末梢神経系のみの原基となる．副腎髄質は末梢神経系の発生学的要素として理解される（副腎皮質は別で，内分泌腺でもあり，末梢神経系とは無関係）．

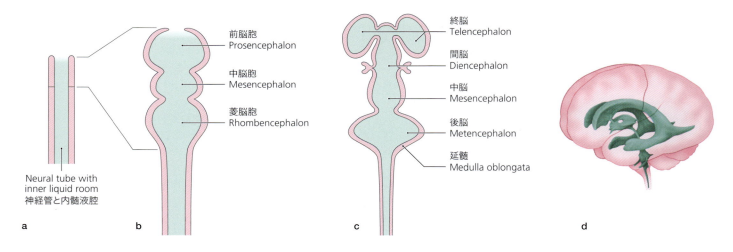

B　神経管からの脳および髄液腔の発生

神経管とその派生構造．背側から見た図．
a–c 神経管の切片，d 髄液腔を伴う成熟した脳．両端が開いている未分化の神経管（**a**）から3つのいわゆる一次脳胞（**b**）が発生する．この一次脳胞から5つの二次脳胞が発生し（**c**），二次脳胞から最終的に脳のそれぞれの部位が分化する．脳胞形成に関与しない神経管下部から脊髄が発生する．

脊髄領域では神経管の管状構造が明瞭であり（**a** 参照），脳領域では特徴的な胞形成によって管状構造が失われている．

Note　神経管の空洞も脳胞や脊髄と同時に特異的に分化する．この空洞はいわゆる内髄液腔と4つの脳室（第1〜4脳室）や水道（脳）ならびに中心管（脊髄）になる．p. 312 参照．

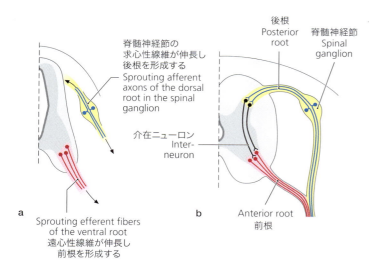

C 末梢神経系の発生

遠心性の線維（赤色で示す）と求心性の線維（青色で示す）は，発生の早期にそれぞれ独立してニューロンから伸び出す．

a 1次求心性ニューロンは脊髄神経節内で，α運動ニューロンは脊髄の基板から発生する．

b 感覚ニューロンと運動ニューロンとをつなぐ介在ニューロン（黒色）は，遅れて発生する．

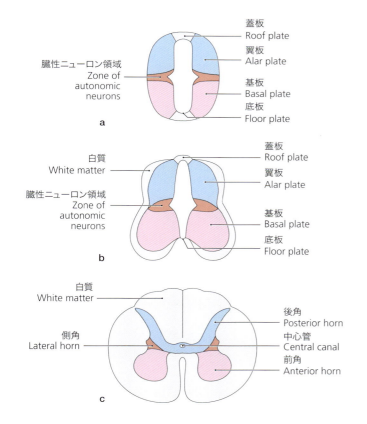

D 発生期の脊髄領域の神経管の分化

横断面，上面．
a 早期の神経管，**b** 中期の神経管，**c** 成人の脊髄．
基板からは遠心性（運動神経）の，翼板からは求心性（感覚性）のニューロンが生じる．将来の胸髄から仙髄領域では，翼板と基板の間にもう1つ別の領域が形成され，ここから自律神経系の遠心性ニューロンが生じる．蓋板と底板からはニューロンが生じない．

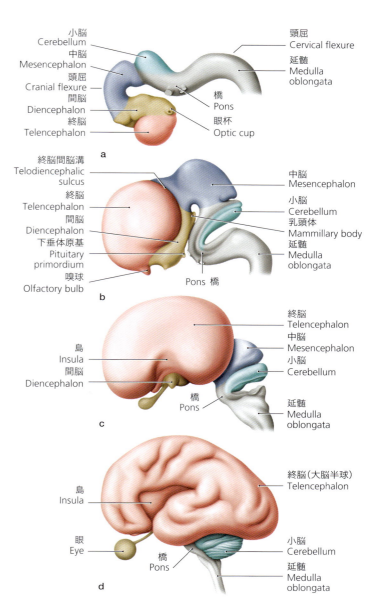

E 神経管からの脳の発生

a 胎生2か月はじめ頃の胚子．最大長 greatest length（GL）〔下肢を除く胎児部分の最大長，頭殿長（CRL）にほぼ同じ〕約10 mm．すでにこの時期に脳の各部位に分化する脳領域の区分が認められる．
　・赤色：終脳
　・黄色：間脳
　・青色：中脳
　・水色：小脳
　・灰色：橋と延髄

Note 発生が進むと終脳が大きく膨らみ，ほかの部分を覆う．

b 胎生2か月末頃の胚子（胎芽期の終わり）．GL 27 mm．終脳と間脳が大きくなっている．終脳から嗅球，間脳からは下垂体後葉の原基が，それぞれ伸び出している．

c 胎生3か月の胎児．GL 53 mm．この頃までに，終脳は脳のほかの部位を覆い始める．島はまだ脳表面に露出しているが，やがて大脳半球のほかの部分で覆われる（**d**と比べること）．

d 胎生約7か月の胎児．GL 33 cm．終脳には脳回や脳溝がはっきりとあらわれる．

訳注：ここでの「胎生」は「胎齢」とも呼ばれ，受精の日を起点としている．産科で使われる妊娠週数や月数の数え方（最終月経初日を起点とする数え方）と2週の違いがある（産科のほうが2週間早く進む）．

1.5 原位置での神経系
Nervous System *in situ*

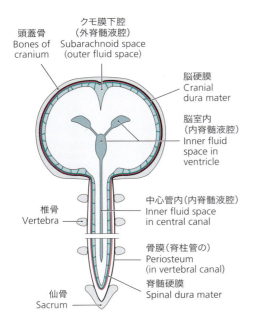

A　原位置での神経系

中枢神経とその環境の模式図，冠状断面．

各組織や器官と同様に神経系も身体の全体的構造に組み込まれる．この組み込みは特殊結合組織を介して行われ，この結合組織は神経系の機械的保護（圧迫や引っ張りに対する保護）に役立つ．この場合，末梢神経系と中枢神経系は重要な違いを示す．

- 中枢神経系：脳や脊髄は骨の覆いの内部，すなわち頭蓋腔内や脊柱管内に存在する．体への神経系の組み込みを媒介する結合組織は，いわゆる髄膜である．髄膜は脳や脊髄を完全に覆い，層状に分かれている（B 参照）．脳脊髄膜は，水溶液（脳脊髄液）で満たされた空間，いわゆる外脊髄液腔（クモ膜下腔）を囲む．これは，位置的に内脊髄液腔（中枢神経系の脳室内部）と区別できる．したがって，骨の覆い，髄膜，および外髄液腔は，身体への中枢神経系への組み込みを特徴付ける（詳細については，B，C 参照）．
- 末梢神経系（図には示していない，D 参照）は結合組織によって包まれた神経や神経節とともに，身体の結合組織腔に組み込まれている．結合組織による覆い，いわゆる神経上膜は身体の結合組織性の周囲との接触を媒介する．

B　中枢神経系とその環境：髄膜

頭蓋を開いて上から脳膜を見た図．
a, b 自然位の脳，c 脳除去後の脳硬膜，d 脳脊髄膜層．髄膜は脳および脊髄で（外から中へ層状に）次のように分類される．

- 脳硬膜は，脳や脊髄の最外層であり，網状の強靱な結合組織でできている．これは，神経の入り口や出口で神経上膜に移行する．硬膜は，頭蓋内部の特殊血液路（いわゆる硬膜静脈洞）の形成に関与している．さらに，硬膜は，垂直に走る大脳鎌や小脳テントとして，脳のそれぞれの部位の間に存在し，頭蓋腔を不完全に部分空間に細分している（p. 308 図B参照）．脊髄の硬膜はこのような「部分構造」を形成しない．この場合は単に外側を覆う．
- 軟膜（訳注：広義の意味）は，軟らかいコラーゲン線維に加えて類上皮細胞（いわゆる髄膜細胞）を含む．末梢神経にはこれに対応する構造は存在しない．軟膜は2つの層によって構成されている．
  - 外側のクモ膜（脳や脊髄）：内側が硬膜と直接接している．
  - 内側の軟膜（脳や脊髄）：中枢神経系と密に接し，空間，すなわちクモ膜下腔によってクモ膜と分離されている．

Note 基本的に脳と脊髄の髄膜による覆いは類似している．しかし，硬膜（髄膜最外層）と環境の接触は，頭蓋腔と脊柱管では特徴的に（および臨床的に大きく）異なる．頭蓋腔では脳硬膜が同時に頭蓋骨の内部骨膜を形成する．脊柱管では，脊髄硬膜と脊椎骨の内部骨膜の間に真の空間，いわゆる硬膜外腔が存在する．詳細については p. 311 D 参照．

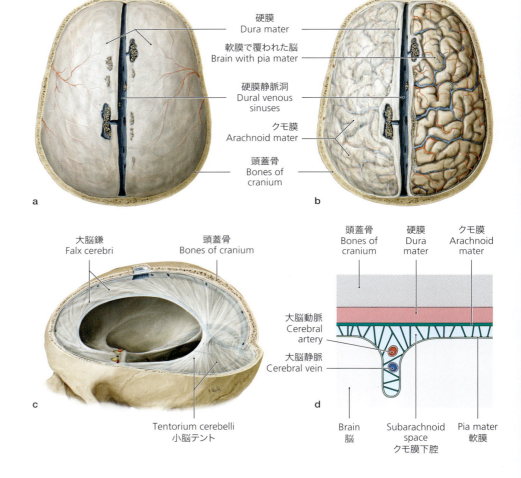

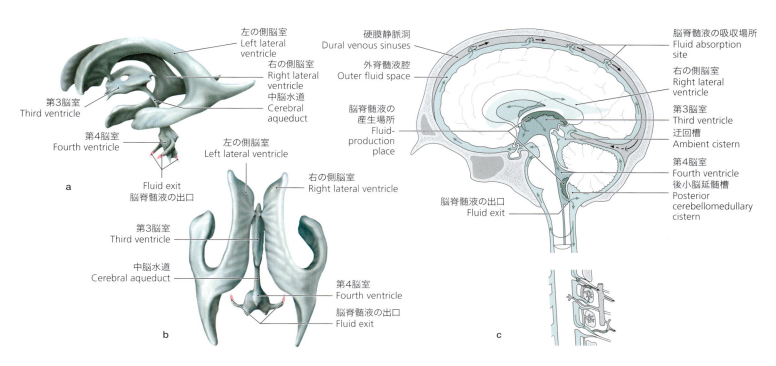

C 中枢神経系とその環境：髄液腔

脳の内髄液腔（脳室系）を，斜め前左から（a），および上から（b）見る．頭蓋と外髄液腔（クモ膜下腔）の模式的切断面（c）．

クモ膜と軟膜の間に中枢神経系全体を囲む空間，すなわちクモ膜下腔 spatium subarachnoidale が存在する．クモ膜下腔は位置的には外髄液腔であり，内髄液腔〔水道（脳）および中心管（脊髄）を伴う4つの脳室系〕と接続している．

- **内髄液腔**の4つの脳室では機能的に特化した血管構造内で髄液が持続的に産生されている．髄液は圧勾配のみに従って，脳幹で第4脳室の孔を通過してクモ膜下腔に達する．つまり，ここ（b）は内髄液腔から外髄液腔への移行部である．
- 髄液は，**外髄液腔**で機能的に特化したクモ膜下腔構造によって持続的に再吸収されて脳や脊髄に移行するため，絶え間なく更新されている．

内髄液腔は神経管の「空洞」から発生し，神経管の折りたたみによって特殊な形状になっている（p. 272 A 参照）．外髄液腔は中枢神経系が髄膜に覆われることによって形成される．したがって，その特殊な形状は脳や脊髄の形状と髄膜への組み込みによって形成される．脳の凸面と頭蓋内側の凹面は，すべての部位でぴったり一致しているわけではないため，位置的に特徴的なクモ膜下腔の「拡大部」，すなわち大槽が生じる．これには特別な機能はなく，部分的に一致しない凸面と凹面の形状によって必然的に生じる．

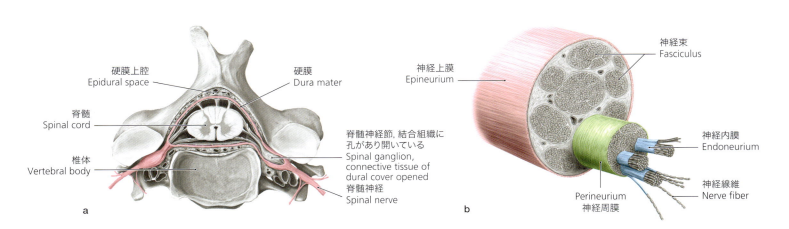

D 末梢神経系とその環境：神経上膜

a 脊髄を含む脊柱管の切断面，b 顕微鏡で抜き出した末梢神経．脊髄は（a）では，脳と同様に髄膜によって囲まれている（B 参照）．ここでは以下が明らかである．

- 硬膜（a では赤色）が末梢神経上に移行している．
- 脊髄硬膜（頭蓋内部とは対照的に）は骨または骨膜と内部で隣接していない．ここには硬膜上（= epidural）に真の空間が存在する．

末梢神経は典型的な「ケーブル状」構造を有し，外部が完全に結合組織，すなわち神経上膜によって囲まれている．神経は，いわゆる線維束によって構成されており，線維束は固有の覆い，すなわち神経周膜によって囲まれている．各線維束内部には神経線維が存在し，神経線維は神経内膜によって小さなグループにまとめることができる．神経上膜は，脳神経では脳硬膜の延長であり，脊髄神経では脊髄硬膜の延長である．末梢神経節を覆う結合組織は基本的に神経上膜に相当する．

1.6 脳の概観：終脳と間脳
Overview of Brain: Telencephalon and Diencephalon

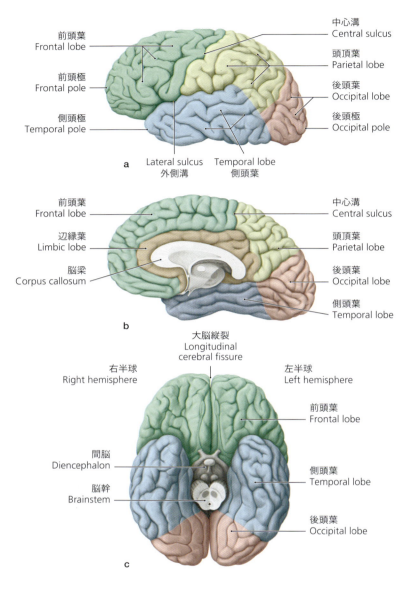

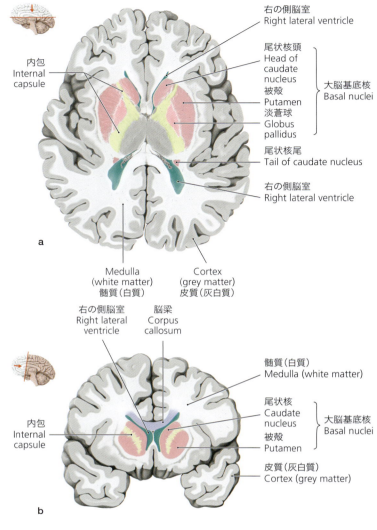

A　終脳：概観と外側の分類

a 終脳を左方から見る．b 右脳半球を左方から見る．c 終脳を底側方から見る．

　終脳は中枢神経系の最大の構造であり，情報処理における最上位の統合部位である．すべての複雑な運動機能，すべての感覚，および意識形成は大脳の機能によって決められる．終脳は形態的に2つのほぼ対称的な半球によって構成されており，これら半球は「大脳縦裂」によって不完全に分離されている．各半球は6葉によって構成され，うち3葉は極 polus に進入している．この4葉の間の境界は特徴的な深い裂溝（大脳溝）を形成している．各葉はその表面で蛇行（回）を示し，回は，一部は葉に従って命名されている場合がある．各半球の深部には，皮質の一部，いわゆる島が「隠れて」存在し，周囲の脳部分を押しのけた場合のみ外から見える（p. 321 参照）．内側から半球を観察すれば（b），回がみられ，これは歴史的理由から辺縁葉（壁縁，辺縁=壁）としてまとめられている．側頭葉の「内部」では，海馬（=タツノオトシゴ）と名付けられている皮質部分が存在し，周囲の皮質部分を切除した場合のみ見える（p. 331 D 参照）．

B　終脳：内部構造

a 水平断面．上方から見る．b 冠状断面．前方から見る．

　終脳は中枢神経系全体と同様に灰白質および白質によって構成されている．

- 灰白質は皮質として外表面全体を形成している．
- 皮質の下に白質，すなわち髄質が存在する．
- 髄質では，さらに，「孤立して存在する」灰白質が核の形で，例えばいわゆる基底核（尾状核，被殻，淡蒼球）として挿入されている．

　内髄液腔の一部である両側脳室もこの切断面で認められる．肉眼的にはかなり均質に見えるこの白質は機能的には神経路に分類でき，これら神経路は経路に応じてさらに細分される．内包は白質の1つの領域であり，そこには特に感覚や運動と関連する多くの神経路が位置的に密に集中している．発生学的に皮質は古皮質（発生学的に最も古い皮質），原皮質や新皮質（最も新しい皮質）に分類できる．新皮質は最大の皮質である．皮質のすべての部分構造が重層的に配置されたニューロンによって構成されており，顕微鏡的に古皮質，原皮質や新皮質と区分される．

神経解剖　　1. 序論

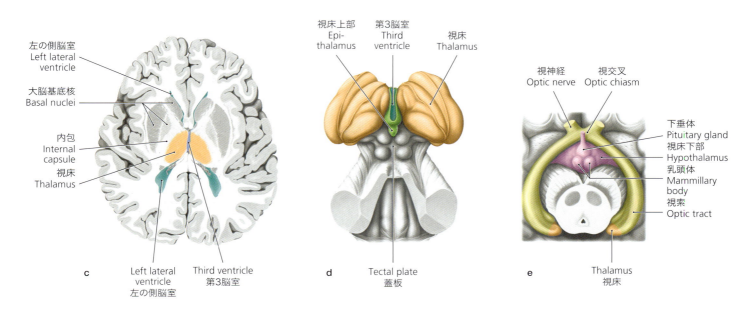

C　間脳：位置および分類

a 脳の正中矢状断面．右脳半球を左方から見る．b 脳の冠状断面．前方から見る．c 脳の水平断面，上から見る．d 後方および上から見た間脳の図．e 間脳底の図．

　間脳は位置的には第3脳室の周囲に存在する構造である．間脳は，胚発生過程で著しく増大する終脳半球よりさらに増大し，発生期間が終了すると終脳半球の間および基部に存在する．同様に，間脳は後続する脳幹の頭側に存在する．無傷の脳では，下側から間脳底全体のみが見える．間脳は，脳の正中矢状断面や冠状断面あるいは水平断面でよく概観でき，どんな場合でも第3脳室を目印として用いることができる．間脳の各部分と第3脳室の位置関係のため，間脳のどの図でも，以下に述べるすべての構造を同時に見ることはできない．

- 第3脳室の側壁は，一対の大きな核群，すなわち視床 (a–d) の上部の構造中で形成される．左右の視床は非常に密に隣接し，いわゆる視床間橋を介してときおり接続している (a)．視床は，多くの感覚機能や運動機能によって大脳皮質と相互連絡している．
- 下部構造中の脳室側壁や脳室底は，いわゆる視床下部（同様に1つの核領域）および下垂体によって形成されている．視床下部は多くの身体機能（血圧，水分代謝，体温，栄養摂取，ホルモン分泌）に関する「自律的」コントロールタワーとしての役割を有する．
- 視床下部の傍，したがって同様に視床の下に存在するが，しかし脳室壁を構築していない視床下部 (b) が腹側に存在し，これは運動機能に関与する核群である．
- 小さな核群，すなわち視床上部が，さらに後頭側，視床の上に存在する (d)．視床上部には松果体が含まれる．これらはいずれも概日リズムを把握する役割を有する．
- 底部から無傷の間脳を見ると視床下部底に下垂体および一対の核群，すなわち乳頭体が見える．同様に底部に視覚路の一部として視神経，視交叉，およびいわゆる視索が見える（この3つの構造はいずれも間脳に属する）．
- 第3脳室の天蓋は，一対の円蓋を形成する．これは海馬から，すなわち大脳側頭皮質の一部から視床下部に入る投射路である．この図では右円蓋のみが見える．

Note　内包は位置的に終脳との境界を形成している．

1.7 脳の概観：脳幹と小脳
Overview of Brain: Brainstem and Cerebellum

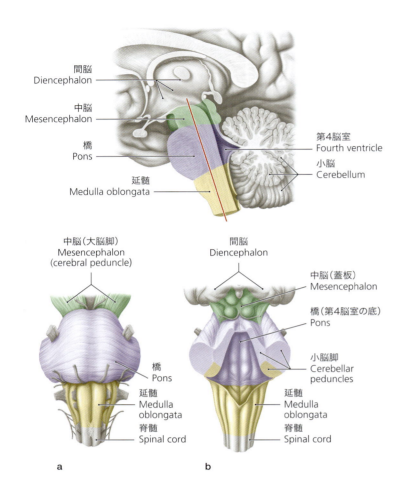

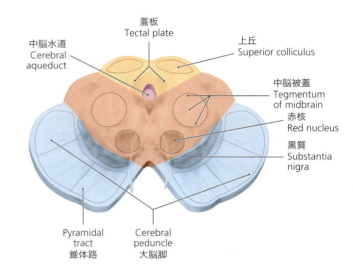

A 脳幹：位置と構造
正中矢状断面．左方から見る．

脳幹は小脳の脇にあり，背後と側部が側頭葉によって囲まれているため，無傷の脳では底部からしか見えない．脳幹は縦長の形で，自然位の脳では頭尾方向に配置し，腹側に傾斜している．脳幹の軸は身体の縦軸と同じ位置名および方向名を有する．脳幹は3つの部分構造によって構成され，これらは頭側から尾側の順で中脳，橋，延髄と名付けられている．脳幹の背後に，小脳脚を介して小脳が乗っている．ただし，小脳自体は脳幹に属さない．脳幹は頭蓋内で後頭骨の一部である斜台と密に接している．

B 脳幹：外形
脳幹の外形はその内部に存在する核または神経路を表している．外部からは腹側図(a)で脳幹が見える．
- 大脳脚は脊髄や橋に至る神経路から指令を受ける．
- 橋は，小脳内部に至る太い線維接続（神経路）から指令を受ける．
- 錐体（同様に錐体路から指令を受ける）．
- オリーブ（核群）．

背側からの図では(b，小脳除去後のみ見える)：
- 四丘板と聴覚や視覚機能に関する2対の核群で，これは中脳蓋を形成している．
- 2対の結節を伴う延髄で，これはいわゆる後索核から指令を受ける．
- 3対の小脳脚の交点は脳幹と隣接し，その間に菱形の第4脳室底が存在し，橋の背面を形成している．

Note 脳幹はすべての真の脳神経（＝末梢神経系のすべての特徴を有する脳神経）と全身との出入り口である（p. 112以降参照）．12対の脳神経のうち2つの脳神経（I：嗅神経，II：視神経）は構造的には神経ではなく，中枢神経系の一部である（脳幹に進入しないため，図には示していない）．

C 脳幹：分節と内部構造
脳幹の横断面．上方から見る．

脳幹は，腹側・背側方向で4つの部分構造に分けられる．これら部分構造は脳幹のすべての部分に多様な形で存在しているが，中脳で最も明瞭である．橋や延髄では中脳とは異なる用語が用いられている．

- 腹側に基部が存在し，中脳では左右の大脳脚の形で見える．脳幹基部は，一般に，脳幹，小脳，および脊髄への大きな下行（したがって，ほとんどが運動）神経路系，例えば錐体路を含む．灰白質の広範な集積，すなわち黒質が脳幹基部との境界に接している．
- 背側基部に中脳被蓋が続く．ここには多様な機能に関与する大きな核群（特に赤核）が存在し，さらに脊髄に下行し，終脳（間脳内の視床を介して）または小脳に上行する（したがって，ほとんどが感覚路）．
- 中脳蓋の背部に蓋が乗っており，中脳ではその位置から中脳蓋板と呼ばれるか，あるいは特殊な形（**Bb** 参照）から四丘板と呼ばれている．この被蓋領域は核群として（各2つの）上丘や下丘を含み，これらは聴覚路や視覚路で重要な機能を有する．
- 脳幹の各部分構造には内髄液腔の一部があり，中脳ではいわゆる水道（脳水道）が存在する．

神経解剖　　1．序論

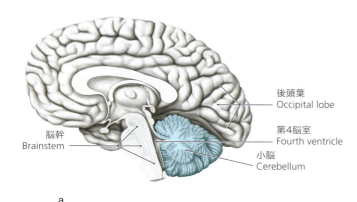

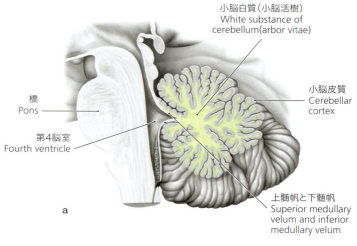

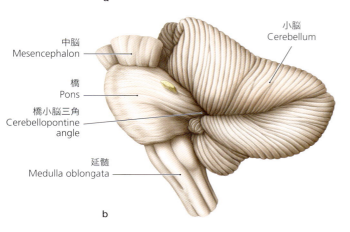

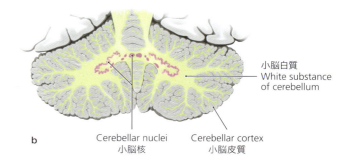

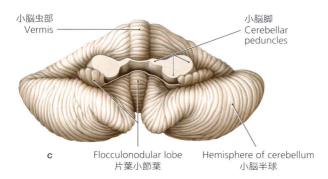

E　小脳：内部構造

a 小脳の正中矢状断面．右小脳半球を左方から見る．b 小脳の斜断面．後方および上方から見る（切断面を a に示す）．

　大脳と同様に，虫部や半球では白質（神経路）として髄質（小脳白質）が存在し，この髄質は皮質（小脳皮質）としての灰白質によって囲まれている．正中断面における髄質や皮質の形態は「活樹」と呼ばれている．髄質はいわゆる小脳髄帆（a のみで見える）に放射している．髄質では灰白質が計4対の核（小脳核）の形で入り込んでいる．小脳は平衡や微細運動の無意識な制御機構に関与している．

D　小脳：位置関係および外部構造

a 脳幹や小脳の正中矢状断面．右脳半球を左方から見る．b 脳幹および小脳を左方から見る．c 脳幹除去後に前方から見た小脳．

　小脳は脳幹背部に乗っており，第4脳室蓋（a）のほとんどを形成している．小脳は完全に終脳の後頭葉の下に存在し，硬膜-小脳テント（図には示していない，p. 274参照）によって終脳から分離されている．頭蓋内部の，いわゆる後頭蓋窩に小脳が存在する．脳幹と小脳の間に，両側に「くぼみ」，すなわち小脳橋角（b）が存在し，これは臨床的に重要である．

　小脳は大脳と同様に2つの半球によって構成され，半球は1つの不対虫部によって接続している（c）．小脳半球や虫部の表面は溝様のへこみ，すなわち小脳溝を示し，これは非蛇行性の薄い葉状構造である小脳回を相互に区切る．小脳溝や小脳回は大脳の裂溝や回に相当する．小脳溝は小脳を葉に分割する．小脳の正面では特徴的な形の葉（片葉小節葉）が特に目立つ（c）．3対の小脳脚が小脳との間のすべての神経路を形成している．

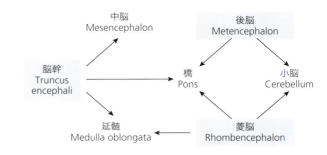

F　小脳と脳幹：用語的特殊性

　小脳は位置的には脳幹に属さないが，発生学的には脳幹から生じる．橋と小脳はまとめて後脳と呼ばれる．橋，小脳および延髄の組み合わせは菱形の第4脳室を包み込む構造であり，菱脳と名付けられている．

279

1.8 脊髄の概要
Overview of Spinal Cord

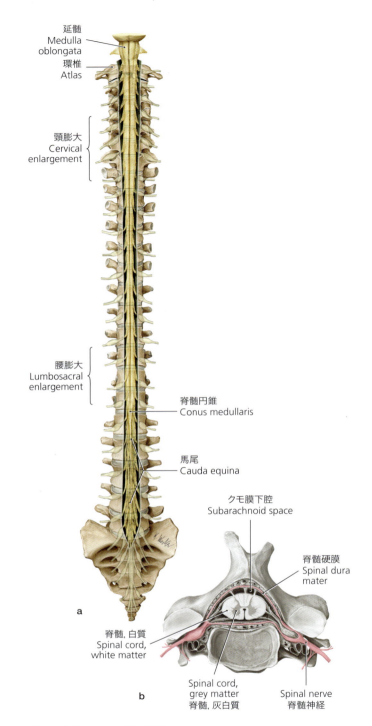

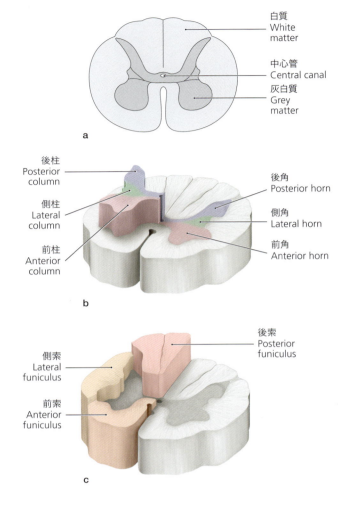

B　脊髄：内部構造

a 脊髄の横断面．上方から見る．b, c 灰白質（b）または白質（c）を強調した脊髄の模式的立体図．左斜め上前方から見る．

脊髄は中枢神経系の下記の特徴をすべて示す．
・横断面が蝶の形をしている灰白質で，一般に以下に分類される．
　－前角
　－後角
　－側角

Note　側角は頸髄節や腰髄節下部には存在しない．

灰白質の角はすべて対として配置されているため，脊髄も中枢神経のほかの部分構造と同様に左右対称である．灰白質はニューロンを含む．b は「角」の概念が脊髄横断面での特徴であることを示す．三次元的観点を考慮した場合は，前柱，後柱，側柱と呼ばれる．灰白質の中央には内髄液腔の一部が存在し，これはときおり（部分的に），中心管を閉塞している．

・灰白質の周囲には神経路を構成する白質が存在し（特に c で明確）脊髄索に分類され，柱と同様に，前索，後索，側索と呼ばれる．前索と側索は概念的にまとめて前側索と呼ばれる場合がある．

A　脊髄：脊柱における位置関係

a 開いた脊柱を腹側から見る．b 椎骨および脊髄の横断面．

脊髄は脊柱管の中に存在し，この脊柱管は順次配置されているすべての椎骨の椎孔と椎骨間にある脊柱の靱帯によって構成される．脊髄は，中枢神経系の最も尾側端の部分構造として，第 1 頸椎，すなわち環椎から尾側にほぼ第 1 腰椎に及ぶ．第 1 腰椎から尾側には，脊髄の一部，いわゆる根のみが存在し，これは神経の入り口や出口部分に相当し（D 参照），したがって末梢神経系に属する．脊柱管の内部は，中枢神経系の要素としての脊髄であり，脳と同様に髄膜や外髄液腔（クモ膜下腔）によって囲まれている（p. 311 参照）．

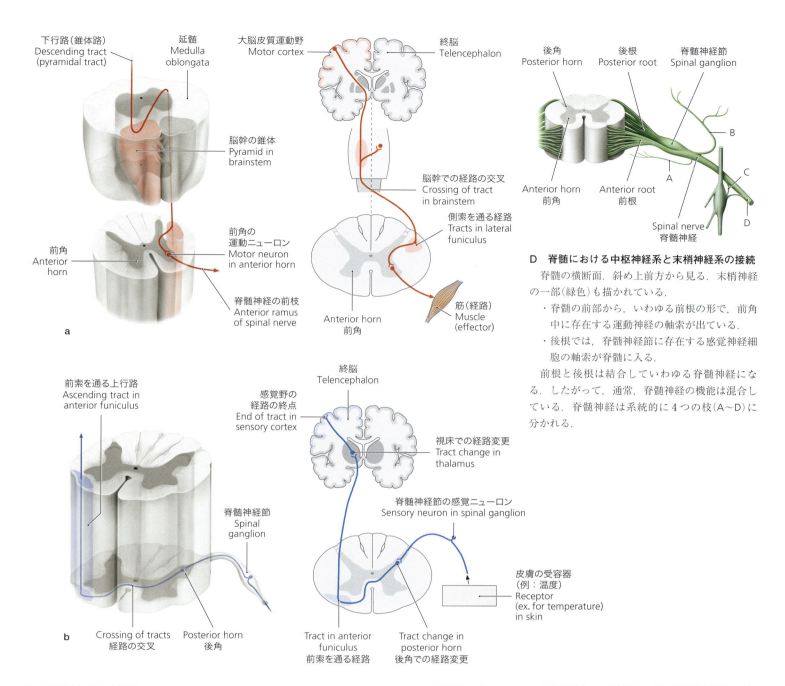

C 脊髄における神経路

脊髄における神経路は白質を通過する（Bc 参照）．神経路は，その経路に応じて，下行路（a）または上行路（b）となる．下行路は主に運動機能を有し，中枢神経系におけるより高い中枢から，すなわち大脳皮質の運動皮質から発する．上行路は一般に感覚機能を有し，感覚受容体の情報を中枢神経系における高次感覚中枢に連絡する．

a 運動路の例として，ここでは錐体路または前索運動系を図に示す．これは随意運動路であり，（運動）大脳皮質から脊髄の前索，側索，前角まで至り，前角で脊髄の運動ニューロンに接続する．この運動ニューロンから運動神経根が出て骨格筋に達する．

b 同様に脊髄の前索や側索を通過し，皮膚から中継点を介して（特に間脳内の視床を介して），最終的に大脳皮質に達する感覚路，すなわち感覚前索系を示す．この感覚路の1次ニューロンは脊髄神経節に存在するため，末梢ニューロンである．

この両経路に基づいて，中枢神経系と末梢神経系の間の「情報中継器官」としての脊髄の特別な役割を説明する．

・1次感覚ニューロン（脊髄神経節における）は末梢神経系のニューロンであり，その軸索が中枢神経系へ入る．
・前角内の運動ニューロンは中枢神経系におけるニューロンであり，その軸索が末梢神経系へ出て行く．

ただし，脊髄は中枢神経系の一部として，かなり「固有の」統合機能，例えば，いわゆる反射で独自の役割を果たすことができる．この統合に，脊髄は白質内部で，いわゆる固有束（または基底束，ここでは特に描いていない）を用い，これは脊髄内の情報伝達に関与し，脊髄から出ない．機能に関して，脊髄内を通過する路は外器官と呼ばれ，固有束は固有器官と呼ばれる．脊髄路の位置，経路，機能に関する知識は，脊髄の損傷や疾患における臨床症状を理解するために重要である．

1.9 脳と脊髄の血液供給
Blood Supply of Brain and Spinal Cord

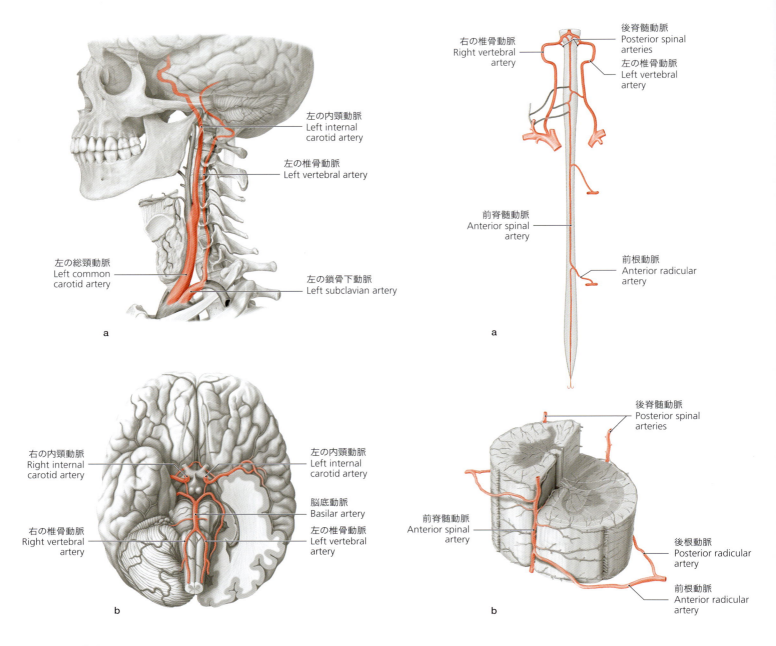

A 脳の血液供給
a 左方から見る．頭蓋骨は透明にしている．b 脳を底面から見る．

脳の酸素要求量は非常に高い．脳は体重の2％しか占めないが，血液灌流量は心臓の分時拍出量の15％を占める．必要な血液量は各2対の動脈によって保証される（a）．太い内頸動脈，および内径の細い椎骨動脈，これらは頸動脈管または大孔を介して頭蓋腔に達する．脳底部（クモ膜下腔内部）でこの4本の動脈が結合して血管の輪，すなわち動脈輪（ウィリス Willis）を形成する（b）．この4本の動脈や動脈輪から，脳に血液を供給する動脈，例えば脳動脈や小脳動脈が分岐する．この4本の動脈が動脈輪で連結されることにより，ある血管に血流障害が起こった場合に減少した血流量をほかの血管がある程度代償できる．

B 脊髄の血液供給
a 脊髄への血液供給の模式図．b 脊髄の横断面．左上前方から見る．

狭い脊柱管の中に存在する太く長い脊髄は血液供給における「供給管理上」の問題を生体に課する．したがって，血液供給は複数の供給構造によって行われている（a）．頭側から尾側に椎骨動脈の分枝（前脊髄動脈や2本の後脊髄動脈）が脊髄に通っている．しかし，椎骨動脈を介するこれら血管への充満圧は，尾側まで脊髄全体に血液を供給するには不十分である．したがって，肋間動脈に由来し，分節ごとに配置された小さな動脈が「中継点」を介して脊髄に達し，いわゆる根動脈（前根または後根に沿う前根動脈および後根動脈）を介して，持続的に脊髄動脈を充満させる．頭側から尾側に向かうほど，これらの細い分節動脈の重要性が増していく（この方向に沿って充満圧が低下していくため）．目的は脊髄全体にわたって脊髄動脈を充満させることである．この脊髄動脈は脊髄における分枝に血液を供給する（b）．

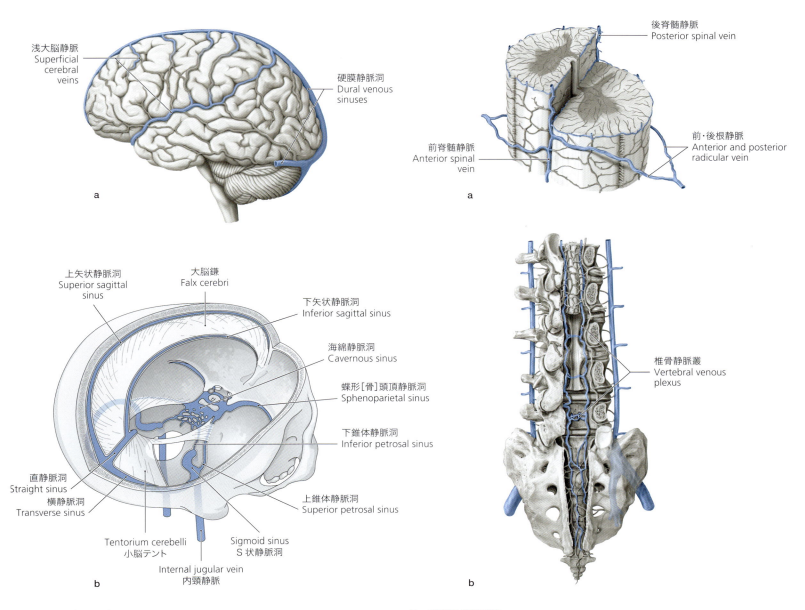

C 脳の静脈還流

a 脳表面の静脈の模式図．左方から見る．**b** 開いた頭蓋骨の中の硬膜静脈洞を右上後方から見る．

脳の血液は深大脳静脈（この図では見えない）に集められ，浅大脳静脈を介して硬膜の空洞（いわゆる静脈洞）に送られる．このいわゆる硬膜静脈洞は，硬膜内の静脈血流路であり，真の静脈とは異なり筋壁をもたない．静脈洞壁は硬膜と 1 層の細胞層，すなわち内皮によって構成されている．この静脈洞は互いに接続しており，血液を最終的に真の静脈，および主に一対の太い内頸静脈に送り，この内頸静脈が脳の主血液排出器官である．静脈洞には，頭部の真の静脈と同様に，静脈弁が存在しない．静脈洞（例えば内頸静脈）では血液は両方向に流れ，流れの方向は主に圧勾配によって制御される．

Note 硬膜静脈洞は頭蓋のみに存在し，脊髄では硬膜が存在するにもかかわらず，硬膜静脈洞が存在しない．頭蓋外で硬膜静脈洞と真の静脈が接続していれば，骨または脳膜の障害がなくても外部から細菌が頭蓋内部に侵入してしまう可能性がある（p. 385 参照）．

D 脊髄の静脈還流

a 脊髄の横断面．左上前方から見る．**b** 開いた脊柱管と脊髄を背側方から見る．

脊髄の静脈血は（前・後）脊髄静脈に集められ，節ごとに脊柱管に存在する静脈叢（椎骨静脈叢）に送られるかまたは直接的に肋間静脈に送られる．頭蓋のような静脈洞システムは脊髄には存在しない．

Note 椎骨静脈叢における広範な静脈系には脊髄代謝に必要な血液の排出のために不可欠な多数の静脈が含まれている．血管叢システムはもう 1 つの役割として，脊柱管における圧力調整にも寄与している．内椎骨静脈叢と外椎骨静脈叢（いずれも静脈弁がない）の間で多量の血液が移動することによって脊柱管内の圧力変動を補正できる（p. 417 **B, C** 参照）．

1.10 体性感覚
Somatic Sensation

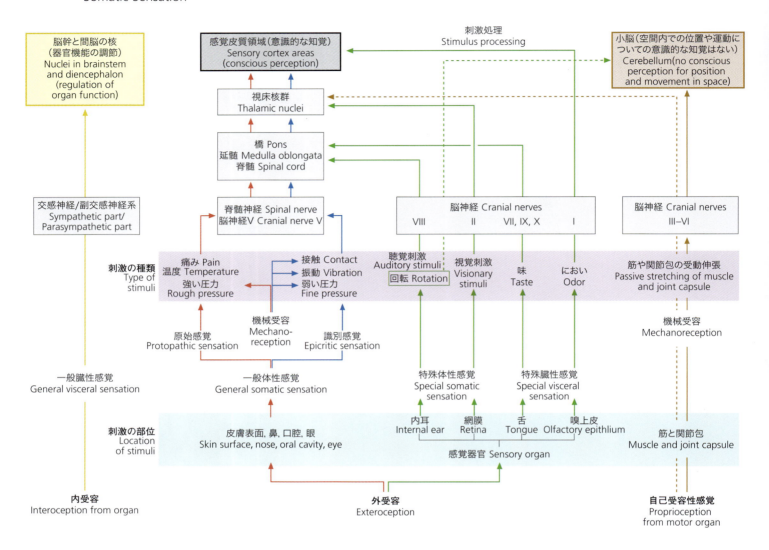

A 体性感覚：分類と概要

感覚では体性感覚と臓性感覚が区別される．いわゆる一般臓性感覚〔内部器官からの感覚刺激の処理(＝内受容)〕は内臓運動と同様に p. 297 で説明しており，ここでは一貫性を期するためのみ述べる．体性感覚は刺激の部位や種類に基づいて細分される．この区別は重要である．なぜなら，どの神経路が感覚刺激を伝達するのかは刺激の部位や種類の双方に依存するからである．

刺激の部位に基づく細分：
- 刺激の部位が皮膚，口腔粘膜，鼻粘膜または眼表面(視覚ではなく)であれば，外知覚(外受容，表面知覚)と呼ばれる．
- 刺激の部位が筋，腱または関節包における伸展受容体であれば(伸展測定)，固有知覚(固有受容，運動器官の深部知覚．空間内の位置確認に役立つ)と呼ばれる．

刺激の種類に基づく細分：この場合，さらに細分されるのは外知覚のみ，すなわち外受容のみである．
- この場合，いわゆる識別感覚(触覚，振動，軽い接触，軽い圧力＝微細な機械受容)が
- いわゆる原始感覚(痛覚，温度感覚，粗い機械刺激，すなわち粗い機械受容)と区別される．

固有受容は実際は機械受容であり，細分されない．外受容も固有受容も脊髄神経(胴体，首，四肢からの情報)または三叉神経([脳神経Ⅴ]，頭蓋からの固有受容情報)を介して伝達される．

感覚も感覚器を介して最終的に外受容の形になる．感覚は脳神経のみによって媒介される．感覚器の領域では，機械刺激(音)に加えて，化学的刺激(味，におい)や電気的波動(光)も役割を果たしている．発生学的および用語的理由から，物理的刺激(光や音)の感覚は，いわゆる「特殊体性感覚」と呼ばれており，化学的刺激の感覚は「特殊臓性感覚」と呼ばれている．

Note 2つの感覚器での化学的受容における特殊臓性感覚を内部臓器の「一般的臓性感覚」と混同してはならない(左端の黄色の矢印)．

中枢神経系における刺激処理の違い(意識的または無意識的)も感覚の分類に用いられる．感覚的印象が知覚されれば(意識的感覚)，終脳の感覚皮質に達する．この場合，主に視床を介して感覚的印象が伝達される．終脳皮質に伝達されず，中枢神経系のほかの「下位」構造に伝達された感覚的印象は無意識に知覚される(無意識感覚)．したがって，感覚刺激では，刺激の部位および種類に加えて信号伝達の最終到達部位にも基づいて分類される．体性感覚でも，体性運動と同様に，特殊知覚に関する特別な用語がある．

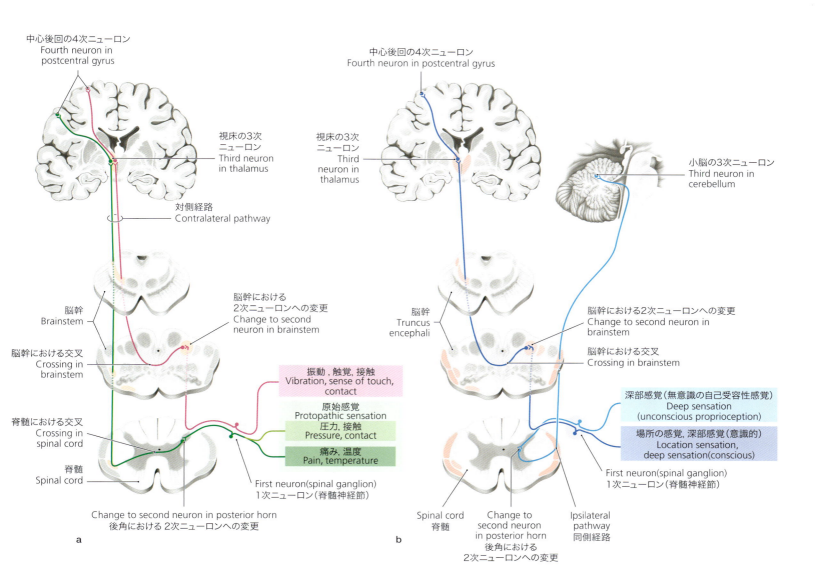

B 体性感覚：相互接続および関連構造

体性感覚には中枢神経系，末梢神経系および受容体が関与している．
a 皮膚から終脳（大脳）への感覚刺激の転送＝識別感覚や原始感覚，意識的感覚．
b 骨格筋（特殊伸展受容体によって把握される筋の伸展状態＝固有受容）から小脳（無意識）や大脳（意識）への転送．

この場合，各感覚受容体からの信号伝達は脊髄神経または脳神経によって行われる．伝達方向は求心性，すなわち中枢神経に向かう方向である．運動の場合と同様に，体性感覚でも「信号の時間的順序」が「ニューロンの番号付け」によって定められる．

・終脳への信号（意識）は4つのニューロンを介して伝達される．
・小脳への信号（無意識）は3つのニューロンによって伝達される．

いずれの場合も，1次ニューロンは末梢神経系の脊髄神経節または脳神経節（この図では示していない）に存在し，2次ニューロンは中枢神経系（脊髄，または脳幹の核）に存在する．ここから神経の数が異なる．終脳への信号伝達経路にもう1つのニューロンが関与する理由は，終脳に向かうすべてのニューロンが間脳内の特殊核群，すなわち視床を通過するからである．視床は，意識的感覚の中枢信号制御部位であり，特に信号伝達に関する「フィルター機能」（「何が最優先か？」）を有する．視床に3次ニューロン（「フィルターニューロン」）が存在する．4次ニューロンは，いわば，終脳の中心後回における感覚終着部位である．3つのニューロンによって小脳に伝達される信号では3次ニューロンが小脳皮質に存在する．

Note 体性感覚システムは，いずれの場合も，末梢および中枢ニューロンを有する．小脳への信号は視床を介して伝達されないため，3つのニューロンのみによって伝達される．

皮膚や粘膜からの痛み，温度感覚および粗い機械受容（強い圧力）は脊髄の感覚前索路（脊髄視床路）で伝達される．微細な機械受容（振動，微細接触）は脊髄の後索路（薄束や楔状束）で伝達される．

Note

・外受容を媒介する路はすべて中枢内で反対側に交叉する．交叉するのは常に2次ニューロンの軸索である．したがって，左腕の刺激は右視床を介して右大脳皮質に伝達され，そこで認識される．
・固有受容は脊髄内では主に小脳側索路（脊髄小脳路）を介して伝達される．1次および2次ニューロンは脊髄神経節または脊髄に存在する．2次ニューロンの軸索は同時に，小脳皮質内の3次ニューロンに達する．情報処理は無意識に行われる．

頭蓋領域ではすべての感覚が三叉神経や中枢三叉神経路を通過する．
Note 狭い範囲では，固有受容も後索路によって意識的位置感覚に関する大脳皮質に達することがある．判別受容（外受容に属する）および固有受容は，同じ路を平行に通るが，異なる核に接続する．詳細についてはp. 402以降参照．

1.11 体性運動
Somatic Movement

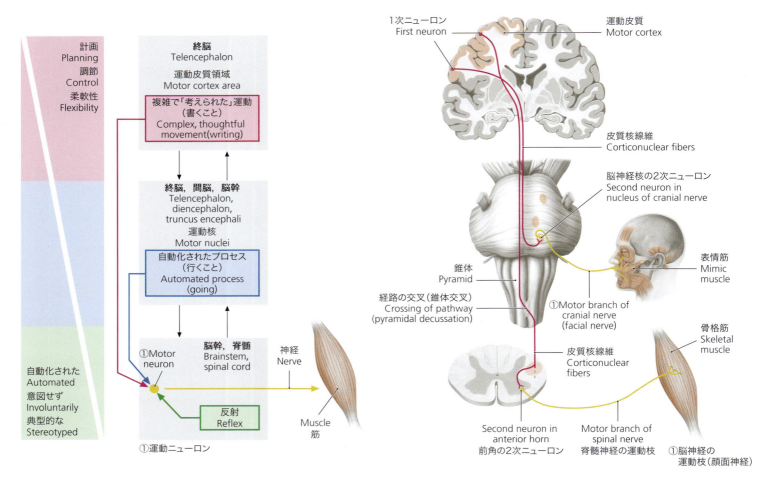

A 体性運動：概要

体性運動の分類は体性感覚ほど複雑ではない．体性運動とは横紋骨格筋が活性化することである．体性運動は主に「運動器官」の概念と関連付けられている．しかし，表情，咀嚼または眼球運動などの機能を有する筋も形態的には横紋骨格筋とみなされるが，厳密な意味では，例えば顎を動かす場合でも運動器官ではない．このような「特殊」な体性運動機能では特別な用語が用いられることがある（p. 112 参照）．ここでは体性運動のみについて説明する．内臓運動，すなわち「器官運動」については p. 296 参照．

体性運動行動は，完全に自動的に処理される（次いで，常同的に作用する）か，または高度に意識的な制御を受けるかに基づいて特徴付けられる．これは運動パターンの大きな柔軟性と関連している．一般に，運動とは自動的運動と制御された意識的行動の組合せである．このような体性運動機能に必要な中枢神経系におけるすべての相互接続が共通の「最終経路」を有する．この最終経路は脊髄（脊髄神経の場合）または脳幹の運動関連核（脳神経の場合）における運動ニューロンに達する．このような運動ニューロンは筋への信号機となる．生理的観点から，α運動ニューロンとγ運動ニューロンが区別される．簡単にいえば，α運動ニューロンは筋の運動を誘発し，γ運動ニューロンは，具体的運動とは無関係に，筋の「基礎緊張」を制御する．運動の多様な複雑性は，相互接続における神経系の種々の複雑な部分構造の多様な関与と一致する．簡単な反射性運動は例えば脊髄レベルで進行するが，複雑な随意運動には「大脳皮質の関与」が必要で，場合によっては小脳が不可欠である．

B 体性運動：神経系の信号伝達

体性運動には中枢神経系，末梢神経系および効果器が特徴的な方法で関与している．ここでは大脳による筋，すなわち効果器の意識的活性化について説明する．

中枢神経系のニューロンがその軸索を介して中枢神経系のほかの部分構造内の次のニューロンに信号を送る．この2次ニューロンは信号を受け取り，軸索を介し，さらに末梢神経系を介して効果器に信号を伝達する．信号伝達の方向（中枢神経から）に基づけば，これは遠心性伝達であり（p. 266 参照），関与ニューロンは「信号の時間的順序」で番号付けできる．1次および2次（それぞれ中枢）ニューロン．多数の1次ニューロンの軸索は，中枢神経系の白質として，定義に従って神経路を構成し（例えば，脳または脊髄における神経路），多数の2次ニューロンの軸索は，定義に従って（中枢神経系から離れるため）末梢神経系における1つの神経を構成する（p. 295 C 参照）．2次ニューロンの軸索は，特殊構造，いわゆる運動終板を有する筋に達する．この終板は筋に信号を伝達する．

1次ニューロンは終脳の運動関連部位，いわゆる一次運動皮質に存在する．2次ニューロンは脊髄の灰白質に存在する．これら脊髄ニューロンの軸索は，脊髄神経として，古典的運動器官の筋に達する．あるいは，2次ニューロンは脳幹の特定中枢に存在する．これら脳幹ニューロンの軸索は，脳神経として，表情，咀嚼，眼球運動，または舌運動のため頭蓋や頸部の筋に達する．したがって，脳神経は，唯一の例外を除いて，古典的運動器官を制御しない．

Note 体性運動系は中枢のみに存在するニューロンを有する．2次ニューロンの軸索のみが末梢神経系に存在する．

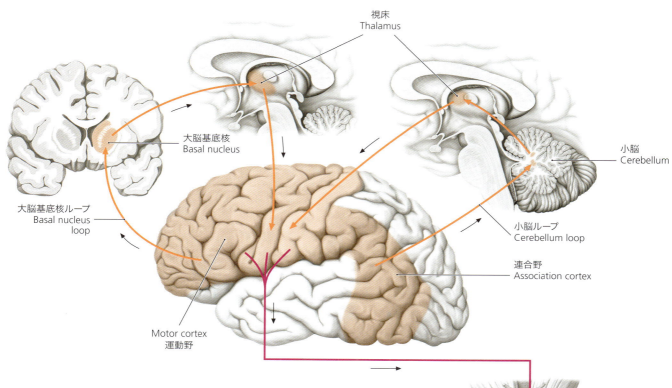

C 体性運動：関係する構造

運動の基本的計画や開始は大脳皮質の種々の部分，例えば運動皮質や連合皮質で行われる．しかし，運動の具体的実行はほかの神経中枢の関与を必要とする．これには小脳（平衡の制御），および脳諸部位における核が含まれる．これらはすべて，位置的に運動皮質の「下半分」に存在するため，皮質下運動中枢と呼ばれる．これには以下が含まれる．

- 終脳では基底核
- 間脳では視床の運動領域
- 脳幹では赤核，黒質（図には示していない），およびオリーブ

これら皮質下運動中枢は運動の調整や微細制御に関与する．この場合，大脳皮質は，いわゆる（フィードバック）ループによって小脳皮質や基底核と相互連絡している．Bの図に示す運動皮質から脊髄への神経路は，形に基づいて錐体と名付けられた構造によって脳幹に達する．この神経路は錐体路と呼ばれている．一方，脳幹の皮質下中枢の神経路は位置的に錐体を通過しないため，錐体外路と呼ばれている．この2つの神経路は脊髄に達し，脊髄内を下行し，最後に脊髄前角でニューロンと接続する．そのニューロンの軸索は筋に達する．錐体路（皮質脊髄路）は最終的に運動を誘発する神経路である．脳幹からの皮質下中枢の錐体外路は，この運動を微調整および準備する機能を有する．

Note 皮質核路は，やはり運動皮質から来る皮質脊髄路と同様に，脳幹の運動核に達し，この運動核は機能的に脊髄前角に相当する．皮質核路は，皮質脊髄路と同じ方法で運動を媒介するが，錐体を通過せず，錐体の上半分で終わる（錐体は脳幹の最下部に存在する）．しかし，同様の運動機能を有することから，やはり主に錐体の皮質核路に分類されている．一般に1次ニューロンの軸索は交叉する．右大脳半球の運動インパルスは脊髄左側に達し，したがって，左脊髄神経を介して左効果器に伝達される．反射のような非常に単純な運動プロセスは，高次中枢なしに，直接脊髄レベル（脊髄反射）または脳幹レベル（脳幹反射）に直接進む．

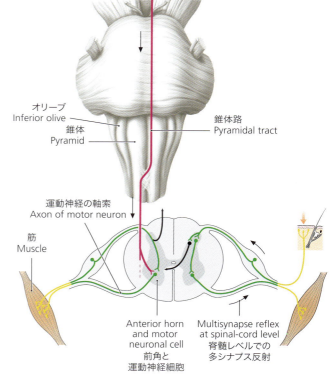

1.12 感覚器官
Sensory Organ

概要

感覚器官は刺激の検出に特化している．特殊受容体は器官内，つまり形態的に境界を限定できる単位に集中しており，皮膚全体に分布しているわけではない．一般に，感覚器は非常に複雑な刺激パターンを認識できる．したがって，日常語を用いれば「高度の感覚」と呼ばれ，やはり日常語を用いた（一見）簡単な皮膚感覚とは異なる．しかし，刺激把握の観点から見れば，感覚器と皮膚感覚の間に根本的な違いはない．ただし，感覚器に与えられた特に複雑な刺激の把握は，ほとんどの場合，特に複雑な中枢神経系による処理を必要とする．このような刺激の統合レベル(p. 266 参照)は一般に特に高い．「高度の感覚」とは一般に嗅覚，視覚，味覚，聴覚および平衡覚の五感である．

Note ここでいう機能の順位は，後続の説明とも一致し，関与している神経構造，ここでは脳神経の順位を指標としている．したがって，においと味は日常語では同時に挙げられることが多いが，ここでは分離されている．これらは，神経系のまったく異なる構造で処理される．

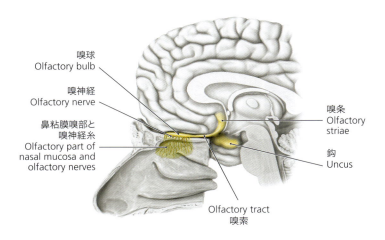

A 嗅覚

におい刺激（嗅覚刺激）は鼻粘膜内の嗅細胞の特異的受容体によって知覚される．この嗅細胞の軸索突起は集まって嗅糸になる．受容体細胞は，神経節による中継を介することなく，情報を中枢神経系に伝達する．嗅覚系の外から見える2つの要素，嗅球および嗅索は，中枢神経系（末梢神経系ではなく）の脳部分の延長部位である．

嗅神経からの嗅覚情報が種々の伝達部位（嗅球，嗅条）を介して最終的に古い脳皮質部分構造（いわゆる旧皮質，大部分が両脳半球のいわゆる鈎の近くの側頭葉に存在する）に達し，そこで意識的に処理される．嗅覚は「特殊臓性感覚」と呼ばれている．「感覚工学的」には，嗅覚は化学的刺激によって誘発される．化学物質（＝香料）は鼻粘膜中の受容体と結合する．

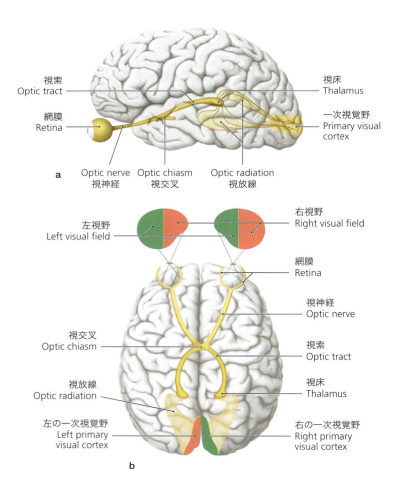

B 視覚

光刺激（光子）も同様に中枢神経系のみによって知覚される．眼の光感受性網膜 retina は間脳の（延長）部分であり，視神経[脳神経 II]は真の神経ではなく，路としての構造である．したがって，神経節が存在しない．光刺激の神経処理が行われる網膜（1次～3次ニューロン）からの軸索（3次ニューロン）が視神経や視索を介して間脳内の視床（4次ニューロン）に達し，そこから，視放線として，後頭極のいわゆる一次視覚野（5次ニューロン）に至る(**a**)．視覚情報は，特殊な方法により，いわゆる視交叉で交叉する．左視界（左視野）の視覚印象は右脳半球に達し，右視界からのそれは左脳半球に達する(**b**)．

Note 網膜は眼球内では凹面の形で展開している．網膜は凹面鏡の構造を有する，すなわち網膜上では純粋に物理的理由から「視界倒立」が起こる（上下が逆転している）．神経過程によって上下が再び正しい位置に戻る．視覚は特殊体性感覚と呼ばれる．「感覚工学的」には，視覚は物理的刺激により，また一定周波数領域の電磁気波動によって誘発される．

皮膚の温度感覚も電磁波によって誘発される物理的刺激である．いわゆる赤外領域の光（眼の受容体には見えない）は温度受容体を刺激する．多くの生物，例えばある種のヘビは赤外線受容体を有し，餌動物の放射する熱を見ることができる．

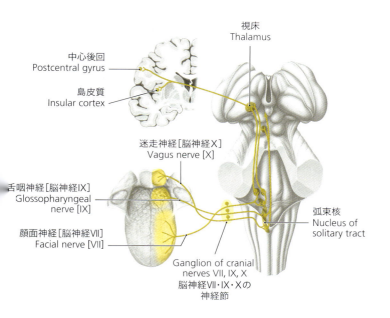

C 味覚

味の知覚は，刺激場所である舌(味蕾)の刺激から，3つの真の神経，顔面神経([脳神経 VII]，最も大きな割合を占める)，舌咽神経[脳神経 IX]，および迷走神経([脳神経 X]，最も小さな割合を占める)を介して起こる．この3つの神経は異なる舌部位で味情報を知覚する．いずれの場合も，真の神経として，1つの感覚神経節に1次ニューロンがあり，3つの神経に共通する脳幹の核(孤束核)に2次ニューロンがある．視床(3次ニューロン)を介して，味覚路は両脳半球の終脳皮質(4次ニューロン)に達する．この場合の特徴として，両側皮質の2つの部分(中心後回や島皮質)での終結は特筆すべきである．中枢路は交叉部分と非交叉部分を有する．味覚は「特殊臓性感覚」と呼ばれる．「感覚工学的」には，味覚は化学的刺激によって誘発される．化学物質(＝呈味物質)が舌表面の受容体と結合する．各種高次感覚を比較すると味覚が最も簡単である．

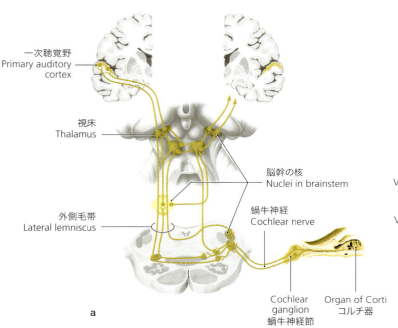

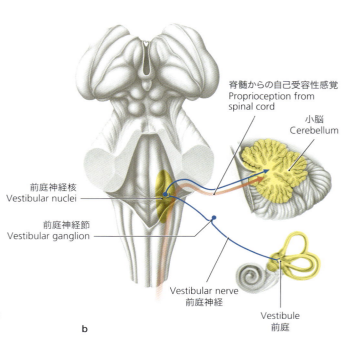

D 聴覚と平衡覚

両方の情報が，それぞれ内耳の器官から由来し，いずれも内耳神経によって伝達される．したがって，ここではまとめて論じる．

a 聴覚：聴覚は特殊な機械的受容である．気圧変動が知覚され，分析される．低音領域(バス)の大きな音は「腹の」振動として知覚することができる．それにもかかわらず，聴覚は一般に機械的受容には分類されない．音響刺激の知覚は中耳を介して圧力変動として内耳に伝達され，内耳内の感覚細胞(いわゆるコルチ器内の有毛細胞)によって起こり，蝸牛神経によって中枢神経系に伝達される．蝸牛神経は末梢神経であり，1次ニューロンは蝸牛神経節に存在し，その軸索は中枢神経系の脳幹に入っている．情報はニューロンの連鎖を介して脳幹核(特に橋や中脳)に達し，さらに視床を介して両脳半球の側頭葉の一次聴覚野に達する．そこで意識的聴覚が起こる．脳幹内の聴覚路全体は「横方向ループ」(外側毛帯)または「聴覚ループ」と呼ばれ，部分的に何度も交叉している．耳の情報は両大脳半球に達し，これは方向性聴力の前提条件である．

b 平衡覚：「平衡覚」という概念は的確ではない．なぜなら，平衡は単一の刺激によって誘発される知覚ではなく，身体の(運動または静止)状態の「内部表現」であるからである．これは，種々の感覚的印象の処理に基づいている．平衡の表現に関する中枢器官は小脳である．内耳から，いわゆる前庭器官によって，回転加速度(円運動)または横方向加速度(例えば引力による)に関する情報が前庭神経(前庭神経節における1次ニューロン)を介して導出され，前庭核を介して小脳に伝達される．小脳は固有受容によって骨格筋から頭や四肢の位置に関する情報を受け取る．この身体の「姿勢」や空間内の身体の運動から小脳が「平衡」を計算する．蝸牛神経(聴覚)と前庭神経(速度)が合わさって内耳神経を構成する．聴覚や前庭器官における感覚は「特殊体性感覚」と呼ばれる．

1.13 神経学的検査の基礎
Principles of Neurological Examination

神経を検査し，その結果を解釈するには，検者は神経解剖学の基礎知識をもっていなければならない．この学習単位では特定の神経学的検査について説明する．また，なぜ，詳細すぎるよりはむしろ急いで神経解剖学的関係を理解することが実際は「必須」で，かつ後に臨床現場で不可欠になることを説明する．ここで説明する基礎的神経学的検査は患者の一般的身体検査の一部となっている．

A 感覚の検査

感覚とは皮膚，粘膜，筋，関節および内部器官に対する種々の刺激を知覚することである．感覚検査では多様な感覚の検査が行われる．この検査には多様な刺激が必要である．なぜなら，この刺激には多様な受容体が関与し，異なる神経路を介して脳に伝達されるからである．受容体とその神経路については後に詳述し，ここでは各種感覚とその検査に関する知識のみで十分である．ここで説明している感覚検査では患者は眼を閉じているべきである．目を閉じれば視覚による結果の修正を防ぐことができる．

さらに，片側にある障害を把握するため左右比較検査を行う．
Note ここで図示している検査はすべて患者の協力を必要とするため，意識が鮮明な患者のみで実施できる．

a **触覚**は，刷毛，脱脂綿または指先を用いて検査する．この場合，検者は皮膚をなで，患者は接触を感じたか否か答えなければならない．感覚が低下している場合は触覚鈍麻と呼び，存在しない場合は触覚消失と呼ぶ．
b **痛覚**は，注射針先端を用いて検査する．痛覚が低下している場合は痛覚鈍磨と呼び，存在しない場合は痛覚消失と呼ぶ．
c **温度感覚**は，温かいまたは冷たい金属製物体あるいは冷水/温水を入れた試験管によって検査する．この場合，温度感覚だけでなく痛覚が反応してしまうことがないようにするため，熱水を用いてはならない．温度感覚が抑制されている場合は温度感覚鈍麻と呼び，存在しない場合は温度感覚消失と呼ぶ．痛覚や温度感覚は原始感覚と呼ばれる(p. 284参照)．
d **振動覚**は，音叉(64 Hzまたは128 Hz)を用いて検査する．この検査には音叉を叩いて患者の内果または脛骨に乗せ，患者は骨で振動を感じたか否かを答える．振動覚が低下している場合は振動覚鈍麻と呼び，消失している場合は振動覚消失と呼ぶ．触覚や振動覚は識別感覚に分類されている．

ここで図示していない感覚の種類は，**位置覚**(固有受容)である．これは，空間における四肢の位置に関する情報を提供する．検者は四肢のいずれかを動かし，その位置(例えば屈曲位または伸展位)を患者に尋ねる．この場合の標準刺激は筋や関節包の伸展(緊張)である．この場合，刺激は身体表面ではなく，いわば身体深部から来る(深部感覚)．

ここで挙げた感覚の種類は全身に存在する．これら感覚は古典的な神経解剖学では「感覚」という概念に集約されている．特殊感覚器で知覚された感覚(古典的な「五感」：嗅覚，視覚，味覚，聴覚および平衡覚，p. 288参照)は，以前に"知覚"と呼ばれていた．感覚でも知覚でも，インパルスの知覚や転送は原則的に同じであるため，現在は，ほとんどの場合，いずれも"知覚"の概念に集約されている．

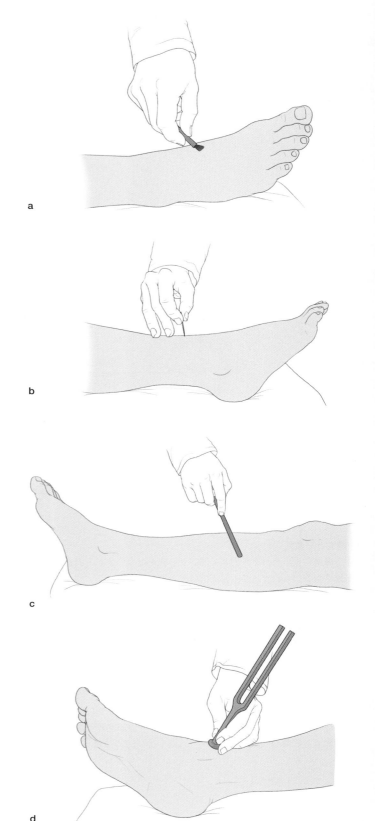

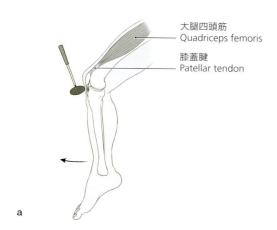
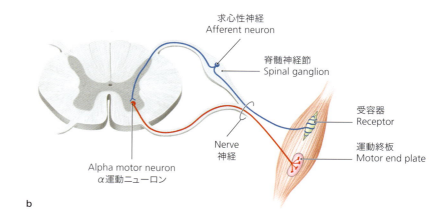

B 運動の検査

骨格筋の運動を媒介する遠心系は「運動系」または短く「運動」の概念にまとめられている．その検査は，古典的に，反射の検査によって行われる．例として膝蓋腱反射（a）について述べる．反射用ハンマーで膝蓋腱を打撃すると大腿四頭筋が短縮し，下肢の膝が伸展する．これが起これば反射弓は（b）は正常である．この場合何が起こるのか？ 腱への打撃によって筋が伸展して長くなる．この筋伸展は筋内の受容体によって知覚され，脊髄に伝えられる．刺激された求心性ニューロンの細胞体は脊髄神経節にあり，その軸索は脊髄内のα運動ニューロンに対して伝達物質を遊離する．この伝達物質はα運動ニューロンを興奮させ，α運動ニューロンは伝達物質を運動神経終板で遊離する．この伝達物質は筋細胞を興奮させるため筋が収縮し，その結果として膝関節が伸び，下腿が前方に跳ね上がる．

Note α運動ニューロンを興奮させるためには正常な感覚を介するインプットが必要である．反射レベルでは感覚と運動は相互に密接に結びついているため，生理学では感覚運動と呼ばれることが多い．完全な感覚が完全な運動の前提条件であるため，本書では先に感覚について述べる．

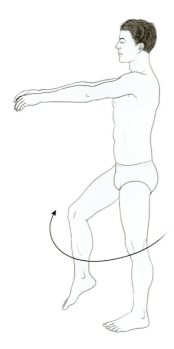
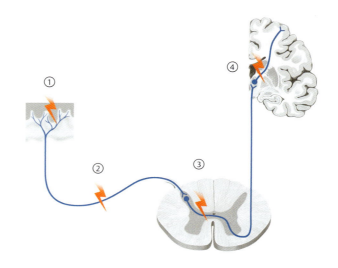

C 協調運動の検査

簡単な感覚検査や反射検査に加えて，神経学的検査では情報処理の複雑なプロセスも検査される．このような検査の例として，ここでウンターベルガー足踏検査 Unterberger stepping test について述べる．この検査で患者は目を閉じて前方に腕を伸ばして足踏みをする．この複雑な課題には複数の感覚系が必要であり，特に内耳を介する頭の位置覚（p. 289 参照）がこの課題では必要である．内耳の前庭部分（アーチ器官）が障害されると障害側への強い回転，この図では右内耳の障害の場合に右側への回転が起こる（矢印で示す）．

D 神経学的部位診断の問題点

その例として，ここで，体表面から感覚脳皮質に至る痛覚路について述べる．この痛覚路が遮断されると「疼痛」情報が感覚脳皮質に到達しない．この場合，障害が受容野（①），末梢神経（②），脊髄（③），または脳自体（④）のいずれに存在するかは感覚脳皮質にとって問題ではなく，どの障害部位でも最終的結果として疼痛が感覚脳皮質に伝達されない．したがって，障害部位が例えば脊髄（③）に存在した場合でも，脳は障害の位置を受容野（①）の痛覚消失とみなす．障害の部位によって治療法がまったく異なる場合があるため，医師は脳の「欺瞞」およびこの障害部位の特定という問題に直面する．

すなわち，医師は障害の部位，Topos（部位のギリシャ語）を特定しなければならない．障害部位を特定するプロセスは神経学的部位診断と呼ばれる．したがって，患者の神経学的検査には，重要な神経路の経路に関する詳細な知識が必要である．

2.1 ニューロン(神経細胞)とそのつながり
Neurons

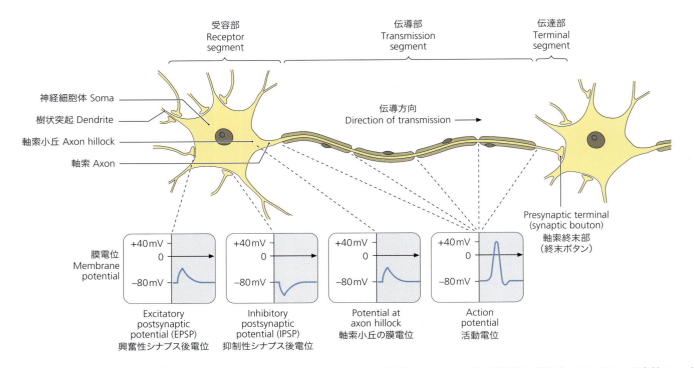

A 情報伝達を担うニューロン(神経細胞)

ニューロンの基本的な構造についてはすでに p. 268 A で解説した．そこで説明した情報の「受容」「伝導」「伝達」の各々の機能に対応する構造がニューロンには備わっており，それに基づいてニューロンは以下の3つの部分に分けることができる．

- 受容部は細胞体と樹状突起からなる．
- 伝導部は，標的の細胞に向かって情報を伝える部分で，軸索と呼ばれる．迅速な情報伝導が必要な場所では，軸索はミエリン化(髄鞘で囲まれること)される(構造は p. 295 C 参照)．通常，中枢神経系では迅速な伝導が必須である．
- 伝達部は標的細胞への情報の伝達を行う部位であり，シナプスを形成する構造と同一である．

標的ニューロン(図の左)の受容部には，ほかのニューロンの軸索がシナプス結合を形成して終止している．ここでは興奮性あるいは抑制性の神経伝達物質が放出され，それらは標的ニューロンの細胞膜上にある受容体に結合する．その結果，標的ニューロンの局所膜電位を上昇(脱分極)あるいは低下(過分極)させる．この時の膜電位の変化を，それぞれ，興奮性シナプス後電位(EPSP)および抑制性シナプス後電位(IPSP)と呼ぶ．

ニューロンは常に抑制性・興奮性の信号を受けている．このような局所的な電位は軸索小丘において互いに打ち消し合う(統合される)．それに打ち勝った興奮性電位は，軸索小丘で活動電位となり，全か無の法則に従って軸索終末まで伝わり，そこで神経伝達物質を放出させる．伝達物質は標的ニューロンの受容体に結合し，その結果，次の標的ニューロンの局所的な膜電位を，神経伝達物質とその受容体に依存して過分極(IPSP)，あるいは脱分極(EPSP)させる．この最後の部分が伝達部，すなわちシナプスを示している．

Note 2つのニューロンの間の信号の伝達は，化学的に伝達物質を介して行われる．シナプス前細胞から伝達物質が放出され，シナプス後細胞の受容体に結合する．その結果，局所的な膜電位が脱分極(EPSP)あるいは過分極(IPSP)する．この局所的な電位変化は樹状突起と細胞体のみで起こる．軸索では全か無の法則に従って一定の電位変化の伝導が起こる．ミエリン化された軸索では電位変化は特定のミエリンのない部位(ランヴィエ絞輪, p. 294 B 参照)のみで計測される．

B ニューロンの電子顕微鏡像

電子顕微鏡によってニューロン内の細胞内小器官を見ることができる．

ニューロン内には，タンパク合成や代謝が盛んであることを反映して，粗面小胞体が豊富に存在する．陽イオン性の色素(陰イオン性のRNAを多量に含むリボソームを染色する)を用いて光学顕微鏡で観察すると，粗面小胞体はニッスル物質として認められる．ニッスル物質の分布パターンは，ニューロンの機能状態を表す指標として神経病理学で利用される．

ニューロフィラメントと神経細管(微小管)は電子顕微鏡ではそれぞれ観察可能であるが，光学顕微鏡では両者の区別は難しく，合わせて神経原線維(神経細線維)と呼ばれる．神経原線維は鍍銀法による染色を行うと光学顕微鏡で観察できる．この手法は神経病理学で重要で，例えば，アルツハイマー病では神経原線維の異常な凝集(神経原線維変化)が重要な組織所見となる．

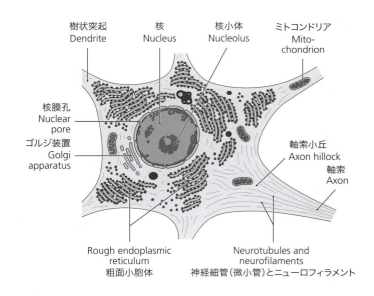

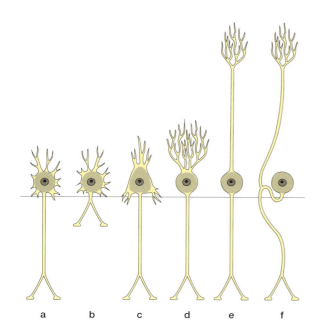

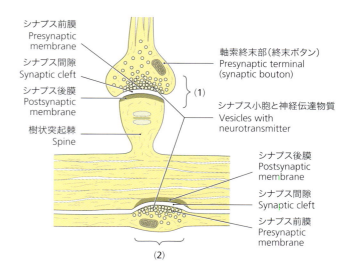

C　ニューロンの基本的な形態と機能に適応したバリエーション

図の横線は，軸索初節が始まる軸索小丘の位置を示す（軸索とその被膜構造だけからなる末梢神経の構造については p. 275 D で解説する）．

a 軸索が長い多極性ニューロン：複数の樹状突起と長い軸索（長い投射路）がある．
　例：脊髄前角にあるα運動ニューロンなどの投射ニューロン

b 軸索が短い多極性ニューロン：複数の樹状突起と短い軸索がある．短い投射路を形成する．
　例：脳や脊髄の灰白質内に存在する介在ニューロン

c 錐体細胞：錐体形をした細胞体の先端部と底辺部にのみ樹状突起が存在する．軸索は長い．
　例：大脳皮質運動野の出力を担当するニューロン（pp. 327，457 参照）

d プルキンエ細胞：細胞体の1か所から高度に分岐した樹状突起が出ている．小脳のプルキンエ細胞は多数のニューロンとシナプス結合している．（p. 369 参照）．

e 双極性ニューロン：樹状突起は末梢部で分岐する．
　例：網膜の双極細胞（p. 476 Ab 参照）．

f 偽単極性ニューロン：樹状突起（末梢枝）と軸索（中枢枝）が細胞体によって隔てられていない（細胞体から直接出る突起は1本の単極性であるが，しばらくすると双極性となる）．
　例：脊髄神経節内の1次求心性（感覚）ニューロン（p. 273 C および p. 444 以降を参照）．

Note 偽単極性ニューロンでは，樹状突起もまたミエリン鞘をもつ（伝導速度大）ことが多く，通常の短い樹状突起とは異なり，偽単極性ニューロンの樹状突起は大半が長い（例えば足底の受容体から脊髄神経節の細胞体まで1mもの長さがある）．軸索と樹状突起は構造だけでは見分けがつかないが，信号伝導の向きによって区別できる（樹状突起：細胞体へ，軸索：細胞体から）．軸索様の形態から，樹状突起様軸索と呼ばれる樹状突起もある．それを受けて「本当の」軸索を，軸索様軸索と呼ぶ．

D　中枢神経における2つの典型的なシナプスの超微細構造

シナプスは構造的に情報伝達部に相当する（A 参照）．電子顕微鏡による観察を行うと，それらの機能に対応する特徴的な構造であるシナプス前膜，シナプス間隙およびシナプス後膜を確認することができる．

（1）の"樹状突起棘型"シナプスでは，シナプス前側の軸索終末部（終末ボタン）は，シナプス後側のニューロンの特殊化した突起である樹状突起棘に接合している．（2）のように，隣り合って並んでいる軸索と標的ニューロンの平らな部分との間のシナプスは，平行型シナプス結合あるいは通過型ボタンと呼ばれる．

軸索が活動電位を発すると，シナプス前側の軸索終末内の小胞に入っている神経伝達物質が，開口分泌によってシナプス間隙に放出される．放出された神経伝達物質は拡散し，受容体が存在するシナプス後膜に達する．このシナプスにおける伝達には多くの薬物や毒物が影響を及ぼすことが知られている（抗うつ薬，筋弛緩剤，神経毒ガス，ボツリヌス菌毒素など）．

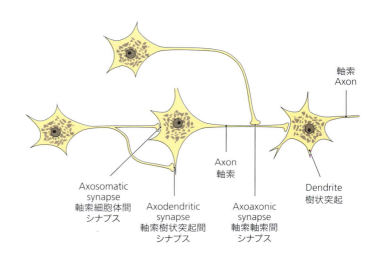

E　ニューロンの小集団におけるシナプス結合のパターン

軸索は標的ニューロンのさまざまな部位にシナプス結合する．その部位によって，軸索細胞体間シナプス，軸索樹状突起間シナプス，軸索軸索間シナプスに分けられる．軸索樹状突起間シナプスが最も多い（A も参照すること）．

大脳皮質はコラム（円柱）と呼ばれる構造が多数集まって構成されている．コラムはニューロンの小集団であり，機能的に1つの単位に集まったものである（p. 327 参照）．

2.2 神経膠細胞（グリア細胞）と髄鞘形成
Neuroglia and Myelination

A　中枢神経系における神経膠細胞（グリア細胞）

神経膠細胞（グリア細胞あるいは単にグリアとも呼ばれる）は，ニューロンを囲み，構造的および機能的に支持する（D 参照）．
神経膠細胞の特定の部分を染め分けるためにさまざまな染色法を用いる．
a 塩基性色素による細胞核の染色．
b 鍍銀法による細胞体の染色．

ニューロンと神経膠細胞の中枢神経系における割合は最新の研究ではおよそ 1：1（最大 1.6）である．ニューロンの機能の大部分が神経膠細胞によって支持されている．

神経膠細胞にはニューロンの機能を支えるうえで重要な役割がある．例えば，星状膠細胞（アストロサイト）には，細胞間腔から過剰な神経伝達物質を吸収し，脳内の環境を一定に保つ働きがある．ニューロンはほぼ例外なく分裂を行わない細胞である（脳の一部の領域では細胞分裂を行うことが近年知られている）のに対し，神経膠細胞は生涯にわたって分裂し増殖する．このため，原発性の脳腫瘍の大部分は神経膠細胞から生じ，その形態的な特徴に基づいて腫瘍の名称が付けられている．例えば，星状細胞腫，稀突起膠細胞腫，膠芽腫などである．発生学的には，大部分の神経膠細胞がニューロンと同じ前駆細胞から生じるとされているが，小膠細胞（ミクログリア）だけは，血液中の単球系の前駆細胞に由来するとされている．

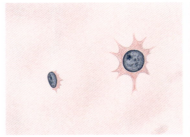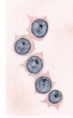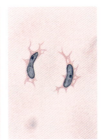

a　Fibrillary astrocyte　　Protoplasmic astrocyte　　Oligo-dendrocytes　　Microglia 小膠細胞
線維性星状膠細胞（線維性アストロサイト）　原形質性星状膠細胞（原形質性アストロサイト）　稀突起膠細胞（オリゴデンドロサイト）　（ミクログリア）

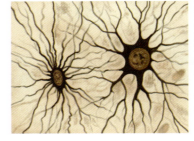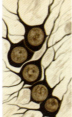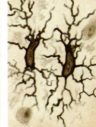

b

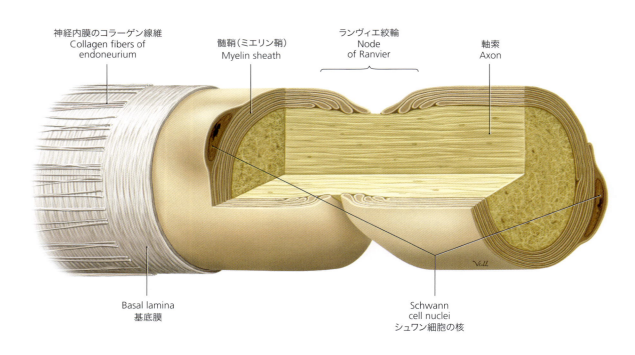

神経内膜のコラーゲン線維 Collagen fibers of endoneurium
髄鞘（ミエリン鞘）Myelin sheath
ランヴィエ絞輪 Node of Ranvier
軸索 Axon
Basal lamina 基底膜
Schwann cell nuclei シュワン細胞の核

B　末梢神経系の有髄線維

末梢神経系の軸索の多くは髄鞘に囲まれ絶縁されているが，髄鞘がない軸索もある（C 参照）．髄鞘があることによって活動電位が1つのランヴィエ絞輪から次のランヴィエ絞輪まで"跳ぶ"ように伝わるため（跳躍伝導），無髄線維で起こるような連続的な伝導に比べ，有髄線維では興奮（インパルス）がより速く伝わる．

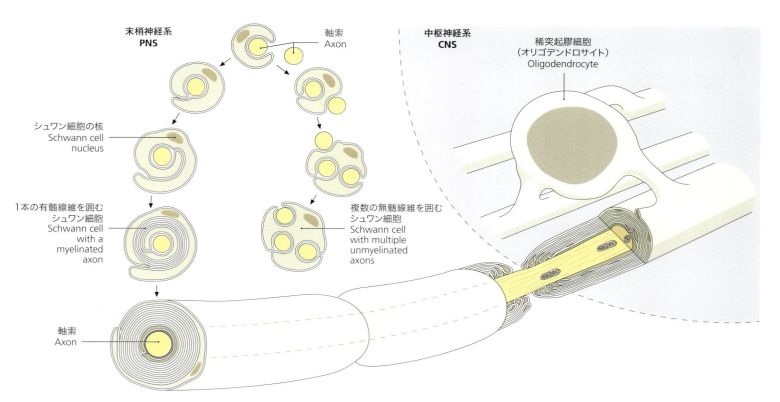

C 中枢神経系と末梢神経系における髄鞘形成の違い

髄鞘形成の目的は，軸索を電気的に絶縁することである．これによって跳躍伝導（すなわち，ランヴィエ絞輪から次のランヴィエ絞輪まで電位がジャンプする）が起こるようになり，神経伝導速度は飛躍的に速くなる．

中枢神経系のほぼすべての軸索に髄鞘があるのに対し，末梢神経系では必ずしもそうではない．末梢神経系では，速い神経伝導速度が必要な神経線維（例えば，骨格筋を収縮させる遠心路，筋紡錘や腱器官からの求心路）は髄鞘があるのに対し，速い伝導が必要でない神経線維は髄鞘がなく（例えば，温度感覚や痛覚の求心路，自律神経の節後線維など），両者が混在している．

髄鞘とは，髄鞘形成細胞の脂質に富む膜が軸索に巻き付いて電気的な絶縁体を形成したものである．中枢神経系と末梢神経系とでは，髄鞘形成を行う細胞の種類が異なる．中枢神経系では稀突起膠細胞（オリゴデンドロサイト）が髄鞘形成を行う（図の右側）のに対し，末梢神経系ではシュワン細胞が髄鞘を形成する（図の左側）．

Note 中枢神経系では1つの稀突起膠細胞が常に複数の軸索に髄鞘を形成する．末梢神経系では，シュワン細胞が1本の軸索の周りに髄鞘を形成する場合と，複数の無髄の軸索を囲むのみで髄鞘は形成しない場合とがある．

中枢神経系と末梢神経系における髄鞘形成の違いは臨床的に大きな意味がある．例えば，多発性硬化症 multiple sclerosis（MS）では稀突起膠細胞だけが侵されシュワン細胞は侵されないため，中枢神経系の脱髄（髄鞘が破壊され，興奮の伝導が障害されること）が起こるものの，末梢神経系の脱髄は起こらない．

D まとめ：中枢神経系と末梢神経系を構成する細胞とその機能

細胞の種類	機能
神経細胞（ニューロン）neurons ［中枢神経系と末梢神経系］	1. 興奮（インパルス）の発生 2. 興奮（インパルス）の伝導 3. 情報処理
神経膠細胞（グリア細胞）glial cells	
星状膠細胞 astrocytes［中枢神経系のみ］	1. 中枢神経系の環境を維持する． 2. 血液脳関門の形成を補助する． 3. 機能していないシナプスを貪食して取り除く． 4. 中枢神経系の瘢痕形成を行う（脳梗塞の後や多発性硬化症など）．
小膠細胞 microglial cells［中枢神経系のみ］	貪食作用と抗原処理に特化した細胞．脳におけるマクロファージであり，単核食細胞系の細胞．サイトカインや成長因子を分泌する．
稀突起膠細胞 oligodendrocytes［中枢神経系のみ］	中枢神経系で髄鞘を形成する．
上衣細胞 ependymal cells［中枢神経系のみ］	中枢神経内の脳室の壁を覆う．
脈絡叢細胞 cells of the choroid plexus［中枢神経系のみ］	脳脊髄液を分泌する．
シュワン細胞 Schwann cells［末梢神経系のみ］	末梢神経系で髄鞘を形成する．
衛星細胞 satellite cells［末梢神経系のみ］ （外套細胞 mantle cells とも呼ばれる）	シュワン細胞の一種．末梢神経系の神経節内でニューロンの細胞体を取り囲む．

3.1 交感神経系と副交感神経系の構成
Sympathetic and Parasympathetic Nervous Systems, Organization

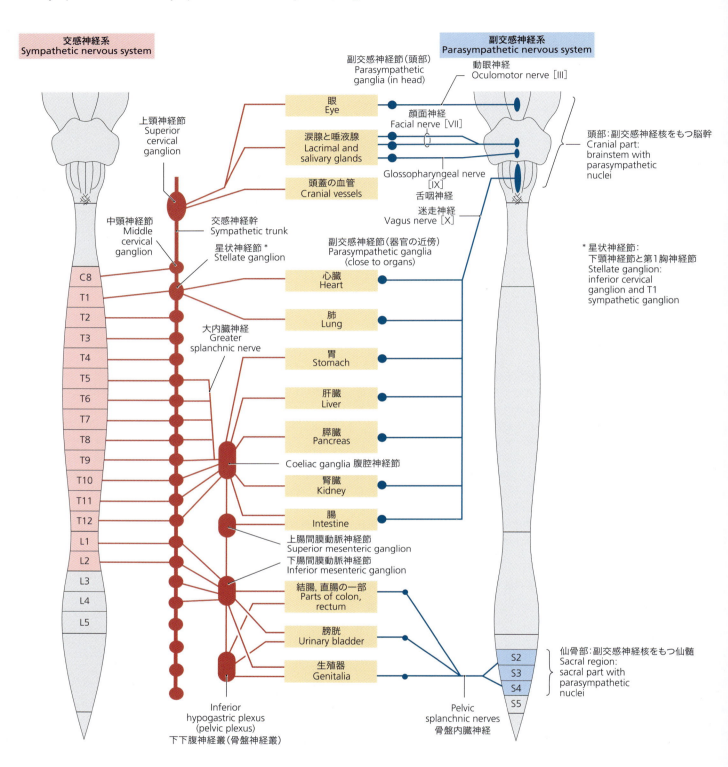

A　自律神経系の構造

体性神経系は随意的な骨格筋を支配するが，これと対比されるのが自律神経系である．自律神経系は交感神経(赤色)と副交感神経(青色，機能については C 参照)に分けられる．交感神経系のニューロンは頸髄，胸髄と腰髄にあり，副交感神経のニューロンは脳神経核の一部と仙髄にある．自律神経の軸索が内臓神経を形成する．交感神経では交感神経幹神経節，椎前神経節，器官に近い神経節あるいは器官そのものの中，節前ニューロンは節後ニューロンにシナプス結合する．副交感神経では，頭部の神経節あるいは器官に近い神経節の中で，節前ニューロンは節後ニューロンにシナプス結合する．Langley(1905 年)による交感神経と副交感神経の概念は，元来遠心性の神経とその軸索(内臓遠心性線維：図にはこれだけが示されている)のみに関するものだった．その後，交感神経と副交感神経の中に求心性線維も混在して走行していることが証明され(内臓求心性線維，内臓痛覚および平滑筋伸展受容器：この図には示されていない．p. 302 参照)．腸管神経系は近年では自律神経系の一部と見なされている(p. 304 参照)．

神経解剖　3. 自律神経系

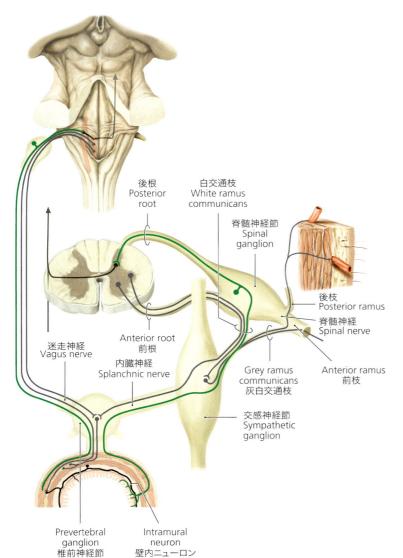

B　自律神経系のシナプス構成

　交感神経と副交感神経は中枢神経系の異なる箇所から出ている(A 参照)が，標的器官においては密接な構造的，機能的単位を形成している．交感神経系の節前ニューロンの細胞体は脊髄の側角に位置する．これらのニューロンの軸索は前根を通って側角から出て，白交通枝(有髄線維は白色のため)から椎傍交感神経幹に入る．節後ニューロンとのシナプス結合は次の3つの部位で起こる．

1. 椎傍交感神経節：節後ニューロンは，灰白交通枝(無髄線維は灰白色のため)を経て脊髄神経へ戻る軸索を送る．これらの軸索は脊髄神経を通って局所の血管，汗腺などを支配する．
2. 椎前交感神経節：これらの神経節細胞は，動脈神経叢を通って腸管，腎臓などへ軸索を送り，器官とそれらの血管の両方を神経支配している(p. 304 参照)．
3. 副腎髄質(ここでは示していない)：副腎髄質(内分泌)の細胞は発生学的に交感神経節と関連があり，そのため直接，交感神経の節前ニューロンからの神経支配を受ける．

　副交感神経系の節前ニューロンは脳神経核(ここでは例として迷走神経が示されている)と仙髄(ここでは示されていない)に由来する．これらの節前ニューロンは，器官に近い神経節もしくは器官そのもの(壁内)と頭部の神経節において節後ニューロンとシナプス結合する．

　交感神経線維にも副交感神経線維にも求心性痛覚線維が密着して走行している(ここでは緑色で示されている)．これらの線維の軸索は，脊髄神経節もしくは副交感神経性の脳神経節に存在する偽単極性ニューロンに由来する．

C　交感神経系と副交感神経系の概要

　この表は特定の器官に対する交感神経系と副交感神経系の作用を要約したものである．

- 交感神経系は自律神経において興奮性である〔闘争か逃走か fight or flight(訳注：生体が示す反応を端的に表すフレーズ)〕．
- 副交感神経系は安静と消化のプロセスを制御する(安静と消化 rest and digest)．
- 2つの系は中枢においては別々の核に由来するが，末梢においては解剖学的および機能的に密接な関係を構築している．
- 標的器官において放出される伝達物質は，副交感神経系においてはアセチルコリンであり，交感神経系ではノルアドレナリンである(副腎髄質を除く)．
- 交感神経系あるいは副交感神経系の刺激は，特定の器官に表で示すような効果を生み出す．

器官	交感神経系	副交感神経系
眼	瞳孔散大	瞳孔収縮および水晶体の曲率増加
唾液腺	唾液分泌減少(乏しい，粘稠)	唾液分泌増加(豊富，水っぽい)
心臓	心拍数の増加	心拍数の減少
肺	気管支分泌液の減少と気管支拡張	気管支分泌液の増加と気管支収縮
胃腸管	分泌と運動性の減少	分泌と運動性の増加
膵臓	外分泌の減少	外分泌の増加
男性生殖器	射精	勃起
皮膚	血管収縮，発汗，立毛筋の収縮	効果なし

3.2 自律神経系：作用と制御
Autonomic Nervous System: Actions and Regulation

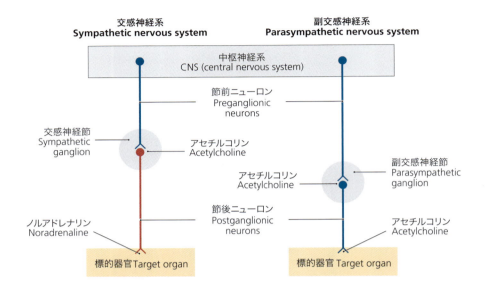

A　自律神経系の回路図

中枢の1次ニューロン（節前ニューロン）は，交感神経系と副交感神経系の両方においてアセチルコリンを伝達物質として使用する（コリン作動性ニューロン，青色で示す）．またアセチルコリンは副交感神経系における2次ニューロン（節後ニューロン）によっても神経伝達物質として使用される．交感神経系において，ノルアドレナリンは節後ニューロンによって使用される（赤色で示した）．

Note 標的細胞の膜には，アセチルコリンとノルアドレナリンを結合する異なったタイプの受容体（伝達物質センサー）が発現している．各伝達物質は受容体のタイプによって全く異なった効果を生み出すことができる．

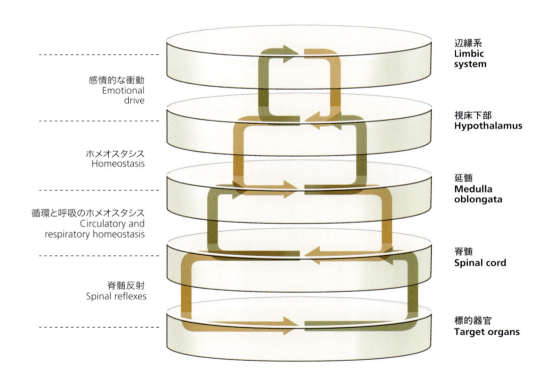

B　末梢の自律神経系のコントロール（Klinke, Silbernagl による）

自律神経系の末梢での作用はさまざまなレベルでコントロールされており，最上位の中枢は辺縁系である．遠心性神経は視床下部，延髄そして脊髄の各中枢に支配され末梢の標的器官（例えば，心臓，肺，腸．また交感神経の緊張状態や皮膚血流にも影響を及ぼす）に対して作用する．制御中枢が高位になるほど，標的器官に対する効果はより微妙で複雑になる．辺縁系は求心性フィードバック機構を介してその標的器官からのシグナルを受ける．

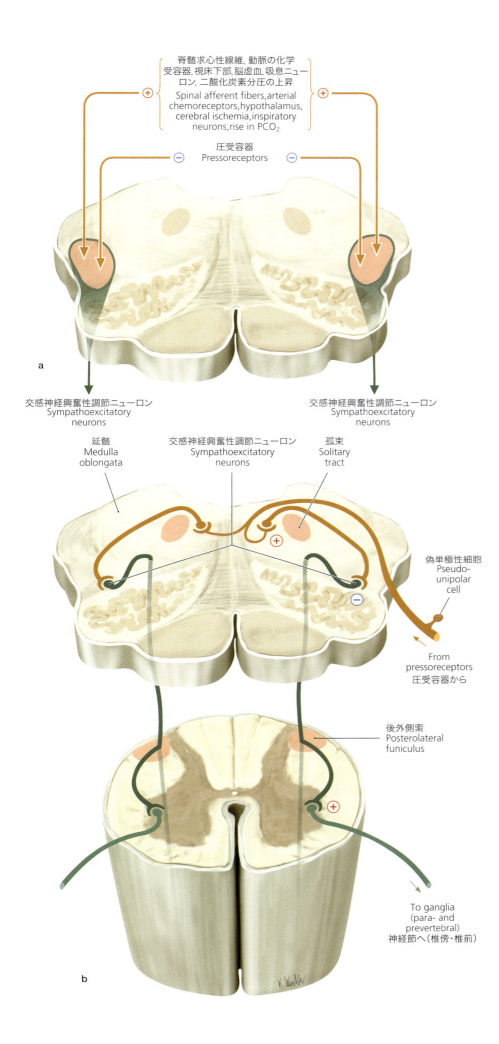

C 延髄の交感神経興奮性調節ニューロンに対する興奮効果と抑制効果

延髄の位置での脳幹の横断面.

交感神経の基準レベルの興奮(緊張)を維持するために,脊髄における臓性遠心性の交感神経節前ニューロン(中間質外側核および中間質内側核)は,延髄の前外側部〔延髄吻側腹外側部 rostral ventrolateral medulla(RVLM)〕に存在する交感神経興奮性調節ニューロンによって刺激されなければならない(a).多くの因子はこれらのニューロンの活動を抑制あるいは促進させることができ,それらは血圧の制御に対して重要な役割を果たしている.例えば,血圧が高すぎると,圧受容器からの求心性インパルスは交感神経の興奮を抑制する.求心性インパルスは,孤束核の内側核における2次ニューロンに伝えられ,その軸索は交感神経興奮性調節ニューロンに投射する.これらのニューロンが抑制されると,末梢の抵抗血管は弛緩し,血圧は低下する.

これらの交感神経興奮性調節ニューロンからの軸索は,脊髄の側角における交感神経節前ニューロンに向けて同側の後外側索を下行する(b).

3.3 副交感神経系：概観と線維連絡
Parasympathetic Nervous System: Overview and Connections

A　概観：副交感神経系（頭部）

脳幹には4つの副交感神経核がある．
- 動眼神経副核（エディンガー・ウェストファル核）
- 上唾液核
- 下唾液核
- 迷走神経背側核

これらの核の臓性遠心性線維は，下記に示した特定の脳神経に沿って投射する．
- 動眼神経［脳神経 III］
- 顔面神経［脳神経 VII］
- 舌咽神経［脳神経 IX］
- 迷走神経［脳神経 X］

副交感神経節前線維は多数の脳神経とともに走行し，それぞれの標的器官に達する（詳細は p. 131 E，p. 534 参照）．迷走神経は，胸部および左結腸曲付近までの腹部器官のすべてを支配する．

Note 頭部への交感神経線維は，それぞれの標的器官に向かって内頸動脈に沿って走行する．

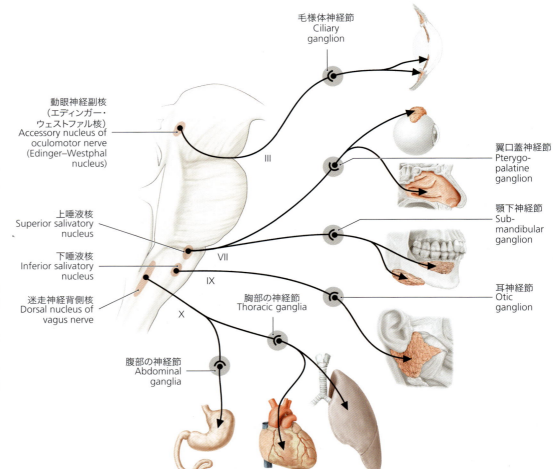

B　頭部における副交感神経節

核	節前線維の進路	神経節	節後線維	標的器官
・動眼神経副核（エディンガー・ウェストファル核）	・動眼神経	・毛様体神経節	・短毛様体神経	・毛様体筋（調節作用） ・瞳孔括約筋（瞳孔収縮）
・上唾液核	・中間神経（顔面神経）は次の2つの神経に分かれる		・上顎神経 → 頬骨神経 → 吻合 → 涙腺神経	・涙腺
	1. 大錐体神経 → 翼突管神経	・翼口蓋神経節	・眼窩枝 ・後外側鼻枝 ・鼻口蓋神経 ・口蓋神経	・分泌腺 　－篩骨洞の後部 　－鼻甲介 　－口蓋前部 　－硬口蓋，軟口蓋
	2. 鼓索神経 → 舌神経	・顎下神経節	・腺枝	・顎下腺 ・舌下腺
・下唾液核	・舌咽神経 → 鼓室神経 → 小錐体神経	・耳神経節	・耳介側頭神経［三叉神経第3枝］	・耳下腺
・迷走神経背側核	・迷走神経	・器官近傍の神経節	・器官に分布する細線維（個別に命名されていない）	・胸部・腹部内臓

→：連続することを示す

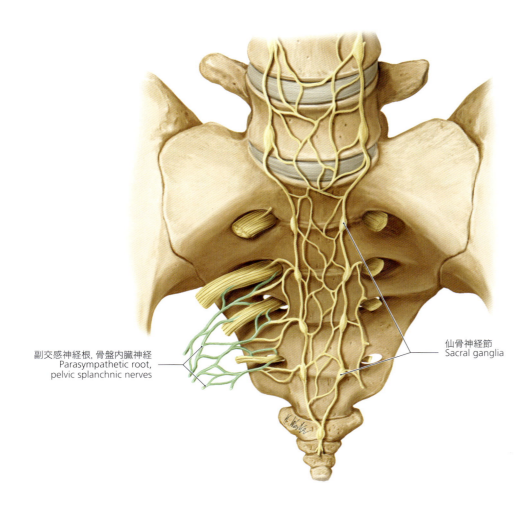

C 概観：副交感神経系（腰仙骨部）

左結腸曲および骨盤内臓付近の腸の一部は，副交感神経系の仙骨部によって支配される．遠心性線維は第2-4仙骨神経[S2-S4]の前根として前仙骨孔から骨盤内にあらわれる．これらの線維は集まって骨盤内臓神経になる．それらは交感神経線維と混ざり合い，器官内あるいは近傍の神経節にシナプスを形成する．

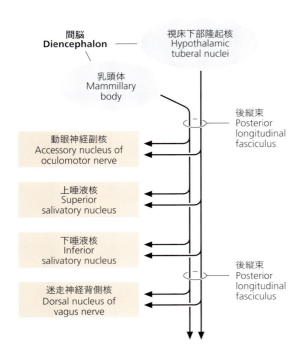

D 後縦束との連絡

食事中に唾液分泌が増加するのは，副交感神経系により唾液腺が刺激されるからである．さまざまな腺に対して調和のとれた刺激を生み出すためには，脳幹の副交感神経核は高位中枢（隆起核，乳頭体）からの興奮性インパルスを必要とする．副交感神経核は，その刺激を受け唾液の分泌を増加させる．後縦束は高位中枢と副交感神経核を結ぶ経路である．神経束には副交感神経核を調整する線維のほかに，図では示していないほかの線維系も含まれる．

3.4 自律神経系：痛覚の伝導
Autonomic Nervous System: Pain Conduction

A 交感神経系と副交感神経系を介して内臓から伝わる求心性痛覚（Jänig による）

a 交感神経痛覚線維，**b** 副交感神経痛覚線維．

元来，交感神経系と副交感神経系は内臓へ遠心性線維だけを送ると考えられていた．しかし，最近の研究により両方の系が求心性侵害受容（痛覚）線維も送り（緑色で示す），それらの多くは内臓の遠心性線維（紫色で示す）と平行に走行することが明らかにされた．これらの線維の多くは（全身の求心性痛覚神経の 5％しかない），通常は不活動であるが，例えば器官の病変に反応して活動的になる．

a 内臓からの痛み（内臓痛）を伝導（侵害受容）する線維は，内臓神経を経て交感神経節に至り，白交通枝を通って脊髄神経に達する．これらのニューロンの細胞体は脊髄神経節に局在する．脊髄神経からこれらのニューロンは，後根を通り抜け脊髄の後角へ向かう．後角においてそれらは上行性の痛覚路に伝えられる．あるいはまた，介在ニューロンによって反射弓が形成される（**Bb** 参照）．

Note 遠心系とは異なり，交感神経系と副交感神経系の求心性侵害受容線維は末梢の神経節においてシナプス結合しない．

b 脳幹の副交感神経系において痛みを伝導する偽単極性ニューロンは，迷走神経［脳神経 X］の下神経節あるいは上神経節に局在する．仙髄副交感神経系の場合は，第 2-4 仙骨神経［S2-S4］の脊髄神経節に存在する．それらの神経は副交感神経の遠心性線維と平行に走行し，中枢において痛覚伝達系に連結する．

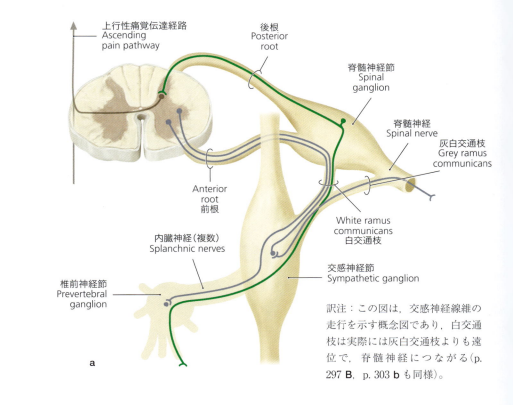

訳注：この図は，交感神経線維の走行を示す概念図であり，白交通枝は実際には灰白交通枝よりも遠位で，脊髄神経につながる（p. 297 B，p. 303 b も同様）．

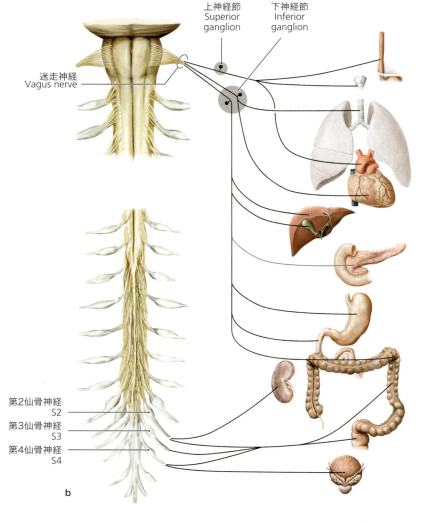

302

神経解剖　3. 自律神経系

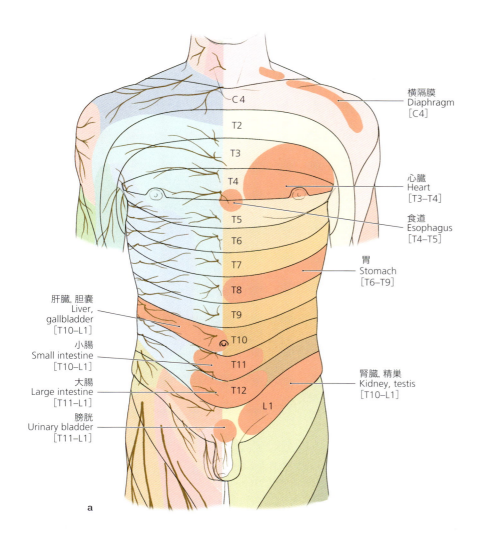

B　内臓皮膚反射弓とヘッド帯

　内臓からの求心性痛覚線維（内臓痛）と皮膚からの求心性痛覚線維（皮膚痛）は，脊髄後角の同じ広作動域ニューロンに終わると考えられている．この臓性および体性求心性線維の混合によって（b 参照），痛覚の発生した場所と痛みを感じる場所が厳密には一致しなくなる．大脳皮質は例えば，胃からの痛みの刺激を腹壁からのものと認識する．このような現象は関連痛（referred pain）と呼ばれる．特定の内臓からの痛覚刺激は常に同じ一定の皮膚領域に投射されるため，このような痛覚投射はそのつど，異常のある器官を特定するのに役立つ．特定の器官が痛覚刺激を投射する皮膚領域は，発見者の英国の神経学者，Sir Henry Head の名を取って，ヘッド帯と呼ばれる．図ではヘッド帯のコアな部分が示されているが，痛みは広がりやすい特徴をもつため，しばしば隣のデルマトームとオーバーラップしうる（図を参照）．この解説モデルは，皮膚で痛みとして知覚される刺激に関する末梢神経系の処理のみを考慮している．例えば，逆になぜ体性痛が内臓痛として知覚されないのかは不明である．総合して言えば，痛みの問題は非常に複雑で，末梢神経のほかに中枢神経による処理についても考慮する必要がある（p. 450 A 参照）．

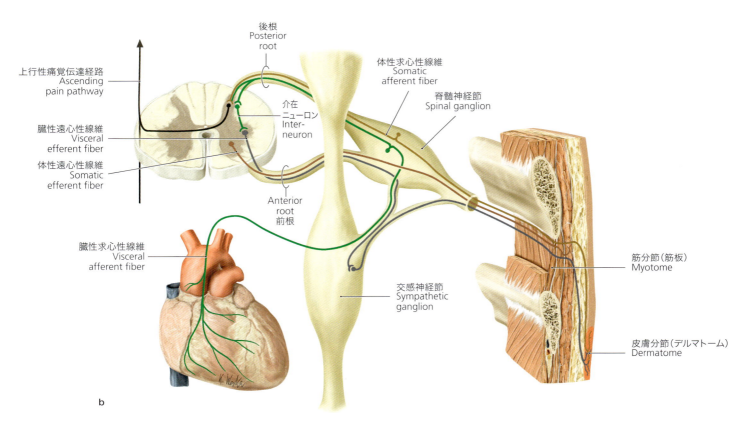

303

3.5 腸管神経系
Enteric Nervous System

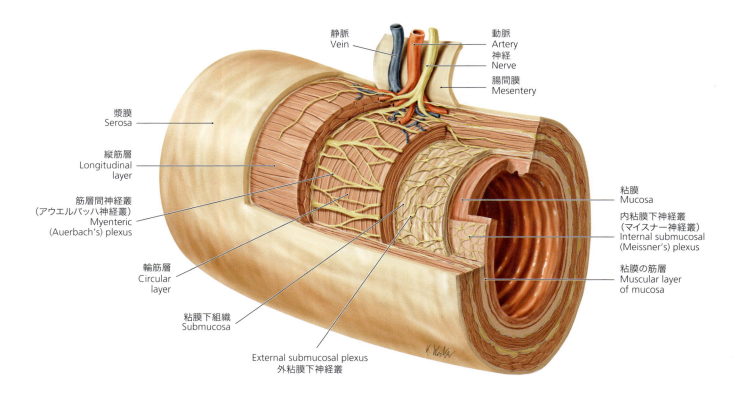

A　小腸の腸管神経系

腸管神経系は，消化管の壁において相互に連結し，顕微鏡によって見える神経節を形成するニューロンの小群からなる腸管固有の神経系である．その主な2つのものは，筋層間神経叢（アウエルバッハ Auerbach）（縦走筋線維と輪走筋線維の間に局在する）と粘膜下神経叢（粘膜下組織に局在する）であり，粘膜下神経叢は外粘膜下神経叢（シャバダッシュ Schabadasch）と内粘膜下神経叢（マイスナー Meissner）に細分される（腸管神経系の微細な層構造の詳細は組織学の教科書を参照）．ニューロンのこれらのネットワークによって自律反射路が作られる．原則的にそれらは，外的な神経支配がなくても機能することができるが，それらの活動は交感神経系と副交感神経系によって顕著な調節を受ける．腸管神経系によって影響を受ける活動は，腸管の運動性，消化管への分泌および腸管内局所血流である．

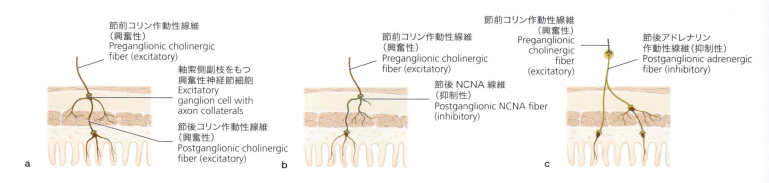

B　自律神経系による腸内神経支配の調節

副交感神経系（安静と消化）は一般的に消化管の活動を促進するが（分泌，運動性），それは抑制効果も生み出すと考えられる．
a 興奮性コリン作動性の副交感神経節前線維は，腸管の運動を促進する興奮性コリン作動性ニューロンに終わる（吸収を促進するための腸内容物の攪拌）．
b 抑制性副交感神経線維は，非コリン作動性，非アドレナリン作動性伝達物質 noncholinergic, nonadrenergic transmitter（NCNA 伝達物質）を使用する抑制性神経節細胞とシナプス結合する．これらの NCNA 伝達物質は，通常腸管の運動性を抑制する神経ペプチドである．
c 交感神経線維は腸壁の筋層には豊富ではない．節後アドレナリン作動性線維は神経叢の運動および分泌ニューロンを抑制する．

自律神経による腸管の神経支配の臨床的な重要性について，以下に説明する．
・ショック状態では，腸の血管は収縮し腸の粘膜は酸素不足に陥る．これは上皮バリアの破壊を引き起こし，そのため腸管からの微生物の侵入を招く．これはショックにより多臓器不全を起こす重要なメカニズムである．
・消化管の外科的操作を伴う腸の手術により，腸管の運動の停止（腸弛緩 intestinal atony）を起こすことがある．
・薬物治療（特に麻薬）は腸管の運動を抑制し，便秘を引き起こす．

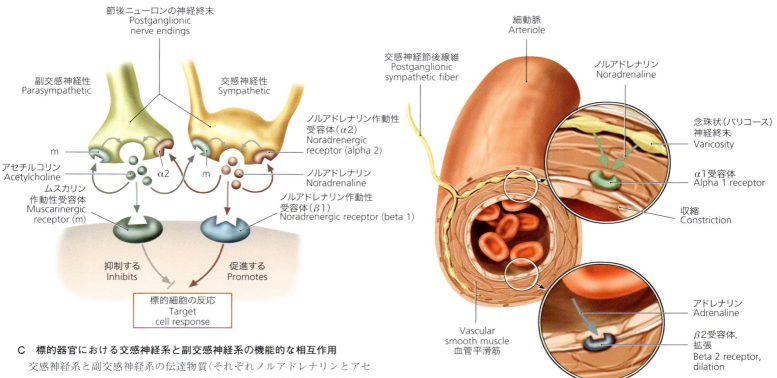

C 標的器官における交感神経系と副交感神経系の機能的な相互作用

交感神経系と副交感神経系の伝達物質（それぞれノルアドレナリンとアセチルコリン）は，シナプスにおいて標的器官と（副）交感神経終末の両方に作用する．標的組織（β1受容体，青色で示す）と神経終末自体（α2受容体，ピンク色で示す）のノルアドレナリン作動性受容体は，2つの方法で標的細胞の反応を調節する．β1受容体へのノルアドレナリンの結合は心臓組織の細胞反応を直接促進する．シナプス後神経終末における α2受容体へのノルアドレナリンの結合は，ポジティブおよびネガティブフィードバックループを介して，その後の神経伝達物質の放出を制御する．ムスカリン作動性受容体（m，緑色で示す）は，アセチルコリンの結合により同じ反応を起こす．したがって自律神経系の神経伝達物質は，多面的なコントロール機構により自己および相互の制御を行うことができる．

D 動脈に対する交感神経系の作用

交感神経系の重要な機能の1つは細動脈の内径を調節することである（血圧の調節）．交感神経線維が細動脈の中膜にノルアドレナリンを放出すると，α1受容体は血管平滑筋の収縮を起こし，血圧を上昇させる．もう一方で，血中のアドレナリンは，同じ平滑筋細胞の細胞膜における β2受容体に作用し，血管拡張とそれに伴う血圧の低下を誘導する．

Note 副交感神経線維は血管に終わっていない．

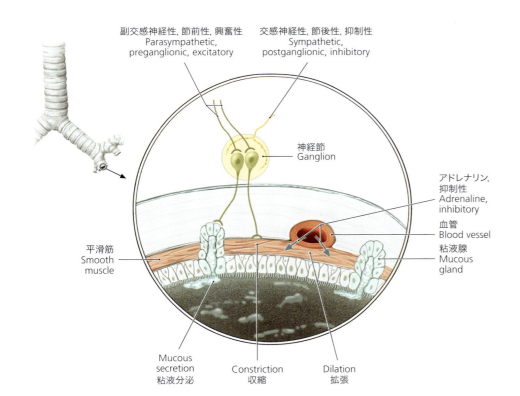

E 気管と気管支の自律神経支配

局所の神経節における副交感神経の刺激は，気管支腺からの分泌と気管支内腔の狭窄を促進する．このため，気管支鏡検査 bronchoscopy をする際には副交感神経支配をブロックする薬物（アトロピン atropine）を注射し，粘膜の分泌物が気管支の粘膜を覆って見えにくくならないようにする．同様に，交感神経の刺激によっても気管支の分泌物を減少させることができる．血流からのアドレナリンは，β2受容体に作用して気管支拡張 bronchodilation を引き起こす．この効果は，重症の喘息発作の治療に用いられる．

4.1 原位置での脳と髄膜
Brain and Meninges *in situ*

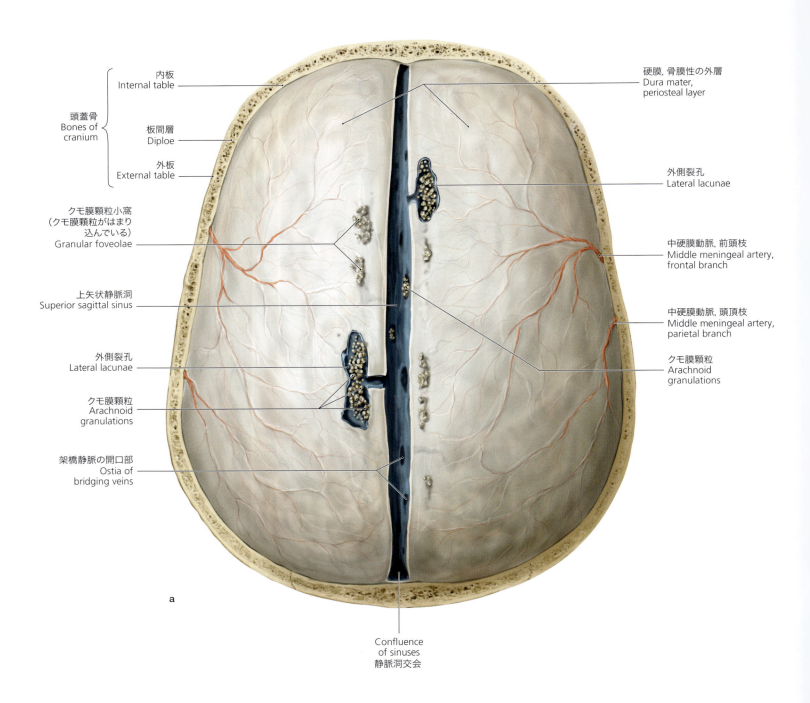

A　原位置での脳の髄膜
頭蓋冠を外して上方から見る.
a 頭蓋冠を外し，硬膜内の上矢状静脈洞およびそれに付随する外側裂孔を開いてある．b クモ膜を残して硬膜のみを除去した左半球，および硬膜とクモ膜を除去した右半球．

a 頭蓋冠を外してあるため，脳の髄膜の最外層の脳硬膜がみられる．脳硬膜は機械的な強度を付与する強靭なコラーゲン線維量が多いためほぼ不透明である．その表面に，硬膜の外を走る中硬膜動脈の分枝がみられる．これらは，頭蓋骨の内面に溝(中硬膜動脈溝)を形成しており，中硬膜動脈は硬膜と頭蓋骨の間を走ることを示している．このことは，頭蓋骨の骨折などにより中硬膜動脈が損傷を受けた時の出血(急性硬膜外血腫)の局在や広がりを理解するうえで重要である．
訳注：急性硬膜下血腫は頭蓋骨と硬膜の間を広がる．両者の間の弱い接着のため，血腫は徐々に広がり，受傷直後は症状が出ないことがある．

大部分の脳硬膜は頭蓋骨の骨膜と密着し，構造的にも機能的にも 1 枚のシートを形成しているが，時に，両者を区別し，各々，脳硬膜の骨膜層(この図に示している)，およびその下に存在する髄膜層(この図には示されていない)と呼ばれることがある(p. 311 C 参照)(訳注：硬膜静脈洞は両者の間に存在している)．中央に脳の血液を導出する太い静脈洞血管である上矢状静脈洞が見え(p. 382 以降参照)，そこにつながる外側裂孔が示されている．この図では，上矢状静脈洞全長が開かれている．

神経解剖　4. 脳と脊髄の髄膜

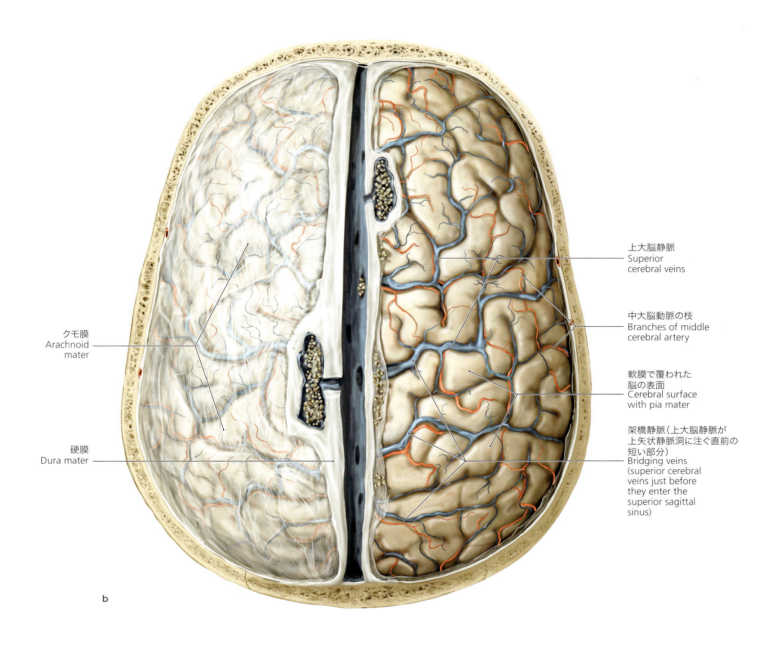

上大脳静脈
Superior cerebral veins

中大脳動脈の枝
Branches of middle cerebral artery

軟膜で覆われた脳の表面
Cerebral surface with pia mater

架橋静脈(上大脳静脈が上矢状静脈洞に注ぐ直前の短い部分)
Bridging veins (superior cerebral veins just before they enter the superior sagittal sinus)

クモ膜
Arachnoid mater

硬膜
Dura mater

b

bは硬膜除去後のクモ膜と軟膜である．

この図の左半球ではクモ膜が残されているのに対して，右側ではクモ膜が取り除かれ，薄い脳軟膜で覆われた右半球が見えている．軟膜はクモ膜と異なり，脳実質に密着し，脳溝の深部にも達している．クモ膜と軟膜の間の空間で，脳脊髄液で満たされている腔はクモ膜下腔とよばれる．図の左側ではクモ膜下腔は開放されていないが，右側では開放されている．クモ膜下腔には，太い脳動脈に加えて浅大脳静脈が存在する．これらの静脈の血液の多くは架橋静脈を介して上矢状静脈洞に注いでいる．上矢状静脈洞と外側裂孔内にはクモ膜顆粒(パッキオーニ顆粒，クモ膜絨毛)がみられる．これらは脳脊髄液の再吸収のための重要な構造である．

訳注：近年の研究では，この機能については疑問視されている．

Note 髄膜は，神経管ではなく，神経管周囲の胚性結合組織(間葉組織)から発生する．したがって，髄膜はその呼称が暗示するような脳組織から派生する構造物ではない．むしろ，脳組織と髄膜組織(軟膜)は，神経管に由来するグリア細胞(星状細胞)が形成する脳表のグリア境界膜によって明瞭に区分されている．

4.2 髄膜，硬膜の中隔（仕切り構造）
Meninges and Dural Septa

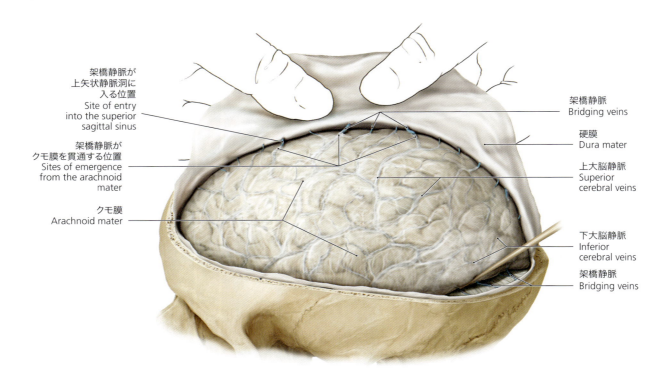

A　原位置の脳，硬膜をクモ膜から部分的に剥離してある
左上方から見る．

クモ膜と軟膜を脳表面に残したまま，硬膜だけを切開し上方に反転している．クモ膜は薄いため，クモ膜下腔に存在する血管が透けて見える（C 参照）．この段階まで解剖が進むと，脳脊髄液はすでに漏出しているためクモ膜下腔はしぼんでいる．脳表面を走る静脈は，静脈洞に入るすぐ手前で，クモ膜下腔を離れ，短い区間を，クモ膜の内皮様細胞層と硬膜の髄膜性の内層との間を走り，上矢状静脈洞に達する．脳の静脈のこの部分は，架橋静脈と呼ばれる（C 参照）．架橋静脈の一部，特に下大脳静脈は横静脈洞に開く．
架橋静脈が傷害されると硬膜下出血が起こる（pp. 311, 390 A 参照）．

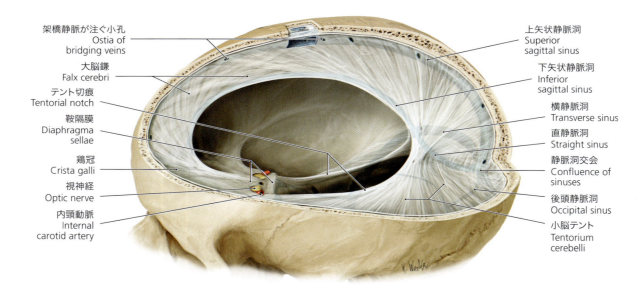

B　硬膜の中隔（仕切り構造）
左斜め前方から見る．

硬膜による仕切り構造を見るため，頭蓋腔から脳を取り除いてある．
大脳鎌は，線維性のシート状構造で篩骨の鶏冠から起こり左右の大脳半球を隔てる．頭蓋冠への付着部では幅が広くなり，中に上矢状静脈洞がある．
このほかの仕切り構造としては小脳テントと小脳鎌（ここでは示していない）がある．小脳テントは終脳と小脳の間の溝にはまり込むように扇形に広がっている．一方，小脳鎌は小脳の左右の半球を隔てており，その基部には後頭静脈洞が通っている．
硬膜性の仕切りは硬い構造であるため，軟らかい脳の一部が仕切り構造の自由縁を越えて脱出することがある（脳ヘルニア）（D 参照）．
脳幹は，テント切痕と呼ばれる小脳テントの切れ込みの部分を通る．

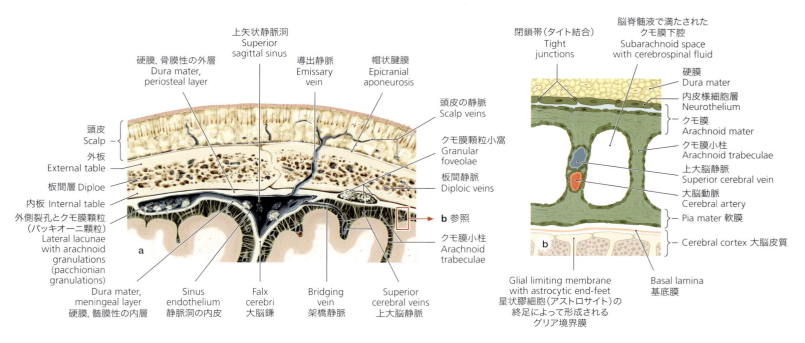

C 髄膜と頭蓋冠との関係

a 頭頂部分を通る冠状断(前頭断),前面.

硬膜の骨膜性の外層と頭蓋冠の骨膜は癒合して一体となっている(硬膜の骨膜性の外層).いずれの層も丈夫な線維性の網状構造からなる.硬膜は,ところどころで脳の溝の間に入り込んで仕切りを形成するが,この図に示す頭頂部では,大脳鎌を構成している(ほかの仕切り構造については B 参照).

脳の血液を還流する主な経路である硬膜静脈洞(例えば,上矢状静脈洞)は,硬膜の中,髄膜性の内層と骨膜性の外層の間に存在している.静脈洞の壁は硬膜と血管内皮からなる.

クモ膜顆粒はクモ膜下腔から上矢状静脈洞に突出している.クモ膜顆粒は,脳脊髄液が静脈系に再吸収される時の通路となる(詳細については p. 314 以降を参照).クモ膜顆粒は頭蓋骨の内板にくぼみを形成することもある(クモ膜顆粒小窩, p. 18 参照).

b 軟膜とクモ膜の関係を示す模式図.

軟膜とクモ膜の間にはクモ膜下腔が存在する.この腔は,クモ膜と軟膜の間に張るクモ膜小柱によって分割されている.

クモ膜は,硬膜との境の部分で扁平な細胞で覆われている.これらの細胞(内皮様細胞層)は,ほかの髄膜の細胞とは異なり,互いに"閉鎖帯(タイト結合)"でつながっており,脳脊髄液と血液間の拡散障壁(血液脳脊髄液関門)を形成している(p. 317 参照).

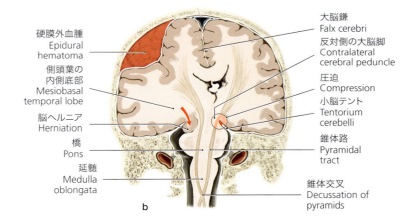

D 硬膜の自由縁を越えて脳ヘルニア brain herniation の起こりやすい部位

冠状断(前頭断),前面.

頭蓋腔は小脳テントによってテント上とテント下の2つの腔に分けられる.終脳はテント上にあり,小脳はテント下にある(**a**).大脳鎌や小脳テントは強靱なコラーゲン線維性の結合組織である硬膜で形成されており,頭蓋内の固い仕切り構造となっている.そのため,頭蓋腔内で血腫や腫瘍などの占拠性病変あるいは脳自体に浮腫が起こると,脳組織が押されて変位し,ついには脳の一部が仕切り構造(硬膜の髄膜層が二重になっている)の自由縁を越えて脱出する(脳ヘルニア)場合がある.

a 軸性のヘルニア:このタイプのヘルニアは,通常,脳全体の浮腫によって起こる.対称性のヘルニアで,両側の大脳の側頭葉の中部および下部がテント切痕を越えて下方に脱出するため,中脳の上部が圧迫される(両側性鉤ヘルニア).脳圧の亢進が持続すると,小脳扁桃が大後頭孔を通って押し出され,脳幹下部が圧迫される(小脳扁桃ヘルニアあるいは大後頭孔ヘルニア).脳幹下部には呼吸と循環の中枢が存在するため,このヘルニアが起こると致命的になる.血管も圧迫されて血流が止まるため,脳幹の梗塞も起こる.

b 側方のヘルニア:このタイプのヘルニアは,図に示すように,片側性の頭蓋内占拠性病変(例えば,脳腫瘍や硬膜外血腫などの頭蓋内血腫)によって起こる.片側の大脳脚への圧迫によって,通常反対側に片麻痺が起こる.時に,脱出した側頭葉の内側底部によって反対側の大脳脚が小脳テントの縁に押しつけられることがある.これは,錐体交叉より上位で錐体路を傷害し,傷害とは反対側に片麻痺を引き起こす.

4.3 脳と脊髄の髄膜
Meninges of Brain and Spinal Cord

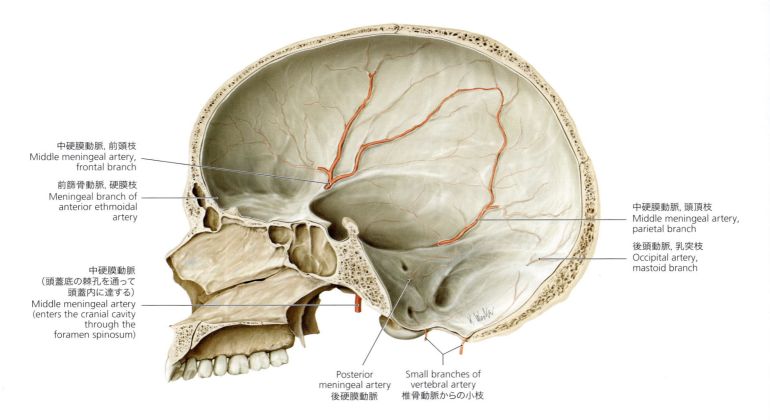

A 硬膜への血液供給

頭蓋の正中断，左側面．

硬膜と硬膜に分布する動脈を示す．中硬膜動脈の枝の一部を剖出してある．硬膜の大部分は顎動脈（外頸動脈の終枝）の枝である中硬膜動脈を介して血液の供給を受けている．この図で示しているほかの動脈の枝は，臨床的にあまり問題となることはない．中硬膜動脈の最も重要な機能は，硬膜そのものに血液を供給することではなく（名称からはそのように思われるが），頭蓋冠を構成する骨に血液を供給することである．頭部の外傷によって中硬膜動脈が傷害されると，致命的な状況になることがある（硬膜外血腫：**C** および pp. 309, 390 参照）．

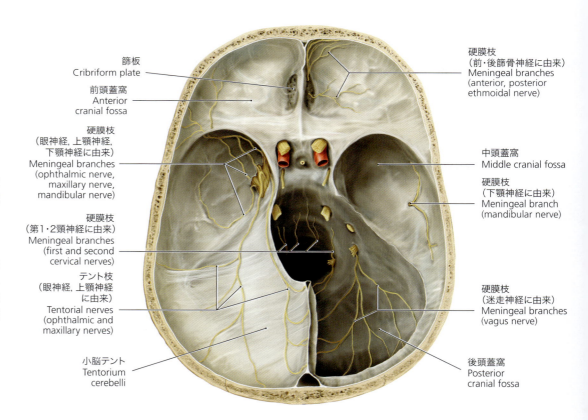

B 頭蓋腔内の硬膜の神経支配

（von Lanz and Wachsmuth による）

内頭蓋底，上面．

右側の小脳テントは取り除いてある．

頭蓋腔内の硬膜には，三叉神経の主な3つの枝（眼神経，上顎神経，下顎神経）すべてから起こる硬膜枝，さらに迷走神経や第1・2頸神経の硬膜枝も分布する．髄膜炎 meningitis によってこれらの神経が刺激を受けると，頭痛や項部硬直（受動的に頭部を前屈した場合，刺激を受けている髄膜の緊張を下げるため，項部の筋が異常な緊張や収縮を起こし，屈曲できない状態）が起こる．脳そのものは痛みを感じない．

神経解剖　4. 脳と脊髄の髄膜

C　髄膜と腔

頭蓋冠，横断面（模式図）．

頭蓋骨と髄膜および髄膜どうしの間には，通常の状態で存在する1つの腔に加えて，病的な状態でのみあらわれる潜在的な2つの腔が存在する．

- 硬膜上腔：通常の状態の脳髄膜には存在しない〔通常の状態で存在する脊髄の硬膜上腔（硬膜外腔）を示すEと比較すること〕．この腔は中硬膜動脈やその枝からの出血（動脈性の出血）によって生じる．漏出した血液によって硬膜（脳硬膜）と頭蓋骨との間が剥離され，硬膜（脳硬膜）と頭蓋骨内板の間に硬膜上腔が形成される（硬膜外血腫，p. 390参照）．
- 硬膜下腔：架橋静脈からの出血によって硬膜（脳硬膜）の髄膜性の内層とクモ膜の外層との間に生じる（硬膜下血腫，p. 390参照）．クモ膜の最外層に存在する細胞（内皮様細胞）は互いにタイト結合によって結合し，組織的な障壁（血液脳脊髄液関門）を形成している．
- クモ膜下腔：通常の状態でクモ膜の下に存在する．脳脊髄液で満たされており，脳の表面を走る多くの動脈や静脈も存在する．この腔への出血（クモ膜下出血）は，脳底部の動脈の動脈瘤（動脈に生じた異常なこぶ）の破裂によって起こる動脈性出血の場合が多い（p. 390参照）．

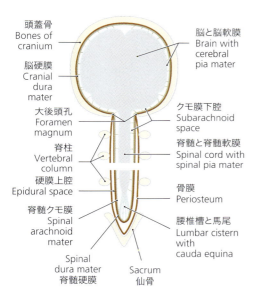

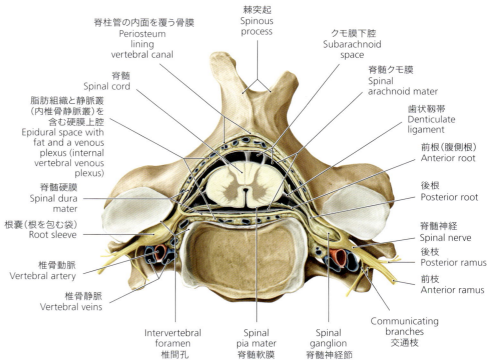

D　頭蓋腔および脊柱管内の髄膜

頭蓋腔では脳硬膜と骨膜は分離不可能な構造単位となっているが，大孔から始まる脊柱管では，脊髄硬膜と脊椎骨膜は分離している．これは，脊柱が動くためには，脊椎の骨膜が硬膜（脊髄硬膜）に対して可動性を保つ必要があるという機能的な要請に基づいている．両者の間に，硬膜上腔（硬膜外腔）が存在することによって，可動性が保たれる．硬膜上腔（硬膜外腔）は，脊柱管内にのみ存在し，脂肪組織や静脈叢を含む（E参照）．この腔は硬膜外麻酔薬が注入される部位であり，臨床的に重要である．

E　脊髄と脊髄髄膜の横断面

脊柱管内では硬膜と骨膜が分離し，間に生理的な空間である硬膜上腔が存在している．硬膜上腔は脂肪や静脈叢で満たされているため，脊柱の動きによって脊髄の位置が変化した場合の「圧力緩衝材」として働く．

脊髄神経の前根と後根は硬膜（脊髄硬膜）の袋（硬膜包）の中を走行する．硬膜包の下部では，脊髄本体はなくなり，神経根の束である馬尾を形成する（ここでは示していない）．前根と後根は，硬膜が椎間孔に向かって伸び出した袖のような筒の中を進み，椎間孔で合流し脊髄神経となって硬膜（脊髄硬膜）の袋から出る（訳注：硬膜は神経上膜に移行する）．後根に付属する脊髄神経節はこの合流部のすぐ近位側に位置している．

脊髄の軟膜は，脳の軟膜と同じように脊髄を直接包んでいる．歯状靱帯は脊髄の軟膜に由来する結合組織性の三角形の膜で，脊髄の側面から冠状面（前頭面）に平行に張り出し硬膜（脊髄硬膜）に達している．

5.1 脳室系の全体像
Ventricular System, Overview

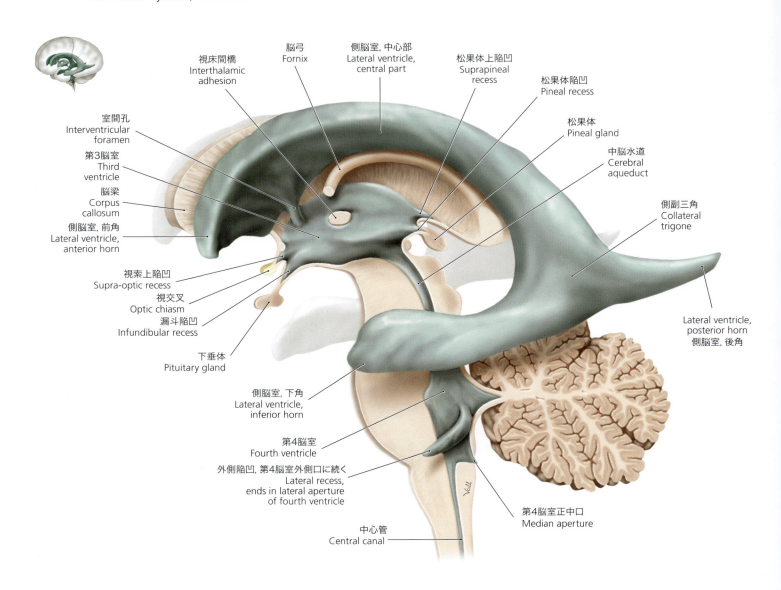

A 脳室系の全体像と隣接する構造
左側面．

脳における脳室系および脊髄における中心管は，神経管の空洞から発生する．位置的に，これらは内髄液腔を形成している．脳室の複雑な形は脳胞の発生に由来する．脳室や中心管は特化した上皮，すなわち上衣細胞（p. 317 D 参照）によって覆われており，この上衣細胞は脳室内の脳脊髄液と周囲の脳組織の直接接触を防いでいる．

- 2 つの側脳室．どちらも室間孔によって次の第 3 脳室に続く．
- 第 3 脳室．後方で中脳水道を介して第 4 脳室に続く．
- 第 4 脳室．クモ膜下腔に連絡する（B 参照）．

脳室のうち最も大きいのは左右の側脳室で，それぞれ前角，中心部，下角，後角からなる．脳室系の各部位は脳の部位に対応している．すなわち，側脳室の前角は終脳の前頭葉に，下角は側頭葉に，後角は後頭葉に，第 3 脳室は間脳に，中脳水道は中脳に，第 4 脳室は菱脳（橋，延髄）にそれぞれ対応している．脳室系の解剖学的位置関係については，冠状断面（前頭断面）や水平断面においても理解することができる（p. 420 以降および p. 432 以降を参照）．

脳脊髄液は主に脈絡叢で産生される．脈絡叢は血管網を含む組織で，4 つの脳室のいずれにも存在する（p. 315 参照）．脳脊髄液は脳室の壁を覆う上衣細胞でも産生される．脳の萎縮を起こすアルツハイマー病や，脳室内に脳脊髄液が貯留する内水頭症 internal hydrocephalus などの疾患は，脳室の異常な拡大が特徴であり，脳の断層像で脳室の大きさを計測することによって診断される．

本項では脳室系とそれに隣接する構造について解説する．「5.2 脳脊髄液の循環とクモ膜下槽」では脳脊髄液の産生から再吸収までの経路をたどる．「5.3 脳室周囲器官群と脳における組織関門」では，上衣細胞の特殊な働き，脳室周囲器官，脳における生理的な組織障壁（関門）について解説する．

神経解剖　5. 脳室系と脳脊髄液

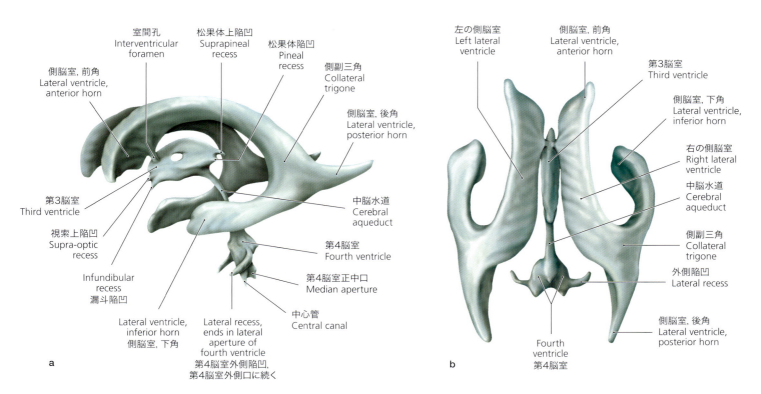

B　脳室系の鋳型標本

左側面(a)と上面(b).

脳室間の連絡を示す鋳型標本.

両側の側脳室はそれぞれ室間孔を介して第3脳室に続く. 第3脳室は中脳水道を介して菱脳内にある第4脳室に続く. 脳室は全体で約30 mLの容量があるのに対し, クモ膜下腔の容量は約120 mLである.

Note　第4脳室にある3つの開口部〔1対の外側口(ルシュカ孔 foramina of Luschka)と無対の正中口(マジャンディ孔 foramen of Magendie)〕に注意すること. 脳脊髄液は, これらの開口部を通って深部の脳室系から脳表面のクモ膜下腔に流れる.

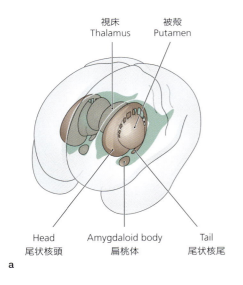

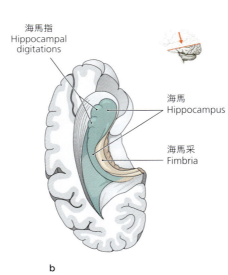

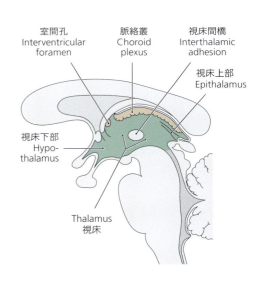

C　側脳室に隣接する主な構造

a 脳を左側上方から見る.
b 左側の側脳室の下角. 側頭葉の一部を取り除いてある.

a 側脳室の壁は以下の構造からなる.
・尾状核(側脳室の前角の前外側壁).
・視床(側脳室の前角の後外側壁).
・被殻. 側脳室の外側に位置しており, 側脳室に面していない.
b 海馬(p. 333参照)は側脳室下角の前方の底部に認められる. 海馬の前部(海馬足)には隆起している海馬指が認められる.

D　第3脳室の側壁

正中断, 左方から見る.

第3脳室の側壁は, 間脳の視床上部, 視床, 視床下部によって構成される. 両側の視床から内側に盛り上がる隆起は, 互いに癒合し視床間橋を形成する. しかしながら, この部位を通じての左右の機能的または解剖学的なつながりはないことから, 左右を結ぶ交連線維の神経路とは考えられていない.

5.2 脳脊髄液の循環とクモ膜下槽
Cerebrospinal Fluid, Circulation and Subarachnoid Cisterns

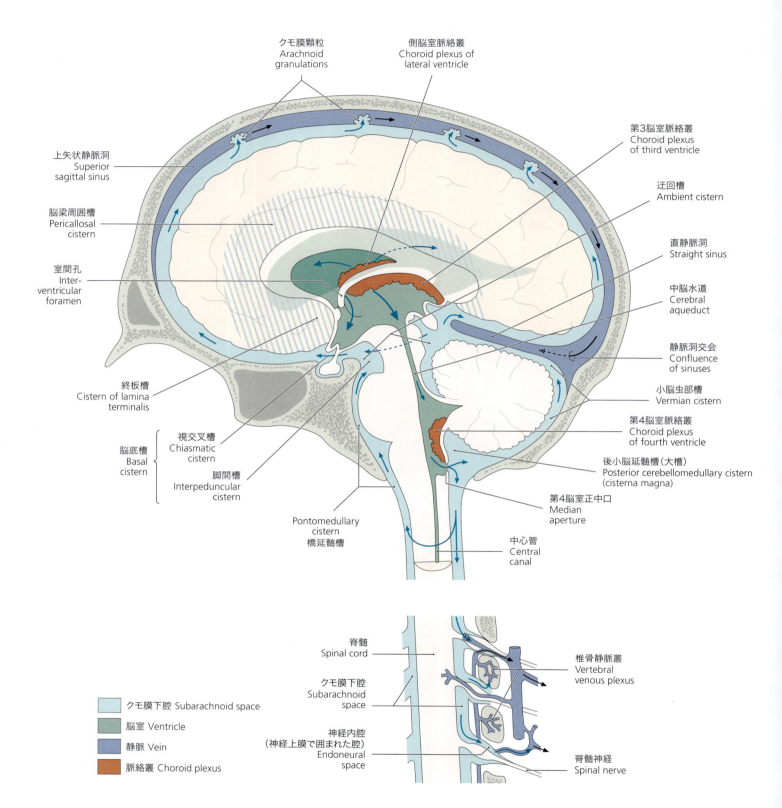

A 脳脊髄液の循環とクモ膜下槽

脳脊髄液 cerebrospinal fluid (CSF) は，すべての脳室に存在する脈絡叢で産生・分泌され，脳室を灌流した後，第4脳室の正中口および1対の外側口（ここでは示していない．p. 312 参照）を通ってクモ膜下腔に出る．クモ膜下腔には，部分的に広がっている場所があり，クモ膜下槽と呼ばれる．

脳脊髄液は，クモ膜下腔からクモ膜顆粒（パッキオーニ顆粒，側副路）を経由するか，もしくは脊髄神経の枝に沿って静脈叢もしくはリンパ系に排導される（主要排導路）．最近の研究によると脳脊髄液の毛細血管や脳表面の脳静脈（ここでは示していない）への灌流が議論されている．脳室系とクモ膜下腔全体で約 150 mL の脳脊髄液が存在しているとされる（そのうち 20% は脳室系，80% はクモ膜下腔にある）．脳脊髄液は 1 日 2〜4 回，完全に入れ替わっていることから，1 日約 500 mL の脳脊髄液が産生されていることになる．したがって，脳脊髄液の流れが妨げられると頭蓋内圧が亢進する（p. 317 **E** 参照）．

神経解剖　5. 脳室系と脳脊髄液

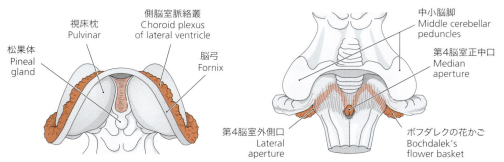

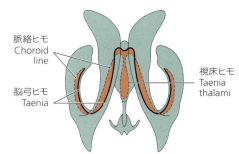

B　側脳室内の脈絡叢

視床，後面．周囲の脳組織を取り除いて脳室の床を示している．

冠状断面（前頭断面）で見ると，脈絡叢は脳室の壁と1か所だけでつながっており（脈絡ヒモ，D参照），そのほかの大部分は脳室内で自由に浮遊している．

C　第4脳室の脈絡叢

小脳を取り除いて，菱形窩を部分的に開いてある．後面．

脈絡叢は第4脳室の天井に付着し，第4脳室外側口に向かって伸びている．脈絡叢の外側の自由端は，第4脳室外側口からクモ膜下腔に突出している（"ボフダレクの花かご Bochdalek's flower basket"）．

D　脈絡叢のヒモ

脳室系，底面．

脈絡叢は血管ループが上衣細胞層に入り込むことによって形成され，脳室の壁にしっかりと付着している（F参照）．脈絡叢組織をピンセットで剥がすと，脈絡ヒモと呼ばれる，付着していた線状の構造が脳室壁に残る．

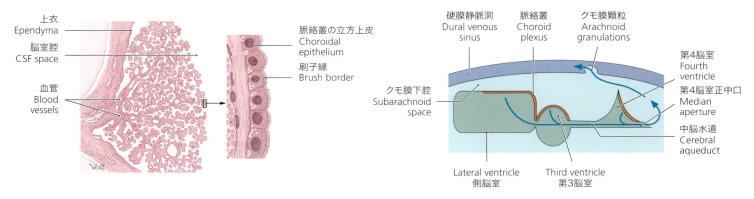

E　脈絡叢の組織像および脈絡叢上皮の強拡大像（Kahle による）

脈絡叢は，脳室の壁が内腔側へ突出して形成されたものである．表面がヒダ状に何層にも折りたたまれていることから，よくカリフラワーにたとえられる．脈絡叢の上皮は単層立方上皮で，細胞の先端側には刷子縁がよく発達しており，表面積が大きくなっている．

F　脳脊髄液循環の模式図

前述したように，脳脊髄液はすべての脳室に存在する脈絡叢で産生・分泌され，脳室を灌流した後，第4脳室正中口および1対の外側口（ここでは示していない）を通ってクモ膜下腔に出る．脳脊髄液の大部分はクモ膜下腔から神経出口を経由して体循環（リンパ管，静脈血）に入る．

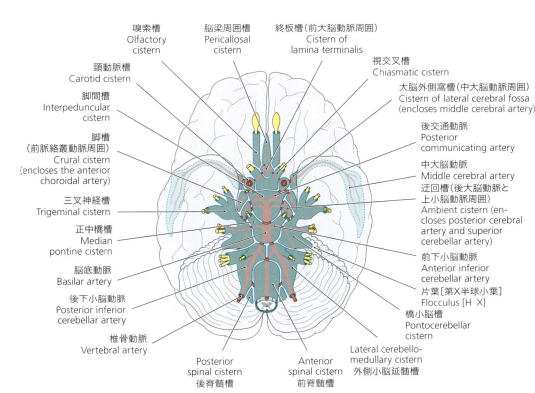

G　クモ膜下槽（Rauber, Kopsch による）

底面．

脳脊髄液で満たされたクモ膜下腔が広くなっている部位を総称して，クモ膜下槽と呼ぶ．クモ膜下槽は脳神経の基部や脳底の動脈の周囲に存在している（静脈系は示していない）．動脈からの出血が起こると，血液はクモ膜下腔に出て脳脊髄液に混ざる（クモ膜下出血）．この原因としては，頭蓋内の動脈瘤の破裂が多い（脳脊髄液の採取法については p.317 参照）．

5.3 脳室周囲器官群と脳における組織関門
Circumventricular Organs and Tissue Barriers in Brain

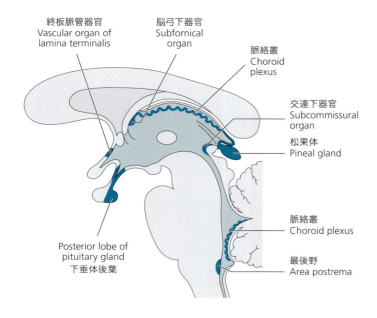

A　脳室周囲器官群の位置

正中断，左側面．
脳室周囲器官群としては以下のものが挙げられる．
- 下垂体後葉（p. 350 参照）
- 脈絡叢（p. 315 参照）
- 松果体（p. 353 D 参照）
- 終板脈管器官，脳弓下器官，交連下器官，最後野（**B** 参照）

脳室周囲器官群あるいは上衣細胞器官と呼ばれる部位は，いずれも特殊化した上衣細胞で構成されており，脳室とクモ膜下腔との間の正中部に存在する（脈絡叢を除く．ただし，脈絡叢は正中部の無対の原基から発生する）．さらに，血液脳関門が存在しないという共通の特徴がある（**C** と **D** 参照：交連下器官を除く）．

B　まとめ：脳室周囲器官群について

下に挙げた 4 つの部位以外に，下垂体後葉，脈絡叢，松果体が脳室周囲器官群に含まれる．

器官	部位	機能
終板脈管器官 vascular organ of lamina terminalis（VOLT）	第3脳室吻側端壁（終板）にある血管ループ．ヒトでは痕跡的である．	ホルモン（ソマトスタチン，モチリン）の分泌．アンジオテンシンⅡ（神経内分泌の媒介役）に感受性のある細胞を含む．
脳弓下器官 subfornical organ（SFO）	両側の室間孔の間で脳弓の下に存在する有窓の毛細血管からなる．	神経終末からソマトスタチンを分泌．アンジオテンシンⅡに感受性のある細胞を含む．体液のバランスを保つための中心的役割を果たす渇中枢．
交連下器官 subcommissural organ（SCO）	第3脳室と中脳水道の移行部で後交連に隣接する．	脳室内に糖タンパク質類を分泌する．分泌物は"ライスネルの糸 Reissner fiber"と呼ばれる索状物となって脳室を下行し，脊髄中心管に至る．血液脳関門は存在する．機能は完全にはわかっていない．
最後野 area postrema（AP）	菱形窩の尾側端に位置する1対の部位．血管が豊富に存在する．	嘔吐反射を誘発する部位（血液脳関門を欠く）．ヒトでは中年期以降，萎縮する．

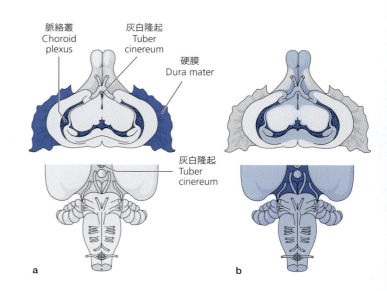

C　脳における組織関門の証明（Kahle による）

a 血液脳関門，b 血液脳脊髄液関門．上段の図は，ウサギの脳の横断面を下から見ており，下段の図は脳幹の底面を下方から見ている．これらの組織性障壁（関門）は，低分子および高分子の化学物質や薬物などの血液中の有害物質から脳を守る働きをしている．

- **a 血液脳関門の証明**：トリパンブルーという色素を静脈に注入すると（第1ゴールドマンテスト first Goldmann test），脳と脊髄を除いた大部分の組織が青く染色される．硬膜や脈絡叢も強く染色される．灰白隆起（下垂体後葉につながる部位で神経分泌を行う），最後野および脊髄神経節では，血液脳関門がないため，わずかに青く染まる．黄疸の際にも同じような染色パターンが認められる．すなわち，トリパンブルーと同じように，胆汁色素のビリルビンが脳と脊髄を除くほぼ全身の組織を黄染する．
- **b 血液脳脊髄液関門の証明**：色素を脳脊髄液中に注入すると（第2ゴールドマンテスト second Goldmann test），脳と脊髄の表面のみが一様に染色され，全身のほかの組織はまったく染色されない．これは，脳脊髄液と血液との間には関門があるが，脳脊髄液と脳や脊髄の実質との間には関門が存在しないことを示している．

D 血液脳関門と血液脳脊髄液関門

a 正常脳における血液脳関門，b 脈絡叢の血液脳脊髄液関門．

a 正常な状態の血液脳関門は，主に毛細血管内皮細胞間の閉鎖帯（タイト結合）で構成されている．これによって，親水性物質が内皮細胞の細胞間を拡散して血管内と脳実質中を行き来することを防いでいる．脳に必須な親水性物質は，それぞれ特異的な輸送システムによって脳実質内に運び込まれなければならない（例えば，ブドウ糖はインスリン依存性トランスポーター GLUT 1 によって取り込まれる）．

b 脈絡叢やほかの脳室周囲器官群（A 参照）の毛細血管の内皮細胞は有窓であるため，血液脳関門は存在しない．そのため，そのような部位では，血液中の物質が自由に脳内に達することができ，その逆も起こる．しかし，脈絡叢の表面を覆う上皮細胞（脈絡叢上皮）の間には閉鎖帯（タイト結合）が存在し，脳室内の脳脊髄液と脳実質間を隔てる双方向性の関門を形成している．いいかえると，物質の拡散を防ぐ障壁が，血管内皮から上衣細胞や脈絡叢の上皮の細胞に移動しているということになる．

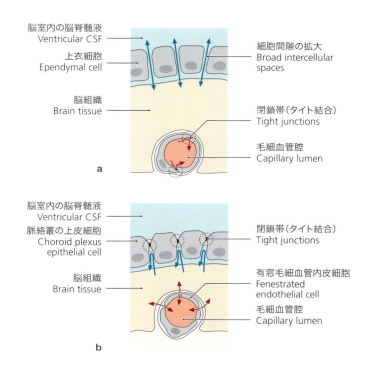

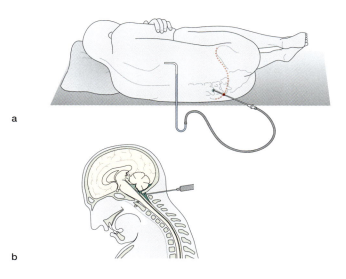

E 脳脊髄液の採取法

a **腰椎穿刺** lumbar puncture：脳脊髄液を採取するための一般的な手法である．第3・4腰椎の棘突起の中間点に正確に針を刺入し，腰部クモ膜下槽に達するまで針先を進める．これによって脳脊髄液の採取が可能となる．また，診断目的のため，マノメーターによって脳脊髄液の圧を測ることもできる．

頭蓋内圧の亢進が疑われる場合は，腰椎穿刺は禁忌である．穿刺によって頭蓋内圧と脊髄周囲の圧の間に較差が生じ，大後頭孔に向かって脳ヘルニアが起こる可能性があるためである．脳ヘルニアが起こると，延髄の生命維持中枢が圧迫され致命的な結果を引き起こす．したがって，腰椎穿刺の前に，術者は必ず頭蓋内圧亢進の徴候（例えば，眼底の乳頭浮腫など，p. 171 参照）がないか確認しなければならない．

b **後頭下穿刺** suboccipital puncture：致命的な合併症を引き起こす危険性があるため，腰椎穿刺が禁忌となるような場合に例外的に行われるべきものである（例えば，脊髄腫瘍など）．この手技では小脳延髄槽（大槽）に針を刺入するため，延髄の呼吸・循環中枢が危険にさらされることになる．

F 脳脊髄液と血清の比較

脳実質やその被膜に起こる感染（脳炎，髄膜炎），クモ膜下出血および転移性の癌の診断はいずれも脳脊髄液の採取によって行われる．下の表が示すように，脳脊髄液は単に血清成分が濾過されて出たものではない．脳脊髄液の主要な機能の1つとして，脳に浮力を与えることがある（この浮力によって，およそ 1,300 g ある脳本体の重量は，わずか 50 g 程度にしか感じられない）．したがって，脳脊髄液の産生が低下すると，脊柱にかかる圧力が増えるとともに，外傷によって脳が傷つきやすくなる（クッション作用の不足）．

	脳脊髄液	血清
圧	50〜180 mmH$_2$O	
量	100〜160 mL	
浸透圧	292〜297 mOsm/L	285〜295 mOsm/L
電解質		
ナトリウムイオン	137〜145 mmol/L	136〜145 mmol/L
カリウムイオン	2.7〜3.9 mmol/L	3.5〜5.0 mmol/L
カルシウムイオン	1〜1.5 mmol/L	2.2〜2.6 mmol/L
塩素イオン	116〜122 mmol/L	98〜106 mmol/L
pH	7.31〜7.34	7.38〜7.44
ブドウ糖	2.2〜3.9 mmol/L	4.2〜6.4 mmol/L
脳脊髄液/血清 　ブドウ糖比率	>0.5〜0.6	
乳酸	1〜2 mmol/L	0.6〜1.7 mmol/L
総タンパク質量	0.2〜0.5 g/L	55〜80 g/L
アルブミン	56〜75 %	50〜60 %
免疫グロブリン	0.01〜0.014 g/L	8〜15 g/L
白血球	<4/μL	
リンパ球比率	60〜70%	

5.4 脳室系と重要な脳構造の頭蓋への投射
Projection of Ventricles and Important Brain Structure upon Cranium

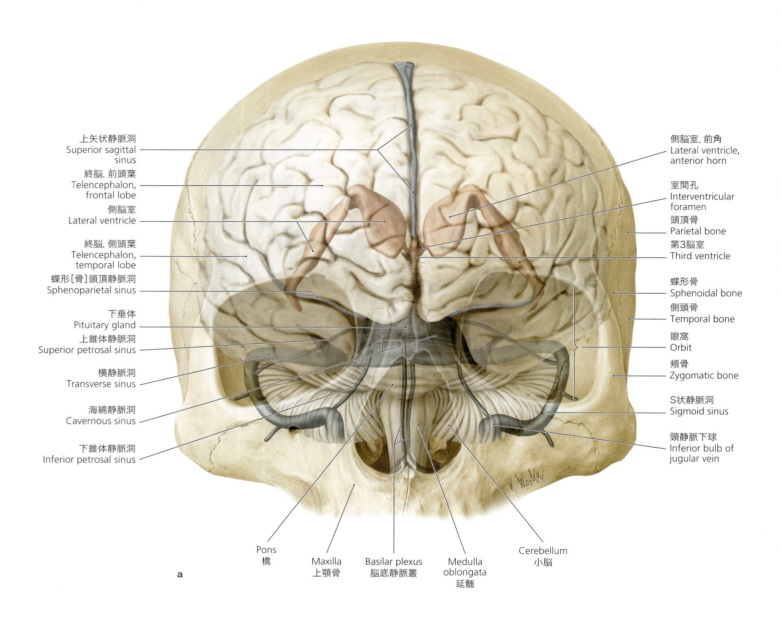

A 重要な脳構造の頭蓋への投射
a 前方から見る． b 左方から見る．
　大脳（終脳）は前頭葉および側頭葉が大部分を占める．大脳鎌は正中線で終脳の両半球（この図には示していない）を分離している．脳幹から正中線の両側，終脳の下に橋や延髄が見える．脳の静脈血液導管（硬膜静脈洞）から両側にS状静脈洞が見える．内髄液腔から両側脳室前角が額に突出している．

神経解剖　5. 脳室系と脳脊髄液

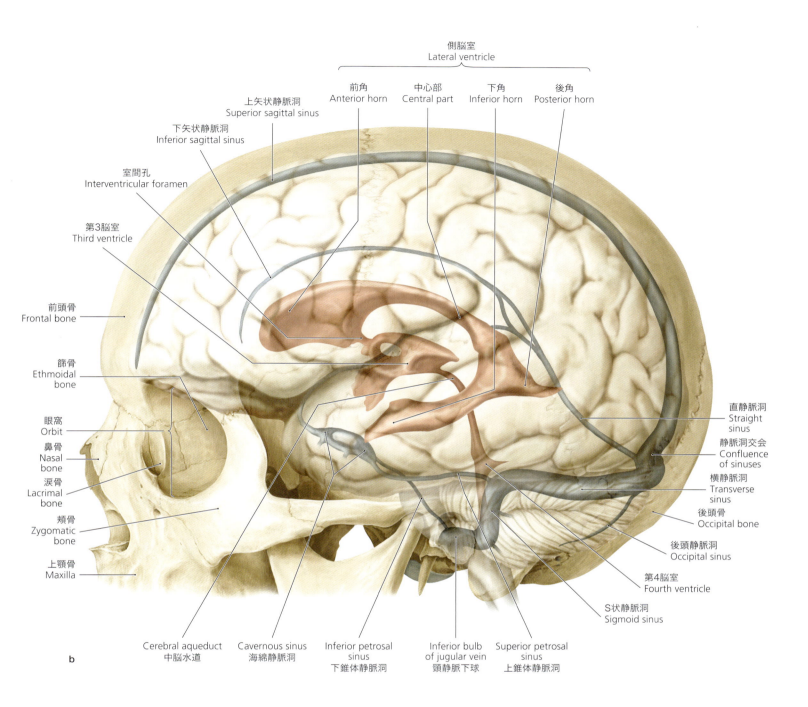

左方から見た図(b)で脳の各葉と頭蓋窩の関係が明らかである．前頭葉は前頭蓋窩に，側頭葉は中頭蓋窩に，小脳は後頭蓋窩に存在する．重要な硬膜静脈洞を以下に挙げる．上・下矢状静脈洞，直静脈洞，横静脈洞，S状静脈洞および海綿静脈洞．

6.1 発生と外部構造
Development and Outer Structure

A　大脳半球の概要
a　左半球外側面.
b　右半球内側面.
c　底側方から見た大脳全体.両側の視神経は切断され,脳幹は中脳の高さで切断されている.

　両半球は形態的にはほぼ左右対称であるが,教科書には左半球の図が描かれることが多い.これは大脳の機能的な非対称性によるものである.構語や言語理解などいくつかの機能は片側の大脳半球に局在し,多くの場合,左半球に局在する.このように言語に関する機能を有する左半球は「優位半球」と呼ばれる.大脳半球上に存在する脳回や脳溝によって,大脳半球の表面積はおよそ2,200 cm² に達する.いくつかの特徴的な構造が,大脳半球上のさまざまな部位を知るための指標となっている.

- 中心前回と中心後回の間に中心溝が存在する.
- 上側頭回の上方に外側溝が存在する.外側溝の後端は縁上回(p. 322 参照)で囲まれている.
- 脳の後方には頭頂後頭溝(内側面でわかりやすい)が存在する.
- 正中部には脳梁が存在し,その頭頂側には帯状回が存在する.

　以上のような構造によって(一部は系統発生学的な根拠に基づいて,また一部はまったく恣意的な位置関係に基づいて),大脳半球(終脳)は6つの脳葉に区別することができる.

- 位置的区分:中心溝は前頭葉と頭頂葉の境界となる(a).外側溝は側頭葉の上側の境界を定め(a),またその深部には島葉(島,Ba)が存在する.頭頂後頭溝は,その名の通り頭頂葉と後頭葉を区分する(b).
- 系統発生学的区分:辺縁葉〔正中部で帯状回とその関連構造として認められる(b)〕は系統発生学的に上記のほかの葉より古いとされる.

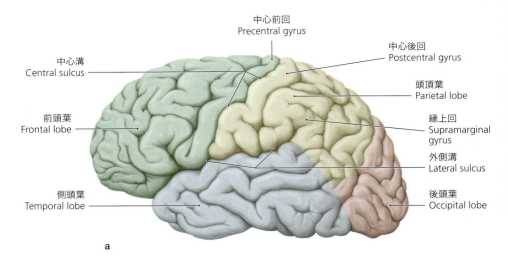

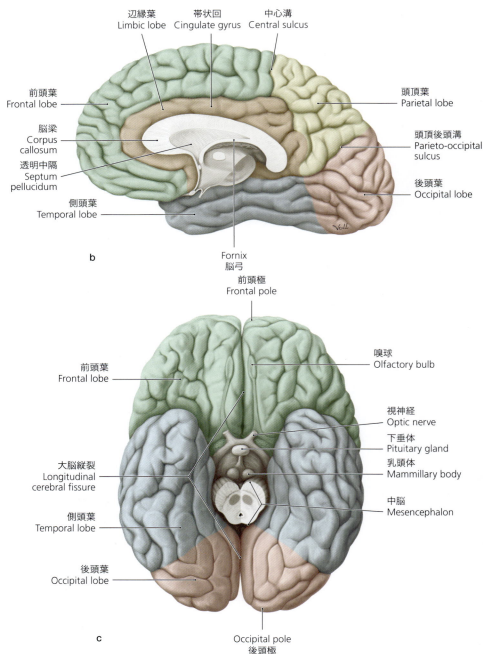

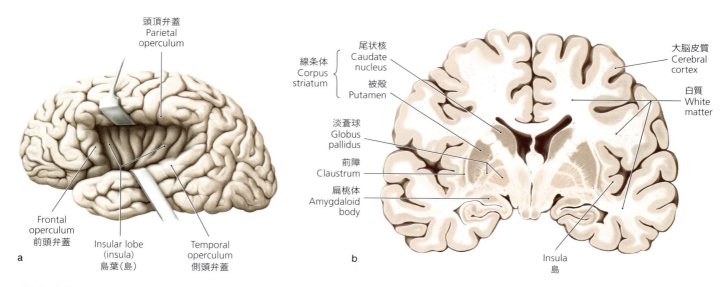

B 終脳の白質と灰白質

a 左の大脳半球，外側面．外側溝を広げている．b 脳の冠状断面．

a 深部に存在する島は外側溝を広げた時だけ見ることができる．通常は隣接する脳葉の一部によって覆われている．この部分は弁蓋と呼ばれる．

b 冠状断面で白質や灰白質の配置がわかる．外套の細分に従って皮質は新皮質，原皮質，および古皮質に分類される．新皮質（別名：等皮質）は顕微鏡的に6層で構成されているが，原皮質および古皮質（まとめて不等皮質とも呼ばれる）は層数がそれより少ない．詳細については pp. 326, 330 参照．

白質中に埋もれるように（したがって皮質下に），いわゆる核と呼ばれるニューロン群が存在する．尾状核と被殻（両者は1つの核であったものが内包線維によって分断されたもので，所々，橋状の灰白質でつながっている．この部分が線条に見えるため，両者合わせて線条体と呼ばれる）および淡蒼球は終脳基底部に位置することから［大脳］基底核と名付けられている．解剖学的に基底核に属さないほかの核としては，側頭葉の扁桃核（体）および島皮質直下にある前障がある．島および上記の神経核や側脳室の断面の形によって，脳全体の断面の特徴が決まる．

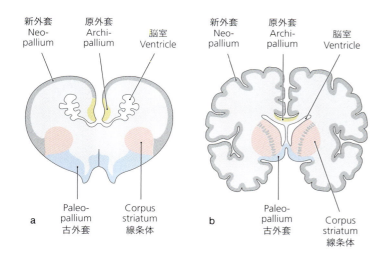

C 大脳皮質と大脳基底核の発生

a 胎児の脳，b 成人の脳．a, b ともに冠状断面．

大脳全体は発生学的観点から3つの部分に分けることができる．これに関して，白質（髄質）とその外側にある灰白質（皮質）が外套の概念にまとめられている．時間的に古い順序で，古皮質，原皮質および新皮質と分類される（詳細については D 参照）．外套部分が新しいほど，大脳に占める割合が大きくなる．胚発生では，大脳は新皮質の一部をいわゆる島として巻き込んでいる（Ba 参照）．さらに，新皮質の皮質領域からのニューロンが髄質の内側に移り，そこで，いわゆる基底核（線条体, p. 336 参照）の一部を構成している．島や基底核は冠状断面で特徴的で主要な構造である．

D 終脳の主な部位の系統発生的起源

系統発生用語	胎生期の脳の構造	成人の脳の構造	皮質の構造
古外套（最も古い部分）	大脳半球の底部	・嗅脳（嗅球とその周囲の部分）	不等皮質（p. 330 参照）
原外套（古い部分）	大脳半球の内側部	・アンモン角（最も大きい部分，ここでは示していない） ・灰白層（梁上回） ・脳弓（構造は p. 332 以降を参照）	不等皮質
新外套（最も新しい部分）	終脳の表層の大部分および深部の線条体	・新皮質，大脳皮質の大部分 ・島 ・線条体	等皮質（p. 326 参照）

6.2 終脳の脳回および脳溝：脳の外側表面と終脳底面
Gyri and Sulci of Telencephalon: Lateral Brain Surface and Telencephalon Basis

イントロダクション

大脳表面の形態的特徴は多数の脳回の存在であり，脳回の間に存在する脳溝によって脳回が区切られている．ヒトでは脳回や脳溝の外観は基本的パターンに従うものの，非常に多様である．同じ脳でも異なり，左右の間でも差が認められる．これが，諸教科書に記載されている脳の外表面の形態が異なる理由である．教科書は常に多数の脳を「平均的」画像の観点から図示している可能性がある．以下の図では国際解剖学用語集で公式に名付けられている脳回や脳溝を示す．

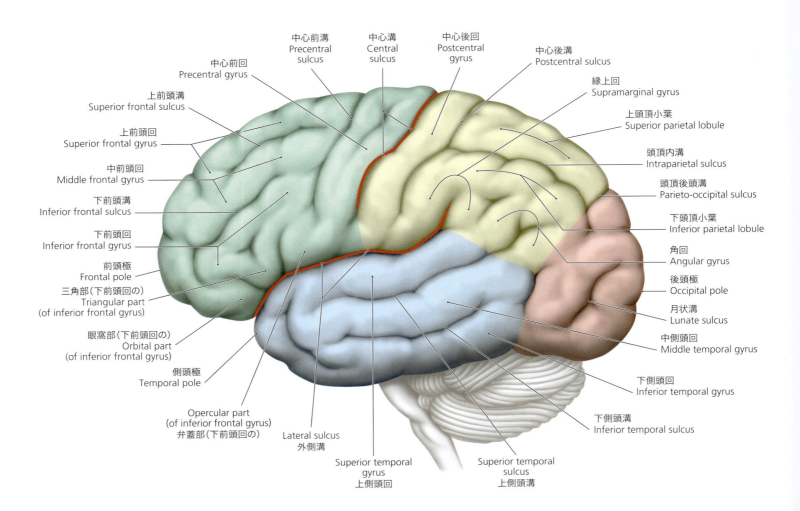

A　大脳の外側表面の脳回と脳溝

左の大脳半球外側面．

大脳においてさまざまな部位を同定するうえで最も重要な指標となるのは，この図にも特に示されている中心溝である．この溝をその前後にある中心前溝や中心後溝と見誤らないことが肝要である．中心溝の特徴としてよく以下の3つが挙げられる．

- 大脳の最も長い脳溝である．
- 大脳半球の上縁を越えて半球内側面まで伸びている（p. 324 A 参照）．
- 外側溝に「合流」する．

ただし，実際は中心溝がこれら3つの特徴をすべて示すことはあまりなく，これらの特徴を1つも示さないことすらある．

中心溝を脳表面で見つけるための手法として，「2本指法」を用いることができる．これは，中心溝を挟んで中心前回と中心後回がほぼ平行に走ることを利用する方法で，大脳半球の上部外側面に，片方の手の示指と中指を同時に平行にして置き，指の平行を保ったまま，各指の長軸に最もよく一致する2つの脳回を探す．すると，この2つの脳回がそれぞれ中心前回と中心後回であり，指の間に存在している溝が中心溝となる．

Note　脳回の名称の多くは，脳の各葉における位置に従って命名されていること（例えば，上前頭回は前頭葉の上部に存在する脳回であり，中側頭回は側頭葉における3列に並んだ脳回のうち2つ目の脳回である）を理解すれば多様な名称を記憶しやすい．

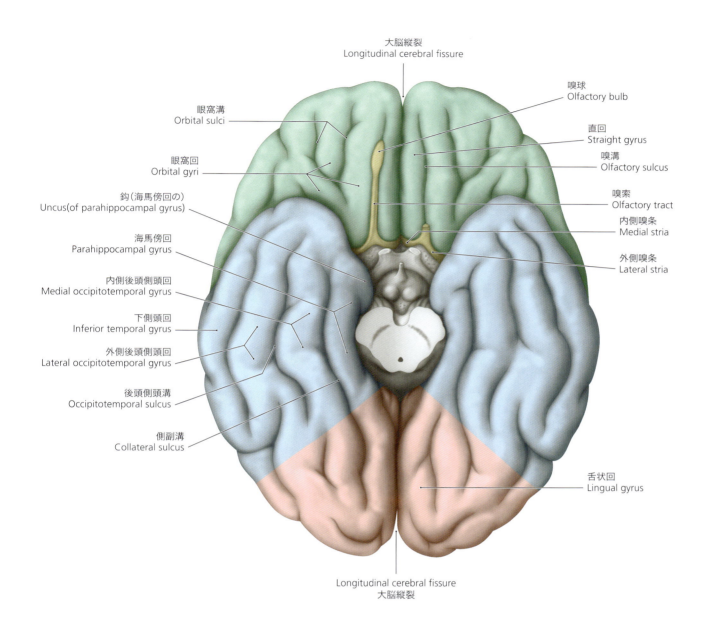

B 終脳底面の脳回と脳溝

大脳を底側(下方)から見る.

特に側頭葉基底面の脳回は，形態的にお互いにほとんど区別できないことがある．これは，例えば，内側および外側後頭側頭回に当てはまる．そのため，教科書によってこの部分の記載は一定していない．逆に，常に境界が顕著にわかるのは，前頭葉の下面に存在する直回(語としては矛盾している)と眼窩回の区分である．図Aと比較すると，下側頭回が脳の下側方の縁を作ることがわかる．すなわち，下側頭回は，側面からの図では側頭葉の最下方の境界として，下方からの図では側頭葉の最外側の境界として認められる．

大脳の底部では，終脳の古皮質 paleocortex が目立つ．嗅球と嗅索は，肉眼解剖学的には脳回をもたないので，脳から出る神経のように思われるが，組織学的には古皮質としての層構造を示す．

Note 後頭葉には大脳縦裂のすぐ近くに舌状回が存在する．その「舌状の形」は底部から見えず，内側からしか見えない(p. 324 A 参照)．これは，形態的には海馬傍回(側頭葉の完全に内側にある脳回)の後方に続いているように見えるが，この2つの脳回は機能的に無関係である．この2つの脳回の「分離」は p. 324 A で明らかである．

6.3 終脳の脳回および脳溝：脳の内側表面と島
Gyri and Sulci of Telencephalon: Medial Surface of Brain and Insula

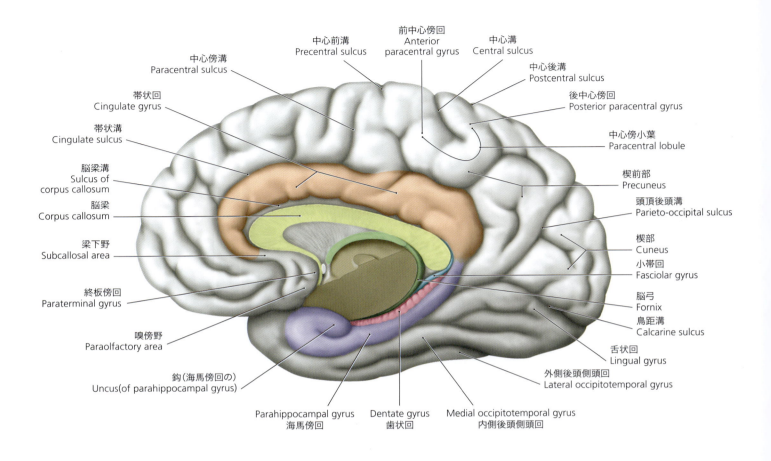

A　脳の内側表面の脳回および脳溝

右の大脳半球．左方から見る．脳幹と間脳底（断面）は分離している．正中矢状断面では脳の内側表面が見える．脳梁（回は存在せず，左半球と右半球の接続路）は優れた目印として示されている．下記の構造がよく見える．

- 脳梁の直上に帯状束（帯，横梁）を囲むような形で帯状回が存在し，これは辺縁系に属する．
- 脳梁の下方に「海馬体」と呼ばれる構造が存在する．海馬体の一部は外から容易には見えない．これは，いわゆる海馬（＝固有海馬あるいはアンモン角とも呼ばれる）や鋸歯状表面を有する歯状回である．歯状回をよく見るには，標本中の隣接する回を除去または圧排しなければならない．歯状回は海馬の上，やや内側に存在するため，この図では海馬が見えない．歯状回，特に海馬は側頭葉内にほとんど巻き込まれている．この両構造は辺縁系に属し，学習，記憶および情動に関連する機能の処理を行っている（海馬の説明については pp. 330～333 参照）．同様に明瞭に見える脳弓は海馬から間脳に至る（辺縁系の）神経路である．

さらに，外側面や底部脳表面の観察では明瞭に見えない形態的特徴が正中矢状断面でいくつか見える．

- 舌状回は舌の形を有し，上側で鳥距溝と接し，この鳥距溝の上には楔部が存在している．舌状回の上縁や楔部の下縁（鳥距溝の周囲）に一次視覚野が存在する（p. 329 参照）．
- 舌状回と海馬傍回の境界が見える．
- 海馬傍回は後部上方で帯状回に続いている．この2つの回は長い連合路（帯状束）に沿って接続している．この連合路は回の白質内に存在するため，この図では見えない．
- 海馬傍回の前端は鈎状の形に「屈曲」している（鈎）．

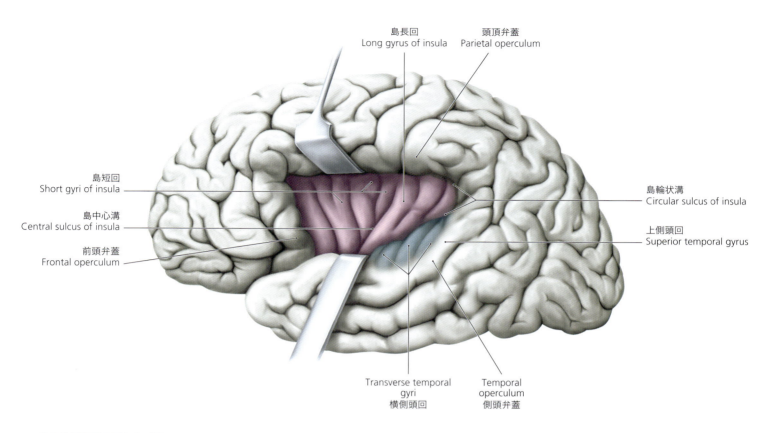

B　島と横側頭回の回および溝

左の大脳半球．左方から見る．

外側溝を鉤で広げると「深部を覗くこと」ができる．それによって以下の構造が見える．

・島回を伴う島(insula, 通常の脳では見えない)．
・上側頭回表面の後頭端における横側頭回(＝ヘシュル横回，ヘシュルセンター，一次聴覚野)．

横側頭回と島回は接触しておらず，島輪状溝によって分離されている．島は，海の島のように孤立しているわけではなく，その皮質が周囲の脳葉の皮質とつながっている．この図では，島を上および下から覆っている周囲の脳葉の一部(弁蓋)を鉤で押し広げている．

・頭頂弁蓋(島を上から覆う頭頂葉の一部)．
・側頭弁蓋(島を上から覆う側頭葉の一部)．
・島を前から覆う前頭葉の一部，すなわち前頭弁蓋は，その自然位置のままである．前頭弁蓋(大多数の人で左側)には，ブローカの運動性言語中枢が存在するため，重要である．

C　脳回と脳溝：多様性

脳回と脳溝に関するこれまでの図は(p. 322 以降も参照)，標準化した配置の基本パターンを描いている．実際は，脳回の形態でも間に存在する脳溝の外観でも，著しい個体差が存在する．脳溝は特にその深さについてはかなり変化しうるが，隣接し合う脳回は脳溝の底で常に移行している．脳溝がきわめて浅いところでは，変動の範囲内ということで脳溝が見過ごされ，2つの脳回は別々の脳回であるとは認識されなくなり，本来は異なる2つの脳回が，脳溝ではなく脳の表面で移行することになる．このような場合，2つの脳回の境界を見定めることはほぼ不可能である．このようなことは脳底部の脳回ではよくあることである．例えば，2つの後頭側頭回(内側および外側後頭側頭回)の境界を定めることはしばしば困難である．したがって厳密な脳回の同定は不可能となる．

この図は，隣接する2つの回とその間に存在する溝の横断面を示す．部分図 a では溝が非常に深く，2つの回の境界を明確に認識できる．部分図 b では溝が浅いため，外から表面を見ると境界がわからない場合があり，回の形態的境界を決定できない．

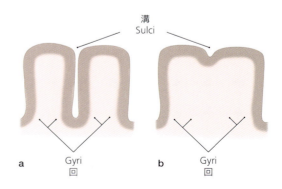

6.4 大脳皮質の組織学的構造と機能
Cerebral Cortex, Histological Structure and Functional Organization

A 大脳皮質の組織学的構造

新皮質のほとんどの部位で6層構造が認められる．ニューロンを鍍銀法(a)あるいはニッスル法(b)で染め出すと，以下に挙げるような各層の構造の特徴がよくわかる．この6層の構造は，ほとんどの等皮質に共通の特徴である．各層は，それぞれの層で支配的な構造に基づいて名付けられており(D 参照)，外層から内層に向かってローマ数字の番号が付されている．

- I　分子層　：（最外層）；少数のニューロンが存在する．
- II　外顆粒層：顆粒細胞（星状細胞）とその間に散在する小型の錐体細胞が多数存在する．
- III　外錐体層：小型の錐体細胞が存在する．
- IV　内顆粒層：顆粒細胞（星状細胞）と小型の錐体細胞が存在する．
- V　内錐体層：大型の錐体細胞が存在する．
- VI　多形層　：（最内層）；形と大きさが多様なニューロンが存在する．

大脳皮質のうち，主に情報の処理を担当する部位（例えば，一次体性感覚野）の皮質では顆粒細胞が多く，顆粒層が厚くなっている（顆粒性皮質, Ba 参照）．また，情報を皮質の外に伝える部位（例えば，一次運動野など）では錐体層が発達しており，無顆粒性皮質と呼ばれる（Bb 参照）．ニューロンの分布を細かく調べることによって，大脳皮質を機能的に異なる領野（野）に分けることができる（細胞構築による区分, p. 328 A 参照）．

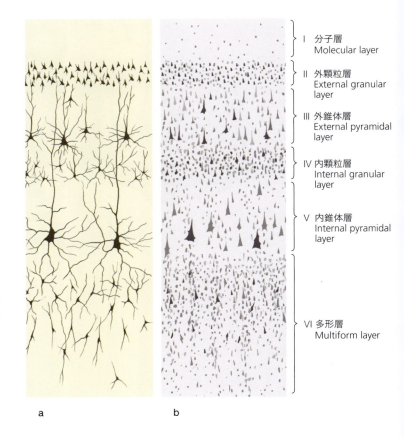

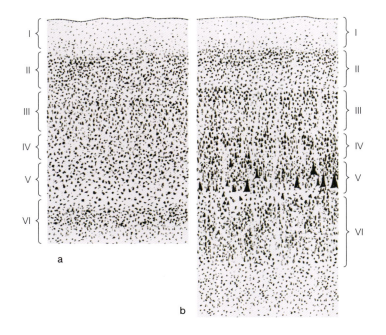

B 顆粒性皮質と無顆粒性皮質

a 顆粒性皮質 granular cortex（塵皮質 koniocortex，"konio"はギリシャ語で砂を意味する）：中心後回にある一次体性感覚野では，視床からの入力線維がIV層に終止する．この部位の皮質全体は運動野の皮質より薄い（b 参照）が，多数の入力線維が終止する外・内顆粒層（II層とIV層）が厚くなっている．それに対して錐体層（III層とV層）は薄い．

b 無顆粒性皮質 agranular cortex：脊髄や脳幹の運動神経に投射する出力線維の多くは，中心前回にある一次運動野から起こる．この領域の錐体層（III層とV層）は著しく厚い．V層には，非常に大きな錐体細胞（はじめて記載した研究者の名を冠してベッツ細胞 Betz cell と呼ばれる）が認められる．この細胞の軸索の中には仙髄まで達するものもある．

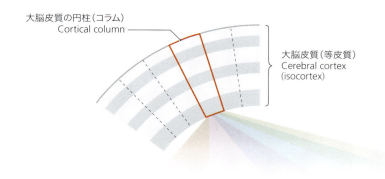
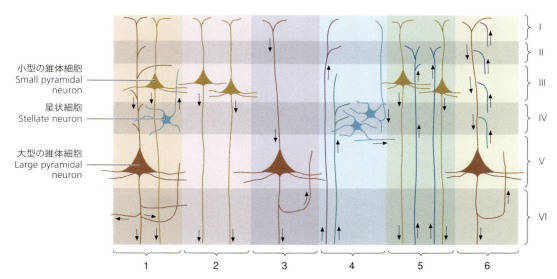

C 大脳皮質の円柱（コラム）（Klinke と Silbernagl による）

　大脳皮質の水平方向の形態的な層構造は，機能的単位（モジュール）とは一致しない．大脳皮質のモジュールは，組織学的な境界は不明瞭であるが，6つの層すべてを含み垂直方向に広がる円柱状の領域で，「円柱（コラム）」と呼ばれる．大脳皮質全体にはこのようなコラムがおよそ400万個存在しているとされている．この図にはそのようなコラムの1つを拡大し，個々のニューロンやその突起，求心性および遠心性線維がよく見えるように6列に分けて示している．

　第1列には皮質に存在するすべてのニューロンを示している：星状細胞（1つのコラムにおよそ2,400個）ならびに大小の錐体細胞（1つのコラムに約100個）（D参照）．第2列には小型の錐体細胞を示している．この細胞の軸索はほかの領域の大脳皮質に投射し，皮質間投射路を形成する．これに対し，第3列に示されている大型の錐体細胞の軸索は，皮質下の神経核あるいは脊髄にまで達し，皮質延髄路および皮質脊髄路などを形成している．さらに錐体細胞の軸索からは反回側副枝が出ることもある．第4列では視床から出た特異的な求心線維がⅣ層で星状細胞に終止している．ほかのコラムからやってくる連合線維あるいは交連線維の終末は，主に小型錐体細胞の樹状突起に終止するが，その際，第5列に示されるように層特異性を示さないことが多い．1つのコラムにおいて最上位の統合機能を担うのはⅤ層の大型錐体細胞で，それらの尖端樹状突起は最表層のⅠ層まで達している（第6列）．これにはさまざまな脳領域からの求心性線維が終止する．

D 大脳皮質に存在するニューロンの種類（簡略化している）

ニューロン	定義	特徴
星状細胞 stellate neuron（Ⅱ層とⅣ層）	軸索が短く，局所における情報処理を行う細胞．さらにさまざまなタイプに分けられる：かご細胞，シャンデリア細胞，ダブルブーケ細胞など．	多くの部位で抑制性の介在ニューロンとして働く．特に一次感覚野において，入力情報を最初に受けて処理する神経（Ⅱ層）．
小型の錐体細胞 small pyramidal neuron（Ⅲ層）	軸索が長く，皮質内では以下に示すように終止する細胞． ・連合線維：軸索は同側の大脳半球の，異なる部位に終止する． ・交連線維：軸索は対側の大脳半球の，機能的に同じような部位の皮質に終止する．	皮質間を結ぶ線維を出すニューロン
大型の錐体細胞 large pyramidal neuron（Ⅴ層）	皮質下の構造や，時に遠く離れた部位までに達する，非常に長い軸索を出す細胞．	皮質下に興奮性の投射線維を出すニューロン
顆粒細胞 granular neuron（Ⅱ層とⅣ層）	特定のニューロンの種類をさすものではなく，星状細胞と小型の錐体細胞を含む．	細胞の種類による（星状細胞と小型の錐体細胞の項目を参照）．

6.5 新皮質：ブロードマンの領野
Neocortex: Cortical Areas

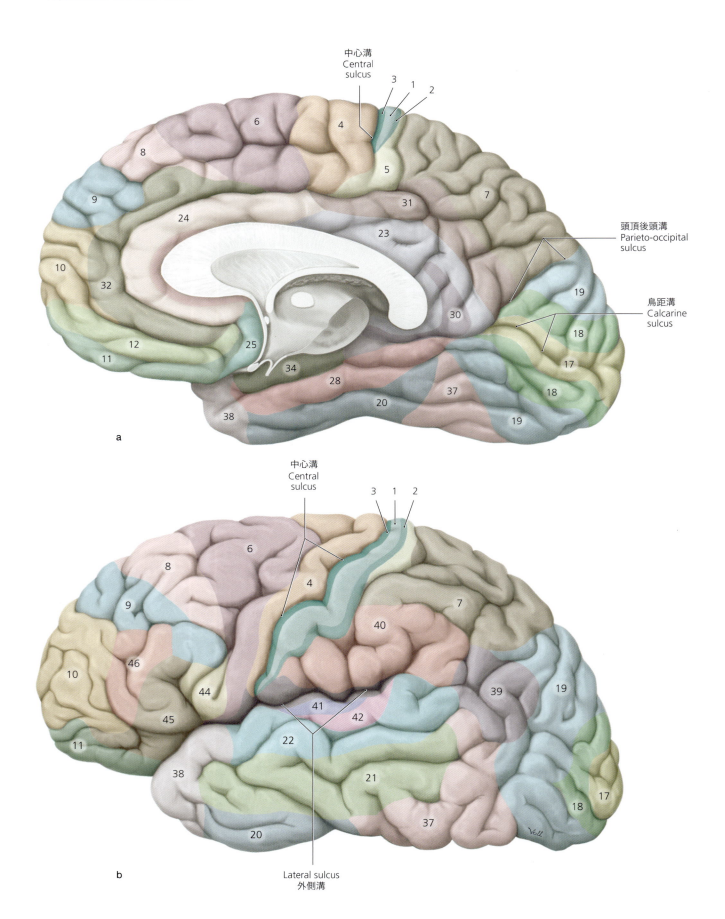

A 新皮質におけるブロードマンの領野

a 右半球，内側面，左方から見る．b 左半球，外側面．

前述したように，脳の表面には肉眼的に葉，脳回，脳溝などが区別できる．しかし，大脳皮質の部位によって，顕微鏡でしかわからないような微細なニューロンの分布様式の違いが認められる．基本的に同じようなニューロンの分布様式をもつ大脳皮質の小領域を，「領野」あるいは「野」と呼ぶ．各領野の区分は，皮質の各層におけるニューロンの分布様式（細胞構築学，p. 326 A 参照）に基づいている．長年の間，皮質野は脳皮質の機能的な構造を表していると考えられてきた．最新の脳機能イメージング技術によって，実際に多くの皮質野に特定の機能を割り当てることができることが示された．これらの皮質野はここに示した脳地図では色分けして示されている．各領野の大きさには個体差があるものの，ここに示された脳地図は今日でも標準的な図として使用されている．この図は 20 世紀初めに Korbinian Brodmann がたった 1 個の脳において長年にわたる丹念な苦労の末に作成したものである．すべての領野を記憶する必要はないが，以下の領野は特に重要である．

- 3, 1, 2 野：一次体性感覚野
- 4 野：一次運動野
- 17 野：一次視覚野（有線野，この領野の広がりは正中断面でよくわかる）
- 41, 42 野：聴覚野

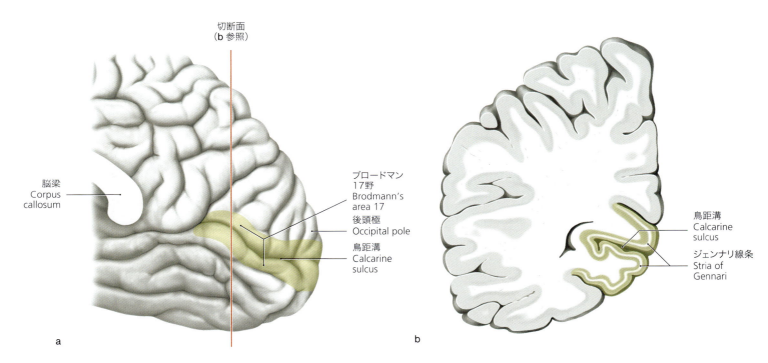

B 視覚野（有線野）

a 右半球，内側面．b 冠状断（前頭断），前面（断面の位置は a に示す）．

一次視覚野（有線野，図では黄色で示す）は，唯一，肉眼的に区別が可能な領野である．この領野は，後頭極の近くで鳥距溝に沿ってその両側に位置している．染色していない冠状断面（前頭断面）では，ジェンナリ線条を皮質の中の白い線として見ることができる（b）．この線条には連合線維が多数存在し，内顆粒層（IV 層）の細胞にシナプス結合している．視覚野では錐体層（出力線維を出す）の発達が悪いのに対して，外側膝状体からの入力線維を受ける顆粒層が著しく厚くなっている．

6.6 不等皮質：概観
Allocortex: Overview

A 不等皮質の概観

a 脳，底面．b 右の大脳半球，内側面．不等皮質に属する構造を色分けしてある．

不等皮質は系統発生的に古い部分の脳を構成しており，皮質全体に占める比率はかなり小さい．6層構造の等皮質とは異なり，不等皮質は通常3層構造であり，古皮質と原皮質を含んでいる．さらに，不等皮質と等皮質との間には4層構造の移行領域である周古皮質（図では示していない）と周原皮質（図では薄いピンク色で示している）が存在する．

不等皮質の重要な構成要素として嗅脳（嗅覚を受容する脳）がある．嗅覚の興奮刺激は嗅神経で運ばれ嗅球で受容されるが，さらに複数の経路を介して大脳皮質に達する．この経路の中には視床を通らないものもあるが，このような経路は嗅覚だけである．

不等皮質のもう1つの重要な構成要素は原皮質とそれに関連する神経核である（p. 332 参照）．

等皮質と同様に，肉眼的な脳回のパターンは組織学的な区分とは必ずしも一致しない．

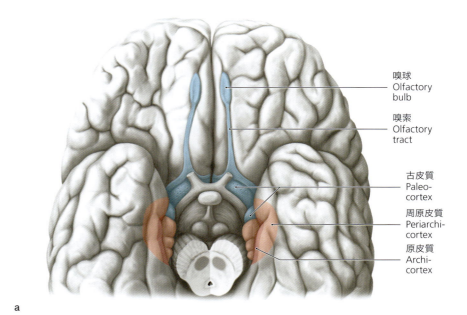

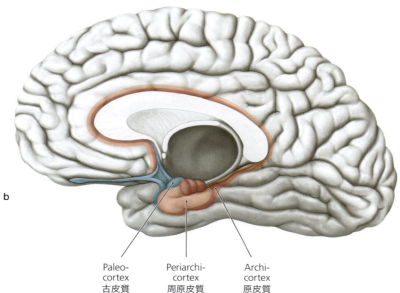

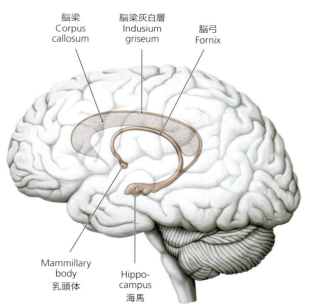

B 原皮質の構成：深部に存在する構造

左半球，外側面．

Aで示した原皮質は表面に出ているごく一部だけを示しているにすぎない．深部に存在し，白質に囲まれた原皮質を構成する要素としては海馬，脳梁灰白層，脳弓がある．これら3つの構造は辺縁系（p. 492 参照）に属し，発生に伴う構造変化の結果，いずれも脳梁を囲む"縁"となっている．

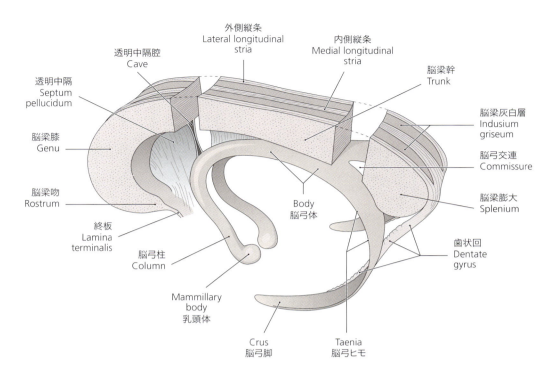

C　脳弓と脳梁および透明中隔の位置関係（Feneis による）
左上方，後頭側から見る．

脳弓は原皮質の神経路であり，脳梁とは位置的には近接しているものの機能的にはまったく関係がない．脳梁は両側の新皮質間を結ぶ最も大きな交連線維の束で，左右の大脳皮質で同じ機能に関わる部位を結んでいる（p. 335 D も参照）．透明中隔は脳梁と脳弓間に張る薄い板状構造であり，側脳室の内側壁を作っている．左右の透明中隔の間にはさまざまの大きさの腔（透明中隔腔）が存在する．中隔内に存在するコリン作動性神経 cholinergic neuron は，記憶の形成に関与し，脳弓を介して海馬と連絡している（p. 332 参照）．

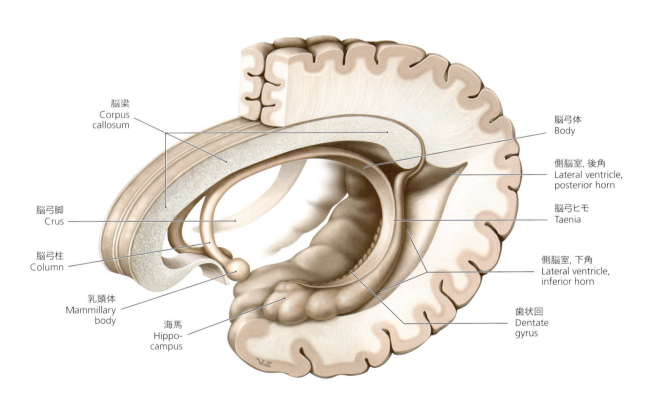

D　海馬と脳弓および脳梁の位置関係
左上方，前方から見る．

側脳室の下角の床の上にある海馬を示している．左右の脳弓脚が合して脳弓交連（C 参照）と脳弓体を形成し，さらに前方では再び左右に分かれ脳弓柱となっている．脳弓は海馬と間脳の乳頭体を結ぶ白質性の神経路である．この神経路の中を海馬と視床下部を結ぶ遠心性神経が走行する．この重要な経路は辺縁系の構成部分である．

6.7 不等皮質：海馬と扁桃体
Allocortex: Hippocampus and Amygdaloid Body

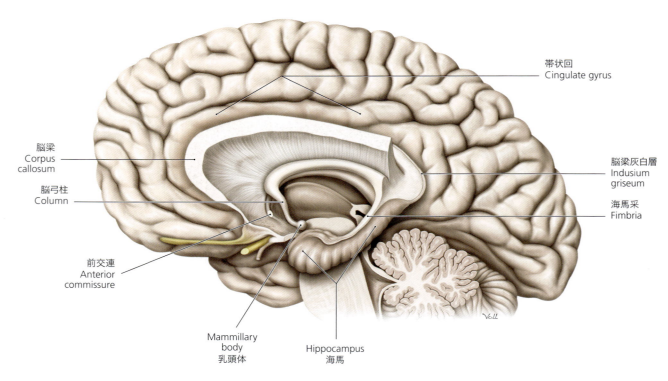

A 左の海馬体
外側面．
左の大脳半球の大部分は，脳梁，脳弓，海馬を残して取り除いてある．右の大脳半球が背景として見えている．海馬体は辺縁系の重要な構成要素であり（p. 492 参照），以下の3つの部分からなる．
- 海馬台（**Cb** 参照）
- 海馬（固有海馬，アンモン角）
- 歯状回（歯状膜）

脳弓を通る神経路は，海馬から起こり乳頭体に至る．海馬は脳のさまざまな部位からの入力を統合し，出力路を介して内分泌，内臓の機能，情動の形成などに影響する．特に，短期記憶の形成に関して重要な役割を果たしており，海馬の障害によって特徴的な記憶形成障害が起こることが知られている．
原皮質の最大の部分は海馬であるが，このほかに灰白層（梁上回）も示してある（p. 498 **B** 参照）．

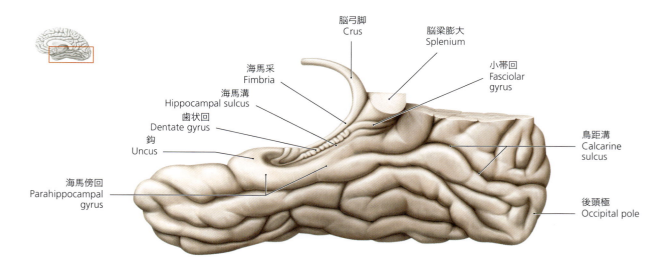

B 右の海馬体と脳弓の尾側部（右）
内側面，左方から見る．

この内側面と **A** の外側面を比較すること．後頭極に向かう鳥距溝がよい目印になる．海馬を囲む皮質の領域（海馬傍回など）などがよくわかる．

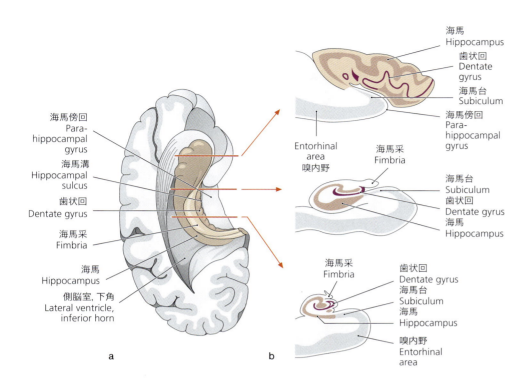

C 左の側頭葉と側脳室の下角

a 横断面．側脳室の下角を開いてある．
側脳室下角の床の上の海馬を後方から見る．外側から内側に向かって海馬，海馬采，歯状回，海馬溝，海馬傍回を見ることができる．

b 左の海馬，冠状断（前頭断）．
海馬は，ここでは渦を巻いた帯のように見える（固有海馬はアンモン角 Ammon's horn とも呼ばれる．アンモンはエジプトの太陽神で，羊の角のように巻いた角を頭部に有している）．海馬の形は，断面によってかなり異なる．海馬傍回にある嗅内野（嗅内皮質）とアンモン角との間には移行部分である海馬台が存在する．嗅内野は海馬の入り口であり，海馬への入力の大部分はここを経由して入る．

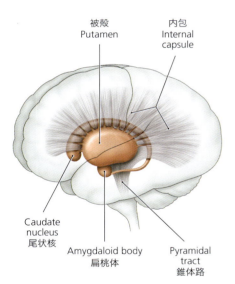

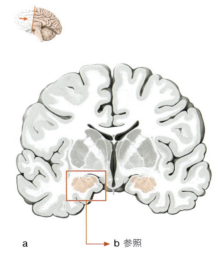

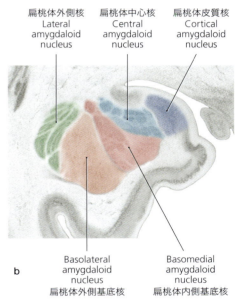

D 扁桃体と脳内のほかの構造との関係
左の大脳半球，外側面．
扁桃体は被殻の下方で尾状核尾の前方に位置している．錐体路の線維は扁桃体の後方内側を通過する．

E 扁桃体

a 室間孔を通る冠状断（前頭断）．
扁桃体は内側方向に広がり，側頭葉の下面の皮質に至る．このため，白質に移動した神経核であるというだけでなく，皮質の一部とも考えられている．扁桃体の内側部の皮質性の部分やその周囲の皮質は，一次嗅覚野の一部である．したがって，この部分の扁桃体は古皮質に属するとされている．一方，より深層の部分は神経核としての特徴をもっている．

b 図aからの拡大図．扁桃体の核群．扁桃体の神経核としての特性を強調した場合（a参照），4つの主要な核群を区別することができる．

- 系統発生的に古い内側皮質核群
  - 皮質核
  - 中心核
- 系統発生的に新しい基底外側核群
  - 基底核
  - 外側核

扁桃体の基底核は，小細胞性の内側基底核と大細胞性の外側基底核に分けられる．

ヒトの扁桃体を刺激すると，"怒りや恐れ"から"安定した気分"の状態まで大きな変化を引き起こす．扁桃体は"感情の増幅器"として機能することから，この部位が傷害されると，患者が物事を感情的にどのように評価するかが強く影響される．

6.8 白質
White Matter

A 終脳の白質

a 右の大脳半球，内側面．b 左の大脳半球，外側面．どちらも白質線維束を剖出した標本．

無処置中枢神経系では白質は構造的に均質であるように見える．中枢神経構造の水分含量の差を利用する特殊標本作製手法により，白質が神経路によって構成されていること（p. 269 D 参照），すなわち，神経細胞の有髄軸索によって構成されていることが明らかにされている．軸索の機能は情報伝導である．したがって，神経路は中枢神経系における速やかな情報交換のための高速道路である．中枢神経系全体の白質に神経路が存在するが，技術的には終脳の白質（髄質）で特に明瞭に剖出することができる．情報伝達方向，あるいは神経路によって接続される中枢神経系の部位に基づいて，すべての神経路が以下の3群のいずれかに分類される．

- 投射路
- 交連路（D 参照）
- 連合路（C 参照）

神経路が破壊されれば（例えば多発性硬化症），神経路に属する機能が不全になる．神経路の機能的多様性によって，麻痺，皮膚感覚障害，視力障害，記憶喪失などの多様な症状が発現する．中枢神経系では神経路は常に2つの構造を接続しているため，神経路の学習では，この関連構造，つまり信号送信側と信号受信側を区別することが重要である．詳細については B 参照．

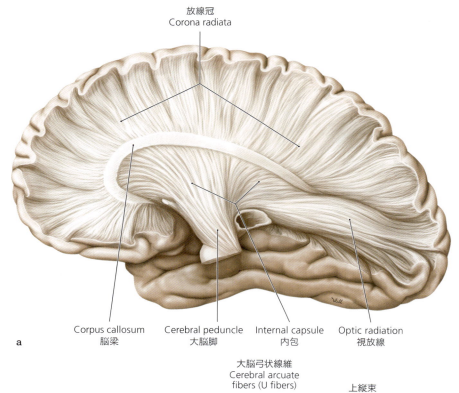

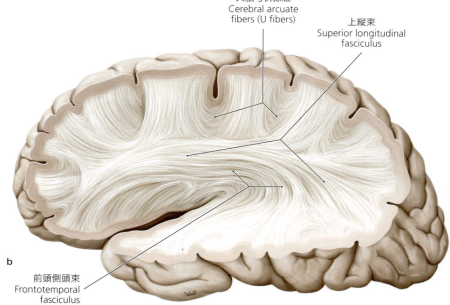

B 中枢神経系における神経路

神経路の分類．脳弓と脳梁の2つの神経路は一般に特殊処理を加えていない脳でも肉眼で見える（したがって，肉眼的名称が付けられている）．

投射線維	大脳皮質と皮質下を連絡する．上行性または下行性．（脳弓＝辺縁系における特殊な投射線維）
・上行性線維	皮質下から大脳皮質へ連絡．
・下行性線維	大脳皮質から深部へ連絡．
連合線維	1つの半球内で白質の異なる領域を結びつける（C 参照）．
交連線維	左右の大脳半球間で同じ機能の皮質を結ぶ（D 参照）（半球間連合線維）．脳梁＝大脳半球間の最大の交連線維

神経解剖　6. 終脳

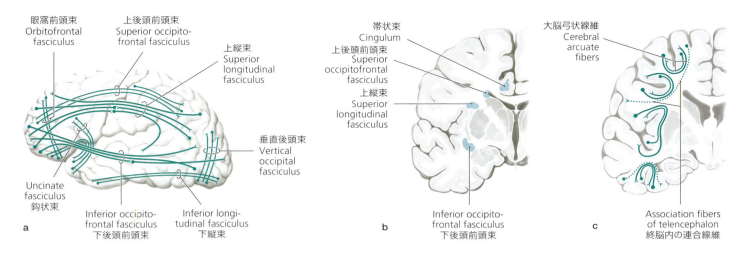

C　連合線維
a 左半球の外側面．b 右半球の前面．c 短い連合線維の前面．
長い連合線維は異なる葉の異なる領域を結ぶが，短い連合線維は同じ葉内の領域を結ぶ．隣接する皮質領域は短いU字形の弓状線維で結ばれ，これらの線維は皮質のすぐ下を走る．

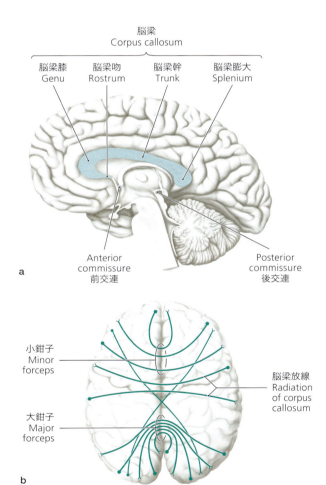

D　交連線維
a 右半球，内側面．b 半透明に描いた脳，上面．
交連線維は脳の2つの半球を結ぶ．半球間を結ぶ構造のなかで最も重要なものは脳梁である．脳梁が意図的に分断された場合（例えば脳外科的に），脳の2つの半球は互いに連絡し合わなくなる（分離脳，p. 496参照）．脳梁のほかに小さな交連線維がある（前交連，脳弓交連）．

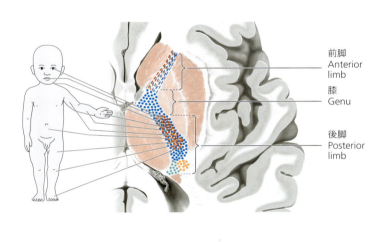

E　投射線維
右の大脳半球，水平断面．内包を上方から見る．
上行性の投射線維も下行性の投射線維も内包を通る．内包での血流が脳虚血などによって中断されると，上行性と下行性線維は不可逆的な傷害を受ける．上の子どもの図では，錐体路が内包を通る場所とヒトの身体の末梢との対応を示している．この対応でわかるように，内包での小さな傷害によって身体の特定の部位における中枢性支配が欠損することがある（痙性麻痺）．これはこの構造が臨床的に重要であることを示している．

内包は内側では視床と尾状核頭，外側では淡蒼球と被殻によって境界されている．内包は前脚，膝，後脚からなり，それぞれに特異的な線維路が走る．

前脚　・前頭橋路（赤色の斜線）
　　　・前視床脚（青色の斜線）

膝　　・背側視床脚（青色の点）

後脚　・皮質核路（赤色の点）
　　　・皮質脊髄路（赤色の点）
　　　・背側視床脚（青色の点）
　　　・側頭橋路（オレンジ色の点）
　　　・後視床脚（薄青色の点）

6.9 大脳基底核
Basal Nuclei

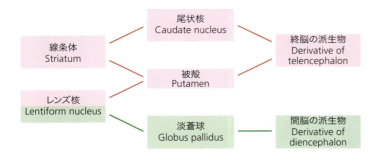

A 大脳基底核の定義と分類

大脳基底核には，間脳との境界近くの終脳基底部に位置する3対の神経核が含まれる．間脳に存在する視床の核群と区別するために，これらは公式に大脳基底核と呼ばれている．解剖学的には尾状核，被殻，淡蒼球が大脳基底核に属する．歴史的に，形態のみに基づいて各2つずつの大脳基底核が1つにまとめられてきた．すなわち，被殻と尾状核は合わせて線条体，被殻と淡蒼球は合わせてレンズ核と称されてきた．発生学的に重要なことは，尾状核と被殻が終脳皮質に由来する（p. 333 D 参照）のに対し，発生学的に古い淡蒼球は間脳の腹側視床 subthalamus と呼ばれる領域から派生することである（p. 333 D 参照）．大脳基底核は英語の文献では"basal ganglion"と記載されることも多いが，厳密にいえば，大脳基底核は末梢神経系にみられる「神経節 ganglion」ではなく，正真正銘の「神経核 nucleus」である．

Note 大脳基底核は運動の制御に大きく関与している．大脳基底核はこの機能をほかの各領域，例えば脳幹における黒質や赤核と共有している．したがって，生理学では（共通機能を有することから）この脳幹の2つの核が大脳基底核とみなされることがある．これは機能的観点からみれば妥当である．しかし，本書ではこれ以降「大脳基底核」という概念は解剖学的に定義された核複合体のみを意味することとする．

B 大脳基底核の位置および脳表への投影

a 大脳を左側面から見る．大脳基底核は正面に位置している．**b** 斜め左前方から見る．

大脳基底核に属する3つの核は複雑な位置関係となっており，それらを理解するためには，立体的に表現された模式図や断面図を観念的に組み合わせて理解する必要がある．尾状核の頭部，体部および尾部は，側脳室の内側のアーチのほぼ全長に密着して，前頭葉から側頭葉まで「つ」の字形に存在している．被殻はこの尾状核の「つ」の字の中にはまり込むような形で存在している．比較的小さな淡蒼球は被殻の裏（内側）に隠れており，この図では見えない．斜め左前方から見た **b** では，間脳の視床も加えられている．視床は側面図（**a**）では被殻の陰になっている．視床は大脳基底核ではないが，終脳基底部との境界近くの間脳に発生するため，空間的に大脳基底核と近接している．視床についてここで言及したのは，視床が大脳の断面で内包の位置を同定する時の重要な目印となる構造であるからである（p. 339 D 参照）．

Note 尾状核は著しく屈曲したアーチ形あるいは「つ」の字形をしているため，冠状断でも水平断でも場所を選べば，その断面が2か所にあらわれる（**a** における緑色の矢印）．

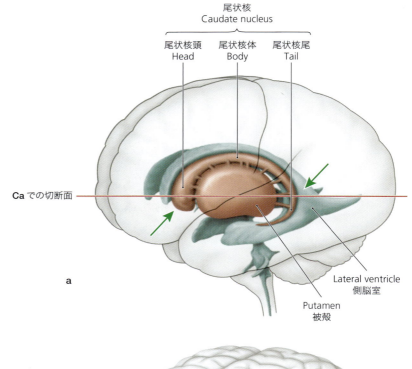

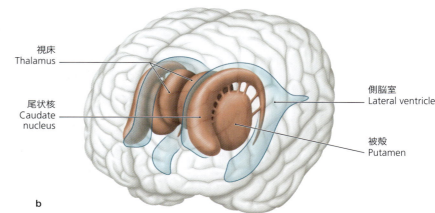

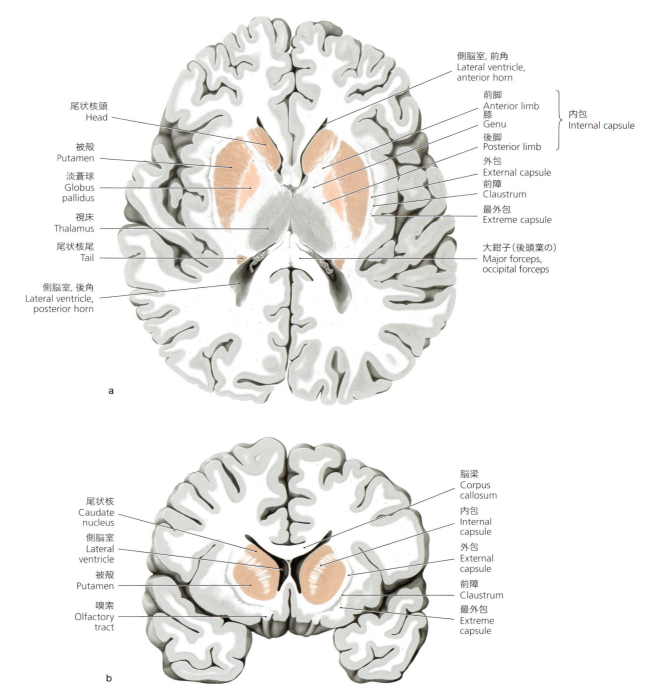

C 脳断面における基底核：近辺関係

a 終脳-間脳境界における脳水平断面．上方から見る．b 終脳の冠状断面，前方から見る．

終脳と間脳の境界で脳を水平に切断すると，常にすべての基底核が見える．尾状核は2つの部分（頭部や尾部）が見え，位置的に側脳室に密に沿っている（前角や下角）．小さな淡蒼球は大きな被殻の内側に存在する（したがって側面図では見えない，B 参照）．間脳の視床は非常に狭い第3脳室の両側に存在する．基底核と視床はブーメランのような形の白質塊の周りに集まり，内包，上行および下行投射路を囲む（p.334 A 参照）．内包の前脚は基底核の間，すなわち終脳領域を通る．内包の膝や後脚は視床とレンズ核の間を通る．これらはここで終脳-間脳境界を形成する．

Note 被殻の外側で島皮質の内側には前障と呼ばれる核が存在し，その周囲を白質である外包と最外包が囲んでいる．前障は大脳基底核ではない（以前は基底核とされていた）．その機能は不明であるが，おそらく生殖機能に関与しているとされている．

ここで選択した冠状断面は側脳室前角に接する尾状核頭を通る断面である．この断面では，間脳部分はなく，第3脳室や視床，淡蒼球の断面も見えない．内包の前脚は，この図では尾状核と被殻を二分するように走るが，この時，白質線維束がまだら状に灰白質を貫くことによって，残った灰白質が縞状の外観を呈するようになる（それゆえ尾状核と被殻を合わせて線条体と呼ばれる）．また，この冠状断面（b）では，尾状核頭とその上方に位置し側脳室の天井を作っている脳梁とが近接していることがわかる．

7.1 間脳：概観と発生
Diencephalon: Overview and Embryonic Development

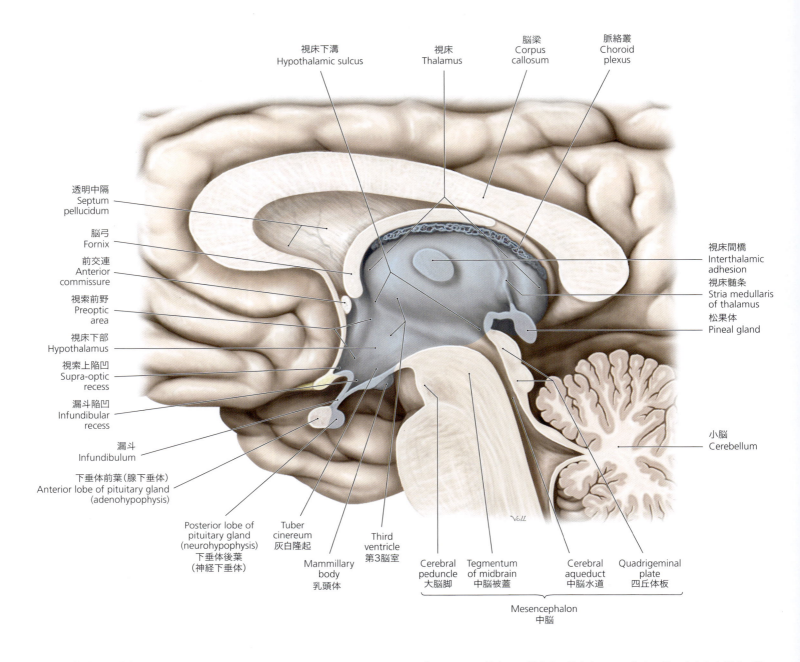

A　原位置での間脳

正中矢状断面．右の大脳半球，内側面．

間脳は両終脳半球の下，脳幹の上に存在する．間脳は前，上および外側部が終脳と接している．後部には，松果体領域で一部がまるで遊離して存在しているように見える（p. 352 Bも参照）．底部は2つに分かれている．後部は明確な境界なしに中脳に接続し，前部（視床下部が存在する）は独立している．正中線上に存在する第3脳室が間脳を左右対称に二分割し，二分割された間脳は対構造（第3脳室の側壁に存在するため，例えば視床はこの断面では見えない）と不対構造（「中央」に存在しており，この断面では常に見える）を有する．個々の部分構造が存在する位置に応じて第3脳室には多数の鋭い弯曲，いわゆる陥凹がある．脳梁や透明中隔（両側脳室間の隔壁）は，よく見えて終脳構造の目印となっている．脳梁の下では視床が第3脳室の側壁の大部分を占めている．視床は，脳室内で隆起しているため，溝，すなわち視床下溝によって平らな視床下部壁から分離されている．視床の上に，位置的には視床を囲むように円蓋状の神経路，すなわち脳弓が走る．脳弓は終脳（海馬）から間脳底（乳頭体）に至る．したがって，脳弓は位置に関しても投射路としての機能に関しても終脳と間脳の双方に属する．その位置から脳弓は第3脳室天蓋と呼ばれることがある．機能的には間脳は非常に多面的である．間脳は光・音刺激の中継地として働き，運動を調整し，概日リズムを決定し，ホルモン分泌腺を制御し，身体の重要な自律神経系機能の「最高中枢機関」である．

Note　運動にとって特に重要な間脳の部分，腹側視床は，その「さらに外側」の位置のため正中矢状断面では見えず，冠状断面（pp. 343 B，353 E，420以降，p. 433 参照）または水平断面で見える．

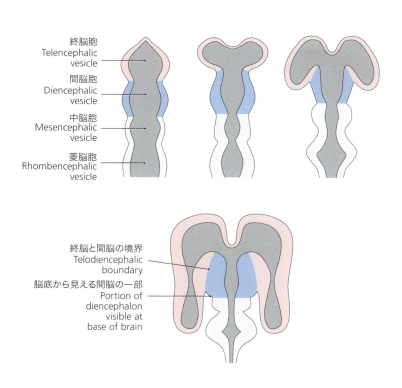

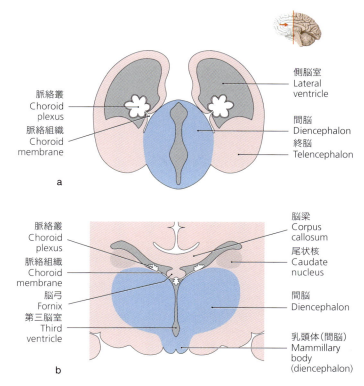

B 神経管からの間脳の発生
前面.

成人の脳における間脳の位置と広がりを理解するためには，間脳が神経管からどのように発生するかを知る必要がある．間脳と終脳はどちらも前脳胞から発生する（p. 273 参照）．発生が進むに従って終脳胞（赤色で示す）が拡大し，間脳胞（青色で示す）にかぶさるようになる．この過程で終脳と間脳の境界は移動し，成人の脳では，間脳のわずかな領域のみが脳底に見える．

C 後方の終脳と間脳の境界
冠状断面（前頭断面）．

a 胎児の脳．終脳（赤色で示す）は，Bと比べるとかなり発達が進んでいる．脈絡叢をもつ側脳室は，すでに後方から完全に間脳（青色で示す）を覆っている．側脳室の内側壁は非常に薄く，まだ間脳と癒合してない．終脳と間脳の間には，血管が豊富なシート状の結合組織である脈絡組織が存在する．

b 成人の脳．成人に至るまでに，脈絡組織と側脳室の内側壁は癒合して，間脳に付着する．脈絡叢と薄い脈絡組織を取り除くと，後内側にある間脳との境界を直接見ることができる（p. 340 B 参照）．

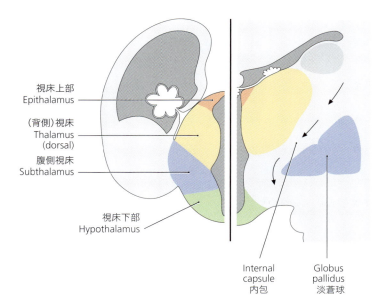

D 胎生期における間脳の構築
間脳の部分を示す胎児の脳（図の左側）と成人の脳（図の右側），冠状断面（前頭断面）．

成人の間脳は終脳と中脳の間に位置するため，上行性・下行性の線維は発生途上で間脳を貫通することになり，これによって内包が形成される．

発生が進むに従って，内包を形成していた線維の束が腹側視床を通って移動し（矢印），腹側視床の大部分が外側へ押しやられる．この外側へ押しやられた部分は淡蒼球と呼ばれる．淡蒼球は解剖学的には終脳の中にあり，その位置からは終脳の一部とみなされるが，機能的には腹側視床と密接な関連を保ち，錐体外路系の一部を構成している．

腹側視床の内側部は間脳にとどまり，視床下核となる（この断面では見ることはできない）．結果的に，内包は間脳の外側縁をなす．

間脳の各部分の最終的な大きさはそれぞれ異なる．視床はほかの部分とは不釣り合いなほど大きくなり，成熟した間脳の4/5を占めるようになる．

7.2 間脳：外部構造
Diencephalon: External Structure

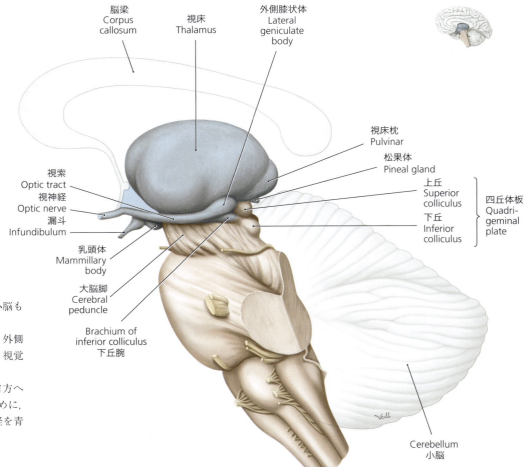

A　間脳と脳幹
左側面．
視床の周りから終脳を取り除き，さらに小脳も取り除いてある．
この面で見えている間脳の部位は，視床，外側膝状体，視索である．外側膝状体と視索は，視覚路の一部を構成する．
Note　網膜とそれに続く視神経は間脳が前方へのびた部分である．この関係を強調するために，神経は通常は黄色で描くが，ここでは視神経を青色で示す．

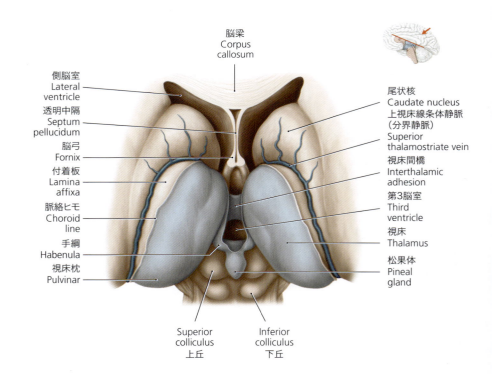

B　第3脳室周囲の間脳の配置
脳梁と脳弓を通る終脳の斜断面像，後面．
脈絡叢を取り除いたところに，脈絡叢が付着していた線，脈絡ヒモが残っている．脈絡叢とともに側脳室の薄い壁を取り除いてあり，脈絡ヒモの境界線より内側に視床の表面を見ることができる．薄い脳室壁が脈絡ヒモより外側の視床の上に残っている．この終脳の薄い層，いわゆる付着板は，図では茶色で示してあり，青色で示した視床（間脳に属する）を覆っている．
上視床線条体静脈が間脳と終脳の境界の目印となるので，図ではこのことを強調して示している．静脈の外側に終脳に属する尾状核がある（p. 339 **C** 参照）．

神経解剖　7. 間脳

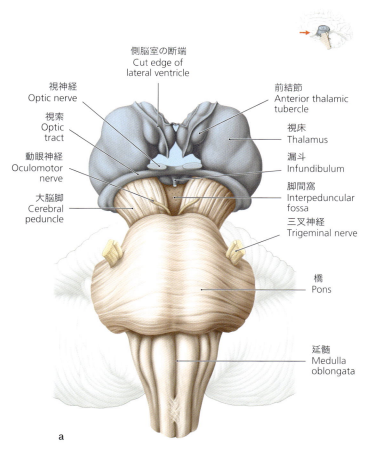

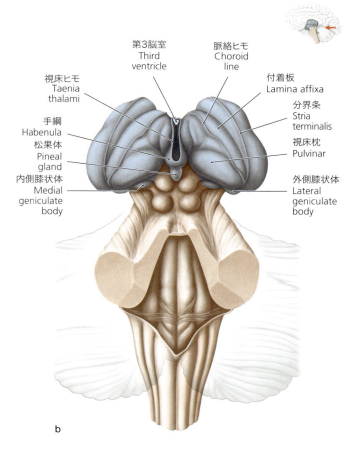

C　間脳と脳幹

a　前面，b　後面．小脳と終脳を取り除いてある．

a　視索は間脳の外側縁の目印となる．視索は，大脳脚（隣接する中脳の一部）に巻き付いている．

b　後面では，松果体とその両側の手綱（habenulae ＝ "reins" 手綱）からなる視床上部がよく見える．外側膝状体は視覚路の重要な中継点であり，同様に内側膝状体は聴覚路の重要な中継点である．両者は視床核群と考えられ，視床の後方への広がりである視床後部を形成する．聴覚の感覚に関して，特に内側膝状体と中脳の下丘の間に，密接な機能的連関がある．視床枕（pulvinar ＝ "pillow" 枕）は視床後核群を取り囲んでおり，この断面で特によく見える．視覚と聴覚の連関に関しても機能をもつ．

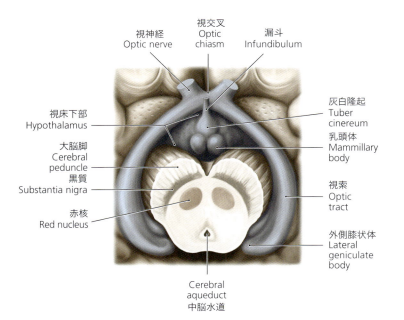

D　成人の脳における間脳の位置

脳幹を中脳の高さで切断．底面．

この面では，脳底面に位置する間脳の構造を見ることができる．終脳が広がっているため，脳の下面では間脳の構造は一部のみ見ることができる．

・視神経
・視交叉
・視索
・漏斗と灰白隆起
・乳頭体
・内側膝状体（Cb 参照）
・外側膝状体
・下垂体後葉（神経下垂体，p. 350 参照）

また，間脳に属する視索がどのように中脳の大脳脚を取り巻いているかも示している．

7.3 間脳：内部構造
Diencephalon: Internal Structure

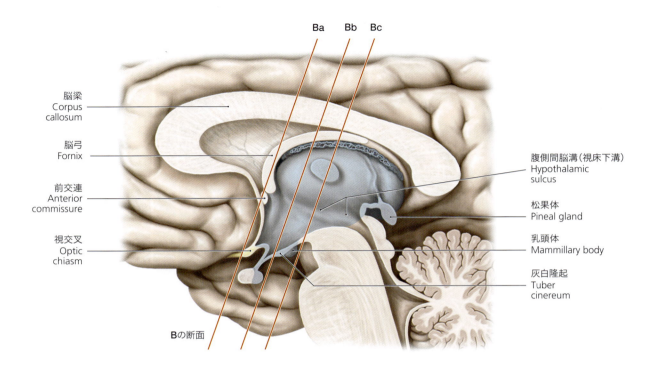

A 間脳の4つの部位

境界線	部位	構造	機能
	視床上部	・松果体 ・手綱	・概日リズムの調節 ・嗅覚系と脳幹との連絡
背側間脳溝			
	背側視床	・視床	・感覚系．大脳皮質への中継と投射（例外：嗅覚路は既に終脳の一部）．このほかに視床はさまざまな運動性の中枢に遠心性神経を送り，運動機能調節に関与する．
中間間脳溝			
	腹側視床	・視床下核，不確帯（加えて淡蒼球；終脳内に押しやられた部分，p. 353 E参照）	・間脳の体性運動領域
腹側間脳溝（視床下溝）*			
	視床下部	・視交叉，視索 ・灰白隆起，神経下垂体 ・乳頭体	・視覚路の部分 ・自律神経系とホルモン系の協調 ・自律神経系の調整

＊Aで示している溝は腹側間脳溝（視床下溝）だけである．

B 3つの高さでの間脳の冠状断面（前頭断面）
a 視交叉を通る断面：この断面では間脳と終脳の一部を見ることができる．間脳は，第3脳室の両側に位置していて，わかりやすい．視索前陥凹は，第3脳室が外方に広がって形成され，視交叉の上方に位置する．視索前陥凹が第3脳室に続く部分は，この断面の外である．
b 灰白隆起を通る断面：室間孔のすぐ後方にあたる．間脳と終脳の境界は脳室周囲の部分でのみはっきりしている．内部にある核の部分は，明らかな境界がなく混ざり合っている．側脳室に沿う間脳と終脳の境界は，視床の上にある終脳の薄い層状の付着板によってよくわかる．背側部では内包に灰白質の層が入り込んでいる．
c 乳頭体を通る断面：この断面では視床核群が見えている．命名法の違いにより，120以上の核が数えられる場合もある．これらの核のほとんどが肉眼では同定できない．分類法については p. 344 で概説する（Kahle, Frotscher : Villinger, Ludwig より引用）．

神経解剖　7. 間脳

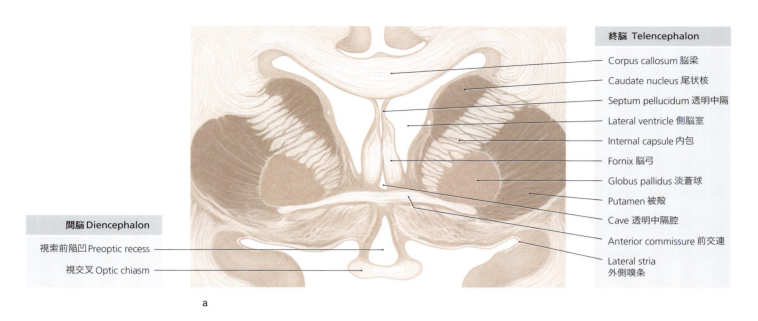

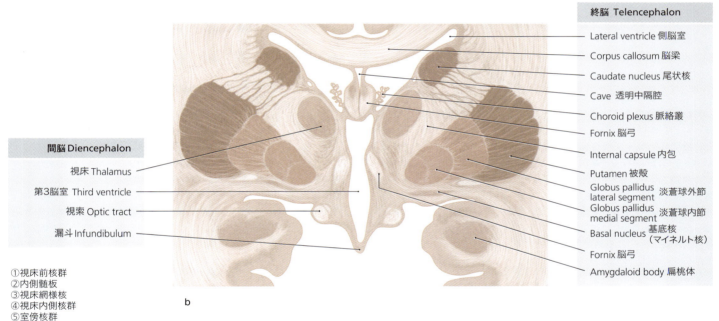

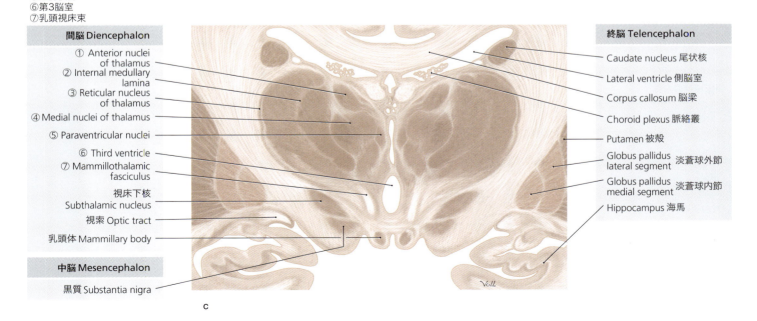

343

7.4 視床：視床核群
Thalamus: Thalamic Nuclei

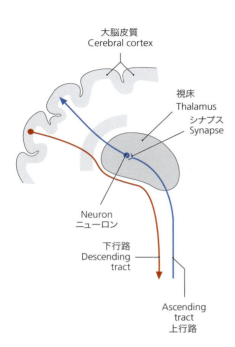

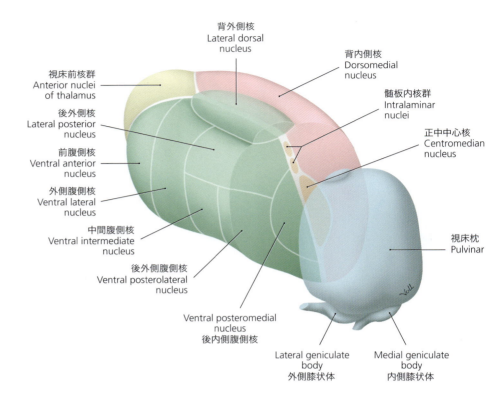

A　視床の機能構築

ほとんどすべての感覚路は，視床を介して大脳皮質に投射する（視床放線，G参照）．したがって，脳卒中やそのほかの疾患で視床あるいは皮質投射線維が傷害されると感覚障害が引き起こされる．視床レベルでは（特に痛覚の認知において）局在のはっきりしない感覚認知が起こり得るが，意識にのぼらない認知を意識にのぼる認知に変換するためには，（終脳による）皮質処理過程が必要である．嗅覚系については，嗅球は終脳の延長であり，この原則はあてはまらない．

Note　一般に，大脳皮質からの主な下行性の運動路は視床を通らない．

B　視床核群の空間配置

左の視床．外側後方から見たもので，p. 340の面と比べてやや回転させてある．

視床は約120の核の集合体で，感覚情報を処理する．大きく特殊核群，非特殊核群に分けられる．
- 特殊核群とそれらから出る線維（視床放線，G参照）は，大脳皮質（すなわち外套 pallium）の特定の領域と直接結合しているので，外套視床ともよばれている．
- 非特殊核群は大脳皮質と直接の結合がなく，脳幹 brainstem と直接結合しているので，幹視床とも呼ばれている．この図で示している非特殊核（オレンジ色，詳細はF参照）は，正中中心核と髄板内核群だけである．

視床特殊核群は4つのグループに分けられる．
- 前核群（黄色）
- 内側核群（赤色）
- 腹外側核群（緑色）
- 背側核群（青色）

後方には2つの膝状の隆起，内側膝状体と外側膝状体がある．視床枕の直下に位置するこれら2つの膝状体には，内側膝状体核，外側膝状体核が含まれ，合わせて視床後部と呼ばれる．視床枕と同様にこれらも特殊核群に属する．

C　視床核群の名称

名称	別称	特徴
特殊核群（皮質依存性）	外套視床	大脳皮質（外套）に投射する．
非特殊核群（皮質非依存性）	幹視床	脳幹，間脳，線条体に投射する．
統合核群		視床のほかの核に投射する（非特殊核群に分類される）．
髄板内核群		内側髄板の白質内の核（非特殊核群に分類される）．

神経解剖　7. 間脳

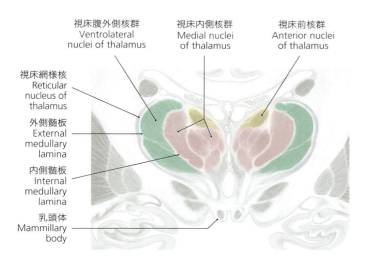

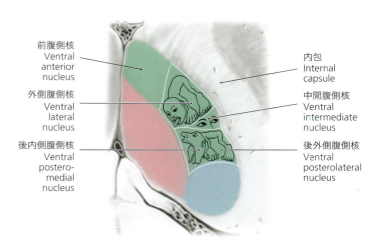

D　髄板による視床核群の区分
乳頭体を通る冠状断面（前頭断面）．

視床核群のいくつかは，髄板と呼ばれる線維性の薄い板のような構造によって，大きな核複合体に分けられる．以下の髄板が図に示してある．
- 内側髄板：内側核群と腹外側核群との間に存在する．
- 外側髄板：腹外側核群と視床網様核の間に存在する．

E　視床特殊核群の体部位局在
横断面．

視床特殊核群（C で定義）の体部位局在の原則を，視床腹外側核群（緑色）の例で示している．脊髄，脳幹，小脳に由来する視床への求心性線維は，体部位局在を保ったまま終止する．この体部位局在は大脳皮質まで保たれている．

上小脳脚からの交叉線維は視床外側腹側核に終わる．身体の部位，筋の協調，筋緊張の情報はこの経路を通って大脳皮質の運動野に投射し，そこでも同じく体部位局在がある（運動性ホムンクルス，p. 457 B 参照）．外側腹側核の外側部は四肢からの情報を中継し，一方，内側部は頭部からの情報を中継する．中間腹側核は同側への注視の協調に関与する前庭神経核からの入力を受ける．脊髄からの大きな感覚路（後索系上行路）は楔状束核と薄束核で中継され，内側毛帯を通って後外側腹側核に終わり，一方，頭部からの三叉神経系の感覚情報は後内側腹側核（三叉神経毛帯，p. 545 参照）に終わる．このように機能による体部位局在は神経構築の基本原理である．

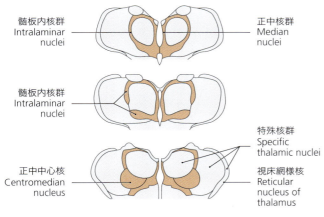

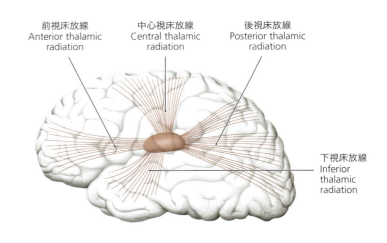

F　非特殊核
吻側から尾側にかけての冠状断面（前頭断面）．

非特殊核は，脳幹，間脳のほかの核（視床の核を含む）と線条体に投射する．非特殊核は大脳皮質には直接に投射せず，間接的に作用する．

内側の非特殊核群は2つのグループに分けられる．
- 視床の正中部の灰白質内の核群（視床正中核群）．第3脳室壁に沿って分布する小さな細胞群．
- 内側髄板内に位置する髄板内核群．この中で最も大きなものが，正中中心核である．

この図に示す外側の非特殊核は視床網様核で，ほかの特殊核群の外側に位置する．視床網様核は脳波 electroencephalogram（EEG）に記録される電気信号の源である．

G　視床放線
左大脳半球，外側面．

視床特殊核からの線維（すなわち特定の大脳皮質に投射する線維）は，伝導路としてまとまり，視床放線を形成する．線維の配列から，視床特殊核群が大脳皮質のすべての領域と結合があることがわかる．前視床放線は前頭葉に，中心視床放線は頭頂葉に，後視床放線は後頭葉に，下視床放線は側頭葉に投射する．

7.5 視床：視床核群の投射
Thalamus: Projections of Thalamic Nuclei

A　腹外側核群：求心路と遠心路

後外側腹側核（VPL）と後内側腹側核（VPM）は，視床における体性感覚情報の主な中継点である．

- 内側毛帯はVPLに終わる．内側毛帯は，薄束核と楔状束核で中継されてきた位置覚，振動覚，圧覚，識別覚，触覚を伝える感覚線維を含んでいる．
- 体幹と四肢からの痛覚と温度感覚の線維は，外側脊髄視床路を通ってVPLの外側部に至る．これらの感覚はVPLから体性感覚野に中継される．
- 頭部の痛覚と温度感覚の線維は三叉神経系を経由してVPMに入る（三叉神経核視床路）．VPLと同様に，VPMから3次ニューロンとなって，中心後回に投射する．

VPLの傷害により，四肢の異常感覚dysesthesiaや異常な圧迫感（内側毛帯の傷害による）を伴う表在および深部感覚の異常が引き起こされる．脊髄視床路の痛覚線維がVPLの底部に終わることから，この部位の傷害ではさらにひどい痛みが起こることがある（視床痛thalamic pain）．外側腹側核（VL）は体性運動野（6野）に投射する．VLは大脳皮質運動野とフィードバック回路を形成しているので，VLの傷害では運動障害が特徴となる．

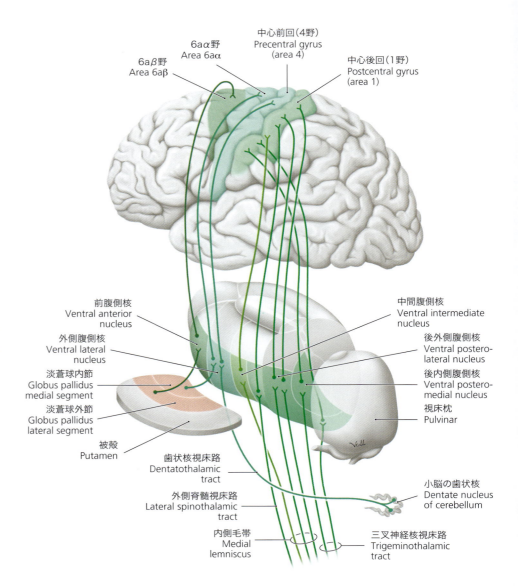

B　前核と正中中心核：求心路と遠心路

視床前核は乳頭視床束（ヴィック=ダジール束bundle of Vicq-d'Azyr）を介して乳頭体から入力を受ける．前核は終脳の帯状回と両方向性に結合する．最大の非特殊核は髄板内核群の1つである正中中心核である．この核は小脳，網様体，淡蒼球内節から入力を受け，尾状核頭や被殻に出力する．正中中心核は上行性網様体賦活系ascending reticular activating system（ARAS）の重要な構成要素である．ARASは覚醒状態の維持に重要な役割を果たし，脳幹網様体に始まり正中中心核で中継される．

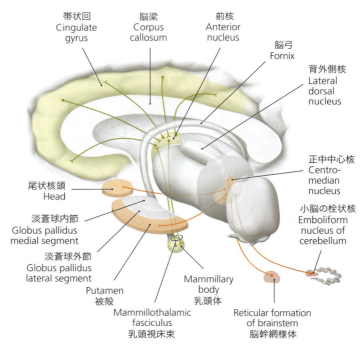

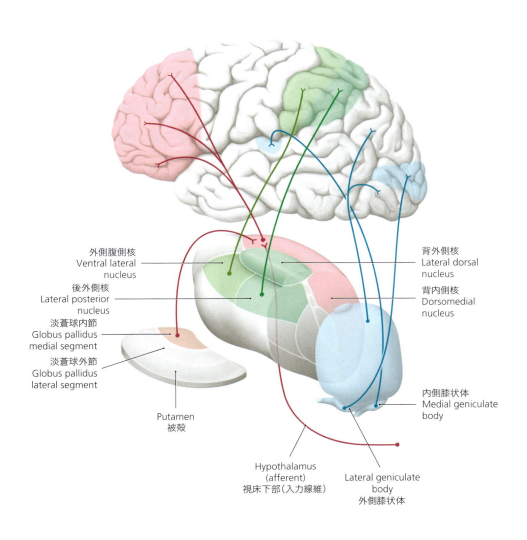

C 内側，背側，外側核群：求心路と遠心路

視床内側核群は，腹側核群，髄板内核群（図には示していない），視床下部，中脳，淡蒼球から入力を受ける．出力線維は前頭葉，運動前野に投射しており，ここからまた視床内側核群への投射がある．この経路が傷害されると，自制が失われること（子どもっぽくふざけてみたり，反対に，邪推したり不機嫌になったりもすること）が特徴的な前頭葉症候群が引き起こされる．

視床背側核群は視床核複合体の中で最大の視床枕によって形成される．視床枕はほかの視床核群，特に髄板内核群から入力を受ける．視床枕から頭頂葉や後頭葉に投射し，そこから相互に視床枕への投射がある．（視覚路の一部の）外側膝状体は視覚野に投射し，（聴覚路の一部の）内側膝状体は聴覚野に投射する．

視床外側核群は背外側核と後外側核からなる．それらは腹外側核群の背側部であり，ほかの視床の核群から入力を受ける（それゆえ，「統合核群」という名称がある，p. 344 参照）．ここからの出力線維は頭頂葉に終わる．

D 臨床的に重要な視床特殊核の結合のまとめ

視床特殊核は大脳皮質に投射する．
特殊核に終わる伝導路の起始，特殊核の名称，特殊核からの線維の投射部位を，以下の表に挙げる．

視床への入力（視床に投射する構造）	視床核の名称（略称）	視床からの出力（視床が投射する構造）
乳頭体（乳頭視床束）	前核（NA）	帯状回（辺縁系）
小脳，赤核	外側腹側核（VL）	運動前野（6aα野，6aβ野）
後索，側索（体性感覚入力，四肢，体幹）	後外側腹側核（VPL）	中心後回（感覚野）＝体性感覚野（A 参照）
三叉神経視床路（体性感覚入力，頭部）	後内側腹側核（VPM）	中心後回（感覚野）＝体性感覚野（A 参照）
下丘腕（聴覚路の一部）	内側膝状体核（MGB/MGN）	横側頭回（聴覚野）
視索（視覚路の一部）	外側膝状体核（LGB/LGN）	有線野（視覚野）

7.6 視床下部
Hypothalamus

A 視床下部の位置

冠状断面（前頭断面）．

視床下部は，視床の下方，間脳の最下部に位置する．間脳の中では外から見える唯一の部分である（p. 341 D 参照）．第 3 脳室の両側に位置し，その大きさは第 3 脳室を二分する正中断で最もよくわかる（Ba 参照）．

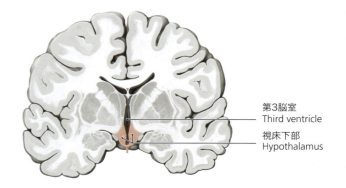

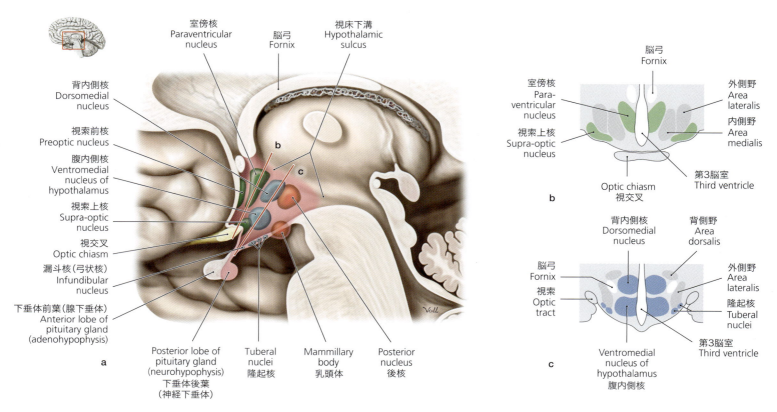

B 右視床下部の核

a 右大脳半球の正中断，内側面．
b, c 冠状断面（前頭断面）．

視床下部は視床の腹側に位置する小さな核複合体であり，視床下溝によって視床と隔てられる．視床下部はその小ささにもかかわらず，身体のすべての自律神経機能の指令中枢である．

国際解剖学用語集には，第 3 脳室側壁と床にある 30 以上の視床下部の核名が挙げられている．ここでは，そのなかでやや大きくて臨床的に重要なものについてのみ解説する．

以下に吻側から尾側の順に 3 つの細胞群を挙げ，簡単にそれらの機能を述べる．

- 前（吻側）域核群（緑色）：視索前核，室傍核，視索上核からなる．室傍核と視索上核は下垂体後葉ホルモンを合成する．
- 中間（隆起）域核群（青色）：下垂体前葉のホルモンの分泌を制御しており，背内側核，腹内側核，隆起核からなる．
- 後（乳頭体）域核群（赤色）：刺激されると交感神経を活性化する．後核，乳頭体内の乳頭体核からなる．

c 視床下部が，脳弓によって内側と外側にさらに区分される様子を示している．上記の 3 つの核群はすべて内側域の核群であり，外側域は特定の核群には分けられてない（例：外側野が核の代わりとなっている．脳弓の走行については p. 331 を参照）．乳頭体と乳頭体核が両側性に傷害されるとコルサコフ症候群 Korsakoff syndrome があらわれる．これはしばしばアルコール依存症に伴って起こる〔原因はビタミン B_1（チアミン）の欠乏〕．この症候群にみられる記憶障害は，主として短期記憶障害であり，患者は作話によって記憶の欠如した部分を埋めようとする．主な神経病理学的所見は乳頭体における出血で，剖検によって診断が確定される．

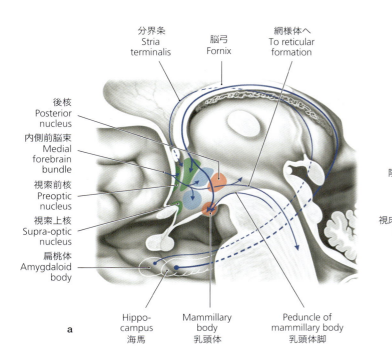
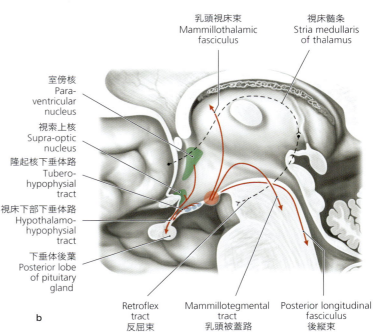

C 視床下部の主な求心路と遠心路

右大脳半球の正中断，内側面．

視床下部は全身の自律神経機能を調節しているため，脳の多くの領域と入力（青色）・出力（赤色）関係がある．特に以下のものが重要である．

a 求心路（視床下部への入力）．
- 脳弓は海馬からの線維を運ぶ．これは辺縁系の重要な伝導路である．
- 内側前脳束は嗅覚野から視索前野に向かう線維を運ぶ．
- 分界条は扁桃体からの線維を運ぶ．
- 乳頭体脚は，臓性求心性線維や性感帯（乳頭，外生殖器）からのインパルスを伝える．

b 遠心路（視床下部からの出力）．
- 後縦束は脳幹を通り数か所で中継され，副交感性の神経核に達する．
- 乳頭被蓋路は，中脳被蓋へと出力線維を送り，そこから脳幹網様体に中継される．この経路によって，視床下部，脳神経核，脊髄間の自律神経情報の交換が仲介される．
- 乳頭視床束（ヴィック＝ダジール束）は，帯状回と結合する視床前核へ遠心性線維を送る．これは辺縁系の一部である（p. 492 参照）．
- 視床下部下垂体路と隆起核下垂体路は下垂体に向かう遠心路である（p. 350 参照）．

D 視床下部の機能

視床下部は自律神経系の調節中枢である．交感神経や副交感神経の特別な調節中枢はないが，視床下部の特定の領域や核に特定の機能が割り当てられている．これらの関係の概要を右の表で示す．表に挙げている領域や核をすべて図に示しているわけではない．

領域あるいは核	機能
視索前野	体温の維持 傷害：中枢性低体温
後域	気温の変化に反応（例：発汗） 傷害：低体温
中間域（前部，後部）	交感神経系を活性化
室傍核，前域	副交感神経系を活性化
視索上核と室傍核	水分バランスの調節 傷害：尿崩症，口渇感の欠如を伴い低ナトリウム血症を引き起こす．
前核 ・内側部 ・外側部	食欲と食物摂取の調節 ・傷害：肥満 ・傷害：食欲不振，るいそう（やせ）

7.7 下垂体
Pituitary Gland (Hypophysis)

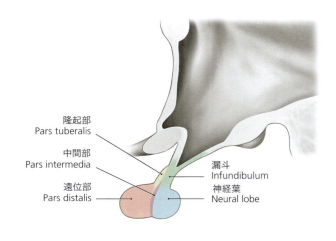
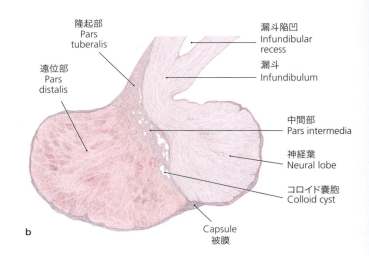

A 下垂体の区分
正中断．a 模式図．b 組織像．
下垂体は 2 つの葉からなる．
下垂体は線維被膜に包まれ，蝶形骨洞の上のトルコ鞍に収まっており，下垂体腫瘍の外科的なアプローチの経路となっている．

・前葉（腺下垂体）：ホルモンを産生する（D，E 参照）．
・後葉（神経下垂体）：ホルモンを放出する．
下垂体後葉が間脳の延長であるのに対し，前葉は咽頭蓋上皮に由来する．下垂体茎（漏斗）は両葉を，神経分泌性ニューロンの細胞体がある視床下部につないでいる．

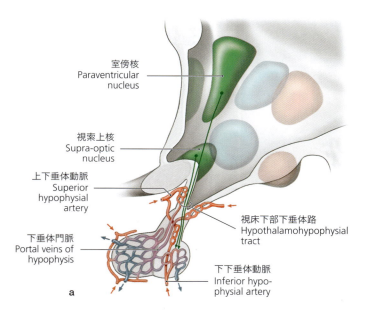
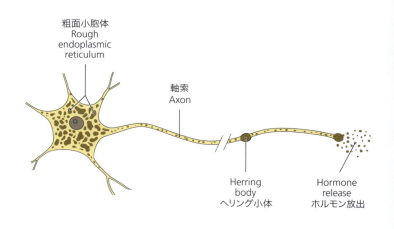

B 視床下部と下垂体後葉との結合
a 視床下部-下垂体系．b 視床下部の神経分泌性ニューロン．
下垂体ホルモンは，下垂体後葉（神経下垂体）ではなく，視床下部の室傍核と視索上核のニューロンで産生される．その後，視床下部下垂体路の線維（軸索）を通って，神経下垂体に運ばれ，必要時に放出される．室傍核と視索上核のニューロンの軸索終末は，後葉で 2 つのホルモンを放出する．

・オキシトシン oxytocin
・バソプレシン vasopressin または抗利尿ホルモン antidiuretic hormone（ADH）

2 つの核から出た軸索は下垂体茎を通って下垂体後葉に入る．ペプチドホルモンは細胞体内に顆粒状にたくわえられ（凝集して大きなヘリング小体 Herring body となる），順行性軸索流によって後葉に運ばれる．

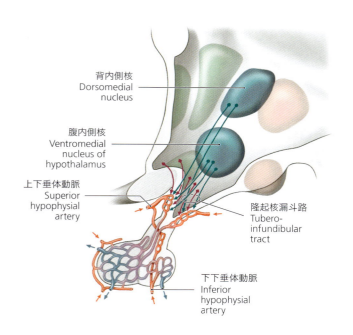

C　下垂体門脈系と，視床下部と前葉の結合

　視床下部と下垂体前葉との連絡は，血液によって運ばれる視床下部ホルモンによってもたらされる．このために両側の上下垂体動脈は漏斗内で血管網を形成し，視床下部の核領域からのニューロン軸索はここに終止する．これらの軸索はホルモン（下記参照）を産生し，血管網に放出する．ホルモンを多く含む血液は小さな静脈に集められ，第2の静脈循環として（肝臓の第2の静脈循環にちなんで下垂体門脈系と呼ばれる）下垂体前葉に運ばれる．下垂体前葉はすなわち，視床下部ホルモンが豊富な，付加的な静脈血を受けるのである．この血液循環で下垂体への血液供給のおよそ80％をまかなう．残り20％は下下垂体動脈の小さな枝から供給される．視床下部ホルモンは接続している標的細胞において下垂体前葉のホルモン放出に影響を与える．視床下部ホルモンには相反する特徴をもつ2種類がある：下垂体前葉の細胞でホルモン分泌を促す「放出ホルモン」とホルモン分泌を抑制する「抑制ホルモン」である．

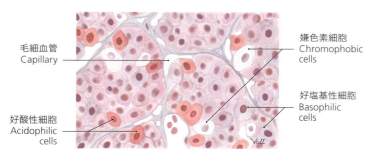

D　下垂体前葉の組織

　古典的な染色法を用いると，前葉では，好酸性細胞，好塩基性細胞，嫌色素細胞の3種類の細胞が区別できる．嫌色素細胞はすでにホルモンを放出した細胞であるため，特定のペプチドホルモンを染色する免疫組織化学でも，染色されない．そのためEの表には出ていない．好酸性（a）細胞が標的細胞に直接作用するホルモンを分泌するのに対し（非腺向性ホルモン），好塩基性（b）細胞は二次的に内分泌細胞を刺激する（腺向性ホルモン）．

E　下垂体前葉のホルモン

ホルモンの名称と同義語	細胞の名称 好酸性（a） 好塩基性（b）	ホルモンの作用
ソマトトロピン somatotropin（STH） 成長ホルモン growth hormone（GH）	ソマトトロピン細胞（a）	身体の成長を促進；炭水化物と脂肪の代謝に作用．
プロラクチン prolactin（PRL, LTH） 黄体刺激ホルモン luteotropic hormone（LTH） 乳腺刺激ホルモン	乳腺刺激細胞（a）	乳汁分泌と乳腺組織の増殖を促進．
卵胞刺激ホルモン follicle stimulating hormone（FSH）	性腺刺激（ゴナドトロピン）細胞（b）	性腺に作用．卵胞成熟や，精子形成，エストロゲン産生，LH受容体の発現，胞状卵胞顆粒層の増殖を促進．
黄体形成ホルモン luteinizing hormone（LH） 間細胞刺激ホルモン interstitial cell-stimulating hormone（ICSH）	性腺刺激（ゴナドトロピン）細胞（b）	排卵を誘発．卵胞上皮の増殖や，精巣のライディッヒの間細胞 interstitial Leydig cells からのテストステロン分泌，プロゲステロン分泌を促進．一般的な同化作用をもつ．
甲状腺刺激ホルモン thyrotropin（TSH）	甲状腺刺激細胞（b）	甲状腺の活動を促進．酸素消費とタンパク質合成を増進．炭水化物と脂肪の代謝に影響を与える．
コルチコトロピン corticotropin（ACTH） 副腎皮質刺激ホルモン	副腎刺激細胞（b）	副腎皮質のホルモン産生を促進．水分と電解質のバランスに影響を与える．肝臓の炭水化物産生に関与する．
α/β メラノトロピン alpha/beta melanotropin（MSH） メラニン細胞刺激ホルモン	メラニン細胞刺激細胞（b）	メラニン形成を助け，皮膚の暗化を引き起こす．UV照射に対する保護作用をもつ*．

*ヒトでは，メラノトロピンは脳のさまざまな部分で神経伝達物質として働いている．

7.8 視床上部と腹側視床
Epithalamus and Subthalamus

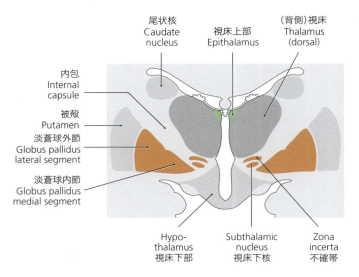

A　視床上部と腹側視床の位置

冠状断面（前頭断面）．

この断面を見ると視床上部が視床の上に乗っており，「視床上部」という用語の由来が理解できる（epithalamus の"epi"は「上に」を意味する）．

視床上部（緑色で示す*）は，以下の構造からなる．
- 松果体（B 参照）
- 手綱核と手綱（D 参照）
- 手綱交連（C 参照）
- 視床髄条（D 参照）
- 後交連（Ca 参照）

腹側視床（オレンジ色で示す）は，はじめは視床の直下に位置しているが，発生途中で内包の線維によって外側の終脳内に押しやられ，淡蒼球になる（p. 339 D 参照）．腹側視床は内側運動系の核（間脳の運動域）を含み，被蓋の運動核と結合関係をもつ．実際，腹側視床は被蓋が頭側に延長したものと考えられている．

*訳註：1 枚の図に描いているため，視床上部の位置は模式化されている．

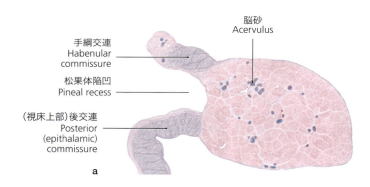

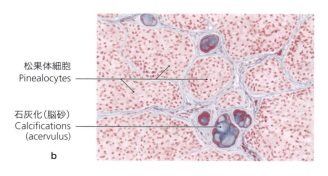

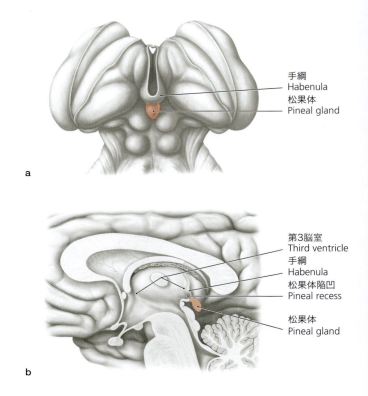

B　松果体の位置

a 後面，b 右大脳の正中断，内側面．

松果体は後方から見ると松ぼっくりに似ている．手綱によって間脳に続き，手綱には入力線維と出力線維が含まれる．第 3 脳室との位置関係については，正中断でよくわかる（松果体陥凹）．

両生類の松果体は頭蓋冠が薄くなっているため，光刺激に反応できる．ヒトでは，両生類のような構造ではないが，網膜からの入力線維は視床下部と上頸神経節（交感神経性）を介して松果体との連絡を保っており，概日リズム circadian rhythm の調整に役立っている．

C　松果体の構造

a 弱拡大の正中断面，組織像，b 組織像．

a 弱拡大の断面では，手綱交連を松果体の吻側端で見ることができる．下方には後交連がある．2 つの交連の間が第 3 脳室の松果体陥凹で，脳脊髄液で満たされている．しばしば石灰化（脳砂）が認められ，X 線像で見えるが，病理学的な意義はない．

b 組織像では，松果体の特殊な細胞である松果体細胞を見ることができる．松果体細胞は結合組織の中に埋もれており，星状膠細胞に囲まれている．松果体細胞はメラトニン melatonin を産生し，概日リズムの調整に役立っている．メラトニンは，例えば時差ぼけを防ぐために予防的に用いることがある．松果体が小児期に機能しなくなった場合には，思春期早発症 precocious puberty が起こることがある．このように松果体はさまざまな内分泌系に，ほとんどが抑制性に作用している．

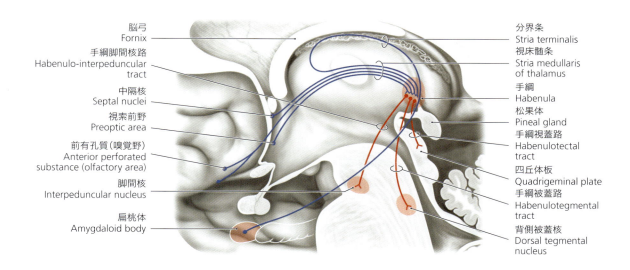

D 手綱核とその線維連絡

右大脳半球の正中断，内側面．

手綱(habenula = "rein" 手綱)と手綱核は嗅覚入力の中継点として機能している．手綱核で中継された後，出力線維が脳幹の唾液核と(咀嚼筋の)運動核に分布する．

求心路（青色）

前有孔質(嗅覚野)，中隔核，視索前野からの入力は，視床髄条を介して手綱核に入る．手綱核は分界条を介して扁桃体からの入力も受ける．

遠心路（赤色）

手綱核からの出力線維は3つの経路を通って中脳に投射する．

- 手綱視蓋路：中脳の天井，中脳蓋に終わる．嗅覚の情報を伝える．
- 手綱被蓋路：背側被蓋核に終わる．ここでは背側縦束の一部をなし，唾液核や迷走神経背側核とを結んでいる．（食物のにおいは唾液と胃酸の分泌を刺激する．例えば，パブロフの反射 Pavlovian response）
- 手綱脚間核路：脚間核に終わり，網様体と連絡する．

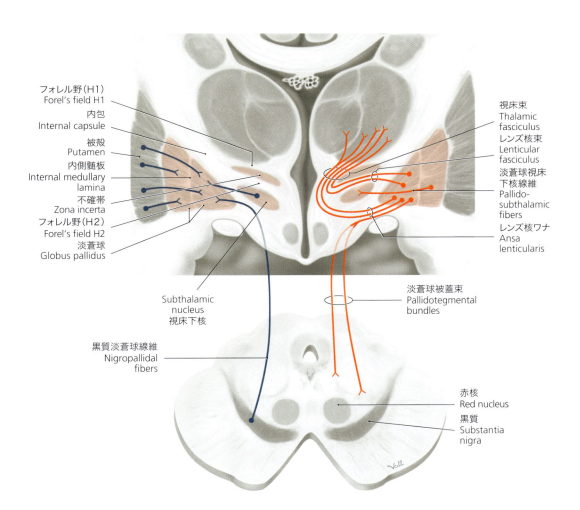

E 腹側視床の入力(青色)と出力(赤色)

腹側視床の主な核は淡蒼球で，発生途上で外側に移動し，内包によって隔てられ終脳内に位置するようになる．淡蒼球は白質の髄板で内節と外節に分けられる．小さな細胞集団の中には，外方へ移動せず，正中線近辺に残るものもある．これらが不確帯と視床下核となる．視床下核，黒質，被殻は淡蒼球に入力線維を送る．反対に淡蒼球は，これらの核に出力線維を送るとともに，レンズ核束と呼ばれる経路を介して，視床に投射する．機能的には，これらの核は大脳基底核の一部に分類されている．これらの核の傷害によって，片側バリズム hemiballism と呼ばれる運動障害が起こる(腹側視床の機能的な役割については p. 458 以降参照)．

8.1 脳幹：構成と外部構造
Brainstem: Organization and External Structure

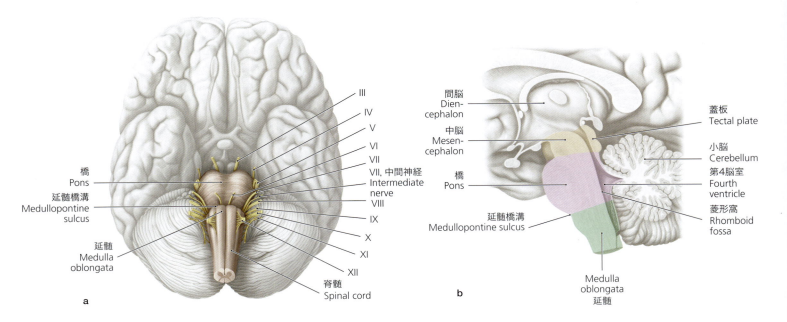

A 脳幹
a 脳全体を下方から見る．b 正中矢状断面．内側面．

脳幹は大脳と比較して非常に小さいため，その3つの部分構造は正中矢状断面でよく見える（b）．脳幹の特徴は以下のとおりである．

- 末梢神経系と唯一接続している脳部位である（脳神経 III-XII を介する）．
- 脳幹のみで内髄液腔（第4脳室）と外髄液腔（クモ膜下腔）が互いに接続している（p. 312 A および p. 315 C 参照）．
- 脳幹は脊髄（＝中枢神経系の尾側部分）と接続している．
- 脳幹の背側に存在する小脳は脳幹のみを介して中枢神経系の他部位と接続している（p. 370 A，B 参照）．

頭側から尾側にかけての脳幹の3つの部分（中脳・橋・延髄）の位置のみによる境界は，脳幹外面の肉眼的区分によって決まる．中脳は間脳のすぐ後方から始まり，橋の環状溝（訳注：橋腹側を走行する横橋線維による溝．橋はこれにより横縞模様をなす）に達し，環状溝はその尾側端で延髄の延髄橋溝と境を接する．延髄は第1脊髄神経の出口までで，その後，脊髄が始まる．この脳幹外面の区分は内部には当てはまらない．脳幹内部には脳神経の核柱が存在し，これらは発生学的に特殊なパターンに従って配置されており，このパターンは脳幹全体に当てはまる（p. 114 参照）．同様に純粋な位置的観点から脳幹の各部分は4つの構造に細分される（B 参照）．その内部構造は，脳幹の多様な機能を考慮して，以下のように大きく分類される．

- 中継が行われている核領域（ニューロン核周部の集積）は，脳神経に分類される核と多様な機能に基づいてまとめられるほかの核に大きく分けられる（例えば赤核および黒質はいずれも運動系の神経核であり，網様体は自律神経機能を有する核集団である）．
- 脳幹は大脳と脊髄の間に存在するため，神経路を構成する軸索が脳幹を通過している．この神経路によって脳と脊髄のすべての情報伝達が行われ，それによって体幹や四肢との情報伝達が行われる．情報の流れに応じて上行路（＝求心性，大脳へ）と下行路（＝遠心性，大脳から）に分類される．

Note 脳幹では多数の核や神経路が狭い空間に密集しているため，小さな病変，例えば出血（「卒中発作」，脳幹梗塞）でも臨床的に重大な機能不全を招く．

B 脳幹の全体像

部位構成	機能構成
・吻尾方向 　- 中脳 　- 橋 　- 延髄 ・前後方向 　- 底部（中脳：大脳脚；橋：橋底部；延髄：錐体） 　- 被蓋（すべての部分に被蓋として存在する） 　- 脳室系（上部：中脳水道，第4脳室，中心管） 　- 蓋（中脳蓋；中脳にのみ存在する；四丘体） ・小脳が脳幹の背側に付いている．	・「機能中枢」としての脳幹 　- 脳神経 III-XII の核（4つの縦方向の核柱に分類される） 　- 運動調整中枢（赤核，黒質） 　- 網様体（運動，呼吸，循環，自律神経機能） 　- 橋核（小脳への中継） 　- 後索核（感覚路の中継） 　- 音刺激や光刺激の中継（中脳蓋板） ・「神経路」としての脳幹 　- 大脳との連絡：上行路（運動）および下行路（感覚） 　- 小脳との連絡：脊髄から小脳，および小脳から大脳の接続 　- 間脳から：下行性自律神経路

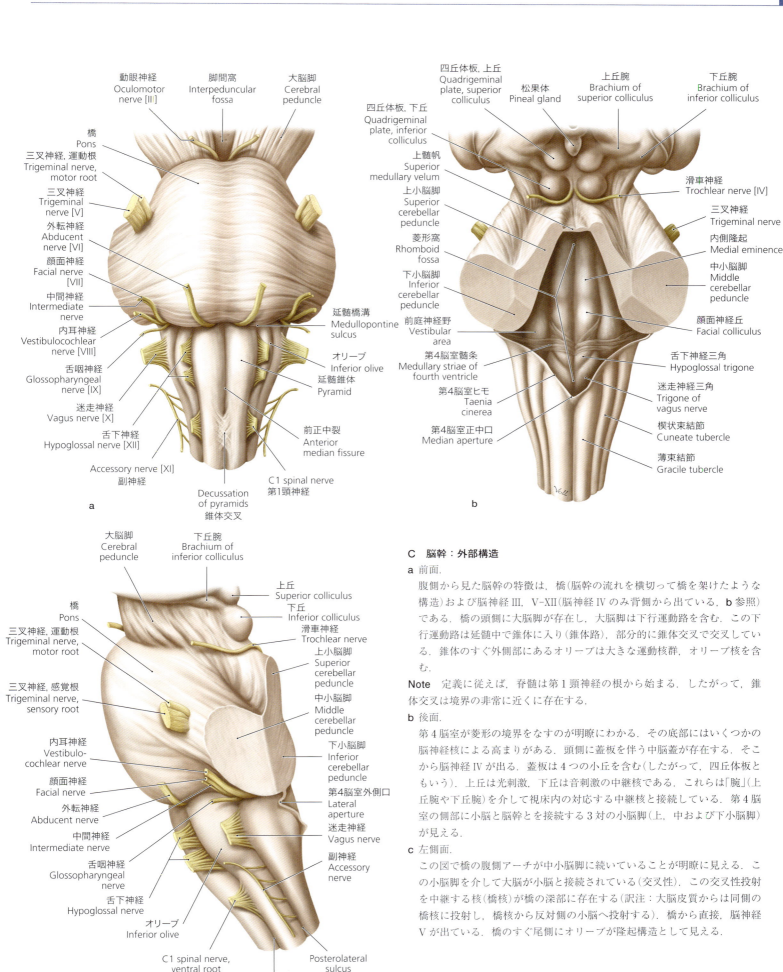

C 脳幹：外部構造

a 前面.
腹側から見た脳幹の特徴は，橋（脳幹の流れを横切って橋を架けたような構造）および脳神経 III，V-XII（脳神経 IV のみ背側から出ている，b 参照）である．橋の頭側に大脳脚が存在し，大脳脚は下行運動路を含む．この下行運動路は延髄中で錐体に入り（錐体路），部分的に錐体交叉で交叉している．錐体のすぐ外側部にあるオリーブは大きな運動核群，オリーブ核を含む．

Note 定義に従えば，脊髄は第 1 頸神経の根から始まる．したがって，錐体交叉は境界の非常に近くに存在する．

b 後面.
第 4 脳室が菱形の境界をなすのが明瞭にわかる．その底部にはいくつかの脳神経核による高まりがある．頭側に蓋板を伴う中脳蓋が存在する．そこから脳神経 IV が出る．蓋板は 4 つの小丘を含む（したがって，四丘体板ともいう）．上丘は光刺激，下丘は音刺激の中継核である．これらは「腕」（上丘腕や下丘腕）を介して視床内の対応する中継核と接続している．第 4 脳室の側部に小脳と脳幹とを接続する 3 対の小脳脚（上，中および下小脳脚）が見える．

c 左側面.
この図で橋の腹側アーチが中小脳脚に続いていることが明瞭に見える．この小脳脚を介して大脳が小脳に接続されている（交叉性）．この交叉性投射を中継する核（橋核）が橋の深部に存在する（訳注：大脳皮質からは同側の橋核に投射し，橋核から反対側の小脳へ投射する）．橋から直接，脳神経 V が出ている．橋のすぐ尾側にオリーブが隆起構造として見える．

8.2 脳幹：脳神経核，赤核，黒質
Brainstem: Cranial Nerve Nuclei, Red Nucleus, and Substantia Nigra

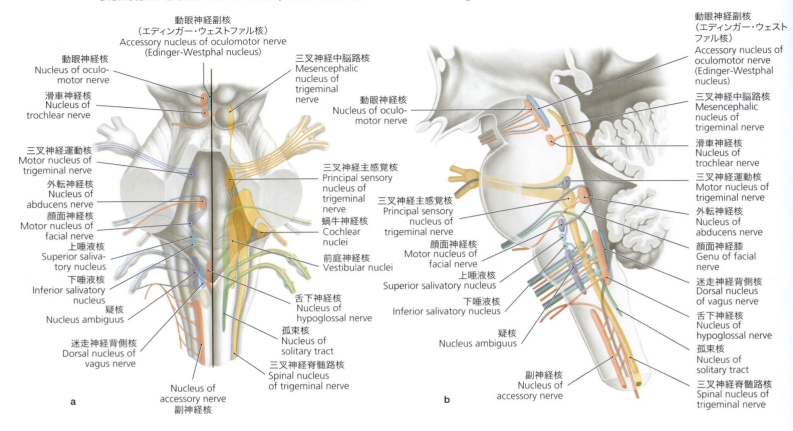

A 脳幹の脳神経核
a 後面．小脳を取り除いてあり，菱形窩が見える．b 脳幹右半分の正中断，左側面．
　図は，神経核とそこを出入りする伝導路の走行も示している（スペースの都合で，前庭神経核と蝸牛神経核の亜核は描いてない）．
　脳神経核の配置は，機能面に基づくニューロンの集まり（柱）に分けて考えると理解しやすい．a の左側には，遠心性線維が出る運動核（起始核 nuclei of origin）を示し，右側には，求心性線維が終わる感覚核（終止核 terminal nucleus）を示している．これらの神経核の配置は，脊髄の核の配置に由来している（p. 114 参照）．いくつかの神経核の機能や連絡については，脳幹反射（反射中枢が脳幹にある）を検査することで，臨床的に評価することができる．これらの反射は昏睡状態の患者の評価に際して重要である．瞳孔（対光）反射は特に重要であり，p. 481 で詳しく述べている．

B 脳神経 III–XII の神経核，概観

運動核（起始核）：遠心性（運動）線維が出る，Aa の左側に示す	感覚核（終止核）：求心性（感覚）線維が終わる，Aa の右側に示す
体性遠心性（体性運動）核（赤色） ・舌下神経核［脳神経 XII］ ・副神経核［脳神経 XI］ ・外転神経核［脳神経 VI］ ・滑車神経核［脳神経 IV］ ・動眼神経核［脳神経 III］	**臓性求心性（臓性感覚）核（緑色）** ・孤束核下部：舌咽神経［脳神経 IX］，迷走神経［脳神経 X］からの一般臓性求心性 ・孤束核上部：顔面神経［脳神経 VII］，舌咽神経［脳神経 IX］，迷走神経［脳神経 X］からの特殊臓性求心性（味覚）
臓性遠心性（臓性運動）核 副交感神経系に関連する核（水色） ・迷走神経背側核［迷走神経［脳神経 X］］ ・下唾液核［舌咽神経［脳神経 IX］］ ・上唾液核［顔面神経［脳神経 VII］］ ・動眼神経副核（臓性動眼神経核，エディンガー・ウェストファル核 Edinger-Westphal nucleus）［脳神経 III］ 鰓弓神経の核（紺色） ・疑核［舌咽神経［脳神経 IX］，迷走神経［脳神経 X］，副神経延髄根［脳神経 XI］］ ・顔面神経核［脳神経 VII］ ・三叉神経運動核［脳神経 V］	**体性求心性（体性感覚）核（黄色）** 三叉神経［脳神経 V］に関連する感覚核 ・三叉神経脊髄路核 ・三叉神経中脳路核［特徴：偽単極性神経節（"中枢内に移動してきた神経節"）細胞で，咀嚼筋の感覚を直接支配している］． ・三叉神経主感覚核 前庭神経核［脳神経 VIII］ ・前庭神経内側核 ・前庭神経外側核 ・前庭神経上核 ・前庭神経下核 蝸牛神経核［脳神経 VIII］ ・蝸牛神経背側核 ・蝸牛神経腹側核

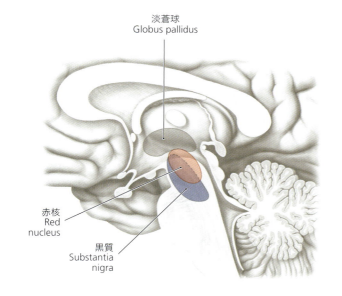

C 中脳の黒質と赤核

この2つの核はともに脳神経核と同様に，輪郭のはっきりした核であり，機能的にはいわゆる錐体外路系に属している．黒質は解剖学的には大脳脚の一部であり，中脳被蓋には位置していない（p. 362 A 参照）．黒質と赤核はそれぞれメラニンと鉄を多量に含んでいるため，新鮮な脳標本の断面では茶色と赤色に見える．両者とも間脳に向かって広がり，伝導路によって間脳の核と結合している（E 参照）．

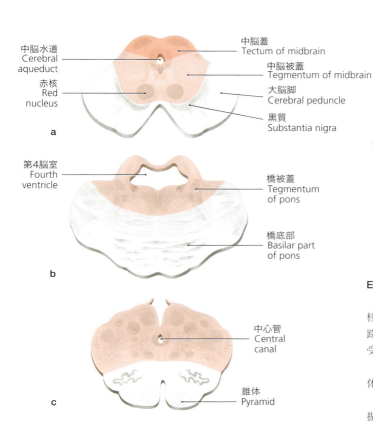

D さまざまな高さにおける脳幹の切断面の構造

中脳（a），橋（b），延髄（c）の横断面，上面．

上に示した3つの断面に共通の特徴は，系統発生学的に脳幹の古い部位である被蓋 tegmentum（"hood" 覆い，薄赤色で示す）が，背側に位置していることである．成人の脳の被蓋には脳神経核がある．被蓋の腹側には終脳を出入りする上行路と下行路がある．被蓋の腹側は，中脳では大脳脚，橋では橋底部，延髄では錐体と呼ばれる．被蓋は中脳においてのみ，背側の蓋 tectum（"roof" 屋根）に覆われている．この図に示している成人の脳では，中脳蓋は，上丘と下丘（colliculi＝"little hills" 小丘）を含む四丘体板（蓋板）となっている．脳幹は延髄と橋の高さでは小脳によって覆われるため，蓋によっては覆われない．

E 赤核と黒質の求心路（青色）と遠心路（赤色）

どちらの核領域も運動系における重要な中継点である．赤核は大きな新赤核と小さな古赤核からなる．赤核は歯状核（歯状核赤核路），上丘（視蓋赤核路），淡蒼球内節（淡蒼球赤核路）ならびに大脳皮質（皮質赤核路）から入力を受ける．

赤核はオリーブ核（中心被蓋路の一部としての赤核オリーブ核線維と網様体オリーブ核線維）と脊髄（赤核脊髄路）へ出力する．

赤核は筋緊張，姿勢と歩行運動を調整する．赤核が障害されると，安静時振戦，筋緊張異常（リラックスした状態の患者で不随意の筋抵抗性として検査される）ならびに舞踏病アテトーゼ（多くは四肢の末梢が関わる不随意の，くねくねとした動き）が引き起こされる．

黒質は緻密部（メラニンを含み，黒色を帯びている）と網様部（鉄分を含み，赤色を帯びている）から構成される（簡便化のため，ここでは黒質全体が濃く描かれている）．軸索は多くの場合，ほかの脳領域に広く投射し，このため伝導路としてまとまっていない．黒質には尾状核（線条体黒質線維），前大脳皮質（皮質黒質線維），被殻，中心前回からの線維が終止する．

緻密部からの線維は線条体で，網様部からの線維は視床で終止する．黒質は運動における重要なスターター機能をもち，ここが傷害されると筋硬直，安静時振戦や顔面筋硬直（仮面様顔貌）が引き起こされる．

8.3 脳幹：網様体
Brainstem: Reticular Formation

A 定義，境界および分類

網様体は発生学的に古く，形態的には脳幹被蓋における境界が不明瞭な多数の小さい核やごく小さい核の集合体である．これらの核はまったく異なる機能を有する．形態学的観点からすると「網様体」は誤っており等質性を示唆するが，機能的には多様な核が多数存在する．したがって，本質的には，形態学的境界が部分的に不明瞭であることを意味する「網様核」と呼ぶほうがよいであろう．網様核は種々の機能のために各種神経伝達物質を利用する．これらに基づいて網様体の多様な分類がなされている．

- 細胞構築による分類は形態学的分類であり，網様核の形および構造に基づいている（C 参照）．
- 伝達物質による分類は化学的分類であり，細胞が用いる神経伝達物質に基づいている（C 参照）．
- 機能中枢による分類は生理学的分類であり，核によって行われる機能に基づいている（B 参照）．

Note 脳神経核も大部分が脳幹被蓋に存在し（ただし，一般に形態的には明確に識別できる），網様体には属さないが，機能的には網様体と密接に関連している．中脳被蓋に存在する核領域，「赤核」や「黒質」も橋の橋核と同様に網様体に属さない．

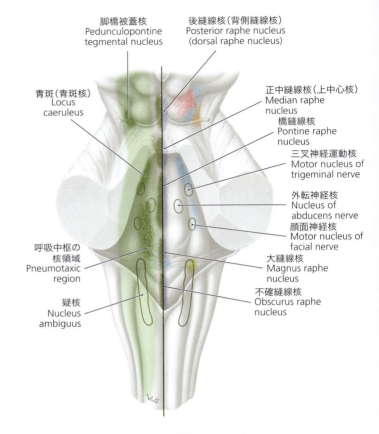

C 細胞構築による分類および伝達物質による分類

後面，小脳を取り除いてある．
左半分：細胞構築による分類．右半分：伝達物質による分類．網様体は細胞構築に基づいて左右各3つの縦方向の部位に区別できる．
- 小細胞性網様核を有する外側部（小細胞部）
- 巨大細胞性網様核を有する内側部（大細胞部）
- 正中部：内側部のさらに内側に隣接する（「正中縫線」＝脳幹縫線の両側に存在するため，この区域に存在する巨大細胞性網様核は「縫線核」＝nuclei raphes と呼ばれる）

内側部や正中部の軸索は，長い経路に従って，頭側では終脳まで，尾側では仙髄まで，遠く離れた中枢のほかの核に達する．この両部位の主な機能は網様体とほかの脳部位との中継であることから「効果性」と呼ばれている．逆に，外側部の軸索は主に脳幹内部にとどまり，網様体の個々の部位や脳幹の脳神経核への中継を行っている．したがって「連合部」または「連合域」と呼ばれている．例として，いくつかの核を挙げる．

Note 縦方向の三分割は，脳幹のすべての部位で明瞭にみられるわけではない．最も明瞭に見えるのは延髄である．網様体に中継している諸脳神経核（網様体に属さない，A の Note 参照）が目印である．

伝達物質による分類によって，特定伝達物質を有するニューロンが大半を占める区域が区分される．ここでは，その例としてカテコールアミン〔アドレナリン（黄色），ノルアドレナリン（淡青色），ドパミン（オレンジ色）〕，セロトニン（紫色）およびアセチルコリン（赤色）について示す．

Note 軸索を辺縁系（気分や感情の調整）に伸ばしている縫線核（正中部）はセロトニンを伝達物質として用いている．薬理学的に，セロトニン作用に対する影響によって患者の情動が影響を受ける可能性がある．

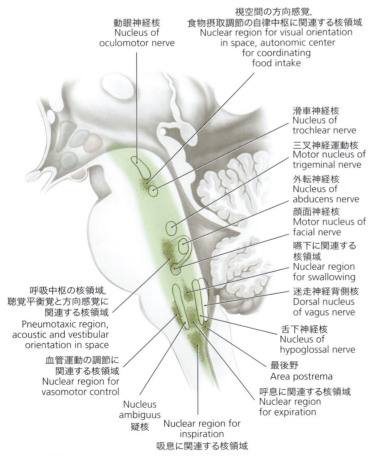

B 機能中枢

正中断，左方から見る．
描かれているのは機能中枢および機能的に重要な脳神経核である．詳細については D 参照．

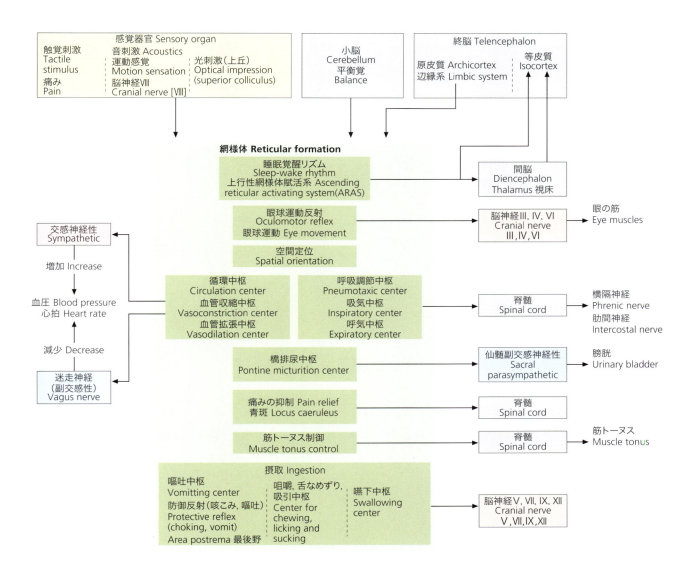

D 網様体機能の概観

網様体と中枢神経系の他部位との機能的接続は下記のように分類される．

- **網様体への求心性神経**：これらはほぼすべての感覚器の核，終脳，間脳，小脳および脊髄から来る．これら神経は音，光，触覚インパルス，特に痛覚を伝達するが，筋緊張，平衡，血圧，血液酸素飽和度，食物摂取パラメータなどに関する情報も伝達する．
- **網様体の遠心性神経**：終脳や間脳に至るが，運動神経核や脊髄にも達する．これら遠心性神経はまったく異なる作用を有する．

- 睡眠・覚醒リズムおよび終脳覚醒状態の制御（いわゆる，上行性網様体賦活系：ARAS）
- 反射性眼球運動の制御
- 血圧や呼吸の制御などの「生命」機能
- なめる，吸う，噛むなどの食物摂取機能
- 咳こみ（むせる），嘔吐などの防御反射
- 排尿制御
- 脊髄における筋トーヌス制御
- 脊髄における疼痛軽減

E ラットの脳幹網様体ニューロンの分枝パターン（Scheibelによる）

正中断，左方から見る．

ニューロンは鍍銀染色（ゴルジ染色法 Golgi's method）によって特異的に可視化される．右図のニューロンの軸索は，間脳の核群（茶色）の細胞と結合する上行枝と，橋と脳幹の脳神経核（緑色）と結合する下行枝に分かれている．このように広範囲に枝分かれすることによって，網様体ニューロンは複数の脳領域に広く影響を与えることができる．

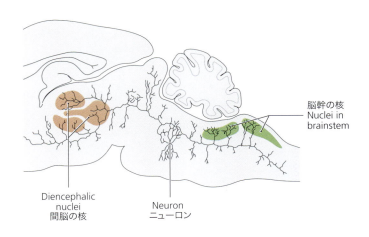

8.4 脳幹：下行路と上行路
Brainstem: Descending and Ascending Tracts

A 脳幹の下行路
a 正中断，左方から見る．b 後面．小脳を取り除いてある．

ここで示している下行路は，終脳で始まり，一部は脳幹に，大半は脊髄に終わる．脳幹を下行する主要な伝導路は皮質脊髄路で，脊髄に終わる．その軸索(線維)は一次運動野の大きな錐体細胞から起こり，脊髄前角のα運動ニューロンに，あるいはその近傍に終わる．線維のほとんどが錐体の高さで反対側に交叉する(錐体交叉)．脳幹を下行する錐体路のこの部分の線維は，皮質脊髄線維と呼ばれる．脳幹に終わる錐体路の線維は，皮質核線維と呼ばれる．皮質核線維は，大脳皮質運動野と脳幹にある脳神経の運動性の核とを結ぶ．

Note 脳神経核への直接の皮質投射は，主として以下のように行われる．

- 両側性
  - 三叉神経運動核[脳神経 V]
  - 顔面神経核[脳神経 VII]の額部の筋を支配するニューロン
  - 疑核[脳神経 X]
- 対側[交叉]性
  - 顔面神経核[脳神経 VII]の顔面の下部の筋を支配するニューロン
  - 舌下神経核[脳神経 XII]
- 同側性
  - 副神経核[脳神経 XI]の胸鎖乳突筋を支配するニューロン

皮質核線維による神経支配のパターンは，特に顔面神経[脳神経 VII]（p. 124 B 参照）を含む，さまざまな神経の傷害を診断する時に重要である．しかし，脳幹の運動核への皮質投射のほとんどは間接的なものであり，その多くに核周辺の網様体に位置する介在ニューロンが関与する．脳幹の運動ニューロンへの直接的な皮質による制御は，特に舌や顔面に対するものが際立っており，進化の過程では新しいと考えられ，霊長類にはあるがほかの哺乳類にはない．動眼神経核[脳神経 III]，滑車神経核[脳神経 IV]，外転神経核[脳神経 VI]は，皮質からの直接投射を受けず，内側縦束を介してシナプス結合している．内側縦束は，上行路・下行路両方が含まれる脳幹の伝導路である(内側縦束の機能については，p. 483 C を参照のこと)．

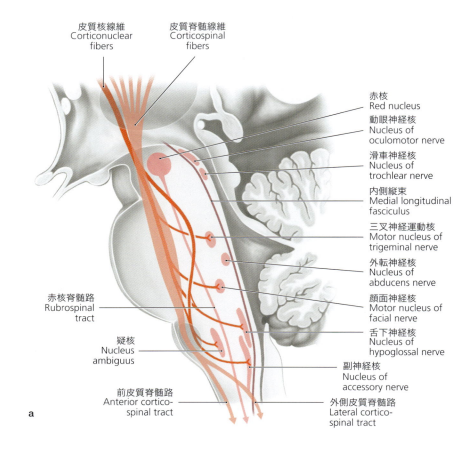

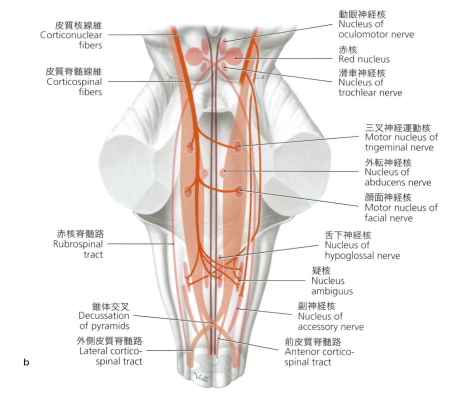

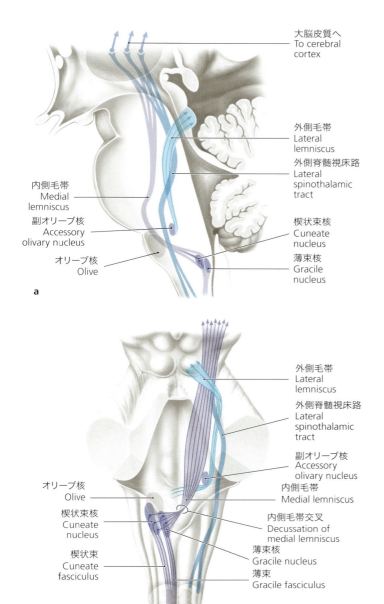
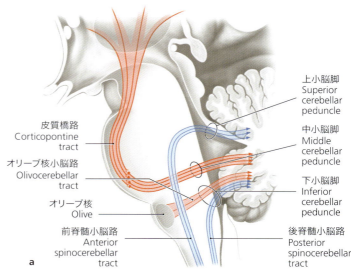
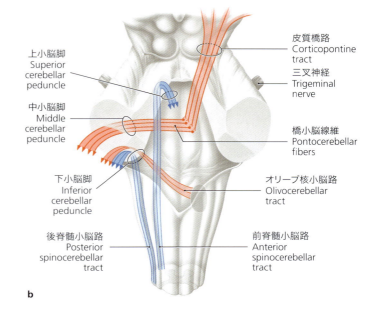

B 脳幹の上行路
a 左方から見る．**b** 後面．

外側脊髄視床路と後索(2次ニューロンの軸索は内側毛帯を走行する)の2つの主要な上行路は，末梢の感覚刺激を脊髄から間脳にある視床に伝える(pp. 344, 346参照)．2本の帯状の伝導路(p. 545参照)，内側毛帯と外側毛帯がある．

- 内側毛帯の中を，後索系(圧覚，振動覚を伝える)の2次ニューロンの軸索が走行する．後索系(薄束と楔状束)は，薄束核と楔状束核の核周囲部に位置し，それらからそれぞれの核に入力する．外側脊髄視床路(痛覚，温度感覚を伝える)は，頭側(橋より上)では内側毛帯に隣接するようになり，その後視床に入る．
- 外側毛帯には聴覚路からの軸索が入る．これらは四丘体板の下丘に到達する．

前脊髄視床路の後脳における位置については見解が分かれているため，ここには示されていない．前脊髄視床路と外側脊髄視床路は後脳において，まとめて脊髄毛帯と称されることもある．

C 脳幹を通る主な小脳路の経路
a 正中断，左方から見る．**b** 後面，小脳を取り除いてある．

小脳は運動調節に関与している．下行路(赤色で示す)と上行路(青色で示す)は，上・中・下小脳脚を通って小脳に入る．

上小脳脚：大部分が小脳からの出力線維である．上小脳脚を通る唯一の主な入力線維は，前脊髄小脳路である(p. 370参照)．

中小脳脚：3つの小脳脚のうちで最も大きく，対側橋核からの多数の入力線維がそのほとんどを占める．これらの線維は，下行性皮質橋-橋小脳投射の橋小脳線維にあたる．

下小脳脚：後脊髄小脳路とオリーブ小脳路の入力線維を含む．後脊髄小脳路は同側性で，オリーブ小脳路は反対側の下オリーブ核からの線維である．

さまざまな小脳路の経路および交叉の位置がこの図からはっきりと見てとれる．

8.5 中脳と橋：横断面
Mesencephalon and Pons: Transverse Section

A　中脳の高さでの横断面

上面．

神経核：最も吻側の脳神経核は，比較的小さな動眼神経核である（p. 356 B，脳神経核は p. 114 参照）．同じ横断面には三叉神経中脳路核があり，より下の高さにほかの三叉神経核がある（**C** 参照）．

三叉神経中脳路核は，中枢神経系の中では独特で，中枢神経系に移動してきた偽単極性感覚ニューロンを含んでおり，三叉神経節の末梢神経系細胞と密に関係している（中脳路核と神経節のニューロンはどちらも神経堤に由来する）．中脳路核ニューロンの末梢枝（樹状突起）は咀嚼筋の固有受容器に分布する．上丘核は視覚系の一部である．赤核と黒質は運動活動の調整に関与する．赤核とすべての脳神経核は中脳被蓋に，上丘は中脳蓋に，黒質は大脳脚に位置する（p. 357 **C** 参照）．

伝導路：この高さでは伝導路は，核領域の腹側を走行する．この高さで顕著な下行路として，錐体路とそこから分岐する皮質核路がある．この高さで見える上行路には外側脊髄視床路と内側毛帯があり，どちらも視床に終わる．

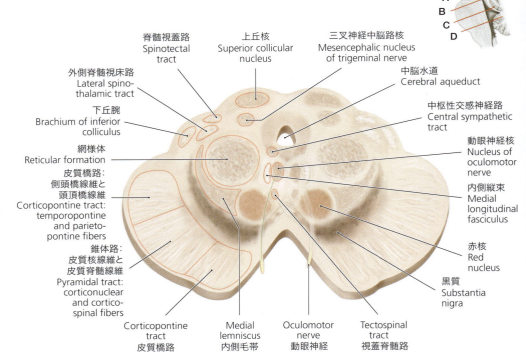

B　橋上部の高さでの横断面

神経核：この横断面で見える神経核は三叉神経中脳路核だけである．滑車神経核からの滑車神経［脳神経 IV］の線維が脳幹内ですでに反対側に交叉する様子を見ることができる．

伝導路：上行路と下行路は，**A** と **C** と同じである．この高さでは，錐体路に橋核が混在するようになるため，前の断面よりもまとまりがなくなったように見える．この図では，小脳から上小脳脚を通って出る伝導路（ほとんどが出力線維）が切断されている．図の背側表面にある外側毛帯は聴覚路の一部である．比較的大きな内側縦束は，中脳から（**A** 参照）脊髄へと伸びている．内側縦束は脳幹の諸核を結合しており，さまざまな高さで出入りするさまざまな線維を含んでいる（"脳幹の核を連絡する幹線道路"）．より小さい背側縦束は，視床下部と副交感性の脳神経核を結んでいる．網様体の核の大きさと位置は，この断面では狭い領域に示しているが，切断面によって異なる．図では網様体の大まかな位置のみを示しているが，この領域ではほかの小さな核や線維も観察される．

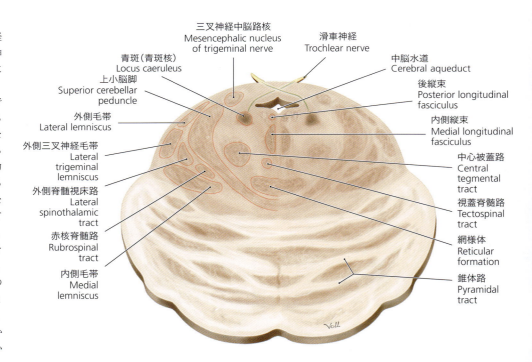

神経解剖　8. 脳幹

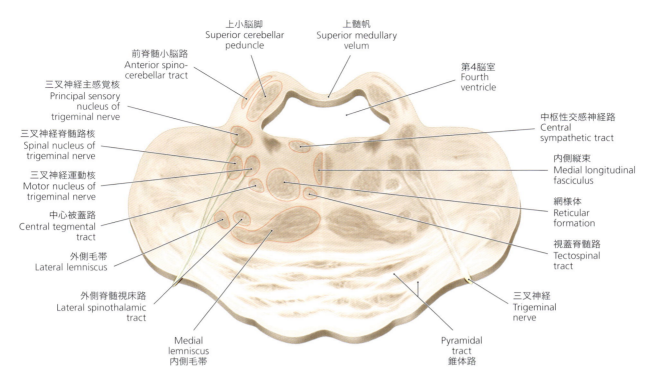

C　橋中部の高さでの横断面

神経核：三叉神経は橋中部で脳幹から出るが，三叉神経を構成する核群は橋被蓋に認められる．三叉神経主感覚核は触覚と識別覚の線維を，三叉神経脊髄路核は温度感覚と痛覚の線維を中継する．三叉神経運動核は咀嚼筋の運動ニューロンを含んでいる．

伝導路：この断面では前脊髄小脳路が切断されており，橋のすぐ背側で小脳に向かっている．

脳脊髄液を満たす場所：この高さでは，横断面でわかるように，中脳水道は第4脳室に置き換わっている．第4脳室は背側では髄帆に覆われている．

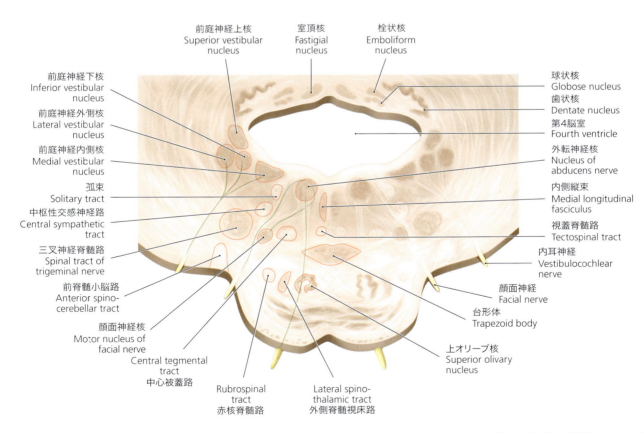

D　橋下部の高さでの横断面

神経核：橋下部には，前庭神経核，外転神経核，顔面神経(運動)核など多くの脳神経核がある．菱形窩は背側では小脳に覆われており，小脳核(室頂核，栓状核，球状核，歯状核)が見える．

伝導路：小核を伴う台形体は，聴覚路の重要な中継部位であり交叉位置である(p.484 参照)．中心被蓋路は，運動系の重要な経路である．

363

8.6 延髄：横断面
Medulla oblongata: Transverse Section

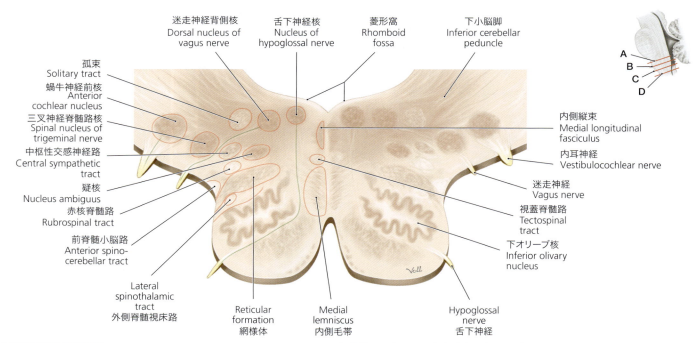

A 延髄上部の高さでの横断面
神経核：延髄背側部に，舌下神経核，迷走神経背側核，蝸牛神経前核と，三叉神経脊髄路核が見える．下オリーブ核は運動系に属し，延髄腹側部に位置する．網様体は，脳神経核と下オリーブ核の間にある．網様体はこの項のすべての横断面で見ることができ，植物機能に関する中枢が存在する．

伝導路：ほとんどの上行路と下行路は前項に存在するものと同じである．この断面で新たに見える構造は下小脳脚で，ここを小脳への入力線維が通る（p. 361参照）．
脳脊髄液を満たす場所：第4脳室底は菱形窩で，この断面の背側縁となっている．

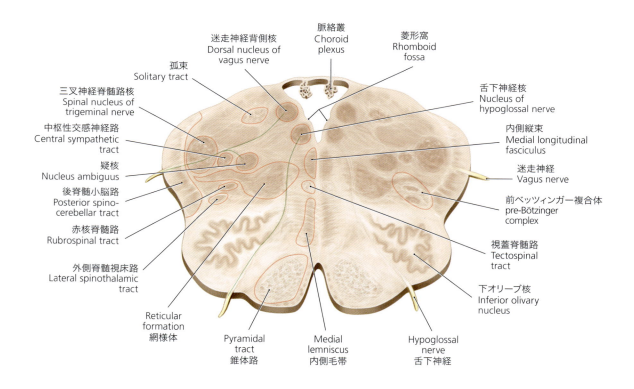

B 延髄中部のやや吻側の高さでの横断面
神経核：この高さで見える神経核は舌下神経，迷走神経，三叉神経の核で，延髄背側にある．延髄腹側に下オリーブ核の下部，前ベッツィンガー複合体が見える．前ベッツィンガー複合体は散在性の小型でリポフスチンに富んだ神経細胞から構成される．呼吸を司る神経回路に必須であり，哺乳類の延髄において，独立して呼吸リズムを生成することができる．

伝導路：上行路と下行路は前項に存在するものと同じである．内側毛帯は上行性の感覚路（後索，詳しくはp. 404参照）の交叉箇所である．孤束の中を脳神経Ⅶ，Ⅸ，Ⅹからの味覚線維が走行する．孤束の背外側部に孤束核がある（図では示していない）．散在する核や交叉する線維がなくなるため，錐体路は再び密な構造として観察される．

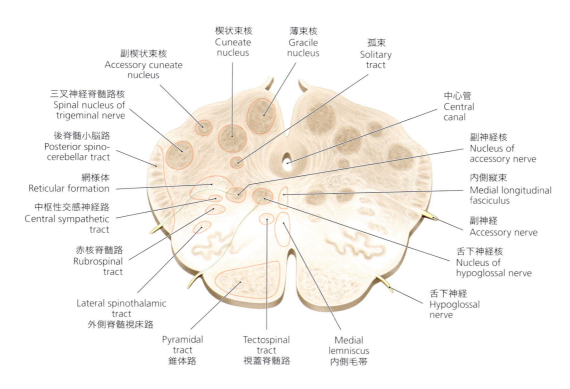

C 延髄中部のやや尾側の高さでの横断面

神経核：この高さでは，舌下神経，迷走神経（図では示していない），三叉神経の核が見える．延髄腹側に下オリーブ核の不規則な輪郭がわずかに見える．後索からの情報の中継核である楔状束核と薄束核が，この断面の背側にはっきり見える．これらの核から出る線維は交叉して内側毛帯になる．

伝導路：上行路と下行路は前項に存在するものと同じである．第4脳室底の菱形窩はこの高さではかなり狭くなり，中心管になる．

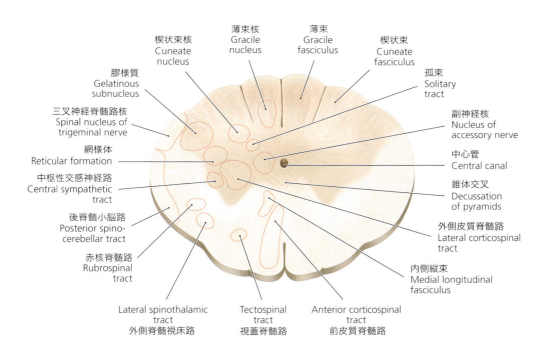

D 延髄下部の高さでの横断面

この高さでは，延髄は明らかに区別されることなく，脊髄に続く．

神経核：この高さで見える脳神経核は，三叉神経脊髄路核と副神経核である．この断面は後索の中継核（楔状束核と薄束核）の尾側端を通っている．

伝導路：上行路と下行路は前項に存在するものと同じである．この断面は錐体交叉を通っており，ここで（交叉しない）前皮質脊髄路と（交叉する）外側皮質脊髄路（pp. 409, 461 参照）とが区別できる．

脳脊髄液を満たす場所：この断面は中心管を通っているが，明らかに C の中心管より小さい．ほかの場所では閉塞しているところもあるが，臨床的な意義はない．

9.1 小脳：外部構造
Cerebellum: External Structure

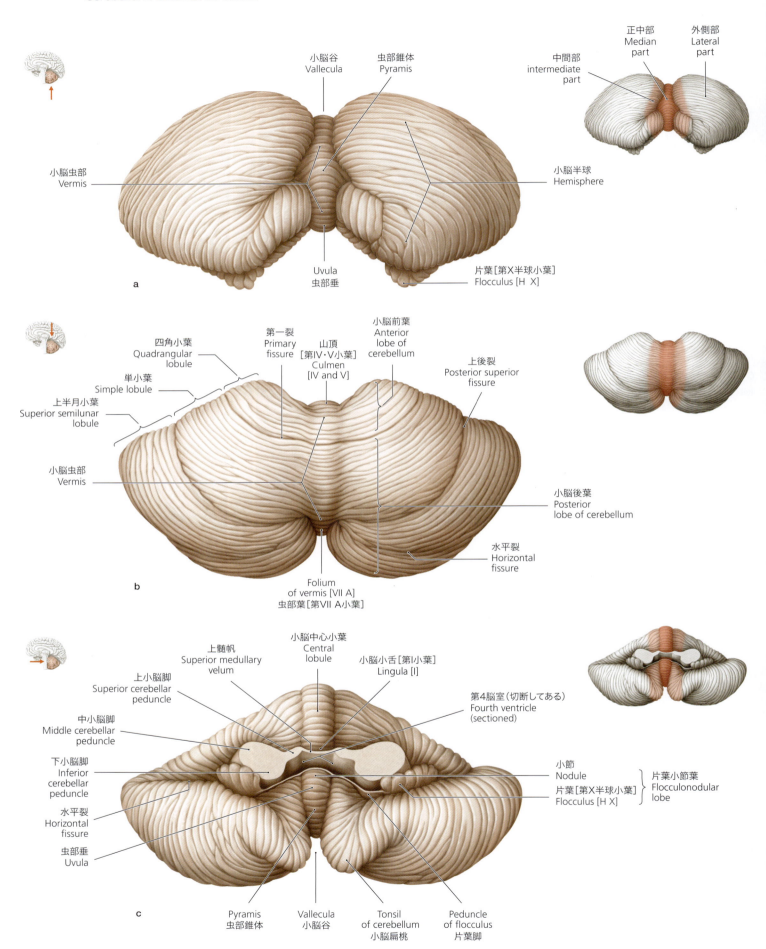

A 小脳：概要と外部形状

a 下面．b 上面．c 前面．小脳は，小脳テントの下方で後頭蓋窩から取り出してあり，脳幹とは小脳脚の位置で切り離してある（B 参照）．

小脳は運動系の一部である．小脳それ自体では，意識にのぼる運動を開始させることはできないが，意識にのぼらない協調運動や筋作用の精密な調節を担っている（p. 372 B 参照）．大脳と同様に小脳にも 2 つの半球（小脳半球）が存在する．両大脳半球は分離されていて交連路（すなわち軸索）のみによって接続されているが，両小脳半球の間には小脳自身の部位である不対虫部（小脳虫部）が存在する．虫部は基本的に小脳半球と同じ構造を示す．すべての回や溝が固有の名称を有する大脳とは異なり，小脳回（小葉）や小脳溝（溝）はすべて名付けられているわけではない．

小脳裂によって小脳はさらに葉に分けられる．

特に以下の裂は重要である．

・第一裂は小脳を前葉と後葉に分けている（b 参照）．
・後外側裂は小脳後葉と片葉小節葉を分けている（B 参照）．

ほかの裂には臨床的・機能的意義がないため，ここでは触れない．

小脳は上述の解剖学的区分に加えて，系統発生学的および機能的な基準によっても区分できる（p. 372 B も参照）．小脳は上・中・下の 3 つの非常に異なる大きさの小脳脚（c 参照）によって脳幹につながり，そこを中枢神経系の他部位と連絡する小脳の求心路や遠心路が通っている．脳幹では小脳脚の類似切断面が見える（p. 355 Cb, c 参照）．

上髄帆は上小脳脚間に広がり，第 4 脳室の天井の一部を形成する（c 参照）．小脳扁桃は両側の正中線近くで下方に突出し，ほとんど頭蓋骨底の大後頭孔まで達する（図では示していない）．頭蓋内圧が亢進すると小脳扁桃が大後頭孔に嵌入することがあり，脳幹の生命中枢を圧迫し，生命が脅かされる（p. 309 D 参照）．機能的には，小脳は，正中部（赤色），中間部（薄赤色），外側部（灰色）に区別される．この機能的な区分は，解剖学的に明瞭な葉の境界とは一致していない．これらの部分は，それぞれ特定の小脳核に投射する（p. 368 参照）．

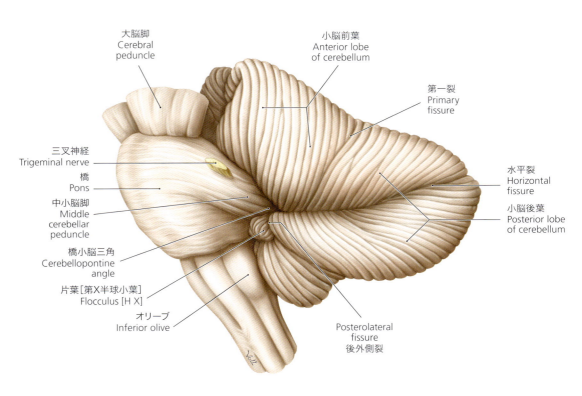

B 小脳と脳幹

小脳は，脳幹の背部で橋の高さに位置し，脳幹と同じ位置名や方向名を有する．側面図では小脳の半球や片葉，3 つの小脳脚のうち橋からの「起源」を有する中小脳脚のみが見える．橋と小脳の間の角部，すなわち小脳橋角部で脳神経 VII, VIII が脳幹から出て行く（この図では示していない，p. 355 Ca 参照）．脳神経 VIII（内耳神経，旧名：前庭蝸牛神経）ではときおり腫瘍（いわゆる聴神経鞘腫）が発現し，その位置に基づいて小脳橋角部腫瘍と名付けられている（p. 151 D 参照）．脳神経 VIII の障害がある患者では聴覚障害や平衡障害があらわれる．

C 小脳の区分，概要

系統発生学的区分	解剖学的区分	入力線維に基づく機能区分
・原小脳	・片葉小節葉	・前庭小脳：平衡の維持
・古小脳	・前葉 ・虫部 ・後葉の内側部	・脊髄小脳：筋緊張の調節
・新小脳	・後葉の外側部	・橋小脳（大脳小脳）：熟練した運動

9.2 小脳：内部構造
Cerebellum: Internal Structure

A 位置関係および断面

正中矢状断面，左側面．

小脳は脳幹背側のほぼ全長に沿っており，頭側は中脳蓋，尾側は延髄まで広がる．小脳は上髄帆や下髄帆によって第4脳室の天井をなす．上髄帆の上には小脳小舌があり，下髄帆の上には虫部小節がある．このような正中矢状断面では正中部に存在する不対虫部のみが見える．外側の小脳半球はそのまま示す．第一裂は，上背側を斜めに走り，前葉と後葉を分けている．後葉はこの図には見えない外側部を有し，発生学的に新しい小脳部位に属する（C 参照）．小脳核は小脳髄質中に存在し，正中断面ではよく見えない．小脳核を見るには，赤線で示すように少し背尾側に傾けた断面を用いる（B 参照）．

B 小脳核

上小脳脚を通る断面，後面．断面の位置は A に示してある．

小脳白質の深部に4対の小脳核があり，ほとんどの小脳遠心性ニューロンを含んでいる．

- 室頂核（緑色）
- 栓状核（紫色）
- 球状核（紫色）
- 歯状核（赤色）

歯状核は小脳核の中で最も大きく，小脳半球内に広がっている．小脳核はその求心性線維を，同じ色で示されている小脳皮質の領野から得る（p. 366 参照）．小脳の出力線維は比較的容易にその構造を認めることができるが，入力線維は容易ではない．入力線維については p. 372 で解説する．

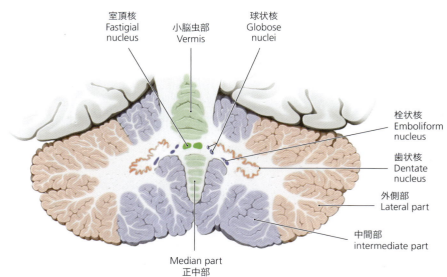

C 小脳核と，小脳核が投射を受ける小脳皮質の領域（p. 371 も参照）

小脳核	同義語	核に投射する皮質領域
歯状核	小脳外側核	外側部（小脳半球外側部）
栓状核	前中位核	中間部（小脳半球内側部）
球状核	後中位核	中間部（小脳半球内側部）
室頂核	小脳内側核	正中部（小脳虫部）

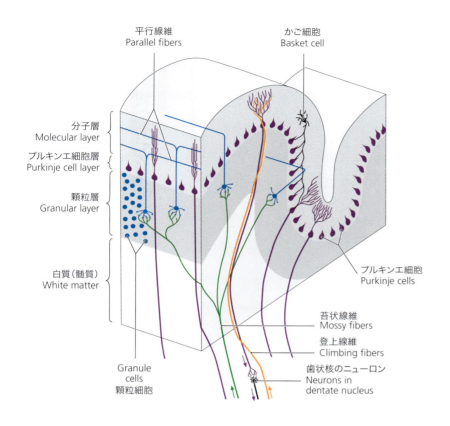

D 小脳皮質

小脳皮質は3層からなる．

- 分子層：外層．顆粒層の顆粒細胞（青色）の軸索である平行線維を含んでいる．平行線維は小脳回に平行に走行し，分子層に終わり，そこでプルキンエ細胞の樹状突起とシナプスを形成する．分子層は，下オリーブ核とその副核からの線維（登上線維）と少数の抑制性介在ニューロン（かご細胞と星状細胞）を含んでいる．
- プルキンエ細胞層：プルキンエ細胞（紫色）の細胞体を含んでいる．
- 顆粒層：ほとんどが顆粒細胞（青色）で，ほかに苔状線維（緑色），登上線維（オレンジ色）とゴルジ細胞 Golgi cells（図では示していない；細胞のタイプについては F 参照）を含んでいる．

小脳白質は顆粒層の下に位置する．

Note プルキンエ細胞は小脳皮質からの唯一の出力細胞であり，小脳核に投射する．

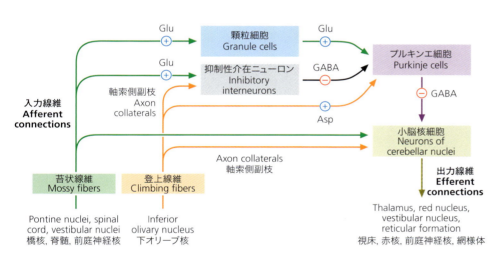

F 小脳皮質の主な細胞と線維の種類

名称	定義
登上線維	下オリーブ核とその副核のニューロンの軸索
苔状線維	橋核，脊髄，前庭神経核のニューロンの軸索（橋小脳路，脊髄小脳路，前庭小脳路）
平行線維（D 参照）	顆粒細胞の軸索
顆粒細胞	小脳皮質の介在ニューロン
プルキンエ細胞	小脳皮質唯一の出力細胞，抑制性

E 小脳のシナプス回路（Bähr, Frotscherによる）

小脳は脳全体の容積の10％を占めており，脳全体の50％近いニューロンの数を含んでいる．この莫大なニューロン集団（顆粒細胞だけでも優に1兆個は超えている）では，少数のタイプの細胞が，非常に整然とした繰り返し配列をなす．このように単純な要素が反復する構造から，小脳を協調運動のための内在性シナプスコンピュータと表現することがある．

この基本的な小脳回路には，登上線維と苔状線維からなる求心性線維が含まれる．登上線維は，下オリーブ複合体から起こり，プルキンエ細胞の細胞体や樹状突起に多数の興奮性シナプス結合をなす（D 参照）．側副枝は小脳核にシナプスする．苔状線維は，前庭神経核，橋核，脊髄から起こり，顆粒細胞と興奮性のシナプス結合し，小脳糸球体と呼ばれるシナプス複合体を作っている（訳注：図には示していない）．側副枝の一部は抑制性介在ニューロンを興奮させ，一部はまた小脳核にも入る．顆粒細胞の軸索は平行線維となり，プルキンエ細胞の樹状突起と興奮性の結合をなす．プルキンエ細胞は引き続き，ほとんど小脳核に軸索を送っており，そこで抑制性の結合をする．この経路のなかの神経伝達物質のいくつかは，すでに確定されている．抑制性介在ニューロン，プルキンエ細胞は γ アミノ酪酸 gamma-aminobutyric acid（GABA），顆粒細胞はグルタミン酸 glutamic acid（Glu）を用いている．グルタミン酸あるいはアスパラギン酸 aspartic acid（Asp）は，おそらく苔状線維と登上線維のシナプスにも関わっている．小脳の主な遠心性線維は小脳核から起こる．この回路では，直接的な興奮（入力線維-顆粒細胞-プルキンエ細胞）と間接的な抑制（入力線維-抑制性介在ニューロン-プルキンエ細胞）とが統合されており，小脳皮質や小脳核で複雑な空間情報や時差情報が統合されて，協調運動に対して間接的なフィードバック制御が行われるものと考えられている（p. 373 参照）．

9.3 小脳脚と伝導路
Cerebellar Peduncles and Tracts

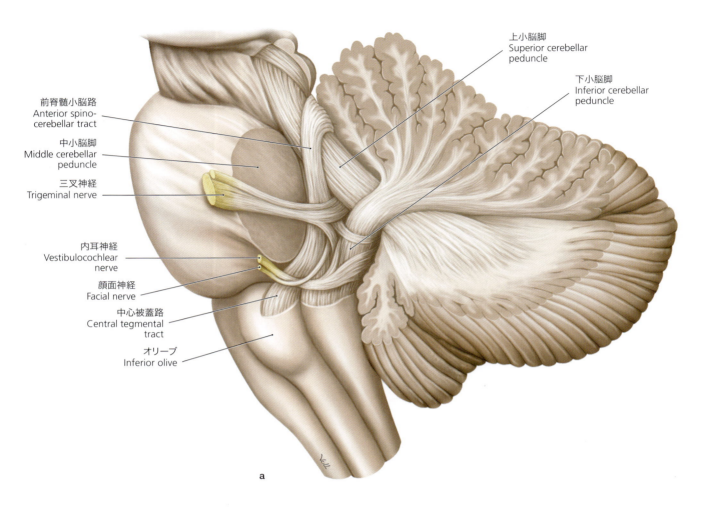

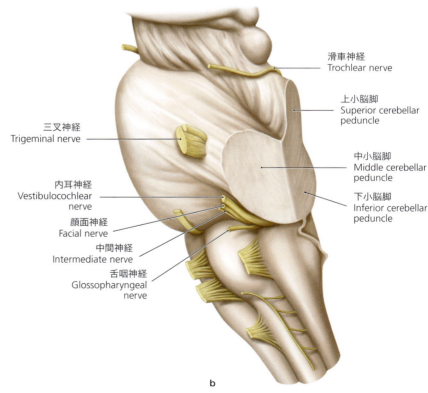

A 小脳脚

a 左側面.
小脳上部と橋外側部を取り除いてある．線維構造が見えるように解剖すると，小脳路の走行がよくわかる．小脳を出入りする線維の集まりである小脳脚はかなり大きく，小脳の神経結合が広範囲に及ぶことを反映している（p. 369 参照）．小脳は精緻な運動協調の統合中枢であるため，このように多数の入出力結合が必要である．特に小脳は，平衡覚と固有感覚の入力を処理して，脳のほかの部位や脊髄の運動核を調節している．主な入力と出力は **B** に示す．

b 左側面.
a との比較のため，小脳を小脳脚の位置できれいに切り離してあり，脳幹で対応する小脳脚の切断面がよくわかる（p. 366 **Ac** 参照）．

B 小脳脚とその伝導路の概要

伝導路は，小脳脚を通って小脳に出入りする求心性/遠心性線維からなる．求心性線維は，脊髄，前庭器，下オリーブ核，橋から始まり，遠心性線維は小脳核から始まる（p. 368 参照）．小脳皮質の体部位局在は大脳皮質と異なり，同側性である．上行性小脳路はその後反対側に交叉する．感覚路の概要と比較のこと（p. 445 参照）．

小脳脚と構成線維	起始：求心性線維の場合はその種類	終末部位
上小脳脚：主に小脳核からの遠心性神経路を含む．いくつかの伝導路は上小脳脚交叉で交叉し，その後，小さな下行脚（橋と延髄に向かう）と大きな上行脚（中脳と視床に向かう）に分かれる．		
下行部（遠心性線維）	室頂核と球状核	網様体と前庭神経核（投射はほとんど対側性）
上行部（遠心性線維）	歯状核	赤核と視床（両方とも対側性）
前脊髄小脳路（求心性線維）	腰仙髄中間帯の2次ニューロン．下肢や体幹部の脊髄神経節からの固有感覚（筋紡錘，腱器官などからの感覚）を中継する．線維は脊髄内で交叉し，再び橋で交叉して，同側に戻る．	虫部と前葉中間部（同側性，苔状線維として終わる）
中小脳脚：求心性神経路のみを含む．		
橋小脳線維	橋核．皮質橋線維が中継されて，橋小脳投射となる（中小脳脚線維の90％を占める）．	前葉と後葉の外側部（対側性，苔状線維として終わる．反対側の歯状核に枝を出す）
下小脳脚：求心性神経路および遠心性神経路を含む．		
後脊髄小脳路（求心性線維）	胸髄核と胸髄．下肢の固有感覚と皮膚覚を中継する．伝導速度の速い大きな線維を含む．	虫部とその近くの前葉，錐体とその近くの後葉（同側性，苔状線維として終わる）
楔状束小脳路（求心性線維）	楔状束核と副楔状束核．伝導速度の速い，上肢の固有感覚（副楔状束核）と皮膚覚（楔状束核）を中継する．機能的に後脊髄小脳路に相当する．	前葉の後部（同側性，苔状線維として終わる）
オリーブ小脳路（求心性線維）	下オリーブ核複合体．下オリーブ核は，対側の小脳からの多数の投射（歯状核，下段参照）をはじめとして，感覚系，運動系から多数の入力を受ける．	小脳皮質の分子層（対側性，登上線維として終わる）
前庭小脳路（求心性線維）	半規管（前庭神経節）と前庭神経核．平衡覚や，体の位置や動きの情報を，直接的に〔内耳神経［脳神経Ⅷ］の前庭神経による，同側性〕，あるいは前庭神経核で一度中継して（両側性），伝える．	小節，片葉，前葉，虫部（両側性，左の「起始」欄参照．苔状線維として終わる）
三叉神経小脳線維（求心性線維）	脳幹の三叉神経核群．頭部の固有感覚と皮膚覚を中継する．	後葉の吻側部（同側性，苔状線維として終わる）
小脳下オリーブ核線維（遠心性線維）	歯状核	下オリーブ核（対側性）

9.4 小脳：機能解剖と傷害
Cerebellum: Simplified Functional Anatomy and Lesions

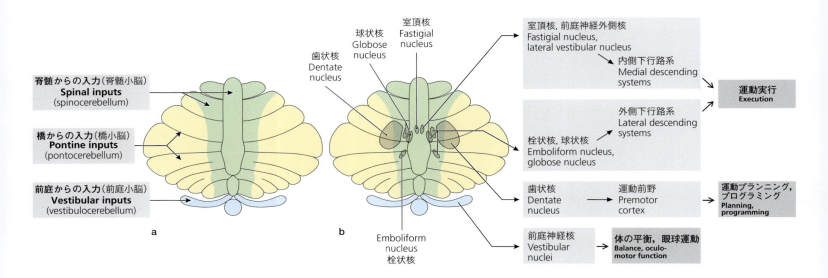

A　単純化した小脳の機能解剖（Klinke, Silbernagl による）
小脳，平面的に示す．
　左は，小脳が随意運動を行うにあたり必要とされる末梢からの入力情報を示す．小脳の機能区分は明瞭な入力線維の由来に基づいている（前庭小脳，脊髄小脳，橋小脳，p. 367 参照，**B** も同様）．入力線維が終わる部分に，肉眼的には明らかな解剖学的境界はない．小脳皮質で入力情報が処理されたのち，小脳皮質はその出力を小脳核に送り，最終的に小脳核からの出力がすべて小脳の出力となる（右図）．
・室頂核と前庭神経外側核（小脳核と同様に直接に小脳皮質の入力を受け

る）は，骨格筋の運動に影響を及ぼし，内側下行路系の運動実行に関与する．栓状核と同じく球状核は，外側下行路系の運動実行に関与する（p. 410 参照）．
・歯状核は大脳皮質に投射し，運動プランニング，プログラミングに関与する．
・前庭小脳からの出力は，体の平衡と眼球運動に関与する．

　この運動によって生じる視覚入力については，ここでは考慮に入れていない．

B　小脳の分類と運動障害との関連
小脳の傷害では，単に筋の協調障害では説明できないような微妙な認知障害を引き起こす場合がある．

発生学的区分	解剖学的区分	機能区分	症状（C 参照）
・原小脳	・片葉小節葉	・前庭小脳	・体幹失調，姿勢失調，歩行失調 ・眼球運動機能不全 ・めまい ・眼振 ・嘔吐
・古小脳	・前葉，虫部の一部 ・後葉，内側部	・脊髄小脳	・運動失調，主に下肢が影響される ・言語障害（発声に関する筋の共同運動障害）
・新小脳	・後葉，半球	・橋小脳（大脳小脳）	・測定障害と測定過大（はね返り現象） ・企図振戦 ・眼振 ・筋緊張低下

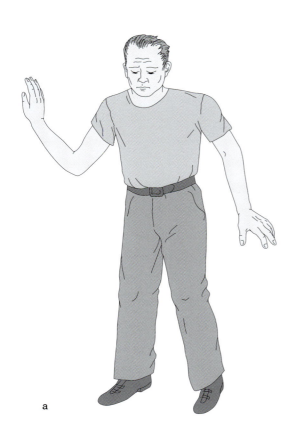

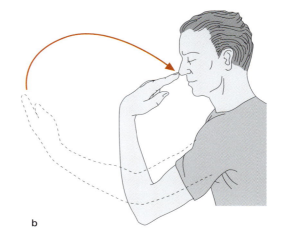

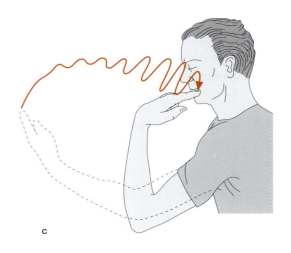

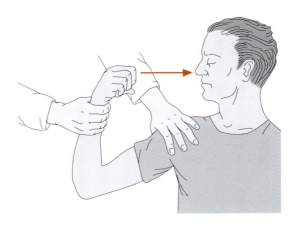

C 小脳の傷害

小脳の傷害は，脳のほかの部位がかなり有効に機能を補うことから，臨床的には，しばらくは無症状のことがある．例外は，出力を担う小脳核が直接傷害された時で，この場合，臨床症状は補正されない．

小脳症状

- 共同運動不能 asynergy
  特に緻密な運動を行う際にみられる，さまざまな筋群の協調運動障害．

- 運動失調 ataxia
  一続きの動作の協調運動障害．体幹失調 truncal ataxia（患者は静かにまっすぐに座っていられない）は，姿勢失調 stance ataxia や歩行失調 gait ataxia（酩酊状態のおぼつかない足取りのような，四肢の運動障害）とは区別される．患者は，体が安定するように，足を大きく開いて立ち，壁に手を置いている（a）．

- 筋緊張低下
  同側の筋力低下と易疲労性（無力症 asthenia）．

- 企図振戦 intention tremor
  目的をもつ運動を意図した時に起こる，不随意でリズミカルな，手の震えるような動き．指鼻試験 finger-nose test において，正常の場合（b）と小脳傷害を示唆する場合（c）を示す．

- はね返り現象 rebound phenomenon
  患者に眼を閉じさせ，検者の力に抵抗して腕を引っ張るようにさせる（d）．検者が突然腕を離すと，腕は患者に向かって強くはね返る（測定過大 hypermetria）．

10.1 脳の動脈：血液供給とウィリス動脈輪
Arteries of Brain: Blood Supply and Circle of Willis

A 脳の動脈，概観
左側面．

内頸動脈は，前・中頭蓋窩に存在する脳部位のほとんどに血液を供給し（いわゆる頸動脈流域），後頭蓋窩における脳部位（小脳や脳幹も）には椎骨動脈（または脳底動脈）が血液を供給する（いわゆる椎骨脳底動脈流域）．この両流域は円形の動脈短絡路（動脈輪）によって互いに接続しており，この動脈輪は，ある血管の血流量減少をほかの血管によって代償する機能を有する．この場合，左から右または右から左，あるいは前方から後方または後方から前方への血液移動が起こり得る．特に太い内頸動脈のパルスが強ければ，パルス波が脳を振動させる．

Note 頸動脈は C6–C1 頸椎のいわゆる横突孔を通過する．病的プロセスによってこの横突孔が狭くなれば椎骨動脈が圧迫されて脳後頭部や小脳の血流量が減少する可能性がある（症状：めまい）．

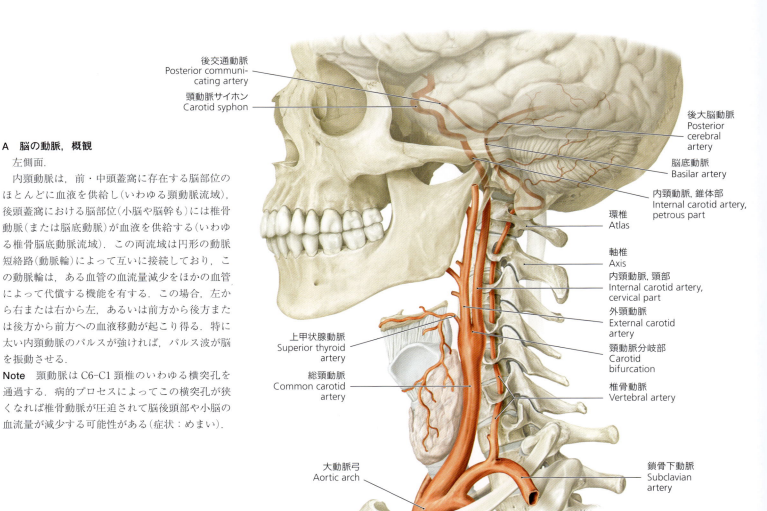

B 内頸動脈の4つの区分
右の内頸動脈，前面．

内頸動脈は頸動脈分岐部（A 参照）から前・中大脳動脈に分枝する間に4つの位置で区分される．

・頸部：咽頭側隙に存在する．
・錐体部：側頭骨岩様部の頸動脈管に存在する．
・海綿静脈洞部：海綿静脈洞のS状のカーブに存在する．
・大脳部：クモ膜下腔の交叉槽に存在する．

一般的に分岐をしない頸部を除いて，内頸動脈のすべての部分は数多くの枝を出す（p. 102 参照）．内頸動脈の頭蓋骨部は臨床的基準から5つの部分（C1–C5）に分けられる．

・C1–C2：大脳部内にあり，上前床部に位置する．すなわち C1 と C2 は，蝶形骨小翼の前床突起の上に位置する．
・C3–C5：海綿静脈洞の中にあり，下前床部に位置する．

頸動脈サイホンは，C2–C4 の一部に含まれる．

神経解剖　10. 脳の血管

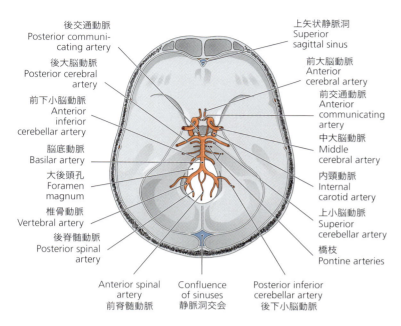

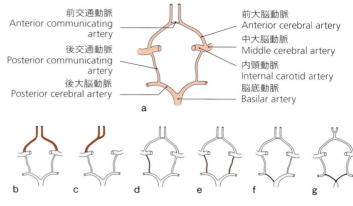

C　ウィリス動脈輪の頭蓋底への投影

上面.

2本の椎骨動脈は大後頭孔を通り頭蓋内に入り，斜台の背側で合流し1本の脳底動脈となる．その後，2本の後大脳動脈に分かれる（ほかにも正常でウィリス動脈輪を構成する血管をDに示す）．

Note 中大脳動脈は同側の内頸動脈から直接連続している．左心室の血栓はしばしば中大脳動脈の領域に塞栓を起こす．

D　ウィリス動脈輪の変異（Lippert, Pabst による）

ウィリス動脈輪を構成する血管の結合パターンには多くの変異がある．一般的に，ここに示したような形成不全が動脈輪の正常な機能を大きく変えることはない．

a　40％の例では，ウィリス動脈輪は前・中・後大脳動脈，前・後交通動脈，内頸動脈，脳底動脈により構成される．
b　前交通動脈が欠如する（1％）．
c　両側の前大脳動脈が片側の内頸動脈から起こる（10％）．
d　片側の後交通動脈が欠如もしくは低形成（10％）．
e　両側の後交通動脈が欠如もしくは低形成（10％）．
f　片側の後大脳動脈が欠如もしくは低形成（10％）．
g　両側の後大脳動脈が欠如もしくは低形成，さらに前大脳動脈が共通幹から起こる（5％）．

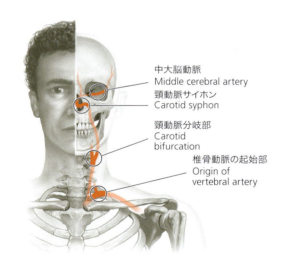

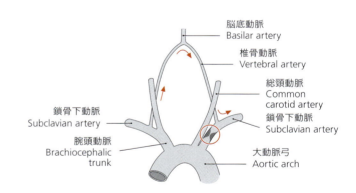

E　動脈の狭窄と閉塞

高齢者のアテローム性硬化による動脈の傷害は，脳へ血液を供給する動脈の狭小（狭窄）もしくは完全閉鎖（閉塞）の原因となる．通常，狭窄は動脈の分岐部で起こる（好発部位を上図に示している）．狭窄が単独でゆっくりと進行する場合は，ほかの血管によって血流動態が代償される．狭窄が同時に多発した場合，ウィリス動脈輪は減少した血液供給を代償できないため，脳血流は損われる（脳虚血の程度については p.392 参照）．

Note 脳に血液を供給する血管の分布域によって特有の臨床症状があらわれる．狭窄は治療可能であるので，その診断は大きな治療的影響がある．

F　鎖骨下動脈盗血症候群 subclavian steal syndrome

"鎖骨下動脈盗血"は，椎骨動脈の起始部より近位にある左鎖骨下動脈（赤色の丸で囲んである部分）の狭窄によって起こることが多い．この症候群は鎖骨下動脈による椎骨動脈からの血液の盗流を含んでいる．左腕を動かした時，増加した筋の運動に順応するために，腕への血流が不十分となる（患者は筋力の低下を訴える）．その結果として，血液は椎骨動脈灌流から"盗まれる"こととなる．影響を受ける側の椎骨動脈では血流が反転する．これによって脳底動脈の血流が不足し脳の血液が奪われ，軽い失神を引き起こすことがある．

10.2 脳の動脈
Arteries of Cerebrum

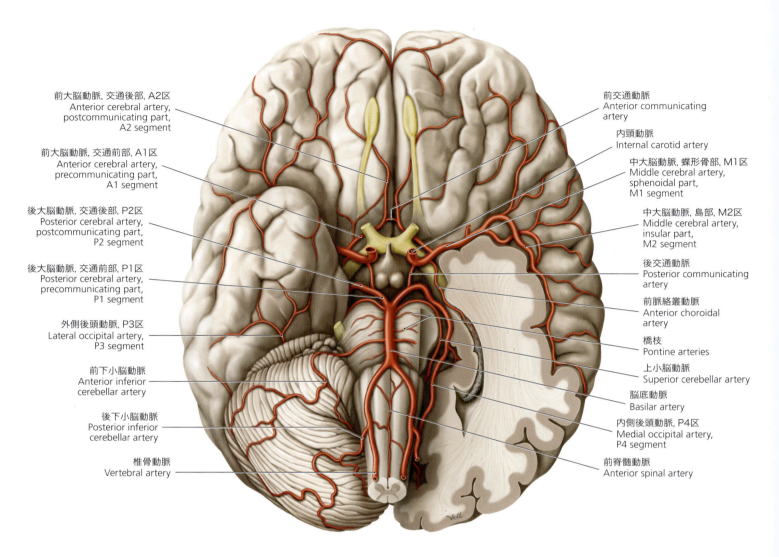

A 脳底部の動脈

後大脳動脈の走行を示すために左側の小脳と側頭葉を取り除いてある．この図は脳を灌流する動脈のほとんどが脳の底部で起こることを示している．

Note　脳の3つの主要な動脈である前・中・後大脳動脈は，それぞれ起始する部位が異なる．前・中大脳動脈は内頸動脈の枝から起こる．一方，後大脳動脈は脳底動脈の終枝である（p. 374以降を参照）．左右の椎骨動脈が合流し，脳底動脈になる．椎骨動脈は脊髄，脳幹，小脳へ枝を分布する（前脊髄動脈，後脊髄動脈，上小脳動脈，前・後下小脳動脈）．

Note　血管壁障害（動脈瘤，p. 391 B参照）によって動脈輪やその幹血管が破裂すれば，血液がクモ膜下腔に直接流れ込む（クモ膜下出血，血液が混ざった脳脊髄液）．

B 前・中・後大脳動脈の区域

動脈	部分	区域
前大脳動脈	・交通前部 ・交通後部	・A1区＝前交通動脈より前の部分 ・A2区＝前交通動脈の連結より後ろの部分
中大脳動脈	・蝶形骨部 ・島部	・M1区＝動脈の水平部分（水平部） ・M2区＝島の上の部分
後大脳動脈	・交通前部 ・交通後部	・P1区＝脳底動脈と後交通動脈の間の部分 ・P2区＝後交通動脈と前側頭枝の間の部分 ・P3区＝外側後頭動脈 ・P4区＝内側後頭動脈

神経解剖　10. 脳の血管

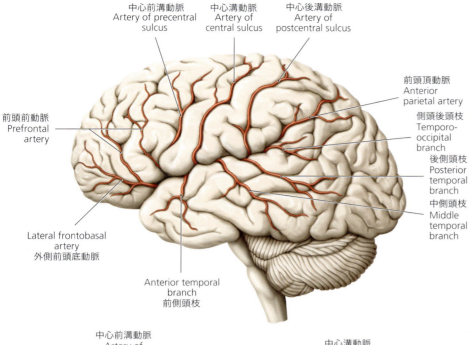

C　外側大脳半球における中大脳動脈の終枝
左外側面．
脳の外側表面上への大部分の血管は，中大脳動脈 middle cerebral artery（MCA）の終枝であり，2つのグループに分けられる．
・下部の終枝（皮質枝）：側頭葉へ分布する．
・上部の終枝（皮質枝）：前頭葉と頭頂葉へ分布する．
これらの枝から深部の構造への分布についてはこの図では示していない（p. 379 参照）．

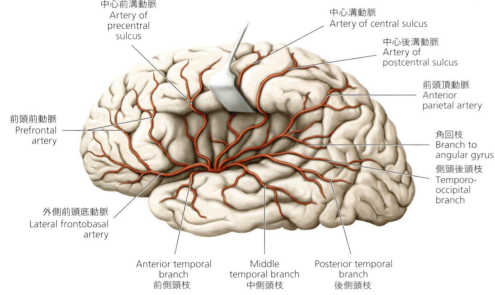

D　外側溝の内部における中大脳動脈の経路
左外側面．
大脳半球の外側表面に向かう中大脳動脈ははじめに脳の底部を走る．これが中大脳動脈の蝶形骨部である．その後，大脳皮質が落ち込んだ部分である島皮質に沿って外側溝の中を通る．この図で示しているように側頭葉と頭頂葉を離すように広げると，島皮質の動脈を見ることができる（これらは中大脳動脈の島部から血液を受ける．A 参照）．血管造影を行うと，中大脳動脈の島部の枝は燭台の腕に似ているので"燭台動脈 candelabrum artery"と呼ばれる．

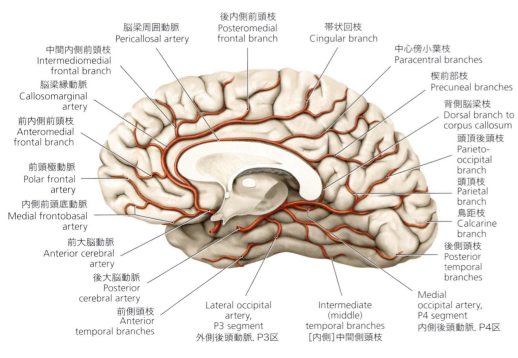

E　大脳内側表面における前・後大脳動脈の枝
右大脳半球，内側面．
左大脳半球と脳幹を取り除いてある．
脳の内側面は前・後大脳動脈の枝によって支配されている．前大脳動脈は内頸動脈から起こる．一方，後大脳動脈は左右の椎骨動脈が合流した脳底動脈より起こる．

377

10.3 脳の動脈：分布
Arteries of Cerebrum: Distribution

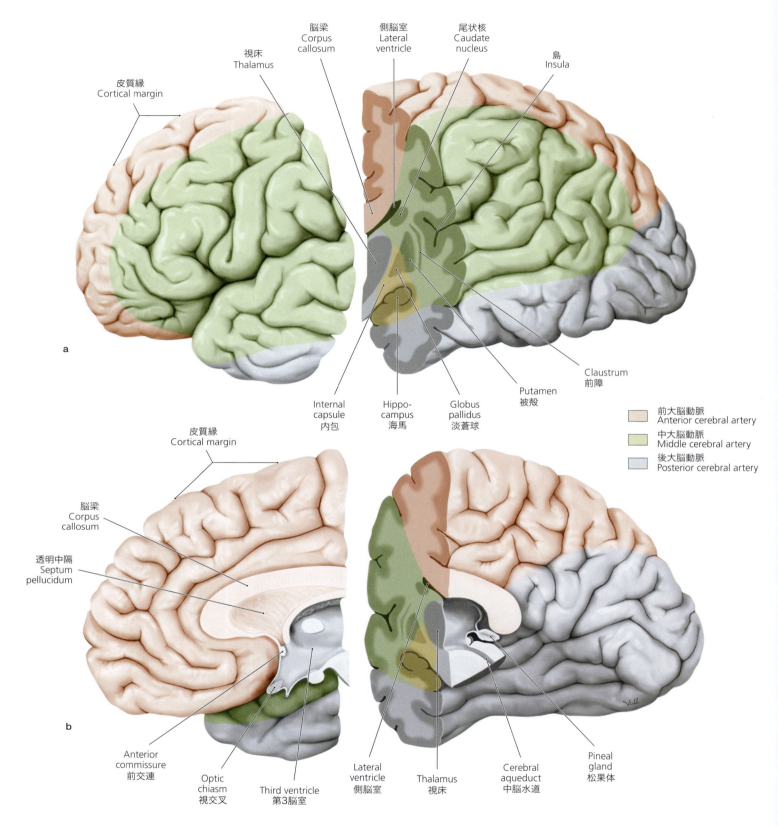

A 主要な脳動脈の分布域
a 左大脳半球，外側面．b 右大脳半球，内側面．
　脳の外側表面の大部分は中大脳動脈（緑色）によって支配されており，これらの枝は島の深部から皮質へ上行する．前大脳動脈の枝は脳の前頭極と皮質縁近くの皮質域（ピンク色）へ分布する．後大脳動脈は側頭葉の側頭極と底部へ血液を供給する（青色）．中心部の灰白質と白質は前脈絡叢動脈を含む複雑な血液供給を受ける（黄色）．前・後大脳動脈の大部分は脳の内側表面へ血液を送る．

神経解剖　10. 脳の血管

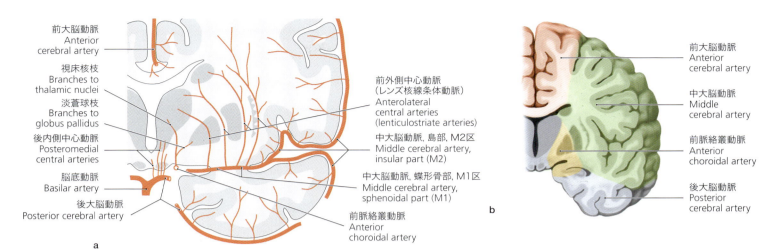

B　冠状断面（前頭断面）および横断面における3本の主要な動脈の分布

a, b 乳頭体の高さでの前頭断面（冠状断面）．c 内包の高さでの水平断面．

内包，大脳基底核，視床への血液供給の大部分は，脳底部の以下の血管の貫通枝による．

・前脈絡叢動脈（内頸動脈から）
・前外側中心動脈（レンズ核線条体動脈と線条枝）とその終枝（中大脳動脈から）
・後内側中心動脈（後大脳動脈から）
・貫通枝（後交通動脈から）

錐体路やほかの神経路を含む内包は，主に中大脳動脈（前脚と膝）および前脈絡叢動脈（後脚）から血液を供給される．これらの血管が閉塞すると，錐体路とほかの構造の連絡が絶え，結果として対側の麻痺を起こす（脳卒中：中枢性麻痺，p.393 C 参照）

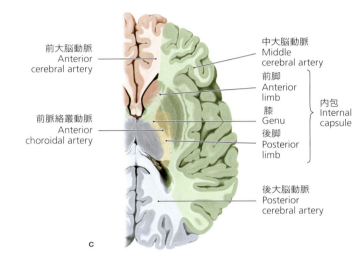

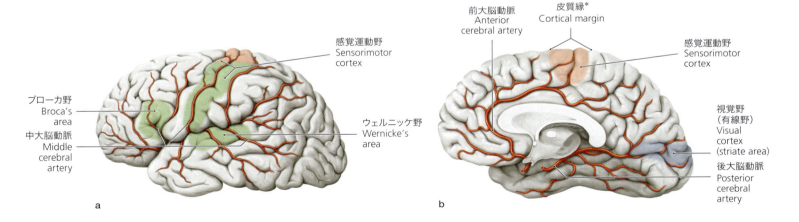

C　脳表面の機能中枢

a 左大脳半球，外側面．
　中大脳動脈の枝から血液を受ける部分を緑色で示している．

b 右大脳半球，内側面．
　前大脳動脈の枝から血液が供給される中枢は赤色で，後大脳動脈の枝から供給される中枢は青色で示されている．

　特定の機能が一定の大脳部分に割り当てられている．これらの領域は次のように，3本の大きな大脳動脈の枝によって栄養供給されている．

・大脳皮質感覚・運動野：中大脳動脈の枝（中心前回と中心後回，a 参照）と前大脳動脈の枝（大脳皮質感覚・運動野の皮質縁*，b 参照）

・ブローカ野とウェルニッケ野（運動・感覚言語中枢）：中大脳動脈の枝（a 参照）
・視覚野（有線野）：後大脳動脈の枝（b 参照）

　特定の障害はこのため当該動脈の閉塞が原因で起こると考えられる．例えば言語中枢の障害は中大脳動脈の閉塞，半盲は後大脳動脈の閉塞，脚に強く発現する麻痺と感覚障害は前大脳動脈の閉塞が原因として考えられる（p.393 参照）．

*訳注：ドイツ語では Mantelkante と呼ばれている．傍中心小葉の領域．

10.4 脳幹と小脳の動脈
Arteries of Brainstem and Cerebellum

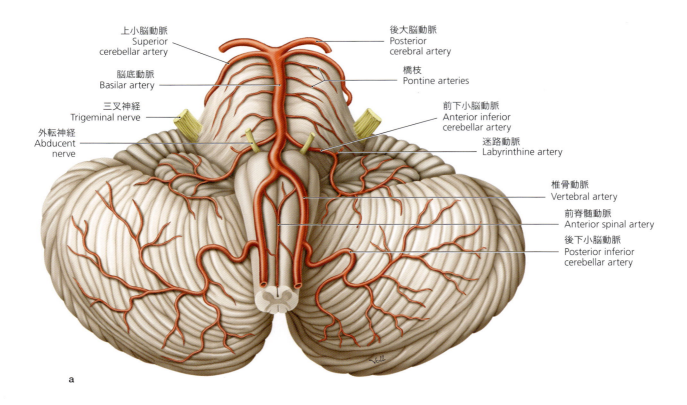

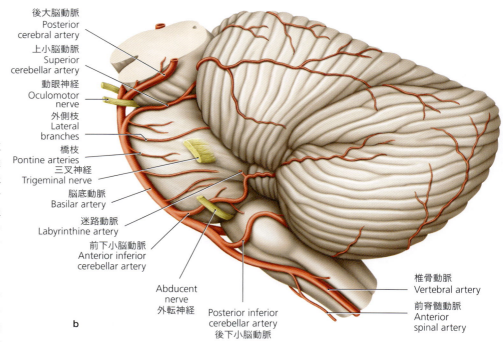

A　脳幹と小脳の動脈
a 底面，b 左側面．

脳幹と小脳は脳底および小脳動脈によって血液を供給される（下記を参照）．脳底動脈は左右の椎骨動脈の合流によって形成されるので，脳底動脈による血液供給は椎骨脳底動脈系から起こると考えられている．脳幹へ血液を送る血管は脳底動脈（例，橋枝）や椎骨動脈から直接もしくはこれらの枝から起こる．血管の枝は出てくる場所によって分類され，内側，内外側もしくは外側（傍正中枝，短・長回旋枝）として分布する．血流の減少やこれら血管の閉塞は一過性もしくは永続的な血流の障害を引き起こし（脳幹症候群），脳幹には多くの神経核や神経路が存在することから，種々の臨床症状があらわれる．脊髄は椎骨動脈から起こる前脊髄動脈（b 参照）からの血液供給を受ける（p. 414参照）．
小脳は3本の大きな動脈から血液供給を受ける．
- 後下小脳動脈 posterior inferior cerebellar artery (PICA)：椎骨動脈の大きな枝．この血管は通常 PICA と略される．
- 前下小脳動脈 anterior inferior cerebellar artery (AICA)：脳底動脈から出る最初の大きな枝．
- 上小脳動脈 superior cerebellar artery (SCA)：脳底動脈が後大脳動脈に分かれる直前の大きな枝．

Note　内耳に分布する迷路動脈（p. 157 D 参照）は，図に示すように，脳底動脈からの直接の枝である前下小脳動脈から起こる．迷路動脈の血流障害は，急性の聴覚消失（突発性感音難聴）を起こし，しばしば耳鳴りを合併する（p. 151 D 参照）．

神経解剖　10. 脳の血管

B　正中断面における脳幹・小脳の動脈の分布
（Bähr, Frotscher による）

ここに示しているすべての脳の領域は，椎骨脳底動脈系によって血液を供給される．以下の横断面は椎骨脳底動脈による血液の流れに準じて尾-頭方向に並べられている．

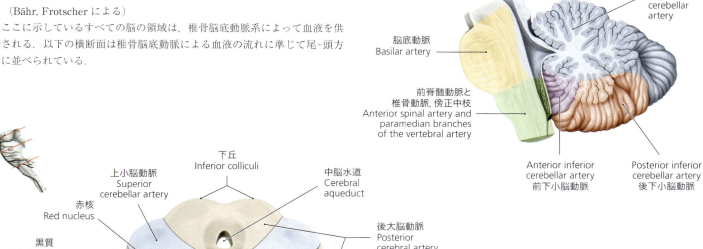

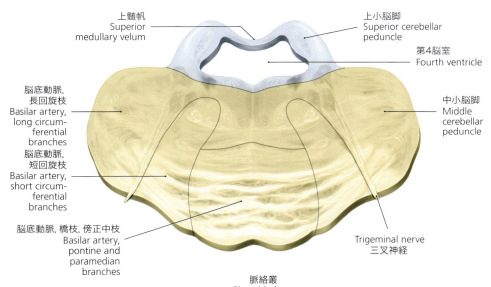

C　横断面における中脳の動脈の分布

上小脳動脈の枝を除いて，中脳は主に後大脳動脈と後交通動脈の枝から血液を受ける．

D　横断面における橋の動脈の分布

橋への血液供給は脳底動脈の短・長枝による．

E　横断面における延髄の動脈の分布

延髄は，前下小脳動脈（脳底動脈の最初の主な分枝）の枝とともに，前脊髄動脈の枝や後下小脳動脈の枝（椎骨動脈から起こる）から血液を供給される．

10.5 硬膜静脈洞：概観
Dural Sinuses: Overview

A　頭蓋と主要な静脈洞の関係

右斜後面．脳を取り除き，右側のテントを開いてある．

静脈洞は，一般に硬膜中隔の辺縁（大脳鎌，小脳テント），あるいは硬膜の頭蓋骨への付着部部位（例えば上矢状静脈洞）に存在する．硬膜と内皮によって構成される壁構造のため，静脈洞の壁は硬い．静脈洞壁には静脈と異なり筋肉が存在しないことは，静脈洞が損傷した場合，止血に寄与する能動的収縮が起こらないことを意味する．したがって，頭蓋損傷の際に静脈洞出血が起これば生命が脅かされる可能性がある．静脈洞は脳，眼窩および頭蓋冠から血液を集める．静脈洞には弁が存在しないため，血流方向は頭の状態に左右される．仰臥位で頭部を起こすと静脈洞は血液を内頸静脈に送り出す．この内頸静脈は両側で後頭蓋窩の最深部に達し，後頭蓋窩自体も頭蓋窩全体の最深部に存在する．硬膜静脈洞は上部グループと下部グループの2つに分けられる．

- 上部グループ：上・下矢状静脈洞，直静脈洞，後頭静脈洞，横静脈洞，S状静脈洞，静脈洞交会
- 下部グループ：海綿静脈洞および前・後海綿間静脈洞，蝶形[骨]頭頂静脈洞，上・下錐体静脈洞

硬膜静脈洞の上部・下部グループは大後頭孔の入り口の縁洞および斜台の脳底静脈叢を通して，脊柱管の静脈叢と合流する（C 参照）．

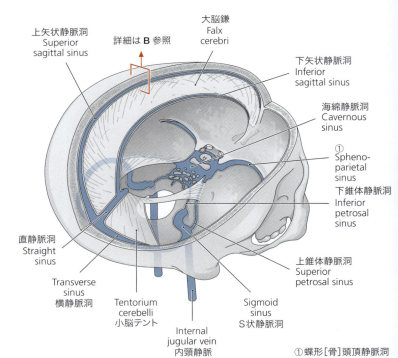

① 蝶形[骨]頭頂静脈洞

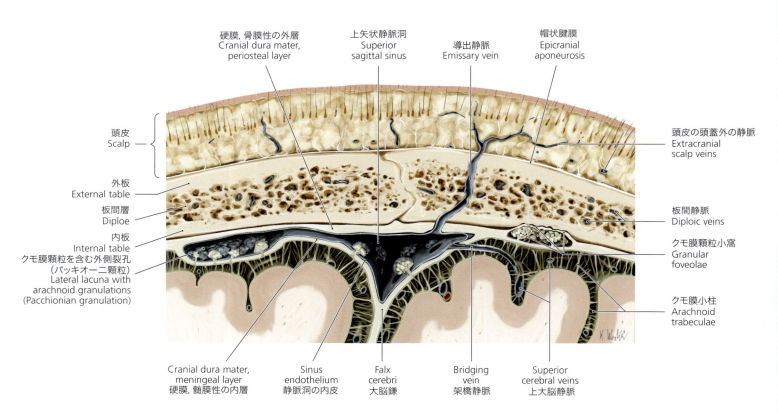

B　硬膜静脈洞（上矢状静脈洞）の構造

頭頂部の横断面（**A** の赤色の囲み部分）．

静脈洞の壁は，コラーゲン線維が豊富な骨膜性の外層と髄膜性の内層を伴った硬膜の結合組織および内皮から構成される．2つの層の間には，静脈洞腔がある．

Note　外側裂孔ではクモ膜顆粒が静脈系へ開いている．浅大脳静脈（浅大脳静脈，架橋静脈，pp. 306, 308 参照）は近くの頭蓋骨から板間静脈を伴って静脈洞へ開口する．さらに静脈洞は導出静脈を受ける．導出静脈は静脈洞と板間静脈，頭皮の頭蓋外の静脈を連絡する．

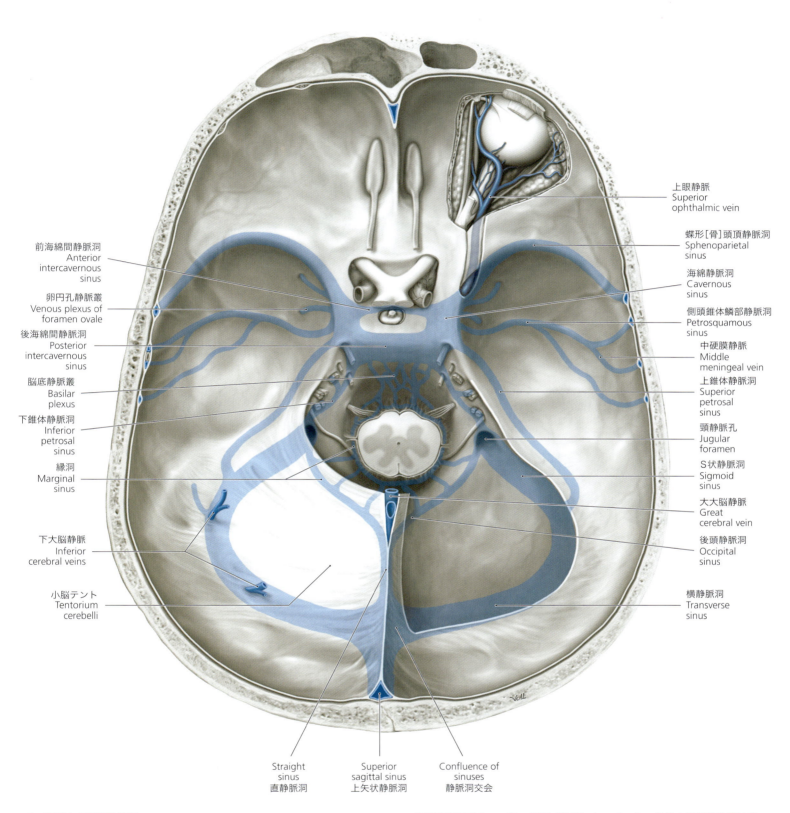

C 頭蓋底の硬膜静脈洞
小脳テントの高さでの横断面．上方から見る．脳を取り除き，右側では眼窩上壁と小脳テントを開いてある．

海綿静脈洞はトルコ鞍の周囲で輪状になっている．左右の海綿静脈洞は前後で合流し，前海綿間静脈洞と後海綿間静脈洞になる．斜台の上，後海綿間静脈洞の後ろに脳底静脈叢がある．この静脈叢も海綿静脈洞へ流入する．

10.6 硬膜静脈洞：枝と副次流出路
Dural Sinuses: Tributaries and Accessory Draining Vessels

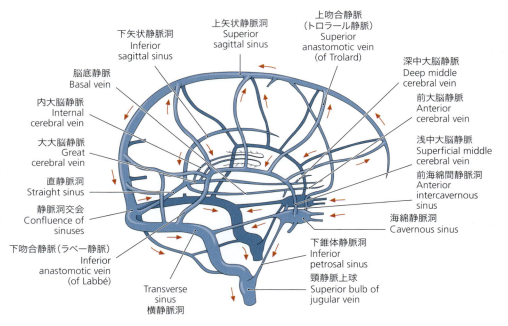

A　大脳静脈から硬膜静脈洞への流出
　　（Rauber, Kopsch による）
　　右側面．
　脳内深部で集められた静脈血は浅・深大脳静脈を通して硬膜静脈洞へ流出する（p. 386, 387 参照）．図中，赤色の矢印は主要な静脈における静脈血流の主な方向を示す．多くの吻合があるため，1つの静脈洞部分の孤立した閉塞では，臨床的症状は出ないこともある．

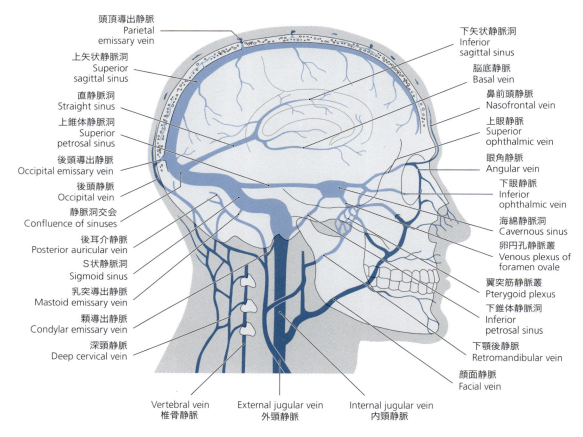

B　硬膜静脈洞の副次流出路
　　右側面．
　硬膜静脈洞には，2本の内頸静脈への主要流出経路のほかにも多くの副次流出路がある．硬膜静脈洞と頭蓋外の静脈間の連絡（吻合）は圧を均等にし，温度を調節するために役立つ．この吻合は静脈弁がないため，正常状態でも血流が反転する．反転は頭蓋外の血液を再度硬膜静脈洞へ流入させることを可能にするので，臨床的に重要である．このメカニズムは静脈洞の感染が起こった時，血管閉塞（静脈洞血栓症 venous sinus thrombosis）を引き起こす．最も重要な副次流出路を以下に挙げる．

・導出静脈（板間静脈，浅頭皮静脈），C 参照
・上眼静脈（眼角静脈，顔面静脈）
・卵円孔静脈叢（翼突筋静脈叢，下顎後静脈）
・縁洞と脳底静脈叢（内・外椎骨静脈叢），C 参照

神経解剖　10. 脳の血管

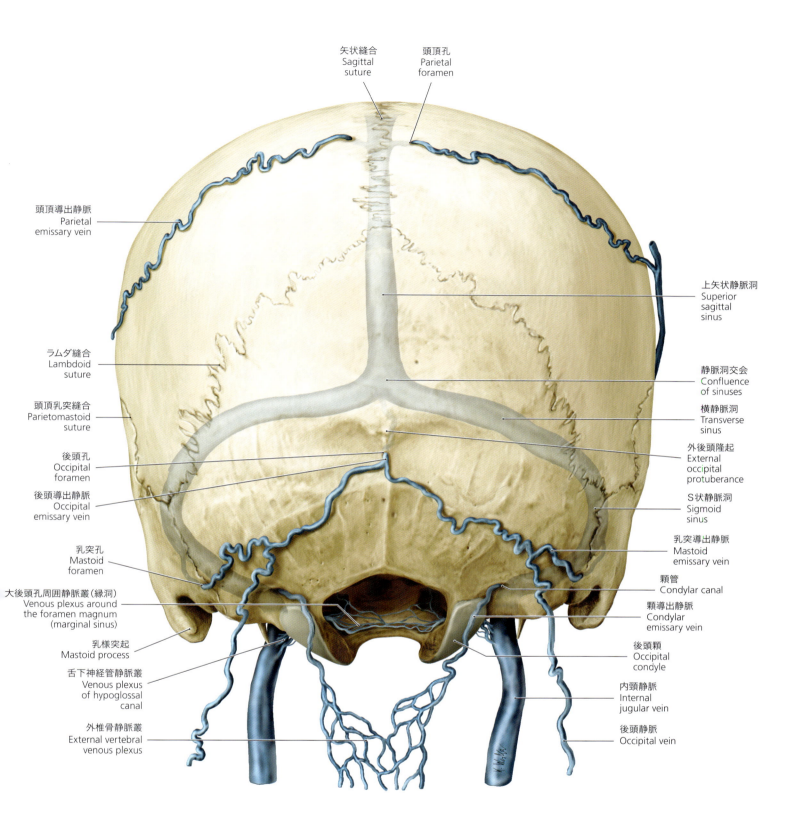

C　後頭部の導出静脈

導出静脈は，頭蓋内の硬膜静脈洞と頭蓋外の静脈とを直接連絡する．それらは頭頂孔や乳突孔のような小さな頭蓋骨の開口部を通る．導出静脈は細菌が頭皮から髄膜に広がり，化膿性髄膜炎を誘因する経路となることから臨床的に重要である．

10.7 脳の静脈：浅静脈と深静脈
Veins of Brain: Superficial and Deep Veins

脳の静脈は動脈と伴行しないので，動脈の流入と静脈の流出の経路には明らかな違いがある．脳へ進入する動脈はすべて底部にあるが，静脈血は脳の底部を含む脳の全表面から流出し，浅大脳静脈と深大脳静脈の2つのグループを作る．浅静脈は，大脳皮質からの血液（皮質静脈を介して）と直接硬膜静脈洞へ入る白質からの血液（髄質静脈を介して）を流出する．白質，大脳基底核，脳梁，間脳の深部からの血液が流出する深静脈は，直静脈洞を通り大大脳静脈の中へ流出する．この2つの静脈（浅・深静脈）は多くの脳内吻合によって連絡している（D 参照）．

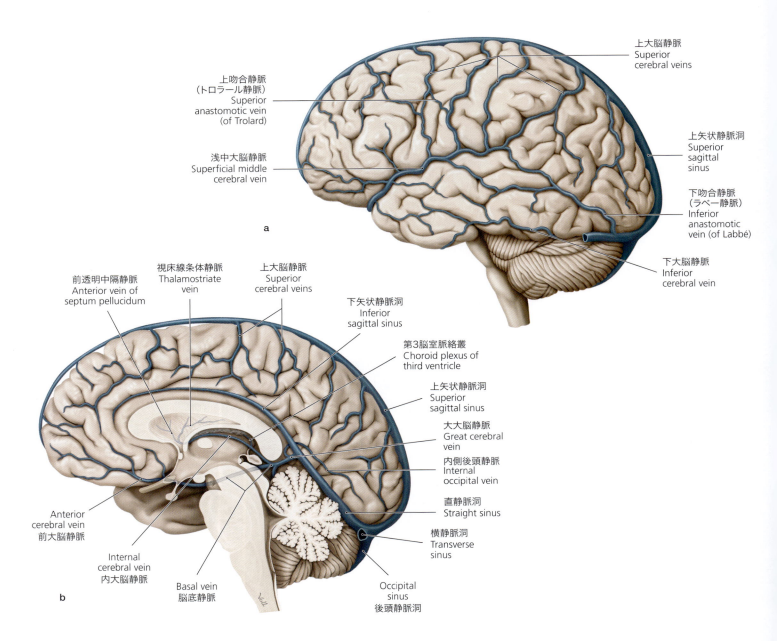

A 脳の浅静脈（浅大脳静脈）
a 左外側面．b 内側面．

浅大脳静脈は短い皮質静脈と白質の長い髄質静脈からの血液を硬膜静脈洞の中へ流し出す（D 参照．深大脳静脈は p.389 C に示す）．これらの走行はきわめて変異が多く，クモ膜下腔の静脈は動脈と同じ走行をとらず，かつ脳回および脳溝に一致しない．したがってここでは，その中で最も重要な血管のみを示している．

静脈は硬膜静脈洞へ終わる直前にクモ膜下腔を離れ，硬膜とクモ膜の間の短い硬膜下の経路を走る．この短い硬膜下静脈部は架橋静脈と呼ばれる．この架橋静脈は，頭部外傷によって破れると硬膜下血腫となることがあるので臨床的に重要である（p.390 参照）．

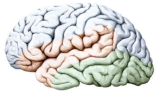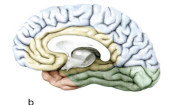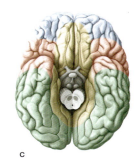

浅上行静脈
Superficial ascending cerebral veins

浅下行静脈
Superficial descending cerebral veins

浅中大脳静脈
Superficial middle cerebral vein

脳底静脈
Basal vein

B　浅大脳静脈へ流出する領域
a 左外側面．b 右大脳半球の内側面．c 底面．
　脳の外側面にある静脈は上行性（上矢状静脈洞へ流出する）もしくは下行性（横静脈洞へ流入する）の流出方向によって分類される．浅中大脳静脈は海綿静脈洞と横静脈洞の両方へ流出する（p. 384 A 参照）．

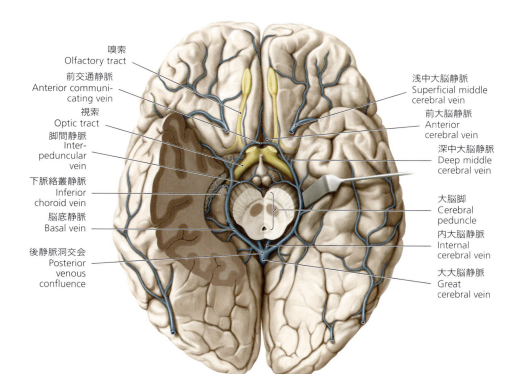

C　脳底部の大脳静脈系
　脳底部の大脳静脈系は浅・深大脳静脈両方からの血液を流出させる．脳底静脈（ローゼンタール静脈 veins of Rosenthal）によって形成される静脈輪は脳底部に存在し，ウィリス動脈輪に似ている．脳底静脈は，前有孔質で前大脳静脈と深中大脳静脈の合流によって形成される．脳底静脈は視索に沿って走行し大脳脚を後方に回り，中脳の背側で反対側の脳底静脈と合流する．2つの内大脳静脈はこの静脈の合流部，後静脈洞交会に流出する．この結合によって直静脈洞へ流出する正中大脳静脈が形成される．脳底静脈は，その経路での脳深部（視床や視床下部，前角の脈絡叢からの静脈）からの枝を受ける．この2つの前大脳静脈は，輪状の流出系を作る前交通静脈によって相互に連絡する．

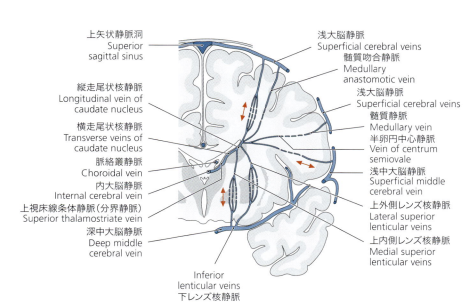

D　浅・深大脳静脈の吻合
　左半球，横断面．
　浅大脳静脈は，図に示してある吻合を通じ深大脳静脈と連絡する（p. 388 参照）．2つの領域の境界部では逆行する流れが起こる（赤い矢印）．

10.8 脳幹と小脳の静脈：深静脈
Veins of Brainstem and Cerebellum: Deep Veins

A　深大脳静脈

側脳室の上部を開放し，さまざまな面が見えるようにした図（多面横断面）．

小脳の上表面と上小脳半球静脈を示すために，左側の側頭葉，後頭葉，小脳テントを取り除いてある．

上視床線条体静脈は，視床と尾状核間の溝を通り，左右の側脳室の前面の外側壁から室間孔へ向かって進入する．上視床線条体静脈は前透明中隔静脈と上脈絡叢静脈を受けた後，内大脳静脈を形成し，間脳の天井に沿って室間孔を通り，上丘と下丘を含む四丘体板へ向かう．四丘体板で対側の内大脳静脈と合流した後，脳底静脈は大大脳静脈を作る後静脈洞交会を形成する．

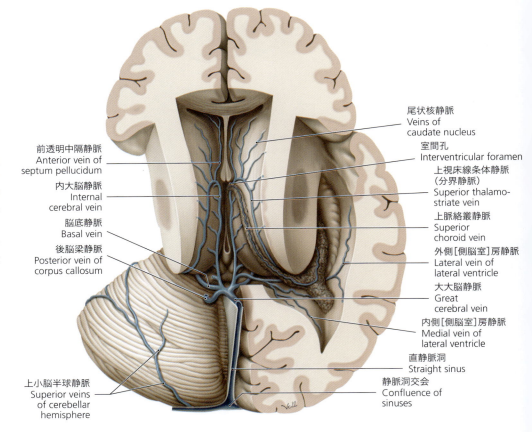

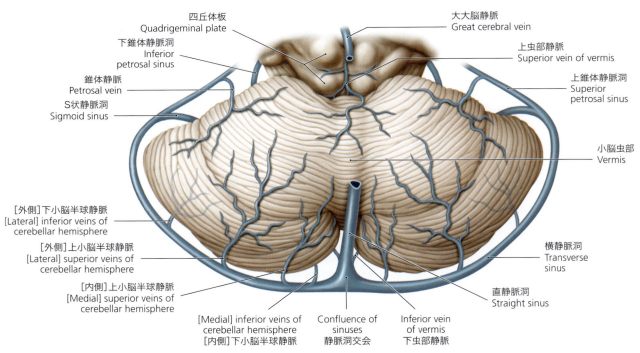

B　小脳静脈

後面．

小脳静脈は，脳のほかの静脈と同様に小脳動脈から独立して分布する．大型の幹静脈は小脳回や小脳溝を越えて主に矢状方向に走行する．

分布域の違いから内側群と外側群に分けられる．小脳静脈の内側群は虫部と近くの小脳半球（中心前静脈，上・下虫部静脈），さらに上・下小脳半球静脈の内側部からの血液を流出させる．外側群（錐体静脈と上・下小脳半球静脈の外側部）は左右の小脳半球の大部分の血液を流出させる．小脳静脈のすべては互いに吻合しており，その流出はほとんどテント下（小脳テントの下）である．

神経解剖　10. 脳の血管

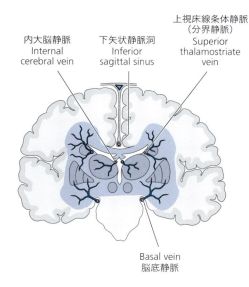

C　深大脳静脈を経て血液が流出する領域

冠状断面（前頭断面）．
左右の半球における3つの主要な区分を示す．
- 上視床線条体静脈
- 内大脳静脈
- 脳底静脈

深大脳静脈へ血液を送る領域は終脳の底部の広い領域，基底核，内包，側脳室および第3脳室の脈絡叢，脳梁および間脳や中脳の部分も含む．

D　脳幹の静脈

a 脳幹の前面（左側は小脳と後葉の一部が取り除かれている）．
b 切除された脳幹の後面．小脳は取り除かれている．

脳幹の静脈は脊髄の静脈と連続し，脳底静脈と連結している．脳幹の静脈の頭側部分は脊髄静脈と同じように縦方向に非常に発達しており，水平方向にはより複雑に分枝し，静脈網を形成する．延髄と橋の静脈は小脳の静脈とともにテント下静脈系を形成する．テント下およびテント上静脈系の間の境界（橋-中脳）には，さまざまな吻合がある（前内側吻合，前外側吻合など）．

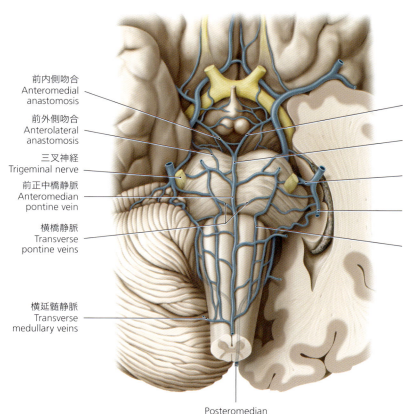

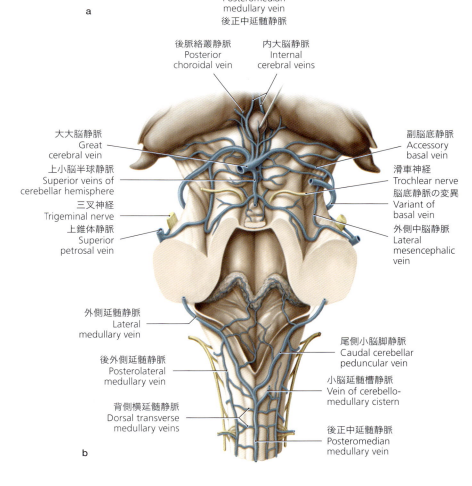

389

10.9 脳の血管：頭蓋内出血
Blood Vessels of Brain: Intracranial Hemorrhage

頭蓋内出血には脳外出血と脳内出血がある．

A 脳外出血

脳外出血は頭蓋骨と脳の間の出血と定義される．頭蓋骨は固定されているので，血腫が大きくなると軟らかい脳を圧迫する．血腫の原因（動脈か静脈か）によって，血腫は急激にもしくはゆっくりと大きくなり，頭蓋内圧を上昇させ，出血を起こした脳組織だけでなく離れた脳部位にも傷害を与える．脳外出血は硬膜との位置関係によって3つのタイプに分類される．

a 硬膜外血腫

一般的には頭蓋骨骨折を伴う脳外傷後に起こる．出血は通常，中硬膜動脈の破裂によって発生する（これは，中硬膜動脈が頭蓋骨近くに存在するため，骨折した鋭い骨の断片が動脈を傷つけることによって起こる）．血腫は頭蓋骨と硬膜の骨膜性の外層との間に発生する．血腫の圧によって硬膜は頭骨から離れ，脳を下へ押す．典型例では外傷時の衝撃によって一過性に意識が消失し，1〜5時間後に2回目の意識レベルの低下が起こるが，これは動脈からの出血によって脳が圧迫されることによる．1回目と2回目の意識消失の間は意識清明期 lucid interval（全硬膜外血腫の約30〜40%に発生）と呼ばれる．出血の発見（頭部のCT検査）と血腫の迅速な除去が生命を救う．

b 硬膜下血腫

頭部外傷は，硬膜とクモ膜の間にある架橋静脈を断裂させる原因となる（p. 308 参照）．出血は硬膜下腔に起こり，噴出した血液はクモ膜と硬膜を分離する（p. 311 C 参照）．出血源は静脈なので，頭蓋内圧の上昇や血腫の増大の進行は動脈性の硬膜外血腫より遅い．その結果，硬膜下血腫は頭部外傷が比較的軽症でも数週間かかって慢性的に進行する．

c クモ膜下出血

クモ膜下出血は，脳底部に存在する動脈の動脈瘤（動脈の異常なこぶ）の破裂による動脈血の出血である（**B** 参照）．これは，腹圧の突然の上昇（排便や排尿のいきみや重いものを持ち上げる時など）のように血圧の急な上昇により起こる．出血は脳脊髄液で満たされたクモ膜下腔で起こるので，腰椎穿刺により脳脊髄液内の血液として確認することができる．クモ膜下出血の主な症状は，血液が髄膜へ広がるため，項部硬直 stiff neck を伴う突然の耐えがたい頭痛である．

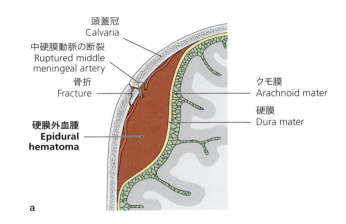

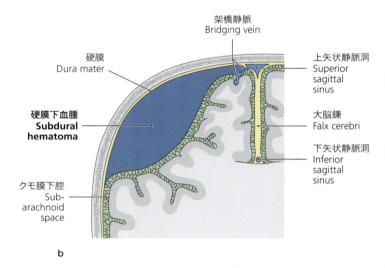

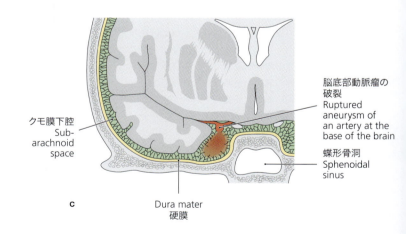

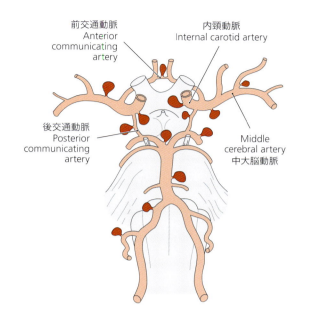

B 脳底部における動脈瘤の位置（Bähr, Frotscher による）

脳底部における先天的または後天的動脈瘤の破裂は，クモ膜下出血の最も頻度の高い原因であり，すべての脳卒中の5%を占める．これらはウィリス動脈輪が小囊状に異常に拡張したものであり，特に血管の分岐部に起こることが多い．これらの壁の薄い動脈瘤の1つが破裂すると，動脈血はクモ膜下腔に流れ出る．最も頻度の高い部位は，前大脳動脈と前交通動脈の合流部である（30～35%．次に頻度が高い部位は内頸動脈から後交通動脈と中大脳動脈が分岐する部位で約20%である）．

訳注：日本では脳卒中の約10%を占める．内頸動脈-後交通動脈瘤が40%と頻度が高く，次いで前交通動脈瘤（30%）となる．

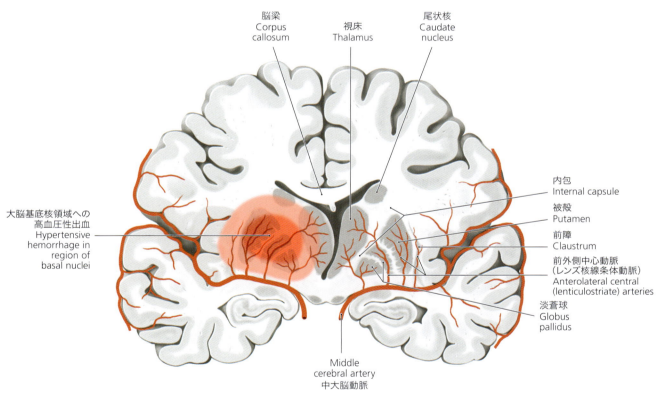

C 脳内出血

乳頭体の高さでの冠状断面（前頭断面）．

頭蓋内とは異なり，脳内出血によって脳実質への出血が起これば脳外出血（A参照）を招く．脳は軟らかく抵抗が弱いため，そこから大出血が起こる可能性がある．これは脳以外の出血とは異なり手術中に止めることができない．その原因は高い血圧に基づく血管破裂である．出血によって中心（暗赤色）の壊死部分と明るい色の外縁部分を伴う脳梗塞が起こる．この外縁部分はPenumbra（ラテン語で「半影」の意）と呼ばれ，MRIでは中央の壊死部分との境界が明瞭である．半影では酸素が比較的欠乏している．したがって，最初に当該脳部位が完全な機能不全に陥る．壊死部分では脳組織が不可逆的損傷を受けるのとは異なり，半影では虚血組織が回復することがある．血管破裂が最も頻繁に起こるのは内包領域におけるいわゆる卒中動脈，すなわち前外側中心動脈（レンズ核線条体動脈）である．錐体路が内包を通過しているため（p. 335 E 参照），病変の下で錐体路の機能不全が起こる．臨床的には，これは出血部位と反対側の四肢の痙性麻痺として知られている（傷害部位よりも下部で錐体路の線維は交叉する）．

出血はいつも大きく広がるとは限らず，3本の主要な動脈の領域では小さな出血が起こることもあり臨床的に特徴のある症状が出現する．

10.10 脳の血管：脳血管障害
Blood Vessels of Brain: Cerebrovascular Disease

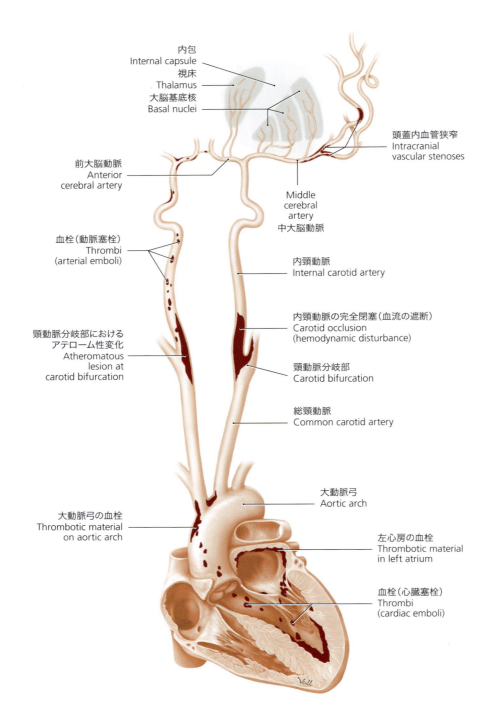

A　脳血行障害の頻度の高い原因（Mumenthalerによる）

脳の血行障害（脳性虚血）とそれによる酸素供給の中断は，中枢神経障害の原因として最も頻度が高い．最も重篤な合併症は脳卒中である．脳卒中の全症例の85％が脳虚血によって引き起こされる（虚血性脳卒中）．これは出血性脳卒中の4〜5倍高い頻度である．先進国では脳卒中はすでに3番目に多い死亡原因になっている（ドイツでは年間20万件の脳卒中が起こる．訳注：日本では年間25万件以上）．脳性虚血は脳への血液循環の長期に及ぶ中断によって発生し，90％が内頸動脈の分布域で起こる．これと比較して，静脈血流の障害（脳静脈血栓）によって生じる血流閉塞ははるかに少ない（B参照）．内頸動脈の分布域における動脈性の血行障害は，塞栓や局所的な血栓による閉塞によって生じることが最も多い．大半の塞栓は頸動脈分岐部のアテローム性病変（動脈塞栓）もしくは左心室からの血栓性材料である（心臓塞栓）．弁膜症や心調律障害における心房細動によって心臓から移動した血液塊（血栓）が，塞栓として血流とともに脳に運ばれ，そこで脳に供給される動脈を機能的に閉塞してしまうのである（灌流域梗塞）．最も頻度が高いのは，内頸動脈に直接つながる中大脳動脈の全分布域で起こる梗塞である．

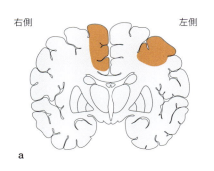
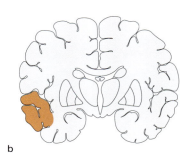
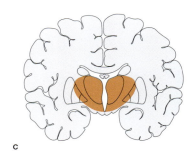

B 大脳静脈血栓症
冠状断面（前頭断面）.

大脳静脈も大脳動脈と同様に特異的な分布域をもつ（pp. 386～388 参照）. 動脈血流の減少ほど一般的ではないが，静脈血流の閉塞は虚血や梗塞の重要な原因の1つとなる．例えば，血栓性閉塞があると，閉塞した静脈の分布域では血流量や静脈圧が増加する．このことが毛細血管圧勾配を変え，脳組織の中へ毛細血管床からの液の滲出を増加させる（浮腫），これはこの部位への動脈血流入を減少させ，酸素分配を低下させる．

特定の大脳静脈の（静脈血栓症による）閉塞は特徴的な部位で脳梗塞を引き起こす．

a 右側：内側上大脳静脈：内側上大脳静脈で起こる血栓や梗塞
（症状：外側の下肢における筋力低下）
左側：後上大脳静脈：後上大脳静脈で起こる血栓や梗塞
（症状：対側片麻痺．運動性失語は優位半球の運動性言語野の領域が梗塞した時に起こる）
b 下大脳静脈：下大脳静脈の血栓症は側頭葉での梗塞を引き起こす（優位半球が傷害されれば，感覚性失語，同名性半盲がみられる）．
c 内大脳静脈：両側性の血栓症は対称性梗塞を起こし，視床と大脳基底核を傷害する．これは昏睡にまで至る急激な意識の悪化により特徴づけられる．

硬膜静脈洞は吻合が多いので，ここに挙げた静脈血栓症とは異なり，静脈洞の一部が閉塞しただけでは明らかな臨床症状を示さないことがある（p. 384 参照）．

血管領域	神経学的症状	
前大脳動脈	不全片麻痺（片側感覚消失を伴うことも伴わないこともある）	膀胱の機能不全
中大脳動脈	主に上腕と顔面における不全片麻痺（片側感覚消失を伴うことも伴わないこともある）（ウェルニッケ・マン型 Wernicke-Mann type）	失語
後大脳動脈	片側感覚消失	同名性半盲

C 3つの主要動脈の閉塞症状（Masuhr, Neumann による）

前・中・後大脳動脈が閉塞した時，閉塞した血管からの酸素を絶たれた脳の領域は特有の機能障害を示す（p. 378 参照）．多くの例で，関係する神経症状から閉塞した血管がわかる．

- 膀胱の機能不全 bladder weakness（皮質膀胱中枢）と閉塞の対側の下肢（運動性および感覚性ホムンクルス，pp. 447, 457 参照）の麻痺（片側感覚消失を伴うことも伴わないこともある不全片麻痺，特に傷害側の下肢）は前大脳動脈領域の閉塞を示す．
- 上肢や顔の片麻痺は麻痺と対側の中大脳動脈の領域の閉塞を示す．もし優位脳半球が傷害されている時は失語 aphasia が起こる（例えば，患者は物の名前が言えない）．
- 対側の視野の欠損（同名性半盲 hemianopia）は後大脳動脈の広範囲の閉塞で起こる．これは，この血管が後頭葉の鳥距溝にある視覚野に血液を送るためである．この血管と視床へ血液を送る枝が傷害されると，視床への求心性感覚線維はすでに交叉しているため，患者は対側の感覚の消失を起こす．

閉塞が広がる範囲は，その閉塞が血液の流れに対して近位か遠位かによる．一般的に閉塞が近位のほうがより広い領域で閉塞を起こす．

中大脳動脈の閉塞が最もよくみられる．これは，中大脳動脈が内頸動脈と直接連続しているからである．

11.1 脊髄の分節構造：概観
Spinal Cord: Segmental Organization

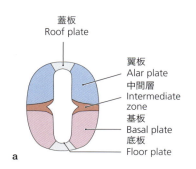
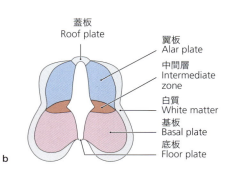
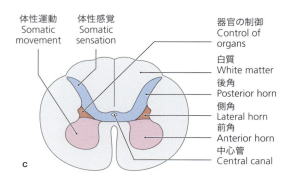

A 脊髄の胚発生

脊髄の高さにおける神経管の横断面．上面．
a 早期の神経管，b 中期の神経管，c 成人の脊髄．

脊髄の発生についてはすでにp.273で説明している．中枢神経系の他部位とは異なり，脊髄の胚発生に関する知識は成熟生体における脊髄の構造や機能の理解に役立つ．したがって，ここで発生について手短に述べ，補足する．

・脊髄は中枢神経系の部分構造として神経管から発生する．早期神経管の横断面（a）は液体（成熟中枢神経系では脳脊髄液）で満たされた中央の管腔を示す．これはいわゆる「板」によって囲まれている．
　−不対の底板や蓋板
　−それぞれ対になった基板や翼板

基板と翼板の間に中間層が存在する．基板，翼板および中間帯で多数のニューロンが発生する．これらは**灰白質**を形成する．それによってこの領域が拡大し，中心の管腔が徐々に狭くなり，いわゆる中心管（機能的内髄液腔，c）になり，これはところどころで閉塞することがある．成熟した脊髄では前角，側角，および後角と呼ばれる．

・ニューロンから出た軸索またはそのニューロンに他ニューロンから来た軸索が白質を形成し，**白質**は位置的には3つの脊髄索，機能的には多数の神経路に分類される（p.396参照）．これらは灰白質の周りに存在する．

形態的に全方向を白質によって囲まれている脊髄の灰白質は最後に核や核群を形成する．3つの角には，大きく見て，そのニューロンの主要機能を帰属できる．前角には体性運動，後角には体性感覚，側角には器官の自律神経系制御が存在している．

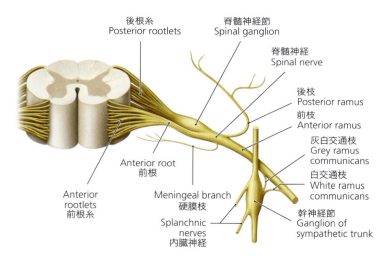

B 脊髄分節の構造

脊髄の諸部位を前方および上方から見る．

脊髄は脊柱管内の連続的構造として存在し，機能的にも形態的にも部位間の違いは認められない．脊髄は中枢神経系の一部として，いわゆる**根糸**の形で末梢神経系と連続的に接続している．この根糸は軸索群であり，これは脊髄の，
・前側から出ていく（一般に効果器に向かう運動ニューロンの軸索），または
・背後に入る（一般に受容体からの情報を送る感覚ニューロンの軸索）．

しかし，脊柱管自体は脊柱の「分節」構造によって，やはり個々の椎骨に分割される（C参照）．脊柱管は，その分節構造を脊髄にある程度「反映」する．根糸は個々の椎骨間の孔（椎間孔）のみを通って脊柱管に出入りできる．根糸は個々に椎間孔を通るのではなく，常に群，いわゆる**根**としてまとまって通る．
・前方の根糸は前根を形成する．
・後方の根糸は後根を形成する．

この2つの根は結合して**脊髄神経**になる．根糸，根および脊髄神経は末梢神経系の要素である．中枢神経系（脊髄も）の連続的部位と，脊柱構造によって必然的に断続的な末梢神経系の部位（脊髄神経やそれを構成する根糸および根も）の接続に基づいて，**脊髄分節の機能的定義**が定まる．脊髄分節は脊髄の一部であり，そこには前根を構成する（運動）神経細胞が存在する．
Note 後根は機能的定義と無関係である．

後根の根糸は，脊髄への入り口に存在するニューロンに終わらず，場合によっては延髄まで達する．脊髄神経は（運動）前根や（感覚）後根によって構成されているため，機能的に混合している．脊髄神経におけるいくつかの例外，C1分節からの脊髄神経は後根がない（したがって後根糸も存在しない），運動関連機能のみを有する．ほかのすべての脊髄神経で，形態的観点から，脊髄神経を構成する根糸が脊髄に入る部位または脊髄から出る部位は脊髄分節であるといえる．

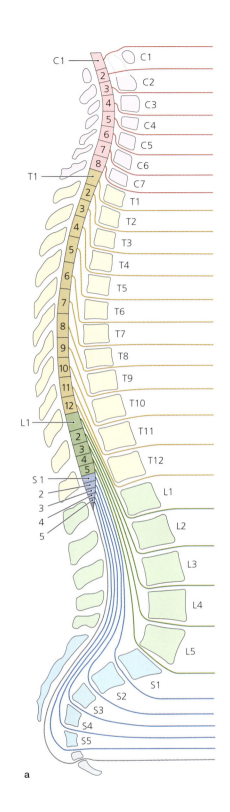

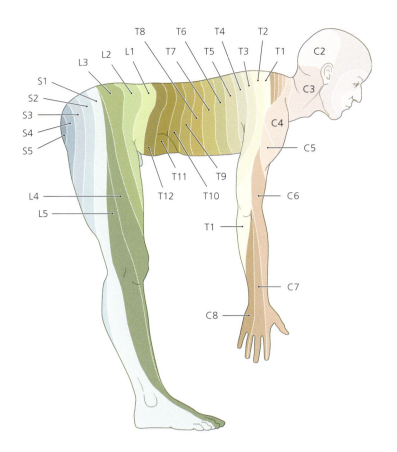

D 皮膚の分節性神経支配（Mumenthalerによる）

身体における皮膚分節（デルマトーム）の分布を示す．

皮膚の感覚支配はDで示した脊髄神経の感覚根と関係する．すべての脊髄分節（第1頸髄節を除く，下参照）は特異的に皮膚領域を支配する（皮膚分節）．臨床的観点から脊髄分節と詳細な皮膚分節の関係を知ることは大切である．

脊髄の傷害の高さは影響する皮膚分節の場所に基づいて決めることができる．例えば，第8頸神経根の傷害は，手の尺骨側（小指側）の感覚の消失を起こす．

Note 後根が存在しないため第1頸神経の皮膚分節はない．短い頸部の筋の固有受容線維は後頭下神経内で背側頸神経叢を介して第2頸神経の後根に達する．

脊髄分節	椎体	棘突起
第8頸髄節[C8]	第6頸椎の下縁 第7頸椎の上縁	第6頸椎
第6胸髄節[T6]	第5胸椎	第4胸椎
第12胸髄節[T12]	第10胸椎	第9胸椎
第5腰髄節[L5]	第11胸椎	第10胸椎
第1仙髄節[S1]	第12胸椎	第12胸椎

C 成人の脊髄分節と脊柱

a 脊柱の正中矢状断面，右側面．b 脊髄分節（一部）．

脊髄分節は脊髄神経が出ていく椎間孔に従って命名されている．胚では，分節，椎間孔および脊髄神経はほぼ同じ高さに存在する．脊柱は脊髄より大きく縦方向に成長するため，下部椎骨は脊髄から離れている．したがって椎間孔（そこから出ていく脊髄神経とともに）も離れている．分節から椎間孔までの比較的長い経路を戻らなければならない前根や後根は，いわゆる馬尾 cauda equinaとして尾側に向かって脊柱管内を通過する．最下部の脊髄分節（第1尾髄節）は位置的に第1腰椎［L1］の椎体の高さに存在する．脳脊髄液を採取するために脊髄周囲の髄液腔を穿刺する場合，この位置関係に関する知識が重要である（p.419 C，E参照）．参考のため個々の分節をbに要約している．

Note 第1頸神経は後頭骨と第1頸椎（環椎）［C1］の間から出ていき，第8頸神経は第7頸椎［C7］と第1胸椎［T1］の間から出ていく．したがって，頸椎は7つ存在するが頸部脊髄神経は8つ（頸髄分節も8つ）存在する．T1以降の脊髄神経はすべて「対応する」椎骨より下で出ていく．したがって，第1腰椎［L1］の椎骨より下の損傷は脊髄自体の障害を招くことはなく，前根や後根に影響を与える（馬尾症候群）．

11.2 脊髄：脊髄分節の構造
Spinal Cord: Organization of Spinal Cord Segments

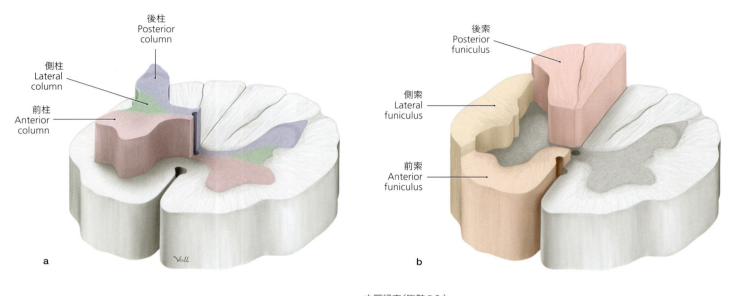

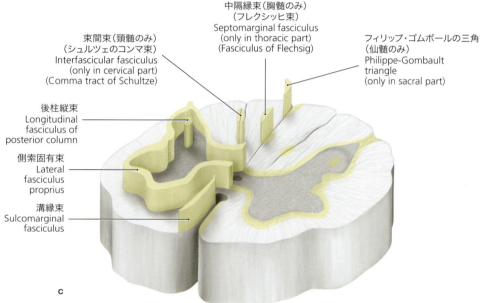

A 脊髄の灰白質と白質
脊髄の立体的再構築．左上方・斜め前面．
a 灰白質．b 白質，索．c 白質，固有束．

脊髄の典型的断面図は，ニューロンが柱（いわゆる核柱）内で機能的に配置されているという誤解を招く（p.398 A 参照）．したがって，その断面が各角を示す3つの柱の図（a），すなわち前柱，および側柱や後柱の図は位置的側面のみを示すものではない．核柱に基づく筋肉の機能的理解（p.398参照）や固有束の機能に関する知識（c 参照）には柱の問題が重要である．分節の定義から（p.394 B 参照），前柱とは前根を形成するすべての運動ニューロンが存在する場所である．対応する角について p.394 の A で述べたように，側柱または後柱は自律神経ニューロンまたは感覚ニューロンを含む．白質は神経路を含む．これらは基本的に終止部に従って次のように分類される．

b 場合によっては脊髄内の中継後に脊髄を通過し，中枢神経系の他部位と接続する神経路．この場合，脊髄の非固有装置に関わる問題である．これは3つのいわゆる索，すなわち前索，側索および後索で構成されている．

c 脊髄内の柱におけるニューロンと接続し，脊髄内部の中継に関与する神経路（いわゆる固有器）．これら神経路の軸索は，灰白質に存在する中継ニューロン（いわゆる介在ニューロン）に由来する．固有装置はまとまっていわゆる固有束になり，一般に灰白質と密に接している．固有束は水平に推移することがあり，1つのレベル内のニューロンが相互接続している（この図では示していない）．

両装置で神経路は上行（求心）または下行（遠心）する．非固有装置の求心路は感覚路，遠心路は運動路である．

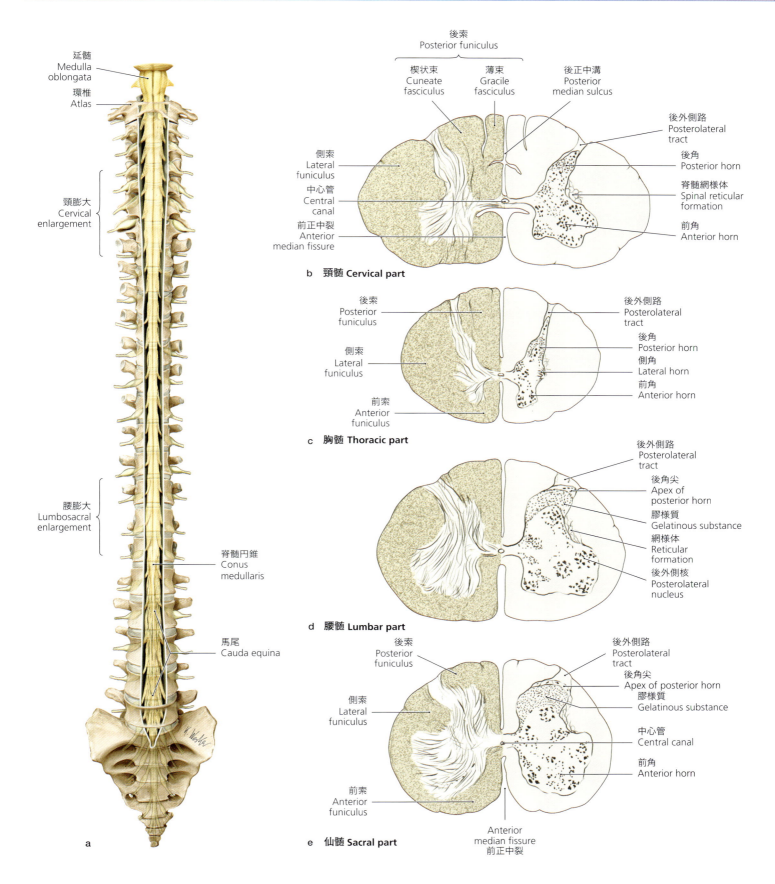

B 脊髄と硬膜の位置
a 脊髄の前面．椎体の一部を取り除いてある．
b-e さまざまな高さでの脊髄の横断面．線維路（左側，髄鞘染色）と神経細胞体（右側，ニッスル染色）を示している．
Note 四肢を支配する脊髄領域（頸膨大と腰膨大）では灰白質が拡大している．

この拡大は，四肢の筋の運動と感覚を支配している神経の数がより多いために起こる．側角は交感神経細胞がある場所で，頸髄下部，胸髄および腰髄上部にしか存在しない．白質の厚さは尾側から頭側に向かって増大する．これは尾側部には体幹の下部と下肢に向かう伝導路しかないが，頸髄にはさらに上肢の伝導路も走行しているためである．

11.3 脊髄：灰白質の内部区分
Spinal Cord: Internal Divisions of Grey Matter

A 脊髄前角の構成原則

特定の筋を支配する運動ニューロンは，脊髄前角の中で集合し垂直の柱として配列する．脳幹の運動神経核と同じように，この柱はそれぞれを神経核とみなすこともでき，体部位局在の配列をしている（これらの神経核と標的筋の対応については B を参照）．体幹を支配する運動柱は，脊髄神経の分節構造や皮膚分節（デルマトーム）に沿って配列する．四肢を支配する頸・腰膨大の神経支配は，体幹の筋に比べてより複雑である．なぜなら胎生期に筋前駆細胞が支配神経とともに移動するため，運動柱からの線維はさまざまな脊髄レベルから多くの神経根を通ることになるのである．

このような運動柱によって支配される筋を多分節筋と呼ぶ（p. 400 B 参照）．支配する運動ニューロンが1つの分節内に広がって存在する筋を標識筋と呼び，この筋の機能を検査することは臨床的に重要である．

Note 1つの筋は多くの脊髄分節からの線維によって支配されるが，これらの線維は1つの運動柱から起こる．

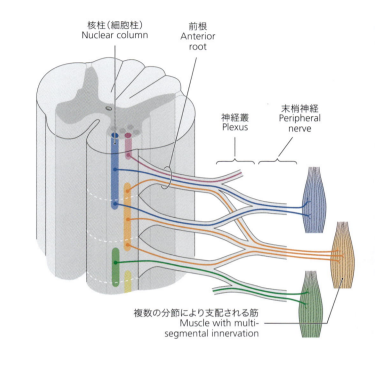

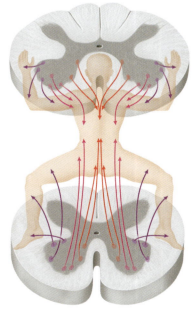

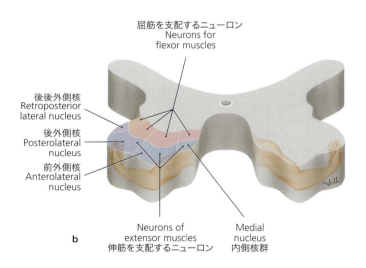

B 前角神経核（核柱）の体部位局在（Bossyによる）

a 脊髄全体における前角内の核柱の体部位局在．脊髄の前角内の核柱は以下のように配置されている．
- より内側に位置する核柱には，体幹に近い筋の運動ニューロンが存在する．
- より外側に位置する核柱には，体幹から離れた筋の運動ニューロンが存在する．

b 頸髄における前角内の核柱の体部位局在．
- 内側核（腹内側核と背内側核．分けて示されていない）は後頸，背，肋間および腹部の筋を支配する（a 参照）．
- 外側核は以下を支配する．
  - 前外側核：肩および上肢の筋
  - 後外側核：前腕および手の筋
  - 後後外側核：指の小さな筋

前角の腹側（青色で示す）には伸筋のための核が，背側（赤色で示す）には屈筋のための核が位置する．

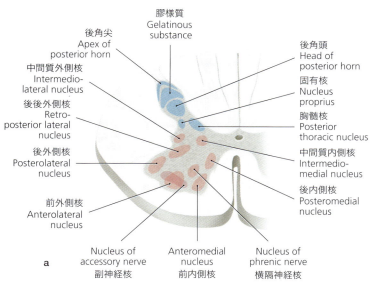
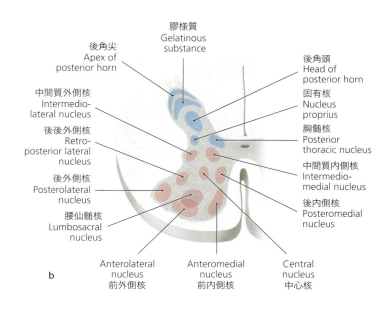

C 脊髄灰白質の細胞群
a 頸髄．b 腰髄．

前角の体部位局在以外に，灰白質には細胞集合の特異的なパターンが存在する．A，Bの運動柱を赤色で示し，感覚に関係するニューロンを青色で示すと，脊髄灰白質内の機能的局在が明らかとなる．大きい前角は運動核を含み脊髄神経前根の起始細胞となる．一方，細い後角は感覚ニューロンの細胞体を含み，後根を受ける．

後角の感覚ニューロンは脊髄(後根)神経節細胞の中枢枝(軸索)からのシナプスを受け，軸索をより吻側の脊髄レベルへ送る．

Note いくつかの神経節細胞の中枢枝(軸索)は，局所でシナプスを形成することなく上行路へ入る．

仙髄(この図では示していない)にはIX層(D 参照)の腹側，(S1)-S2-S3の高さに小さな核領域(平均 625 個のニューロン)，すなわちオヌフ核 Onuf nucleus が存在する．そこには陰部神経が存在し，この陰部神経は尿自制や便自制(肛門や尿道の外括約筋)ならびにオルガスムス(坐骨海綿体筋や球海綿体筋)に関与している．

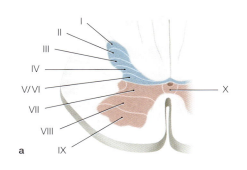
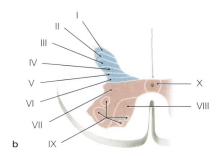
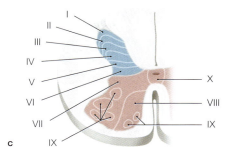

D 灰白質のシナプス層(Rexed による)
a 頸髄，b 胸髄，c 腰髄．

中枢神経系は構造が複雑なため，灰白質の分類方法も多様である．上述の，灰白質を核群に分類する方法のほかに，細胞構築学的にレクセ層(I〜X層)に区分する方法もある．層形成は後角内で特に顕著である．前核では層の配置は核群の配置と似ている(C 参照)．脊髄神経節からの感覚神経軸索の終末箇所は，レクセ層で表示されることが多い．その場合，この図を参考にすることができる．

訳注：レクセ(Bror Rexed，1914〜2002 年)はスウェーデンの神経解剖学者．

E 脊髄灰白質ニューロン

運動ニューロン
前根から軸索を出すニューロンで，次の2種類がある：
・体性運動ニューロン(骨格筋に向かう．αおよびβ運動ニューロンがある)
・臓性運動ニューロン(内臓に向かう)

内在性ニューロン
軸索が中枢神経系にとどまるニューロンで，以下の種類がある：
・索細胞(投射性ニューロン＝projection neuron)：後柱内の内在性ニューロン．軸索を灰白質から上行路として白質の中をより高い中枢に送る．
2次感覚ニューロンである．1次感覚ニューロンは脊髄神経節にある(p. 403 参照)．軸索がより高い中枢で終わるため，投射性ニューロンと呼ばれることもある(下行性の投射性ニューロンと同じ)．

・局所介在ニューロン：灰白質全体に分布するが，軸索は脊髄の限られた領域にとどまる．以下のニューロンを含む．
- 介在ニューロン：軸索が1つの脊髄分節の高さにとどまる(p. 401 C 参照)．
- 交連ニューロン：脊髄白交連へ軸索を出し，反対側へ交叉線維を送る(p. 401 C 参照)．
- 連合ニューロン：軸索を異なった脊髄分節へ連絡する(p. 401 C 参照)．
- レンショー細胞 Renshaw cell：特別な抑制性介在ニューロン．α運動ニューロンからの軸索側副枝により興奮する．興奮したレンショー細胞は，レンショー細胞を刺激した運動ニューロンを抑制する．さらにその周囲の運動ニューロンも抑制することによって，特定のニューロン群の興奮の閾値を調節するネガティブフィードバック回路を作っている(p. 401 D 参照)．

11.4 脊髄：反射弓と内部回路
Spinal Cord: Reflex Arcs and Intrinsic Circuits

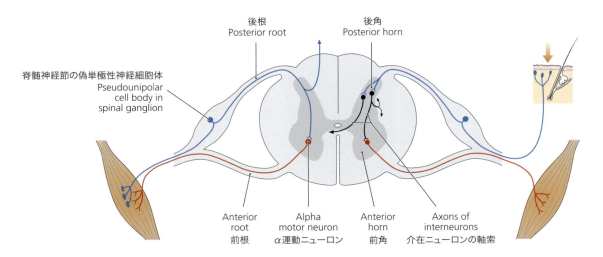

A　脊髄灰白質の統合機能：反射の形成
左：単シナプス反射，右：多シナプス反射
脊髄灰白質は無意識の（反射的）レベルで筋機能を支持する役割も担っている．灰白質によって人体は意識しなくても立位を保ち，歩行，走行ができる．この調整機能のために灰白質ニューロンは，筋とその周辺から情報を得る必要がある．これらの情報は，細胞体が脊髄神経節にあるニューロンから中枢枝（軸索）を介して伝えられる．これらの中枢枝（軸索）は後角から灰白質に入る（求心性線維についてはp. 446参照）．反射には，単シナプス反射（固有反射）と多シナプス反射（非固有反射）の2種類がある．単シナプス反射では，筋の長さや筋伸長などに関する情報が筋そのものからくる．筋が腱への叩打によって伸長した場合，筋の中の受容器が興奮し，筋伸長の情報を（細胞体が脊髄神経節にあるニューロンを介して）α運動ニューロンに伝える．これらの求心性ニューロンは興奮性神経伝達物質をα運動ニューロンにおいて放出し，α運動ニューロンはこの筋の収縮を引き起こす．この筋収縮は，反射弓全体が正常であること，すなわち求心性線維と遠心性線維ならびに灰白質の処理装置，そして筋そのものが完全に機能していることを示している．多シナプス反射では，皮膚など，筋の外部にある受容器が興奮する．これらの受容器は介在ニューロンを介して筋収縮を起こす．非固有反射は，複数のニューロンが関わるため，多シナプス反射とも呼ばれる．これらのニューロンは，いわゆる固有装置によりシナプス結合される（詳細はC参照）．

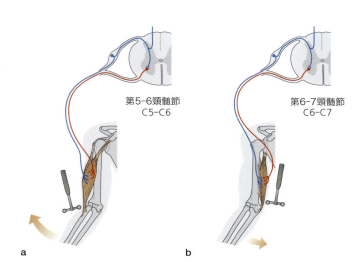
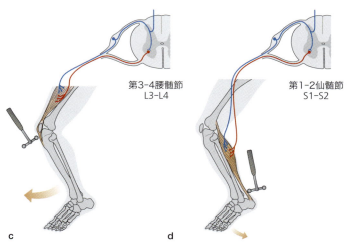

B　単シナプス反射の臨床的重要性
a 二頭筋反射，b 三頭筋反射，c 膝蓋腱反射（大腿四頭筋反射），d アキレス腱反射 Achilles tendon reflex.
図には，筋，反射を起こす点，反射に関する神経（求心性は青色，遠心性は赤色），対応する脊髄の高さを示してある．
主要な単シナプス反射はすべての身体所見検査で行うべきである．それぞれの反射は，筋を伸展させるために適切な腱をハンマーでたたくことにより起こる．この伸展によって筋収縮が起これば反射弓は正常である．各検査は特定の筋とその筋を支配する特定の神経をみるものであるが，その神経支配はいくつかの脊髄分節にわたる（多分節筋，p. 398 A参照）．
反射検査は片側性の反射低下，反射亢進やほかの異常を見つける唯一の方法であり，必ず左右を比べるべきである．

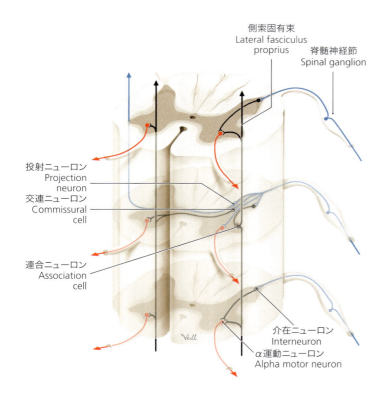
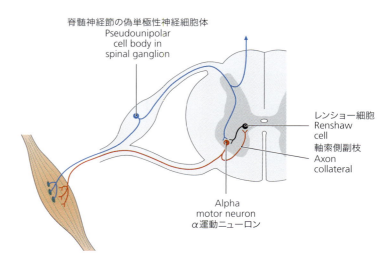

C 脊髄内の内在性回路の構成

求心性ニューロンは青色で，遠心性ニューロンは赤色で示してある．脊髄反射回路のニューロンは黒色で示してある．

多シナプス性反射は複数の脊髄分節の高さで調節されている．介在ニューロンは軸索を T 字形に分枝し，求心性信号を交叉および非交叉路によって高位および低位の脊髄分節へ伝える（介在ニューロンのタイプについては p. 399 E 参照）．

介在ニューロンの連絡は脊髄内にとどまり，脊髄の内在性神経回路を形成している．内在性回路ニューロンの軸索は灰白質周囲に存在する固有束の中で近接する分節を通る（p. 396 A 参照）．この神経束は内在性神経回路の伝導路である．

D α運動ニューロンへのレンショー細胞の効果

単シナプス性反射での求心性線維の起始ニューロンは脊髄神経節に存在する．脊髄神経節ニューロンはα運動ニューロンへ直接シナプス結合し，興奮性神経伝達物質のアセチルコリン acetylcholine を放出する．この神経伝達物質の放出に反応して，α運動ニューロンは神経・筋シナプスに対して興奮性のインパルスを送る（この神経・筋シナプスの伝達物質もアセチルコリンである）．興奮性α運動ニューロンには，レンショー細胞と呼ばれる抑制性介在ニューロンを刺激するための軸索の側副枝がある．この刺激に伴い，レンショー細胞は抑制性の伝達物質であるグリシン glycine を放出する．この自己抑制メカニズムはα運動ニューロンが過度に興奮しないために必要である（反回抑制）．

レンショー細胞が臨床的に重要である理由は，破傷風の患者においてみることができる．破傷風毒素はレンショー細胞からのグリシンの放出を抑制するためα運動ニューロンが抑制されず，患者は持続する（強直性の）筋収縮を起こす．

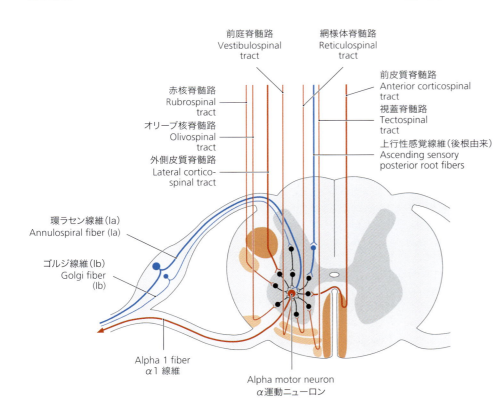

E α運動ニューロンへの長い神経路の効果

α運動ニューロンは脊髄からの求心性線維を受けるだけでなく，脳に起始する長い神経路からの遠心性線維にも強く影響される．これらの遠心性線維の多くはα運動ニューロンに対して抑制的に働く．この効果が例えば脊髄の完全な切断によって消失すると，内在性神経回路が不均質に影響を受け，痙性麻痺を引き起こす（p. 461 参照）．

11.5 脊髄前索の上行路：脊髄視床路
Ascending Tracts of Anterior Funiculus of Spinal Cord: Spinothalamic Tracts

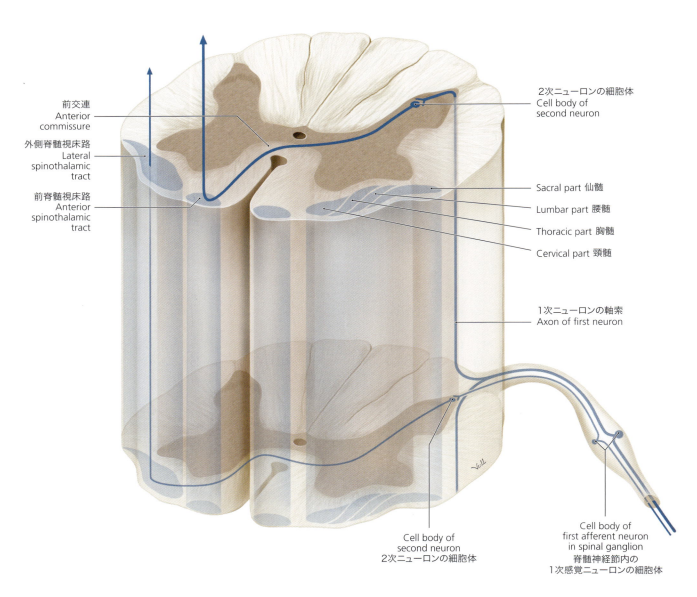

A 脊髄の横断面における前・外側脊髄視床路の走行

前脊髄視床路の線維は脊髄の前索の中を走行する．一方，外側脊髄視床路の線維は前索と側索の両方を走行する(これら2つの脊髄視床路は合わせて前外側脊髄視床路とも呼ばれる)．前脊髄視床路は大まかな触覚や圧覚の経路であり，外側脊髄視床路は痛覚，温度感覚，くすぐり，かゆみ，性的感覚を伝える．両神経路の1次感覚ニューロンの細胞体は脊髄神経節に存在する．両方の神経路には2次ニューロンが存在し，前白交連で交叉する．外側脊髄視床路の体部位局在は左側の脊髄に示してある．背側正中から時計回りに，仙髄，腰髄，胸髄，頸髄の線維を連続的に見ることができる．

用語として区別するために，識別感覚および原始感覚という表現が用いられる．この用語に従うと，前外側脊髄視床路は原始感覚路に分類され，一方，後索の神経路は識別感覚路に分類される．この古典的分類は，解剖学的な神経路と感覚の種類が相関していないため，今日では使われていない．

Note 脊髄視床路は厳密な意味では前白交連の一部ではなく，前白交連内で交叉しているだけである．前白交連は，ここで図示していない後白交連と同様に，水平に走る固有束線維の真の交連である．ここで固有束は左および右脊髄の固有装置として接続する．前白交連を前交連と混同してはならない．前交連は実際に真の交連であるが，脊髄ではなく終脳で，嗅脳の一部としても側頭葉の一部としても，左右を接続している．後白交連を後交連と混同してはならない．後交連は間脳に存在する真の交連である．

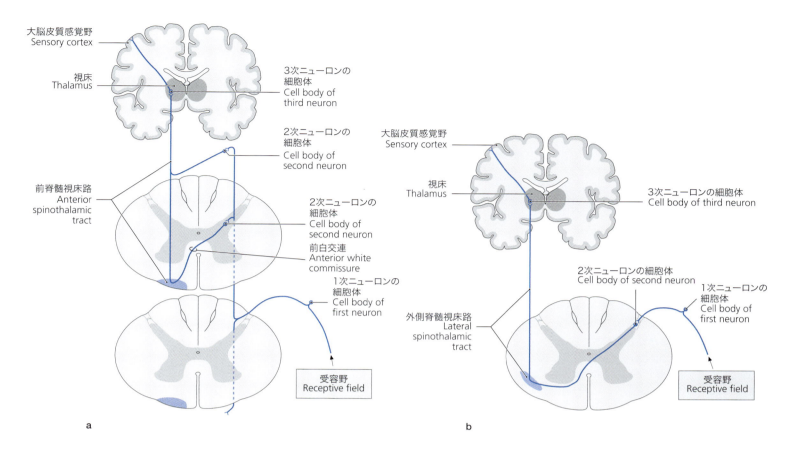

B 脊髄視床路とその中枢連絡
a 前脊髄視床路，b 外側脊髄視床路．この両脊髄視床路は，皮膚受容野における刺激を取り込み，多様な感覚に関する情報を伝達する．

- 前脊髄視床路は，中等度有髄(樹状)軸索を介して，皮膚の触覚小体や毛包周囲受容体(機械受容)からのインパルスを受ける．
- 外側脊髄視床路は，皮膚の自由神経終末から疼痛や温度に関する情報を受ける．

1次ニューロン(一次求心)の核周部は脊髄神経節における両脊髄視床路に存在する．脊髄視床路のその後の経路にも共通点が存在する．両脊髄視床路は中心後回における感覚野に終わり，感覚野は脊髄視床路から送られたインパルスを脳内で意識的に処理する．しかし，この2つの脊髄視床路の感覚野までの経路には臨床的に大きな違いが存在する．

- 前脊髄視床路(a)では，1次ニューロンの軸索がまずT字型に分岐し，次いで脊髄に入り，1～2分節下行し，2～15分節上行する．そこで，すなわち進入した脊髄分節の高さではなく，後柱で2次ニューロンと接続する．2次ニューロンの軸索は前白交連を介して反対側に交叉し，反対側の前索を通って脳に達する．
- 一方，外側脊髄視床路(b)では，1次ニューロンの軸索は脊髄灰白質に入った後すぐに，すなわち脊髄進入部位の高さで2次ニューロンと接続する．2次ニューロンは同様に前白交連を介して反対側に交叉し，反対側の前(外側)索を通って脳に達する．この接続部位の違いに関する知識は，いわゆるブラウン＝セカール症候群(p. 473 E 参照)の症状を評価するために重要になることがある．

この2つの脊髄視床路(脳幹では脊髄視床線維とも呼ばれる)は，脊髄毛帯という名の神経路群を通り，視床後外側腹側核に達し，そこで3次ニューロンと接続する．3次ニューロンの軸索は内包を介して中心後回で4次ニューロンに達する．

Note 脊髄視床路が損傷すると疼痛，温度や粗大機械的受容などの各種感覚刺激の知覚が低下するかまたは完全に消失する．この2つの脊髄視床路はほとんど分離できないほど隣接しているため，いずれか一方だけの損傷は実際には起こらない．この損傷によって誘発された機能消失は常に脊髄視床路の1次ニューロン(すなわち脊髄神経節における末梢ニューロン)の細胞体が存在する部位に起こる．その理由は，前述の2次ニューロン後の神経路の交叉である．左側の1次(末梢)ニューロンまたは2次(中枢)ニューロンの機能不全は，反対側に存在する3次および4次(いずれも中枢)神経の機能不全と同様に左半身の症状としてあらわれる．

11.6 脊髄後索の上行路：薄束と楔状束
Ascending Tracts of Posterior Funiculus of Spinal Cord: Gracile Fasciculus and Cuneate Fasciculus

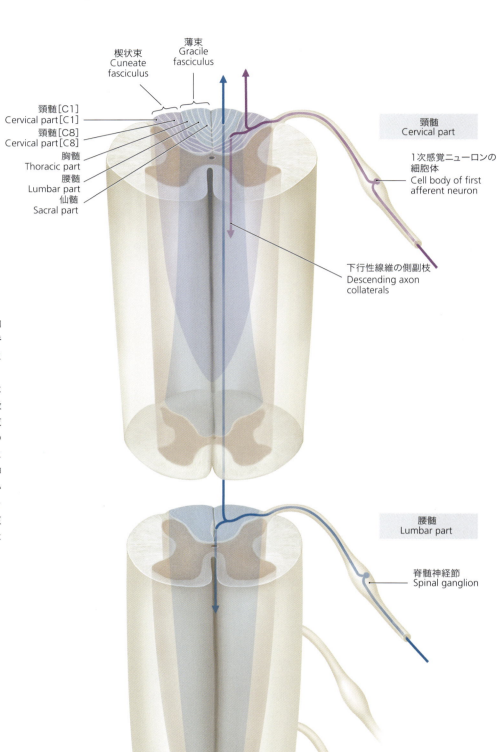

A　薄束と楔状束における上行路

薄束(細長い束)と楔状束(楔形の束)は、後索内の2つの主要な上行路である。薄束や楔状束は脊髄視床路と同様に他部位を通過し、意識的知覚に関する情報を大脳に伝達することから、この後、薄束や楔状束について説明する。両方の神経路はともに位置覚や繊細な皮膚覚(触覚、振動覚、微細圧覚、二点識別覚)を運んでいる。薄束は下肢からのこれらの感覚を運ぶ。楔状束は上肢からの感覚を運ぶので第3胸髄節の高さより下の脊髄には存在しない。1次ニューロンの細胞体は脊髄神経節に存在する。軸索を太い髄鞘が取り囲んでいるため、神経の伝導速度は速い。薄束・楔状束を通る線維は交叉せずに延髄背側部の核群(薄束核と楔状束核、C参照)へ連絡する(交叉する高さはC参照)。両神経核は延髄の尾部に位置している。この神経束は体部位局在性を示す。

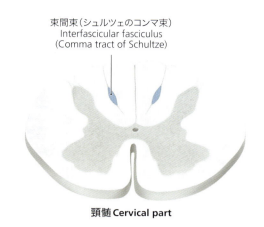
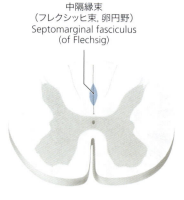
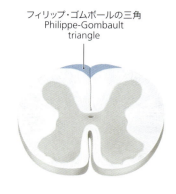

B 下行路

薄束と楔状束の中を上行する線維（A 参照）のほかに，下位の分節へ分布する下行性線維側副枝も存在する．

この神経路はそれぞれの部位の高さによって形が異なる．頸髄では，束間束（シュルツェのコンマ束），胸髄では中隔縁束（フレクシッヒ束，卵円野），仙髄ではフィリップ・ゴムボールの三角として知られている．この経路は脊髄の高さでの感覚運動支配に関連しているので脊髄における内在性回路の一部と考えられる（pp. 396, 400 参照）．

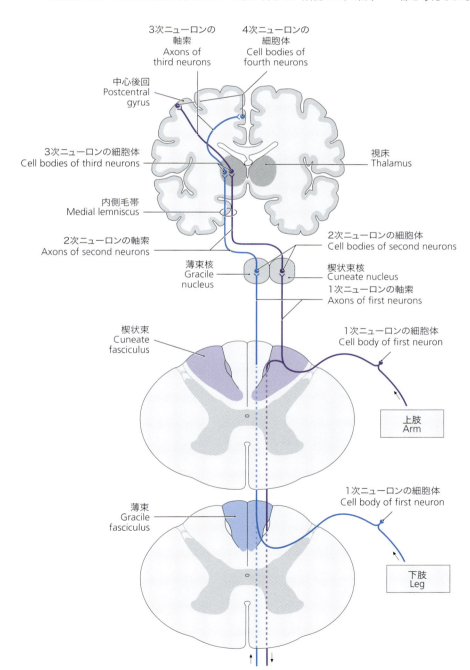

C 薄束および楔状束とその中枢連絡

- 脊髄視床路（p. 402 以降参照）と同様に後索路でも大脳感覚野における 3 次ニューロンの軸索は中心後回に終わる．これは，この後索路から転送されるインパルスも同様に意識的に知覚されることを意味する（＝筋肉や腱の受容体を介する意識的固有受容，ファーター・パチニ小体を介する振動知覚，ならびに毛包周囲の受容体を介する軽微皮膚接触知覚など）．
- 脊髄視床路の場合と同様に，1 次ニューロンの核周部が脊髄神経節に存在する．
- 1 次ニューロンの軸索は交叉することなく後索を上行して，延髄下部の楔状核や薄束核（2 次ニューロン）に達する．
- 2 次ニューロンの軸索（脳幹では内側毛帯と呼ばれている）は毛帯交叉を介して反対側に交叉し，視床（3 次ニューロン）に達する．

Note 薄束や楔状束が損傷すると，軽微機械的受容および意識的固有受容機能が低下するかまたは消失する．この損傷によって誘発された機能消失は，常に脊髄視床路の 1 次ニューロン（すなわち脊髄神経節における末梢ニューロン）の細胞体が存在する部位に起こる．その理由は，前述の 2 次ニューロン（これは延髄に存在するがほかの感覚路の 2 次ニューロンは脊髄に存在する）の後で神経路が交叉することである．左側の 1 次（末梢）ニューロンまたは 2 次（中枢）ニューロンの機能不全は，反対側に存在する 3 次・4 次（いずれも中枢）神経の機能不全と同様に左半身の症状としてあらわれる．

11.7 脊髄側索の上行路：脊髄小脳路
Ascending Tracts of Lateral Funiculus of Spinal Cord: Spinocerebellar Tracts

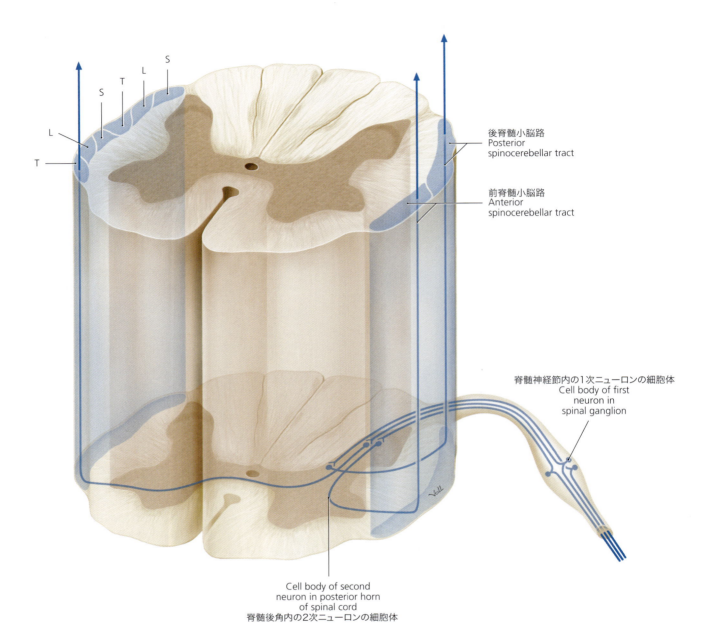

A　前脊髄小脳路および後脊髄小脳路（小脳側索路）

脊髄小脳路は脊髄の側索に存在し，前述の脊髄の上行路とは異なり，情報を大脳皮質ではなく小脳に伝達する．これは，脊髄小脳路から転送されるインパルスが無意識に知覚されることを意味する．その求心性神経はランニングやサイクリングなどの運動の無意識的協調運動に関与する（無意識的固有受容）．

前・後脊髄小脳路は，同様の体部位局在配列をもち，前方から後方へ向かって胸髄[T]，腰髄[L]，仙髄[S]の線維が通る．頸髄からの同様の機能をもつ線維は楔状束を通過し，副楔状束核から楔状束核小脳路として小脳へ連絡する．しかしこれらの線維には後脊髄小脳路を通るものは含まれない．このため後脊髄小脳路には頸髄からの線維は含まれない．

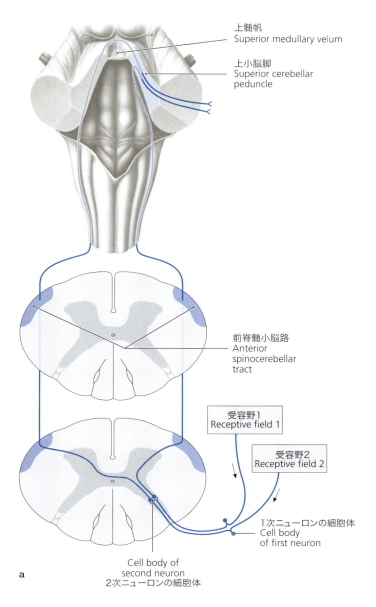

B 前・後脊髄小脳路とその結合様式

a 前脊髄小脳路．b 後脊髄小脳路．

- 前述の上行路とは異なり，両脊髄小脳路は小脳（意識的情報処理なし）や虫部に終わる．この求心路を機能的に「脊髄小脳路」と呼ぶのは，脊髄由来であるためである．しかし，これら脊髄小脳路は異なる小脳脚を介して小脳に達する．
  - 前脊髄小脳路は上小脳脚を介する．
  - 後脊髄小脳路は下小脳脚を介する．

- ほかのすべての上行路と同様に両脊髄小脳路の 1 次ニューロンの核周部も脊髄神経節に存在する．その軸索はいわゆる IA 線維，すなわち伝導速度の速い有髄線維である．これは，筋紡錘や腱受容体からの情報を 2 次ニューロンに伝達し，2 次ニューロンは両路とも脊髄後柱内に存在するが，後柱内の存在部位は異なる．
  - 前脊髄小脳路の 2 次ニューロンは後柱の中央に存在する．
  - 後脊髄小脳路の 2 次ニューロンは C8 から L2 までの胸髄核に存在する．

後脊髄小脳路の軸索は小脳と同側のみを通る．逆に，前脊髄小脳路の軸索は一部のみが同側を通る．一部の線維が脊髄で交叉し，反対側を上行して脳幹に至る．これら反対側の線維は上髄帆を介して交叉して「元」の側に戻るため，交叉しなかった線維と同側の小脳に達する．

訳注：脊髄図は下が背側，上が腹側で描かれている．

11.8 脊髄の下行路：錐体路（前・外側皮質脊髄路）
Descending Tracts of Spinal Cord: Pyramidal (Anterior and Lateral Corticospinal) Tracts

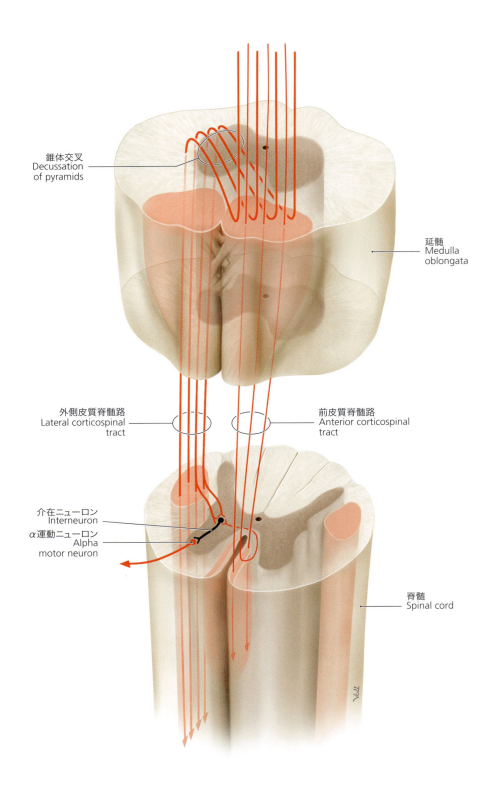

A　下位延髄と脊髄における前・外側皮質脊髄路（錐体路）の経路
運動野から起こる錐体路は随意運動機能に最も重要な経路である．錐体路の線維の一部は皮質核路を形成し，脳神経核に終末する．そのほかの線維は皮質脊髄路を形成し，脊髄前角のα運動ニューロンに終末する（詳細は B 参照）．第3のグループは網様体の神経核へ分布し，皮質網様体線維となる．

神経解剖　11. 脊髄

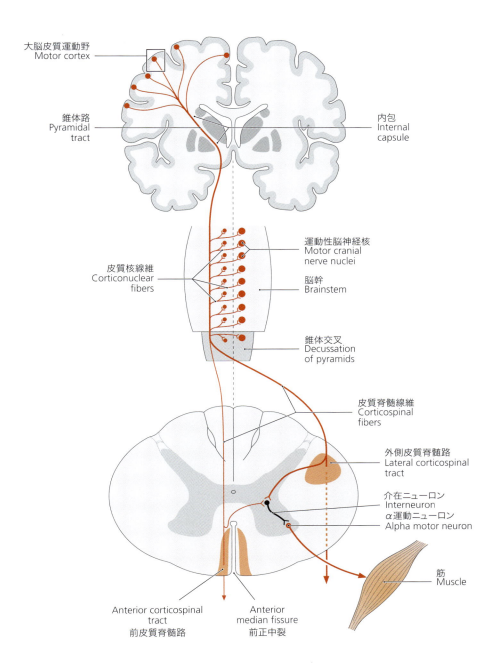

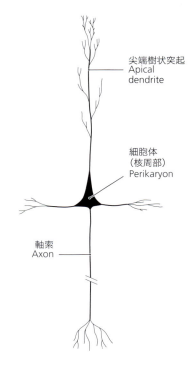

C　錐体細胞の鍍銀染色（ゴルジ染色）

鍍銀染色は染色されたニューロンの輪郭を染め出す．

錐体細胞の軸索は錐体路を構成する．約40％は運動野に由来する（ブロードマン4野，p. 328参照）．

B　錐体路の経路

- 錐体路は運動野の錐体細胞に起始する（錐体形の細胞体をもつ大型の遠心性ニューロン，C参照）
  錐体路は3つの要素からなる．
  - 脳神経核への皮質核路
  - 脊髄への皮質脊髄路
  - 網様体への皮質網様体路

  すべての要素は，大脳皮質から内包を通り脳幹や脊髄と連絡する．
- 脳幹において，皮質核線維は脳神経核の運動性脳神経核に分布する．
- 皮質脊髄線維は，下位延髄の錐体交叉を下行し，ここで約80％の線維は反対側へ交叉する．これらの線維は脊髄内で外側皮質脊髄路を形成する．外側皮質脊髄路には体部位局在がある．仙髄への線維が最も外側を通り，頸髄への線維は最も内側を通る．

- 皮質脊髄路の残り20％の線維は，交叉することなく下行し，前皮質脊髄路を形成する．前皮質脊髄路は脊髄の前正中裂の端を走行する．前皮質脊髄路は主に頸髄で発達し，下位胸髄，腰髄，仙髄には存在しない．
- 前皮質脊髄路の多くの線維は，外側皮質脊髄路が終末する同じ運動ニューロンが存在する脊髄分節の高さで交叉し，このニューロンに終末する．錐体細胞の軸索は介在ニューロン，レンショー細胞および抑制介在ニューロンを介してα運動ニューロンとγ運動ニューロンに終末する（ここでは示していない）．

内包の部位ではほかの運動路が錐体路と密接している．これについては次の項で詳しく解説する．

錐体路の傷害についてはp. 461に示している．錐体路は意識にのぼる運動を支配する（随意運動）．一方，補助運動路は基本的に不随意運動に関与する（立つ，歩く，走るなど，p. 460参照）．

11.9 脊髄の下行路：錐体外路と自律神経路
Descending Tracts of Spinal Cord: Extrapyramidal and Autonomic Tracts

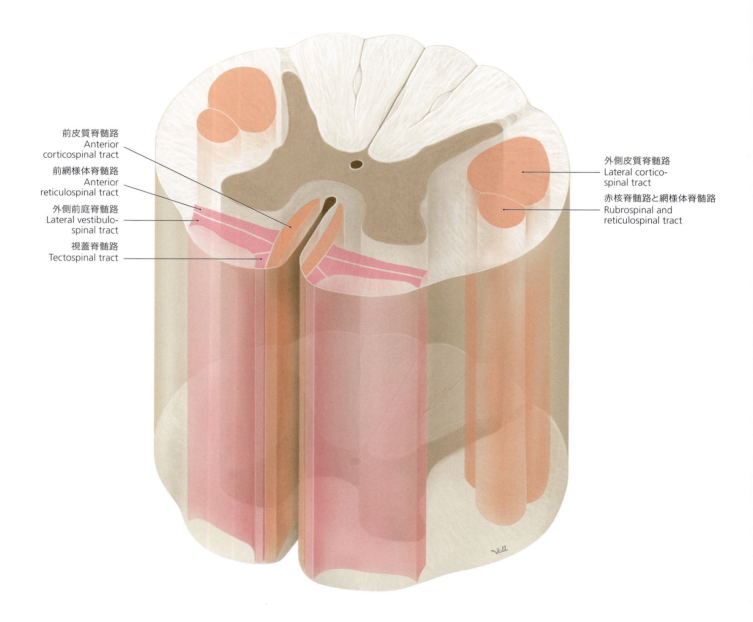

A　脊髄における錐体外路の経路

意識にのぼる随意運動（例えば，コップを口に運ぶ）を支配する錐体路と同様に，錐体外路系＊（小脳，大脳基底核および脳神経核の運動核）は自律的運動や学習運動過程に必要である（歩く，走る，サイクリングする）．錐体路と錐体外路の区分は臨床的に重要である．

近年の下行路の分類では外側系と内側系に分ける．この分類においては外側系は以下の要素を含む．

・外側皮質脊髄路（錐体路）
・赤核脊髄路（錐体外路）

この分類においては外側系には外側皮質脊髄路（p. 408 参照）のほかに，赤核脊髄路が含まれ，内側系には前皮質脊髄路ならびに錐体外路が含まれる．

・前網様体脊髄路
・外側前庭脊髄路
・視蓋脊髄路

外側系は主に遠位筋へ投射し，特に上肢と，手や腕の細やかで微妙な運動に影響する．内側系は主に体幹や下肢の筋を支配するニューロンへ投射する．したがってこの系は体幹の運動や姿勢に関与する．

この系の結合様式については **B** に示した．錐体路と錐体外路は互いに密接に連絡し走行するので，傷害はそれぞれの経路を同時に影響する（p. 394 参照）．脊髄の錐体路もしくは錐体外路の単独の傷害は実際には知られていない．

＊訳注：日本では錐体外路系の中に上行性の黒質線条体路を入れている．

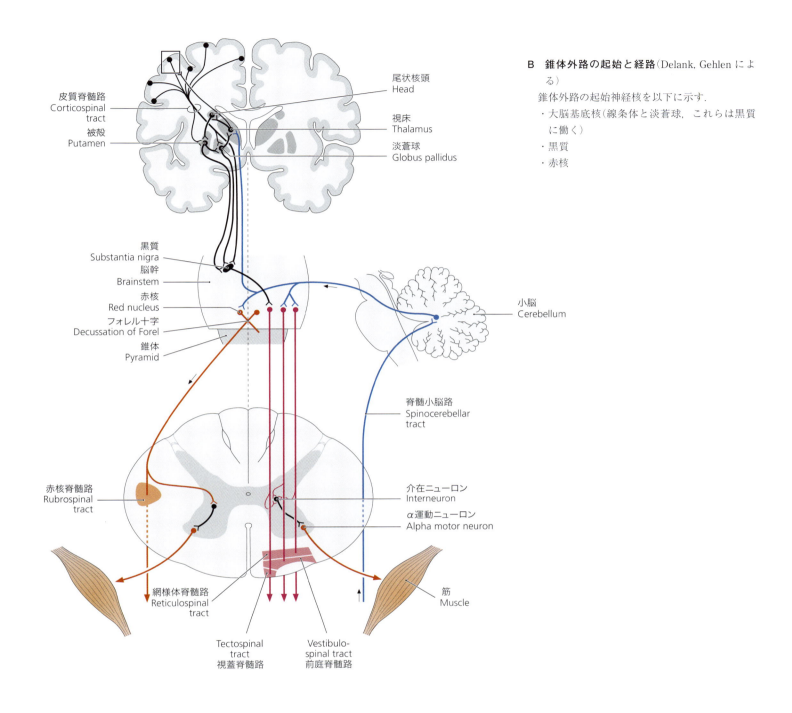

B 錐体外路の起始と経路（Delank, Gehlen による）

錐体外路の起始神経核を以下に示す．
- 大脳基底核（線条体と淡蒼球，これらは黒質に働く）
- 黒質
- 赤核

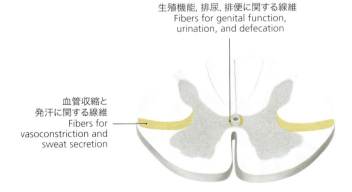

C 脊髄の自律神経路

自律神経路は脊髄内ではやや分散して配列しており，まとまった神経路を形成しない．
ただし2つの例外がある．
1. 血管収縮と汗腺分泌に関係する下行性の自律神経路は，錐体路の前縁を走行し，錐体路と同様に体部位局在を示す．
2. 傍中心管路は，中心管の両側を上行および下行する線維を含む．脊髄から視床下部へ向かい，排尿，排便，生殖機能に関係する．

11.10 脊髄における各種神経路：概観
Tracts of Spinal Cord: Overview

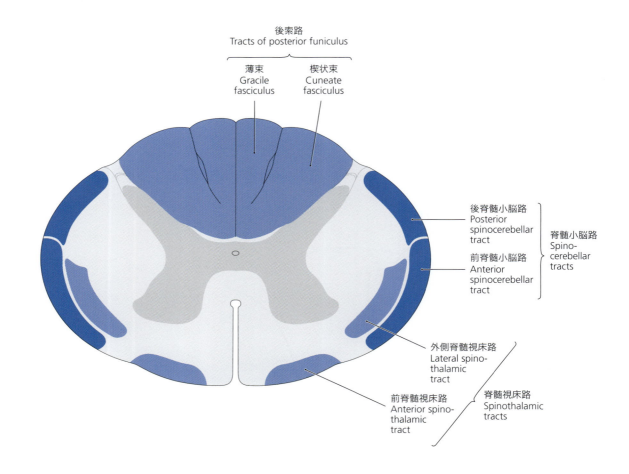

A　脊髄の上行路
脊髄，横断面．
上行路は体幹や四肢からの情報を脳へ運ぶ求心性（感覚）神経路である．
最も重要な上行路とその機能を以下に示す．
脊髄視床路
- 前脊髄視床路（粗い触覚）
- 外側脊髄視床路（痛覚および温度感覚）

後索路
- 薄束（下肢の繊細な触覚，意識にのぼる固有感覚）
- 楔状束（上肢の繊細な触覚，意識にのぼる固有感覚）

脊髄小脳路
- 前脊髄小脳路（小脳への意識にのぼらない固有感覚）
- 後脊髄小脳路（小脳への意識にのぼらない固有感覚）

固有感覚は空間的な四肢の位置の感覚（位置覚）を含む．
例えば，私たちは目を閉じていても，腕が胸の前もしくは後ろにあることがわかる．
固有感覚に含まれる情報は複雑である．位置覚によって関節がどこにあるかがわかり，動作覚によって関節運動のスピードと方向がわかる．
さらに私たちは，関節運動に関しての受動的な筋にかかる力の"力感覚 force sense"をもっている．固有感覚は，意識にのぼる，のぼらないにかかわらず生じる感覚である（私たちは見ないでズボンのポケットに手を入れることができる）．このことが意識にのぼらないで自転車に乗ることや，階段を昇ることを可能にしている．すべての上行路について p. 445 の表に示してある．

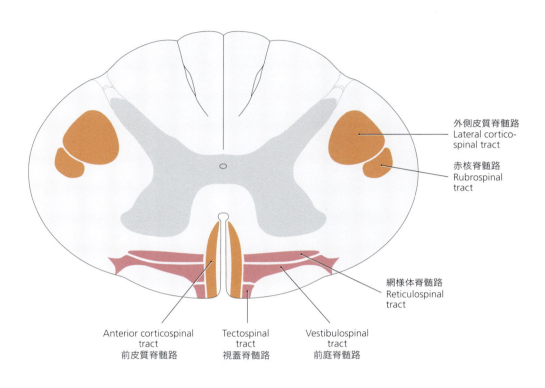

B 脊髄の下行路
脊髄，横断面．

脊髄の下行路は運動機能に関与している．高次運動中枢からの情報を脊髄の運動ニューロンへ送る．

最近の分類によると（臨床的には完全に受け入れられてはいないが），下行路は2つの運動系に分けられる．

・**外側運動系**（手における繊細で正確な運動技能に関与）
- 錐体路（前・外側皮質脊髄路）
- 赤核脊髄路

・**内側運動系**（内側に位置する運動ニューロンを支配し，体幹の運動や足の位置を制御する）
- 網様体脊髄路
- 視蓋脊髄路
- 前庭脊髄路

単シナプス性神経路として示されている錐体路を除いて，一連の運動は"運動ループ"と呼ばれる多くのフィードバック機構によってプログラムされ，実行されているので，運動系として簡単かつ直接的に記載するのは難しい（p. 459参照）．それゆえ，単純化した表としてそれぞれの神経を分類するのは必ずしも有用ではない．脊髄においては，上行性・下行性の神経路はそれぞれ分かれているが，脊髄より高位の高さではこれらの線維は混合している．そのため，脊髄の高さでは感覚障害とは異なり，固有の運動障害は起こらない．

11.11 脊髄の血管：動脈
Blood Vessels of Spinal Cord: Arteries

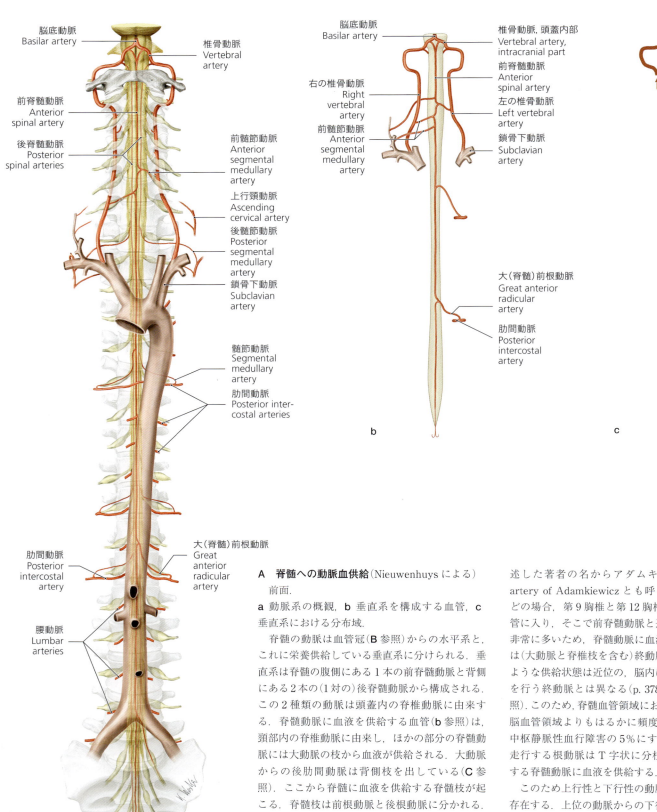

A　脊髄への動脈血供給（Nieuwenhuys による）前面．
a 動脈系の概観，b 垂直系を構成する血管，c 垂直系における分布域．

　脊髄の動脈は血管冠（B 参照）からの水平系と，これに栄養供給している垂直系に分けられる．垂直系は脊髄の腹側にある 1 本の前脊髄動脈と背側にある 2 本の（1 対の）後脊髄動脈から構成される．この 2 種類の動脈は頭蓋内の脊椎動脈に由来する．脊髄動脈に血液を供給する血管（b 参照）は，頸部内の脊椎動脈に由来し，ほかの部分の脊髄動脈には大動脈の枝から血液が供給される．大動脈からの後肋間動脈は背側枝を出している（C 参照）．ここから脊髄に血液を供給する脊髄枝が起こる．脊髄枝は前根動脈と後根動脈に分かれる．どちらも水平系に属する．脊髄は 31 の区分から構成されているため，発生においてまず 31 の動脈の分枝が起こる．大半は発生の過程で消失し，前に平均 8 本，後ろに平均 12 本の動脈しか残らない（起始する高さには個体差がある）．最も径の大きい動脈は大（脊髄）前根動脈である（最初に記述した著者の名からアダムキーヴィッツ動脈 artery of Adamkiewicz とも呼ばれる）．ほとんどの場合，第 9 胸椎と第 12 胸椎の左側から脊髄管に入り，そこで前脊髄動脈と連結する．吻合が非常に多いため，脊髄動脈に血液を供給する動脈は（大動脈と脊椎枝を含む）終動脈ではない．このような供給状態は近位の，脳内において栄養供給を行う終動脈とは異なる（p. 378 以降と p. 393 参照）．このため，脊髄血管領域における血行障害は，脳血管領域よりもはるかに頻度が低い（すべての中枢静脈性血行障害の 5％にすぎない）．水平に走行する根動脈は T 字状に分枝し，垂直に走行する脊髄動脈に血液を供給する．

　このため上行性と下行性の動脈供給が 1 本ずつ存在する．上位の動脈からの下行性の血流が下位の動脈の上行性血流にぶつかると，非常に血液供給が少ない状態が起こり，特に虚血の危険性の高い脆弱な領域が生じる（c 参照）．鎖骨下動脈と大動脈の間のさまざまな高さにおける胸髄節は特に脆弱で，梗塞が起こりやすい．

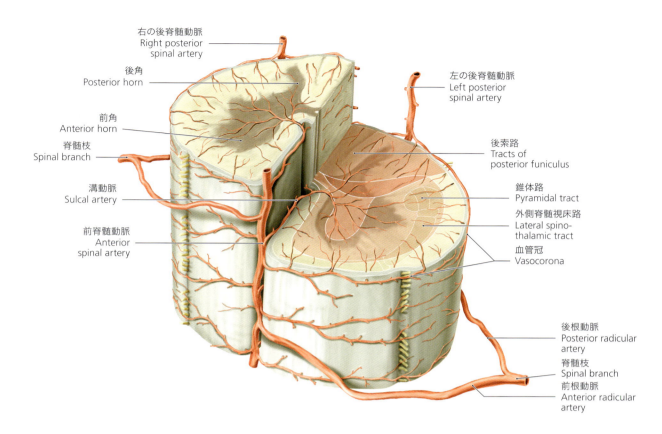

B 脊髄分節への血液供給

1つの脊髄分節の最大の部分である前角，前索および側索は，不対の前脊髄動脈によって，また，後角と後索は対になった後脊髄動脈によって血液供給される．3本の血管はすべて前根動脈から分枝する．前脊髄動脈と両側の後脊髄動脈の間には脊髄の表面を取り囲むように血管冠が走行している．血管冠から脊髄の中に進入する小さな動脈が，脊髄視床路と錐体路の一部に血液を供給している．溝動脈は前正中裂から脊髄に入り，それぞれ脊髄の片側に血液を供給する．溝動脈は脊髄内の唯一の終動脈である．多様な吻合（**Ab**参照）があるため，脊髄分節に血液を供給する動脈であっても近位の閉塞は，臨床的には通常無症候性である．前脊髄動脈が閉塞された場合は，血液を供給する領域に応じて前角と前根が損傷し，分節に支配される筋の弛緩性麻痺が起こる．また，側索にある錐体路も傷害を受けた場合には，損傷部位の下方で痙性麻痺が起こる．1つもしくは複数の分節の高さにおける後脊髄動脈の閉塞においては，後角と後索が傷害を受け，深部感覚，振動覚および圧覚が損なわれる．傷害の範囲に錐体路も含まれる場合には，損傷箇所の遠位に痙性麻痺が引き起こされる．

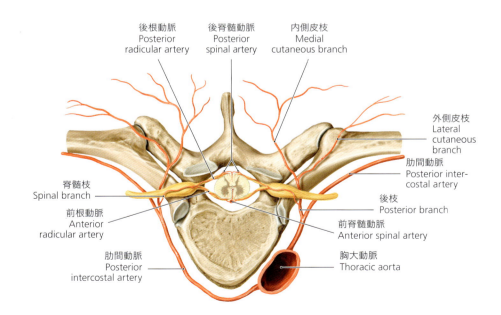

C 脊髄における血液供給

胸椎，上面．

脊髄枝は髄節動脈の後枝から起こり，前根動脈と後根動脈に分かれる．根動脈は前・後根および前・後角の辺縁に血液を供給し，血管冠と合流する．この血管はある高さでは前脊髄動脈とより多く吻合し，またある高さでは後脊髄動脈とより多く吻合する．

11.12 脊髄の血管：静脈
Blood Vessels of Spinal Cord: Veins

A　脊髄の静脈流出路（Nieuwenhuysによる）
前面．
脊髄の静脈にも動脈と同様に，水平系（静脈輪，B参照）と静脈輪からの血液を運ぶ垂直系が存在する．ここでは垂直系を示す．

動脈は3本の血管から供給されているのに対して，脊髄の上部は1本の前脊髄静脈と1本の後脊髄静脈（B参照）によって血液が流出する．

前脊髄静脈は上部で脳幹の静脈と連絡する．下部では終糸の中へ入る（終糸は，脊髄円錐から硬膜嚢の仙骨終末までのグリア細胞による糸状の構造物）．より大きな後脊髄静脈は頸髄部と脊髄円錐の終末で根静脈と連絡する．根静脈は軟膜にある内椎骨静脈叢（C参照）と連絡する．脊髄からの血液は，椎骨静脈から上大静脈へ流れる．胸髄からの血液は肋間静脈へ流出し，奇静脈や半奇静脈を介して上大静脈へ流れる．根静脈は特定の分節にのみ存在し，その分布は一定しない．

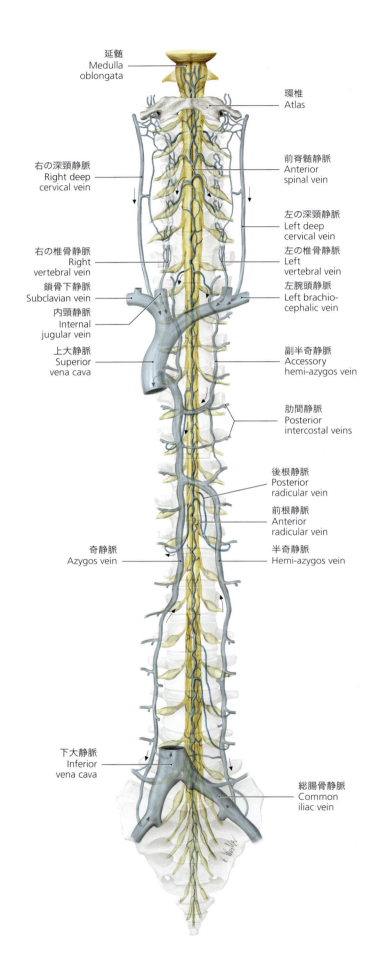

神経解剖　11. 脊髄

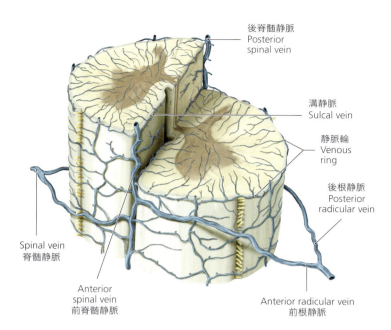

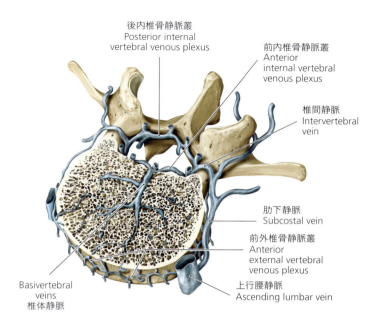

B　脊髄分節の静脈流出路
左上前面．

脊髄分節は前・後脊髄静脈によって支配されている．前・後脊髄静脈は軟膜の中に存在し，互いが吻合した静脈輪によって相互に結合している．それぞれの血管の血液は根静脈を通り，内椎骨静脈叢（C 参照）へ注ぐ．

根静脈と異なり，脊髄内の静脈には弁がない．その結果，静脈血のうっ滞は脊髄の圧を上昇させ，危険となる．髄質内静脈圧上昇の一般的な原因は，動静脈瘻 arteriovenous fistula である．これは脊髄の動脈と静脈間の異常な交流による．静脈圧より動脈圧が高いため，瘻を通って動脈が脊髄の静脈へ流入する．脊髄髄質内静脈による流出が十分であれば，瘻孔による症状は出現しない．しかし，瘻孔を通る血液の流入が静脈からの流出を上回った時は，上昇した圧により脊髄の機能が損なわれる．臨床的には，歩行障害，痙性麻痺や感覚障害としてあらわれる．治療されずにこのような状態が継続する瘻は最終的には脊髄の機能的な完全切断の原因となる．瘻孔の外科的閉鎖が治療の選択肢となる．

C　椎骨静脈叢
横断面，左斜め上方から見る．

脊髄の静脈は集まって根静脈および脊髄静脈となり，内椎骨静脈叢に連絡する．硬膜上腔の脂肪組織に位置するこの静脈叢は，脊柱管の内部の周縁に存在する．内椎骨静脈叢は，椎間静脈と椎体静脈によって外椎骨静脈叢と連絡している．前・後脊髄静脈の枝の間には吻合が存在する．斜めに走る吻合は脊髄の内部にあり，いくつかの分節を越えて広がっている（ここでは示していない）．これらの連絡は，髄質内静脈圧の調節に重要である．

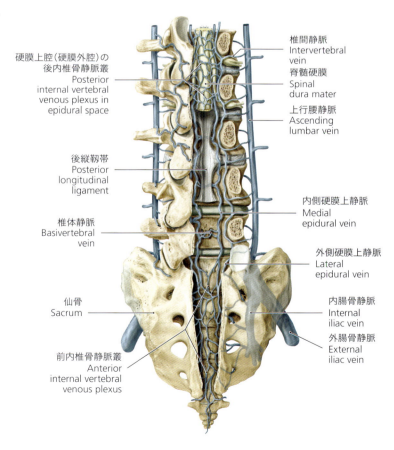

D　仙骨および腰部の脊柱管における硬膜上静脈（Nieuwenhuys による）
後面．脊柱管は開放されている．

脊髄内の静脈は脊髄硬膜から出るところまで弁をもたない．内椎骨静脈叢は前立腺静脈叢と弁がない静脈によって連絡している．この構造は前立腺の癌細胞が前立腺静脈叢の静脈を通り，仙骨静脈叢とその周囲組織を破壊することを可能にしている．そのため，前立腺癌はこの部へ転移し，周囲の骨を破壊し，耐え難い痛みを起こすこととなる．

417

11.13 脊髄の局所解剖
Spinal Cord, Topography

A 第4頸椎の高さでの脊柱管における脊髄と脊髄神経

横断面，上面．

脊髄は脊柱管の中央部に位置し，歯状靱帯によって脊髄硬膜と固定されクモ膜下腔の中に位置している．神経根の起部は，椎間孔の中で少し膨らんで脊髄神経節を含んでいる．脊髄硬膜は硬膜上腔によって境界され，そこには静脈叢，脂肪および結合組織が存在する．硬膜上腔は上方では大後頭孔まで広がっている．脊髄硬膜はここで頭蓋骨の骨膜と癒合する（p. 311 参照）．

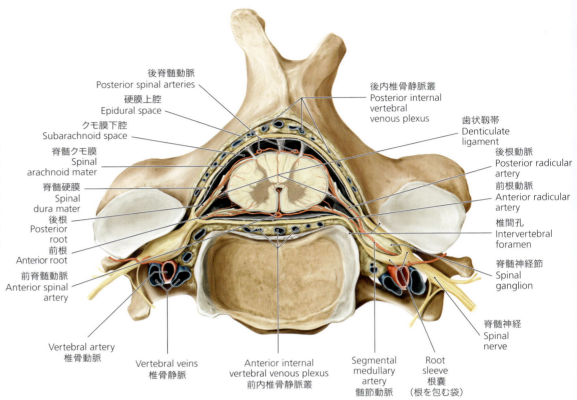

B 第2腰椎の高さでの馬尾

横断面，下面．

脊髄の下端より下の腔では硬膜包（腰椎槽，p. 311 参照）の中に馬尾と終糸が存在する．硬膜包は第2仙椎の高さに終わる（CとD参照）．このレベルの硬膜上腔は静脈叢と脂肪組織を含んでいる．

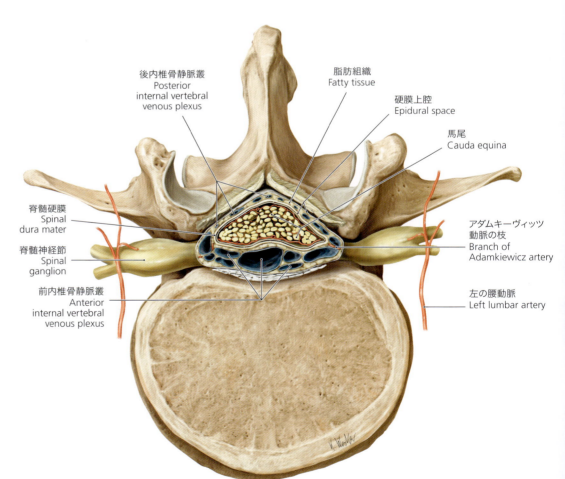

神経解剖　11. 脊髄

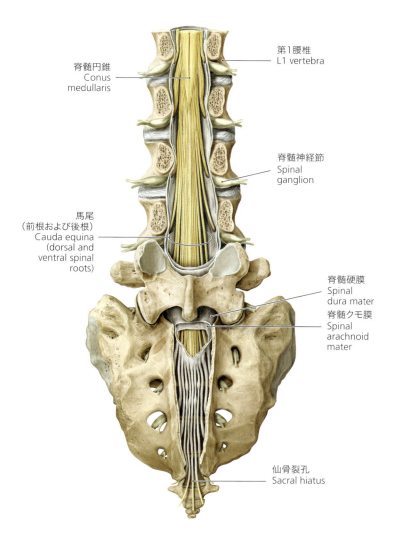

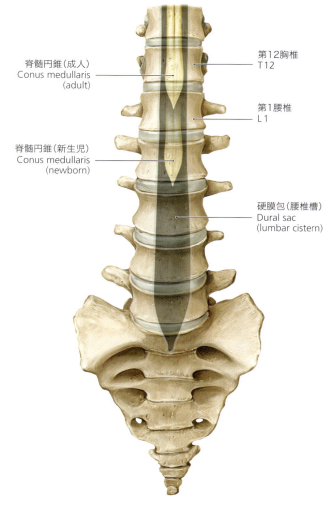

C　脊柱管内の馬尾
後面．
仙骨の背側面を一部取り除いてある．

成人の脊髄はおよそ第1腰椎[L1]の高さに終わる．脊髄の下端（脊髄円錐）を越えて下行する前根と後根はまとめて馬尾となる．このレベルでの腰椎穿刺の時，正常では針が脊髄神経根を傷害することなく滑り，クモ膜下腔（腰椎槽）に導入される．

D　さまざまな年齢における脊髄，硬膜包，脊柱
前面．

身体の成長において，脊髄の長軸方向の成長は脊柱の成長より遅れる．出生時の脊髄の遠位端，脊髄円錐は第3腰椎[L3]の椎体の高さにある（この部位の腰椎穿刺は禁忌である）．成人で最も高い場合は脊髄下端は第12胸椎-第1腰椎[T12-L1]の高さである．一方，最も低い場合は脊髄下端は第2-3腰椎[L2/L3]の高さである．硬膜包は常に仙骨上部に広がる．腰椎穿刺の際にはこの解剖学的関係を考えることが重要である．針の刺入は第3-4腰椎[L3/L4]の間が最もよい．

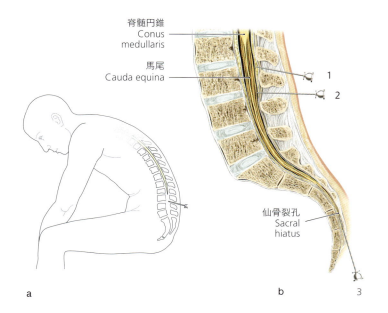

E　腰椎穿刺，硬膜外麻酔，腰椎麻酔
腰椎穿刺 lumbar puncture を行う時，腰椎の棘突起を広げるために患者を前屈させる．穿刺針は通常第3腰椎[L3]と第4腰椎[L4]の棘突起の間に刺入する．脳脊髄液のサンプルを得るために皮膚を通して硬膜包（腰椎槽，D参照）まで進める．この方法は髄膜炎の診断など多くの適応がある．

硬膜外麻酔 epidural anesthesia では，硬膜包を貫通することなく硬膜上腔にカテーテルを置く（1）．腰椎麻酔 lumbar anesthesia は局所麻酔液を硬膜包内へ注入する（2）．ほかの選択肢として仙骨裂孔を通して硬膜上腔へ穿刺することがある（3）．

12.1 冠状断面（前頭断面）I，II（前頭）
Coronal Sections: I and II (Frontal)

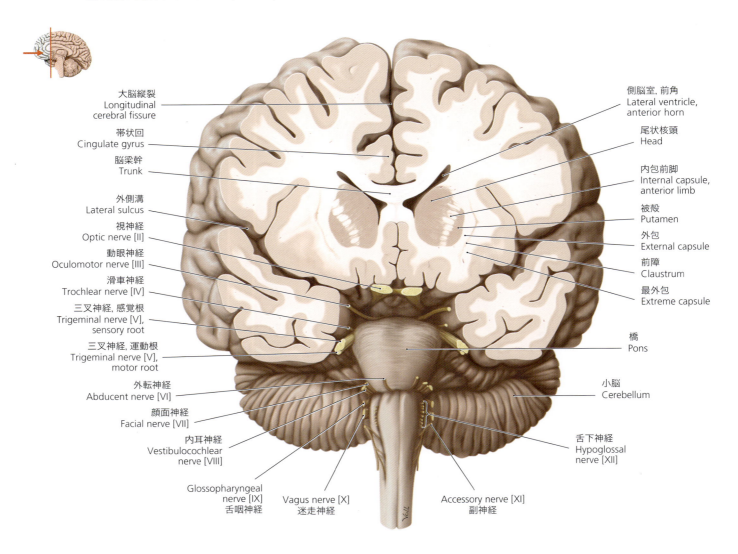

脳の断面解剖についての全体的な説明

この章における一連の断面（冠状断面，横断面，矢状面）は，読者が脳の三次元解剖を理解する手助けとなるように描かれたものである．これは最新のイメージング法を用いた断層像（脳卒中，脳腫瘍，髄膜炎，外傷の検査のためのCTおよびMRI）を正しく解釈するために必要である．読者がこれまでの章を読み，脳の機能的・記述的な解剖学を正しく理解しているものと想定してここでは脳の全体像を示す．図説および特に小さく示した模式図は，二次元切断面の三次元的な理解を促進するためのものである（各図における切断面は，小さな挿入図において赤線で示している）．

Note 前脳部のフォレル軸および脳幹のマイネルト軸と切断面の関係に注意すること（p. 270 B 参照）．

これらの切断面は，必ずしも適切に固定および保存されているとは限らない．実際の組織断面よりも，臨床的に最も重要な構造をはっきりと表すように選択されている．切断面は，異なった個体から採取した標本を基に描かれているので，いくつかの構造はそれぞれの図において同じ位置に認められるとは限らない．脳の各構造は，前章で示した個体発生領域に従って記載しているので，それらの関係については本章の最後（p. 443 B）にまとめてある．

A 冠状断面（前頭断面）I

2つの大脳半球を連結している脳梁体（幹）は，この冠状断面（前頭断面）でよくわかる．脳梁の上部には，次の切断面でも見える帯状回がある．

脳梁の下部には尾状核があり，この切断面は尾状核頭の最も広がった部分を通過しているので特に大きくあらわれている（C 参照）．この核は後頭側に進むに従ってしだいに先が細くなるので，後出の切断面においては形が異なって見える（p. 422 参照）．側面（C）は，尾状核が側脳室に沿って走り，その凹面にすっぽりと収まることを示している．

尾状核と被殻を合わせて線条体と呼ぶ．「線条」は白質の条（すじ）である内包前脚によって形成される．切断面は被殻の前端を通過するので，この位置では被殻はまだ非常に小さい．切断面がさらに後頭側に移動すると，被殻はしだいに大きくなる．

この面よりも前方の構造は前頭葉の皮質と白質からなり，皮質と白質は容易に区別することができる．別個の分離した構造のように見える側頭葉は，さらに後頭寄りの切断面（p. 421 参照）では終脳のほかの部分とつながっている．

神経解剖　12. 脳の断面解剖

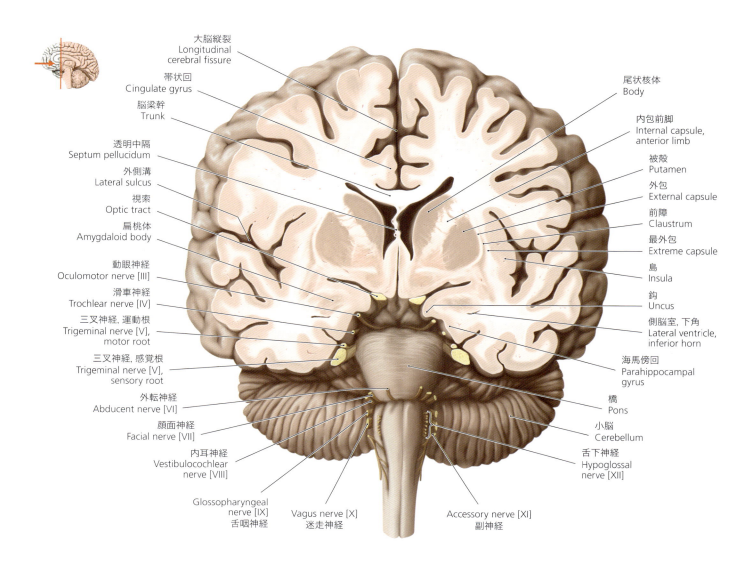

B　冠状断面（前頭断面）II

この切断面は，本質的にAと同じ構造を含む．この切断面では尾状核頭を通らず，尾状核体を通っている．

側脳室の下角は細い切れ目としてあらわれ，海馬傍回の一部分が下角の腹側に存在する目印となっている．

側脳室の下角の上と内側には扁桃体がある（扁桃体は，この断面ではじめて見ることができる．Dと比較）．扁桃体は海馬傍回の前端にある留め金のような形をした鈎uncusによって境界されている．

この断面では，線条体を貫通する内包は，Aの断面よりもかなり太くなっている．側頭葉はこの断面では終脳のほかの部分につながっており，島皮質がはっきりと見えている．

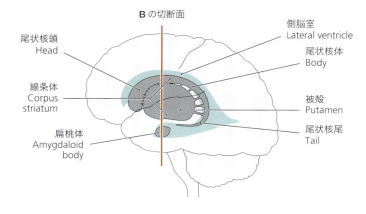

C　尾状核と側脳室の関係
左外側面．

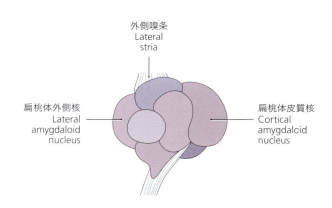

D　扁桃体
右外側面．

12.2 冠状断面（前頭断面）III，IV
Coronal Sections: III and IV

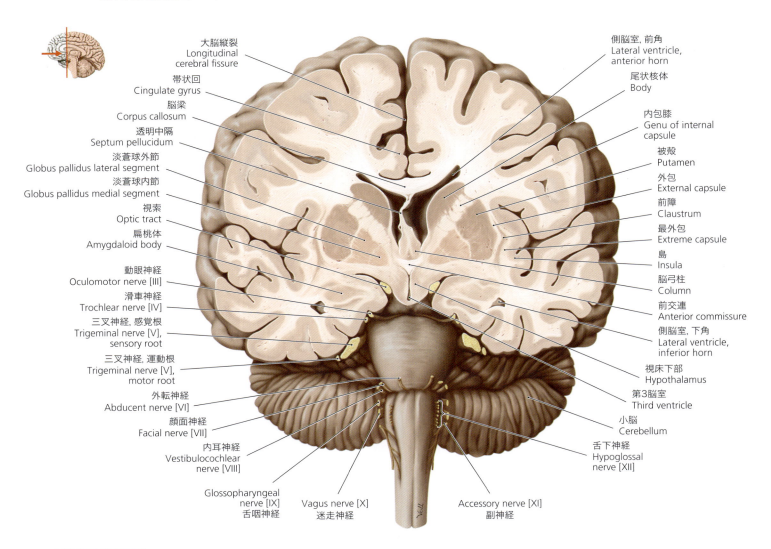

A　冠状断面（前頭断面）III

側脳室の下角は，この切断面において少し大きくなっている．脳室系については，第3脳室底（B 参照）および周囲の視床下部を見ることができる．視床は視床下部のわずかに上方で後方に位置しているので，ここではまだ見ることができない．前交連は淡蒼球とともにこの面にあらわれる．淡蒼球は内節と外節に分かれている．大きな下行路である皮質脊髄路は体部位局在を示しながら内包を通過する．内包膝の線維は咽頭，喉頭，下顎を支配する．これらの線維の走行の概略をCに示す（脳弓はDにあらわれる）．

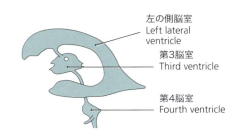

B　脳室系
左外側面．

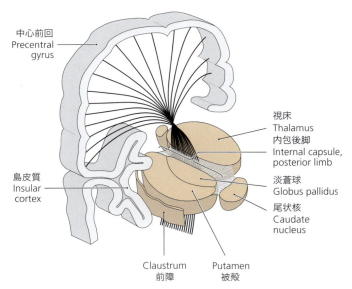

C　内包における錐体路の走行
左前面．

422

神経解剖　12. 脳の断面解剖

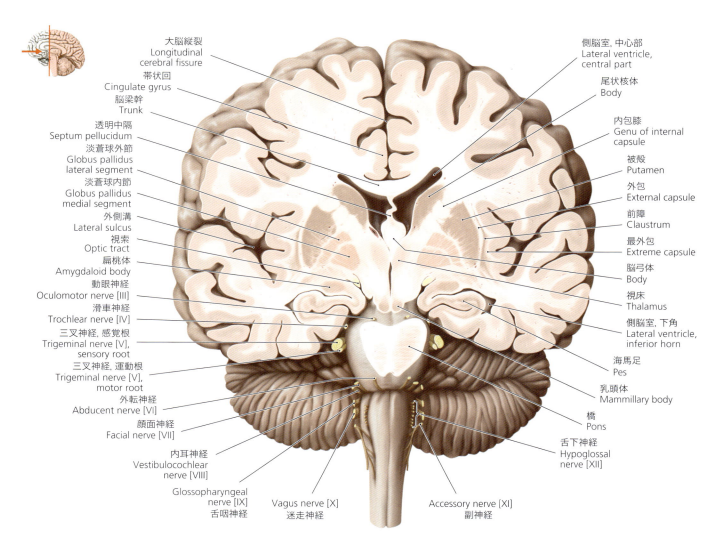

D　冠状断面（前頭断面）IV

淡蒼球が内節と外節に分かれる様子を，この切断面ではっきりと見ることができる．側脳室の下角と前障（性行動の制御に重要であると考えられている）はこの断面で最も幅が広くなっている．Aの断面は前交連を通るのに対し，さらに後方のこの断面は乳頭体を通る（E参照）．アルコール依存症患者の剖検脳では，乳頭体の病理的変化がみられる．乳頭体の側方には海馬足がある．乳頭体が脳弓によって海馬に連結する経路は辺縁系の重要な部分である（F参照）．脳弓と脳梁との間に透明中隔が張られ，側脳室を内側から境する．その様子は下の2つの断面図からもよくわかる．脳弓は弧を描くような構造（F参照）のため，脳弓柱はより前方の切断面で見ることができるのに対して（A参照），脳弓脚はさらに後頭寄りの切断面において左右に引き離された構造としてあらわれる（p. 427 C参照）．透明中隔は脳弓と脳梁の間に張られ，側脳室を内側から境する．

脳幹の一部である橋は，はじめてこの切断面にあらわれる．

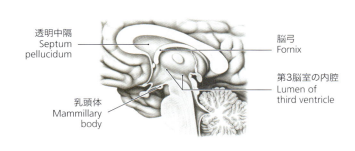

E　間脳と脳幹を通る正中断面

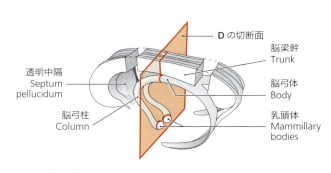

F　乳頭体と脳弓

12.3 冠状断面（前頭断面）V，VI
Coronal Sections: V and VI

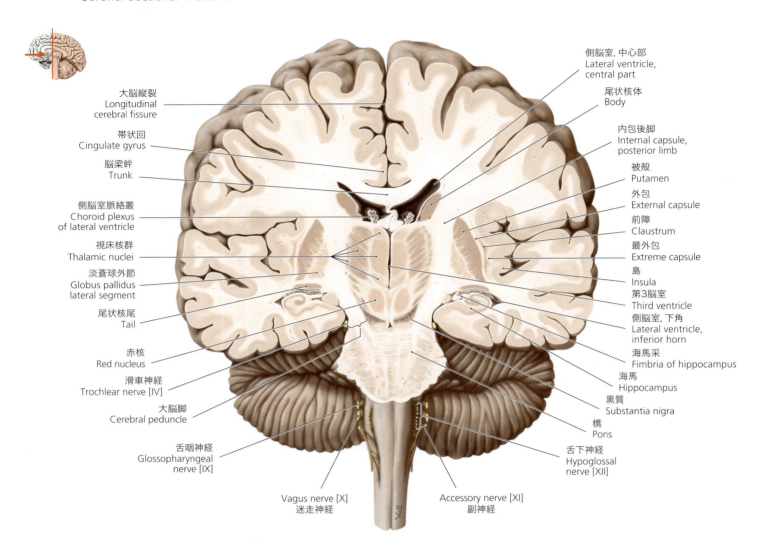

A　冠状断面（前頭断面）V

中心部の核領域の様相はこれまでの像に比べて著しく変化している.

尾状核はこの切断面では2か所で切断される. 尾状核体は側脳室の中心部の外壁に接しており, わずかにあらわれる尾状核尾は側脳室の下角の上壁に接している（C, E参照）. 尾状核頭と尾状核体は, 側脳室の前角の外側面と中心部を縁取っているので, 尾状核は側脳室と同様に彎曲した形を示す（C参照）. したがって尾状核尾は, 尾状核頭や尾状核体と比較して腹外側に位置している. Eのような尾状核尾を通る冠状断面（前頭断面）では, 被殻の後部の断面が見えることになる. わずかに後頭寄りの切断面では, 大脳基底核はまったく認められない（D参照）. 側脳室の中心部は視床があるために非常に狭くなり, ここでは視床の核と並んで見えている.

この断面ではじめて側脳室内に脈絡叢を見ることができる. 脈絡叢は, 室間孔（ここでは見ることができない）から側脳室下角に向かってのびている. 室間孔は視床の前に位置しているので, 脈絡叢は視床の断面を含む冠状断面（前頭断面）においてのみ見ることができる. 視床の底側には赤核と黒質がある. 赤核と黒質は間脳に張り出す重要な中脳の構造であり, 淡蒼球の高さまでのびる（ここでは見ることができない. B参照）. 側脳室下角の底部を上方に押し上げる海馬と, 海馬から出る海馬采が見える. この切断面では, 皮質脊髄路の線維が内包後脚を通過し, 大脳脚と橋へと続くことを確認できる.

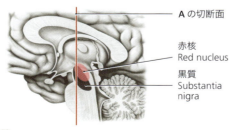

B　赤核と黒質
正中断.

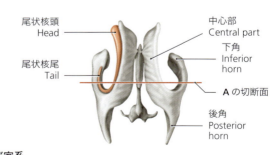

C　脳室系
上面.

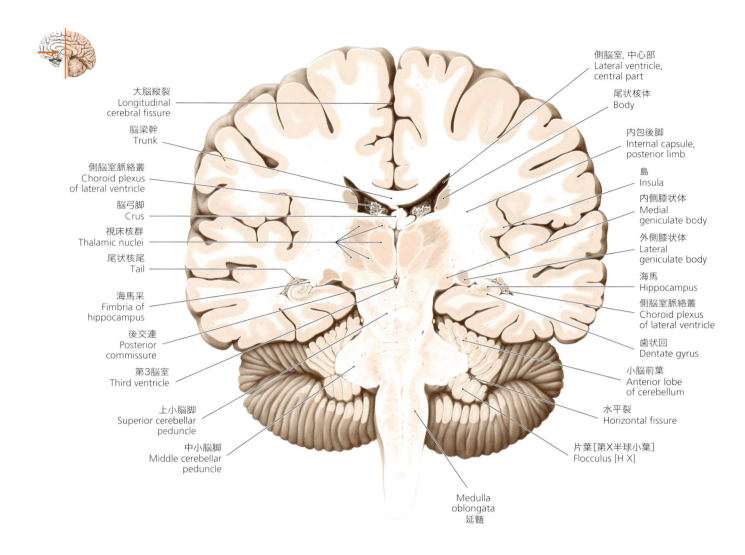

D 冠状断面（前頭断面）VI

尾側の視床核群はこの切断面でよく確認され，下方からは側脳室に，側方からは第3脳室に接している．被殻はより吻側に位置するため，この断面では見ることができない（p. 336の水平断面を参照）．この切断面では内包後脚（p. 422 C も参照）および後交連の前部が認められる（p. 426 A，p. 427 D 参照）．聴覚路と視覚路の構成要素である内側・外側膝状体は，後交連と同じ高さで視床の左側と右側に隣接する 2 つの暗調の核として認められる（F 参照）．脳弓脚は視床と脳梁の間で見ることができる．この断面では小脳の一部がはじめて認められている．ここでは，中小脳脚が小脳半球に向かって外側方にのびている．

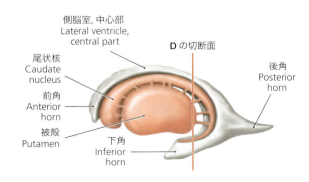

E 尾状核と脳室系の位置関係

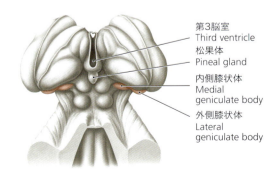

F 間脳（膝状体を含む）と脳幹

後面．

12.4 冠状断面（前頭断面）VII，VIII
Coronal Sections: VII and VIII

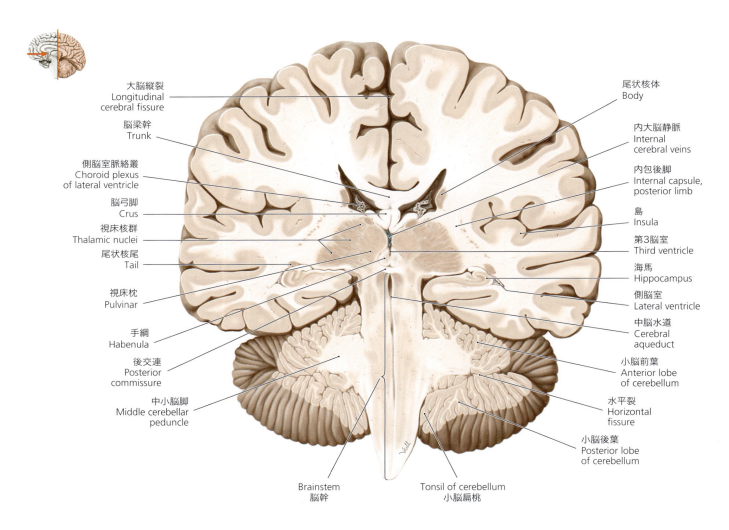

A 冠状断面（前頭断面）VII

間脳と終脳の核群のうち，視床と尾状核の後部をこの切断面でなお確認することができるが，続く切断面ではこれらはしだいに小さくなり最終的に消失する（C，p. 428参照）．海馬の後部は側脳室の内側壁の下方に見ることができる．この切断面では中脳水道に沿って脳幹が見える（C参照）．小脳は次の3つの線維束によって脳幹と連絡する．上小脳脚（主に遠心性），中小脳脚（求心性），下小脳脚（求心性と遠心性）である．中小脳脚はほかの2つの脚よりもさらに前方にのびるため（脳幹のマイネルト軸との関係に注意すること），この前頭から後頭へ向かう一連の切断面では最初にあらわれる脚となる（p. 424 A，p. 425 D も参照）．上小脳脚は橋の後側から起こるので，後方の切断面にあらわれる（B参照）．中・下小脳脚の間には解剖学的な境界はないので，切断面において両者を区別することは困難である．表面の静脈はこの切断面を作製する時に脳から取り除いてあるので，内大脳静脈のみがこの切断面と次の切断面に認められる．

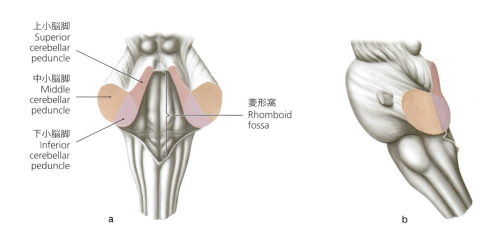

B 脳幹と小脳脚の関係
a 後面，b 外側面．

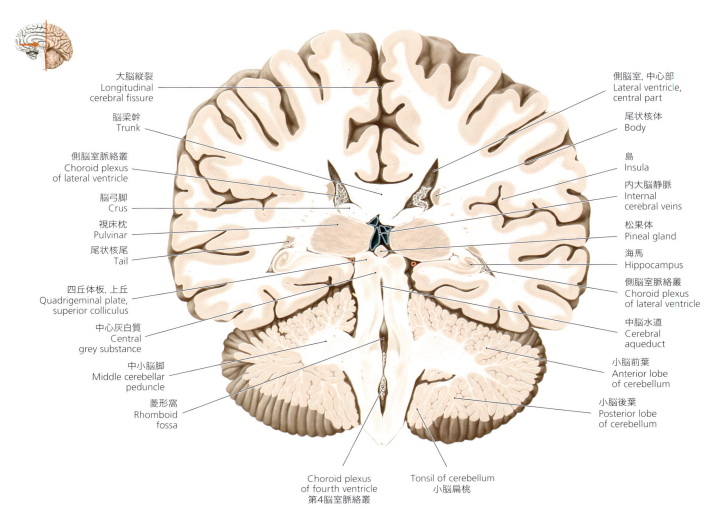

C 冠状断面（前頭断面）VIII

視床核群はこれまでの切断面に比べて小さくなり，逆に小脳皮質は大きくなっている．この断面では中脳水道の一部が認められる．第4脳室底を形成する菱形窩は，脳幹の背側部にはっきりと見ることができる（Ba と D 参照）．また四丘体板（蓋板）も見ることができる．その一部である上丘はこの切断面で特によく見えるのに対して，下丘は次の切断面でさらに目立つようになる（p. 428 A 参照）．松果体は，やや後方に位置するため部分的にしか見ることができない（D 参照）．完全な横断面は p. 428 A で見ることができる．

この切断面は1対の脳弓が2つの脚に分かれる様子を示している．海馬はここで両側の側脳室の下角に接して，内側からその底面を押し上げている（A と E 参照）．海馬は辺縁系の重要な構成要素であり，アルツハイマー病 Alzheimer's disease において形態学的変化を最初に示す構造の1つである．

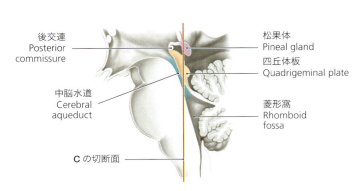

D 菱脳，中脳，間脳を通る正中断面

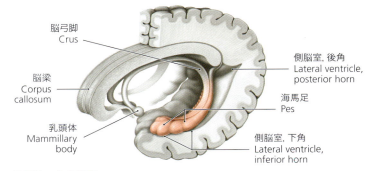

E 海馬体，左外側面

12.5 冠状断面（前頭断面）IX，X
Coronal Sections: IX and X

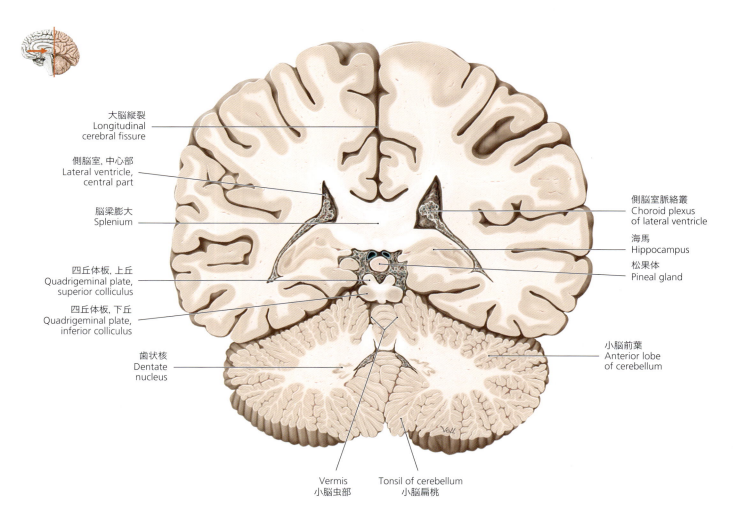

A　冠状断面（前頭断面）IX

この断面には大脳核群は含まれていない．松果体は前の断面図（p. 427 C）と比較して，より大きな切断面で示されている（p. 427 D も参照のこと）．その下方には，中脳の背側にある四丘体板がある（脳幹のマイネルト軸との関係に注意すること）．四丘体板のうちの下丘は，前の切断面よりもここでさらに大きく目立つようになる（脳幹が傾斜しているので，上丘より後方に位置している）．下丘は聴覚系の一部であるのに対して，上丘（前の切断面でよりはっきりと見ることができる）は視覚系の一部である．小脳の断面では，虫部は無対の構造として正中線上に認められる．この位置で見ることができる唯一の小脳核は歯状核であり，それらは小脳の白質によって取り囲まれている．深層の大脳核群は，この切断面ではもはや見ることができない．

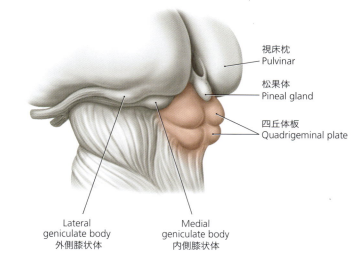

B　四丘体板（蓋板）
左後斜面．

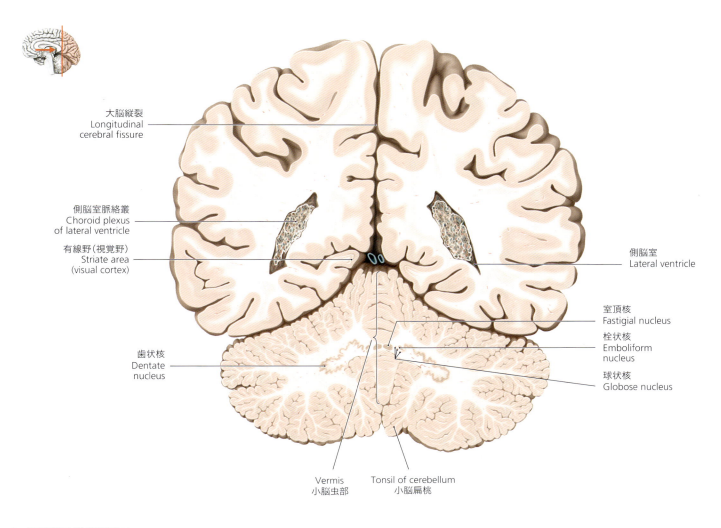

C 冠状断面（前頭断面）X

この面は以下の4つの小脳核を示す．

縦に切断された小脳虫部は，前の切断面のものよりもここでは大きな断面積を占めている．第4脳室はこの切断面ではもはや見ることができない．

- 歯状核（小脳外側核）
- 栓状核（前中位核）
- 球状核（後中位核）
- 室頂核（小脳内側核）

12.6 冠状断面（前頭断面）XI, XII（後頭）
Coronal Sections: XI and XII (Occipital)

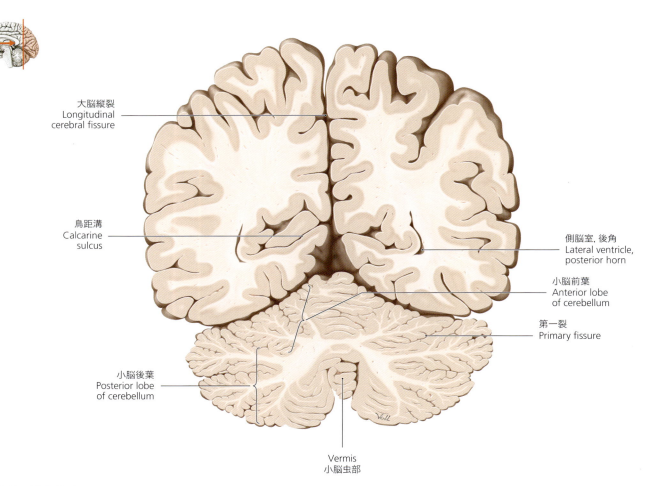

A 冠状断面（前頭断面）XI

小脳と終脳の後頭葉との間には小脳テントが張っている．小脳テントは静脈洞交会を通過する直静脈洞を含む．静脈洞交会は脳からの血液が注ぎ込まれる硬膜静脈洞の1つであり，大大脳静脈と下矢状静脈洞の合流点（大脳鎌の剖出の過程で除かれている）から起こる．硬膜は標本作製過程で脳から除去されるため，硬膜によって囲まれた静脈洞もまた取り除かれることが多い．側脳室の後角はここでは両側がはっきりと示されている．次の切断面（D 参照）では狭い切れ目として見えているだけである．後角が下角からの続きであることをこの図で再度確認できる．

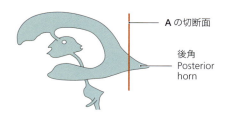

B 脳室系
左方から見る．

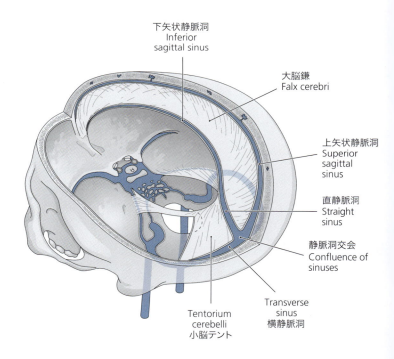

C 硬膜静脈洞
左上方から見る．

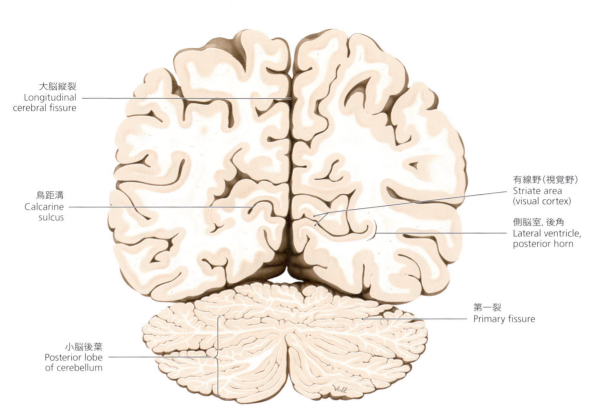

D 冠状断面（前頭断面）XII

この切断面では，側脳室の後角は縮小して狭い切れ目になっている．終脳の後頭葉には比較的長い鳥距溝を見ることができる．この後に続くいくつかの切断面にもあらわれる．鳥距溝は有線野（一次視覚野，またブロードマンの脳地図において 17 野とも呼ばれる）によって囲まれるが，有線野の大きさは脳の内側面を見ると最もわかりやすい（**E** 参照）．この後に続く後頭部の切断面は，皮質および白質のみであるので省略する．

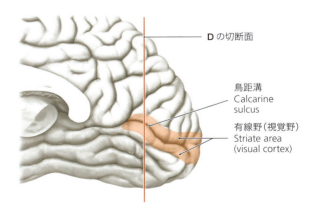

E 右有線野（視覚野）
右半球の内側面，左方から見る．

12.7 水平断面 I，II（上部）
Transverse Sections: I and II (Cranial)

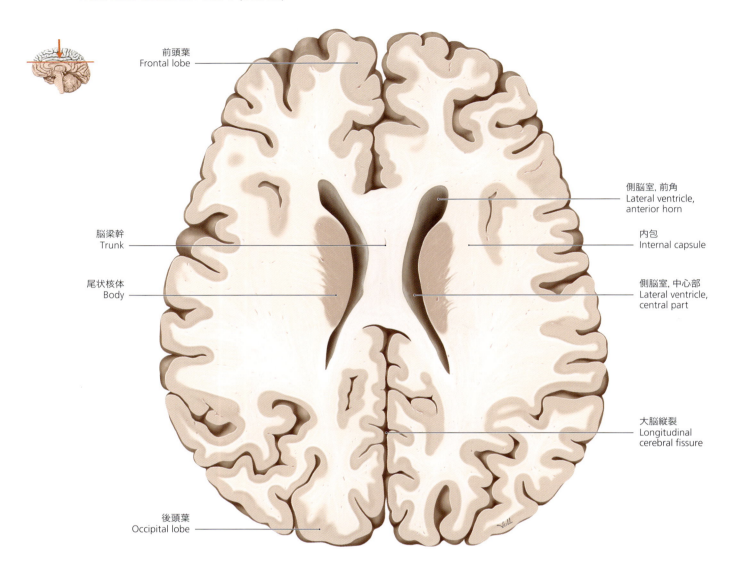

脳の水平断面についての全体的な説明
この一連の切断面は頭部を後上方から観察したものである（軸の位置については p. 270 を参照）．脳の剖検時あるいは脳外科の手術時に見るような方向から断面が見える．したがって脳の左側は図の左側となる．これは，脳を常に下方から眺める CT および MRI の画像方向とは異なる．CT や MRI の画像では，脳の左側は画像の右側となる．

A 水平断面 I
この最も高い位置での水平断面は，終脳の前頭，頭頂および後頭の構造を横断している．2つの側脳室はそれぞれ外側では尾状核体と，内側では脳梁幹と接している．脳梁は同じ機能を担う両半球の領域を相互に連絡する線維路からなる（交連線維路）．水平断面では，脳梁は脳室と尾状核によって分断されるように見えるが，実際は，脳梁はこれらの構造に接して弓状に走り，側脳室の上壁を形成している．脳梁を通過する神経線維の走行は，冠状断面（前頭断面）を見るとよくわかる（B 参照）．

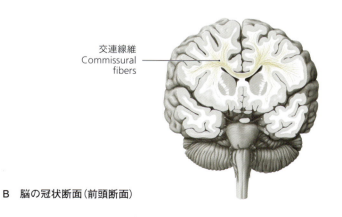

B 脳の冠状断面（前頭断面）

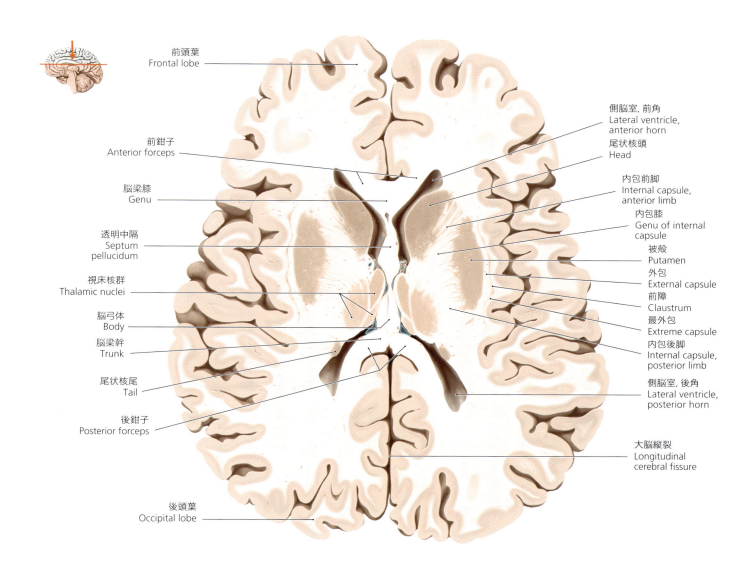

C 水平断面 II

前の切断面とは異なり，この水平断面では側脳室は2つに分割されている．この切断面のほうが低い位置にあるので，側脳室の前角と後角は前後に分かれており，脳室の中心部は見えない（D 参照）．また膝と前・後脚を含む内包が帯状に切断されている．後頭葉の白質を走行している視放線は，解剖学的な境界が明瞭ではないので，ここでは示されていない．また，脳梁は2つの部分，すなわち前方の脳梁膝と後方の脳梁幹に分かれてあらわれる．見かけ上2つに分かれているのは，膝において凸となる第1の弯曲に続く，上方に向かう脳梁の第2の弯曲のためである．Eの図は，この切断面が脳梁膝，透明中隔，脳弓体，脳梁幹を順に通っていることを示している．透明中隔は，両側脳室の前内側壁を形成する．中隔自体はその中に小さな核を含む．また視床核群の断面像も被殻と尾状核とともに見ることができる．尾状核頭と尾状核尾はこの切断面では別々にあらわれる（p. 336 参照）．

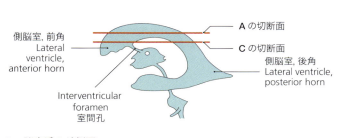

D 脳室系の外側面

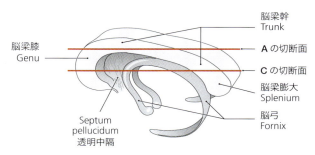

E 脳梁と脳弓

12.8 水平断面 III, IV
Transverse Sections: III and IV

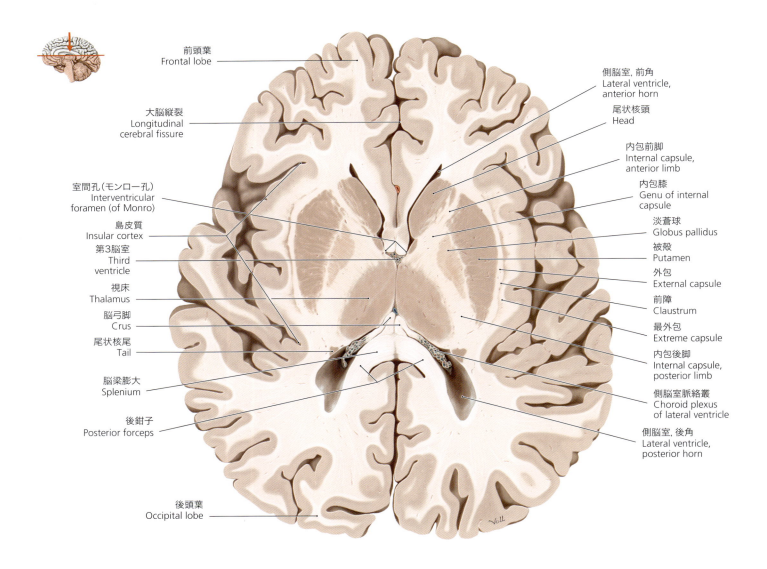

A 水平断面 III

側脳室は室間孔(モンロー孔)を通して第3脳室と連絡する．室間孔は視床のすぐ前に位置している(p. 433 D 参照)．大脳核群は脳の深層の灰白質を形成する．尾状核と視床の位置関係は B に示してある．尾状核は前頭側に向かうほど大きく，視床は後頭側ほど大きい．運動系の尾状核と被殻は終脳に属するのに対して，感覚系の視床は間脳に属する．この水平断面では，尾状核はその弯曲のため2つの切断像があらわれる．ここに示した水平断面では，運動系の一部である淡蒼球がはじめて出現する．島皮質はその内側にある前障とともに見ることができる．脳弓脚は視床の後方に見える(p. 433 E も参照)．脳弓脚は少し上部の位置で接着して脳弓体を作るが，脳弓体は脳梁の直下にあって前の断面図で認められる(p. 433 C 参照)．内包の線維の走行はこの切断面と前の切断面の両方で見ることができる．

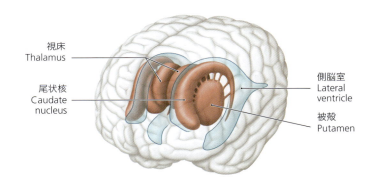

B 尾状核，被殻，視床，側脳室の位置関係を示す図
左前斜面．

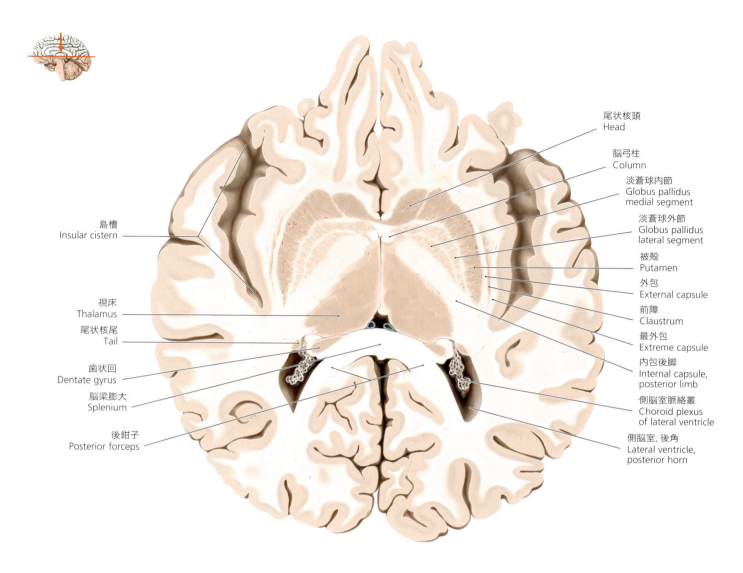

C 水平断面 IV

前の切断面に示した大脳核は、ここでは脳の中心でほぼ円形の塊としてあらわれ、脳の外表面を覆うことから外套とも呼ばれる大脳皮質の灰白質によって囲まれている。脈絡叢はここで左右の側脳室に見ることができる。この切断面は脳梁の後頭部分、脳梁膨大および島皮質の基底部を横断している（p. 433 E 参照）。島は表層からは見えない皮質部位であり、弁蓋によって覆われている。島槽は、例えばこの切断面と A や D を比較する時に参考となる。

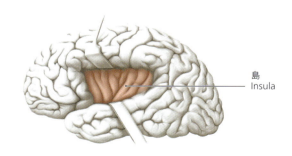

D 左の島領域
外側面.

12.9 水平断面 V, VI（下部）
Transverse Sections: V and VI (Caudal)

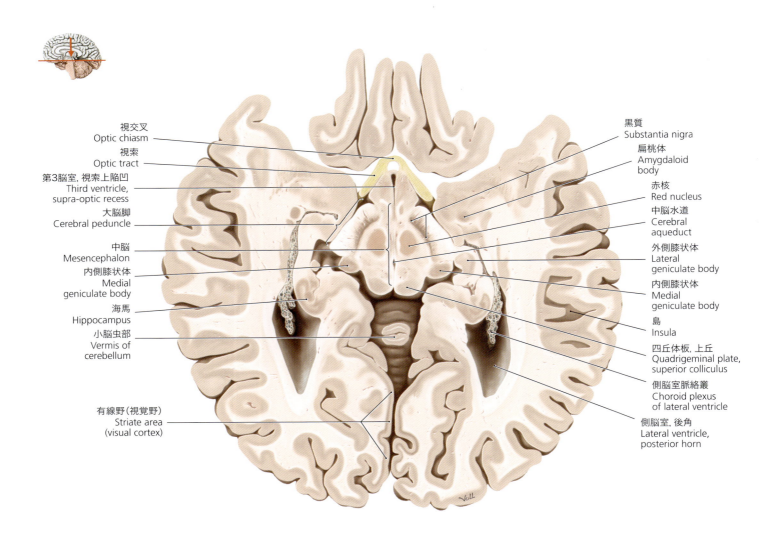

A　水平断面 V

この水平断面に見ることができる構造は，中脳水道，第3脳室底（p. 422 Bも参照）および視索上陥凹である．第3脳室はこの断面では細い切れ目であるのに対して，左右の後角が開放された脳室系は非常に広い面積を占めている．中脳はこの断面ではじめて出現し，ここではその吻側部を見ることができる（**Note**　位置と方向を示す用語は脳幹のマイネルト軸を中心にしている）．また大脳脚，黒質，四丘体板の上丘も見ることができる．この断面で見ることができる間脳の構造は，内側・外側膝状体（右側にだけ出現している．B参照）そして間脳の延長の視索である．

Note　脳において密接に隣接する構造であっても，個体発生的には異なった領域に由来することもある．例えば，内側・外側膝状体は間脳の一部であり，四丘体板を作る上丘と下丘（後者はこの図では見えていない）は中脳の一部である．外側膝状体と上丘は視覚路の一部であるのに対して，内側膝状体と下丘は聴覚路の一部である．

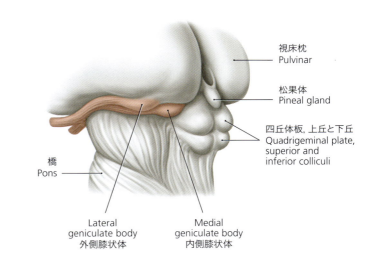

B　橋，中脳とそれに隣接する間脳
左後斜面．

神経解剖　12. 脳の断面解剖

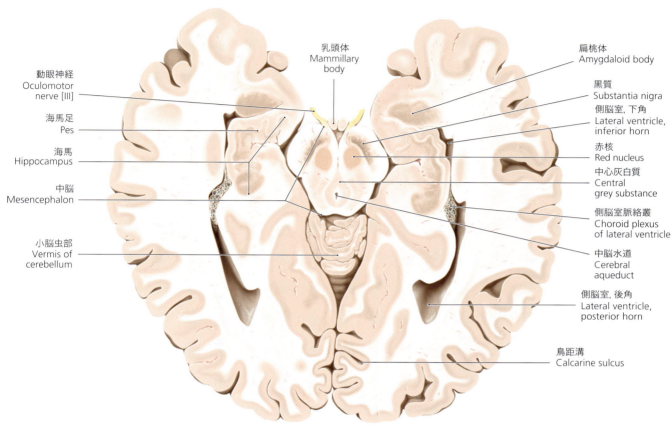

C　水平断面 VI

この断面で最も大きな面積を占める構造は，終脳，中脳の内側部および小脳である．前頭葉の正中面に位置する大脳核は，扁桃体である．切断面の下部には，周囲の有線野（視覚野）とともに鳥距溝が見える．またこの切断面により側脳室の後角と下角が開放され，その中に側脳室脈絡叢が見えている．中脳の重要な構造は黒質と赤核であり，両者は運動系の一部である．乳頭体は間脳の一部であり，脳弓によって終脳の一部である海馬と連結している（脳弓はこの切断面では見えない）．乳頭体は海馬と同じ水平面に，また海馬足と同じ冠状面に位置している．これらの関係は脳弓の弯曲した形から生じるものである（D 参照）．さらに低い位置での多くの水平断面では終脳について付け加える所見はなく，一連の水平断面の説明はここで終わる．中脳の下に位置している脳幹構造は，別の切断面で示す（p. 362 以降を参照）．

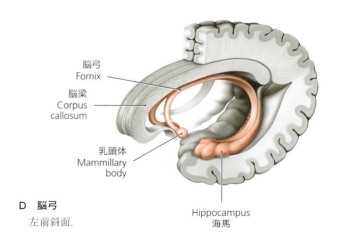

D　脳弓
左前斜面.

12.10 矢状断面 I–III（外側部）
Sagittal Sections: I–III (Lateral)

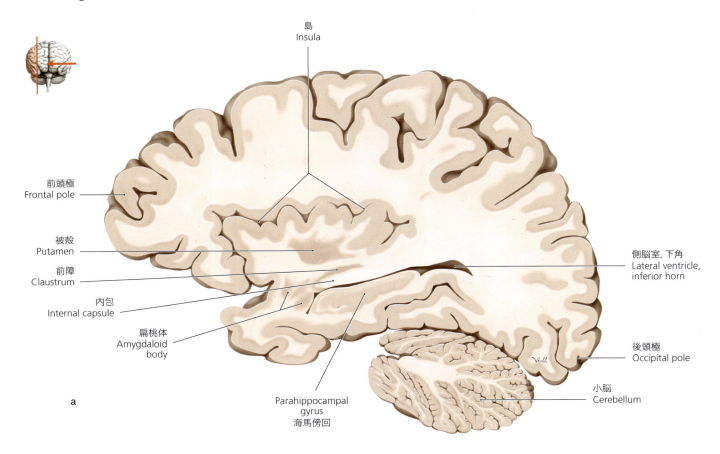

A 矢状断面 I–III
右脳を左方から見る．

切断面 a は側脳室の下角を通っている．さらに内側に位置している後角は b と c に見ることができる（両角の相対的な位置を確認するためには p. 424 C 参照）．下角のすぐ前方にある扁桃体は海馬傍回と同じ矢状面上に位置している（a–c，p. 437 C も参照）．また内包は，切断面 a–c に見ることができる．長い上行路と下行路が内包を通過する．最外側の切断面（a）でのみ，大脳皮質の一部であるが半球表面より深部に位置している島皮質を見ることができる（p. 421 の冠状断面と次頁を比較すること）．さらに内側（c）になると鳥距溝がはじめて認められるようになる．鳥距溝は次の切断面においてより一層明確に見えるようになる（p. 440 参照）．また大脳核群の中で最外側に位置する被殻（p. 424 A も参照）は，a においても見ることができるが，さらに内側の切断面において大きくあらわれる（b，c）．前障の大部分は被殻の外側にあり，この切断面から外れるが（p. 424 C，p. 425 E も参照），前障の一部は被殻の腹側に見ることができる（a）．切断面 b は，尾状核頭と尾状核体よりもさらに外側に位置する尾状核尾を横断している（p. 424 A 参照）．この一連の最内側の切断面（c）は，鳥距溝および視床の端に位置する外側膝状体を示している．淡蒼球外節も見ることができる（c）．淡蒼球外節・内節は実際には被殻の内側にあるが（p. 423 D 参照），同心円的配列のためここで見ることができる．

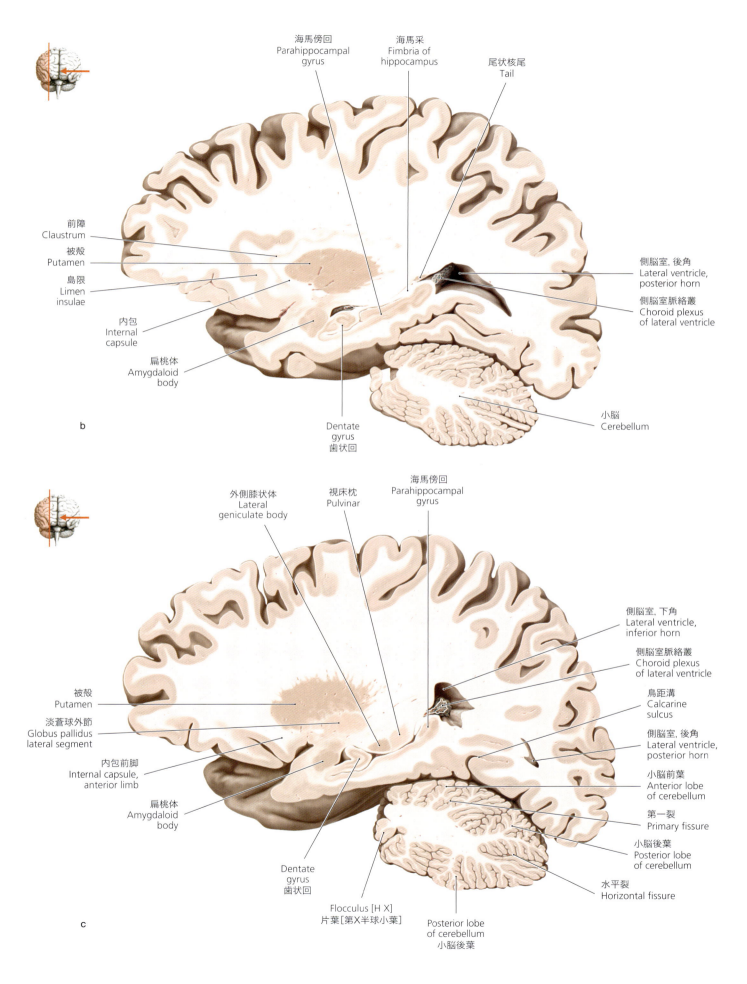

12.11 矢状断面 IV-VI
Sagittal Sections: IV-VI

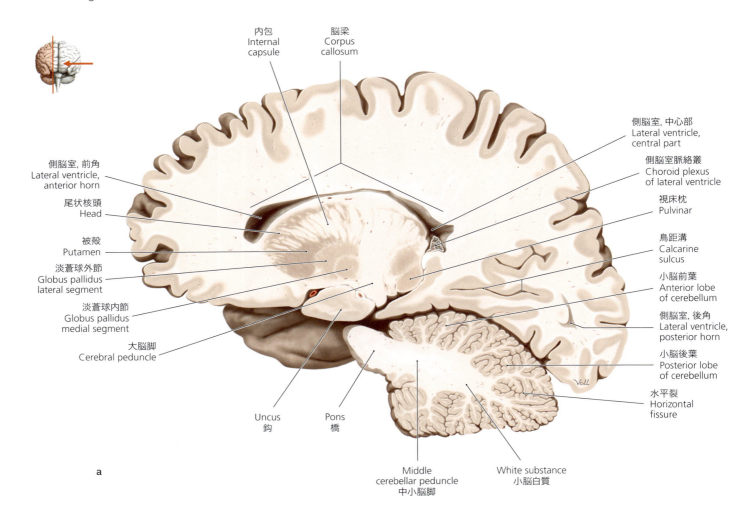

A　矢状断面 IV-VI
右脳を左方から見る.

これら3つの切断面のすべてにみられる脳室の主な部分は, 側脳室の前角と中心部である(外側に位置した後角との連結はaにのみあらわれる). 2つの大脳半球の機能的に関連した領域を結びつけている脳梁(交連線維路)は, 輪郭ははっきりしないが, 大脳白質において確認することができる(a-c). 切断面が終脳の正中に接近するに従って, 尾状核はしだいに大きくなるのに対して, 被殻は逆に小さくなる(a-c). これら2つの核はまとめて線条体と呼ばれ, 特徴的な線条は特にaでよくわかる(線条体の灰白質の縞を分けている白質は内包である). 前の矢状断面では淡蒼球外節のみが見えていたが(p. 439参照), aとbの両方で淡蒼球内節を見ることができる. 淡蒼球が見えなくなり被殻があまり目立たなくなった時, さらに内側に位置する視床核群が側脳室の下にあらわれる(c. 視床核群は間脳を構成する複数の神経核からなる). 視床の位置を見ると, それが時に「背側視床 dorsal thalamus」と呼ばれる理由がわかるであろう. 切断面cは, 中脳(間脳の下)における黒質, さらにその下に位置する延髄における下オリーブ核, そして小脳の歯状核を示す. 前の断面では内包にだけ見ることができた上行路および下行路は, ここで脳幹の一部である橋においても見ることができる(c. 皮質脊髄路).

cにわずかに見えている側坐核は, 脳の報酬系の重要な一部である. 側坐核は, 依存症の行動を制御し, 重度のうつ病において障害されると考えられている.

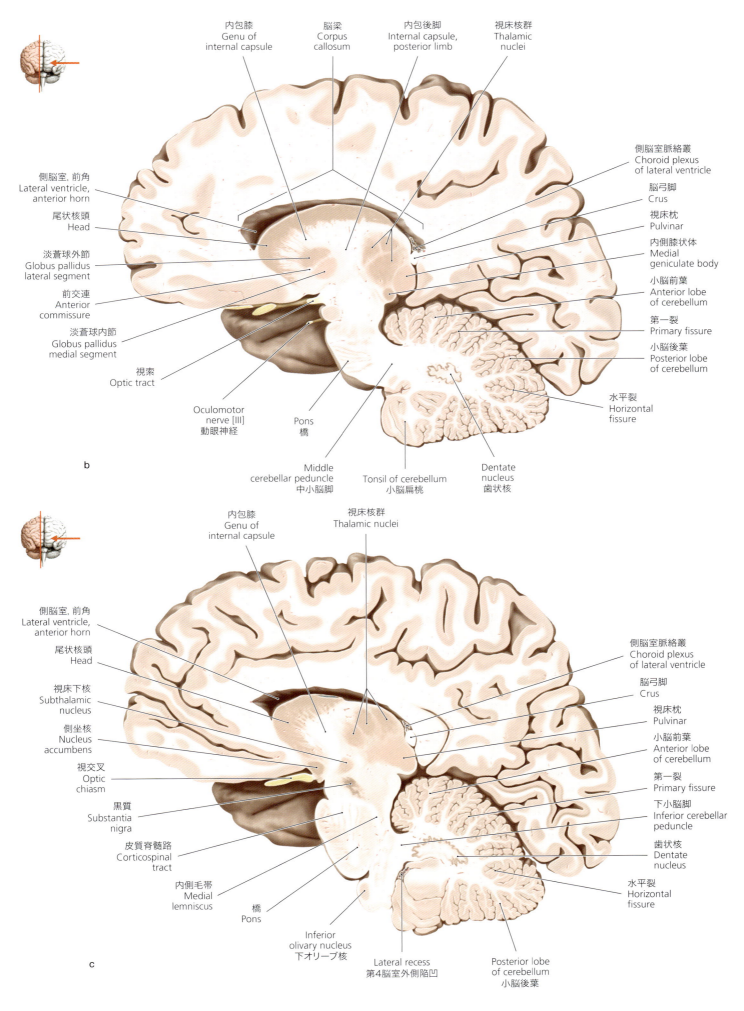

12.12 矢状断面 VII, VIII（内側部）
Sagittal Sections: VII and VIII (Medial)

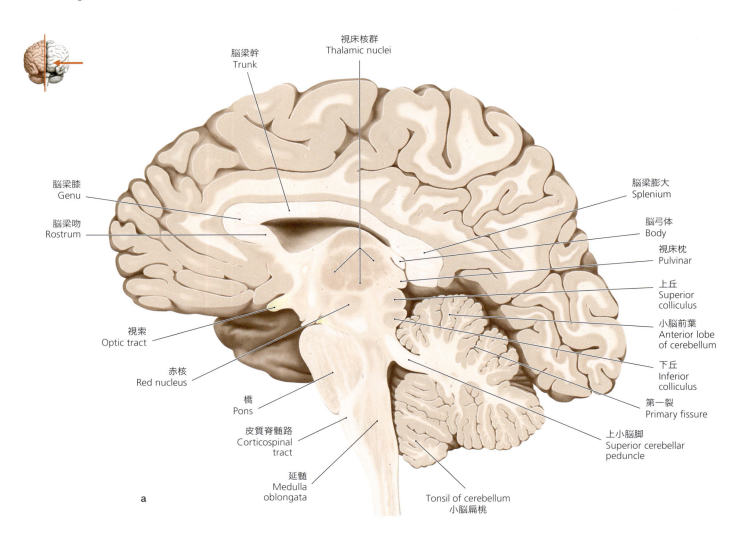

A 矢状断面 VII と VIII
右脳．

この切断面（a）は，正中にかなり接近しているため，赤核，対になった上丘と下丘の一方など正中部に近い主要な構造が見える．錐体路（皮質脊髄路）は延髄で下オリーブ核の前面を走行している．脳梁の完全な矢状断面があらわれ，脳弓路の大部分は正中断面にあらわれる（b）．ここで小脳の断面像は最大となり，第4脳室の天井を形成する（b）．また脳弓と脳梁の間に張る透明中隔の一部もあらわれる．

脳を摘出する時，b に見えている下垂体はトルコ鞍に残ることになる．すなわち脳が摘出される時，下垂体はその茎部で脳から常に切り離されるのである（訳注：解剖実習に用いられる脳は，下垂体がついていないことが多い）．

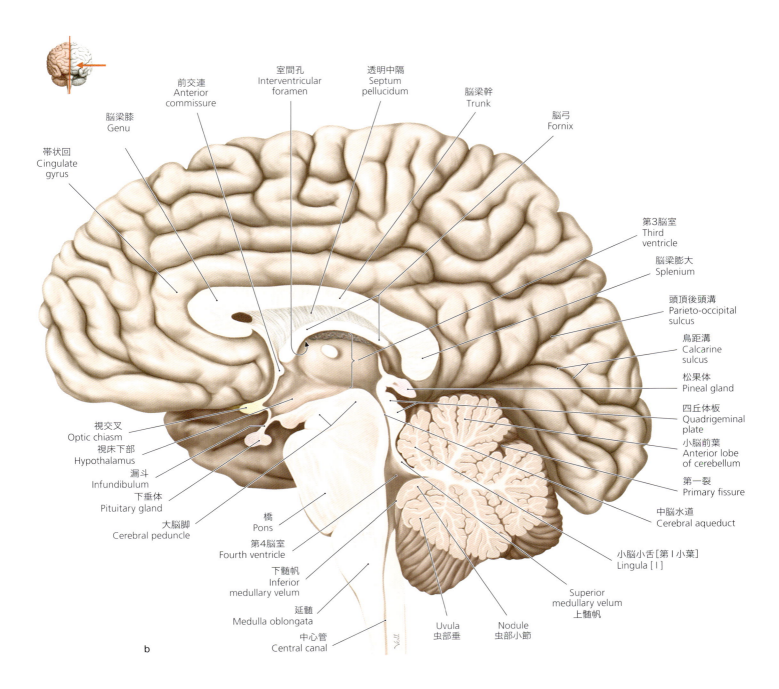

B 連続断面における主な構造

これまでの一連の切断面で見た主な構造をここで領域別にまとめて示している．それぞれの領域において，各構造を吻側から尾側に並ぶように挙げている．

終脳 telencephalon, endbrain
- 外包 external capsule
- 最外包 extreme capsule
- 内包 internal capsule
- 前障 claustrum
- 前交連 anterior commissure
- 扁桃体 amygdaloid body
- 脳梁 corpus callosum
- 脳弓 fornix
- 淡蒼球 globus pallidus
- 帯状回 cingulate gyrus
- 海馬 hippocampus
- 尾状核 caudate nucleus
- 被殻 putamen
- 透明中隔 septum pellucidum

間脳 diencephalon, interbrain
- 外側膝状体 lateral geniculate body
- 内側膝状体 medial geniculate body
- 松果体 pineal gland
- 視床枕 pulvinar
- 視床 thalamus
- 視索 optic tract
- 乳頭体 mammillary body

中脳 mesencephalon, midbrain
- 中脳水道 cerebral aqueduct
- 上丘 superior colliculus
- 下丘 inferior colliculus
- 四丘体板 quadrigeminal plate（tectal plate）
- 赤核 red nucleus
- 黒質 substantia nigra
- 大脳脚 cerebral peduncle

13.1 感覚系：概観
Sensory System: Overview

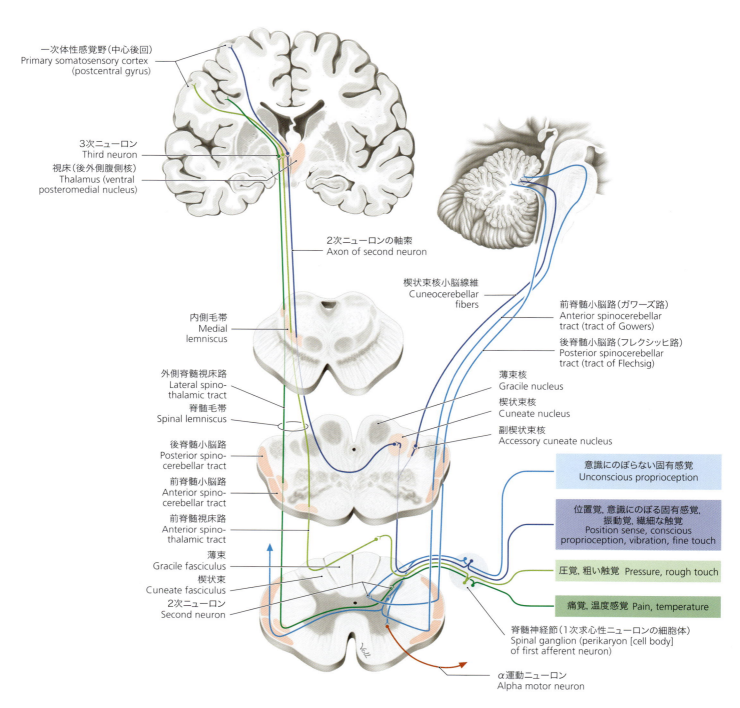

A　脊髄の感覚路の概要

刺激は身体の末梢でのいろいろな受容器に興奮（インパルス）を生じ，ここに示している感覚（求心性）経路を通って大脳や小脳へ伝わる．

固有感覚は，空間における四肢の場所に関連する感覚である．固有感覚に関係する情報の種類はさまざまである．位置覚（互いの四肢の場所）は運動覚（関節運動の速度や方向）や運動力覚（関節運動に伴う筋力）とは異なる．また，意識にのぼるか意識にのぼらないかによって固有感覚の種類は異なる．

・意識にのぼる固有感覚は脊髄の後索路（薄束，楔状束）に入り，それぞれの核（薄束核，楔状束核）を介して視床に至る．さらに，視床から感覚野（中心後回）に伝えられ，ここで意識にのぼる（例えば"私の目は閉じているのに，私の左手はこぶしを作っていることがわかる"）．

・意識にのぼらない固有感覚は，考えないで自転車に乗ったり階段を昇ったりする時に働き，脊髄小脳路によって小脳にまで運ばれるが，小脳でも依然として意識にのぼることはない．

頭部からの固有感覚情報は三叉神経を介して伝えられる（この図では示していない．p. 448 参照）．

B 感覚路の概要

さまざまな刺激は異なる受容器に興奮(インパルス)を生じさせ，末梢神経から脊髄へ伝わる．すべての経路の1次求心性ニューロン(受容器と直接連絡している)の細胞体は脊髄神経節に存在する．神経節からの中枢枝(軸索)は脊髄のいろいろな経路を通って2次ニューロンに達する．2次ニューロンの軸索は直接小脳へ向かうか，視床を経て3次ニューロンとして大脳皮質へ向かう．

経路の名称	感覚の種類	受容器	脊髄内での経路	脊髄より上部での中枢の経路
脊髄視床路				
前脊髄視床路	・圧覚と粗い触覚	・毛胞 ・さまざまな皮膚の受容器	2次ニューロンの細胞体は後角に位置し，1次ニューロンが入ってきた部位から15分節上部まで，あるいは2分節下まで存在する．これらの軸索は前交連で交叉する(p.402参照).	2次ニューロンの軸索(脊髄毛帯)は視床(p.347 D 参照)の後外側腹側核に終わる．ここで3次ニューロンにシナプス結合し，3次ニューロンの軸索は中心後回に投射する．
外側脊髄視床路	・痛覚と温度感覚	・ほとんどが自由神経終末	2次ニューロンの細胞体は膠様質に存在する．その軸索は同じ高さの前交連で交叉する(p.402参照).	2次ニューロンの軸索(脊髄毛帯)は視床の後外側腹側核に終わる．ここで3次ニューロンにシナプス結合し，3次ニューロンの軸索は中心後回に投射する．
後索路				
薄束	・繊細な触覚 ・意識にのぼる下肢の固有感覚	・ファーター・パチニ小体 ・筋紡錘と腱受容器	1次ニューロンの軸索は延髄の下部に存在する薄束核に至る(2次ニューロン)(p.361 B, p.404参照).	2次ニューロンの軸索は脳幹を横断し，内側毛帯(p.361 B 参照)を通り，視床の後外側腹側核に終わる．ここで3次ニューロンにシナプス結合し，3次ニューロンの軸索は中心後回に投射する．
楔状束	・繊細な触覚 ・意識にのぼる上肢の固有感覚	・ファーター・パチニ小体 ・筋紡錘と腱受容器	1次ニューロンの軸索は延髄の下部に存在する楔状束核に至る(2次ニューロン)(p.361 B, p.404参照).	2次ニューロンの軸索は脳幹を横断し，内側毛帯(p.361 B 参照)を通り，視床の後外側腹側核に終わる．ここで3次ニューロンにシナプス結合し，3次ニューロンの軸索は中心後回に投射する．
脊髄小脳路				
前脊髄小脳路 (ガワーズ路)	・小脳への意識にのぼらない交叉性と非交叉性の外知覚と固有感覚	・筋紡錘 ・腱受容器 ・関節受容器 ・皮膚の受容器	2次ニューロンは灰白質の中心部における背側柱に位置する．2次ニューロンの軸索は3次ニューロンとシナプス結合せずに交叉，非交叉して直接小脳へ至る(p.406参照).	2次ニューロンの軸索は上小脳脚を通って脊髄小脳の虫部に向かう(3次ニューロンはない)(p.371も参照).
後脊髄小脳路 (フレクシッヒ路)	・小脳への意識にのぼらない交叉性と非交叉性の外知覚と固有感覚	・筋紡錘 ・腱受容器 ・関節受容器 ・皮膚の受容器	2次ニューロンは後角基部の灰白質に存在する胸髄核(クラーク柱，シュテリング核)に位置する．2次ニューロンの軸索は交叉せずに直接小脳へ至る(p.406参照).	2次ニューロンの軸索は下小脳脚を通って脊髄小脳の虫部に向かう(3次ニューロンはない)(p.371も参照).

13.2 感覚系：刺激の作用機構
Sensory System: Stimulus Processing

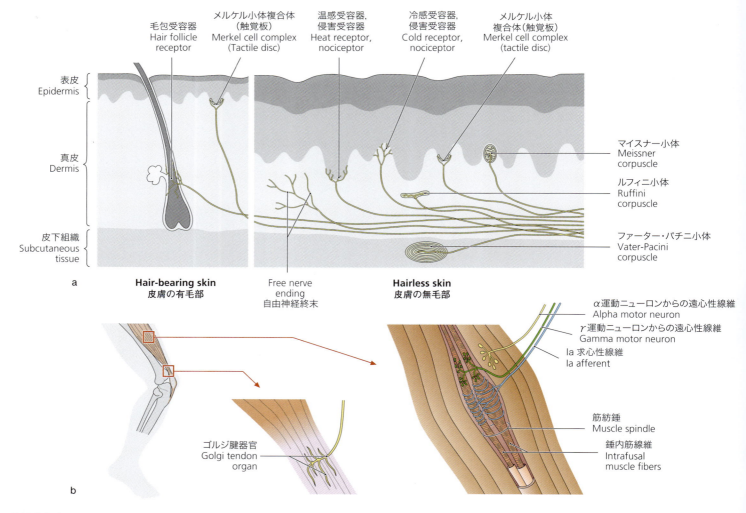

A 体性感覚系の受容器

a 皮膚の受容器：身体の末梢において，さまざまな種類の刺激が異なる受容器を興奮させる（ここでは皮膚の有毛部や無毛部の断面を示している）．これらの興奮は末梢神経を通して脊髄に至り，さらに特異的な経路を中継，通過して大脳皮質の感覚野に終わる．感覚の種類はすべてが特異的な受容器に対応しているわけではない．図は異なる受容器の種類の数を正確には示していない．侵害（痛覚）受容器，例えば温感や冷感受容器は自由神経終末から成り立っている．受容器全体のほぼ50％が侵害受容器である．

b 関節受容器：固有感覚とは位置覚，運動覚，力感覚をいう．固有感覚受容器は筋紡錘，腱受容器，関節受容器（ここでは示していない）を含む．

B 霊長類の前腕と手における大脳皮質の円柱（コラムまたはモジュール）の受容野の大きさ

感覚の情報は大脳皮質の円柱で処理される（p. 327 C 参照）．この図は円柱によって支配される受容野の大きさを示したものである．感覚情報の高い分解能が必要とされない領域（例えば前腕）では，1つの円柱は大きな受容野を支配する．繊細な触覚を必要とする領域（例えば指）では，1つの円柱は小さな受容野を支配している．これらの領域の大きさが感覚性ホムンクルスの全体的な配分を決めることになる（C 参照）．1つの皮膚領域は数個の神経細胞によって支配されているので，受容野の多くは重なり合うことになる．情報は感覚受容野から大脳皮質に神経細胞と軸索が次々と連なって伝えられる．これらの神経細胞と軸索の経路は中枢神経系の特定の場所に位置している（体部位局在の原則）．

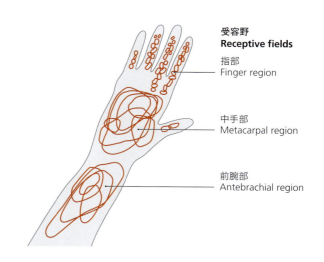

神経解剖　13. 機能系

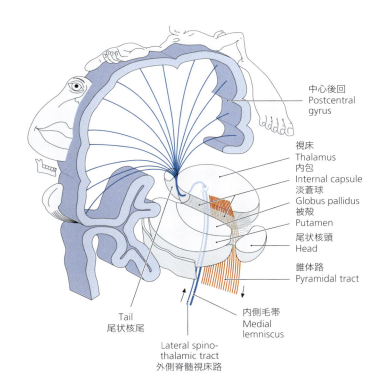

C　終脳における感覚路の配列

右の中心後回を前から見た図．感覚路における3次ニューロンの細胞体は視床に存在している．これらの軸索は一次体性感覚野である中心後回に投射する．中心後回は身体のそれぞれの部位に対応する構造を有している．すなわち，それぞれの身体領域は大脳皮質の特定の部位に再現（反映）される．大脳皮質における身体の再現領域は実際の身体の大きさと同じではなく，感覚支配の密度に比例している．指や頭部は豊富な感覚受容器を有しているので，皮質における再現領域はそれに従って大きくなる（B 参照）．逆に，殿部や下肢の感覚支配の少ない部位はより小さな再現領域を占める．これらの末梢における受容器の数によって感覚性ホムンクルス sensory homunculus が作られ，感覚に関与する大脳皮質領域に対応する．

Note　ホムンクルスの頭部は直立しているが，体幹部は倒立している．

視床から上行する感覚ニューロンの軸索は，内包の背側部では錐体路の軸索（赤色）と並行して配列している．このような配列のため，内包での大きな脳出血は，運動と感覚機能の欠損を引き起こす（Kell et al を参照）．

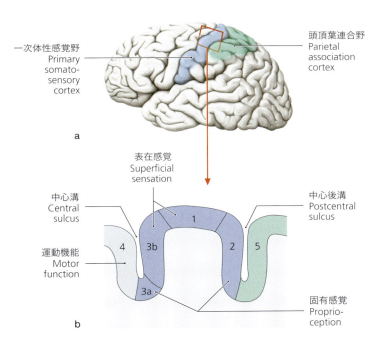

D　一次体性感覚野と頭頂葉連合野

a 左外側面．断面（**b**）ではブロードマンの番号が付されている．

身体の反対側の半分は一次体性感覚野に再現される（口の周囲を除く．この領域は左右両側で再現される：言語）．大脳皮質の一次感覚野は体性の感覚に関係する．頭頂葉連合野は身体の左右両方からの情報を受け取る．このように，刺激の処理はこれらの皮質では複雑さを増している．

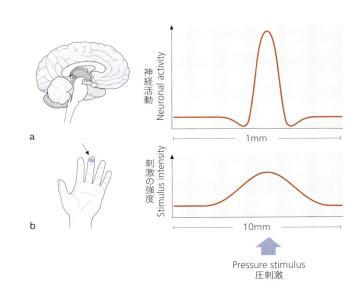

E　一次体性感覚野における皮質の円柱（コラム）の活動

a 末梢の圧刺激に対する一次体性感覚野のニューロンの反応の大きさ．刺激の強さは **b** に示されている．

この図は皮質における感覚情報処理の原則を示している．指先の約100個の受容器が圧刺激を受けると，一次体性感覚野で対応する円柱の約10,000個のニューロンが刺激に反応する〔皮質の円柱（コラム），p. 327 C を参照〕．末梢での圧刺激の強さは中心部で最大であり，周辺部に向かうに従って弱くなるため，皮質での処理もそれを反映する．皮質における処理は強い刺激と弱い刺激の差を増強するため，鋭いピークを示すこととなる（**a**）．指先の刺激領域の大きさが約 100 mm² であっても，一次体性感覚野では 1 mm² ほどの部位で処理される．

13.3 感覚系の傷害
Lesions of Sensory System

A 感覚路の傷害部位（Bähr, Frotscher による）

中枢神経系における感覚路の傷害は，脊髄から大脳皮質の体性感覚野までのどのような部位においても起こる可能性がある．徴候や症状は傷害部位を特定するのに役立つ．ここでは，意識にのぼる経路の傷害を扱う．体幹や四肢は脊髄神経によって支配される．また，頭部は独自の神経核をもつ三叉神経によって支配される（以下を参照）．

皮質あるいは皮質下での傷害（1, 2）

この高さでの傷害は，身体の反対側の体幹や四肢において対応する部位での感覚異常（ヒリヒリ，ピリピリ）や無感覚となって出現する．指の受容野は大きく，体幹部の受容野は小さいので，症状は遠位部において顕著となる．視床からの感覚路の線維は運動野にも終わるため，また，運動野と感覚野は隣どうし（中心前回，中心後回）であるため，運動野と感覚野は密接に関連している．

視床下域での傷害（3）

反対側の身体半分においてすべての感覚が消失する（視床は"意識への入り口"）．温度感覚・痛覚の経路に関わらない部分的な傷害（4）は，反対側の顔面や身体の感覚減退（触覚の低下）となる．痛覚や温度感覚は保たれる．

三叉神経毛帯と外側脊髄視床路での傷害（5）

脳幹におけるこれらの経路の傷害は，反対側の顔面と身体の痛覚や温度感覚の消失をもたらす．ほかの感覚は保たれる．

内側毛帯と前脊髄視床路での傷害（6）

痛覚や温度感覚以外の反対側の身体の感覚が消失する．内側毛帯は前脊髄視床路と後索路の2次ニューロンの軸索からなる．

三叉神経核，三叉神経脊髄路，外側脊髄視床路での傷害（7）

傷害を受けた同側の顔面（三叉神経節の1次ニューロンによる非交叉性支配）と反対側の身体（外側脊髄視床路の2次ニューロンによる交叉性支配）において，痛覚や温度感覚が消失する．

後索での傷害（8）

この部位での傷害は，同側の位置覚，振動覚，二点識別感覚 two-point discrimination の消失をもたらす．協調運動機能はフィードバックループによる感覚入力に依存しているので，感覚入力の消失は同側の感覚性運動失調 sensory ataxia となる．

後角での傷害（9）

痛覚や温度感覚は後角内で2次ニューロンに伝えられるので，1つもしくは数個の分節に関わる領域での限局性の傷害は，同側の傷害された分節での痛覚と温度感覚の消失をもたらす．粗い触覚を含むほかの感覚は後索に伝わり，後索核に中継されるので影響は受けない．後角での傷害による症状は「解離性の感覚消失 dissociated sensory deficit」と呼ばれる．

後根での傷害（10）

この部位での傷害は，同側での対応する分節における感覚の完全消失に至る根性感覚障害 radicular sensory disturbances を引き起こす．前根の傷害も加わると，分節性の筋力低下となる．このような臨床症状は椎間板ヘルニアで生じることがある（p. 463 参照）．

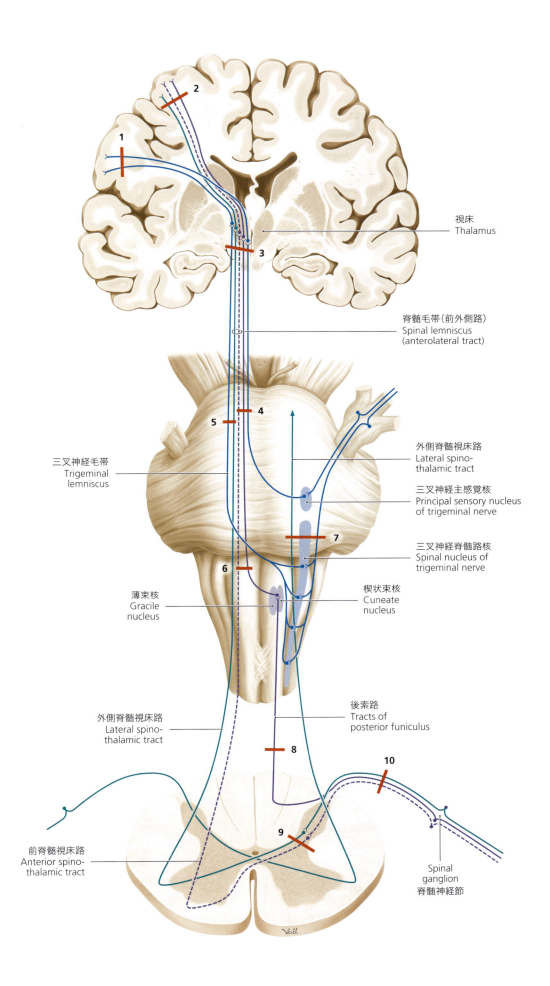

13.4 感覚系：痛覚の伝導
Sensory System: Pain Conduction

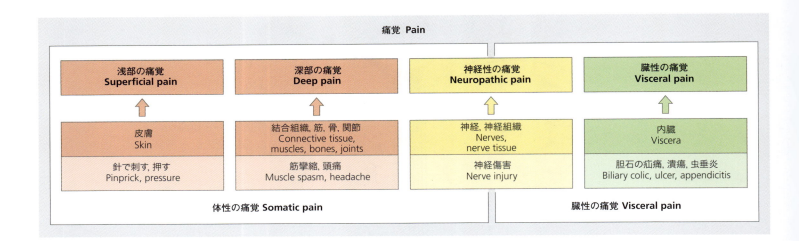

A 痛覚の種類の概要
国際疼痛学会 International Association for the Study of Pain（IASP）によると，痛覚とは「実際の，あるいは組織の傷害の危険性のある，あるいはそのような傷害に関連した不快な感覚と感情的経験」と定義される．痛覚はその発生する場所によって体性と臓性に分類される．体性の痛覚は一般的に体幹，四肢，頭部に由来するのに対して，臓性の痛覚は身体の内部の臓器から発せられる．神経性の痛覚は神経そのものの傷害によって引き起こされる．神経性の痛覚は体性あるいは自律神経系に関係するものである．体性の痛覚は下に示したように脊髄神経や脳神経によって伝えられるが，臓性の痛覚は自律神経によって伝えられる（p. 302 参照）．

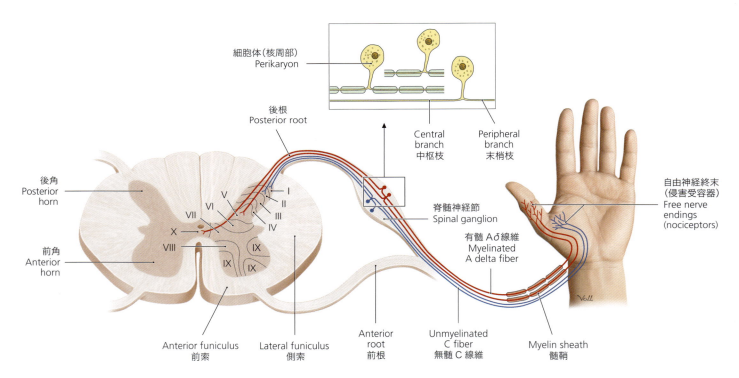

B 末梢性の体性の痛覚の伝わり方（Lorke による）
体幹や四肢からの体性の痛覚の興奮は有髄 Aδ 線維（温度感覚，痛覚，位置覚）と無髄 C 線維（温度感覚と痛覚）によって伝えられる．これらの求心性の線維（末梢枝）の細胞体は脊髄神経節（偽単極性ニューロン）に存在する．中枢枝（軸索）は脊髄の後角，特にレクセの層 lamina of Rexed の I, II, IV〜VI 層に終末する．侵害性の求心性線維は後角でシナプス結合した後，上行する（C 参照）．

Note ほとんどの体性の痛覚線維は有髄線維であるが，臓性の痛覚線維は無髄である．

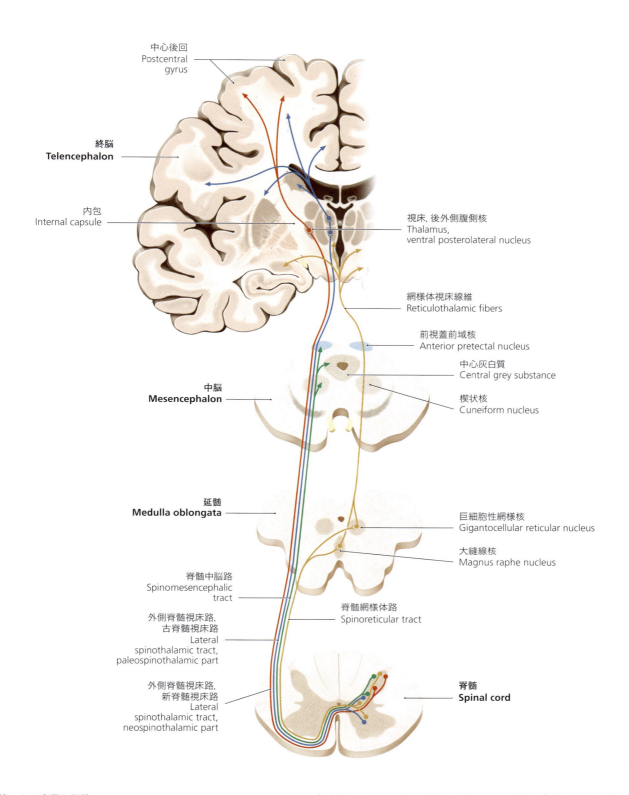

C 体幹と四肢からの痛覚上行路

体幹と四肢からの痛覚を担う1次求心性ニューロンの軸索は，脊髄灰白質の後角に存在する投射ニューロン（上図）に終末する．外側脊髄視床路は新脊髄視床路と古脊髄視床路に分かれる．痛覚路の新脊髄視床路（赤色で示す）の2次ニューロンは視床の後外側腹側核に終わる．3次ニューロンは後外側腹側核から脳の一次体性感覚野（中心後回）に投射する．古脊髄視床路（青色で示す）の2次ニューロンは視床の髄板内核と内側核に終わり，3次ニューロンは脳のさまざまな領域へ投射する．この痛覚路は痛みの感情的な要素に大きく関わっている（私は痛みにどれほどの意味を感じているのか）．これらの皮質に終わる痛覚路に加えて，皮質下領域に終わる脊髄中脳路や脊髄網様体路などの痛覚路もある．脊髄中脳路（緑色で示す）の2次ニューロンは主に中脳水道を取り囲む中心灰白質に終わる．ほかの軸索は楔状束核や前視蓋前域核に終わる．脊髄網様体路（オレンジ色で示す）の2次ニューロンはここでは大縫線核や巨細胞性網様核を代表として記しているが，網様体核群に終わる．網様体視床線維は痛覚を内側視床，視床下部，辺縁系に伝える．

13.5 感覚系：頭部の痛覚路と中枢鎮痛路
Sensory System: Pain Pathways in Head and Central Analgesic System

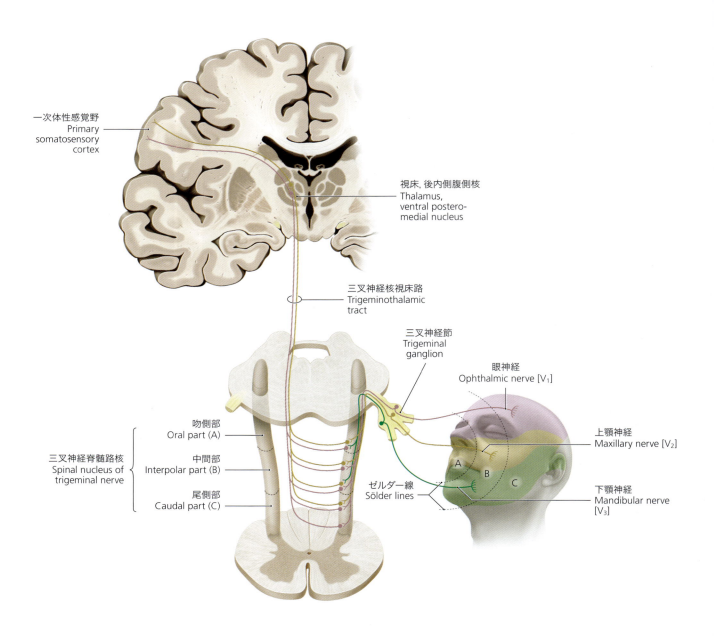

A　頭部の痛覚路（Lorke による）

頭部の痛覚路の線維は主に三叉神経からなる．痛覚路の1次求心性ニューロンの細胞体は三叉神経節に存在する．これらの中枢枝（軸索）は三叉神経脊髄路核に終末する．

Note　注目すべきは，この核の部分が体部位局在を示すことである．口周辺部（A）は吻側部にあり，後頭部（C）は尾側部に存在する．この体部位局在によって，中枢性の傷害ではゼルダー線に沿って感覚障害が認められる（p. 121 D 参照）．

2次ニューロンの軸索は中心を交叉し，三叉神経視床路を通り，反対側の視床の後内側腹側核と視床の髄板内核に終末する．痛覚の3次（視床）ニューロンは大脳皮質の一次体性感覚野に終わる．この図では三叉神経の痛覚線維のみを示している．三叉神経内において，ほかの感覚神経線維は痛覚線維と並行して走るが，いろいろな三叉神経核に終わる（p. 120 参照）．

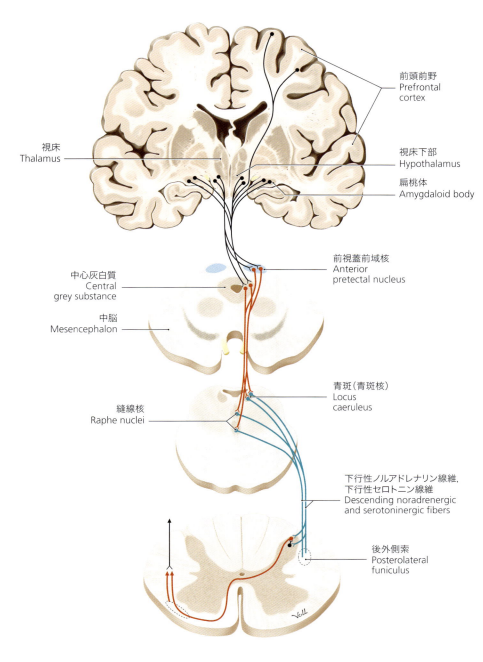

B 中枢性下行性鎮痛路（Lorke による）

一次体性感覚野へ痛覚を伝える上行性経路のほかに，痛覚の興奮を抑えることができる下行性の経路も存在する．中枢性の下行性鎮痛路の中心的な中継部位は中脳の中心灰白質である．中心灰白質は，視床下部，前頭前野，扁桃体（辺縁系の一部，ここでは示していない）からの求心性入力によって活性化される．また，脊髄からの求心性入力も受ける（p. 450 参照）．中心灰白質の興奮性グルタミン酸ニューロン（赤色で示す）は縫線核のセロトニンニューロンや青斑核のノルアドレナリンニューロン（どちらも青色で示す）に終わる．両方のニューロンの軸索は後外側索を下行する．これらは直接的にあるいは間接的に（介在ニューロンを介して）痛覚投射ニューロン（痛覚路の 2 次求心性ニューロン）に終わり，痛覚の興奮を抑える働きを有している．

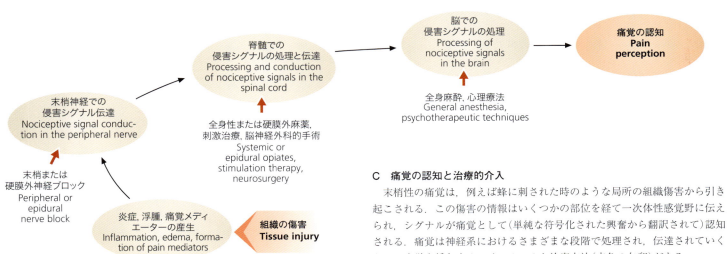

C 痛覚の認知と治療的介入

末梢性の痛覚は，例えば蜂に刺された時のような局所の組織傷害から引き起こされる．この傷害の情報はいくつかの部位を経て一次体性感覚野に伝えられ，シグナルが痛覚として（単純な符号化された興奮から翻訳されて）認知される．痛覚は神経系におけるさまざまな段階で処理され，伝達されていくため，痛覚を緩和するにはいろいろな治療方法（赤色の矢印）がある．

13.6 運動系：概観
Motor System: Overview

A 随意運動（錐体路系）に関与する解剖学的構造の概観（Klinke, Silbernagl による）

随意運動を行う最初のステップは，大脳連合野において運動を企画することである（例えば，運動の最終目標を，自分のコーヒーカップを持ち上げることとする）．小脳半球と大脳基底核は共働して運動をプログラム化し，この企画の結果を運動前野に伝える．運動前野はこの情報を一次運動野（M1）に伝え，錐体路を介して脊髄のα運動ニューロンに送る（錐体路系）．α運動ニューロンは骨格筋がこのプログラムを特異的な随意運動に変換させるような過程を始める．体性感覚情報はこの過程において重要なフィードバックを行う（例えば，どのくらい運動が進行したのか，どのくらい強くコーヒーカップの取っ手を握ればよいのか一卵の殻を握るのとどのくらい違えればよいのか，など）．

以下に続く図では随意運動の開始を一次運動野（M1）として描いているが，右図は多くの運動野が随意運動に関わっていることを示している（錐体外路系も含む．C，D，小脳を参照）．話を単純にするために運動系の説明は一般的に一次運動野（M1）から始めるのが普通である．

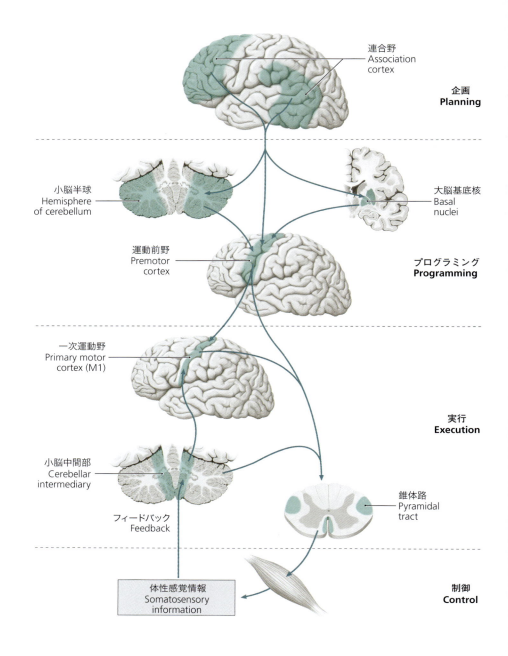

B 運動機能に関与する大脳皮質領域：運動の開始

左半球の側面．

随意運動の開始（例えばコーヒーカップに手を伸ばそうとする行為）は，多くの大脳皮質の相互作用の結果である．一次運動野（M1，ブロードマン4野）は中心前回に位置する（運動の実行）．すぐ吻側の6野は外側の運動前野と内側の補助運動野（運動の開始）からなる．連合線維（p. 334参照）は3，1，2野の感覚野（中心後回に位置する一次体性感覚野，S1）と，運動機能連合野である5，7野（後頭頂野）を機能的に結びつける．これらの領域はものを握る行動を正確に行ったり，眼球の運動を制御するために重要である．

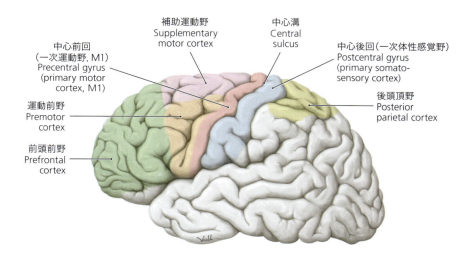

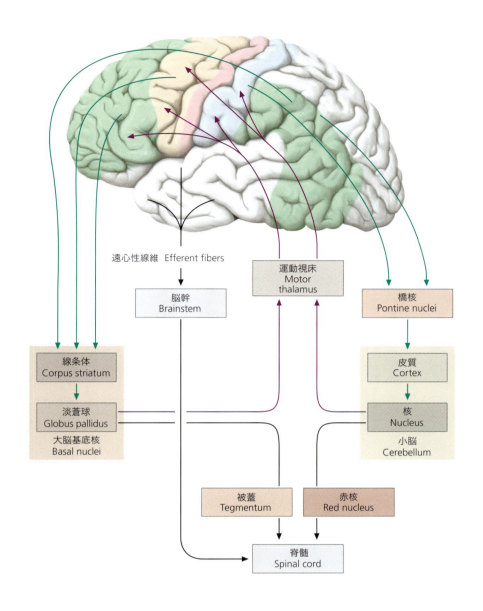

C　大脳皮質と大脳基底核，小脳との結合：複雑な運動のプログラミング

錐体路系(一次運動野と錐体路)は複雑な運動の企画とプログラミングを行うにあたって大脳基底核や小脳によって補助される．運動核への線維(緑色で示す)は直接大脳基底核(左)にシナプス結合をしないで終わるのに対して，小脳は間接的に橋核(右，p. 361 C 参照)を介して制御されている．運動視床はこれら 2 つの領域へのフィードバックループを提供している(p. 459 参照)．大脳基底核や小脳からの遠心性線維は脊髄も含む下位の領域へ分布する．随意運動における大脳基底核や小脳の重要性は，これらの構造が傷害された時に生じる症状を知ることで理解できる．大脳基底核の疾患は運動の開始や実行に障害をもたらす(例えばパーキンソン病 Parkinson's disease)が，小脳の傷害は非協調性の振戦に代表される特徴を示す(例えば，一次的な小脳への毒性傷害によって引き起こされる酩酊時のような動き)．

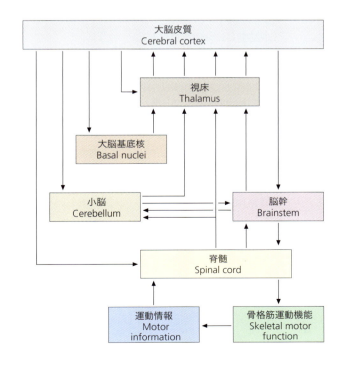

D　運動制御における感覚運動系を示す模式図

随意運動を正確に行うには，末梢(筋紡錘，腱受容器)からのフィードバックが常時必要とされる．運動と感覚は機能的に緊密な関係にあるので，しばしば感覚運動系としてまとめられる．脊髄，脳幹，小脳，大脳皮質は感覚運動系を制御する．末梢，小脳，大脳基底核からのすべての情報は視床を介して大脳皮質に入る．運動時における感覚系の働きは，感覚機能が失われた時に起こる感覚性運動失調(p. 471 D 参照)として臨床的に重要である．ここでは感覚運動系のうち眼球運動に関する部分については示していない．

13.7 運動系：錐体路（皮質脊髄路）
Motor System: Pyramidal (Corticospinal) Tract

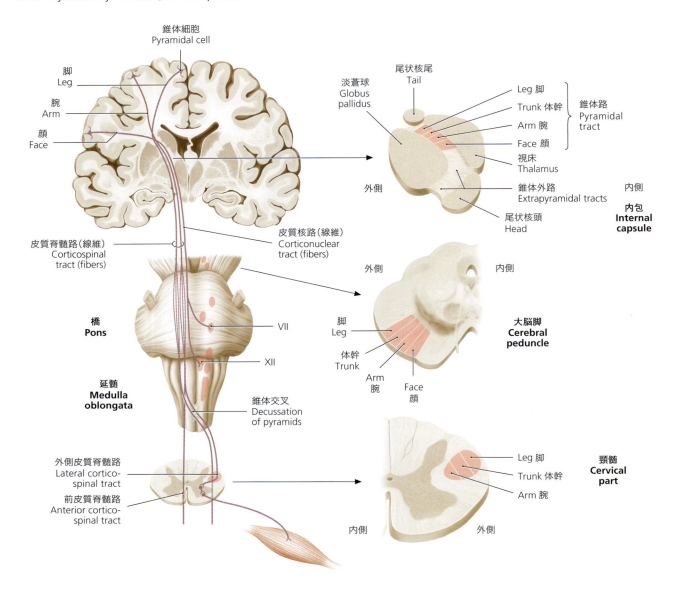

A　錐体路（皮質脊髄路）の走行

錐体路は3つの経路，すなわち皮質脊髄路，皮質核路，皮質網様体路（皮質網様体路はここでは示していないが，脳幹の巨細胞性網様核に終わるものである）から構成される．これらの経路は一次運動野からの下行性運動路を作る．皮質脊髄路の線維は脊髄の前角運動ニューロンに終わるが，皮質核路の線維は脳神経の運動核に終わる．

皮質脊髄路

皮質脊髄路の線維の一部分は中心前回の第Ⅴ層にある大型の錐体細胞（ベッツ細胞 Betz cells）から起こる（運動野の層構造は D に示している）．大部分の線維は第Ⅴ，Ⅵ層の錐体細胞やほかのニューロンから起こる．また中心前回以外の領域からも線維が出る．これらの線維はすべて内包を通る．80％の線維は延髄（錐体交叉）の高さで反対側に出て，外側皮質脊髄路（錐体路）として脊髄を下行する．非交叉の線維は前皮質脊髄路（錐体路）として下行し，各脊髄分節の高さで反対側に向かう．多くの線維は運動ニューロンにシナプス結合をする介在ニューロンに終末する．

Note　以前に述べた各脊髄分節の高さにおける体部位局在の基本的なパターンは錐体路のすべての脊髄分節の高さにおいて認められる．このことが錐体路の傷害の部位を特徴づけることになる．

皮質核路

脳神経の運動神経核や運動に関わる部位は，顔面領域を支配する運動前野の錐体細胞からの線維を受ける．これらの皮質核線維は反対側の脳幹における運動神経核［脳神経Ⅲ-Ⅶ，Ⅸ-Ⅻ］に終わる（脳幹のほかの神経核に終わる線維は C に示している）．この反対側の支配のほかに，線維は同側の脳神経核に終わり，両側支配のパターンを示す（この図では示していない）．この二重支配は，例えば顔面神経の前頭枝の傷害において臨床的に重要となる（p. 125 D 参照）．

「錐体路」について：研究者によっては錐体路という言葉を錐体交叉より下の部分に限って厳格に解釈する場合もあれば，全経路を示す研究者もいる．本書を含め多くの著作においては，錐体路はここで述べたすべての線維を集合的に示している．一部の研究者は錐体交叉から錐体路の名を付けたのではなく，大脳皮質の大型の錐体細胞（ベッツ細胞）から名付けた（p. 409 C 参照）．

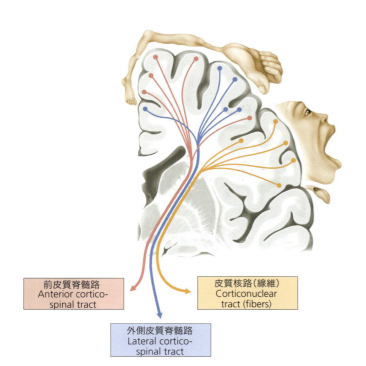

B　中心前回における骨格筋の体部位局在（運動性ホムンクルス motor homunculus）

前面．

筋が末梢運動神経によって濃密に支配されている部位（例えば手）は，中心前回において多くのニューロンによって制御されている．その結果，少数のニューロンによって制御されている部位（例えば体幹）に比べると，皮質に大きな領域を占めることになる．この運動野の体部位局在は，皮質においてさまざまな部位の面積が再現される感覚支配と類似している（中心後回の感覚性ホムンクルスと比較すること，p. 447 C 参照）．皮質の特定の領域は体幹と四肢を制御し，特定の領域は頭部を制御する．頭部を支配する線維は皮質核路を構成し，体幹と四肢を支配する線維は皮質脊髄路である．皮質脊髄路の線維は終脳より下では 2 つに分かれ，外側皮質脊髄路と前皮質脊髄路を作る．

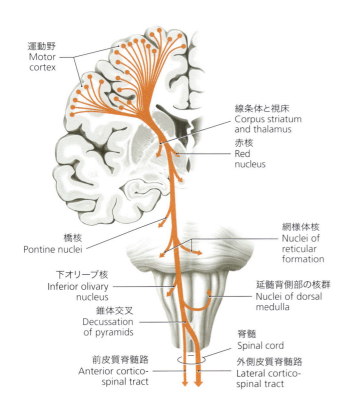

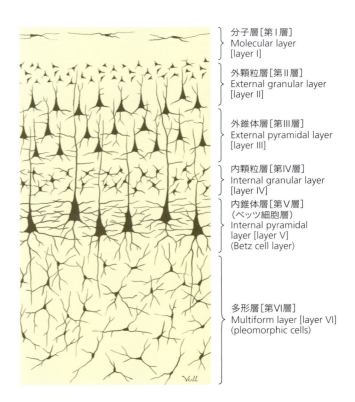

C　皮質からの遠心性線維の多様性

前面．上で述べた皮質脊髄路や皮質核路のほかに，皮質からいろいろな皮質下領域や脊髄にさまざまな線維が下行する．

次の皮質下領域は皮質からの線維を受けている部位である：線条体と視床，赤核，橋核，網様体核，下オリーブ核，延髄背側部の核群（p. 460 で述べる），脊髄．

これらの，脊髄より上の下行性（遠心性）線維の一部は錐体路ニューロンの側副枝や別の軸索などである．

D　運動野の層構造（中心前回のブロードマン 4 野）

第 V 層の大型の錐体細胞（ベッツ細胞）の軸索は皮質脊髄路を構成する線維のわずか（4% 以下）しか占めない．V，VI 層の錐体細胞やほかの細胞がその残りの大部分を占める．錐体路を構成する線維の約 40% が中心前回のブロードマン 4 野に由来する．残りの 60% は補助運動野のニューロンからくる（p. 454 参照）．

13.8 運動系：運動神経核
Motor System: Motor Nuclei

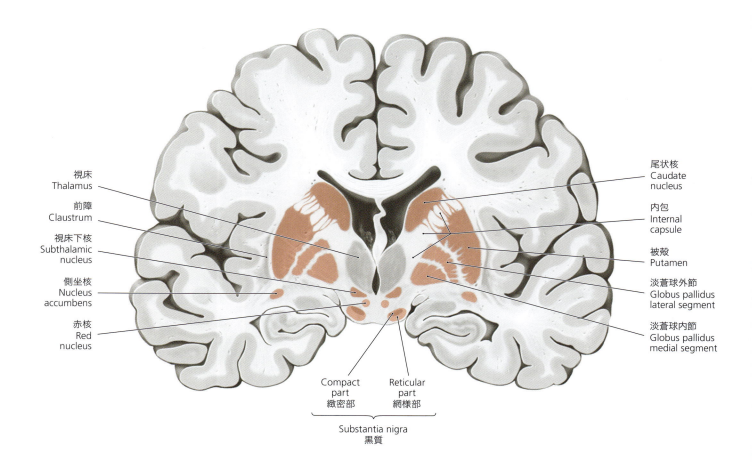

A 運動神経核
冠状断面（前頭断面）．

大脳基底核は運動の企画や実行を担う終脳の皮質下核である．大脳基底核は錐体外路系における中継部位であり，大脳の中心灰白質のほとんどを占めている．灰白質の残りの部分は視床であるが，視床は基本的に感覚（"意識への入り口"）を司り，二次的に運動系からのフィードバック機構においてのみ運動に関与する．

以下の3つの大きな運動神経核がある．
- 尾状核
- 被殻
- 淡蒼球（発生学的に間脳の一部）

これらの3つの核は，集合的に次のような名称で知られている．
- レンズ核

被殻，淡蒼球とそれらの間に介在する線維からなる．

- 線条体

被殻，尾状核，さらにそれらの間に介在する灰白質の線条からなる．

尾状核，被殻，淡蒼球のほかにも，機能的には運動系と考えられる核が存在する．

厳密な解剖学的な意味において，上に述べた終脳の構造が大脳基底核となる．教科書によっては，誤って間脳の視床下核（p. 352 参照）や中脳の黒質（p. 357 参照）を含めているものもある（機能的に強く連結しているため）．大脳基底核の機能障害の特徴は運動障害（例えばパーキンソン病）である．

以前は基底核を基底神経節とも呼んでいた．しかし神経節は定義上，末梢神経系にしか存在しないため，定義上正確な基底核という用語が用いられるようになった．

側坐核は報酬系に属する．側坐核が活性化されると，望んでいることが実行される．

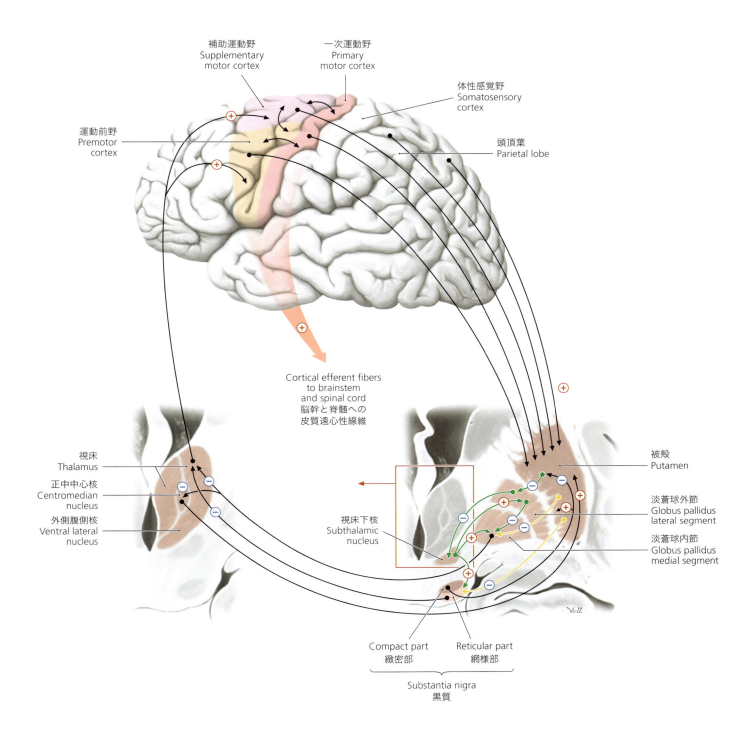

B　運動野と大脳基底核との情報の流れ：運動ループ

　大脳基底核は繊細な随意運動のコントロールされた，意図的な実行（例えば，卵を壊さないでつまみ上げる行為）に関与している．大脳基底核は皮質と皮質下核からの情報を統合しながら同時に加工し，視床を介して運動野に戻す（フィードバック）．

　運動前野，一次運動野，補助運動野，体性感覚野，頭頂葉からのニューロンはその軸索を被殻へ送る（p. 337 参照）．被殻からの情報を伝える経路には直接経路（黄色）と間接経路（緑色）がある．2つの経路は視床を介して最終的に運動野へ情報を伝える．直接経路（黄色）においては，被殻のニューロンは淡蒼球内節と黒質網様部へ投射する．どちらの核も次にフィードバックシグナルを運動視床へ送り，そこから運動野へ投射する．

　間接経路（緑色）においては，被殻のニューロンは淡蒼球外節と視床下核を介して淡蒼球内節へ投射し，さらに視床へと連絡する．別の間接経路は視床下核から黒質網様部へ向かい，視床に至る．

　黒質の緻密部に存在する抑制性のドパミンニューロンが機能を停止すると，間接経路は抑制され，直接経路はもはや興奮しなくなる．これらの効果は視床皮質路ニューロンの抑制を増強させ，結果として運動を抑えることとなる（運動低下障害，例えばパーキンソン病など）．逆に，淡蒼球内節と黒質網様部の活動が低下すると，視床皮質ニューロンが興奮し，不随意運動が起こる（運動亢進，例えばハンチントン病 Huntington's disease など）．

　左下の図は，図中四角で囲んである領域（視床）を拡大して示している．

13.9 運動系：錐体外路系とその傷害
Motor System: Extrapyramidal Motor System and Lesions

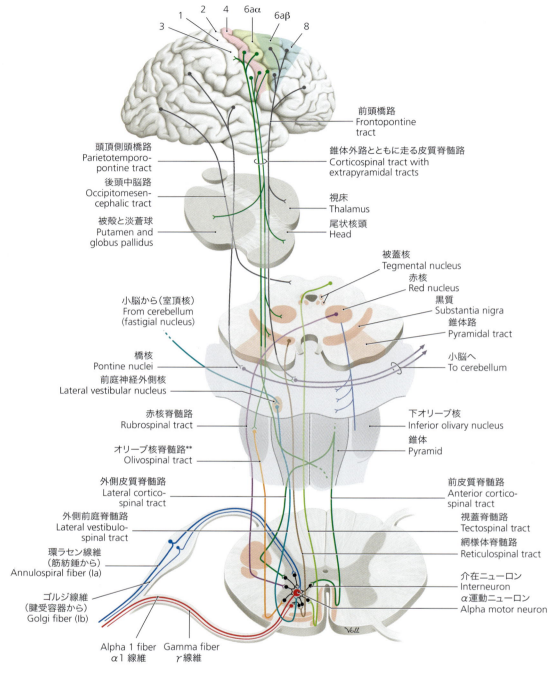

A 錐体外路系の下行路

錐体外路系*の下行路の起始ニューロンは大脳基底核（被殻，淡蒼球，尾状核），赤核，黒質，大脳皮質運動野（ブロードマン6野）などいろいろな神経核からなる．

以下の下行路は錐体外路系の一部である．
- 赤核脊髄路
- オリーブ核脊髄路（**訳注：この経路についてはヒトでの存在が疑問視されている）
- 前庭脊髄路
- 網様体脊髄路
- 被蓋脊髄路

これらの長い下行路の線維は，脊髄α運動ニューロンやγ運動ニューロンにシナプス結合する介在ニューロンに終末する．これらに加えて，運動ニューロンはさらに感覚入力を受ける（青色で示す）．これらの経路のすべての興奮（インパルス）はα運動ニューロンによって統合され，活動を修飾し，そして筋収縮に影響を与える．α運動ニューロンの働きは臨床的には反射の検査で調べられる．

*"錐体外路系"という言葉には批判がある．なぜなら，錐体外路系の機能と解剖学的な要素は錐体路系と非常に相互に関連し合っているので，解剖学的な観点からは区別することはかなり人為的であり，特に"錐体外路系"は運動機能制御に関わる小脳を除いているからである．

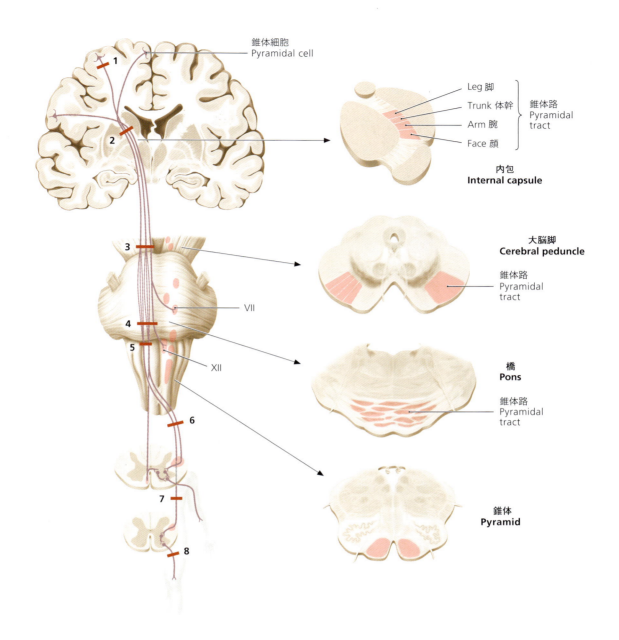

B 運動系の傷害と結果として起こる症状

皮質近傍の傷害（1）
傷害された皮質領域によって支配されている筋の麻痺．一次運動野において顔面と手が占める領域は大きいので（p. 457 B 参照），麻痺はまず腕と顔面（腕顔麻痺）に起こることが多い．麻痺は常に傷害部位と反対側に起こり（錐体交叉），弛緩性で，錐体外路が傷害されていないため，完全というよりは不完全麻痺（不全麻痺 paresis）である．もし錐体外路の線維が傷害されている場合，完全な痙性麻痺 spastic paralysis となる（以下を参照）．

内包での傷害（2）
これは慢性的な反対側の痙性片麻痺 spastic hemiplegia（完全麻痺）となる．なぜなら，錐体路と，内包へ入る前の錐体路線維と混ざり合った錐体外路＊の両方に影響するからである．脳卒中がこの高さでの傷害の大きな原因である．

大脳脚での傷害（3）
反対側の痙性片麻痺となる．

橋での傷害（4）
傷害部位の大きさによって，反対側の不全片麻痺または両側の不全麻痺となる．錐体路の線維は内包よりも橋における横断面積を多く占めるので，多くの場合必ずしもすべての線維が傷害されない．例えば，顔面神経や舌下神経の線維は，背側に位置しているため，通常影響を受けない．外転神経核の傷害は同側の三叉神経核の傷害を伴う（図では示していない）．

錐体での傷害（5）
弛緩性の反対側の不全麻痺となる．なぜなら，錐体外路（例えば，赤核脊髄路，被蓋脊髄路）の線維は錐体路よりも背側にあり，錐体の部位での単独の傷害では影響を受けないからである．

脊髄での傷害（6, 7）
頸髄の高さ（6）での傷害は同側の痙性片麻痺となる．なぜなら，錐体路と錐体外路はこの高さでは混ざり合い，すでに反対側に交叉しているからである．胸髄の高さ（7）では同側の脚の痙性麻痺となる．

末梢神経での傷害（8）
この傷害はα運動ニューロンの軸索を傷害し，弛緩性麻痺となる．

＊このように痙性麻痺は錐体外路傷害の症状となる．錐体路傷害が最初に記載された時，この事実は知られておらず，錐体路傷害が痙性麻痺を生じると思われていた．教科書によってはいまも痙性は錐体路傷害の古典的症状と書かれている．痙性麻痺は中枢性の麻痺とみなしたほうがよい．

13.10 神経根の傷害：感覚障害
Lesions of nerve root: Sensory Deficits

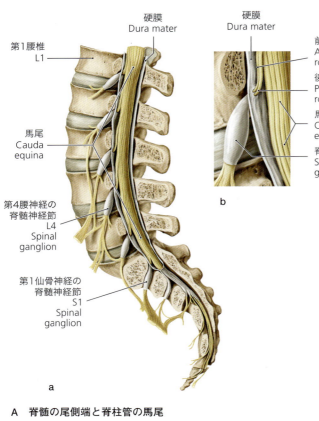

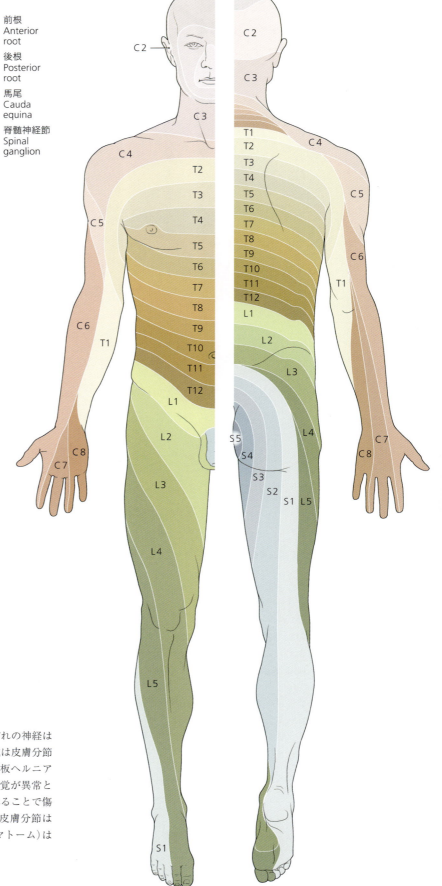

A　脊髄の尾側端と脊柱管の馬尾
正中断，左側面．
脊髄は第1腰椎[L1]の高さで終わり，脊柱管におけるその部位より下の部分の神経組織は前根と後根のみからなる（p. 397 参照）．運動性の前根と，感覚性の後根は椎間孔の部分で一緒になり脊髄神経を形成する．これらの根は硬膜の袋を別々の孔を通って出入りする（**b**）．このことは，神経根が圧迫されるような患者では感覚障害（痛み，感覚消失）や運動障害（筋力低下から麻痺）の症状が別々にあらわれるということの解剖学的な裏づけとなっている（**E** 参照）．

B　皮膚に対する神経根の支配：皮膚分節（デルマトーム）
前根と後根が合わさって脊髄神経を作った後（**A** 参照），それぞれの神経は特定の領域を支配する．単一の後根によって支配される皮膚領域は皮膚分節（デルマトーム）と呼ばれる．後根が傷害されると（例えば，椎間板ヘルニアによって圧迫される），その根によって支配されている領域の感覚が異常となる．その結果，感覚欠損がある皮膚分節（デルマトーム）を調べることで傷害を受けている神経根の部位が特定される．第1頸神経[C1]の皮膚分節は運動線維しか含まないので，第1頸神経[C1]の皮膚分節（デルマトーム）は存在しない．

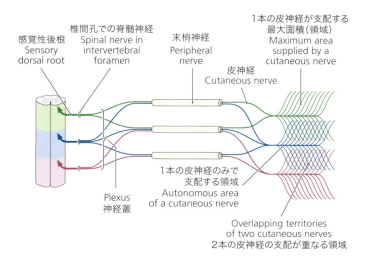

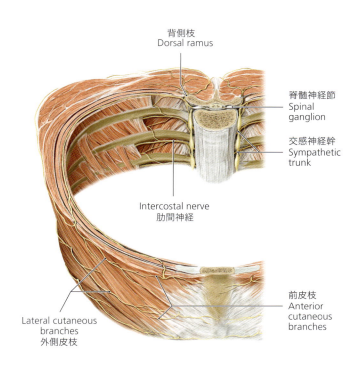

C 神経根の傷害の部位

神経根の傷害は，脊髄から出る部位から末梢神経を形成する両方の根が合わさる部位までの間の前根（腹側運動根）と後根（背側感覚根）に起こる．したがって，前根の傷害は運動障害をもたらし（p. 464 参照），後根の傷害は対応する皮膚分節（デルマトーム）の感覚障害となる．四肢の皮膚分節（デルマトーム）は手足の発生に伴って体幹から遠位方向へ広がっていくが，体幹の支配領域は典型的な分節パターンを保つ（B，D 参照）．隣接する皮膚分節は重なり合うため，1つの皮膚分節の傷害によってもたらされる感覚の消失は図に示しているような皮膚分節の大きさよりも小さくなっている．脳はこのような解剖学的回路を正確に認知せず，神経によって支配されている領域（すなわち皮膚分節）に傷害部位があるかのように処理する．

D 体幹における神経根の支配

筋の分節構造が体幹で保持されているため，体幹は神経根の分節支配パターンを示す．体幹の神経は神経叢を形成しないので，神経根の支配パターンはそのまま皮神経の境界となる［第 2-12 胸神経［T2-T12］，B 参照］．交感神経幹からの求心性線維は根よりも遠位側の末梢神経に到達する．このことが，神経根が傷害されても通常その皮膚分節において自律神経障害がない理由となる．

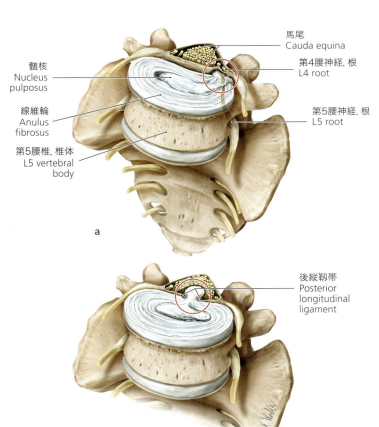

E 第 4-5 腰椎［L4-L5］の高さでの腰椎椎間板ヘルニアによる脊髄神経への圧迫

椎間板ヘルニアは脊髄神経や馬尾を圧迫する．椎間板は中心にあるゼラチン様の芯（髄核）と周辺部にある線維軟骨の輪（線維輪）から構成される．線維輪が傷害を受けると，ゼラチン様の芯の物質が線維軟骨の輪の傷害部位からとび出て，椎間孔に至るまでの神経根を圧迫する．これがしばしば根症状の原因となり，次の2つの病状へと進行する．

・椎間孔の部分における神経根を刺激する．この刺激は腰の痛み（腰痛 lumbago）を引き起こし，傷害されている皮膚分節における下肢へ痛みが広がる（根性坐骨神経痛 sciatica）．
・大きなヘルニアの場合は脊髄神経の後根および，または前根を圧迫し，激しい痛みを引き起こし，感覚障害や（もし前根が傷害されている場合には）運動障害も引き起こす．

a 第 4-5 腰椎［L4-L5］の高さでの後外側のヘルニア．この傷害はヘルニアの後ろを通る第 5 腰神経の根に及び，すでに椎間孔に入った下行性の第 4 腰神経には影響を及ぼさない．その結果，感覚障害は第 5 腰神経の皮膚分節において顕著となる（B 参照）．かなり外側のヘルニアの場合のみ神経根は傷害された椎間板と同じ高さにおいて傷害を受ける．

b 第 4-5 腰椎［L4-L5］の高さでの後内側のヘルニア．髄核は後縦靱帯を介してとび出し，馬尾を圧迫する．多くの神経根が圧迫されると馬尾症候群 cauda equina syndrome となる．特定の神経根の傷害によって障害を生じる部位は p. 464 で述べる．

13.11 神経根の傷害：運動障害
Radicular Lesions: Motor Deficits

A　神経根の傷害を示す筋―四肢の筋と横隔膜（Kunze による）

感覚性の後根の傷害は特異的な皮膚分節における感覚障害を示す（p. 462 と p. 463 C 参照）が，運動性の前根の傷害は特定の筋において筋力の低下を生じることとなる．障害が生じた皮膚分節が感覚神経根の傷害部位を示すように，障害が生じた筋は傷害された脊髄の部位や根の高さを示す．特定の脊髄分節によって支配されている筋は標識筋と呼ばれている（後根における皮膚分節と類似）．標識筋は通常単一の脊髄分節によって支配されているが，必ずしもそうでないこともあるので，1 つの脊髄分節や脊髄神経の傷害は完全な麻痺というよりも，傷害された筋における筋力の低下（不全麻痺）となってあらわれる．傷害された部位によって主にではないが部分的に支配を受ける筋においては，筋力のわずかな低下がみられる．上肢や下肢における標識筋を下の表に示している．感覚性の後根の傷害は単独で起こるが，運動性の前根の傷害は通常後根の傷害を伴うので，感覚障害の部位も合わせて表に記載している．

Note　体幹のこれらの神経は神経叢を形成せず直接脊髄神経に由来するので，体幹における分節パターンは末梢神経の支配パターンと同じとなる．

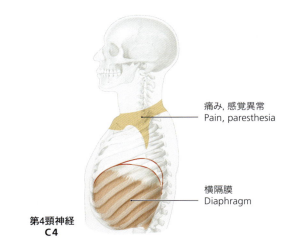

第4頚神経 **C4**

痛みまたは感覚障害の部位	肩
標識筋	横隔膜
反射の消失	なし

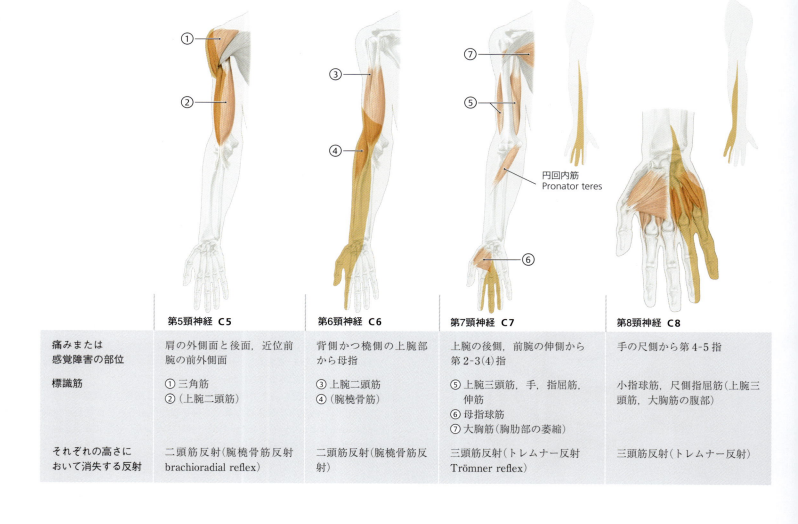

	第5頚神経　**C5**	第6頚神経　**C6**	第7頚神経　**C7**	第8頚神経　**C8**
痛みまたは感覚障害の部位	肩の外側面と後面，近位前腕の前外側面	背側かつ橈側の上腕部から母指	上腕の後側，前腕の伸側から第2-3(4)指	手の尺側から第4-5指
標識筋	① 三角筋 ② （上腕二頭筋）	③ 上腕二頭筋 ④ （腕橈骨筋）	⑤ 上腕三頭筋，手，指屈筋，伸筋 ⑥ 母指球筋 ⑦ 大胸筋（胸肋部の萎縮）	小指球筋，尺側指屈筋（上腕三頭筋，大胸筋の腹部）
それぞれの高さにおいて消失する反射	二頭筋反射（腕橈骨筋反射 brachioradial reflex）	二頭筋反射（腕橈骨筋反射）	三頭筋反射（トレムナー反射 Trömner reflex）	三頭筋反射（トレムナー反射）

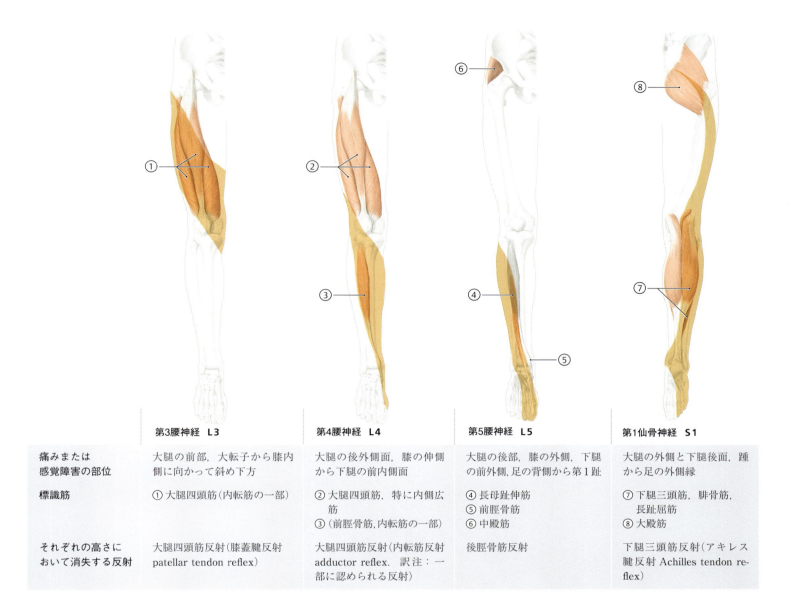

	第3腰神経 L3	第4腰神経 L4	第5腰神経 L5	第1仙骨神経 S1
痛みまたは感覚障害の部位	大腿の前部，大転子から膝内側に向かって斜め下方	大腿の後外側面，膝の伸側から下腿の前内側面	大腿の後部，膝の外側，下腿の前外側，足の背側から第1趾	大腿の外側と下腿後面，踵から足の外側縁
標識筋	① 大腿四頭筋（内転筋の一部）	② 大腿四頭筋，特に内側広筋 ③ （前脛骨筋,内転筋の一部）	④ 長母趾伸筋 ⑤ 前脛骨筋 ⑥ 中殿筋	⑦ 下腿三頭筋，腓骨筋，長趾屈筋 ⑧ 大殿筋
それぞれの高さにおいて消失する反射	大腿四頭筋反射（膝蓋腱反射 patellar tendon reflex）	大腿四頭筋反射（内転筋反射 adductor reflex．訳注：一部に認められる反射）	後脛骨筋反射	下腿三頭筋反射（アキレス腱反射 Achilles tendon reflex）

B 脊髄分節の標識筋

表はそれぞれの脊髄分節の典型的な標識筋を示している．

脊髄分節	標識筋
第4頸髄節［C4］	横隔膜
第5頸髄節［C5］	三角筋
第6頸髄節［C6］	上腕二頭筋
第7頸髄節［C7］	上腕三頭筋
第8頸髄節［C8］	小指球筋，（尺側）長母指屈筋
第3腰髄節［L3］	大腿四頭筋
第4腰髄節［L4］	大腿四頭筋，内側広筋
第5腰髄節［L5］	長母趾伸筋，前脛骨筋
第1仙髄節［S1］	下腿三頭筋，腓骨筋，大殿筋

C 神経根刺激による臨床的症状

- 傷害された皮膚分節における痛み
- 傷害された皮膚分節における感覚消失
- 咳，くしゃみ，力み時の痛みの増強
- ほかの感覚神経線維よりも痛覚の線維へのより大きな影響
- それぞれの高さにおける標識筋の運動障害
- 傷害された脊髄分節に関する反射の消失または減弱

13.12 腕神経叢の傷害
Lesions of Brachial Plexus

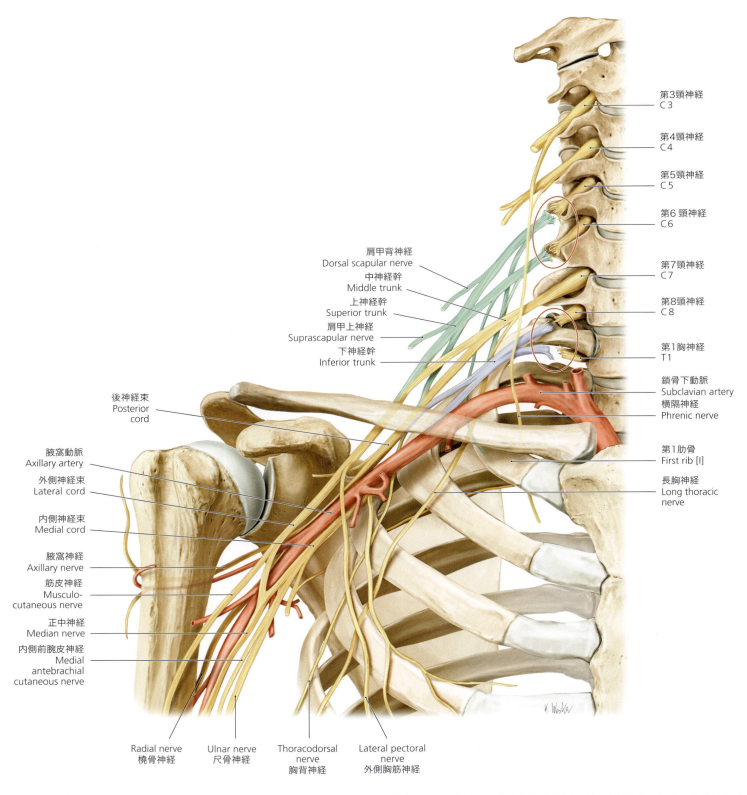

A 腕神経叢麻痺
右側，前面．
傷害部位を丸く（赤色）囲んである．
腕神経叢麻痺は2つの様式に分かれる．第5-6頸神経[C5-C6]の前枝の傷害による上部腕神経叢麻痺（C参照）と，第8頸神経[C8]，第1胸神経[T1]の前枝の傷害による下部腕神経叢麻痺（D参照）である．第7頸神経[C7]はこれら2つの様式の境界になり，どちらの様式によっても影響を受けない．腕神経叢の完全な傷害は激しい外傷によっても生じる．

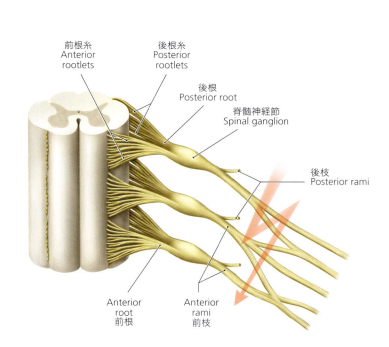

B 腕神経叢麻痺の傷害部位

腕神経叢の傷害は，神経叢の遠心性の情報を伝える脊髄神経の前枝に影響を及ぼす．前枝は運動線維と感覚線維を有しているので，腕神経叢の傷害は多くの場合運動と感覚の両方の障害を生じる．麻痺（C 参照）は 2 次運動ニューロンの傷害なので，常に弛緩性である．

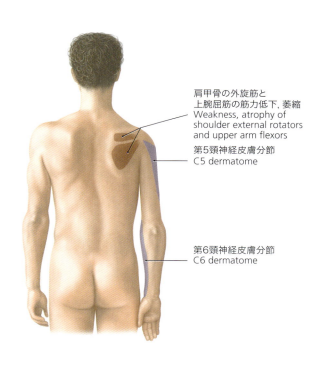

C 例：上部腕神経叢麻痺（エルプの麻痺 Erb's palsy）

この状態は第 5-6 頸神経［C5-C6］の前枝の傷害によるもので，肩関節の外転筋と外旋のための筋，上腕の屈筋と回外筋の麻痺となる．腕は外側を向いて垂れ（上腕の屈筋の低下），手掌は後方を向く（回外筋の筋力低下で回内筋が優勢となる）．肘関節と手の伸筋の部分麻痺もある．典型的な例では上腕と前腕の外側表面の感覚障害があるが，ない場合もみられる．上部腕神経叢麻痺は出産時の外傷による場合が多い．

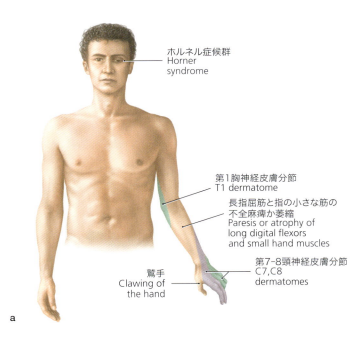

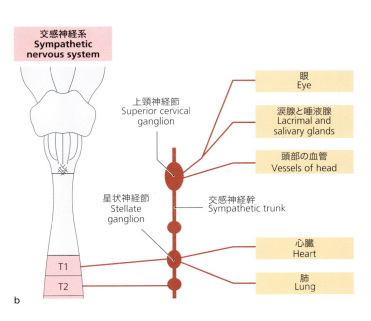

D 例：下部腕神経叢麻痺
　　（デジェリヌ＝クルンプケの麻痺 Dejerine-Klumpke palsy）

この麻痺は第 8 頸神経［C8］，第 1 胸神経［T1］の前枝の傷害による（a 参照）．麻痺は手の筋，長指屈筋や手根屈筋に影響する（鷲手と指の小さな筋の萎縮）．感覚障害は前腕の尺側面と手に及ぶ．頭部の交感神経線維は第 1 胸神経［T1］（b 参照）の脊髄神経から出るので，頭部の交感神経支配が失われる．これは一側性のホルネル症候群 Horner syndrome として認められ，特徴として縮瞳（瞳孔散大筋の麻痺による縮瞳）と上下の瞼板筋の交感神経支配が障害されることによる眼瞼裂狭小（眼瞼下垂ではない）がみられる．眼瞼裂狭小は眼球陥没（眼球が眼窩の中に沈み込む）に似る．

13.13 腰仙骨神経叢の傷害
Lesions of Lumbosacral Plexus

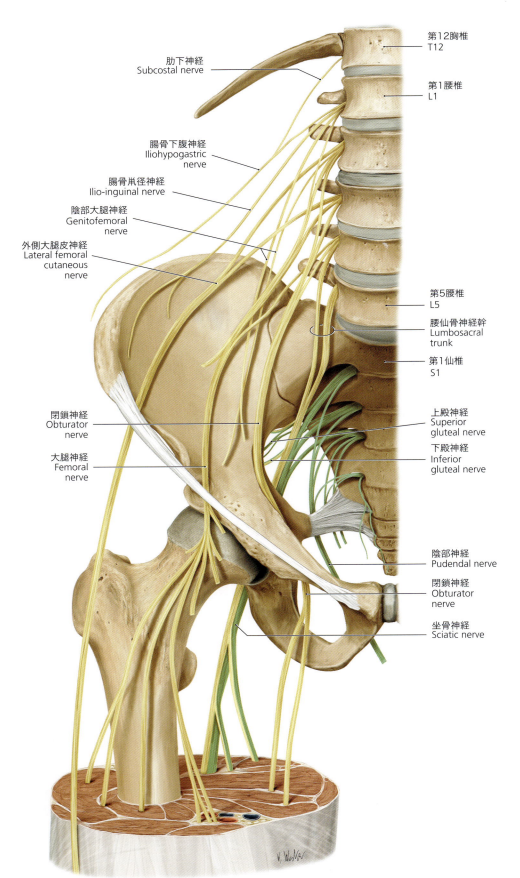

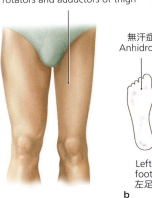

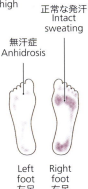

A 腰仙骨神経叢
前面．

腰仙骨神経叢は腰神経叢（黄色で示す：T12-L4）と仙骨神経叢（緑色で示す：L5-S4）に分かれる．第4腰神経の下側の線維と第5腰神経のすべての線維は，腰仙骨神経幹に統合され，これが仙骨神経叢と連絡する．仙骨神経叢は背側方向に走行する．

Note 腰部の神経（黄色）は前方を走るのに対し，仙骨部の神経（緑色）は後方を走る．腰部と仙骨部は腰仙骨神経幹で結合する．腰仙骨神経叢は骨盤の深層にあるため，浅層にある腕神経叢よりも傷害を受ける頻度が低い．腰仙骨神経叢は，骨盤の骨折，仙骨の骨折，股関節の骨折や置換手術の合併症などによって傷害される．

B 腰神経叢［T12-L4］の傷害

この状態の特徴は大腿神経の麻痺で，殿部の屈筋，膝の伸筋，大腿の外旋筋と内転筋に障害があらわれる（**a**）．感覚欠損が大腿部と下腿部の前内側に生じる．障害は，腰髄から起こり腰神経叢を通る下肢の交感神経にも生じる．臨床的な特徴（**b**）としては足が温かく感じ（交感神経による血管収縮の障害），足底の無汗症（汗腺に対する交感神経支配の欠損のため発汗が起こらない）がある．発汗が正常でも，ニンヒドリンテストは陽性となる（紙に足紋を写し取り1％ニンヒドリン溶液で染めると紫色になる）．

Note 下肢での症状は，非傷害側との発汗の違いが顕著であることから明らかになる．

神経解剖　13. 機能系

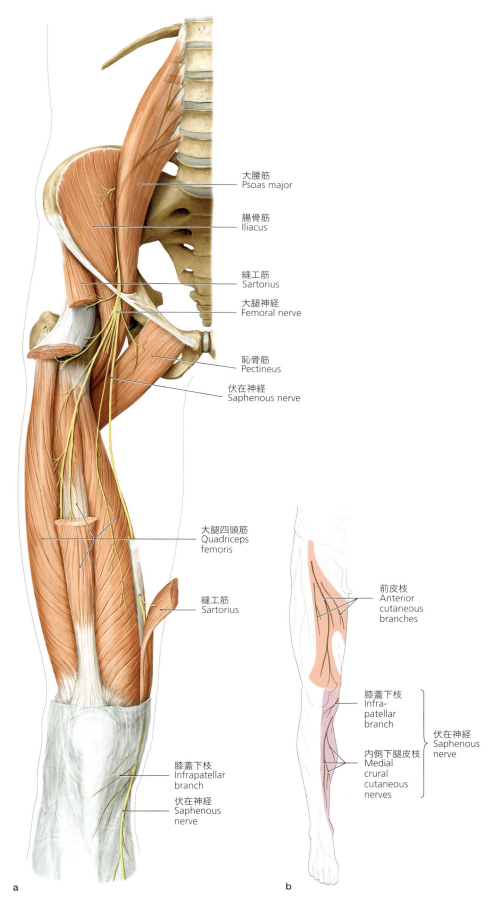

C　大腿神経[L1-L4]の筋と皮膚への分布
　前面.

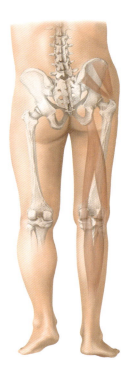

D　右の仙骨神経叢[L5-S4]の傷害
　この傷害は臨床的には坐骨神経と，その2本の枝である脛骨神経と総腓骨神経の麻痺としてあらわれる．その結果として，足趾と足関節の足底への屈曲ができなくなり（脛骨神経の麻痺による，つま先での歩行ができない），足部とつま先の伸展ができない（総腓骨神経の麻痺による，足を引きずる歩行：つま先が地面に着くのを避けるために膝を異常に高く引き上げる）．感覚障害は大腿部，下肢と足部の後面にあらわれる．上殿神経も含まれるので，中殿筋，小殿筋も麻痺する．この2つの筋は歩行の時に動かない側の骨盤を安定させる．麻痺すると，骨盤が動いている下肢に向かって揺れ動き，よろめき歩行（トレンデレンブルク徴候 Trendelenburg sign として知られている）となる．上殿神経はまた大腿筋膜張筋を支配しており，大腿筋膜張筋は通常中殿筋，小殿筋と同じように働く．

13.14 脊髄と末梢神経の傷害：感覚障害
Lesions of Spinal Cord and Peripheral Nerves: Sensory Deficits

脊髄の各断面の構造とさまざまな傷害（Bähr, Frotscher による）
脊髄傷害の診断において2点について考えなければならない．
1. 脊髄の断面においてどのような構造が傷害されているのか？ 傷害部位の決定は脊髄の周辺部から中心部に向かって系統的に進められなければならない．
2. 傷害の位置は脊髄の縦断面においてどの位置なのか？

以下の各頁において，脊髄の断面の構造とさまざまな障害のパターン（症候群）の関係について述べる．次に，縦断面または吻尾方向での傷害の高さについて述べる．これらの症候群は特定の解剖学的構造の傷害によって機能障害が生じるので，解剖学の名称を用いて呼ばれることとなる．ここに示した傷害や症候群に基づいて，すでに学んだ解剖学の部位と脊髄の傷害の結果がどのように関連するのか確認することができる．
訳注：それぞれの髄節の高さは1つの例として挙げられている．

A　第6胸髄節［T6］の高さにおける単独傷害での脊髄神経節症候群 spinal ganglion syndrome

後根の一部として，脊髄神経節は感覚情報の連絡に関与している（神経節は1次感覚ニューロンの細胞体である）．単一の神経節が傷害された時（例えば帯状ヘルペスのようなウイルス感染など），痛みや感覚異常は神経節の感覚分布（皮膚分節）に限定される．皮膚分節はかなり重なりをもつので，隣接する皮膚分節が患部側の皮膚分節の代わりに機能する．その結果，感覚が完全に失われる領域は「自律的な領域」と呼ばれ，非常に小さい．

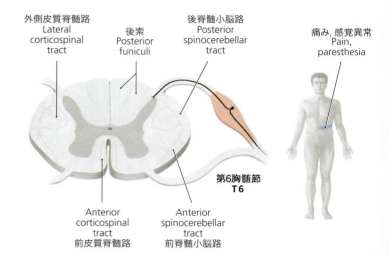

B　第4頸髄節-第6胸髄節［C4-T6］の高さにおける傷害による後根症候群 dorsal root syndrome

傷害（外傷，脊髄の変性，腫瘍）がこの例のように，複数の連続した後根に及ぶ時，患部側の皮膚分節において完全な感覚消失が起こる．この感覚消失が反射経路の入力に及ぶ時，反射は消失か減弱する．もし感覚性の後根が完全に破壊されるのでなく刺激される場合（例えば，椎間板ヘルニアのような場合），傷害部位の皮膚分節にしばしばいろいろな痛みが起こる．痛覚の線維はほかの感覚線維ほど重複分布しないので，その痛みの場所から，傷害されている皮膚分節や対応する脊髄分節は簡単に同定できる．

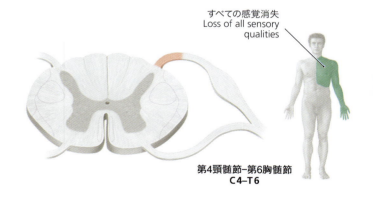

C　第5-8頸髄節［C5-C8］の高さにおける傷害による後角症候群 posterior horn syndrome

この傷害は脊髄神経後根の傷害と同じように，感覚障害の分節状の分布によって特徴づけられる．しかし脊髄の後角の傷害の場合は，後根の傷害と異なり，感覚消失は不完全である．温度感覚と痛覚は同側の皮膚分節において失われる．なぜなら，外側脊髄視床路の最初の末梢入力ニューロンが傷害部位である後角で中継されるからである．位置覚や振動覚は後索を通って伝えられるので傷害されない．これらの線維は後角を迂回して後索を経て薄束核や楔状束核にシナプス結合する（p. 404以降を参照）．前脊髄視床路の傷害は顕著な臨床的症状をあらわさない．障害（温度感覚と痛覚を失い，位置覚や振動覚が保たれる）は解離性の感覚消失と呼ばれる．温度感覚と痛覚の経路は白質（外側脊髄視床路）を通り傷害を受けていないので，傷害部位よりも下位の温度感覚と痛覚は保たれる．このような解離性の感覚消失は脊髄空洞症（脊髄中心管そのもの，あるいは周辺部が先天的にあるいは何らかの原因によって拡大する疾患）でみられる（厳密には，中心管そのものの拡大は水髄症 hydromyelia と呼ばれる）．

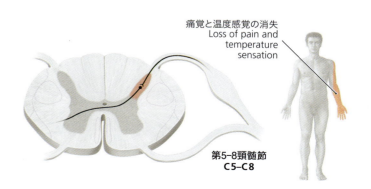

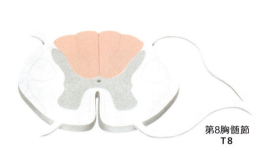
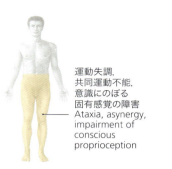
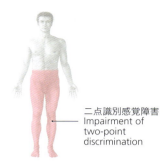

第8胸髄節
T8

運動失調，共同運動不能，意識にのぼる固有感覚の障害
Ataxia, asynergy, impairment of conscious proprioception

二点識別感覚障害
Impairment of two-point discrimination

D　第8胸髄節[T8]の高さの傷害における後索の傷害

後索の傷害(p. 404 以降も参照)によって以下の感覚の消失が起こる．
・位置覚
・振動覚
・二点識別感覚

これらの消失は傷害部位よりも遠位で起こり，第8胸髄節[T8]の高さにおける傷害では下肢と下半身の体幹にその消失がみられる．この例のように，下肢が傷害されると，位置覚の消失(固有感覚によって伝えられる，p. 290 参照)は不安定な歩行(歩行失調)を引き起こす．腕が傷害される場合(ここで

は示していない)，唯一の臨床所見は感覚の異常である．運動系に対するフィードバックが欠損すると，繊細な運動を行う際の異なる筋運動どうしの精緻な相互関係も障害される(協調障害)．

運動失調は，身体の位置の情報が運動の実行に必要であるということを示している．眼が開いている時には視覚がこのような情報の消失を部分的に補うので，眼を閉じた時に運動失調は悪化する(ロンベルグ徴候 Romberg's sign)．この感覚性の運動失調は視力の回復によって補うことができない小脳性運動失調とは異なる．

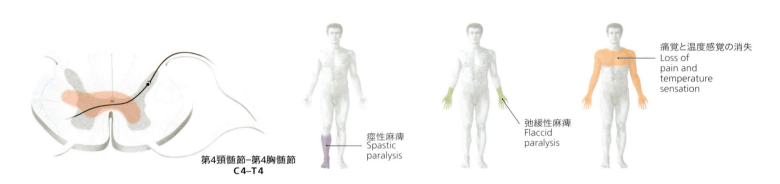

第4頸髄節-第4胸髄節
C4-T4

痙性麻痺 Spastic paralysis

弛緩性麻痺 Flaccid paralysis

痛覚と温度感覚の消失
Loss of pain and temperature sensation

E　第4頸髄節-第4胸髄節[C4-T4]の高さの傷害における灰白質症候群 grey matter syndrome

この症候群は中心管内，または周辺の病理的な変化(腫瘍など)によって起こされる．灰白質を通る交叉性のすべての経路，例えば，前・外側脊髄視床路などが傷害される．その結果，解離性の感覚消失が生じる(痛覚や温度感覚は失われるが，位置覚，振動覚，触覚は保たれる)．この場合は腕と上胸部に症状が出る(C と比較すること)．比較的大きな傷害はα運動ニューロンを含む前角にも影響を与え，上肢の遠位部の弛緩性麻痺となる．さらに大きな傷害は同時に錐体路にも影響し，遠位筋の痙性麻痺を引き起こす(ここでは下肢)．この症候群は中心管周辺の脊髄空洞症(C 参照)や腫瘍が原因になる．

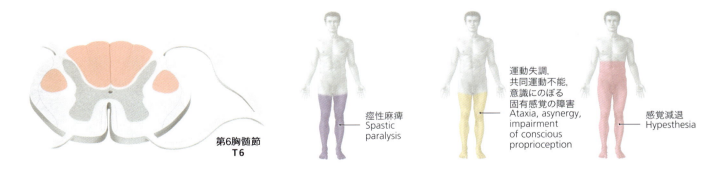

第6胸髄節
T6

痙性麻痺 Spastic paralysis

運動失調，共同運動不能，意識にのぼる固有感覚の障害
Ataxia, asynergy, impairment of conscious proprioception

感覚減退 Hypesthesia

F　第6胸髄節[T6]の高さの傷害における後索と錐体路の同時傷害

後索の傷害によって位置覚や振動覚の消失が起こる．同時に錐体路が傷害されると下肢や傷害部位の皮膚分節よりも下位の腹筋の痙性麻痺となる[こ

の場合は第6胸髄節[T6]以下]．特に頸髄や胸髄の索性脊髄症(ビタミン B_{12} 欠乏症)の時に起こりやすい．後索が侵され，次いで錐体路が傷害されることとなる．この疾患は髄鞘変性の1つである．

13.15 脊髄と末梢神経の傷害：運動障害
Lesions of Spinal Cord and Peripheral Nerves: Motor Deficits

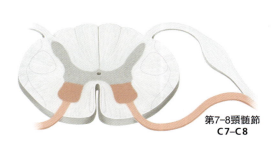
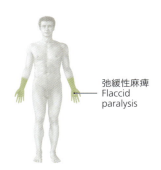

A　第7-8頸髄節[C7-C8]の高さの傷害における前角症候群 anterior horn syndrome

前角運動ニューロンの傷害は同側の麻痺を引き起こすが，この場合は手や前腕の筋が影響を受ける．なぜなら傷害が第7-8頸髄節[C7-C8]の高さであり，この分節がこの領域の筋を支配しているからである．筋を支配する前角（α）運動ニューロン（下位運動ニューロン＝2次運動ニューロン）の機能が停止するので，麻痺は弛緩性となる．大きな筋は複数の脊髄分節の運動ニューロンによって支配されている（p.398 A 参照）ので，1つの分節の傷害は筋の完全な麻痺よりも筋力低下（不全麻痺）を引き起こす．側角にも傷害が及ぶと，発汗や血管運動性が低下する．なぜなら側角はこれらの機能を支配する交感神経細胞を有するからである．この種の傷害はポリオや脊髄性筋萎縮症において起こる．これらの比較的珍しい疾患は徐々に進行する．

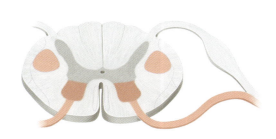
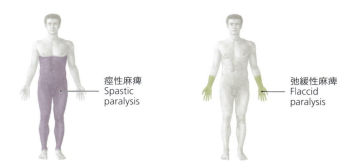

B　前角と外側皮質脊髄路の同時傷害

この傷害は弛緩性と痙性の麻痺を引き起こす．前角運動ニューロン（下位運動ニューロン）の傷害は弛緩性の麻痺を引き起こすが，外側皮質脊髄路の傷害（上位運動ニューロン）は痙性の麻痺を引き起こす．両ニューロンの傷害の程度はかなり変異に富む．ここに示しているような第7-8頸髄節[C7-C8]の高さでは手と前腕の弛緩性麻痺となる．第5胸髄節[T5]の高さでの外側皮質脊髄路の傷害では腹部と下肢の筋の痙性麻痺となる．

Note　前角で2次運動ニューロンがすでに傷害されている（弛緩性麻痺）と，同じ高さで外側皮質脊髄路の傷害が加わっても顕著な変化はみられない．この傷害パターンは筋萎縮性側索硬化症 amyotrophic lateral sclerosis（ALS）に起こる．この疾患は1次皮質ニューロン（錐体路傷害）と2次脊髄ニューロン（前角傷害）が進行性に変性するものである（原因不明）．最終段階では，運動性脳神経にも傷害が及び，嚥下や発語が困難となる（球麻痺）．

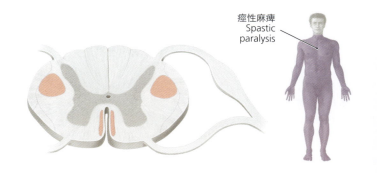

C　皮質脊髄路症候群 corticospinal tract syndrome

進行性の痙性脊髄麻痺（エルプ・シャルコー症候群 Erb-Charcot syndrome）は運動野における皮質ニューロンの進行性変性と，皮質脊髄路傷害（1次運動ニューロンの軸索変性）がしだいに拡大していくことに特徴がある．痙性麻痺はまず下肢に起こり，次いで上肢に進行する．

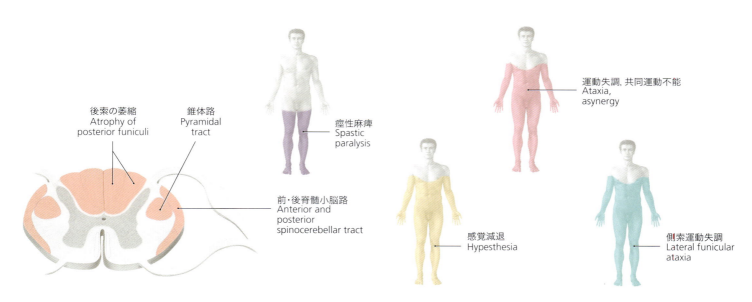

D 後索，脊髄小脳路，錐体路の同時傷害

この3つの経路の同時傷害による症候群は，意識にのぼる固有感覚（失われると運動失調，共同運動不能となる），振動覚，二点識別感覚の情報を伝える脊髄神経節のニューロンの破壊からはじまる．この神経節ニューロンの破壊は後索の萎縮へつながる．痛覚や温度感覚には影響がなく，非傷害側の外側脊髄視床路の中枢へと連絡される．意識にのぼる固有感覚の消失は感覚性の運動失調を起こす（運動系に対するフィードバックの欠損，p. 471 D 参照）．傷害はまた脊髄小脳路（意識にのぼらない固有感覚）に及び，運動失調をもたらす．この二重の傷害は意識にのぼる，のぼらない両方の固有感覚の重篤な消失をもたらす．これが疾患の主たる特徴である．痙性の麻痺は錐体路の機能不全によってさらに進行する．疾患の原型は遺伝性のフリードリッヒ運動失調 Friedreich ataxia であり，さまざまなタイプがある．原因遺伝子は第19染色体上にある．

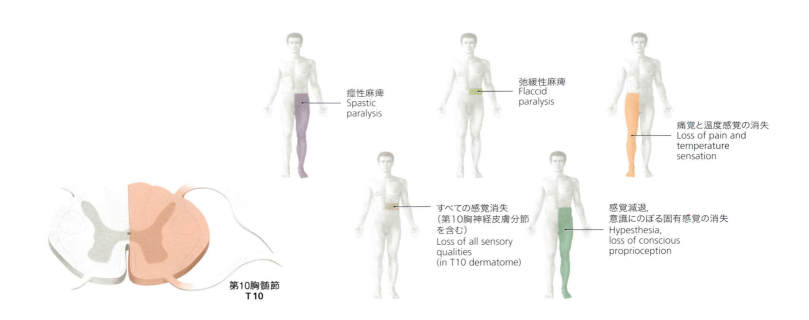

E 左側の第10胸髄節［T10］の高さの傷害における脊髄片麻痺（ブラウン＝セカール症候群 Brown-Séquard syndrome）

脊髄の半切断は一般的ではないが（例えば，刺傷による），脊髄の機能と投射の解剖学的経路を証明するのによいモデルとなる．錐体路傷害による痙性麻痺（p. 461 の注参照）は傷害側の傷害部位よりも下に起こる．後索（意識にのぼる固有感覚の通路）の切断は振動覚と二点識別感覚の消失を引き起こす．脊髄ショックがおさまったのちは傷害部位よりも下位に痙性麻痺が進行する（ここに示した例では左下肢が障害される）．もちろん，この麻痺は後索の切断に伴って起こる運動失調を引き起こさない．局所的に傷害を受けた分節（ここではT10）のα運動ニューロンへの傷害は同側の弛緩性麻痺を引き起こす．外側脊髄視床路の線維はすでに傷害側よりも下位の健側へ交叉しているので，傷害部位よりも下位の同側での温度感覚や痛覚は保たれる．しかし，反対側の交叉線維は傷害部位で切断されているため，痛覚や温度感覚は反対側で失われる．傷害部位で脊髄根が刺激されると，傷害部位よりも上の分節での感覚および運動性の経路が下行しているため，神経根痛が生じることがある（p. 463 E 参照）．

13.16 脊髄の傷害とその評価
Lesions of Spinal Cord, Assessment

A　さまざまな高さでの完全な脊髄傷害によって引き起こされる症状

脊髄の断面における異なる部位での傷害によって生じる症状を述べてきたが，これからは脊髄のいろいろな高さでの傷害の結果について考える．例として，完全な脊髄傷害による麻痺を挙げる．これは激しい外傷の後に急に起こるもので，以前に述べた不完全な傷害（p. 473 E 参照）よりもかなり一般的なものである．

急激な外傷に引き続いて起こる完全な脊髄傷害は脊髄ショックとしてあらわれるが，この病態生理はまだ十分にはわかっていない．この状態は傷害部位より下位の完全弛緩性麻痺とともに，傷害部位以下のすべての感覚消失を引き起こす．膀胱直腸障害および勃起不全も認められる．傷害は交感神経系にも及ぶので，発汗や温度調節も障害される．脊髄灰白質は数日〜8週で回復する．脊髄反射は戻り，弛緩性麻痺は痙性麻痺に移行する．随意的なコントロールは完全に失われるため，膀胱直腸機能は戻るが，反射レベル程度である．勃起不全は永久的である．

第3頸髄節[C3]以上の高さでの**頸髄の傷害**は致死的である．なぜなら横隔膜を支配し，腹式呼吸を維持する横隔神経の遠心性支配が損なわれるからである．また肋間筋の支配も失われ，胸式呼吸もできなくなる．下位頸髄の完全傷害はすべての四肢の麻痺となり，肋間筋の麻痺により呼吸は不完全となる．

上位**胸髄**［第2胸髄節[T2]以下］の高さ**の傷害**は腕には及ばないが，腹筋の麻痺によって呼吸が損なわれる．下位胸髄の傷害（正確な部位は重要ではない）は腹部の筋にほとんどあるいはまったく影響なく，呼吸も損なわれない．交感神経系の内臓神経が傷害されると麻痺性のイレウスにまで及ぶ内臓の運動機能が損なわれる場合もある（p. 304 参照）．

腰髄の傷害については，円錐上症候群 epiconus syndrome〔第4腰髄節-

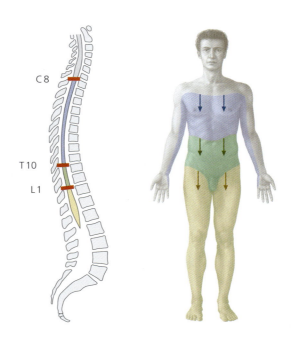

第2仙髄節[L4-S2]〕と円錐症候群 conus syndrome〔第3仙髄節[S3]以下〕で区別される．円錐上症候群では，下肢の弛緩性麻痺（根のみが影響を受け，末梢性の麻痺となる）が生じ，随意の膀胱直腸排出機能はなくなるが，反射は保たれる．性的能力は失われる．円錐症候群では，下肢は麻痺せず，自律機能障害だけが残る．ここで述べる運動障害は感覚障害もまた伴う（B参照）．

B　さまざまな高さでの完全な脊髄傷害に伴う障害（Rohkammによる）

傷害部位	運動障害	感覚障害	自律機能の障害
第1-3頸髄節[C1-C3]（高位頸髄傷害）	・四肢麻痺 ・項部筋の麻痺 ・痙攣 ・呼吸麻痺（人工呼吸がなければ直ちに死亡）	・後頭部または下顎より下の感覚消失 ・後頭部，後頸部，肩の部分の痛み	・不随意性の内臓の反射機能（膀胱，消化器） ・ホルネル症候群 Horner syndrome
第4-5頸髄節[C4-C5]	・四肢麻痺 ・横隔膜呼吸のみ	・鎖骨から肩より下の感覚消失	・上記参照
第6-8頸髄節[C6-C8]（下位頸髄傷害）	・四肢麻痺 ・横隔膜呼吸 ・痙攣	・上胸部から背部，腕（肩を除く）にかけての感覚消失	・上記参照
第1-5胸髄節[T1-T5]	・対麻痺 ・呼吸量の減少	・前腕内側，上胸部と背部の感覚消失	・膀胱と直腸の反射機能 ・不随意性の勃起
第5-10胸髄節[T5-T10]	・対麻痺，痙攣	・上胸部と背部の感覚消失	・上記参照
第11胸髄節-第3腰髄節[T11-L3]	・対麻痺	・会陰部または大腿前面（傷害の部位による）からの感覚消失	・上記参照
第4腰髄節-第2仙髄節[L4-S2]（円錐上部，脊髄神経根麻痺）	・遠位麻痺	・大腿前面，足背部，足底部または大腿後面（傷害の部位による）	・膀胱と直腸の弛緩性麻痺 ・勃起不全
第3-5仙髄節[S3-S5]（円錐）	・障害なし	・肛門周辺と大腿内側の感覚消失	・上記参照

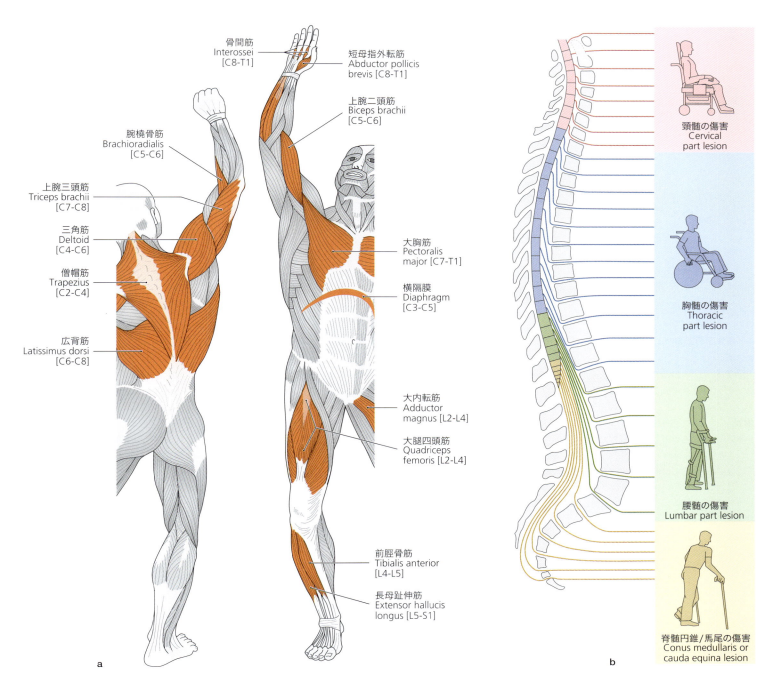

C 脊髄の傷害の高さの決定

a 筋と筋を支配する脊髄分節．多くの筋は多分節支配である．つまり複数の脊髄分節からの支配を受けている．したがって，例えば，第 7 頸髄節[C7]の高さの傷害は必ずしも広背筋の完全な麻痺を引き起こすとは限らない．なぜなら，広背筋はまた第 6 頸髄節[C6]によっても支配されているからである．このことは 1 つの分節によってのみ支配されている標識筋（p. 465 B 参照）には当てはまらない．例えば，第 3 腰髄節[L3]の高さの傷害は大腿四頭筋のほぼ完全な麻痺を引き起こす．なぜならこの筋はそのほとんどが第 3 腰髄節[L3]によって支配されているからである．

b 運動障害の程度は完全な脊髄傷害の高さによって決まる．

13.17 視覚系：概論と膝状体部
Visual System: Overview and Geniculate Part

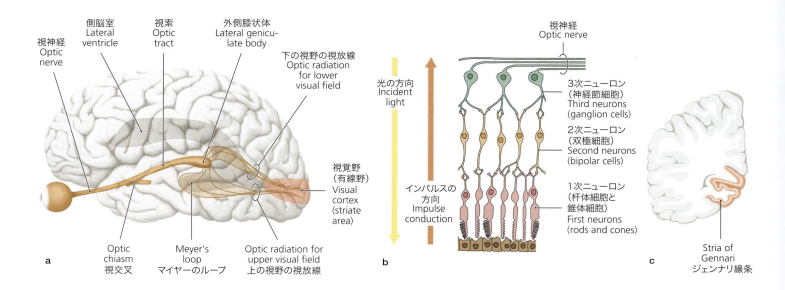

A　視覚系の概要
a 左側面．

視覚系は間脳の前方への延長である網膜から始まり，後頭葉に終わる．このように視覚系は脳のほぼ全長にわたることになる．視覚系に含まれるのは以下である．

網膜

網膜は視覚系の最初の器官であり，3種のニューロンからなる（**b**）．
・1次ニューロン：視細胞の杆体細胞と錐体細胞があり，光が入ってくる方向においては最も深部に存在する（網膜の像の反転）．
・2次ニューロン：双極細胞である．
・3次ニューロン：神経節細胞であり，その軸索は集まって視神経となる．

視神経［脳神経 II］，視交叉，視索

視覚系のこれらの部分は網膜から中枢神経系の間脳までにあたり，髄膜によって包まれる．したがって，視神経は神経というよりむしろ間脳の経路である．視神経は間脳底面に沿って視交叉を形成し，次いで2つの視索となる．

2つの視索はそれぞれ外側根と内側根に分かれる．

外側膝状体

3次ニューロンの軸索の90％（視神経の90％）は外側膝状体のニューロンに終末し，次いで外側膝状体ニューロンは有線野（視覚野，下記参照）に投射する．これが視覚系の膝状体部である．この系は意識にのぼる視覚認知に関与しており，視索の外側根によって伝えられる．3次ニューロンの軸索の残りの10％は外側膝状体に終末しない．これは視覚系の非膝状体部であり（内側根，p. 479 B 参照），この情報伝達は意識にのぼることなく感知される．

視放線と視覚野（有線野）

視放線は外側膝状体から始まり，側脳室の下角と後角の周囲を通って視覚野あるいは有線野（ブロードマン 17 野）に終わる．後頭葉に位置する視覚野は肉眼的に見て，灰白質の大脳皮質内に白質の顕著な線条として認められる（ジェンナリ線条，**c** 参照）．この白い線条は脳の表面に平行に走り，視覚野の灰白質において薄赤色で示されている．

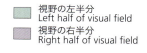
視野の左半分　Left half of visual field
視野の右半分　Right half of visual field

B　反対側の視覚野におけるそれぞれの視野の再現
上面．

視野の鼻側の情報は網膜の耳側に投射するのに対して，視野の耳側の情報は網膜の鼻側に投射する．このような投射様式により，視野の左半分は右の後頭葉の視覚野に投射し，視野の右半分は左の後頭葉の視覚野に投射する．図のおのおのの視野はさらに半分に分けられている．視野がどのように4つの部分に分けられるかを述べる前に，この基本的な区分を理解しておかなければならない（**C** 参照）．

Note　網膜の鼻側（視野の耳側＝外側）からの軸索（線維）は視交叉において反対側へ向かい，網膜の耳側（視野の鼻側＝内側）からの非交叉線維とともに走る．

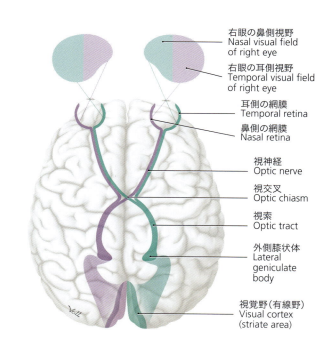

神経解剖　13．機能系

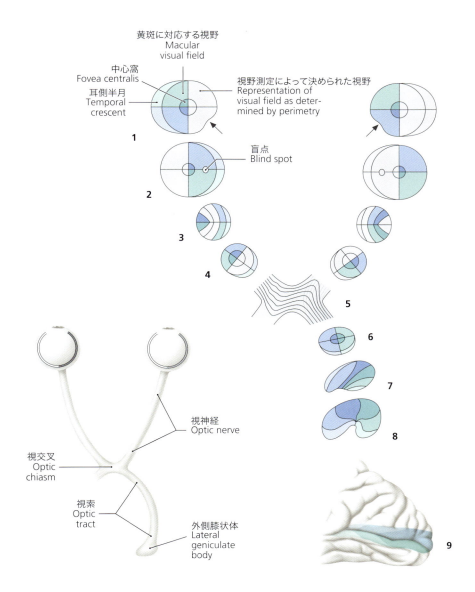
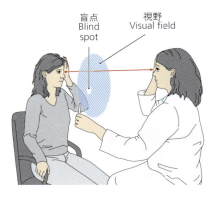

D　対面式の簡易視野検査

　視野検査は視覚路の傷害（p. 478 A 参照）を検査する時に欠かせない過程である．**対面試験**confrontation test は精密な検査ではなく簡易な検査法で，検査者（健常な視野を有する者）と患者は向かい合って座り，片方の眼を閉じ，お互いの眼を凝視し，同一の視軸を作る．検査者は示指（あるいは細い棒）を視野の外側から中心に向かって，患者がその指（棒）が見えると言う位置まで動かす．この試験によって，検査者は視野欠損部の有無と部位を大まかに調べることができる．正確な場所と視野欠損の広がりは**ペリメトリー**（視野測定）で測定可能であり，指の代わりに光点が用いられる．検査の結果は **C** の図に似た図に記録される．

C　視覚系の膝状体部の体部位局在

　網膜上の最大視力の部位である中心窩は，受容細胞の密度が高い．したがって，受容細胞からの非常に多くの線維が中心窩から出るので，視覚野においては中心窩は特別に大きな領域を占める．網膜の周辺領域は少ない受容細胞と線維しか有さないので，視覚野に占める領域は小さくなる．

Note　図は視野の左半分のみを示し，4つの部分（左上方 **1** から時計回りに）上耳側，上鼻側，下耳側，下鼻側に分けられる．この区分は視覚野においても適用される．

1 視野の半分（この場合，左）を構成する3つの領域は段階的に薄い色で示している．
 ・小さくかつ最も濃い色で示している領域は中心窩にあり，中心視野に当たる．
 ・視野の最も広い領域は黄斑に対応する部位が占め，盲点を含む（視神経板 **2** 参照）．
 ・「耳側半月」は単眼部の耳側の視野である．
 ・それぞれの視野の下鼻側は鼻そのものによって狭くなっている（小さな内側の陥凹，矢印→）．

2 網膜に到達するすべての光はまず瞳孔（カメラの絞りと同じ）を通り，網膜に上下左右が逆転した像が投影される．

3, 4 視神経の最初の部分では黄斑の線維は外側（**3**）を占め，しだいに視神経の中心部（**4**）へ移行する．

5 視交叉では視神経の鼻側の線維は中心を越えて反対側へ向かう．

6 視神経の最初の部位では，網膜の対応する半分からの線維は合流して視索を形成する―網膜の右半分は右の視索に，左半分は左の視索になる．右の視野の情報は最終的には左の線条野（視覚野）に終わる．黄斑からの線維は視索の中心部を占める．

7 視索の尾側の部分，外側膝状体に入る直前で，線維は集まって楔形になる．

8 外側膝状体では，楔形は保たれており，黄斑からの線維が楔形のほぼ半分を占める．線維が4次ニューロンに連絡した後に，後頭極の後端に投射する（視覚野）．

9 視野の中心窩はほかの部分に比べると視覚野で最も大きな領域を占める．これは中心窩からの線維が視神経の線維の多数を占めることによる．この大きな線維の比率は視覚野まで続き，中心窩と視覚野の間の点と点の対応の関係が成立する（網膜局在）．視野のほかの領域も点と点の対応関係を示すが，線維の数は少ない．視野の中心より下半分は鳥距溝の上の後頭極において大きな領域を占めるのに対して，視野の中心より上半分は鳥距溝の下に投影される．視野の中心窩は外側膝状体においても最も大きな領域を占める（**8** 参照）．

13.18 視覚系：傷害と非膝状体部
Visual System: Lesions and Nongeniculate Part

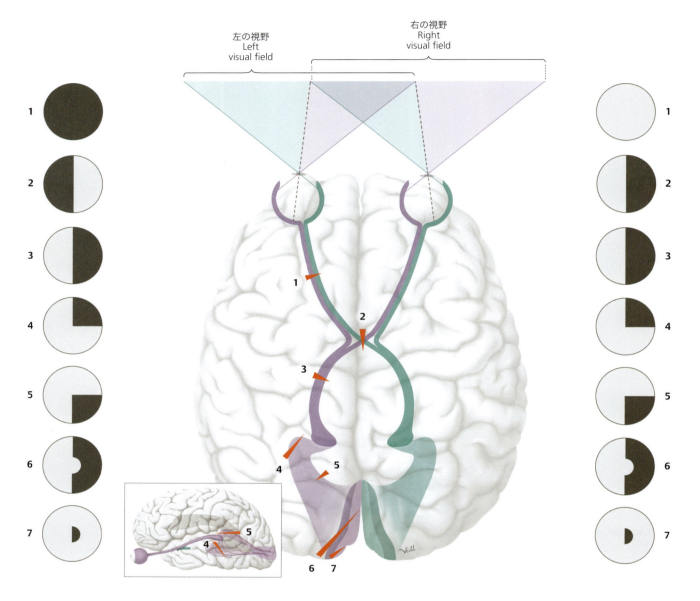

A　視覚系における視野欠損と傷害部位

左側の視覚系における視野欠損と傷害部位をここに示している．視覚系における傷害は多くの神経学的な疾患から起こる．患者は傷害を視覚障害とみなす場合が多い．視野欠損の特徴は傷害された部位を反映するので，どのような欠損パターンなのかを検査することは臨床上重要である．視野を4つの部分に分けることは傷害部位の特定に役立つ．4つの部分とは，上耳側，下耳側，上鼻側，下鼻側である（p. 477 も参照）．

1　一側の視神経の傷害ではその側だけの失明（黒内障 amaurosis）となる．
2　視交叉の傷害は両耳側半盲 bitemporal hemianopia となる．なぜなら，網膜の鼻側からの線維（視交叉において交叉する唯一の線維で，耳側の視野を受け持つ）が傷害されるからである．
3　一側の視索の傷害は反対側の同名性半盲 contralateral homonymous hemianopia となる．なぜなら，同側の網膜の耳側からの線維と反対側の鼻側の線維が傷害されるからである．したがって，それぞれの眼における視野の右半分あるいは左半分が損われる．

Note　すべての同名性の視野欠損は，視交叉よりも尾側の傷害によって生じる．

4　前側頭葉における視放線（マイヤーのループ Meyer's loop）の一側の傷害は反対側の上の四半盲 contralateral upper quadrantanopia（"空に浮かぶパイ"欠損）となる．これは，傷害された線維が側脳室の下角の周りを走り，視野の下半分からの線維とは分離されているためである（p. 476 参照）．
5　頭頂葉での視放線の内側部分の一側の傷害は，反対側の下の四半盲 contralateral lower quadrantanopia となる．これは，線維がマイヤーのループの上 1/4 の上部を走るからである（p. 476 参照）．
6　後頭葉の傷害は同名性半盲となる．視放線は視覚野に入る前に広がるので，後頭葉の傷害は中心窩を除くこととなる．これらの傷害は脳内出血の際によく起こる．出血の程度によって視野欠損のあらわれ方はかなり変化する．
7　後頭極，特に黄斑に対応した皮質の傷害は，同名性半盲の中心性暗点となる．

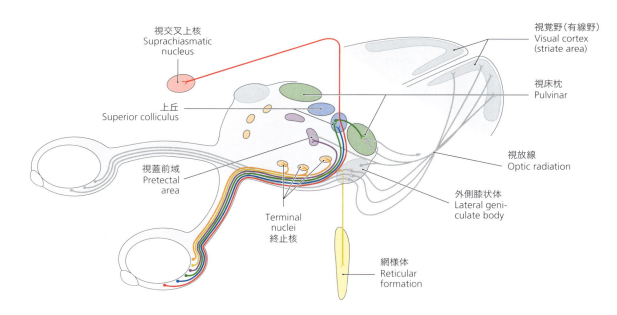

B　視覚系の非膝状体部

視神経の線維の10%は外側膝状体に終末しない．これらの線維は視索の内側に沿って走り，視覚系の非膝状体部を形成する．外側膝状体に終止しない線維の情報は意識にのぼっては処理されず，意識にのぼらない視覚系の制御に関係する反射（例えば，対光反射の入力）にとって重要な働きを有している．視覚系の非膝状体部の線維は以下の領域に終わる．

・上丘：意識にのぼることなく，眼球や頭の運動によって動いている物体を追視するのに必要な動的情報を伝える（網膜視蓋系）．
・視蓋前域（視蓋前野）：瞳孔（対光）反射や輻輳に関連する求心性線維．ヒトでは特定の神経核に相当しないので，「域」あるいは「野」という言葉が用いられている．
・視交叉上核：概日リズムに影響する．
・中脳の被蓋における終止核（視索）や前庭神経核：視動性の眼振（サッケード：早く動いている物体を追視する生理的な眼球運動）への線維．これは副視覚系とも呼ばれる．
・視床枕：動眼機能の視覚連合野（上丘でニューロンが連絡する）である．
・小細胞性網様核：覚醒反応に関与する．

C　脳幹反射：視覚系の非膝状体部の臨床的重要性

脳幹反射は昏睡患者での検査において重要である．すべての脳幹反射の消失は脳死とみなされる．脳幹反射は次の3つに分けられる．

瞳孔（対光）反射

瞳孔反射は視覚系の非膝状体部による（p. 481参照）．この反射の求心性線維は間脳の延長である視神経から入る（間脳は脳幹の一部ではないので，脳幹反射という言葉は命名としては正しくない）．瞳孔反射の出力線維は脳幹（中脳）に存在する動眼神経副核に由来する．瞳孔反射の消失は間脳や中脳の傷害を意味する．

前庭動眼反射

健常者では，冷たい水を外耳孔へ入れると眼が反対側へ動くような眼振が引き起こされる（求心性線維は内耳神経を介して，遠心性線維は動眼神経を介して行われる）．昏睡患者において前庭動眼反射がなくなると，脳幹機能が著しく損なわれているとみなされる．なぜなら，この反射は脳幹機能を示す臨床的な検査として最も信頼されているからである．

角膜反射

この反射は視覚系を介さない．角膜反射（滅菌された綿棒によって角膜に触れることで刺激する）の求心性線維は三叉神経を介し，遠心性線維（角膜刺激による眼輪筋の収縮）は顔面神経を介する．この反射の中継部位は脳幹の橋にある．

13.19 視覚系：反射
Visual System: Reflexes

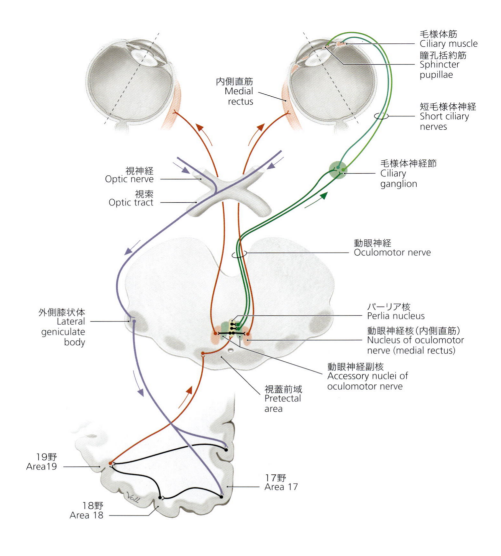

A 輻輳と調節の経路

物体が顔に近づく時，左右の眼の視軸は互いに近づき（輻輳），同時に水晶体の厚みが変化する（調節）．この過程は視覚情報を三次元的にはっきりと得るために必要である．輻輳と調節には3つの過程がある．

1. 輻輳では，2つの内側直筋が視軸のほうへ動き，近づいてくる物体の像を中心窩へ結ばせる．
2. 調節では，水晶体の曲率半径が増し，物体の像を網膜上にくっきりと結ばせる．通常，毛様体に付着している毛様体線維の収縮によって水晶体の厚みは薄くなっている．調節によって毛様体筋が収縮すると毛様体線維はゆるみ，水晶体そのものが自ら膨らもうとする圧によって厚みを増す．
3. 瞳孔は瞳孔括約筋の収縮によって縮小し，視力が高まる．

輻輳と調節は意識にのぼるか（近くにある物を見つめる），または意識にのぼらないか（近づいてくる自動車を見る）のどちらかとなる．

視覚系の3次ニューロンの軸索のほとんどは外側膝状体へ向かう視神経の中を走る．外側膝状体において4次ニューロンに中継され，一次視覚野（ブロードマン17野）へ投射する．二次視覚野（とくにブロードマン19野）からの線維は視蓋へ直接シナプス結合あるいは介在ニューロンを介して終わる．視蓋前域の中継ニューロンは左右の動眼神経副核（エディンガー・ウェストファル核 Edinger-Westphal nuclei）の間に存在するパーリア核 Perlia nucleus に終末する．

パーリア核には2種類のニューロン群が存在する．
- 1つのタイプのニューロンは輻輳において体性運動性の動眼神経核に興奮を伝え出し，動眼神経核からの線維（赤色）は直接内側直筋に終末する．
- ほかのグループのニューロンは調節や瞳孔収縮に関わる臓性運動性（副交感性）の動眼神経副核に連絡する．

動眼神経副核でシナプス入力を受けた節前ニューロンの副交感性線維（緑色）は毛様体神経節に至り，節後ニューロンに終末する．毛様体神経節には2種類のニューロンが区別される．1つは毛様体筋に終末するもの，1つは瞳孔括約筋に終末するものである．瞳孔反射は梅毒によって損なわれるが，輻輳や調節は保たれる．これはアーガイル＝ロバートソン瞳孔 Argyll Robertson pupil と呼ばれ，解剖学的にはこの経路はまだ十分に明らかにされていないが，毛様体筋と瞳孔括約筋は異なる経路で調節されていることを示している．

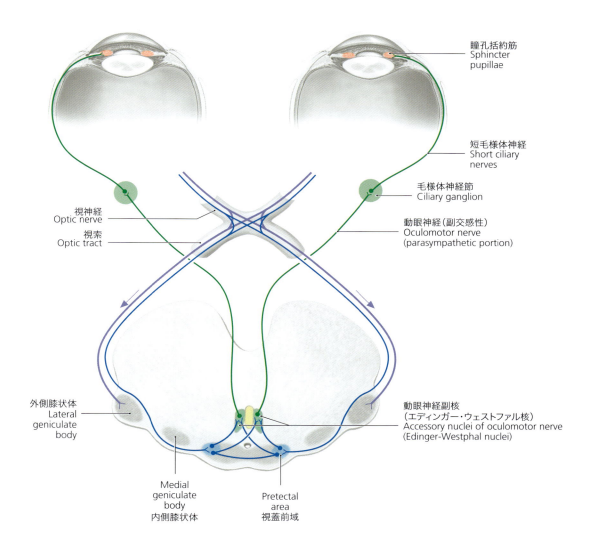

B 瞳孔径の調節—瞳孔（対光）反射

瞳孔反射は眼をいろいろな明るさに適応させている．多くの光，例えば懐中電灯のような光が眼球に入ると，（網膜の視細胞を守るため）瞳孔は収縮する．一方，光が減弱すると瞳孔は拡大する．反射という言葉が示すように，この適応は意識にのぼらないで起こる（視覚系の非膝状体部）．

瞳孔（対光）反射の入力

瞳孔反射の入力における最初の3つのニューロン（1次ニューロン＝杆体細胞と錐体細胞，2次ニューロン＝双極細胞，3次ニューロン＝神経節細胞）は網膜に存在している．神経節細胞の軸索は視神経を作る．瞳孔（対光）反射（青色）に関係する軸索は視索の内側を通って視蓋前域に達する（視覚系の非膝状体部）．ほかの軸索は外側膝状体に終わる（紫色）．視蓋前域でシナプス結合をした後に，4次ニューロンの軸索は動眼神経の副交感性神経核（動眼神経副核：エディンガー・ウェストファル核）に終わる．この核は左右両方から支配されているので，同調性（左右両方）の瞳孔反射が起こる．

瞳孔（対光）反射の出力

動眼神経副核（エディンガー・ウェストファル核）に存在する5次ニューロン（副交感性の節前ニューロン）はその軸索を毛様体へ出す．ここで6次ニューロンに伝わり，このニューロンの軸索（節後線維）は短毛様体神経を通って瞳孔括約筋に終わる．

直接瞳孔（対光）反射は間接瞳孔（対光）反射と異なる．

直接瞳孔（対光）反射の検査は意識のある協力的な患者の両方の眼を覆い，次いで一側の眼を開けて行う．光があたった眼の瞳孔はきわめて短時間の後に収縮する．

間接瞳孔（対光）反射を行うには，検査者は患者の鼻の上に手を置き，一側の眼を覆い，他方の眼を照らす．この目的は，一方の眼に光を照らすことで覆われた眼の瞳孔が同様に収縮するかを見ることである（間接瞳孔反射）．

傷害による瞳孔（対光）反射の消失

一側の視神経の傷害では，傷害側の眼を照らしても傷害側では瞳孔反射が起こらない．反対側の間接瞳孔（対光）反射も失われる．なぜなら瞳孔反射の入力障害が傷害側で起こっているからである．傷害されていない側を照らすと瞳孔収縮を起こす（直接瞳孔（対光）反射）．間接瞳孔（対光）反射もまた保たれている．なぜならこの反射の入力系は非傷害側の視神経を介してのものであり，出力系を伝えるのは視神経ではないからである．動眼神経核や毛様体神経節の傷害では，反射の出力は障害される．いずれの場合でも，患者は傷害側の直接または間接瞳孔（対光）反射は起こさない．視放線あるいは視覚野（視覚系の膝状体部）での傷害は，視覚路の膝状体部のみに影響を与えるので，この反射が損なわれることはない．

13.20 視覚系：眼球運動の協調
Visual System: Coordination of Eye Movement

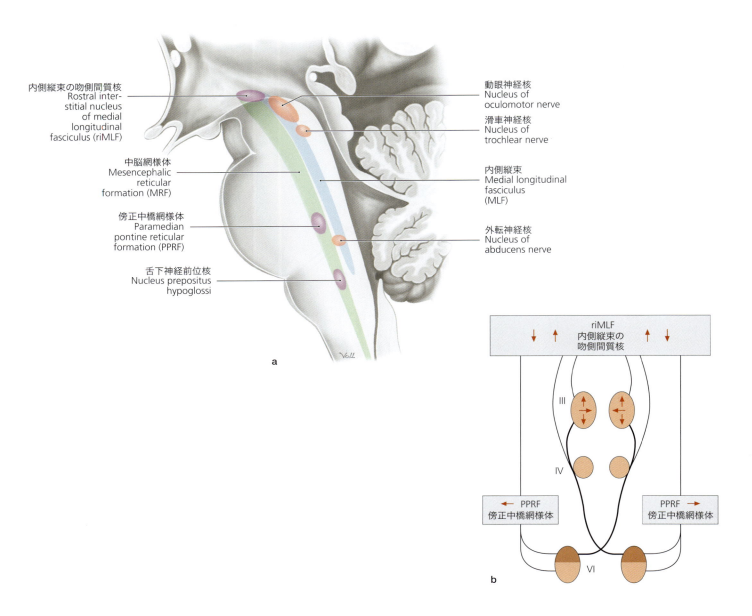

A　動眼神経核と脳幹における高次連絡
a 正中断，左方から見る．
b 眼球運動の核より上位での経路の模式図．

　私たちがあるものから別のものへ視点を移す時，注視している目標物に向かって眼の視軸がすばやく動く．この速い，正確な瞬時の眼球運動をサッケード saccades と呼ぶ．これらは前もってプログラムされたものであり，一旦始まるとサッケードの終了まで変えることはできない．眼筋を支配するすべての神経核（動眼神経核，滑車神経核，外転神経核，赤色の部分）はこの運動に関与している．これらの神経核はサッケードのために内側縦束（青色の部分，位置については B 参照）によって結びつけられている．複雑なサッケードは基本的にすべての外眼筋やそれらを支配する神経すべてに関わっている

ので，神経核の活動は高次あるいは核よりも上位の高さ（核上部 supranuclear）で調節されている．したがって例えば，右の眼で右を見る時，右の外側直筋が収縮（外転神経の興奮）する一方，右の内側直筋は弛緩（動眼神経の抑制）しなければならない．左の眼では，左の外側直筋が弛緩し，左の内側直筋が収縮する．2 つの眼球のこのような運動は両眼共同運動と呼ばれる．これらの動きはいくつかの中枢（運動前核群，紫色の部分）によって制御されている．水平方向の注視運動は傍正中橋網様体（PPRF）によってプログラムされているが，垂直方向の注視運動は内側縦束の吻側間質核（riMLF）によってプログラムされている．これらの方向の注視中枢は動眼神経，滑車神経，外転神経の神経核と両側性の連絡がある．眼の新しい位置を保つ緊張性のシグナルは舌下神経前位核から出る（a 参照）．
訳注：図 b の赤色の矢印は眼球の運動方向を示す．

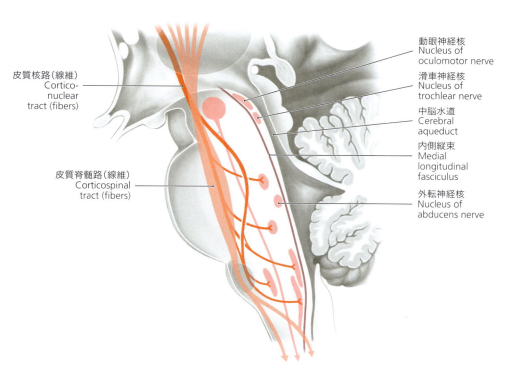

B 脳幹における内側縦束の走行

正中断, 左方から見る.

内側縦束は両側の中脳水道の前を走り, 中脳から頸髄に至る. 内側縦束はこれら両眼共同運動の調節のための線維からなる. 内側縦束の傷害は核間性の眼筋麻痺(C 参照)となる.

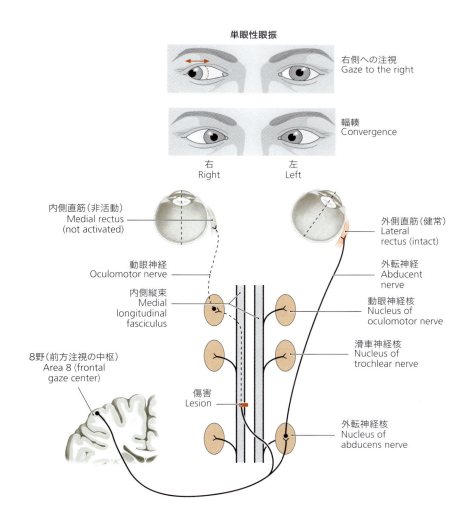

C 内側縦束の傷害と核間性の眼筋麻痺

内側縦束は眼球運動に関与する神経核どうしを連絡し, また左右の神経核を連絡している. この情報経路が中断されると, 核間性の眼筋麻痺が生じる. この種の傷害は外転神経核と動眼神経核の間で最もよく起こる. これは一側のこともあれば両側のこともある. 典型的な原因は多発性硬化症 multiple sclerosis(MS)と血流量の低下である. 傷害部位は両眼共同運動が損なわれることによってあらわれる. 左の内側縦束の傷害では, ここに示すように, 右を見ている時に左の内側直筋がもはや活動しなくなる. 眼球は傷害部位のほうへ内向きに動かすことができない(内側直筋の傷害), また反対側の眼球は外転性の眼振となる(外側直筋は保たれ, 外転神経によって支配されている). 輻輳などの反射運動は障害されず, 末梢性や核性の障害もない. また, この反射は内側縦束を介さない.

13.21 聴覚系
Auditory Pathway

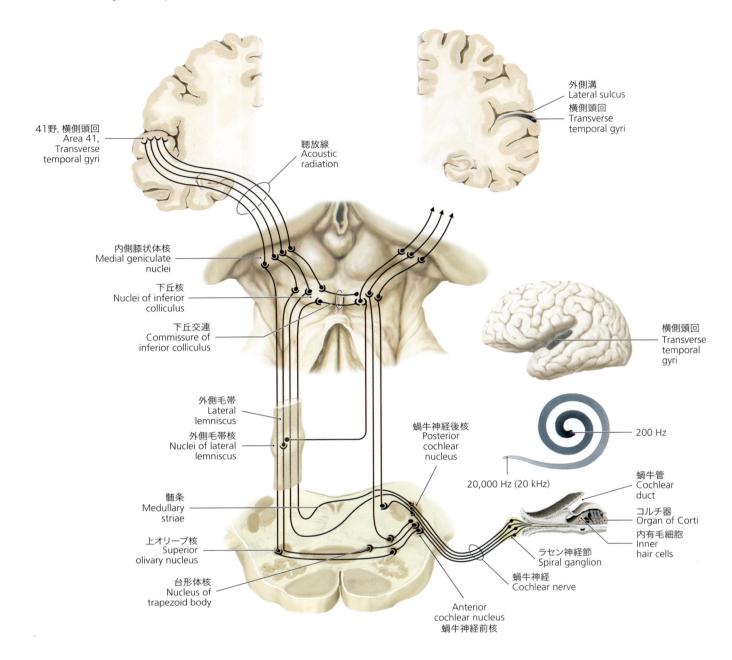

A 左の耳における聴覚系の入力

聴覚系の受容器はコルチ器の内有毛細胞である．内有毛細胞は神経突起を欠くので，2次感覚細胞とも呼ばれる．これらは蝸牛管内の基底側に位置し，音波が伝わるのに反応して蓋膜からの力を感知する不動毛を有している．不動毛の傾斜（p.153参照）が刺激となって神経興奮が引き起こされる．ラセン神経節の双極性（偽単極性）細胞の末梢枝（樹状突起）が刺激を受け取る．双極性（偽単極性）細胞は興奮を中枢枝（軸索）を介して伝える．軸索は集まって蝸牛神経を作り，蝸牛神経前・後核に終わる．これらの核で興奮は聴覚系の2次ニューロンに伝えられる．蝸牛神経核からの情報は4〜6個の神経核を経て一次聴覚野に入り，ここで聴覚情報は意識にのぼって認知される（視覚系と同じ）．一次聴覚野は横側頭回（ヘシュル回 Heschl gyri，ブロードマン41野）に存在する．

聴覚系には次の中継部位がある．
・コルチ器の内有毛細胞
・ラセン神経節
・蝸牛神経前・後核
・台形体核と上オリーブ核
・外側毛帯核
・下丘核
・内側膝状体核
・側頭葉の一次聴覚野（横側頭回，ヘシュル回，ブロードマン41野）

蝸牛のそれぞれの部位は，聴覚野と中継する核の特定の部位に対応している．これは聴覚系の周波数対応と呼ばれる．この原則は視覚系と同じである．聴覚情報の左右の耳による処理はまず上オリーブ核で起こる．続いて，聴覚系の左右で連絡がある．機能を失った蝸牛は蝸牛インプラントによって機能を補うことがある（訳注：人工内耳）．

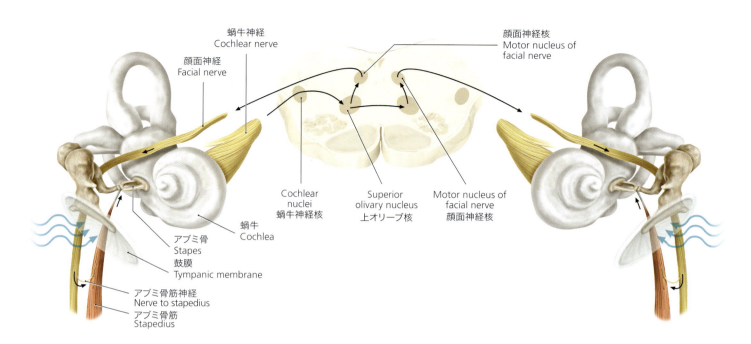

B　アブミ骨筋反射

　聴覚シグナルの音量が閾値を超えると，アブミ骨筋反射が起こりアブミ骨筋が収縮する．この反射は患者の協力なしに行うことができる（"客観的"聴覚検査）．検査では，音叉を耳に近づけ，音叉音を鼓膜に伝える．音量が閾値を超えるとアブミ骨筋反射が起こり，鼓膜が緊張する．鼓膜がどれくらい音に抵抗するのかが測定される．この反射の入力は蝸牛神経である．情報は鼓膜を刺激するそれぞれの側の上オリーブ核を介して顔面神経核に入る．反射の出力は顔面神経の特殊臓性運動線維による．

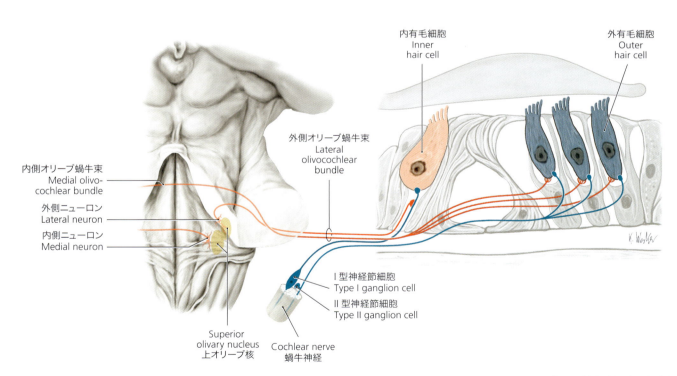

C　オリーブからコルチ器への出力線維

　内耳神経を作るコルチ器（A参照，青色で示す）からの入力線維のほかに，内耳のコルチ器への出力線維があり，音の能動的処理（蝸牛増幅器）と聴覚の保護に関係している．出力線維は上オリーブ核の外側または内側に位置するニューロンから起こり，蝸牛に至る（外側または内側オリーブ蝸牛束）．外側のニューロンの線維は交叉せずに内有毛細胞に終わるのに対して，内側のニューロンの線維は交叉し，反対側へ向かい外有毛細胞の基底部に終わる．音刺激されると，外有毛細胞は音波を増幅する．これは内有毛細胞の感度を上げることになる．上オリーブ核からの出力活動は耳音響放射 otoacoustic emissions（OAE）で測定される．この検査は新生児の聴覚障害のスクリーニングに用いられる．

13.22 前庭系
Vestibular System

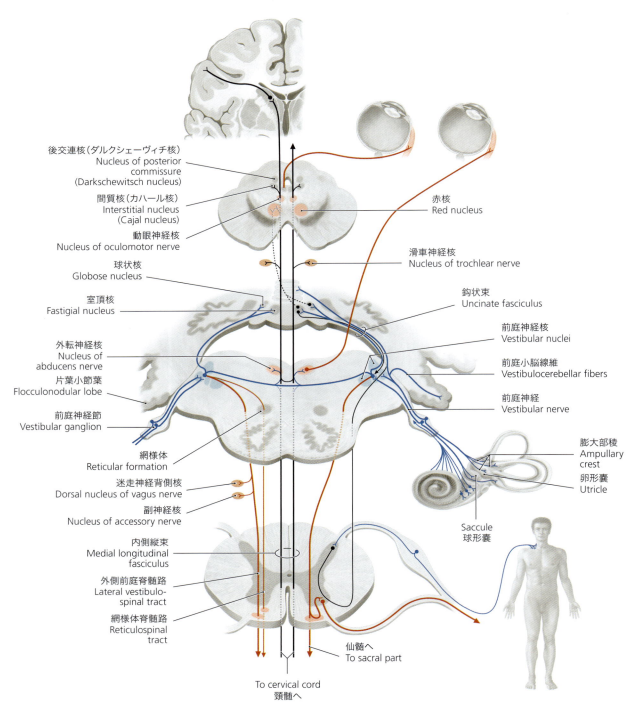

A　前庭神経の中枢経路

ヒトの前庭機能（平衡覚）の制御には3つの系が関与する．
- 前庭系
- 固有感覚系
- 視覚系

固有感覚系と視覚系については既に述べた．

前庭系の末梢受容器は膜迷路に存在し（側頭骨岩様部，pp. 142, 154参照），球形嚢，卵形嚢，半規管それぞれの膨大部からなる．球形嚢や卵形嚢の平衡斑は直線加速度に反応し，半規管の膨大部稜は角（回転）加速度に反応する．内耳の有毛細胞と同様に，前庭系の受容器は2次感覚ニューロンである．2次感覚ニューロンの基底部は偽単極性細胞の末梢枝（樹状突起）によって囲ま

れる．細胞体は前庭神経節に存在している．これらのニューロンの中枢枝（軸索）は前庭神経を作り，前庭神経核（C参照）に終末する．これらの神経核は前庭器官からの入力のほかにも感覚系の入力を受ける（B参照）．

前庭神経核は部位局在を示し（C参照），出力線維を次の3つの領域に送る．
- 外側前庭脊髄路を介して脊髄の運動ニューロンへ終末する．これらのニューロンは特に伸筋の緊張を高めることによって立位の保持に役立つ．
- 前庭小脳線維（直接の感覚性小脳経路）を介して小脳（古小脳）の片葉小節葉へ終末する．
- 内側縦束の上行部を介して同側あるいは反対側の動眼神経核へ終わる．

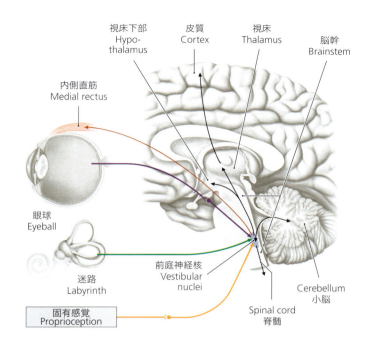

B 平衡覚の保持における前庭神経核の中枢性役割

前庭神経核への入力線維や出力線維は身体のバランスを保つための中枢性役割を担っている．前庭神経核は前庭系，固有感覚系（位置覚，筋，関節），視覚系からの入力を受ける．そして，この前庭神経核は身体のバランスの保持に重要な役割を果たす運動系へ出力する．

これらの運動核は次の部位に存在する．
・脊髄（運動の支持）
・小脳（微細な運動制御）
・脳幹（動眼機能のための動眼神経核）

前庭神経核からの出力は次の領域に至る．
・視床と皮質（空間感覚）
・視床下部（自律機能制御：めまいによって引き起こされる嘔吐）

Note 前庭系の急性障害は回転性めまいによって生じる．

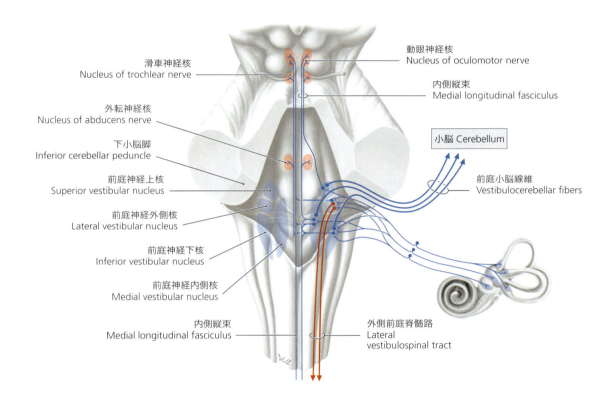

C 前庭神経核：局所的な配列と中枢経路

前庭神経核には4つの亜核が区別される．
・前庭神経上核（ベヒテレフ核 nucleus of Bechterew）
・前庭神経外側核（ダイテルス核 nucleus of Deiters）
・前庭神経内側核（シュバルベ核 nucleus of Schwalbe）
・前庭神経下核（ローラー核 nucleus of Roller）

前庭神経核は部位局在を示す．
・球形嚢の平衡斑の求心性線維は前庭神経下核と前庭神経外側核に終わる．
・卵形嚢の平衡斑の求心性線維は前庭神経下核の内側部，前庭神経内側核の外側部，前庭神経外側核に終わる．
・半規管の膨大部稜からの求心性線維は前庭神経上核，前庭神経下核の上部，前庭神経外側核に終わる．

前庭神経外側核からの出力線維は外側前庭脊髄路に入る．この経路は仙髄の運動ニューロンに終わる．機能的には主に伸筋の緊張を高めて体を直立させる．ほかの3つの神経核からの線維は前庭小脳線維を作り，小脳を介して筋の緊張度を制御する．これら4つの前庭神経核からは，同側および反対側への線維が，外眼筋を支配する3つの運動核（外転神経核，滑車神経核，動眼神経核）に，内側縦束を介して分布している．

13.23 味覚系
Gustatory System (Taste)

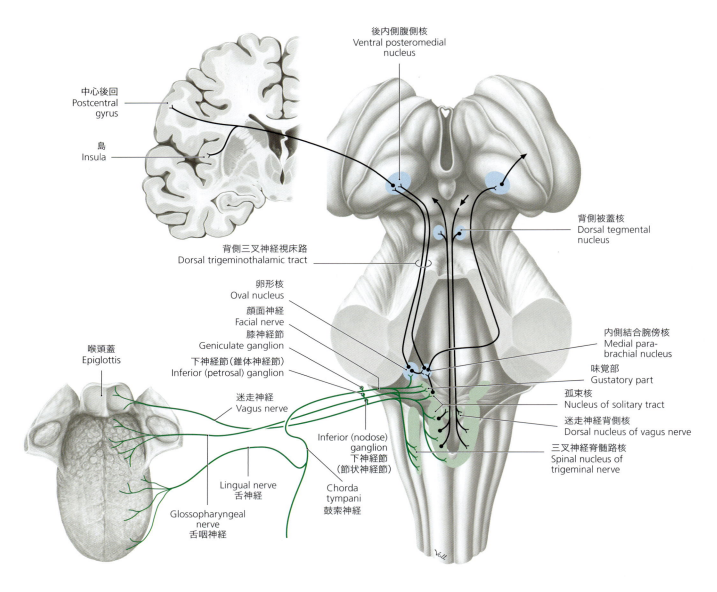

A 味覚路

味覚の受容器は舌にある味蕾である（B 参照）．ほかの受容器と異なり，味蕾の受容細胞は特殊な上皮細胞（軸索がないため，2次感覚細胞）である．これらの上皮細胞が化学的に刺激されると，細胞の基底部からグルタミン酸が放出され，脳神経を刺激する．それぞれ異なる脳神経が舌の異なる領域を支配している．したがって，完全に味覚が失われること（無味覚症 ageusia）はまずない．

- 舌の前2/3は顔面神経［脳神経Ⅶ］によって支配される．その求心性線維は舌神経（三叉神経の枝）の中を走り，次いで鼓索神経となり，顔面神経の膝神経節に入る．
- 舌の後1/3と有郭乳頭は舌咽神経［脳神経Ⅸ］の支配を受ける．
- 喉頭蓋は迷走神経［脳神経Ⅹ］の支配を受ける．

偽単極性の神経節細胞（偽単極性脊髄神経節ニューロンに相当する）の末梢枝が味蕾に終末する．中枢枝は味覚情報を孤束核の味覚部に送る．このように，顔面神経，舌咽神経，迷走神経は味覚系の1次求心性ニューロンとして機能する．これらの神経の細胞体は顔面神経の膝神経節，舌咽神経の下神経節（錐体神経節），迷走神経の下神経節（節状神経節）に存在している．孤束核の味覚部でシナプス結合した後，2次ニューロンの軸索は三叉神経視床路とともに同側または反対側を通って視床の後内側腹側核（VPM）に終末し，ここで3次ニューロンに中継される．次いで，これらニューロンは中心後回または島皮質における味覚路の4次ニューロンに投射する．2次ニューロンの一部は脳幹内のほかの中継部位，すなわち内側傍小脳脚核を通る．これらのニューロンでは，そこで3次ニューロンへの接続が行われ，視床内に4次ニューロン，島皮質または中心後回に5次ニューロンが存在する．味覚の求心性線維の1次・2次ニューロンの側副枝は上・下唾液核に終わる．これらの線維の求心性興奮は食事の際に唾液を分泌させる（唾液反射）．副交感性の節前線維は顔面神経，舌咽神経を通って脳幹から出る．この純粋に味覚を伝えるほかに，辛い食べ物は三叉神経（ここでは示していない）を刺激することがあり，味覚の感知に関与する．嗅覚もまた味覚の大きな要素であり，その受容は人によってさまざま（主観的）である．においを感じない患者は「食べ物に味がない」と言う．

神経解剖　13. 機能系

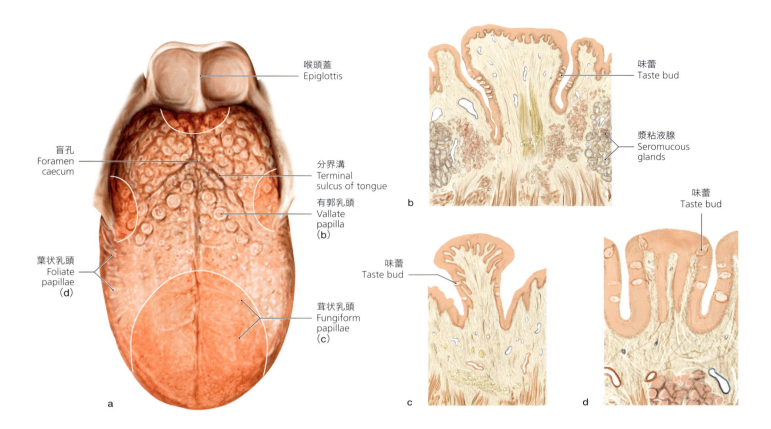

B　舌における味覚受容器の分布

ヒトの舌は約 4,600 個の味蕾を有し，そのなかの 2 次感覚細胞が味覚を受容する．白く縁取られた部分に集中して存在する．味蕾（C 参照）は舌の粘膜の上皮組織内に存在し，舌粘膜の表面の有郭乳頭（b），茸状乳頭（c），葉状乳頭（d）にみられる．

このほかに，孤立性の味蕾が軟口蓋や咽頭の粘膜内に存在する．周辺に存在する漿粘液腺（エブネル腺 Ebner's gland）は特に有郭乳頭に多く認められ，常に味蕾を洗い，新鮮な味覚情報を提供する．ヒトには 5 つの味覚，すなわち甘味，塩味，酸味，苦味，うま味（グルタミン酸によってもたらされ，味を高める）がある．

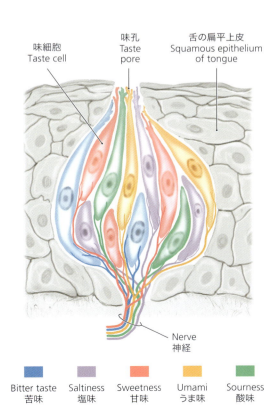

C　味蕾の微細構造（Chandrashekar, Hoon et al による）

神経が口腔粘膜における味蕾の形成に関わる．顔面神経，舌咽神経，迷走神経からの線維は基底側から口腔粘膜に入り，上皮細胞を分化させ，味細胞（上皮細胞の変化したもの）が形成される．味細胞は味孔に向かって微絨毛を出している．味細胞の微絨毛細胞膜上にある特定の受容体タンパク質が，味覚受容を担っている（詳しくは生理学の教科書を参照すること）．低分子量の物質が受容体に結合すると，シグナル伝達系が働き，グルタミン酸が放出され，3 つの脳神経の偽単極性の神経節細胞の末梢枝を刺激する．この場合，各受容体細胞は受容体構造に基づき 5 種の味覚（色コード参照）のいずれかに特化している．味蕾の内部で味覚の全スペクトルがコード化されている．この所見は，以前によく行われていた舌の特定部位への特定味覚の帰属が妥当ではない理由を説明している．味細胞の寿命は約 12 日で味蕾の基底部から新たな細胞が生まれ，味細胞に分化していく．

13.24 嗅覚系
Olfactory System (Smell)

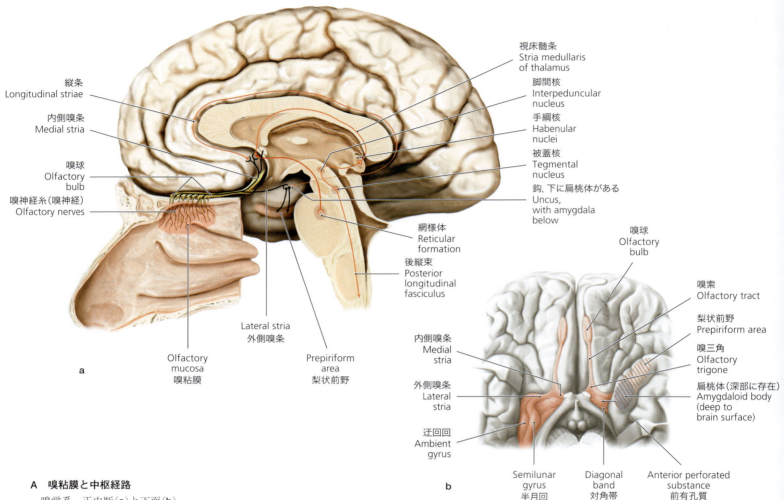

A　嗅粘膜と中枢経路

嗅覚系，正中断（**a**）と下面（**b**）．

嗅粘膜は鼻腔の天井に存在する．嗅細胞（1次ニューロン）は双極性細胞である．受容細胞の末梢枝は鼻粘膜の上皮に終わり，中枢枝は嗅球に終わる（詳細は **B** 参照）．嗅覚の2次ニューロン（僧帽細胞，房飾細胞）が存在する嗅球は終脳の延長とみなすことができる．これらの2次ニューロンの軸索は嗅索となって中枢に向かう．嗅索は前有孔質の前で広がって嗅三角となり，その後2つに分かれて内側・外側嗅条となる．

- 嗅索の線維の一部は外側嗅条の中を走り，嗅覚の中枢（扁桃体，半月回，迂回回）に終わる．梨状前野（ブロードマン28野）は一次嗅覚中枢と考えることができる．ここには嗅覚系の3次ニューロンが存在する．
  Note　梨状前野は **b** で斜線で示され，前頭葉の基底面と側頭葉の内側面が接する位置に存在している．
- 嗅覚系のほかの線維は内側嗅条内を走り，辺縁系（p. 492 参照）の一部である中隔核（梁下野）や前有孔質にある小さな隆起である嗅結節に終わる．
- さらに別の線維は前嗅核に終わり，ここで反対側へ向かう線維が分かれ，中継されていく．この核は，2つの嗅条の間で前有孔質の前に位置する嗅三角の中にある．

Note　上記の3つの線維は視床を通過しない．このように，嗅覚は皮質に至るまでに視床を通らない経路も含む唯一の感覚系である．しかしながら，一次嗅覚野から視床を介して新皮質に投射し，基底核に終末する間接的な経路もある．嗅覚情報は前脳の基底部でさらに処理されていく．

嗅覚系は一次嗅覚野から離れたほかの脳領域とも連絡しており，このことによって，嗅覚刺激が複雑な情動や行動反応を引き起こしている．おそらく，これらの感覚は内側前脳束や視床髄条からなる連絡を介して視床下部，視床，辺縁系によって処理されると考えられる．内側前脳束は次の部位へ線維を投射する．

- 視床下部の核
- 網様体
- 唾液核
- 迷走神経背側核

視床髄条内を走る線維は手綱核に終わる．この経路は脳幹まで続き，においの刺激を受けると唾液を分泌させる．

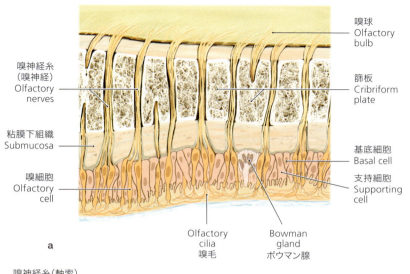
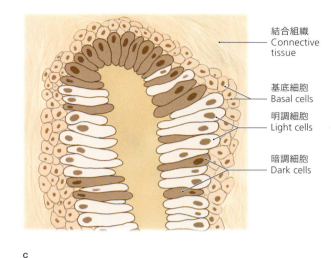

B 嗅粘膜と鋤鼻器

嗅粘膜は1つの鼻腔の天井に約2 cm² の領域を占め，それぞれに10^7個の1次感覚細胞がある（a, b）．分子レベルでは，嗅覚受容体タンパク質は感覚細胞の線毛に存在している．それぞれの感覚細胞は1種類の受容体タンパク質を有し，におい物質がその受容体に結合するとシグナル伝達系が働き始める．ヒトは小嗅覚（嗅覚が発達していない）動物で，ほかの哺乳類に比べると嗅覚は弱いが，嗅覚受容体タンパク質はヒトゲノムの約2％を占めている．このことはヒトにおける嗅覚の重要性を低く評価することになる．1次感覚細胞（嗅細胞）の寿命は約60日であり，基底細胞から再生する（細胞が一生を通して分化し続ける）．嗅細胞の中枢枝（軸索）が嗅神経糸（嗅神経 a）を作り，篩骨の篩板を通って，篩板の上に存在する嗅球に終わる（C 参照）．

鋤鼻器（c）は鼻中隔前方の左右両側にみられる．ヒトにおける中枢との連絡は不明である．ステロイドに反応し，意識にのぼらない反応を引き起こす（おそらく交尾相手の選択に影響する）．多くの動物において交尾相手の選択は鋤鼻器によって感受された嗅覚情報をもとに行われることが知られている．

C 嗅球におけるシナプス結合様式

嗅球の中にあり特殊化した細胞である僧帽細胞は，1次感覚細胞の軸索からシナプス結合を受ける尖端樹状突起を有している．（尖端）樹状突起とシナプスの結合が嗅球の糸球体を作る．同じ受容体タンパク質を有する感覚細胞からの軸索は，1種類あるいは少数の僧帽細胞と糸球体を作る．僧帽細胞の基底側の軸索は嗅索内を走る．嗅索内を走る軸索は，まず嗅覚野に投射するとともに，ほかの神経核にも投射している．僧帽細胞の軸索側副枝は顆粒細胞へ終末する．顆粒細胞と傍顆粒細胞は僧帽細胞の活動を抑制し，上位中枢への感覚情報の伝達を制限している．この抑制性の働きによって嗅覚の感受性が高められ，より鋭敏なにおいの識別に役立っている．房飾細胞も一次嗅覚野に投射する（ここでは示していない）．

13.25 辺縁系
Limbic System

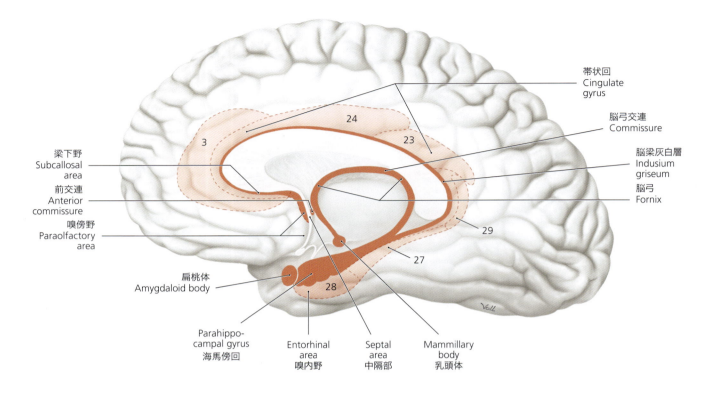

A　皮質を透かして見た辺縁系の構造

右半球，内側面．

辺縁系 limbic system（ラテン語で limbus は「縁」「周辺」の意）という言葉は 1878 年にブローカ Broca によって最初に用いられたもので，脳梁，間脳，大脳基底核を取り囲む回の総称である．辺縁系は新皮質，古皮質，原皮質，さらに皮質下核にわたる．辺縁系の解剖学的な広がりによって大脳皮質，間脳，中脳との間の情報の交換や統合が可能となる．大脳半球の内側から見ると，辺縁系はより外側とより内側の弓状の構造物からなる．

外側の弓状の構造は以下の要素からなる．
- 海馬傍回
- 帯状回
- 梁下野（嗅傍野）

内側の弓状の構造は以下の要素からなる．
- 脳梁灰白層
- 海馬体
- 脳弓
- 中隔野（単に中隔とも呼ばれる）
- ブローカの対角帯（この図では見えない）
- 終板傍回

辺縁系はさらに扁桃体や乳頭体も含む．すなわち，視床前核，手綱核，後被蓋核および脚間核である．

辺縁系は衝動や情動行動に関与し，記憶，学習にも関わっている．図の番号はブロードマンの領域番号である．

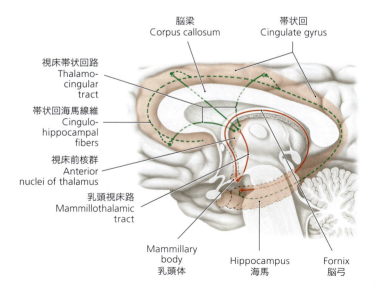

B　神経回路（ペーペズ*回路 Papez circuit）

右大脳半球，内側面．

辺縁系の核は，最初に記載した解剖学者のペーペズによって 1937 年に命名された神経回路（下記を参照）で連絡している．これは後の 1949 年にマクリーン MacLean によって辺縁系の概念に拡張された．以下はこの回路での次々に連絡する核と経路（ゴシック）を示している．

海馬 → **脳弓** → 乳頭体 → **乳頭視床路（ヴィック＝ダジール束）**→ 視床前核 → **視床帯状回路（放線）**→ 帯状回 → **帯状回海馬線維** → 海馬

この回路は辺縁系の発生学的にそれぞれ異なる領域を連絡している．意識にのぼる行動とのぼらない行動に関する情報を担う．

*訳注：パペッツとも呼ばれる．

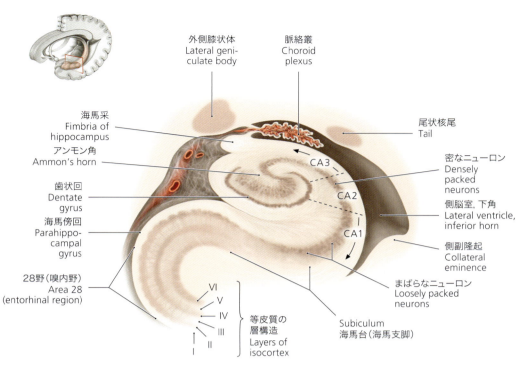

C 海馬体の細胞構築（Bähr, Frotscher による）
左前面.

海馬体は6層からなる等皮質と異なり、3層からなる不等皮質である。等皮質よりも系統発生学的に古い。不等皮質の中央部に神経細胞の帯があり、これが海馬の神経細胞層を形成している（固有海馬＝アンモン角）。この層は主に錐体細胞からなる。錐体細胞の密度によって3つの領域 CA1、CA2、CA3 に分かれる。CA1領域は神経病理学的に重要であり、脳虚血 cerebral hypoxia の際に最初に形態学的な所見があらわれる。固有海馬のほかに、主に顆粒細胞からなる歯状回が認められる。

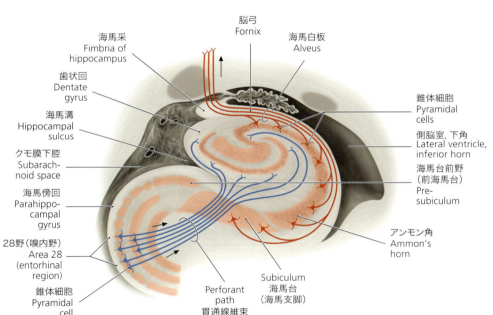

D 海馬の連絡
左前面.

海馬への最も重要な入力経路は貫通線維束（青色）であり、嗅内野（ブロードマン28野の三角の形をしている錐体細胞）から海馬へ投射している。28野から海馬へ投射するニューロンには多くの部位からの入力がある。このため、嗅内野は海馬への入り口とみなされている。アンモン角の錐体細胞は軸索を脳弓に送り、脳弓から乳頭体へ（ペーペズ回路）、または中隔へ線維が進む。

E 辺縁系に関する重要な用語の定義

古皮質
　系統発生学的に古い大脳皮質. 6層構造を呈さない.

海馬（後交連）
　アンモン角（固有海馬）, 歯状回, 海馬台（海馬支脚）（海馬そのものではなく, 海馬体の一部と定義する学者もいる）

海馬体
　海馬と海馬傍回の嗅内野を合わせたもの.

辺縁系
　記憶と情動を制御する重要なシステム. 終脳の部分としては帯状回, 海馬傍回, 海馬体, 中隔野, 扁桃体がある. 間脳の部分としては視床前核, 乳頭体, 側坐核, 手綱核がある. 脳幹の部分としては, 縫線核がある. 内側前脳束と背側縦束は辺縁系の線維連絡の重要な要素である.

傍古皮質
　海馬周辺の広い領域で帯状回, 帯状回峡, 海馬傍回からなる.

13.26 脳：機能構築
Brain: Functional Organization

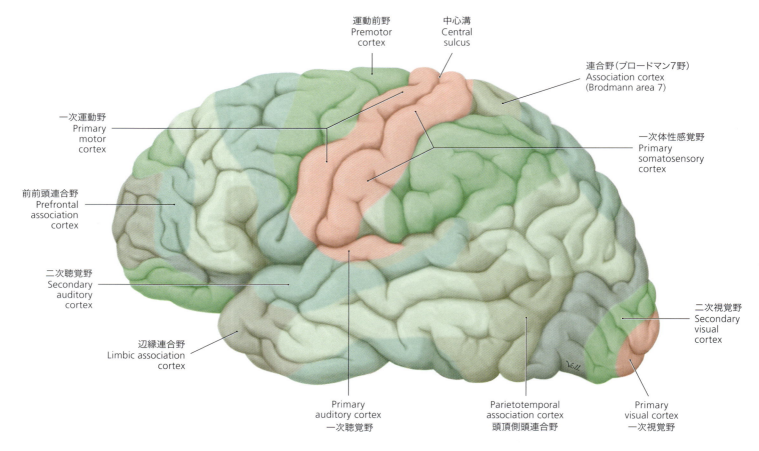

A 大脳皮質の機能構築
左外側面．
一次体性感覚野と一次運動野は赤で示し，連合野は緑色の濃淡で示している．投射路はそれぞれ一次運動野か一次体性感覚野に始まり，終わる．大脳皮質の80%以上は連合野で，二次的に一次体性感覚野，一次運動野と連絡している．分化した行動や知的活動の神経系による処理は連合野で行われ，連合野はヒトの進化とともに増大してきた．ここに示している大脳皮質の機能構築，例えば中心前回の一次運動野は，現代の画像診断技術を用いることで生体において見ることができる．このような研究の成果は下に示されている．興味深いことに，画像診断技術を用いた研究によって明らかにされた領域と機能は，ブロードマンによって定義された皮質領域とよく一致する．

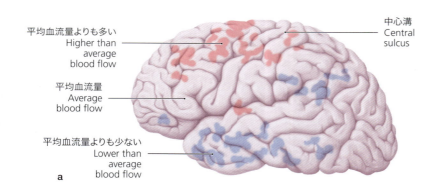 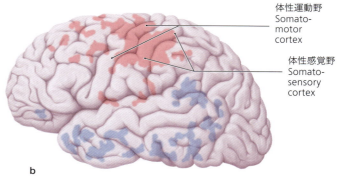

B 局所における大脳血流量に基づいた脳機能解析
左外側面．
神経細胞が活性化されるとブドウ糖や酸素の消費量が増え血流によって供給されることになる．このことは局所的な血流量の増加を引き起こす．この脳地図は大脳の静止時(a)と右手を動かしている時(b)の局所での血流を表している．右手を動かすと左の中心前回で血流量が増加する．この部分は右手の運動を支配している領域である(運動性ホムンクルス，p. 457 B 参照)．同時に中心後回の感覚野も活性化しており，運動時には感覚野も活発になることがわかる(フィードバックループ feedback loop)．

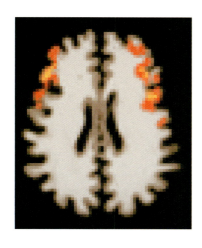
女性
Female

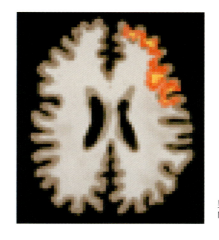
男性
Male

C 神経処理機構の性差（Stoppe, Hentschel, Munz による）

脳の活動はまた機能的磁気共鳴撮像 functional magnetic resonance imaging（fMRI）によっても示される．これは脳の代謝活動を非侵襲的に見る方法である．ヒトの脳はひとつとして同じ物はないので，いくつかの脳を比べることで特定の機能において働く部分が異なることがわかる．異なる脳の検査結果を積み重ねることで，脳の機能のおおよその分布を概略的な地図として表すことができる．女性の脳（左）と男性の脳（右）のfMRI像を比べてみよう．話し言葉の意味を認識する際の違いを調べる検査を行った．女性の脳では問題を解く時に両側が活動したが，男性では左側のみが使われた（下方から見た脳機能画像）．これらの結果は明らかに女性と男性の脳は信号処理が異なることを示す．

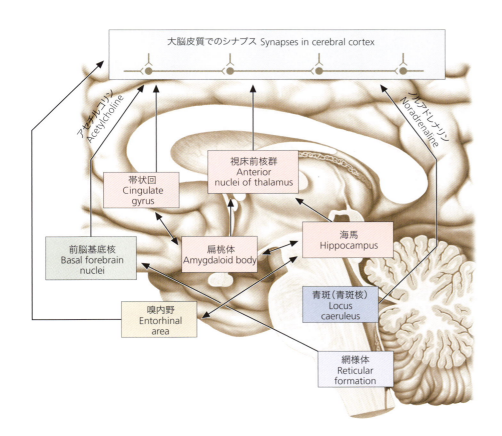

D 皮質下中枢の修飾

意識的な体験や行動の場である大脳皮質は，さまざまな皮質下中枢の影響を受ける．学習と思考に特に重要な辺縁系の部分は赤色で示されている．この皮質下中枢によるわれわれの意識と行動への影響については，非常に支配的で，自由意志を否定するほどであると推測している神経生物学者もいる．「人は行わなくてはならないことを行った時に，自由を感じる」．つまり，自分の潜在意識が行うよう命令したことを行った時，自由に行動したと感じるということである．

13.27 脳：優位半球
Brain: Hemispheric Dominance

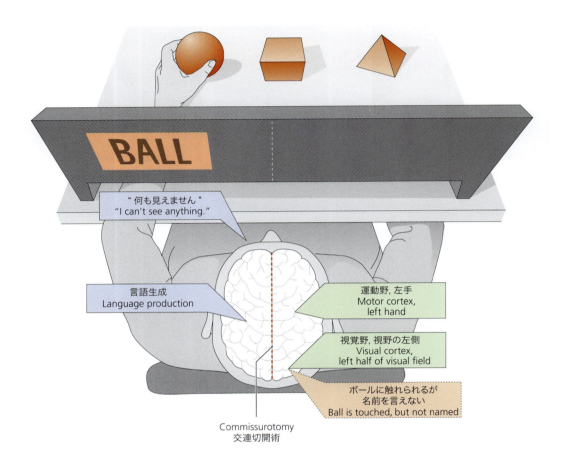

A　分離脳患者における優位半球についての実験
　　（Klinke, Pape, Silbernagl による）
　脳梁は最も重要な交連線維であり，脳の左右で同じような機能をもつ領域を連結している．以前は，脳梁には機能が見出されていなかったため，てんかん患者において，一方の痙攣が他方の脳へ広がらないように脳梁を前交連とともに切断する手術がよく行われていた（交連切断術）．これらの患者においては上部の終脳の連絡が切断され，深部の視索を含む間脳は保存される．このような手術を受けた患者は「分離脳患者」と呼ばれる．彼らは特に臨床的には明らかな異常を示さないが，特殊な神経心理学的な検査では障害が明らかになり，脳機能の理解に深く貢献した．ある検査では患者は単語が映し出されるスクリーンの前に座る．患者はスクリーンの後ろにある物を見ることができなくてもつかむことができる．分離脳患者に「BALL」という単語が短く映し出されると，患者は右の視覚野においてそれを認知する（交連切断術では視索は切断されていないため）．97％のヒトで言語中枢は左の半球にあるので，患者は映し出される言葉を声に出して読むことができない．半球は終脳（言語の出力を司る場所）の高さで切断され，半球どうしで連絡が断たれているからである．しかし，患者は手でボールに触れて感じることができ，ほかのものからそれを選び出すことができる．脳梁の機能は必要に応じて左右の半球（一部，独立した機能をもち，それによってより柔軟性が増した）を連絡させることである．優位半球の現象によって，ヒトの脳梁はほかの動物に比べてより発達している．女性において脳梁線維は男性よりも多い（訳注：脳梁線維の性差については異論がある）．
　言語的な問題を解く時に，男性の場合は片側の半球しか活性化されていないが女性では両側の半球が活性化される（p. 495 C 参照）．この事実は脳梁の構造にも影響を及ぼすと考えられる．例えば言語的理解や能力が男性よりも著しいとされる女性の場合（男性は1つの単語，女性は1冊の辞書ともいわれる），脳梁のisthmus（峡部）には男性の場合よりも多くの軸索が走行する（isthmus 領域はおよそ 25％大きい）とする研究もある．しかしこれらの研究の結果に対する反証も多くあり，議論されている．

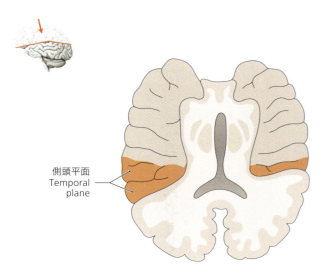

B 半球の非対称性（Klinke, Silbernagl による）

外側溝に沿って一部を除いた（前頭葉を取り除いてある）側頭葉の上面．

側頭平面は側頭葉の後上面にあり，左右の半球において違う様相を呈している．約2/3のヒトにおいて左側におけるほうが右側の半球におけるよりも発達している．この非対称性の機能的意味は不明である．単にウェルニッケ野が左側の側頭平面にあるという理由だけでは説明できない．なぜなら，側頭葉の非対称性は67%のヒトにのみみられるのに対して，97%のヒトで言語中枢は左側にあるからである．

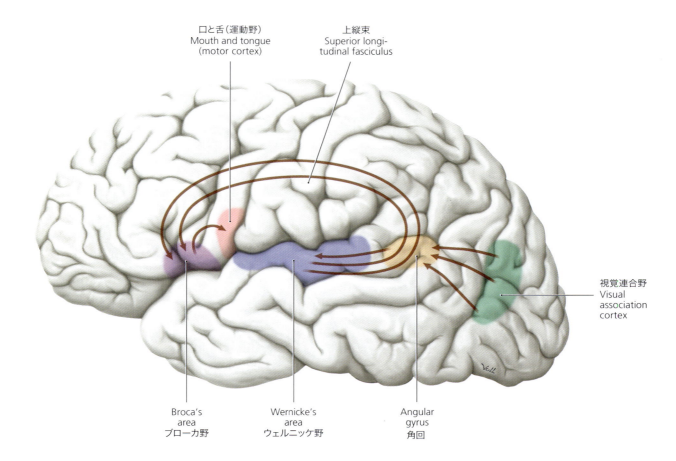

C 左半球の優位言語中枢

外側面．

脳にはいくつかの言語中枢があり，その傷害は典型的な臨床症状を引き起こす．ウェルニッケ野（ブロードマン22野の後部）は言語の理解に必要であり，ブローカ野（ブロードマン44野）は言語の出力に関係している．この2つの領域は上縦束（弓状束）によって連結されている．ブローカ野は構音に関する大脳皮質の口と舌の部位を活性化する．角回は視覚野，聴覚野，体性感覚野からの入力を統合し，ウェルニッケ野へ連絡する．

13.28 脳：臨床
Brain: Clinical Findings

ここに示すそれぞれの図は，脳の特異的な領域と臨床症状との関連について示したものである．このような研究は特別な行動パターンや臨床症状と脳の特異的な領域の関連を結びつける知見を提供した．

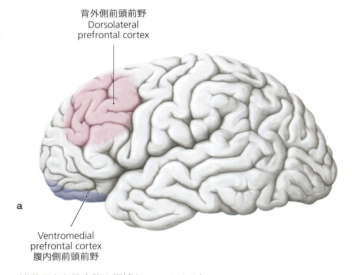

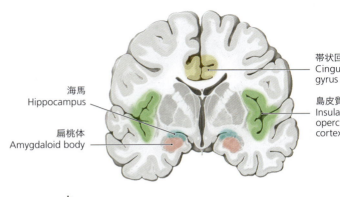

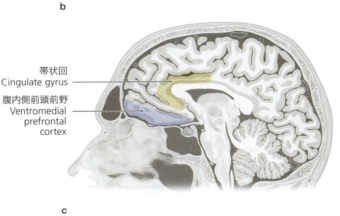

A　情動反応を示す脳の領域（Braus による）
a 左半球，外側面．b 扁桃体を通る冠状面，前面．c 右半球の正中断，内側面．
情動は脳の特異的な領域と結び付いている．前頭前野の腹内側部は扁桃体と結び付き，情動を修飾するとされている．一方，前頭前野の背外側部は海馬と連絡している．この部位は，感情とともに記憶が蓄積されるところである．この系の異常はうつ病に関係するといわれている．

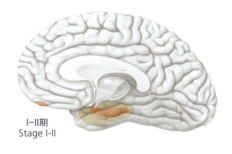

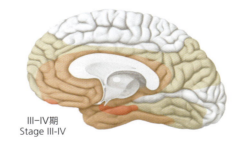

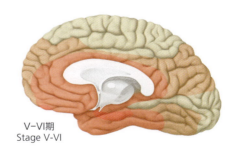

I-II期　Stage I-II　　　　III-IV期　Stage III-IV　　　　V-VI期　Stage V-VI

B　アルツハイマー病 Alzheimer's disease の広がり
　　（Braak, Braak による）
　　右半球，内側面．
　アルツハイマー病は記憶喪失と認知症の症状を呈する進行性の疾患である．疾患の進展は特殊な染色で示され，Braak/Braak の分類によるいくつかの病期に分けられる．
・I～II期：神経細胞の様相が古皮質の一部である嗅内野の周辺で変わる（p. 330 参照）．この段階では症状はあらわれない．
・III～IV期：病変が進行し辺縁系に及ぶ．臨床の初発症状が出始める．この段階は画像検査で発見される場合もある．
・V～VI期：すべての皮質が傷害され臨床症状があらわれる．
　このように，不等皮質は大脳皮質の5％しか占めないが，アルツハイマー病の認知症の原発部位として脳の病態生理学にとって重要である．

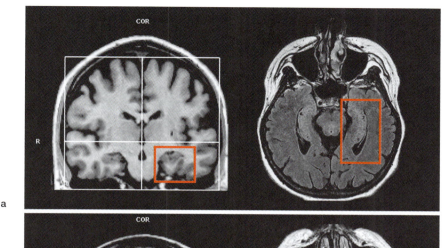

C アルツハイマー型認知症患者の海馬の MRI 像の変化

アルツハイマー型認知症患者(**b**)と健康な人(**a**)とを比べてみると，等皮質の一部である海馬の萎縮がみられる．また側脳室も拡大している(D.F.Braus: EinBlick ins Gehirn. Thieme, Stuttgart, 2004 より)．

拡大した側脳室
Enlarged lateral ventricle

Atrophy of hippocampus
海馬の萎縮

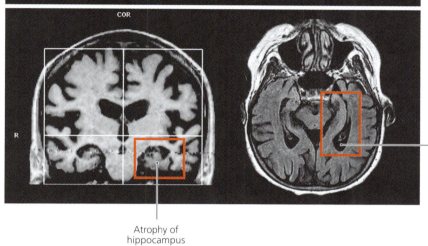

衝動と情動の異常抑制
Abnormal suppression of drive and affect

怒りの抑制不能
Disinhibition of rage

D 脳領域の傷害と行動変化（Poeck, Hartje による）

右半球，内側面．

内側の側頭葉と帯状回の前部の両側の傷害（紫色の丸）は衝動や情動を抑制する．辺縁系の構造的異常は，臨床的には無感情，無表情，単調な言葉，鈍重で非自発的な行動となってあらわれる．これは腫瘍，血流量低下，外傷で起こる．一方，透明中隔や視床下部での腫瘍（ピンク色の部分）やある種のてんかん epilepsy では怒りの抑制ができず，患者はささいなことでも金切り声をあげたり，かみつくなどの攻撃性が高まる．このような変化は特定の人にのみ向けられるのではない．

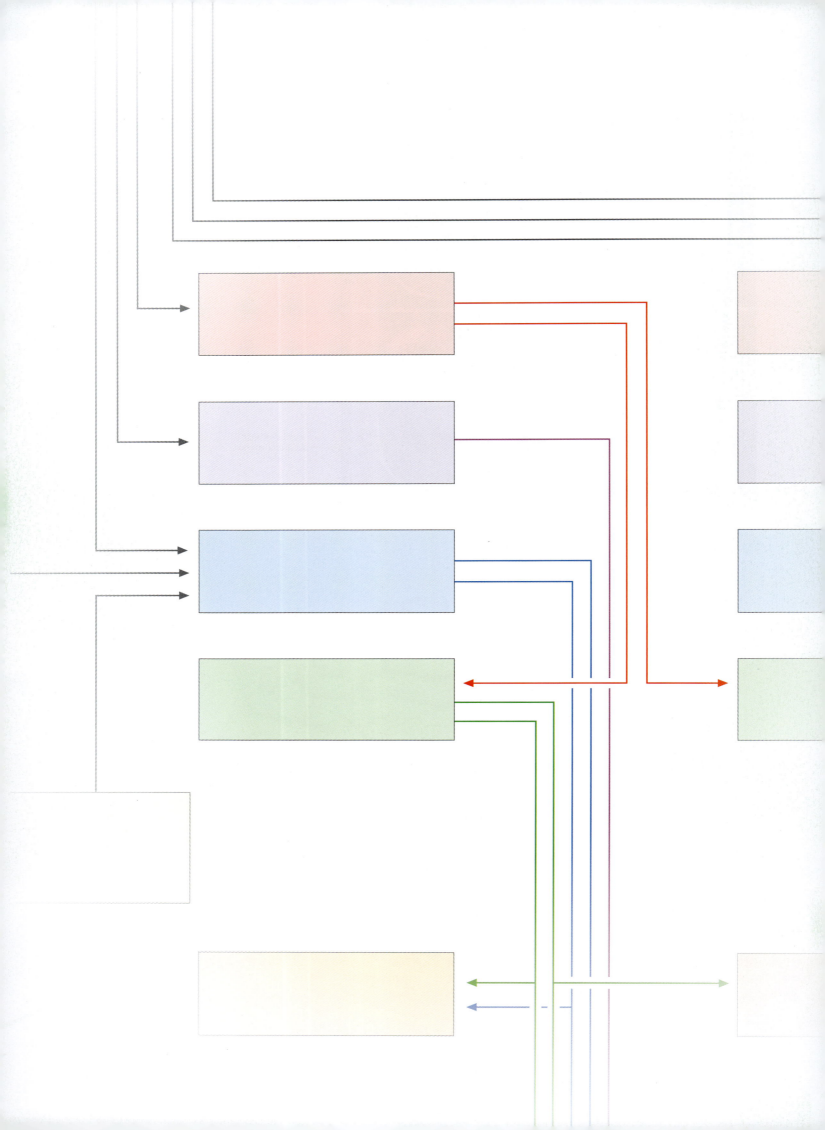

中枢神経系：用語集，要約

1 用語集 …………………………………………502
2 要約 ……………………………………………508

1.1 灰白質
Grey Matter

- 「灰白質」の定義：
  細胞体（核周部）の集合
- 場所：
  - 中枢神経系：皮質 cortex および核 nucleus
  - 末梢神経系：神経節（感覚神経節もしくは自律神経節）

中枢神経系の灰白質：形態的な用語

皮質：
- 定義：層状に配列された神経細胞体の集合で，中枢神経系の外表面にある．外から見える．
- 場所：
  - 終脳（大脳皮質）
  - 小脳（小脳皮質）

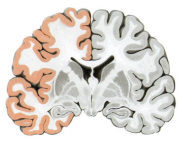
大脳皮質
Cerebral cortex

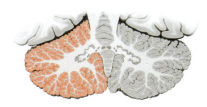
小脳皮質
Cerebellar cortex

核：
- 定義：限局性かつ周囲との境界が明瞭な神経細胞体の集合で，白質（p. 504以降を参照）の内部にある．このため断面でしか見えない．
- 場所：中枢神経系のすべての部分にある．脊髄では以下のような形態学的に特殊な配列をする．
  - 円柱 column：核のような神経細胞の配列を三次元的に表現した呼び名．

角 horn は二次元的に円柱の断面を表現した呼び名．脊髄の横断面を作ると，灰白質は特徴的な「蝶の形」に見える．
  - 網様体 reticular formation：多数のきわめて小さな核の網状の配列．大きさが小さいために形態学的に核と認識しがたい．灰白質と白質が網状に入り交じっている．網様体は脳幹にもある．

Note 定義上，核は中枢神経系にしかなく，末梢神経系にはない．

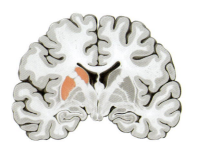
終脳の核（大脳基底核）
Nuclei in telencephalon (basal nuclei)

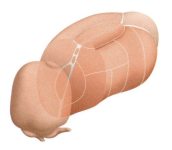
間脳内の核（視床の核群）
Nuclei in diencephalon (thalamic nuclei)

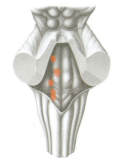
脳幹の核（脳神経核）
Nuclei in brainstem (cranial nerve nuclei)

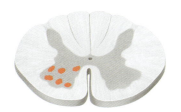
脊髄の核
Nuclei in spinal cord

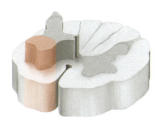
脊髄での柱状の配列
Columns in spinal cord

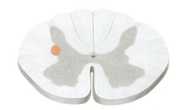
脊髄での網状の配列（網様体）
Reticular formation in spinal cord

層 layer：
- 定義：神経細胞の層状の配列．顕微鏡ないし肉眼でもかろうじて見える．小脳と海馬にも層がある．
- 場所：大脳の皮質と一部の核，および脊髄．脊髄灰白質の層は，レクセ Rexed により細胞構築をもとに分類されているが，必ずしも典型的な層をなしていない．

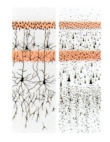
大脳皮質(等皮質)：層
Cerebral cortex (isocortex): layer

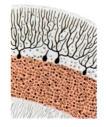
小脳皮質：層
Cerebellar cortex: layer

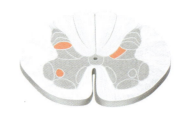
脊髄：レクセの層
Spinal cord: lamina of Rexed

中枢神経系の灰白質：機能的な用語
起始核と終止核

- **起始核**
ここから神経線維が起こる．
- **終止核**
ここで神経線維が終わる．
- **運動核**
常に起始核である．ここから運動神経線維が出て行く．
Note すべての起始核が運動性ではない．
- **感覚核**
常に終止核である．ここで感覚神経線維が終わる．
Note すべての終止核が感覚性ではない．

中枢神経系の灰白質：特殊な用語

Note 核によっては歴史的な理由から「核」という名称ではなく，独自の名称が付けられている．以下はその重要な例：
- **終脳**
 - 被殻
 - 淡蒼球
 - 前障
- **間脳**
 - 視床
 - 不確帯
- **中脳**
 - 黒質
- **脳幹**
 - 中心灰白質

末梢神経の灰白質：形態的な用語

神経節：末梢神経系における神経細胞体の孤立した集合．機能的（上記参照）に以下のように分類される．
- 感覚神経節（体性神経系）
- 自律神経節（自律神経系）

Note 神経節は定義上，末梢神経系にしか存在しない．このため"basal ganglion"という名称は正確ではない．

感覚神経節：
体性神経系の神経節．以下のものがある．
- 脊髄神経の感覚神経節：脊髄の近くで，脊髄神経の後根の中にある．
- 脳神経の感覚神経節：感覚性の脳神経根の中にある．

Note 感覚神経節でニューロンの中継はなく，自律神経節でのみ中継される．

自律神経節：
自律神経系の神経節．以下のものがある．
- 交感神経節：脊柱に沿った交感神経幹の中，その他に脊柱前方（腹部と腰部のみ）にある．
- 副交感神経節：器官の近くにある．非常に小さいことが多い（毛様体神経節）．

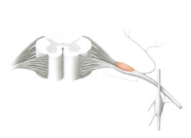
脊髄神経（後根）の感覚神経節
Sensory ganglion of spinal nerve (dorsal root)

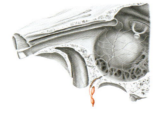
脳神経の感覚神経節
（舌咽神経，上・下神経節）
Sensory ganglion of cranial nerve (glossopharyngeal nerve, superior and inferior ganglion)

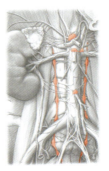
交感神経節：交感神経幹と椎前神経節
Sympathetic ganglion: sympathetic trunk and prevertebral ganglion

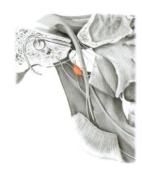
副交感神経節：翼口蓋神経節
Parasympathetic ganglion: pterygopalatine ganglion

1.2 白質
White Matter

- 定義：
  髄鞘をもつ軸索の束の集合．中枢神経系の断面標本では白く見える．髄鞘は主に脂質からなるためである(ベーコンを思い起こそう)．
- 場所：
  - 終脳と小脳の髄質(皮質下にある)．形態的には均一に見えるが，機能的には顕微鏡を用いて伝導路を区分することができる．
  - 末梢神経系では白質は神経である．

以下の用語は明確に区別できない場合もあり，統一的に扱えるとは限らない．

形態的な用語

索 funiculus：
- 索状に配列した白質で，形態的に境界は明瞭でない．伝導路．
- 例：脊髄の後索 posterior funiculus

路 tract：
- 起始と終止が共通な神経線維群
- 例：脊髄視床路 spinothalamic tract は脊髄後角から視床まで

束 fasciculus：
- 形態的に境界の明確な神経線維の集合．1つないし複数の路が含まれる．
- 例：楔状束 cuneate fasciculus

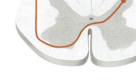
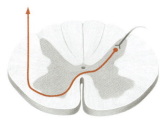
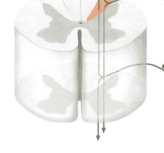

条 stria：
- 白質の束の帯状の集合．
- 例：大脳基底核の線条体 corpus striatum．白質の束が急速に成長し，神経細胞の集合(核)を縞状に分割した．

毛帯 lemniscus：
歴史的な背景のある概念で，ループ状に走る脳幹の4つの感覚性伝導路に用いられる．内側毛帯，外側毛帯，脊髄毛帯，三叉神経毛帯がある．

伝導路 course of tract：
中枢神経のあらゆる場所，特に脊髄と脳幹にあって，上行性伝導路(尾側から頭側へ)と下行性伝導路(頭側から尾側へ)がある．

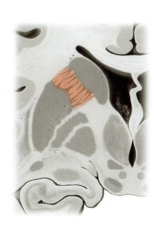
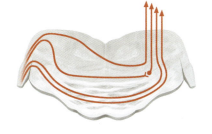
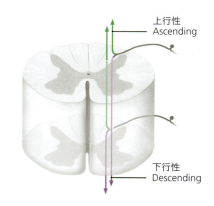

路を示す特殊な用語
Note 歴史的な理由から，路 tract や束 fasciculus 以外の独自の名称が用いられることがある．以下に重要な例を示す．

- **終脳**：内包 internal capsule，外包 external capsule，最外包 extreme capsule，脳梁 corpus callosum．
- **間脳と終脳**：脳弓 fornix．
- **脳幹**：毛帯 lemniscus．

中枢神経系の白質：機能的な用語

投射線維 projection fiber：
- 大脳皮質（Co）と皮質下の構造（sc）を結ぶ白質の束．
- 経路：皮質から出て行く（遠心性．例：錐体路），もしくは皮質に向かう（求心性．例：視床皮質路）．

Note　投射線維は一方向にのみ伝導する．

連合線維 association fiber：
- 同じ大脳半球内の領域を結び付ける白質の束（p. 536 参照）．
- 例：上縦束

Note　連合線維は両方向に伝導することが多い．

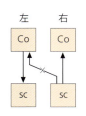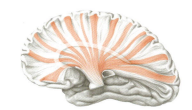

終末ニューロンは起始ニューロンの同側ないし反対側にある

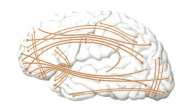

終末ニューロンは起始ニューロンの同側にある

交連 commissure：
- 中枢神経系で左右の対応する構造を結ぶ，境界の明確な神経路．
- 例：前交連 anterior commissure（p. 546 参照）
- 交連線維 commissural fibre：1つの交連の中の線維束．

Note　交連では常に両方向に伝導する．

交叉 decussation：
- 神経路が中枢神経系内で正中線を越えて反対側に向かう．
- 異なる構造を結ぶ．
- 例：錐体交叉（錐体路の交叉．p. 547 参照）

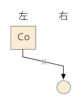

終末ニューロンは起始ニューロンの反対側にある

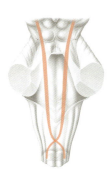

終末ニューロンは起始ニューロンの反対側にある

末梢神経系の白質：機能的な用語

求心性（感覚性）神経線維（青色）：中枢神経系に入る神経線維．
遠心性（運動性）神経線維（赤色）：中枢神経系から出る神経線維．

体性神経線維：骨格筋への神経線維，ないし皮膚からの神経線維．
自律神経線維：内臓と血管に分布する（この図には示されていない）．

節前線維（紫色）：
- 中枢神経系から神経節までの神経線維．
- 交感神経系では，白交通枝を通って交感神経幹神経節まで，ないし内臓神経を通って椎前神経節まで．

節後線維（緑色）：
- 神経節から目標器官までの神経線維．
- 交感神経系では灰白交通枝から脊髄神経を通り，ないし自律神経叢を通って目標器官まで．

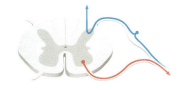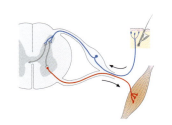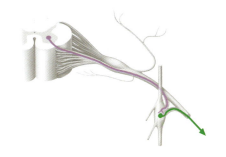

自律神経叢：
- 自律神経線維からなる神経叢．
- 例：下下腹神経叢

内臓神経叢：
- 自律神経叢の一部で，器官に近接している．
- 例：直腸神経叢

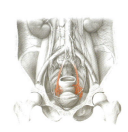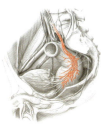

1.3 感覚性と運動性：脊髄と脊髄伝導路の概観
Sensory and Motor: Overview of Spinal Cord and Spinal Cord Tracts

A　中枢神経系と末梢神経系における感覚性と運動性：一般的な用語

中枢神経系と末梢神経系における感覚性の部分	中枢神経系と末梢神経系における運動性の部分
体性感覚 ・一般体性感覚 　次のものがある． 　-外受容感覚(表面感覚とも呼ばれる)：皮膚の刺激の伝導． 　-固有感覚(深部感覚とも呼ばれる)：筋紡錘ならびに腱や関節包内の伸展受容器の刺激の伝導(脳神経と脊髄神経の感覚性線維によって伝えられる)． ・外受容感覚は，感覚の特異性によってさらに次のように分けられる： 　-識別感覚(繊細な触覚と振動覚．二点識別) 　-原始感覚(粗い触覚や圧覚，温度感覚や痛覚) ・特殊体性感覚 　網膜(視覚)と内耳(聴覚．平衡覚)からの刺激の伝導．視神経あるいは内耳神経を通る．	**体性運動** 　体幹，四肢および頸部の骨格筋ならびに眼球運動のための筋の神経支配． 　脳神経と脊髄神経の運動性線維によって伝導される．
臓性感覚 ・一般臓性感覚 　内臓および血管からの刺激の伝達(張力，血圧，血中の酸素量)．自律神経線維を経由する(大半が交感神経線維)．主に内臓神経によって，一部は舌咽神経[脳神経IX]と迷走神経[脳神経X]によって伝えられる． ・特殊臓性感覚 　味蕾[顔面神経[脳神経VII]，舌咽神経[脳神経IX]，迷走神経[脳神経X]を通る)と嗅粘膜(嗅索および嗅球を通る)の刺激を伝導する． **Note**　臓性感覚の伝導を行う偽単極神経細胞の細胞体は，脊髄神経節や脳神経の神経節(例：迷走神経)にある．	**臓性運動** ・一般臓性運動 　内臓と血管の平滑筋，腺および心臓の神経支配．自律神経系の副交感神経線維と交感神経線維によって伝えられる．一部は脊髄神経もしくは脳神経(脳神経は副交感神経のみ)を通って，一部は独立して走行する(内臓神経など)． ・特殊臓性運動 　発生学的な概念である．支配されるのは，鰓弓神経領域の骨格筋である．咀嚼[下顎神経[三叉神経第3枝]]，表情[顔面神経[脳神経VII]]，咽頭と喉頭[舌咽神経[脳神経IX]と迷走神経[脳神経X]]，ならびに頭部から起こる筋[副神経[脳神経XI]]．生理学的には体性運動性の神経支配である(魚類においては内臓領域の筋であった)．

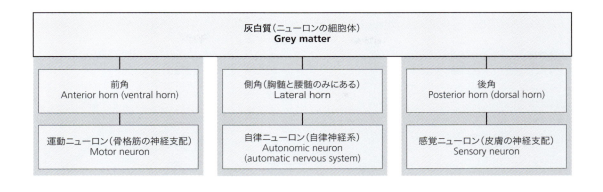
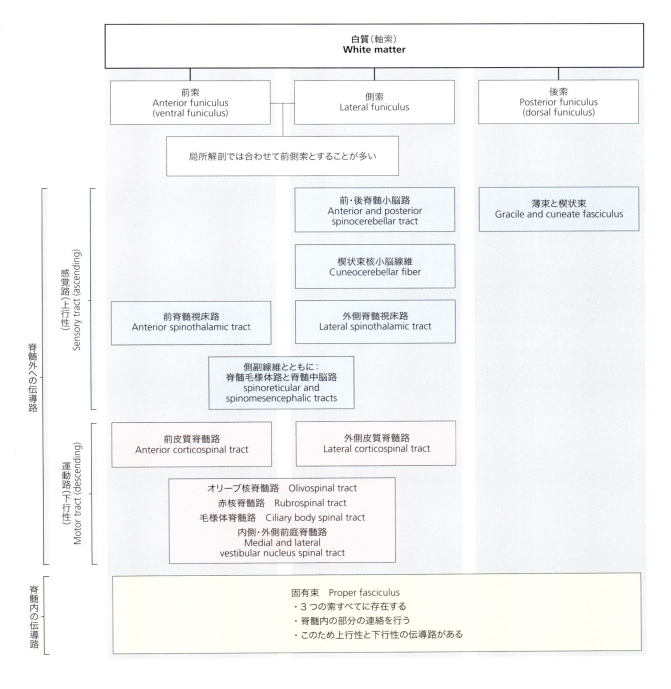

B 脊髄と脊髄伝導路の概観

Note　脳幹では脊髄視床路は脊髄毛帯として，薄束と楔状束は内側毛帯として走行を続ける（p. 514 参照）．

2.1 鼻の神経路
Nasal Nerve Tract

A 鼻の動脈および神経

鼻の動脈供給および鼻粘膜の感覚神経支配は共通の原則に従っている．
鼻腔には2つの血液供給領域が存在する．
- 内側にある鼻中隔（a, c参照，左方から見る）．
- 外側鼻壁（b, d参照，左外側鼻壁を右方から見る）．

この2つの血液供給領域には血管や神経の2つの入り口がある．
- 1つは頭側（眼窩）から，
- もう1つは背側から（翼口蓋窩から蝶口蓋孔を通過して）．

Note わかりやすくするため，神経路が通過する孔は実際の大きさや位置に合わせて描いてはいない．

動脈流入：鼻腔の動脈は2つの流域に由来する．すなわち，内頸動脈（緑色）および外頸動脈（オレンジ色）である．
- 内頸動脈は頸動脈管を通って頭蓋腔に入り，その分枝として眼動脈が出る．眼動脈は眼窩の視神経管を通り，そこで分枝として前・後篩骨動脈を出し，これらは前・後篩骨孔を通って鼻腔に達する．そこで鼻中隔および外側鼻壁への分枝に分岐する．したがって，眼動脈は頭側から鼻に血液を供給する．
- 外頸動脈は分枝として顎動脈を出し，顎動脈の分枝-蝶口蓋動脈は，蝶口蓋孔を通って鼻腔に達し，同様に鼻中隔および外側鼻壁への分枝を出す．蝶口蓋動脈は背側から鼻に血液を供給する．この血液供給領域の体系的分離を点線で示している．

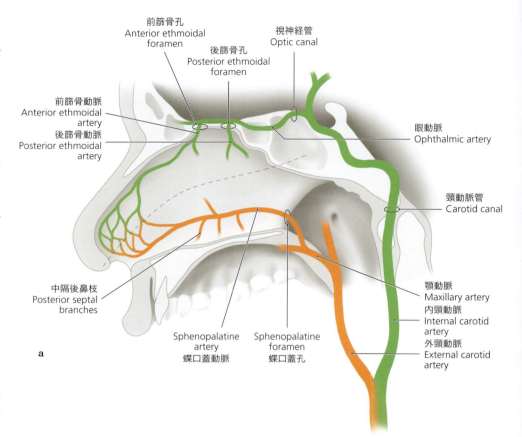

a

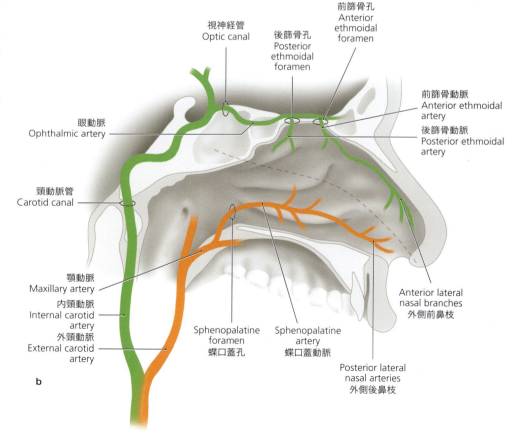

b

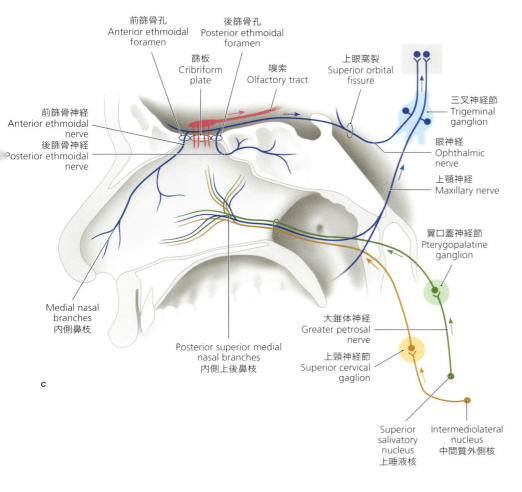

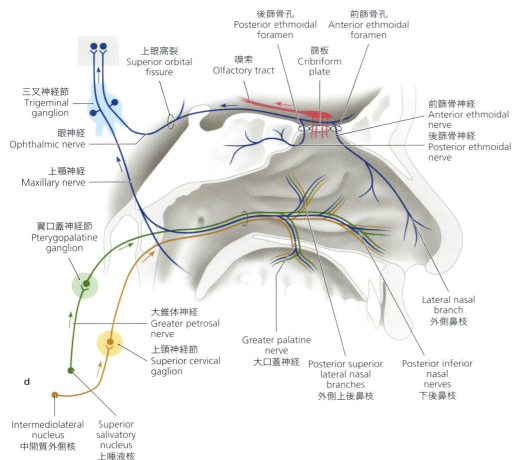

B 感覚神経支配

- 前・後篩骨神経は前・後篩骨孔を通って眼神経［V₁］に達し，眼神経は上眼窩裂を通って三叉神経節に達する．眼神経は鼻中隔や外側鼻壁に上から支配する．
- 細い後鼻枝（内側・外側上部）は背側から鼻中隔や外側鼻壁に達し，蝶口蓋孔を通って上顎神経［V₂］に達する．上顎神経は背側から鼻に達する．

Note 嗅覚の神経支配は頭側から嗅神経［脳神経Ⅰ］のみによって行われ，嗅神経は篩骨篩板中の篩骨を通り抜け，鼻粘膜嗅部に達する．鼻の自律神経支配は背側から行われ，翼口蓋神経節（緑色）からの副交感線維，上顎神経節（茶色）からの交感神経線維が背側から鼻腔に入り，外側鼻壁や鼻中隔に分かれて鼻腺に分布する．

概観
- 頭側からの鼻中隔や外側鼻壁の動脈分布および感覚神経支配：眼動脈および眼神経
- 背側からの鼻中隔や外側鼻壁の動脈分布および感覚神経支配：蝶口蓋動脈および上顎神経

2.2 眼窩の脈管
Vasculature of Orbit

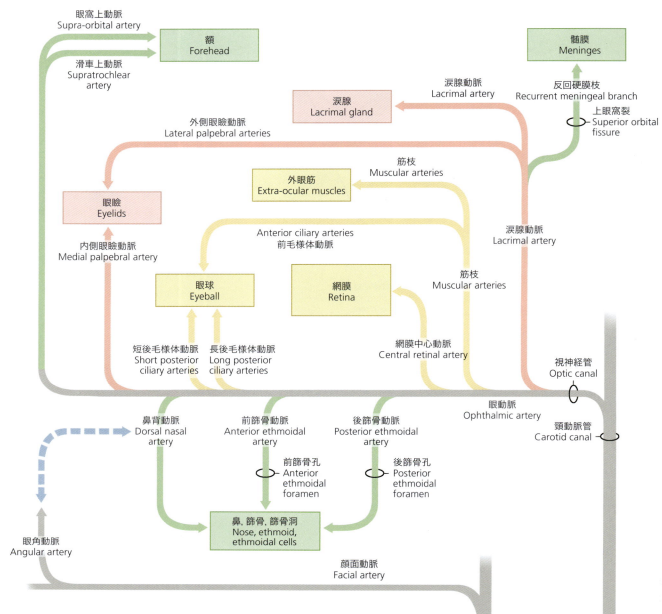

A 眼窩の動脈

起点は内頸動脈や外頸動脈に分岐する総頸動脈である．内頸動脈は分岐後に頭側に進み，頸動脈管を通って頭蓋腔に入る．内頸動脈は頭蓋内で分枝として眼動脈を出し，眼動脈が視神経管を通り後頭側から眼窩に入る．眼動脈は生理的条件では眼窩に血液を供給する唯一の動脈であり，眼窩内で以下の分枝に分かれる．

- 眼球，外眼筋および網膜に血液を供給する分枝（黄色）
- 眼瞼や涙腺などの眼球付属器に血液を供給する分枝（赤色）
- 「眼窩周辺」，すなわち額，鼻，副鼻腔，鼻の皮膚に血液を供給する分枝（緑色）

外頸動脈は，病的条件のため眼動脈による血液供給が保証されない場合のみ，眼窩への血液供給の役割を果たす．この場合，眼角動脈（眼角に至る）と鼻背動脈（眼動脈の分枝）の短絡路（吻合，青色の点線参照）が血流量減少をある程度代償する．眼角動脈は前方から眼窩に達する．

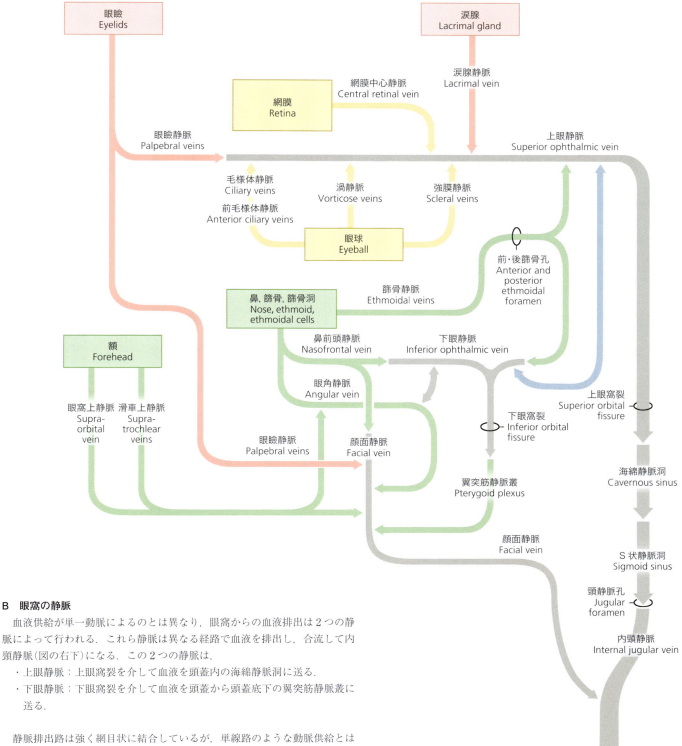

B 眼窩の静脈

血液供給が単一動脈によるのとは異なり，眼窩からの血液排出は2つの静脈によって行われる．これら静脈は異なる経路で血液を排出し，合流して内頸静脈（図の右下）になる．この2つの静脈は，
- 上眼静脈：上眼窩裂を介して血液を頭蓋内の海綿静脈洞に送る．
- 下眼静脈：下眼窩裂を介して血液を頭蓋から頭蓋底下の翼突筋静脈叢に送る．

静脈排出路は強く網目状に結合しているが，単線路のような動脈供給とは異なり，3つの大きな排出領域とそれに従う静脈の分枝構造が存在する．
- 眼球や網膜から血液を排出する分枝（黄色）．
- 「眼球付属器」，すなわち眼瞼や涙腺から血液を排出する分枝（赤色）．
- 「眼窩周辺」，すなわち額，鼻や副鼻腔から血液を排出する分枝（緑色）．

両眼静脈は，常に生理的吻合（青線参照）によって互いに接続している．さらに，眼角静脈と下眼静脈の間に吻合があり，これは臨床的に重要である．頭蓋内の無弁静脈における血流の方向は低い血圧のため逆転する可能性があるので，鼻・額部分の感染の場合，眼角静脈の排出領域（特に鼻周囲の皮膚）からの血液が眼静脈（その逆ではなく）に流れ，病原体が眼窩内に移行し，さらに静脈洞システムに伝播される危険性がある．

2.3 眼窩の神経
Nerve of Orbit

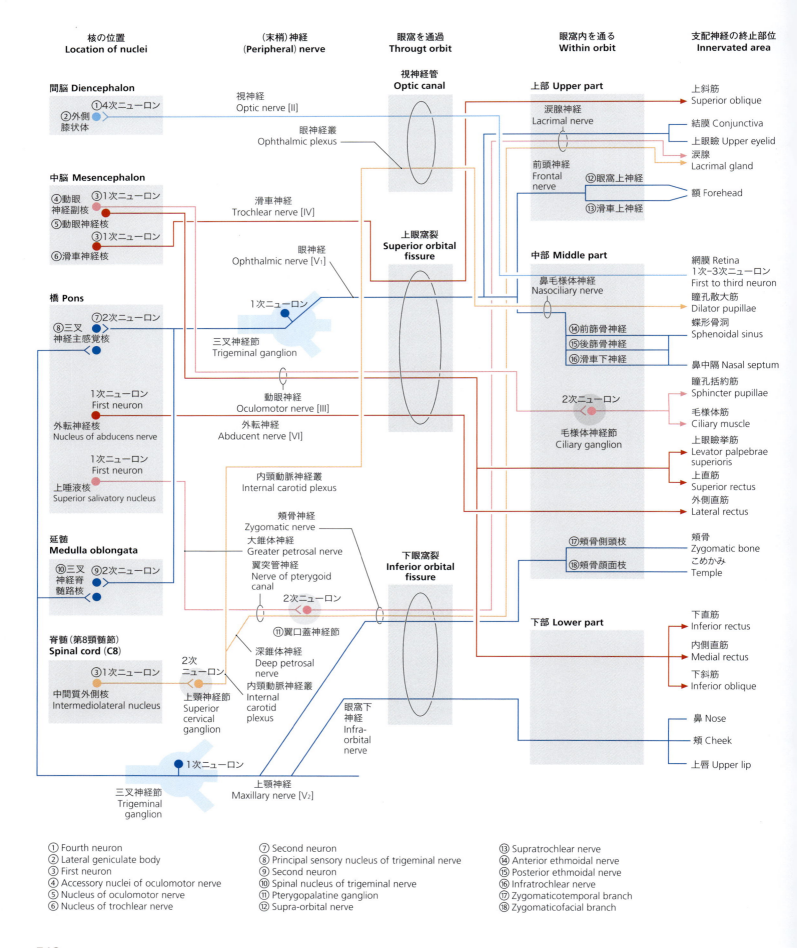

① Fourth neuron
② Lateral geniculate body
③ First neuron
④ Accessory nuclei of oculomotor nerve
⑤ Nucleus of oculomotor nerve
⑥ Nucleus of trochlear nerve
⑦ Second neuron
⑧ Principal sensory nucleus of trigeminal nerve
⑨ Second neuron
⑩ Spinal nucleus of trigeminal nerve
⑪ Pterygopalatine ganglion
⑫ Supra-orbital nerve
⑬ Supratrochlear nerve
⑭ Anterior ethmoidal nerve
⑮ Posterior ethmoidal nerve
⑯ Infratrochlear nerve
⑰ Zygomaticotemporal branch
⑱ Zygomaticofacial branch

A 眼窩の神経

眼窩内における神経の経路は非常に複雑である．包括的に理解するため，位置的，機能的，体系的特徴を考慮すべきである．この本文は，都市の地図と同様に，図を見る場合の「案内文」である．この模式図は，この地図を5つの垂直の「情報カラム」に分類している．

位置的観点

空間としての眼窩(情報カラム4＝「眼窩内を通る」)：眼窩は3階層に細分される．各階層は灰色のボックスによって簡単に描かれている．階層の位置的境界については p. 174 の図に重要な情報がある．眼窩のすべての神経路，したがって多数の神経も3階層のいずれかを通る．中央階層は特に大きい．これは，目印として眼球を含む(p. 174 A 参照)．

眼窩に入る(情報カラム3＝「眼窩を通過」)：眼窩には後頭側から(図では左から)3つの開口部，すなわち視神経管，上眼窩裂や下眼窩裂を通って入る(3つの灰色のボックス内の楕円)．

Note 視神経管や上眼窩裂のみが眼窩を頭蓋腔とつないでいる．したがって，この2つの開口部は頭蓋底レベルより上に存在し，眼窩と内頭蓋底を頭蓋内で接続させる．

逆に下眼窩裂は頭蓋底レベルより下に存在し，眼窩から頭蓋外の外頭蓋底への入り口となっている．したがって，後頭から眼窩または眼窩から後頭への神経路はすべてこの3つの開口部のいずれかを通過しなければならない．神経路の経路を理解するには，下眼窩裂を通って眼窩に入る構造が眼窩内で上部階層まで上行する可能性があることを知っておくことが重要である．すなわち「レベル変更」の可能性がある．眼窩開口部に関する詳細な情報については p. 36 B の表参照．

機能的観点

管制センター(情報カラム1＝「核の位置」)：眼窩の神経は運動および感覚情報を仲介する．その中継は中枢神経系の間脳，すなわち脳幹の3つの部分構造(中脳，橋および延髄)，ならびに脊髄で行われる．中枢神経系のこれらの部位には**2種の神経核**が存在する．

- 情報の伝達元である(運動)核：起始核
- 情報を受ける(感覚)核：終止核

起始核は，情報を筋肉や腺に送り，体性運動(濃赤色，脳神経 III，IV，VI の運動核)または内臓運動に関与する．内臓運動核は副交感神経(淡赤色，脳神経 III ＝動眼神経副核および上唾液核)または交感神経(オレンジ色，脊髄分節 C8 における中間質外側核)に属する．情報の流れは左から右である．

終止核は，三叉神経の3つの分枝のうち2つ(識別感覚に関与する橋核，原始感覚に関与する三叉神経脊髄路核)を介して，視覚系(外側膝状体)の情報を網膜から受けるか，あるいは皮膚表面感覚，粘膜および眼球表面から情報を受ける．感覚核を青色で表している．情報の流れは右から左である．

効果器(情報カラム5＝「支配神経の終止部位」)：感覚情報の起始部や終止部，運動情報は図の右に配置されている「効果器」である．

体系的観点

神経路の命名法(情報カラム2＝「(末梢)神経」)：情報は神経によって伝達され，その用語は位置的，機能的，現象論的基準に従う．これはカラム2にまとめている．感覚神経では知覚神経節が経路の途中に存在する(青色)．これら神経節では，右から左への情報伝達にニューロン連鎖の1次ニューロンが介在し，この1次ニューロンはシナプス結合していない．内臓運動情報伝達では自律神経節が経路の途中に存在する(灰色の円)．これらは，左から右の情報の流れでニューロン連鎖の2次ニューロン(シナプス結合あり)を含む．

あなたは

- 体性運動核または内臓運動核の運動目的部位を学習したいか？ 情報カラム1から開始し，次いで神経に従って，右にカラム5まで進む．場合によっては灰色で示す神経節に留意する．
- 感覚起始部を学習したいか？ 情報カラム5から開始し，左へのカラム1への推移に従う．場合によっては青色で示す神経節に留意する．眼窩では下分枝で分岐が起こることがある．
- カラム2〜4に進めば，階層，進入口および神経の名称に関する情報が得られる．

2.4 脊髄の感覚路
Sensory Tracts of Spinal Cord

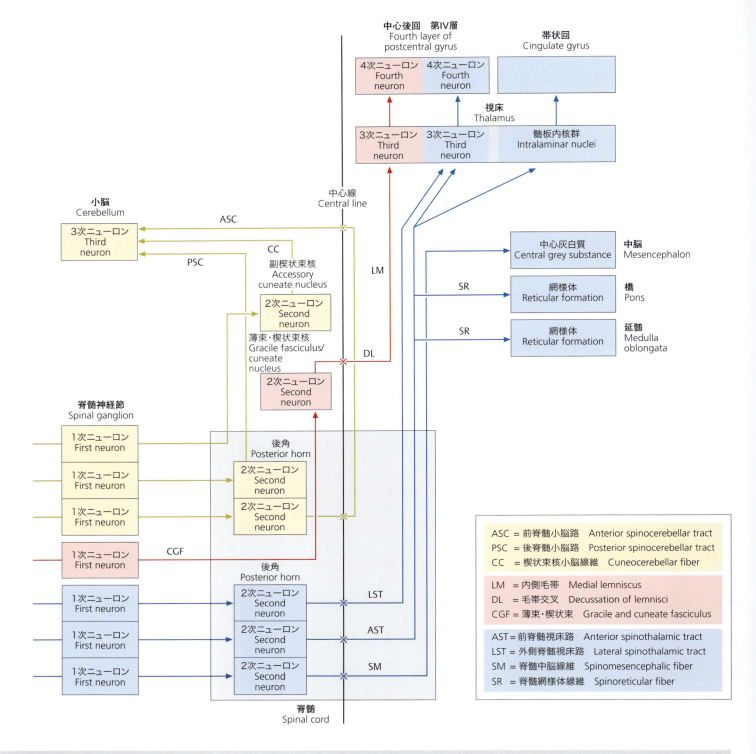

定義と機能

脊髄の感覚路は体幹，頸部および四肢のすべての体性感覚を小脳もしくは終脳に伝える．これらの感覚路には共通の重要な特徴があるため，ここにまとめて解説している．最もわかりやすいのは，各伝導路が伝える情報の種類に基づいて分類する方法である．

・感覚の一部は意識される．この部分は視床を介して終脳に到達し（脊髄皮質性），4個のニューロンからなる経路を走行する．

・感覚のほかの部分は原則的に意識されることがなく，視床を介さず小脳に達し（脊髄小脳性），3個のニューロンからなる経路を走行する．

Note 終脳への伝導路は交叉し，小脳への伝導路は交叉しない．前脊髄小脳路もはじめは交叉するものの，最後は同側に戻る．

体性感覚の種類

- 外受容感覚(皮膚の意識される外的知覚):
  - 識別(判別)感覚:薄束と楔状束の中を伝えられる(感覚性の後索路)
  - 原始感覚:前脊髄視床路と外側脊髄視床路(感覚性の前側索路)の中を伝えられる.この伝導路のために重要な側副路が存在する(下記参照).
- 固有感覚(大半は意識されない):以下の伝導路で小脳に到達する:
  - 前・後脊髄小脳路(小脳側索路.下半身の感覚を伝える)
  - 楔状束小脳線維(上半身の感覚を伝える.下記参照)
- 固有感覚のごく一部は意識され,薄束と楔状束を経由して終脳に伝えられる(これにより薄束・楔状束は外受容感覚と固有感覚を伝える).

ニューロンの結合と伝導路の局所解剖

4個(皮質脊髄性)もしくは3個(脊髄小脳性)のニューロンが連続的に結合される.すべての伝導路について1次ニューロンは脊髄神経節の中に位置する.終脳に向かう伝導路については3次ニューロン,一部は4次ニューロンも同じ位置にある.

1次ニューロン

脊髄神経節内の偽単極性細胞:末梢枝(樹状突起)により情報をある受容器から受け取り(疼痛の伝導については軸索そのものが受容器である),中枢枝(軸索)により脊髄神経の後根(背側根)を経由して脊髄に伝える.

2次ニューロン

- 薄束・楔状束:延髄の中,同側の薄束核と楔状束核内.2次ニューロンの軸索の集まりは内側毛帯と呼ばれ,2次ニューロンのすぐ上を毛帯交叉の中で交叉し,反対側に到達する.それぞれの内側毛帯はその結果,反対側の3次ニューロンに向かう.薄束・楔状束は1次ニューロンの軸索からなる.
- 前・外側脊髄視床路:脊髄の同側後角の中.2次ニューロンの軸索は交叉して反対側に向かい,反体側の前外側索内を頭側に走行し,視床に達する.2次ニューロンの軸索は脳幹中で「脊髄毛帯」と呼ばれる.これらの2次ニューロンの軸索は網様体(脊髄網様体線維)もしくは中脳(脊髄中脳線維)に向かい,皮質下で疼痛刺激を伝える場合がある(網様体を介した疼痛による覚醒反応など).
- 前・後脊髄小脳路:同側後角の基底部,背側核の中(後胸髄核,クラーク核.この2次ニューロンの軸索は交叉せず,脊髄の外側索内を同側に後脊髄小脳路として脳幹に向かう)もしくは同側後角の中心部.この2次ニューロンの軸索は交叉して(交叉は前白交連の中)あるいは交叉せず,反体側および同側に脊髄側索内を前脊髄小脳路として脳幹に向かう.後脊髄小脳路の軸索は,下小脳脚を通って同側の小脳に向かう.

Note 後脊髄小脳路の側副路の1つは脳幹の核に到達し(Z核,薄束核の近く),そこでシナプス結合し(刺激を受容し),内側毛帯とともに視床(後外側腹側核)を経由して中心後回に達する(下半身に関わる,意識にのぼる固有感覚,ここには示されていない).前脊髄小脳路の軸索は中脳に達し,上小脳脚を通って小脳に到達する.脊髄の中で交叉する線維は再び交叉して元の側に戻る.

- 楔状束核小脳路線維:延髄内の楔状束核に隣接して副楔状束核として位置する.2次ニューロンの線維は楔状束核小脳路線維として交叉せず,同側の下小脳脚を通って3次ニューロンに到達する.側副路のうち1本は,後脊髄小脳路の側副路と同様に視床を経由して終脳に到達する(上半身に関わる,意識にのぼる固有感覚).

3次ニューロン

- 薄束・楔状束と前・外側脊髄視床路:間脳内,視床の後外側腹側核(VPL)の中.そこから視床放線内の内包後脚の中を4次ニューロンに向かう.
- 脊髄視床路のみに関して:3次ニューロンは視床髄板内核にもあり,そこから帯状回に入る(大脳辺縁系,痛覚の情動的側面).
- 脊髄小脳路と楔状束核小脳路線維:小脳核内(大半は栓状核と球状核)もしくは脊髄小脳皮質内に顆粒細胞として存在する(前葉,小脳虫部,正中傍帯の中).苔状線維として顆粒細胞とシナプス結合する.

4次ニューロン

- 薄束・楔状束と脊髄視床路:中心後回,内顆粒層(第4層).脊髄視床路については帯状回内にも存在する.
- 小脳への伝導路に4次ニューロンはない.

伝導路の体部位的局在

仙骨部領域の線維は内側もしくは背側に,頸部領域の線維は外側もしくは腹側に位置する.

臨床

- 薄束の傷害は識別感覚を損なう(皮膚の無感覚).
- 脊髄視床路の傷害は痛覚と温度感覚を損なう.
- 脊髄小脳路の傷害は歩行および立位時の運動を損なう(感覚性運動失調).

2.5 脊髄の運動伝導路
Motor Pathway in Spinal Cord

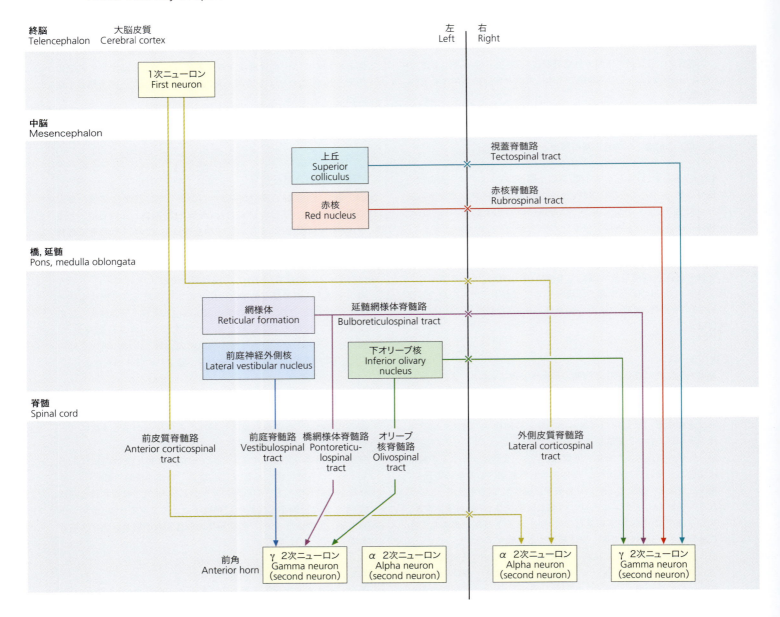

定義と機能

脊髄の運動伝導路は，経路により2つのグループに分けられる：
- 錐体路（延髄の錐体を通る）
- 錐体外路（錐体の中を尾側に走行せず，主に脳幹被蓋を走行する）

錐体路の神経線維は終脳の皮質から起こり，錐体外路は脳幹の核領域から起始する．

錐体外路という言葉は臨床の領域でまだ使用されている．大まかな機能的な分類では伝導路と同様に錐体路性運動系あるいは錐体外路性運動系という．しかし，生理学的には両体系は密接な関係にある．

脊髄の錐体路線維（前皮質脊髄路と外側皮質脊髄路）

定義と機能
- 運動系の重要な伝導路（随意運動：頸部，体幹および四肢の随意的な運動の制御）
- 一次運動野から脊髄に走行する錐体路の部分．脊髄においてはじめて皮質脊髄路と呼ばれる．脊髄に入る前は，この下行性の投射路は皮質脊髄線維と呼ばれる．これらはほかの錐体路の線維（脳神経核に向かう延髄の皮質核線維と網様体に向かう皮質網様体線維）と同様に大型錐体細胞の軸索である．

伝導路の特性

体性運動性，下行性，遠心性．

Note 定義上は，皮質核線維と皮質網様体線維は，錐体の上で終止するため，厳密には錐体路の一部とはみなされないはずであるが，機能的な側面，また起始ニューロンが皮質脊髄線維と体系的に完全に一致するため，「錐体路線維」とみなされることが多い．

ニューロンの結合と伝導路（皮質脊髄線維）の局所解剖

合計2個のニューロンによる伝導：

1次ニューロン：
中心前回（一次運動野）の内錐体層（第V層）の大型錐体細胞．40％がブロードマン4野にあり，残りの60％が隣接する脳領域にある．

1次ニューロンの軸索の経路：終脳から下行し，錐体交叉まで皮質脊髄線維として走行する．以下の箇所を経由する：
・一次運動野 → 内包後脚（終脳）→ 大脳脚（中脳）→ 橋底部 → 延髄底部（延髄錐体）

・錐体交叉，すなわち脊髄の上側で線維の80％が反対側に交叉する：
 - 交叉しなかった20％の線維は，前皮質脊髄路として脊髄内を同側に走行する．皮質脊髄路の各区域において終止する高さで，脊髄の白交連内を通って交叉する．この伝導路の部分は胸髄中央部で終末する．
 - 80％の交叉性線維は脊髄内を反対側に外側皮質脊髄路として走行する（すべての脊髄の区域に外側皮質脊髄線維が到達する）．

2次ニューロン：
脊髄の灰白質の前角内にあるαもしくはγ運動ニューロン，主にレクセのVIII-IX層にある．ここで興奮性シナプスをもつ皮質脊髄路の軸索が終止する．2次ニューロンの軸索は効果器官（ここでは筋）で終わる．

Note 皮質脊髄路は2次ニューロンで終止する．2次ニューロンの軸索は脊髄神経の運動性の部分を形成する．

脊髄の錐体外路線維

定義と機能

運動系の重要な伝導路（主に運動の微調整）

伝導路の特性

体性運動線維，下行性，遠心性．

錐体外路は脳幹の核（1次ニューロン）と運動前野から起こり，大半は脊髄のγ運動ニューロンで終わり，通常はまとめて「錐体外運動路」として扱われる．

運動の微調整と，皮質から起こる（錐体路）運動の皮質下準備に関わる．局所解剖学的には前側索あるいは側索の中を走行する．

重要な錐体外路は次のとおりである：

・外側・内側前庭脊髄路：前庭神経外側核に起始する．
・オリーブ核脊髄路：下オリーブ核に起始する．
・橋網様体脊髄路もしくは延髄網様体脊髄路：橋もしくは延髄の網様体の核に起始する．
・赤核脊髄路：赤核に起始する．
・視蓋脊髄路：中脳蓋の上丘核に起始する．伝導路は頸髄にしか示されない．

錐体外路は大半が交叉性である（完全もしくは部分的交叉）．外側前庭脊髄路のみについて交叉が証明されていない．

前・外側皮質脊髄路の体部位的局在

（ヒトの錐体外路については知られていない）

・内包：後脚内．頸部への神経は頭方，仙部への神経は後方．
・中脳：大脳脚内．頸部への神経は内側，仙部への神経は外側．
・脊髄：前側索内．頸部への神経は内側，仙部への神経は外側．

臨床

皮質脊髄路の傷害は頸部，体幹と四肢における随意運動を損なう．傷害の程度によっては筋もしくは筋群の不全麻痺（十分に力が入らない状態）もしくは完全麻痺が起こる．皮質脊髄線維もしくは皮質脊髄路の障害は，傷害の機序（脳幹の血行障害，脊髄の横断損傷）により，大半の場合は，脊髄の興奮に阻害作用を及ぼす錐体外路にも影響するため，麻痺（皮質脊髄路の損傷）は痙攣を伴う（筋緊張が高められ，反射が強まる）．

Note 錐体路の1次ニューロンの傷害は中枢神経麻痺をもたらす．2次ニューロンの傷害は末梢神経麻痺を引き起こす（末梢神経の運動性線維の傷害における症状と同じ）．

2.6 感覚性の三叉神経
Sensory Trigeminal Nerve

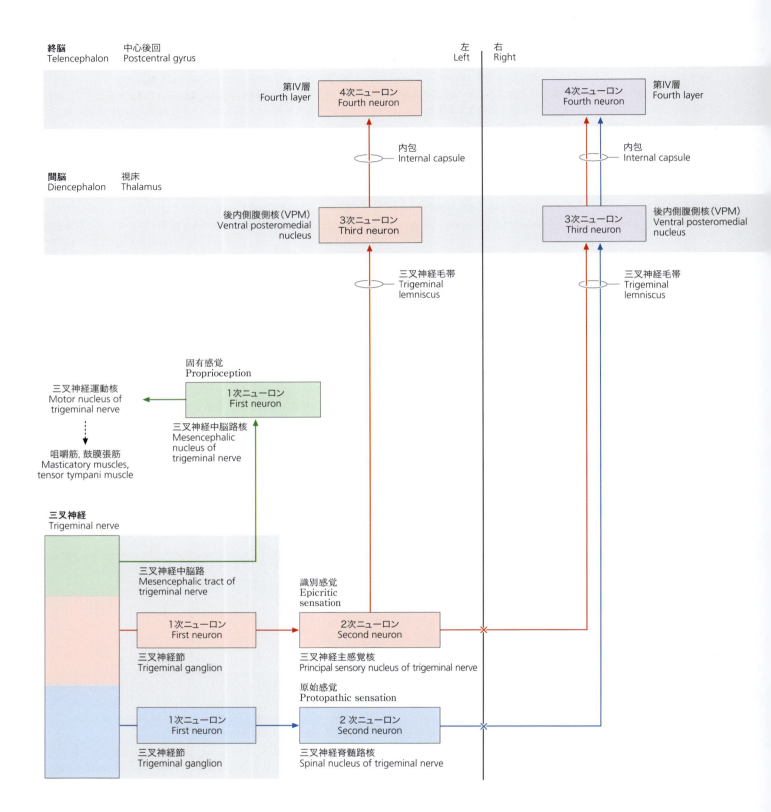

定義と機能

表面感覚と(一部は意識される)深部感覚の重要な伝導路.
- 表面感覚(外受容感覚):以下のような,頭蓋における皮膚と粘膜の特殊な受容器からの情報を終脳に伝達し,意識にのぼる認知をもたらす:
  - 繊細な触覚,二点識別と振動覚(識別感覚).
  - 大まかな圧覚,痛覚と温度感覚(原始感覚).痛覚受容器は皮膚と粘膜以外に髄膜にもある.

- 深部感覚(固有感覚):頭蓋における筋,腱および関節包の特殊な受容体からの情報を終脳に伝達し,それらの伸展について意識にのぼる認知をもたらす(固有感覚認知)(もしくは意識にのぼらない,反射という形で処理される).

伝導路の特徴

体性感覚性,上行性,求心性.
Note 頭蓋における表面感覚および深部感覚に関するすべての情報は,1本の感覚性三叉神経路によって伝えられる.これに対して,体幹と四肢に関する情報は2本の伝導路を経由する.前側索路(原始感覚:痛覚と温度感覚)と後側索路(意識される固有感覚)である.

ニューロンの結合と伝導路の局所解剖

4個のニューロンが連続的に結合する.

- 1次ニューロン:中頭蓋窩にある三叉神経節内の偽単極性細胞.末梢枝(樹状突起)により情報をある受容器から受け取り,これを脳幹(橋の横から入る)の,三叉神経核内の同側の2次ニューロンに伝える.
  Note 固有感覚を伝導する1次ニューロンは三叉神経節内に存在せず,中脳の核領域である三叉神経中脳路核にある.この中脳路核は,定義上は末梢から中枢内へ移動した三叉神経節で,偽単極性細胞を含有する.
- 2次ニューロン:識別感覚については橋の中(橋核=三叉神経主感覚核),原始感覚については延髄の中から三叉神経脊髄核の中.2次ニューロンの軸索は三叉神経視床路として視床に達する.軸索の神経線維はその際,三叉神経毛帯として内側毛帯に加わる.

Note 三叉神経主感覚核の2次ニューロンの中枢枝(軸索)は,交叉して走行するものと交叉しないものがある.三叉神経脊髄核の場合は,交叉して視床に到達する.三叉神経の識別感覚はこのため,中心後回において同側でも反体側でもあらわれる.
- 3次ニューロン:間脳の同側および対側視床の後内側腹側核(VPM)の中.ここから3次ニューロンの軸索は視床放線として内包の後脚の中を4次ニューロンに向かう.
- 4次ニューロン:終脳の中心後回の内顆粒層(第Ⅳ層)の中.

Note 三叉神経には,三叉神経運動核により,咀嚼筋と中耳の鼓膜張筋を支配する運動性の要素も含まれる.しかし,この運動核の皮質を介した制御には特殊性があるため,ここでは取り上げず,「2.10 運動性脳神経核の制御」(p. 526以降)で扱う.

伝導路の体部位的局在

4次ニューロンの線維は終脳の中心後回(前頭)で終わる.この領域は中心溝の上から始まり,頭頂に向かって中心後回中央辺りまで伸びる.

臨床

感覚性三叉神経路が傷害されると(血行障害,頭蓋骨折あるいは腫瘍などによる)大まかな圧覚や軽い圧覚,粗い触覚や繊細な触覚,痛覚,温度感覚と固有感覚の意識にのぼる認知が損なわれる.
Note 脳幹内の伝導路の(一部の)交叉に基づき,以下の傷害が引き起こされる:
- 2次ニューロンを含む三叉神経の伝導路の傷害:同側の感覚の麻痺

- 視床から中心後回までの伝導路の傷害:
  - 反体側のみに投射される原始感覚について:反体側の感覚の麻痺
  - 中心後回において両側に投射されるため,識別感覚が同側および反体側で損なわれる.ただし,両側に伝導路があるため,一般的に完全麻痺には至らない.

中枢神経系：用語集，要約　　2．要約

2.7 聴覚路
Auditory Tracts

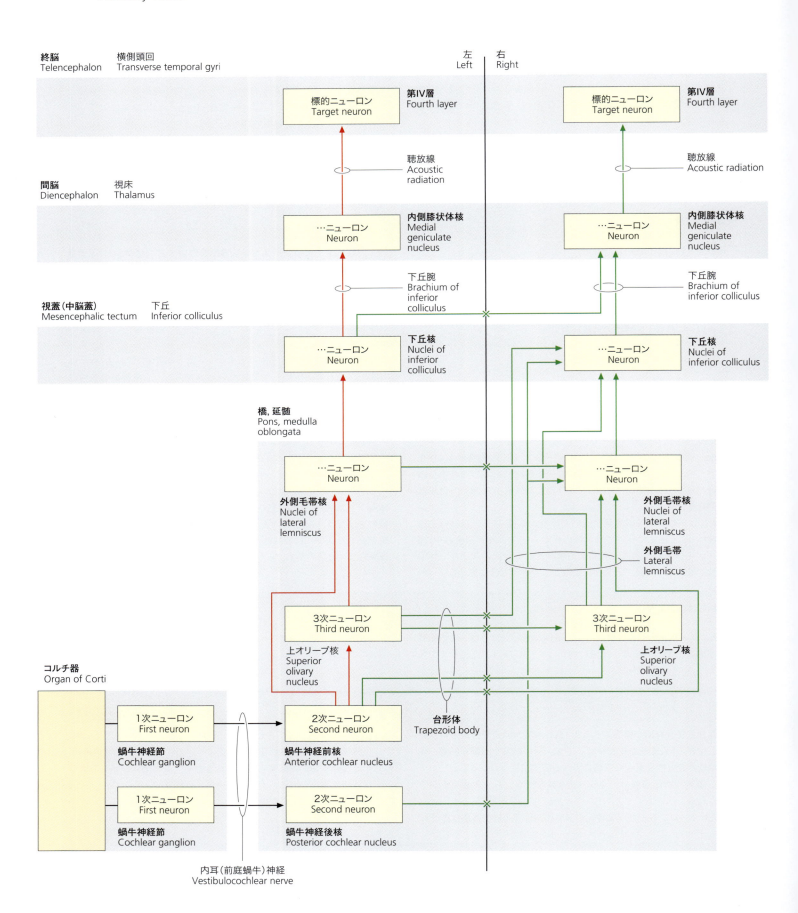

定義と機能

音の強さ(振幅)，高さ(周波数)および空間における位置に関する情報を伴った聴覚的な刺激の認知のための伝導路．

伝導路の特徴

(特殊)体性感覚性(感覚性)，求心性．
Note 情報は側頭骨内の知覚器官である蝸牛から伝えられる．蝸牛は中には特殊な感覚細胞(コルチ器)があり，その機械的刺激が聴覚認知をもたらす．

刺激の伝導は，内耳神経［脳神経 VIII］の一部である蝸牛神経によってもたらされる．

ニューロンの結合と伝導路の局所解剖

合計で最低6個の，連続的に結合されるニューロンによる伝導：

- **1次ニューロン**：蝸牛神経節内の偽単極性細胞．その末梢枝(樹状突起)で受容器の細胞(コルチ器内の有毛細胞)から情報を受け取る．神経節細胞の中枢枝(軸索)は同側に蝸牛神経前・後核内を2次ニューロンまで走行する．脳幹へは小脳橋角から入る．
- **2次ニューロン**：脳幹内，蝸牛神経前・後核内の第4脳室底部の外陥凹に近接した位置にある．2次ニューロンの軸索は交叉性のものと非交叉性のものがあるが，ともに3次ニューロンに向かう．頭側に上行し，蝸牛神経核の高さでの1次ニューロンの入力箇所を離れるすべての線維はまとめて同側ループ(外側毛帯)と呼ばれる．
- **3次ニューロン**：上オリーブ核(2次ニューロンの軸索の大半は蝸牛神経前核からくる)．上オリーブ核からも，蝸牛神経前核からと同様に，線維が反対側に伸びてくる．これらの軸索線維は交叉の際に小さな核群(ここには示されていない)においてシナプス結合することができる(必ず結合するわけではない)．この小さな核群と，交叉する軸索線維は台形体と呼ばれる．

Note 聴覚路の特徴は，3次ニューロンの後に続くニューロンに，必ずしもすべての伝導路部分から共通して軸索が向かわないという点である．軸索群によっては図に示されている個々の中継局となるニューロン群を飛び越えることがある．神経節の1次ニューロン，2次ニューロン(蝸牛神経核)と最後の皮質ニューロン(標的ニューロンを参照)だけは安定してシナプス結合を起こすニューロンである．このため，3次ニューロンの後に続くニューロンを数え上げることは意味をなさない．

- **その他のニューロン群**
  - 外側毛帯核(両側の蝸牛神経核からの軸索を受ける)
  - 下丘核(中脳の下丘内)．ここから下丘腕を通って視床に向かう．
  - 視床の内側膝状核(内側膝状体)．ここから聴放線として一次聴覚野に到達する．

- **標的ニューロン**：一次聴覚野，横側頭回(ヘシュル回 Heschl gyri)の内顆粒層(第 IV 層)，ブロードマン 41 野．

Note 2次ニューロン以降の線維の顕著な交叉により，一次聴覚野(横側頭回)は両側の蝸牛器官から情報を受け取ることができる．これにより聴覚の空間認知がもたらされる．

伝導路の体部位的局在(ここでは，周波数局在)

聴覚野の周波数局在は横側頭回の構造に一致している．一次聴覚野では高い周波数は後方に，低い周波数は前方に局在する．

臨床

片側の完全な聴覚路の傷害は，聴覚の空間認知を損なう．両側の聴覚路が傷害されると，難聴になる．

2.8 味覚路
Gustatory Tracts

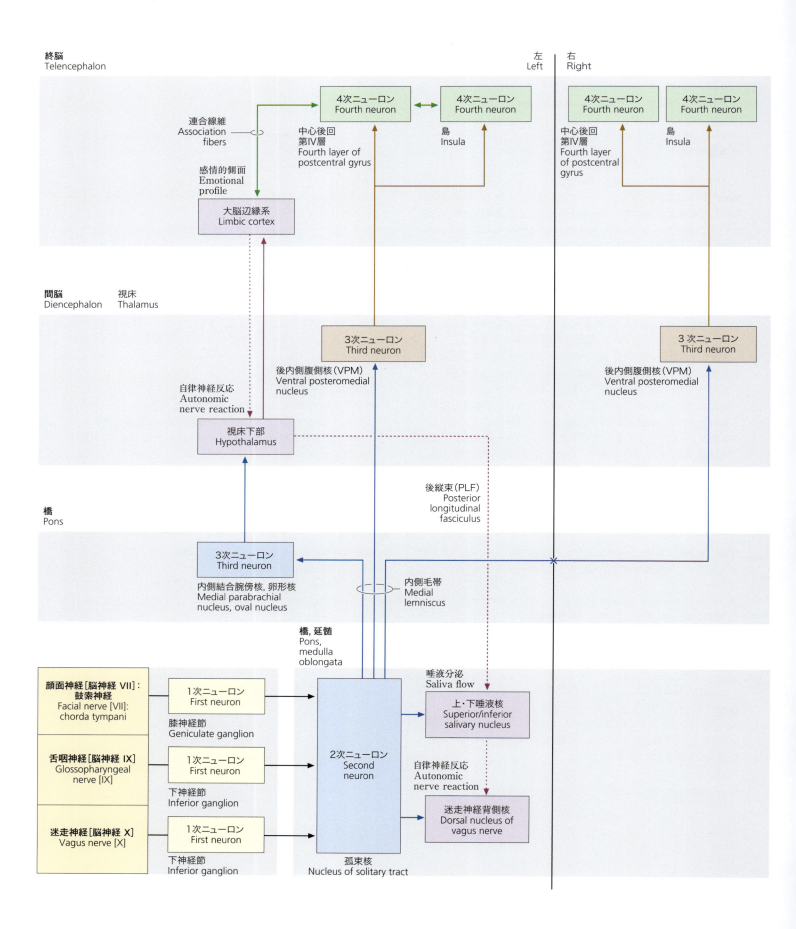

定義と機能

味覚刺激に関する舌の意識される感覚の伝導路(甘味,塩味,酸味,苦味,うま味の認知).

伝導路の特徴

(特殊)臓性感覚性,求心性.
Note 味覚は3本の脳神経によって伝えられる.顔面神経[脳神経 VII],舌咽神経[脳神経 IX]と迷走神経[脳神経 X]である.これらはすべて舌表面の味覚受容器から情報を受け取り,まず共通の中枢にある孤束核に伝える.大脳皮質で神経線維は2つの異なる位置にある神経で終止する.1つのニューロンは島に,もう1つは中心後回に位置する.

神経のシナプス結合と局所解剖

- **1次ニューロン**:それぞれの脳神経の神経節にある偽単極細胞.その末梢枝(樹状突起)により味覚受容器から情報を受け取る.脳神経の神経細胞にある偽単極細胞の中枢枝(軸索)は,同側を脳幹にある孤束核の中の2次ニューロンまで走行する.
  Note 顔面神経の求心性線維(神経節の末梢枝)はまず舌神経の中を通り,その後そこから(鼓索神経として)離れ,側頭骨内で顔面神経の体性運動線維に合流し,これらの線維とともに脳幹に到達する.
- **2次ニューロン**:延髄内の孤束核の中(味覚部),同側にある.2次ニューロンの軸索は交叉せず橋に向かう(そこで3次ニューロンとシナプス結合する)か,あるいは橋核を迂回し,内側毛帯に沿って同側を(わずかに反体側)視床に至る(そこで3次ニューロンとシナプス結合する).
- **3次ニューロン**:
  - 橋の中:第4脳室の外側陥凹近くの橋核群の中:腕傍核と卵形核.そこから伝導路は交叉せず視床下部に向かい,さらに辺縁系の領域に至る.
  - 視床の中:後内側腹側核の中にある.そこから視床放線内として内包の後脚を通って4次ニューロンに向かう.
- **4次ニューロン**:中心後回内〔内顆粒層(第 IV 層)〕もしくは島皮質の中.

Note 味覚路は2か所の異なる皮質ニューロンで終止する.そこでは異なる情報が処理されると考えられる.腕傍核と卵形核の側副路は,視床下部(自律神経反応)と辺縁系の領域(味覚の認知の感情的な側面)に到達する.2次ニューロンから側副神経が唾液核に向かって走行する(反射的な唾液の分泌).後縦束(PLF)を経由して,視床下部は自律神経核を介して脳幹内で自律神経反応をコントロールすることができる.

伝導路の体部位的局在

知られていない.

臨床

味覚路の完全な傷害は味覚の消失をもたらす(味覚消失症).しかし,これはきわめてまれである.脳神経 VII, IX および X の両側の末梢神経傷害は非常に起こりにくく,脳幹などにおける伝導路の中枢性の傷害はほかの構造の著しい損傷をもたらし,これらの重い症状が疾患像を支配するためである.

2.9 嗅覚路
Olfactory Tracts

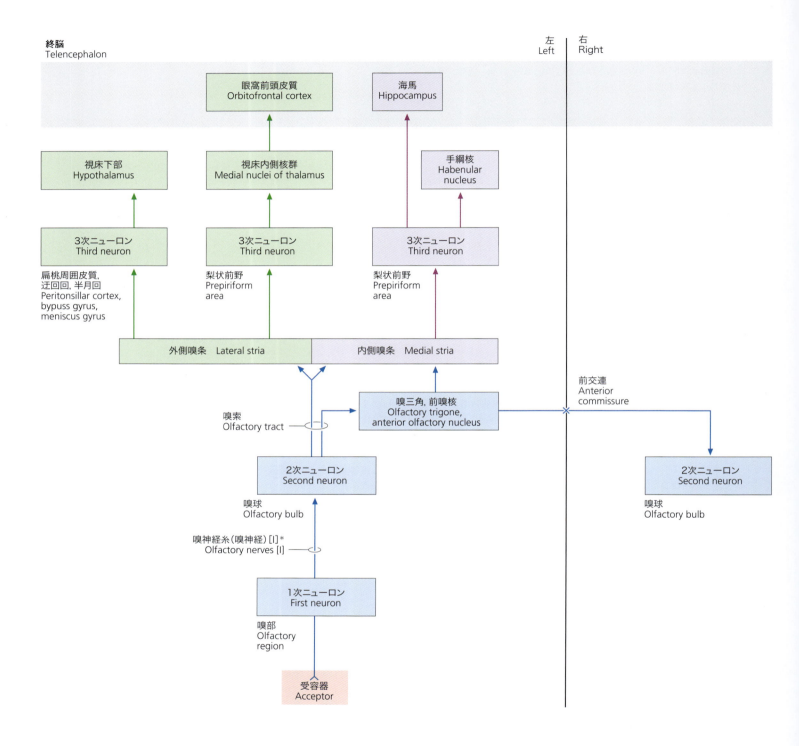

定義と機能

嗅覚刺激を知覚するための，嗅覚系における意識にのぼる感覚の伝導路．

伝導路の特徴

(特殊)臓性感覚性，求心性．
Note 嗅神経［脳神経Ⅰ］，嗅球，嗅索は嗅覚路の構成要素である．嗅球と嗅索は，終脳皮質の一部(ここでは古皮質)であり，すなわち中枢神経系に属する．
・嗅神経，嗅球，嗅索は髄膜に包まれている．
・周囲に脳髄液が流れている．
・嗅覚路の神経細胞の軸索は中枢神経系のグリア(オリゴデンドロサイト)に包まれている．

また，嗅神経は均一的な構造ではなく，個々に走行する嗅神経糸(Olfactory filum. *訳注：嗅神経 olfactory nerves と表記してもよい)が集合して構成されている．嗅神経糸は，嗅上皮の一次感覚細胞(受容細胞)の軸索である．嗅神経は定義上，末梢神経系の構成要素である．

ニューロンの結合と伝導路の局所解剖

合計で最低3個のニューロンが連続的に結合される．
・**1次ニューロン**：受容器細胞(一次感覚神経細胞)として鼻腔の天蓋に位置する．末梢性突起は鼻粘膜内の受容器とともに終止する．中枢性突起(嗅糸)は篩骨の篩板の中を通って2次ニューロンに到達する．
・**2次ニューロン**：頭蓋内の前頭蓋窩の中，篩骨上の嗅球の中にある．2次ニューロンには僧帽細胞と房飾細胞という2つの型がある．2次ニューロンの軸索は嗅索として後頭部に向かう．嗅索は内側嗅条と外側嗅条に分かれる．
・**3次ニューロン**：その後に続くニューロンに投射する3次ニューロンは次の3か所に存在する：
 -外側嗅条：梨状前野(ブロードマン28野)にあるニューロンは，視床(内側核)を経由して求心線維を眼窩前頭皮質に送る．扁桃周囲皮質(迂回回と半月回)にあるニューロンは，求心線維を視床下部に送る．
 -内側嗅条：梁下野にある核(中隔核を伴う)は，手綱核と海馬に求心線維を送る．どちらの求心線維も同側にとどまる．
 -交叉する線維：前嗅核(嗅三角)は求心神経を嗅球に送る．

Note 2次ニューロンは外側嗅条とともに，視床を介すことなく(原)皮質野に到達する(扁桃周囲皮質，梨状前野)．すなわち，嗅覚路は今日の知見では，視床を通らずに直接終脳のニューロンに到達する唯一の求心神経である．嗅覚が非常に感情的な側面を伴っているのは，嗅条が辺縁系(特に扁桃周囲皮質)へ幅広く投射するためである．視床下部への投射は，不快な嗅覚に対する自律神経反射(吐き気，場合によっては嘔吐)を引き起こす．

伝導路の体部位的局在

知られていない．

臨床

嗅覚路の完全な傷害は無嗅覚の原因となる．これは，頭蓋底骨折において両側の嗅球もしくは両側の嗅条が傷害された場合に引き起こされることがある．

2.10 運動性脳神経核の制御
Regulation of Motor Cranial Nerve Nucleus

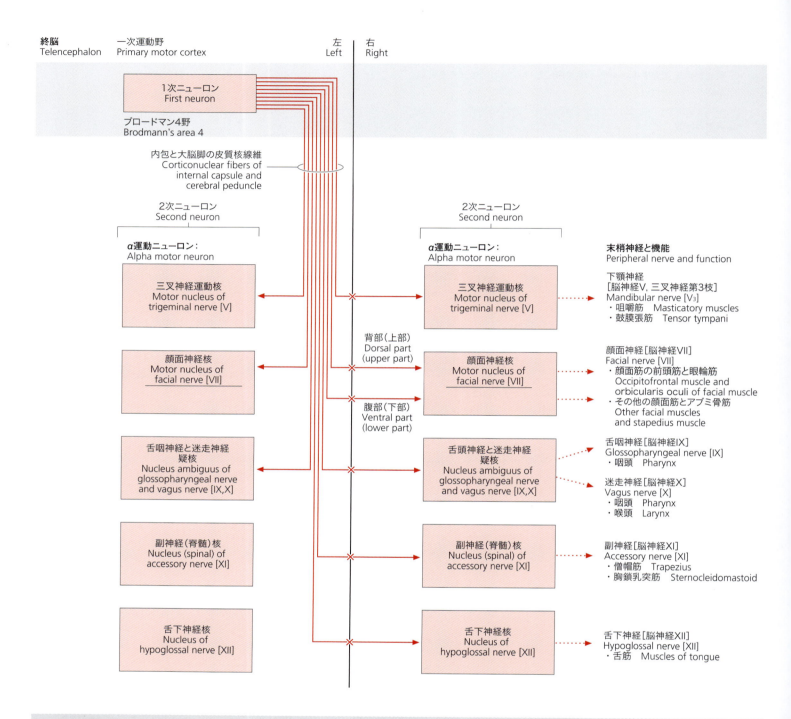

運動性脳神経核の分類

機能上，2つのグループが区別される：
- 眼筋運動のための核（脳神経 III，IV，VI）．
- 脳神経のその他の運動機能のための核（脳神経 VII，IX，X，XI，XII）．

原則として，すべての脳神経の皮質によるコントロールは共通の伝導路である．延髄の皮質核線維を経由する．しかし，機能上，この伝導路は2つの部分に分かれている．眼筋のための伝導路とその他の機能のための伝導路である．

眼筋の制御には，内側縦束から眼筋に情報が到達するまでに脳幹内の複数の中継地点を通過する伝導路が使われる（これについては「2.11 眼球運動の制御」p. 528 以降を参照のこと）．ここではこの後，延髄の皮質核線維のもう一方の部分から直接情報が送られる，その他の運動性脳神経核の制御のみが解説される．これは皮質脊髄線維を経由する脊髄内の運動ニューロンへの皮質性の投射と同じ仕組みである．

定義と機能：運動性脳神経核の制御のための皮質核線維

- 随意運動の重要な伝導路：咀嚼筋，顔面筋，舌，皮膚から下制筋の意識にのぼる運動制御ならびに咽頭筋および喉頭筋の意識にのぼらない運動の制御．
- 一次運動野から脳幹（ほとんどは橋）内の運動核に走行する錐体路の一部．線維はほかの錐体路の線維（脊髄に向かう皮質脊髄線維と網様体に向かう皮質網様体線維）と同様に大型錐体細胞の軸索である．

伝導路の特徴

体性運動性，下行性，遠心性．

ニューロンの結合と伝導路の局所解剖

2個のニューロンが連続的に結合される：

- **1次ニューロン**：中心前回（一次運動野）の内錐体細胞層内（第Ⅴ層）の大型錐体細胞．ブロードマン4野ならびに隣接する脳野にある．1次ニューロンの軸索は終脳から上行して脳幹に到達するまで以下の中継地点を通過する．

一次運動野 → 内包，後脚（終脳）→ 脳脚（中脳）→ 橋の被蓋（橋の視蓋部）→ 脊髄

1次ニューロンの交叉：一部のみが交叉する（大半が橋内）．このため運動野の2次ニューロンへの投射は交叉性と非交叉性の両方が示される．

1次ニューロンの反体側の軸索だけが以下の位置で終止する：
- 顔面神経下部の運動核（前頭筋を除く顔面筋）
- 副神経脊髄核
- 舌下神経の運動核

1次ニューロンの反体側および同側の軸索は以下の位置で終止する：
- 三叉神経の運動核
- 顔面神経上部の運動核（前頭の顔面筋と眼輪筋）
- 疑核（咽頭と喉頭の神経支配）

- **2次ニューロン**：大半が以下における α 運動ニューロン．
- 三叉神経の運動核（咀嚼筋と鼓膜張筋）
- 顔面筋の運動核
- 舌咽神経と迷走神経の疑核（咽頭と喉頭）
- 副神経脊髄核（僧帽筋と胸鎖乳突筋）
- 舌下神経の運動核（舌筋）

これらの核において延髄の皮質核線維の軸索が興奮性シナプスをもって終わる．2次ニューロンの軸索は効果器官，この場合には筋に終末する．これにより2次ニューロンの軸索は，それぞれの脳神経の運動性の部分を形成するのである．伝達物質はアセチルコリンである．

Note 延髄の皮質核線維は2次ニューロンで終わる．2次ニューロンの軸索はそれぞれの脳神経の運動性部分を形成する．

伝導路の体部位性局在

- 内包：後脚内，皮質脊髄線維の頭側．
- 中脳：大脳脚内，皮質脊髄線維の内側．

臨床

延髄の皮質核線維における傷害は頭蓋における，咀嚼（三叉神経），表情（顔面神経），頭部回旋（副神経）と舌（舌下神経）の機能のための随意運動に損傷をもたらす．

Note 1次ニューロンの傷害は中枢性麻痺が，2次ニューロンの傷害は末梢性の麻痺を起こす（末梢性脳神経の運動線維の傷害における場合と同じ症候）．

顔面神経核の一部のみが同側および反対側に神経支配されるため，顔面神経においては末梢性麻痺（核下性）（2次ニューロンもしくは末梢神経の損傷）と中枢性麻痺（核上性）（1次ニューロンもしくはその軸索の損傷）を区別することができる．

- 末梢性麻痺：すべての神経線維の損傷（前頭筋，眼輪筋も麻痺）が生じる．
- 中枢性麻痺：2次ニューロン（ただし，核の頭側部分）にはほかの運動野の線維が到達する．このため前頭筋と眼輪筋は麻痺しない．

2.11 眼球運動の制御
Regulation of Eye Movement

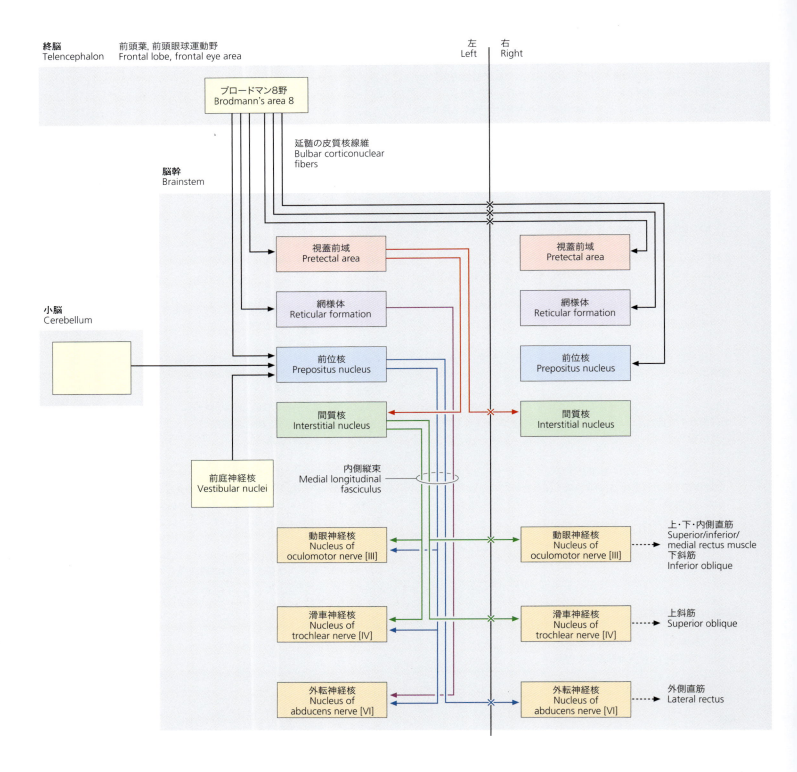

定義と機能

眼球運動の制御はきわめて複雑である．明確な視覚をもたらすためには，1つの画像点の光は対応する網膜の箇所に入射しなくてはならない．このためには両眼が協調して動かなくてはならない．これが起こらないと，光が網膜上の対応箇所に入射せず，二重の画像が映し出されることになる．眼球運動の制御は大半が皮質下中枢により（「2.13 網膜への投影」参照．p. 532 以降）「反射的」に起こる．随意的な眼球運動の制御は可能だが，これは中心前回（体性運動）によって引き起こされるのではなく，前頭葉内の特殊な上位の中枢，前頭眼球運動野（ブロードマン8野）によって起こる．前頭眼球運動野はその遠心神経を（中心前回とは異なり），運動性脳神経核内の α 運動ニューロンに直接送るのではなく，まず中脳と間脳の境界と脳幹内にある制御地点に送り，そこから運動性の眼筋核へのシナプス結合が起こる．

伝導路の特性

体性運動性，下行性，遠心性．

ニューロンの結合と伝導路の局所解剖

起始ニューロンは前頭眼球運動野に位置する（通常ここではニューロンを数え上げないため，「1次ニューロン」ではなく，「起始ニューロン」と言う）．

起始ニューロンの軸索は，中心前回のニューロンの軸索とともに内包の中を延髄の皮質核線維として走行する．しかし，ブロードマン8野のニューロンは同側および反対側に視蓋前域（間脳と中脳の境界）のニューロン，網様体そして前位ニューロンに向かう．視蓋前域からのニューロンは両側で間質核に向かって走行する．前位核と間質核は運動性眼筋核である動眼神経核と滑車神経核と外転神経核への投射のための核である．

- 前位核：同側のすべての核と反対側の外転神経核に到達する．
- 間質核：同側と反体側の動眼神経核と滑車神経核に到達する．
- 外転神経核は同側では脳幹の網様体ニューロンの軸索によっても到達される．

小脳と前庭核の，特に前位核とのシナプス結合は，例えば運転中に，平衡覚に関する情報と眼球運動を協調させる（例：前庭性眼振では頭部回旋運動における不随意的な眼球運動が起こる）．

脳幹内では眼筋核間の相互の結合，上位の中枢との結合，そして前庭神経系との結合のための各線維がともに内側縦束として走行する（「2.12 脳幹の伝導路」p. 530 以降も参照のこと）．

臨床

- 個々の運動性眼筋核の麻痺のみが，片眼における個々の筋もしくは筋群の麻痺をもたらす．
- 上位の中枢（例えば脳幹梗塞における脳幹内の血行傷害において）もしくは前頭眼域における傷害は，常に両眼の視覚運動の複合的な損傷を引き起こす．

2.12 脳幹の伝導路
Brainstem Tracts

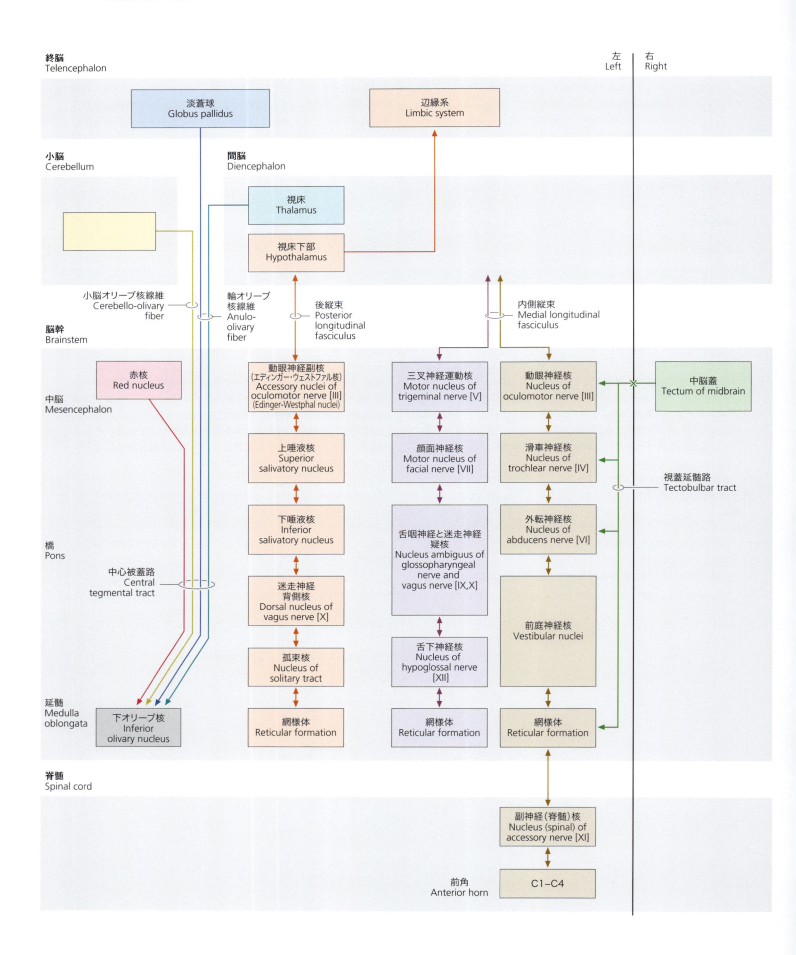

原則的に脳幹の伝導路は次の2つである：
- 脳幹を通過するだけの，あるいは大半が通過する伝導路．
- 脳幹内で複合的にシナプス結合される伝導路．
ここには4通りの脳幹内シナプス結合が示されている．

脳幹を通る伝導路（ここには示されていない）

主に体性もしくは臓性運動性の下行路，もしくは主に感覚性の上行路．
- 下行路
  - **錐体路**：（そのさまざまな部分については p. 516 以降を参照）
  - 皮質橋小脳路の一部としての**皮質橋路**（p. 516 以降を参照）

- 上行路：4本のループ状の伝導路（毛帯）
  - **内側毛帯**（後索路に続く部分，p. 514 参照）
  - **脊髄毛帯**（感覚性前側索路，p. 514 参照）
  - **三叉神経毛帯** 三叉神経路に続く（p. 518 以降を参照）．
  - **外側毛帯** 聴覚路に続く（p. 520 以降を参照）．

脳幹内でシナプス結合される伝導路

- **中心被蓋路**：下行路
  脳幹における錐体外系の最も重要な伝導路．多くの部分伝導路がある．これらの線維は終脳（淡蒼球），間脳（視床），小脳ならびに脳幹そのものである赤核に由来する．これらの個々の伝導路は中心被蓋路に統合し，下オリーブ核に終わる．つまり下オリーブ核はこれにより錐体外運動神経伝導路の脳幹におけるシナプス結合の中心的な核である．
- **後縦束**：この上行と下行の両方向性の伝導路では自律神経系のシナプス結合が行われる．最上位の自律神経制御の中心である視床下部は，副交感神経核の相互の結合と，味覚核との結合を行う．視床下部は同時に側副枝を運動性脳神経核に出し，噛む，飲み込む，吸い込む，むせるなどを可能にする．これらの機能のための反射は三叉神経運動核，顔面神経核と疑核（脳神経については舌咽神経核と迷走神経核），舌下神経核を経由して起こる．この伝導路は著しく交叉している（ここには示されていない）．
- **内側縦束**：この伝導路は同じように両方向に走行しており，機能上は均一性がなく，一方で運動性眼筋核（動眼神経核，滑車神経核，外転神経核）と頭蓋運動核（副神経核，前角 C1-C4）を前庭神経核（平衡覚）と円滑な追跡眼球運動のために結合させ，他方では噛む，飲み込む，吸い込む（これらの機能を随意的に起こす）などのための運動性脳神経核を結合させる．これらの運動性脳神経核は両方の束に組み込まれている．伝導路は著しく交叉している（ここには示されていない）．
- **視蓋延髄路**：この交叉性の伝導路は上丘核に起始し（中脳蓋内），視覚反射のために運動性の眼筋核と網様体に投射する．

2.13 網膜への投影
Projection to Retina

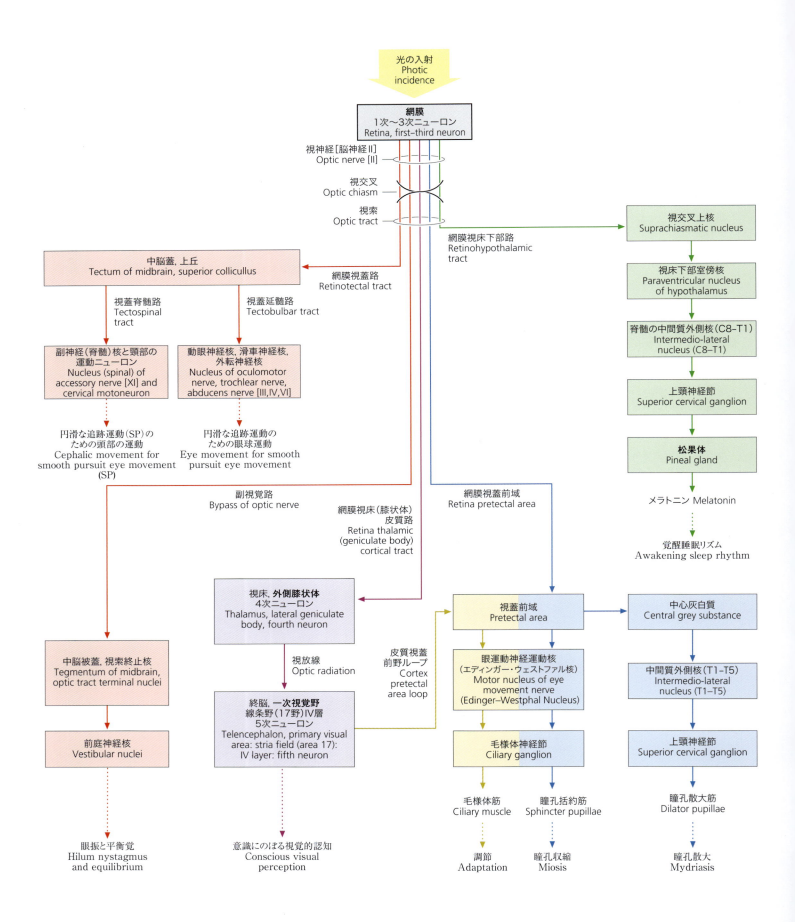

視覚系は視覚刺激を処理する．これには意識される視覚の認知だけでなく，下記の5つの異なる伝導路が含まれる．これらの伝導路の共通の起始は，間脳に由来する網膜である．

網膜視床（網膜膝状体）皮質路（いわゆる視覚路）

視覚印象の，意識にのぼる認知と処理を伝える（ある対象物の色，形状，大きさ，位置，動きなど）．
- 視覚系の形状的に最大の部分．
- 視床（外側膝状体に4次ニューロンがある．1次～3次ニューロンは網膜にある）を経由して一次視覚野に向かう．一次視覚野の鳥距溝の上側と下側にある楔部と舌状回の有線野で終わる．
- 一次視覚野から連合線維が到達する二次および三次視覚野では，複合的な視覚のさらなる処理が行われる（ここには示されていない）．

網膜視蓋前域路

- 臓性運動神経支配を通して平滑筋によってコントロールされる瞳孔と水晶体の運動を伝える．
- 中脳上丘の頭側にある核領域である視蓋前域に向かう．視蓋前域は局所解剖学的には間脳（視床上部）に属する．
- 視蓋前域は中脳の副交感神経性のエディンガー・ウェストファル核と脳幹の中心灰白質を経由して脊髄の交感神経ニューロン（C8-T1）に投射する．
その際，エディンガー・ウェストファル核は縮瞳と筋によって引き起こされる水晶体の厚みの増強（近距離に適応）を伝達し，交感神経ニューロンは散瞳を伝える．
- 視蓋前域は機能的に2つの結合回路の中心に位置する．1つは視床と視覚野が関与しない経路（網膜視蓋前域路）で，もう1つは視覚野が介在する経路である（皮質視蓋前野ループ）．網膜視蓋前域路では眼に入射する光量に関する情報が伝えられ，瞳孔の収縮または散大を起こす．この反応は，終脳の視覚野が関与していないため，意識のない患者においても引き起こすことができる．第2の経路である皮質視蓋前野ループでは，画像の鮮明さに関する情報が伝達され，水晶体の遠近調整（画像を鮮明にする）をもたらす．このためには終脳の視覚野による実際の画像の鮮明さの把握が必要であるため，この反応は意識のある人でしか起こらない．

網膜視蓋路

- 反射性の眼球運動と視覚調整をもたらす．
- 中脳被蓋における上丘と視蓋脊髄路もしくは視蓋延髄路を経由して，さまざまな横紋筋を活性化させる運動ニューロンに到達する．

頭部回旋や眼球運動などはこれによって引き起こされ，動いている対象物またはヒトの画像が最も鮮明に映し出される位置に対応した，頭部と両眼の自動的な移動を引き起こす．

副視覚路

中脳を経由して視覚を前庭系と結合させる（頭部運動の調整）．これによって平衡覚と眼球運動が相互に調整される（例えば頭部回転における反射的な代償的眼球運動）．副視覚路はすなわち網膜視蓋路を支える経路である．

網膜視床下部路

毎日の光量の測定を介して体内リズムに影響を及ぼす（昼夜リズムなど）．視床下部から複数の中継地点を経由して松果体に到達する（メラトニン産生と分泌）．

Note 視交叉では網膜の鼻部からくる軸索（全線維の48%）が交叉する．このため，上記の全経路について両眼の軸索それぞれの中継地点に到達する．したがって情報は左右両側で処理される．視交叉はこの図ではわかりやすいように，視神経と視覚路の間の交叉地点として記されているだけである．
交叉している線維そのものは示されていない．

2.14 頭部における自律神経節・感覚神経節
Autonomic Ganglia and Sensory Ganglia in Head

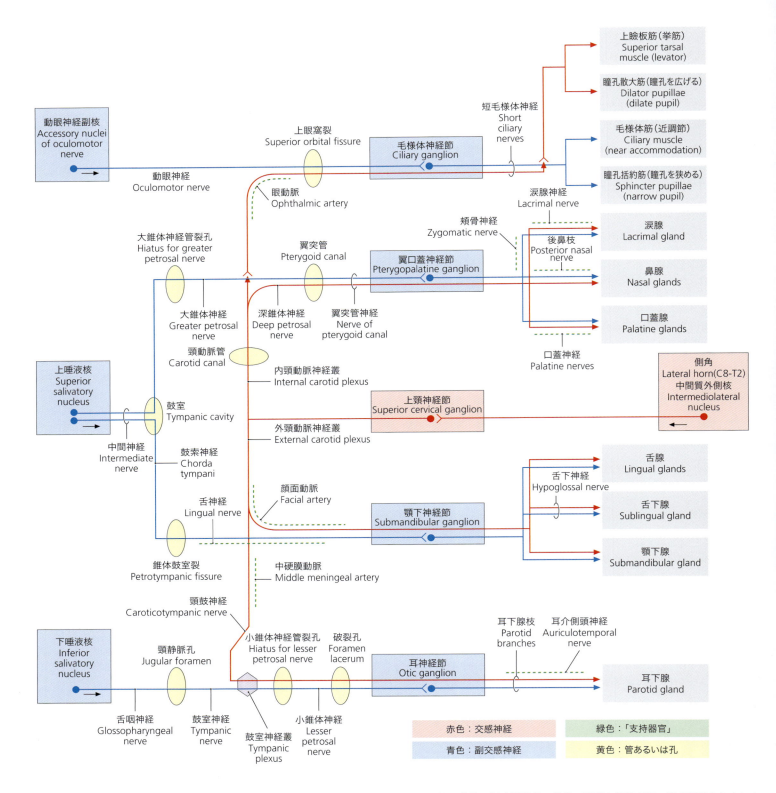

A 頭部における自律神経節

　頭部の自律神経節と感覚神経節は混同されやすい．そのため，ここでは両神経節の概観とともに各神経節のインパルス伝導方向（方向矢印参照）について説明する．
　頭部自律神経節は常に副交感神経系である．この頭部自律神経節では脳幹における遠心性1次ニューロンからの線維が遠心性2次ニューロンの核周部に接続し，2次ニューロンの線維が効果器に達する．この効果器官への経路では，径が非常に細く機械的に非常に脆弱な線維が別の構成要素とともに走る．この別の構成要素は「支持器官」として線維に隣接している．この別の構成要素とは，例えば自律神経線維と同じ領域を通る血管またはほかの神経であるが，ほかの機能を有する．これも混同を招きやすい．したがって，ここでは自律神経線維を青色（副交感神経）または赤色（交感神経）で示し，自律神経線維と無関係の「主線維」を緑色で示す．上記の構造はすべて特定の開口部（管や孔）を通って頭蓋に入る．これらを黄色で示す．

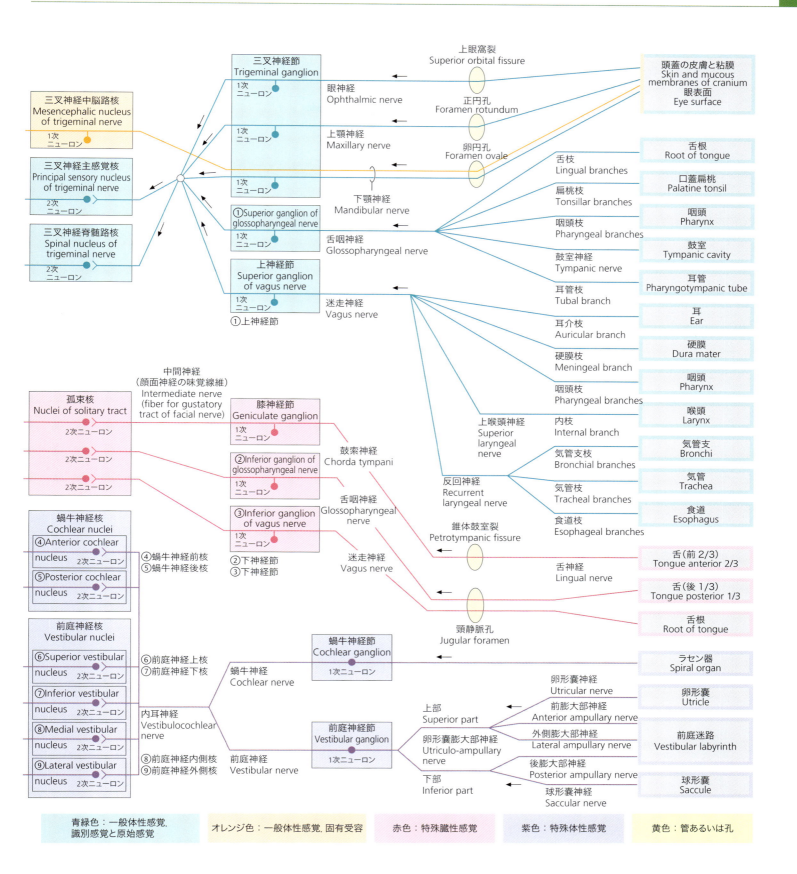

B 頭部の感覚神経節

自律神経節とは異なり，感覚神経節ではシナプス連結がない．感覚神経節は，偽単極または双極（内耳神経）神経細胞（＝1次求心性ニューロン）の核周部を含む．その末梢延長部は受容体から由来し，その中枢方向への延長部は中枢神経系に終わる．例えば舌咽神経は舌の後部1/3からの味覚情報を伝達し，その線維は下神経節を通って中枢神経系の孤束核に終わる．これらの情報は特殊臓性感覚である（図では赤色で示す）．しかし，舌咽神経は鼻咽頭からの情報も伝達し，その場合は一般に体性感覚であり，その線維は上神経節を通り，三叉神経脊髄核に終る．ここでは複数脳神経（すなわち名前のもとになった三叉神経だけではない）の原始感覚情報が中継される．咽頭の温度感覚や痛覚（非常に熱い飲み物による）は舌咽神経を介して把握される．迷走神経も喉頭からの情報（主に疼痛）を三叉神経脊髄核に（その迷走神経脊髄核を介して）伝達する（喉頭炎の際の疼痛）．

2.15 運動伝導路
Motor Tracts

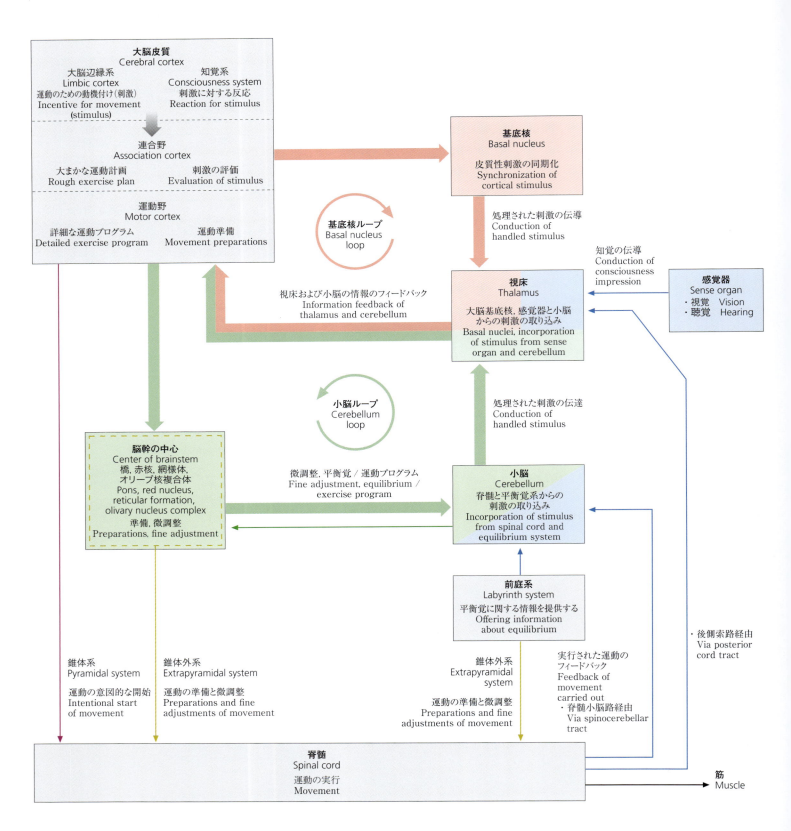

　左側にはニューロンの機能と伝導路とそれらの相互作用がまとめて示されている．右側には伝導路の構造と個々の核が記されている．

Note 皮質は基底核ループと小脳ループの起始および目標地点である．両方のループに必ず視床が介在している（「運動性視床」）．視床は基底核と小脳の刺激を受け取り，総合的な刺激パターンを運動野に送る．視床は同時に感覚器からシグナルを受け取る（「感覚性視床」）．これらのシグナルが運動に重要な場合，視床から刺激パターンに組み込まれる．つまり視床は，両方の伝導ループと感覚性入力のための中心的な統合箇所である．

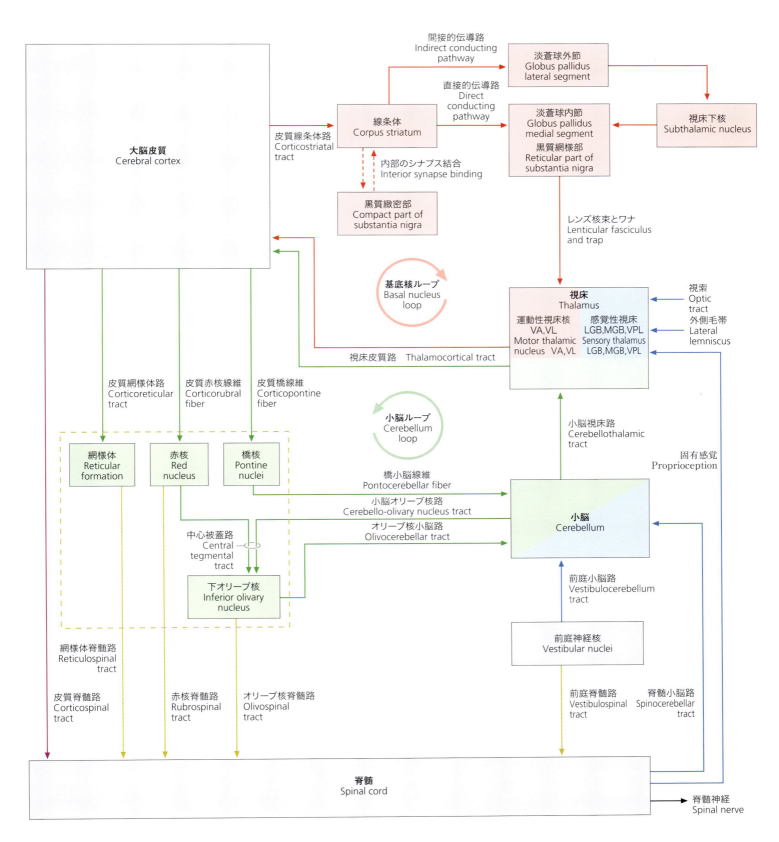

視床の刺激は運動野において，最終的に完成された詳細な運動プログラムをもたらす．これは微細調整のために脳幹中枢(赤核，網様体，下オリーブ核)に送られる．下オリーブ核はその際，小脳ループから脊髄方向への特に重要な「出口」となる．最終的には，錐体路(錐体路，ここでは皮質脊髄路)を経由して脊髄に到達する運動野(大半は中心前回)の刺激によって，運動が(随意的に)引き起こされる．脊髄そのものが運動を実行し，脊髄神経を介して関連する筋に刺激を伝える．脊髄小脳路を経由して脊髄は「運動の実行」を小脳にフィードバックし，小脳はこの情報を常時新たに必要とされる平衡の測定のために利用する．小脳は脊髄に直接連絡できないが，間接的に下オリーブ核を介して脊髄に影響を与える．

2.16 小脳の伝導路
Cerebellar Tracts

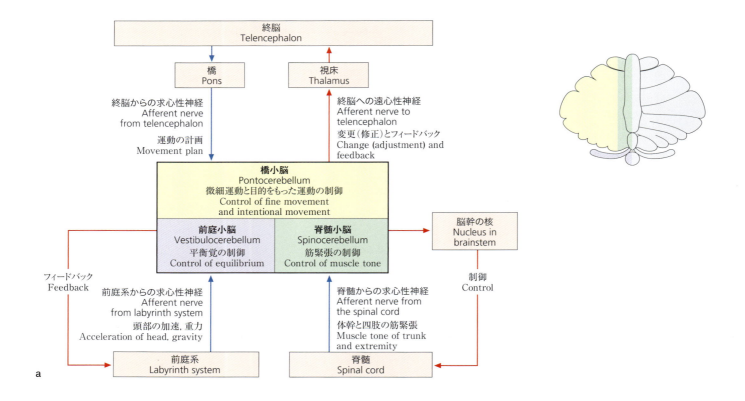

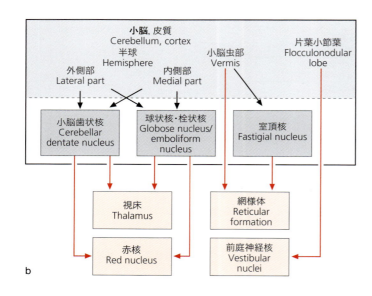

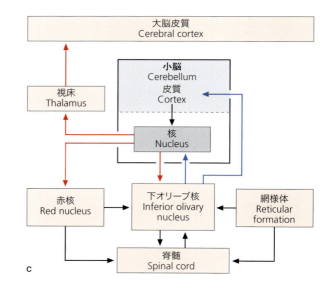

以下の，小脳の橋小脳，脊髄小脳および前庭小脳(a)への機能上の区分は，以下の**小脳に向かう主要な求心神経**を考慮している．
- 終脳からの求心神経（橋を経由）：運動計画の枠組みにおける微細運動
- 脊髄からの求心神経：筋緊張の調整
- 前庭系からの求心神経：頭部の位置と加速の制御

小脳のフィードバックループは，直接前庭系に，間接的に視床を経由して終脳に，そして脳幹核を経由して脊髄につながっている．
小脳の主要な遠心性神経(b) は大半が皮質からではなく，特定の皮質領域に属する核から起始している．これらの核はそれ自体が視床もしくは脳幹の核領域に投射する．その際，脳幹内の下オリーブ核には特殊な働きがある(c)．下オリーブ核は，小脳にも脊髄にも投射し，それ自体が両方の領域からの求心性神経を受ける．さらに，下オリーブ核はほかの脳幹核（赤核と網様体）からの求心性神経も受ける．オリーブ核はこのように小脳と脊髄の刺激を統合する．この複雑な結合の目的は，小脳が間接的に，すなわち脳幹の核を経由して，平衡覚，微細運動と目的運動の維持のために脊髄の運動活性を操作することである．

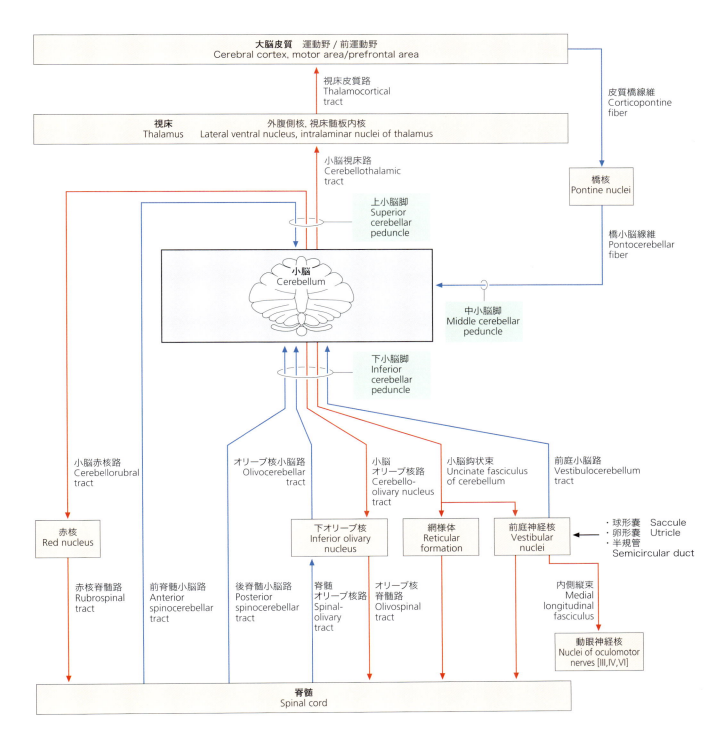

小脳の伝導系

　小脳からと小脳への伝導路はすべて，3つの小脳脚の1つを経由する．中脳脚は求心性神経だけを送る．全**求心性神経**は皮質に終わるが，付加的に側副枝を伴って小脳核で終わる（ここでは個別に示されていない）．組織学的にはオリーブ核小脳路を構成する線維は唯一，登上線維（皮質のプルキンエ細胞に向かう）だけである．その他のすべての求心性神経は苔状線維として終わる（皮質の顆粒細胞）．小脳の**遠心性神経**はほとんどすべて小脳の核から起始し（左頁 b を参照），一方では視床に向かい〔フィードバックループは終脳に到達する（左頁 a を参照）〕，他方では脳幹の核に到達する．脳幹の核は錐体外路系を介して脊髄に投射し，運動を制御する（「錐体路」と「**2.12 脳幹の伝導路**」p. 530 を参照）．前庭核の眼球運動の核への投射により，頭部の動きにおける代償性眼球運動をコントロールする．

Note　小脳の脊髄への直接的な投射は，ヒトにおいてこれまでのところ証明されていない．

2.17 機能別に区分された大脳皮質野
Cerebral Cortex Area Identified by Type of Function

A　機能別に区分された大脳皮質野

葉	機能的な特殊性	位置	傷害における症状
前頭葉	人格	① 前頭葉，基底の屈曲部	欲動の低下，目的に応じた行動能力の低下，ふざけ症（前頭葉症候群）
	体性運動（一次運動野）	② 中心前回	反対側麻痺，皮質における損傷の位置に依存する（ホムンクルス）
	運動性言語中枢（ブローカ野）	③ 下前頭回（弁蓋部，三角部）片側（優性半球，大半は左側）	運動性失語症，ブローカ失語：ある程度複雑な文章や連文を構成する能力がない
	嗅覚野	④ 前有孔質，迂回回，半月回	無嗅覚
頭頂葉	体性感覚（一次感覚野）	⑤ 中心後回	触覚，温度認知および，もしくは疼痛の位置に関する感覚の欠落
	抽象的な（画像的でない）思考，読書	⑥ 角回と縁上回，片側（優性半球）	抽象的な思考，読書，計算ができない
後頭葉	視覚野（一次視覚野）	⑦ 楔部と舌状回にある鳥距溝の上と下	反対側あるいは反対側の半分の視野欠損（同側性半盲）
側頭葉	聴覚野（一次聴覚野）	⑧ 横側頭回（ヘシュル回）	両側の損傷のみにおいて：聴覚の障害
	感覚性言語中枢（ウェルニッケ野）	⑨ 上側頭回	感覚性失語症，ウェルニッケ失語：文章もしくは連文を理解できない
辺縁葉	学習，記憶，感情的反応	⑩ 海馬体	両側の損傷のみにおいて：明確な記憶の低下，場合により不適切な感情的反応
島	味覚野	⑪ 島回	場合により味覚消失

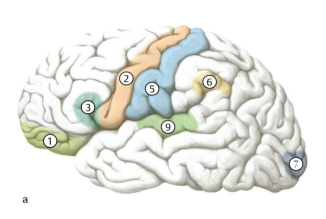
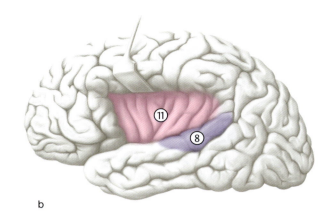

a

b

B 大脳左半球
a 外側面.
b 外側. 皮質溝は鉤で広げられている.

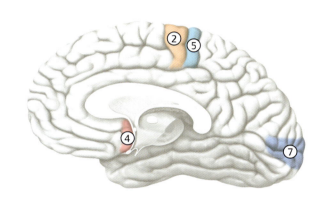

C 大脳右半球
　内側面.

D 大脳の前頭断
　前面.

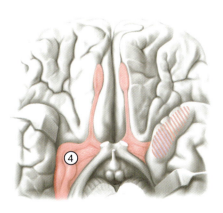
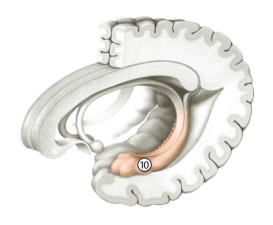

E 大脳左右半球の吻側
　下面.

F 左海馬体
　前面, 左側面と上面.

2.18 連合線維と投射路
Association Fiber and Projection Tracts

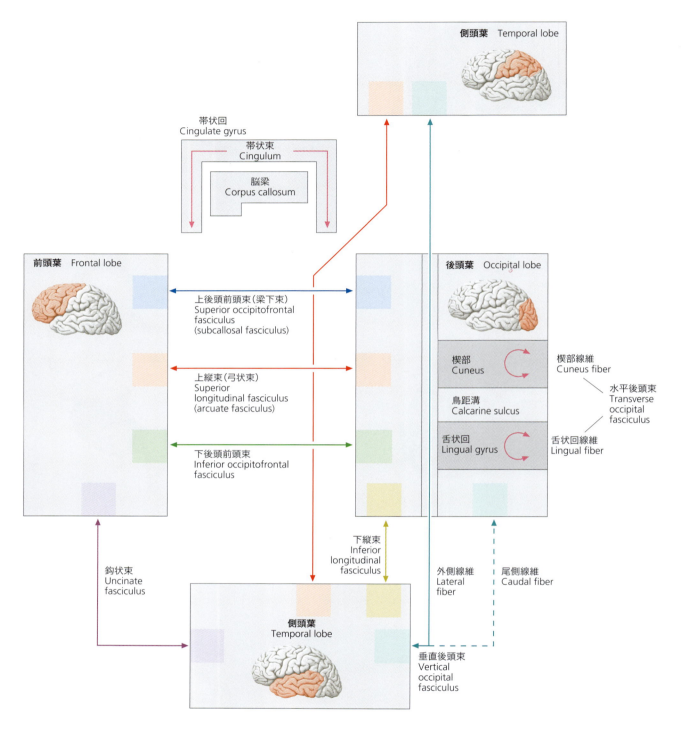

A 連合線維

連合線維はさまざまな脳機能を連結し，例えば，視覚と聴覚の認知に統一性をもたらす．そのような機能的な連結がすべての中枢神経系の区分で行われるにもかかわらず，「連合線維」という概念は終脳の線維に限定されている．終脳では連合線維は同じ脳半球のさまざまな皮質野を結び付ける．連合線維は決して交叉しない．次の3つの経路がある：

- 弓状線維：隣接する脳回を結び付ける（ここには示されていない）．
- 短連合線維：1つの葉内の領域を結び付ける（ここでは水平後頭束のみが示されている．後頭葉の内側と外側の部分を結び付けている）．
- 長連合線維：異なる葉内の皮質野を結び付ける．これらの線維には常に固有の名称が付されている．

Note 垂直後頭束はその外側線維により側頭葉と頭頂葉を結び付け，後頭葉を貫通する．

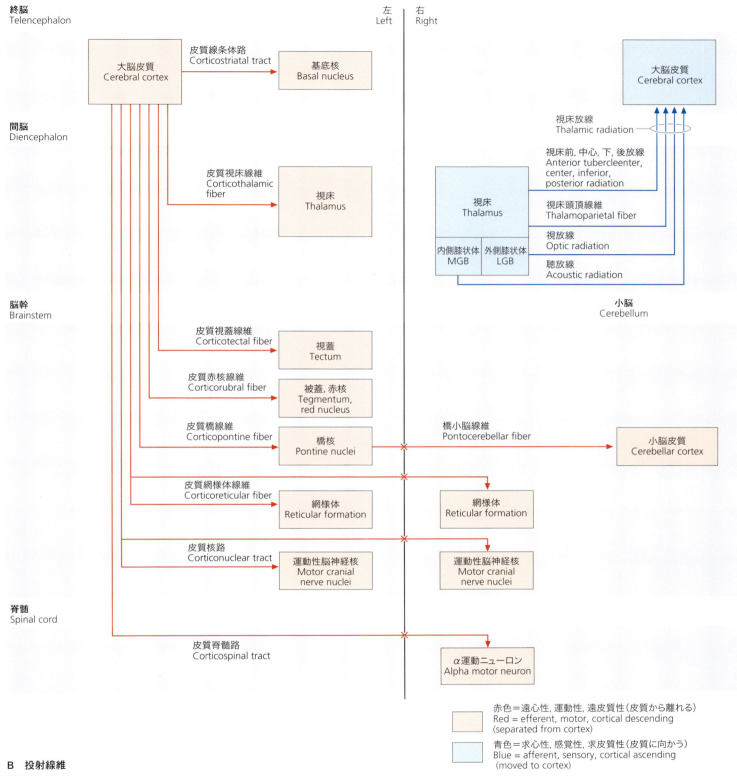

B 投射線維

経路と投射

- 遠皮質性（運動性）投射線維（赤色）は交叉せず走行することもできるが，大半は交叉する．脳皮質の運動性刺激はこのため，反体側の皮質下中枢に到達し，反体側の半身に影響を与える．
- 求皮質性（感覚性）投射線維（青色）は交叉することなく，脳皮質には同側の視床からしか到達しない．しかしここには，大半は反対側にある下位中枢の線維が到達する．このため，脳皮質への感覚性刺激は，最終的には大半が反対側の半身に由来するのである．

この基本原則の例外

- 運動系：個々の運動性脳神経核への皮質投射（p. 526 以降と p. 528 以降参照）．
- 感覚系：頭蓋における三叉神経による神経支配（p. 518 参照）．
- 知覚系：嗅覚路，味覚路，聴覚路，視覚路（各伝導路を参照）．

以下の重要な線維を区別することができる：

- 終脳内の線維：基底核，特に線条体に向かう（遠皮質性：皮質線条体路）．ここでは示されていない．p. 536 以降の「2.15 運動伝導路」を参照のこと．
- 間脳内の線維：視床に向かって，また視床から走行する（遠皮質性：皮質視床線維，求皮質性：視床放線）．
- 脳幹への線維：皮質橋線維，皮質核線維，皮質赤核線維，皮質網様体線維など．
- 脊髄内の線維：皮質脊髄路．

2.19 上オリーブ，下オリーブ，4つの毛帯
Superior and Inferior Olivary Nuclei and Four Lemnisci

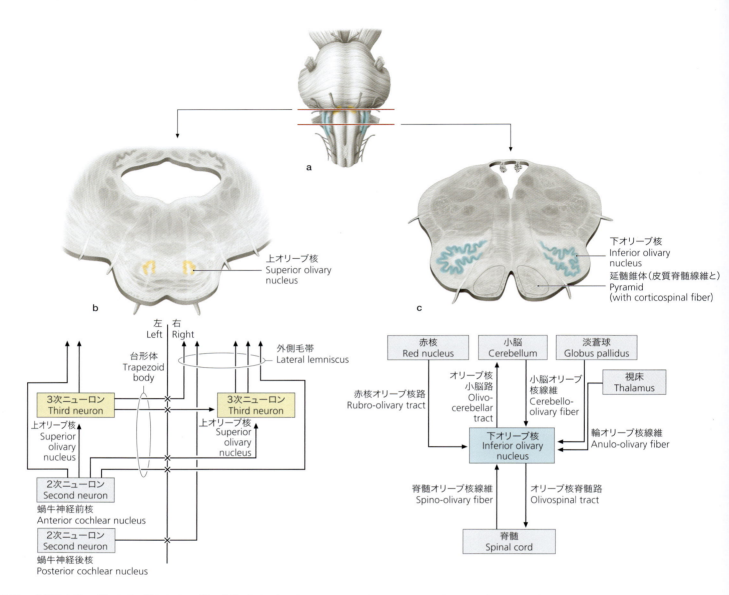

A 「オリーブ」「下オリーブ」，および「上オリーブ」の定義，ならびに両オリーブの接続

a 腹側からの脳幹，b 橋付近の延髄の上横断面，c 延髄の下横断面．

- **オリーブ**：オリーブは延髄の腹側で明瞭に見えるオリーブ形の隆起であり，錐体の外側に存在する．したがって，「オリーブ」という名は肉眼的な観点からの名称である（a）．
- **上オリーブ（上オリーブ核）**：上オリーブは明らかに下オリーブより小さく，肉眼で見える隆起を示さない．これは延髄の内部，内背側，主に下オリーブの頭側に存在するため，橋直下の横断面でよく見える（b）．上オリーブは橋の最下部まで伸びている．下オリーブと上オリーブは部分的に重なっているため，横断面で両核複合体が同時に見える場合がある．上および下オリーブはよく似た名称を有し，位置的に隣接している．しかし，機能的には接続しておらず，厳密に区別しなければならない．
- **上オリーブの接続**：上オリーブは方向性聴覚およびアブミ骨筋反射（聴覚における保護反射，p. 485 参照）の中継に関する重要な核である．上オリーブは前蝸牛神経核からの求心性神経を受ける（同側および反対側）．左右の上オリーブは互いに接続されており，外側毛帯を介して，いわゆる神経路を同側および反対側の聴覚路の上位核に投射している．詳細については p. 484 以降および p. 520 参照．
- **下オリーブ（下オリーブ複合体，下オリーブ核）（c）**：下オリーブは，延髄内部に存在し，複数の核によって構成される核複合体であるため，オリーブ核複合体とも呼ばれている．オリーブ核複合体は，その大きさによって，脳幹腹側に「オリーブ」と呼ばれる隆起を生じている．この複合体に属する個々の核がすべて肉眼で見えるわけではない．

下オリーブの接続：下オリーブは運動調整に関与し，ほかの運動関連ニューロン領域と密接に接続している．

- オリーブ核小脳路および小脳オリーブ路：小脳との接続
- 赤核オリーブ核路：中脳からの神経路
- オリーブ核脊髄路：脊髄前角への神経路
- 脊髄オリーブ核線維：脊髄からの神経路
- 輪オリーブ核線維：基底核および間脳からの神経路（詳細については pp. 520，537～539 参照）

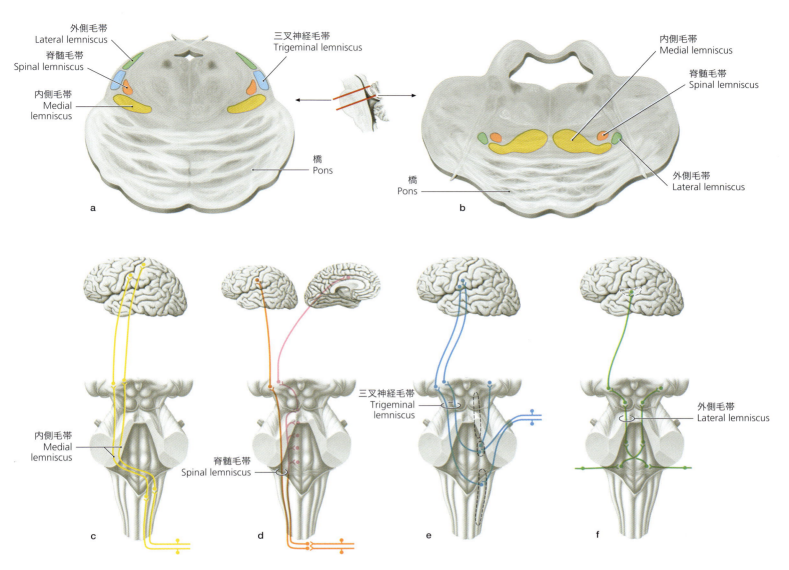

B 脳幹における4つの毛帯

a, b 橋の上または中横断面．c-f 4つの毛帯の模式図．

「毛帯」(＝ループ)という概念は，脳幹における合計4つの特殊な求心路のループ状の経路を意味する．毛帯は「新しい」神経路ではなく，神経路の一部の特別な名称である．個々の毛帯の名称は以下の通りである．

- 脳幹内の相対的位置に従う(内側毛帯や外側毛帯)．
- 脊髄からの由来に従う(脊髄毛帯)．
- 脳神経からの由来(三叉神経毛帯)．

これらの名称は歴史的なものであり，体系的ではない．aおよびbは，例として2つの横断面で各毛帯の位置を示す．1つの毛帯は中枢神経系に存在する2次ニューロンの軸索を含む．これは，脳幹内の第2軸索の経路から始まり，視床核(間脳)への入り口に終わる．すべての毛帯が交叉部分を有する．**個々の毛帯**は以下の通りである．

- 内側毛帯(c)：薄束または楔状束の延長部．2次ニューロン(薄束核または楔状束核)は脳幹内に存在する．この毛帯は全体が交叉し(内側毛帯交叉)，反対側の視床後内側腹側核に終わる．体幹，四肢，後頭部からの識別感覚を伝達する．

- 脊髄毛帯(d)：前および外側脊髄視床路の延長部．神経路全体の脊髄後角における2次ニューロンは脊髄で交叉するが，脊髄毛帯自体はそれ以上交叉しない．これは視床後内側腹側核に終る．脊髄毛帯は内側毛帯のすぐ近くに位置しているため，「固有の」経路が記述されないことが多い．体幹，四肢，後頭部からの原始感覚を伝達する．
Note 「脊髄毛帯」という概念は，ほかの3つの名称とは異なり，あまり使用されない．ときおり，脊髄視床路の同義語とされることもある．

- 三叉神経毛帯(＝三叉神経視床路，e)：三叉神経の求心性線維．脳幹における2次ニューロン(橋核または脊髄核)，一部だけ交叉し，反対側および同側の視床後内側腹側核に終る．頭部(後頭部を除く)の識別感覚や原始感覚を伝達する．
特殊性：前三叉視床路(交叉部分)と後三叉視床路(非交叉部分)に分かれる．ほかで述べた特別な役割に基づき，この図の中脳核は三叉神経路に入っていない．

- 外側毛帯(f)：聴覚路．脳幹における2次ニューロン(前蝸牛神経核)，交叉部分と非交叉部分を有し，反対側および同側の視床内側膝状核(内側膝状体)に終わる．聴器の情報を伝達する．
特殊性：毛帯では「固有の核」(外側毛帯核)が聴覚路の中継ステーションとして組み込まれている．中脳における中継：下丘核．

2.20 中枢神経系における左右の連絡：交連と交叉
Communication between Right and Left in Central Nervous System: Commissure and Decussation

A 交連

Note　交連は中枢神経系の左右の間で，対応する特定の領域，例えば左右の大脳半球の視覚野の特定の部分の間を連絡する．交連線維は定義上，反対側に向かう．交連という用語は通常，伝導路の全体を指す．交連が正中線を越える部位に特別の名称は付けられていない．これについては「交叉」の項（B）を参照．

伝導路の名称	位置・経路	伝導路により連絡される構造
大脳の交連		
脳梁 ・前鉗子（前頭葉） ・後鉗子（側頭葉と後頭葉）	終脳，側脳室の被蓋と前壁	側頭葉を除く大脳半球．側頭葉は前交連の後部により相互に連絡される
前交連 ・前部 ・後部	終板に密着（第3脳室の前壁）	・前部：嗅核 ・後部：中および下側頭回
脳弓交連（海馬交連）	終脳・間脳の移行部，脳弓脚	左右の海馬が海馬采を介して連絡している
手綱交連	視床上部，松果体陥凹の頭頂部	左右の手綱核の連絡
間脳の交連		
後交連	松果体陥凹と中脳水道の間	左右の視床上部の連絡
脳幹の交連（脳幹＝延髄，橋，中脳）		
腹側・背側視交叉上交連	部分的に視交叉の上，間脳を通過する	橋と中脳の左右の間の連絡．交連は間脳を通り，終脳部分を連絡する
上丘交連	中脳，視蓋（中脳蓋）	左右の上丘
下丘交連	中脳，視蓋（中脳蓋）	左右の下丘
蝸牛橋交連	橋，被蓋部（台形体内）	前蝸牛神経核
小脳交連	小脳，髄，室頂核の近く	左右の小脳半球
脊髄の神経線維		
前・後白交連	前角と後角の間	脊髄の左右の対応する部位の交連細胞による結合．固有束の一部
前・後灰白交連	中心管の前方と後方	灰白質層．機能的な交連ではない

B 交叉

Note 交叉という用語は反対側の対応する箇所ではなく，局所解剖学的に別の領域に向かう線維の交叉を意味する．例えば，大脳の左半球からの錐体路は脊髄の右半側に向かう．左右が入れ替わる位置，すなわち正中線を越える箇所は，交連の場合のように，対応する左右の構造の中央にあるのではなく，これらの伝導路（路，束，索または線維と称される）のどこかの位置で，中枢神経系の正中面に位置する．このため，それぞれの伝導路の交叉の場所には明確な名称が付けられている〔これについては「交連」に関する記述（**A**）を参照のこと〕．

交叉の名称	位置	交叉する伝導路の名称	伝導路が連絡する構造
前被蓋交叉（腹側被蓋交叉）	中脳；被蓋，上丘の高さ	赤核脊髄路の線維	中脳の赤核と脊髄前角のγ運動ニューロン
後被蓋交叉（背側被蓋交叉）	中脳；被蓋，上丘の高さ	視蓋脊髄路と視蓋延髄路の線維	上丘と脊髄前角のγ運動ニューロン
上小脳脚交叉	中脳；被蓋，下丘の高さ	上小脳脚の線維（詳細は右の欄を参照）	・前脊髄小脳路：脊髄を小脳の皮質と核群に連絡する ・歯状核視床束（小脳視床束）：小脳の歯状核から視床に向かう ・小脳赤核束：小脳核から中脳の赤核に向かう
滑車神経交叉	中脳；視蓋（中脳蓋），白質	滑車神経の軸索の交叉．唯一の末梢神経の交叉	滑車神経はここで反体側に入り，上斜筋を神経支配する
内側毛帯交叉	延髄，オリーブの高さ	薄束核・楔状束核の軸索の交叉（弓状に交叉まで走行するため「内弓状線維」と呼ばれる）	薄束核・楔状束核を視床の後外側腹側核（VPL）と連絡する
錐体交叉	延髄；前面，錐体の高さ	錐体路の線維のおよそ80％が交叉する	大脳皮質の中心前回と脊髄前角のα運動ニューロンを連絡する

Note 末梢神経が交叉する滑車神経を除いて，上記交叉では中枢神経線維が交叉する．

2.21 間脳の核と視床の核領域
Nuclei of Diencephalon and Nuclei Area of Thalamus

A 間脳の核

部分	核領域	機能
視床上部	・手綱核 ・松果体	・嗅覚刺激を中継して自律神経による処理を行う ・概日リズムとメラトニン産生
視床	・前核 ・内側核 ・中間核 ・網様核 ・後外側腹側核（VPL） ・後内側腹側核（VPM） ・前腹側核 ・視床枕核 ・内側膝状核 ・外側膝状核	・辺縁系 ・感情の制御 ・小脳との連絡 ・視床内の連絡 ・体幹と四肢の識別感覚，原始感覚と固有感覚に関する情報 ・三叉神経の識別感覚，原始感覚と固有感覚に関する情報 ・小脳の情報 ・大脳皮質との連合機能 ・聴覚路の中継 ・視覚路の中継
視床下部	・漏斗核 ・内側および外側乳頭核（乳頭体） ・室傍核 ・視索上核 ・視交叉上核	・下垂体の放出ホルモンと抑制ホルモン ・辺縁系 ・オキシトシン ・バソプレシン（抗利尿ホルモン） ・概日リズム
腹側視床	・視床下核 ・不確帯	・（錐体外路性）運動

B　視床の核領域

核領域	求心性線維の起始	遠心性線維の終止	機能
前核	乳頭体の内側および外側乳頭核．乳頭視床路を経由する	・歯状回 ・海馬傍回	・辺縁系 ・ペーペズ回路と関連
内側核	・扁桃核 ・嗅覚皮質	前頭野	情動の制御
正中核	・終脳：歯状回 ・間脳：視床下部 ・脳幹：網様体	歯状回，海馬，扁桃核	覚醒状態，注意
腹側核 ・前・外側腹側核 ・後外側腹側核 ・後内側腹側核	・淡蒼球，黒質，小脳核 ・内側毛帯，脊髄視床路 ・三叉神経毛帯	・大脳皮質の運動野 ・中心後回 ・中心後回	・運動 ・四肢と体幹の感覚 ・頭部の感覚
背側核 ・視床枕核 ・視床髄板内核 ・網様核	・視蓋前域，上丘 ・皮質の広範囲，脳幹，脊髄 ・皮質と視床核	・連合野 ・皮質，基底神経節 ・視床核	・眼球運動の制御 ・運動系，覚醒（上行性網様体賦活系：ARAS） ・視床内結合（大半は抑制）

2.22 脳神経核と自律神経核
Cranial Nerve Nuclei and Autonomic Nuclei

A 脳神経核

神経核の名称	位置	神経	効果器
体性遠心性神経核（一般体性運動核） これらの神経の軸索は途中で中継されることなく直接効果器に終止する			
動眼神経核	中脳，上丘の高さ	動眼神経［脳神経 III］	眼球の下斜筋，内側・上・下直筋，上眼瞼挙筋
滑車神経核	中脳，下丘の高さ	滑車神経［脳神経 IV］	眼球の上斜筋
外転神経	橋の中央，第4脳室の底	外転神経［脳神経 VI］	眼球の外側直筋
副神経脊髄核	脊髄，C6 まで	副神経［脳神経 XI］脊髄根	僧帽筋と胸鎖乳突筋
舌下神経核	延髄，第4脳室の底	舌下神経［脳神経 XII］	舌筋
臓性遠心性神経核（特殊臓性運動核）（発生学的概念．標的筋は構造的に骨格筋である．鰓弓神経とも呼ばれる）すべての神経は途中で中継されることなく直接標的器官に終止する			
三叉神経運動核	橋の中央	下顎神経［三叉神経第3枝］	咀嚼筋，鼓膜張筋，口蓋帆張筋，顎二腹筋（前腹筋），顎舌骨筋
顔面神経核	橋，尾部	顔面神経［脳神経 VII］	顔面筋，アブミ骨筋
疑核	延髄	・舌咽神経［脳神経 IX］ ・迷走神経［脳神経 X］ ・副神経，延髄根［脳神経 XI］	・咽頭筋 ・咽頭筋と喉頭筋 ・喉頭筋，神経線維は迷走神経に入る
臓性遠心性神経核（一般臓性運動核）（内臓，腺および眼球の平滑筋） 動眼神経副核，上・下唾液核，迷走神経背側核（これらについてはBを参照のこと）			
体性求心性神経核（体性感覚核） これらの核は求心性神経の2次ニューロンであり，1次ニューロンは脳神経節の中にある			
三叉神経主感覚核（橋核）	橋，上部	三叉神経の3本の枝すべて 1次ニューロンは三叉神経節の中	皮膚と粘膜：識別感覚
三叉神経脊髄路核	脊髄から C6 まで	三叉神経の3本の枝すべて 1次ニューロンは三叉神経節の中	皮膚と粘膜：原始感覚
三叉神経中脳路核	中脳被蓋	下顎神経 1次ニューロンは中脳路核の中	咀嚼筋，顎関節：固有感覚
前庭神経核	橋から延髄	内耳神経，前庭神経部［脳神経 VIII］ 1次ニューロンは前庭神経節の中	膨大部稜，卵形嚢，球形嚢：平衡覚
蝸牛神経核	橋と延髄の間，第4脳室の外側陥凹	内耳神経，蝸牛神経部［脳神経 VIII］ 1次ニューロンは蝸牛神経節の中	蝸牛器，聴覚
臓性求心性神経核（臓性感覚核） 核は求心性神経の2次ニューロンであり，1次ニューロンは脳神経節の中にある			
孤束核 ・上部	延髄	・特殊臓性求心性：顔面神経［脳神経 VII］，舌咽神経［脳神経 IX］，迷走神経［脳神経 X］ 1次ニューロンは膝状神経節もしくは下神経節の中［脳神経 IX，脳神経 X］	・舌乳頭の味蕾，味覚
・下部		・一般臓性求心性：舌咽神経［脳神経 IX］，迷走神経［脳神経 X］ 1次ニューロンは上神経節の中［脳神経 IX，脳神経 X］	・肺と頸動脈分岐部，頸動脈小体，肺の伸展受容器

B 自律神経核

核領域	1次ニューロンの位置，節前線維の軸索の経路	2次ニューロン，神経節内の位置と節後線維の軸索の経路	効果器/分布域
副交感神経核			
動眼神経副核（エディンガー・ウェストファル核）	中脳，被蓋，動眼神経[脳神経III]を通る	眼窩，毛様体神経節，そこから短毛様体神経を通る	瞳孔括約筋，毛様体筋
上唾液核	橋，被蓋，最初は中間神経（顔面神経の一部）とともに走行，その後，鼓索神経を通る	顎下神経節，腺枝は腺に向かう	舌下腺，顎下腺
	または大錐体神経を通る	翼口蓋神経節，眼窩枝，鼻枝，口蓋神経	涙腺，鼻および口蓋の腺
下唾液核	橋，被蓋，最初は舌咽神経[脳神経IX]とともに，その後は鼓室神経と小錐体神経を通る	耳神経節 耳介側頭神経を通る	耳下腺
迷走神経背側核	橋・延髄，迷走神経[脳神経X]を通る	器官に近い神経節，そこから器官名のついた神経叢あるいは無名の神経叢を通る	頸部から腹部，左結腸曲までの内臓
仙髄副交感神経核	脊髄，側角，S2-S4，骨盤内臓神経	下下腹神経叢内の器官に近い神経節	泌尿生殖器，左結腸曲以降の腸の部分
交感神経核			
中間外側核と中間内側核	脊髄，側角，C8-L2		
	白交通枝としてC8-L2の交感神経幹神経節に向かう	神経節すべて： 灰白交通枝は脊髄神経に戻る	体幹と四肢： 血管，腺
		胸神経節[C1-C6]，心臓神経叢もしくは心臓神経を通る	胸部内臓
	交感神経幹神経節で中継されずに直接 T5-T12：大内臓神経と小内臓神経， L1-L4：腰内臓神経	椎前神経節： 腹腔神経節，上腸間膜動脈神経節，下腸間膜動脈神経節	左結腸曲までの腹部内臓
	S1-S4：仙骨内臓神経	下下腹神経叢	左結腸曲以降の腹部内臓と泌尿生殖器

付 録

文 献 …………………………………………… 555
和文索引 ………………………………………… 557
欧文索引 …………………………………………575

文 献

Abboud B. Anatomie topographique et vascularisation artérielle de parathyroides. Presse Med 1996; 25: 1156–61

Anschütz F. Die körperliche Untersuchung. 3. Aufl. Heidelberg: Springer; 1978

Barr ML, Kiernan JA. The Human Nervous System. 5th ed. Philadelphia: JB Lippincott; 1988

Bähr M, Frotscher M. Duus' Neurologisch-topische Diagnostik. 8. Aufl. Stuttgart: Thieme; 2003

Bear MF, Connors BW, Paradiso MA. Neuroscience. Exploring the Brain. 2. Aufl. Baltimore: Williams u. Wilkins; 2000

Becker W, Naumann HH, Pfaltz CR. Hals-Nasen-Ohren-Heilkunde. 2. Aufl. Stuttgart: Thieme; 1983

Becker W, Naumann HH, Pfaltz CR. Ear, Nose and Throat Diseases. 2. Aufl. Stuttgart: Thieme; 1994

Berghaus A, Rettinger G, Böhme G. Hals-Nasen-Ohren-Heilkunde. Duale Reihe. Stuttgart: Thieme; 1996

Bossy JG, Ferratier R. Studies of the spinal cord of Galago senegalensis, compared to that in man. J Comp Neurol 1968 Mar; 132(3): 485–98. PubMed PMID: 5657526

Braak H, Braak E. Neuroanatomie. In: Beyreuther K, Einhäupl KM, Förstl H, Kurz A, Hrsg. Demenzen. Stuttgart: Thieme; 2002: 118–129

Braus DF. EinBlick ins Gehirn. Stuttgart: Thieme; 2004

Calabria G, Rolando M. Strutture e funzioni del film lacrimale. Genua: Proceedings of the 6th Symposium of the Italian Ophthalmological Society (S.O.I.); 1984: 9–35

Camper P. De Hominis Varietate (1792). Deutsche Fassung von S. Th. Sömmering (nach Kobes LWR. Quellenstudie zu Petrus Camper und der nach ihm benannten Schädelebene). Dtsch Zahnärztl Z; 1983: 38: 268–270

Carlsson GE, Haraldson T, Mohl ND. The dentition. In Mohl ND, Zarb GH, Carlsson GE, Rugh JD. A Textbook of Occlusion. Chicago: Quintessence Books; 1988

Chandrashekar J, Hoon MA, Ryba NJ, Zuker CS. The receptors and cells for mammalian taste. Nature 2006; 444: 288–294

Da Costa S, van der Zwaag W, Marques JP, Frackowiak RS, Clarke S, Saenz M. Human primary auditory cortex follows the shape of Heschl's gyrus. J Neurosci. 2011 Oct 5; 31(40): 14067-75. PubMed PMID: 21976491.

Delank HW, Gehlen W. Neurologie. 10. Aufl. Stuttgart: Thieme; 2003

Duus P. Neurologisch-topische Diagnostik. 7. Aufl. Stuttgart: Thieme; 2001

Faller A, Schünke M. Der Körper des Menschen. 14. Aufl. Stuttgart: Thieme; 2004

Feneis H, Dauber W. Anatomisches Bildwörterbuch. 9. Aufl. Stuttgart: Thieme; 2005

Frick H, Leonhardt H, Starck D. Allgemeine und spezielle Anatomie. Taschenlehrbuch der gesamten Anatomie. Bd. 1 und 2. 4. Aufl. Stuttgart: Thieme; 1992

Fritsch H, Kühnel W. Taschenatlas der Anatomie. Bd. 2. 7. Aufl. Stuttgart: Thieme; 2001

Füeßl H S, Middecke M. Anamnese und klinische Untersuchung. 3. Aufl. Stuttgart: Thieme; 2005

Hegglin J. Chirurgische Untersuchung. Stuttgart: Thieme; 1976

Hempelmann G, Krier C, Schulte am Esch J, Hrsg. Gesamtreihe ains. 4 Bände. Stuttgart: Thieme; 2001

Herrick JC. Brains of Rats and Men. Chicago: University of Chicago Press; 1926

Holodny et al. Diffusion tensor tractography of the motor white matter tracts in man – Current controversies and future directions. Ann N Y Acad Sci 2005; 1064: 88–97

Ingvar D H. Functional landscapes of the dominant hemisphere. Brain Res 1976; 107: 181–197

Jänig W. Visceral afferent neurones: Neuroanatomy and functions, organ regulations and sensations. In: Vaitl D, Schandry R, eds. From the heart to the brain. Frankfurt am Main: Peter Lang; 1995: 5–34

Kahle W, Frotscher M. Taschenatlas der Anatomie. Bd. 3. 9. Aufl. Stuttgart: Thieme; 2005

Kell Ch A, von Kriegstein K, Rösler A, Kleinschmidt A, Laufs H. The Sensory Cortical Representation of the Human Penis: Revisiting Somatotopy in the Male Homunculus. J Neurosci Jun 2005; 25: 5984–5987

Kim et al. Corticospinal tract location in internal capsule of human brain: diffusion tensor tractography and functional MRI study. Neuroreport 2008; Vol 19, No 8

Klinke R, Pape HC, Silbernagl S. Physiologie. 5. Aufl. Stuttgart: Thieme; 2005

Kunze K. Lehrbuch der Neurologie. Stuttgart: Thieme; 1992

Kuwert T, Grünwald F, Haberkorn U, Krause T. Nuklearmedizin. 4. Aufl. Stuttgart: Thieme; 2008

Lang, G. Augenheilkunde. 4. Aufl. Stuttgart: Thieme; 2008

Lehmann KM, Hellwig E, Wenz H-J. Zahnärztliche Propädeutik. 11. Aufl. Köln: Deutscher Zahnärzte Verlag; 2008

Lippert H, Pabst R. Arterial Variations in Man. München: Bergman; 1985

Lorke D. Schmerzrelevante Neuroanatomie. In: Beck H, Martin E, Motsch J, Schulte am Esch J, Hrsg. ains. Bd. 4. Schmerztherapie. Stuttgart: Thieme; 2001: 13–28

Masuhr K F, Neumann M. Neurologie. Duale Reihe. 5. Aufl. Stuttgart: Thieme; 2005

Maurer J. Neurootologie. Stuttgart: Thieme; 1999

Meyer W. Die Zahn-Mund- und Kiefer-Heilkunde. Bd. 1. München: Urban & Schwarzenberg; 1958

Mühlreiter F. Anatomie des menschlichen Gebisses. Leipzig: Felix; 1912

Mumenthaler M, Stöhr M, Müller-Vahl H. Läsion peripherer Nerven und radikuläre Syndrome. 8. Aufl. Stuttgart: Thieme; 2003

Nieuwenhuys R, Voogd J, van Huijzen Chr. Das Zentralnervensystem des Menschen. 2. Aufl. Berlin: Springer; 1991

Platzer W. Atlas der topografischen Anatomie. Stuttgart: Thieme; 1982

Poeck K, Hartje W. Störungen von Antrieb und Affektivität. In: Hartje W, Poeck K, Hrsg. Klinische Neuropsychologie. 5. Aufl. Stuttgart: Thieme; 2002: 412–422

Poisel S, Golth D. Zur Variabilität der großen Arterien im Trigonum caroticum. Wiener medizinische Wochenschrift 1974; 124: 229–232

Probst R, Grevers G, Iro H. Hals-Nasen-Ohren-Heilkunde. 2. Aufl. Stuttgart: Thieme; 2004

Rauber/Kopsch. Anatomie des Menschen. Bd. 1–4. Stuttgart: Thieme; Bd. 1, 2. Aufl.; 1997, Bd. 2 und 3; 1987, Bd. 4; 1988

Robbins KT, Medina JE, Wolfe GT, Levine PA, Sessions RB, Pruet CW. Standardizing neck dissection terminology. Official report of the Academy's Committee for Head and Neck Surgery and Oncology. Arch Otolaryngol Head Neck Surg 1991 Jun;117(6): 601-5. PubMed PMID: 2036180

Rohkamm R. Taschenatlas Neurologie. 2. Aufl. Stuttgart: Thieme; 2003

Romer AS, Parson TS. Vergleichende Anatomie der Wirbeltiere. 5. Aufl. Hamburg und Berlin: Paul Parey; 1983

Sachsenweger M. Augenheilkunde. 2. Aufl. Stuttgart: Thieme; 2003

Sadler TW. Medizinische Embryologie. 10. Aufl. Stuttgart: Thieme; 2003

Scheibel ME, Scheibel AB. Activity cycles in neurons of the reticular formation. Recent Adv Biol Psychiatry. 1965; 8: 283–93

Schmidt F. Zur Innervation der Articulatio temporomandibularis. Gegenbaurs morphol Jb 1967; 110: 554–573

Schroeder HE. Orale Strukturbiologie. 3. Aufl. Stuttgart: Thieme; 1987

Schumacher GH: Funktionelle Anatomie des orofazialen Systems. Heidelberg: Hüthig; 1985

Schumacher GH, Aumüller G. Topographische Anatomie des Menschen. 6. Aufl. Stuttgart: G. Fischer; 1994

Schumacher GH, Schmidt H. Anatomie und Biochemie der Zähne. Stuttgart: G. Fischer; 1976

Siegenthaler W. Klinische Pathophysiologie. 8. Aufl. Stuttgart: Thieme; 2000

Stammberger H, Hawke M. Essentials of functional endoscopic sinus surgery. 2. Aufl. St. Louis: Mosby; 1993

Steiniger B, Schwarzbach H, Stachniss, V. Mikroskopische Anatomie der Zähne und des Parodonts. Stuttgart: Thieme; 2010

Stoppe G, Hentschel F, Munz DL. Bildgebende Verfahren in der Psychiatrie. Stuttgart: Thieme; 2000

Strup JR, Türp JC, Witkowski S, Hürzeler MB, Kern M. Curriculum Prothetik (Band I). 2. Aufl. Berlin Quintessenz 1999

Tillmann B. Farbatlas der Anatomie Zahnmedizin-Humanmedizin. Stuttgart: Thieme; 1997

Töndury G. Angewandte und topographische Anatomie. 5. Aufl. Stuttgart: Thieme; 1981

Vahlensieck M, Reiser M. MRT des Bewegungsapparates. 3. Aufl. Stuttgart: Thieme; 2006

Van Aken H, Wulf H (Hrsg.). Lokalanästhesie, Regionalanästhesie, Regionale Schmerztherapie. begr. von HCh Niesel. 3. Aufl. Stuttgart: Thieme; 2010

von Lanz T, Wachsmuth W. Praktische Anatomie. Bd. 1/1B Kopf. Gehirn- und Augenschädel. Berlin: Springer; 2004

von Lanz T, Wachsmuth W. In: von Loeweneck u Feifel, Hrsg. Praktische Anatomie. Bd. 2, 6. Teil. Berlin: Springer; 1993

von Lanz T, Wachsmuth W. Praktische Anatomie. Bd. 1/2. Hals, Berlin: Springer; 1955

von Spee Graf F. Die Verschiebungsbahn des Unterkiefers am Schädel. Arch Anat Entwicklungsgesch. 1890; 285–294

Warshawsky H. The teeth. In Weiss L. Cell and Tissue Biology – a textbook of histology. 6. Aufl. München: Urban & Schwarzenberg; 1988

Wolpert L, Beddington R, Brockes J, Jessel T, Lawrence P, Meyerowitz E. Entwicklungsbiologie. Weinheim: Spektrum Verlag; 1999

和文索引

・五十音電話帳方式で配列している．
・項目の主要掲載ページは太字で示す．

英数字

α1線維　401, 460
α運動ニューロン　**400**, 401, 408, 409, 411, 460, 472
γアミノ酪酸　369
γ線維　460
C細胞《甲状腺の》　223
C細胞産生　11
P3区《外側後頭動脈の》　376, 377
P4区《内側後頭動脈の》　376, 377
S状静脈洞　107, 146, 147, 200, 206, 227, 254, 283, **318**, 319, 382, **383**, 384, 385, 388
S状洞溝　23, 27, 29

あ

アーガイル=ロバートソン瞳孔　480
アウエルバッハ神経叢（筋層間神経叢）　304
アキレス腱反射　400, 465
アストロサイト　294
アスパラギン酸　369
アセチルコリン　297, 298, **305**, 358, 401
アダムキーヴィッツ動脈　414
アダムのリンゴ　212
アテローム性硬化　375
アテローム性動脈硬化症　95, 103, 227
アテローム性変化　392
アトロピン　305
アドレナリン　358
アブミ骨　142, 145, **148**, 150, 153, 485
── の発生　10
アブミ骨筋　149, 485
── の発生　10
アブミ骨筋腱　148, 149
アブミ骨筋神経　126, 485
アブミ骨筋反射　485
アブミ骨筋反射試験　149
アブミ骨枝《後鼓室動脈の》　156, 157
アブミ骨底　148
アブミ骨膜　149
アブミ骨輪状靱帯　148, 149, 153
アマクリン細胞　169
アルツハイマー病　292, 427, **498**
アンモン角　493
── の錐体細胞　493
圧覚　402, 444
圧受容器　299
暗調細胞　491
鞍隔膜　308
鞍背　22, 181

い

位置覚　290, **412**, 444, 471
胃癌　111
異所性甲状腺　225
異常感覚　346
異常抑制，衝動・情動の　498
痛みの抑制　359
一次運動野　454, 459, 494
一次口蓋　9
一次視覚野　288, 494
一次体性感覚野　326, 444, 447, 452, 454, 494
一次聴覚野　289, 494
一般臓性運動核　550
一般臓性遠心性　112
一般臓性遠心性核　115
一般臓性感覚　284
一般臓性求心性　112
一般臓性求心性核　115
一般体性遠心性　112
一般体性遠心性（体性運動）核　115, 550
一般体性感覚　284
一般体性求心性　112
一般体性求心性（体性感覚）核　115
咽後膿瘍　5
咽頭　196, 198, 202
咽頭円蓋　196, 197
咽頭弓　10, 11
咽頭弓神経　11
咽頭挙筋　201
咽頭筋　87, 198, 201
咽頭腔の区分　202
咽頭結節　24
［咽頭］口部　186, 200, 202, 249, 260
咽頭後隙　204
［咽頭］喉頭部　186, 200, 202, 249, 261
咽頭溝　10
咽頭枝　132, 140, 141
── 《下行口蓋動脈の》　209
── 《上行咽頭動脈の》　99
── 《舌咽神経の》　130, 131
── 《迷走神経の》　131-133
咽頭収縮筋　198
── の神経支配　203
咽頭周囲隙　**204**, 205, 206
──，深層　208
──，浅層　206
咽頭静脈叢　206
咽頭食道憩室　199
咽頭神経叢　131
咽頭腺　211
咽頭側隙　204
咽頭底板　199, 206
── 《頭蓋底の》　199
咽頭粘膜　200, 218
咽頭囊　11
［咽頭］鼻部　**85**, 184, 186, 200, 202, 249, 254, 260
咽頭鼻部出血　101
咽頭鼻部線維腫　39
咽頭扁桃　147, 181, 185, 196, **197**, 200, 202
── の肥大　197
咽頭縫線　199, 206
陰窩　197
陰部神経　468
陰部大腿神経　468

う

ウィリス動脈輪　95, **374**, 375, 391
ウィルソンの弯曲　52
ウィルヒョーリンパ節　111
ウェルニッケ野　379, 497
ウォルフリング腺　160
ヴィーゲル靱帯　163
ヴィック=ダジール束　346, **349**, 492
ヴィディウス管　239
うつ病　440, 498
うま味　489
右心不全　7, 109
右板《甲状軟骨の》　213
右葉《甲状腺の》　222
右リンパ本幹　223
右腕頭静脈　223
打ち抜き像，頭部のX線像における　19
迂回回　116, 490
迂回槽　314, 315
運動　266
── の企画　454
── の検査　291
── の制御　454, 455
── のプログラミング　454, 455
運動核　503
運動系　454
運動根《三叉神経の》　355, 420-423
運動視床　455
運動失調　373, 471
運動実行　372
運動障害　458, 472
──，神経根の傷害による　464
運動神経核　458
運動性　506
運動性視床　536
運動性脳神経核
── の制御　526
── の分類　526
運動性ホムンクルス　457, 494
運動制御　455
運動前野　454, 459, 494
運動伝導路　536
運動ニューロン　399
運動皮質　286
運動プランニング　372
運動野　287, 459
運動ループ　459

え

エウスタキオ管　28　☞「耳管」の項もみよ
── の発生　11
── の閉塞　202
エディンガー・ウェストファル核（動眼神経副核）　114, 115, 118, **300**, 356, 480, 481
エナメル芽細胞　60, 61
エナメル質　49
エブネル腺　188, 489
エルブ-シャルコー症候群　472
エルブ点　139, 240
エルプの麻痺　467
永久歯　48, 50, **54**
衛星細胞　295
腋窩神経　466
腋窩動脈　466
腋窩のリンパ流　111
円錐症候群　474
円錐上症候群　474
円柱
── 《大脳皮質の》　327, 446, 447
円板陥凹　171
延髄　254, 270, 272, 278, 309, 341, 354, **364**, 425, 442, 443
── の動脈の分布　381
延髄橋溝　354, 355
延髄根　134
延髄錐体　355
遠位部《下垂体前葉の》　350
遠視　163
遠心性（運動性）神経線維　505
遠心面，歯の面における　50, 54, 55
塩味　489
縁上回　320, 322
縁洞（大後頭孔周囲静脈叢）　107, 383, 385
嚥下　90, 214, 358
── の解剖学　203
嚥下中枢　359

お

オキシトシン　350
オトガイ下-顎下部のリンパ流　111
オトガイ下三角　2, 3
オトガイ下静脈　104, 190
オトガイ下動脈　98, 190, 233
オトガイ下リンパ節　6, 191
オトガイ筋　78-80, 86
オトガイ結節　3, 46
オトガイ孔　3, **12**, 14, 46, 59, 123
オトガイ枝　235
オトガイ神経　46, **123**, 226, 227, 232-235
オトガイ舌筋　86, 135, 140, **189**, 210, 246, 248, 262
オトガイ舌筋麻痺　135
オトガイ舌骨筋　85, 86, 88, 91, 140, **189**, 194, 195, 202, 210, 246-248, 260
── の起始・停止・作用・神経支配　90
── の神経支配　139
オトガイ舌骨筋枝《頸神経の》　195
オトガイ動脈　100, 226, 233
オトガイ部　2
オトスコープ　145
オリーブ　287, 355, 370
オリーブ核　361, 381
オリーブ核小脳路　361
オリーブ核脊髄路　460
オリゴデンドロサイト（稀突起膠細胞）　294, 295
おたふく風邪　228
黄色靱帯　72, 74
黄体形成ホルモン　351

黄斑　168, 169, 171, 477
嘔吐中枢　359
嘔吐反射　316
横延髄静脈　389
横隔神経　**139**, 224, 230, 231, 241, 243, 257, 466, 474
横隔神経核　399
横隔膜　464, 475
　― の支配神経　139
横橋静脈　389
横口蓋縫合　21, 45, 48
横静脈洞　107, 253, 254, 262, 263, 283, 308, **318**, 319, 382, **383**, 384-386, 388, 430
横舌筋　189
横側頭回　325, 484
横中隔　139
横洞溝　23, 24
横突間靱帯　75
横突起　3, 70
　―《椎骨の》　70, 71
横突孔　70-72, 76
横披裂筋　201, 208, 216
　― の作用　217
横部《鼻筋の》　86
横稜《内耳道の》　151
音の伝導　153
温覚　290
温感受容器　446
温度感覚　402, 444, 470
温度眼振試験　150

か

カハール核（間質核）　486
カルシトニン　223
カルシトニン産生　11, 223
カンペル平面　52
ガルニエ隙　163
ガレノス交通枝　218
ガワーズ路　444, 445
かご細胞　369
下咽頭収縮筋　140, **198**, 206, 209, 218, 262
　― の甲状咽頭部　198
　― の輪状咽頭部　198, 199
下オトガイ棘　46
下オリーブ　544
下オリーブ核　132, 135, **364**, 369, 441, 457, 460
下下垂体動脈　102, 350, 351
下下腹神経叢（骨盤神経叢）　296
下角
　―《甲状軟骨の》　212
　―《側脳室の》　312, 313, 319, 333, 493
　――, 冠状断面（前頭断面）における　421-424
　――, 矢状断面における　438, 439
　――, 水平断面における　437
下顎縁枝《顔面神経の》　125, 226, 234
下顎窩　2, 28, 29, 62, 66, 69
下顎角　3, 46, 62, 194, 201
下顎管　62, 123, 246, 247
下顎頸　66
下顎孔　16, 66
下顎後静脈　104-108, 227, 384
下顎骨　5, 12-16, **46**, 85, 186, 189, 190, 194, 228, 260, 261
　― の下縁　4
　― の加齢変化　47
　― の筋突起　46, 66, 83, 91, 194

　― の斜線　46
下顎骨原基　60
下顎枝　46, 193, 204, 236, 248, 249
下顎歯列弓　52
下顎小舌　66
下顎神経［三叉神経第3枝］　82, 87, 120, 121, **123**, 126, 127, 131, 175, 183, 190, 191, 195, 227, 233, 237, 249, 253, 254, 452
　― の枝　123, 237
　― の硬膜枝　123, 310
下顎切痕　46
下顎体　46, 194, 248, 263
下顎頭　66-69, 84, 194, 253
下顎突起　8
下関節突起　70
下関節面
　―《環椎の》　70
　―《椎骨の》　70
下眼窩裂　37, 38, 39, 45, **177**, 238, 239, 247, 252
下眼瞼　159, 160
下眼瞼動脈弓　103
下眼静脈　104, 106, 174-177, 384
下気管切開術　218
下丘　340, 442
　―《四丘体板の》　355
下丘核　484
下丘交連　484
下丘腕　340, 355, 362
下顎神経節《交感神経幹の》　296
下瞼板　158, 159
下瞼板筋　159
下鼓室　149
下鼓室動脈　99, 156, 157
下甲状結節　213
下甲状切痕　213
下甲状腺静脈　109, 205, 215, 223, 224
下甲状腺動脈　94, **205**, 208, 215, 218, 222, 224, 231
　― の分岐の変異　224
下行口蓋動脈　101, 182, 183, 209, 238
　― の咽頭枝　209
下行枝《後頭動脈の》　98
下行性線維　334
下行路
　―《脊髄の》　413
　―《脳幹の》　360
下後頭前束　335
下喉頭静脈　208, 215
下喉頭神経　141, 215
下喉頭動脈　215
下項線　16, 21, 24, 72
下根《頸神経ワナの》　139, 140, 195
下矢状静脈洞　283, 308, 309, **319**, 382, 384, **386**, 389, 390, 430
下歯枝《下歯槽神経の》　123
下歯槽静脈　246-248, 263
下歯槽神経　46, **123**, 193, 195, 233, 235-237, 246-248, 255, 263
　― の下歯枝　123
下歯槽動脈　**100**, 226, 233, 235, 236, 246-248, 263
　― の顎舌骨筋枝　100
下斜筋　119, 172-174, 246, 252, 263
下斜部《頭長筋の》　93
下縦舌筋　189
下縦束　335
下小脳脚　355, 361, 364, 366, **370**, 371, 407, 426, 441
下小脳半球静脈　388
下上皮小体　222
下神経幹《腕神経叢の》　466

下神経節
　―（錐体神経節）《舌咽神経の》　130, 131, 140, 141, 488
　―（節状神経節）《迷走神経の》　132, 219, 302, 488
下唇　186
下唇下制筋　78-80, 86
下唇動脈　94, 98, 233
下垂体　248, **249**, 251, 260, 277, 312, 320, 350, **443**
　― の漏斗　350
下垂体窩　23, 35, 41, 42, 181
下垂体原基　273
下垂体後葉（神経下垂体）　316, 338, 348, 349, **350**
下垂体腫瘍　350
下錐体静脈洞　107, 227, 253, 283, 318, **319**, 382, **383**, 384, 388
下垂体前葉（腺下垂体）　338, 348, 350
　― の遠位部　350
　― の中間部　350
　― のホルモン　351
　― の隆起部　350
下垂体門脈　350
下垂体門脈系　351
下髄帆　279, 368, 443
下前頭回　322
　― の眼窩部　322
　― の三角部　322
　― の弁蓋部　322
下前頭溝　322
下側頭回　322, 323
下側頭溝　322
下側頭線《頭頂骨の》　27
下唾液核　115, 130, 210, 300, 301, 356
下腿三頭筋反射　465
下大静脈　416
下大脳静脈　383, 386, 393
下虫部静脈　388
下腸間膜動脈神経節　296
下直筋　**119**, 172-174, 177, 246-248, 252, 262
下殿神経　468
下殿《外側翼突筋の》　69, 84, 85
下頭斜筋　245, 261-263
下鼻甲介　14, 15, 20, 38, **40**, 41, 43, 45, 160, **180**, 181, 182, 185, 200, 208, 246, 247, 254, 261
下鼻道　41, 43, 180, 246
下部《前庭神経節の》　129, 151, 154
下部腕神経叢麻痺　467
下腹《肩甲舌骨筋の》　91, 243
下副甲状腺　222
下吻合静脈　384, 386
下脈絡叢静脈　387
下レンズ核静脈　387
化学受容器，交感神経系における　299
化膿性髄膜炎　385
架橋静脈　307
渦静脈　170
蝸牛　129, 142, 146, 150, 152, **157**, 485
蝸牛管　150, 152, 155, 484
　― の蓋膜　153
蝸牛孔　150, 152
蝸牛交通枝　151
蝸牛軸　151, 152
蝸牛神経　128, **129**, 142, 146, 152, 157, 289, 484, 485
蝸牛神経核　114, 115, 356, 485
蝸牛神経後核　114, 128, 129, 484
蝸牛神経節　129, 151, 152, 289
蝸牛神経前核　114, 128, 129, 364, 484
蝸牛水管　146, 150
蝸牛水管静脈　157
蝸牛窓　150, 151, 153

蝸牛窓小窩　147
蝸牛窓静脈　157
顆管　21, 24, 136, 385
顆導出静脈　19, 107, 207, 384, 385
顆粒細胞　326, 327, 369, 491
顆粒性皮質　326
顆粒層《小脳皮質の》　369
介在ニューロン　168, 268, 399, 401, 409, 411, 460
回転《顎関節の》　68
回転性めまい　487
灰白交通枝《交感神経幹の》　297
灰白質　270, 398, 502
　―《脊髄の》　280
　―《中枢神経系の》　502
　―《末梢神経の》　503
灰白質症候群　471
灰白隆起　338, 341, 342
海馬　313, 330, 331, **332**, 333, 343, 349, 424-428, 436, 437, 492, 493, 495, 498
　― の萎縮　498
海馬溝　332, 333, 493
海馬采　313, 332, 333, 424, 425, 439, 493
海馬指　313
海馬支脚　493
海馬足　263, 423, 437
海馬体　493
海馬台　332, 333, 493
海馬台前野　493
海馬白板　493
海馬傍回　323, **324**, 332, 333, 421, 438, 439, 492, 493
海綿質　19
海綿静脈洞　20, 43, 106, 107, 109, 175, 176, **178**, 227, 249, 251, 252, 283, 318, 319, 382-384
海綿静脈洞血栓症　107
海綿静脈洞枝《内頸動脈の》　102
海綿静脈洞部《内頸動脈の》　102, 374
開口部, 副鼻腔の　184
開放隅角緑内障　167
外顆粒層
　―《網膜の》　169
　―《大脳皮質の》　326, 457
外眼筋　172
　― の神経支配　172
　― の脳神経　118
外境界膜《網膜の》　169
外頸静脈　**104**, 105, 108, 228, 232, 240, 258, 384
　― の枝　108
外頸動脈　**94**, 96-101, 103, 107, 143, 183, 185, 206, 223, 227, 233, 242, 374
　― の枝　94, **96**
　――, 変異　243
　― の後枝　98
　― の終枝　100
　― の前枝　98
　― の内側枝　98
外口蓋静脈　106
外後頭隆起　3, 4, 16, 21, 24, 72, 88, 385
外後頭稜　24
外喉頭筋　216
外枝
　―《上喉頭神経の》　133, 215, 218, 229, 242
　―《副神経の》　141, 206, 242-244, 256
外耳　142
外耳孔　29
外耳道　12, 29, 66, 83, **142**, 143-146, 150, 254
　― の発生　11
外受容　284

外受容感覚　515
外錐体層　326
　─《大脳皮質の》　326, 457
外側延髄静脈　389
外側オリーブ蝸牛束　485
外側塊　71
外側陥凹　313
外側環軸関節　72
外側環椎後頭靱帯　72, 74
外側眼瞼交連　159
外側眼瞼靱帯　158
外側眼瞼動脈　103, 227
外側脚《大鼻翼軟骨の》　40
外側嗅条　116, 323, 343, 421, 490
外側胸筋神経　466
外側頸三角部　2, 3, 242
外側溝　276, 320, **322**, 328, 420, 421, 423, 484
外側後頭側頭回　323, 324
外側後頭動脈
　─のP3区　376, 377
　─の後側頭枝　377
　─の前側頭枝　377
　─の［内側］中間側頭枝　377
外側後鼻枝《蝶口蓋動脈の》　101, 183
外側硬膜上静脈　417
外側骨半規管　142, 146, 147, 150
外側鎖骨上神経　240
外側三叉神経毛帯　362
外側枝《眼窩上神経の》　226
外側膝状体　**117**, 340, 341, 344, 347, 425, 428, 436, 439, 476, 477, 479-481
外側縦条　331
外側小脳延髄槽　315
外側上後鼻枝《上顎神経の》　239
外側神経束《腕神経叢の》　466
外側靱帯《顎関節の》　66, 83
外側髄板　345
外側脊髄視床路　346, 361-365, 402, **403**, **412**, 414, 444, 445, 447-449, 471
　─の古脊髄視床路　451
　─の新脊髄視床路　451
外側腺枝《上甲状腺動脈の》　99
外側前庭脊髄路　410, 460, 486, 487
外側前頭底動脈　377
外側［側脳室］房静脈　388
外側大腿皮神経　468
外側中脳静脈　389
外側直筋　**119**, 162, 163, 172, 173, 176, 177, 247, 248, 251, 262, 263, 483
外側ツチ骨靱帯　145, 149
外側頭直筋　87, 88, 93
　─の起始・停止・作用・神経支配　92
外側半規管　150, 151, 154
外側半規管隆起　146
外側板
　─《蝶形骨の》　35, 39, 41, 45, 67, 187, 238
　──の翼状突起　21
外側皮質脊髄路　360, 365, 401, **408**, 409, 410, **413**, 456, 457, 460, 470, 516
外側鼻突起　8
外側鼻軟骨　40
外側腹側核《視床の》　345-347, 459
外側膨大部神経　129, 151, 154
外側［膜］膨大部　155
外側毛帯　289, **361**, 362, 363, 484, 545
外側毛帯核　484
外側野《視床下部外側野》　348
外側翼突筋　**82**, 83, **84**, 86, 87, 123, 193, 233, 235-237, 249, 253-255, 262, 263
　─の下頭　69, 84, 85
　─の上頭　69, 84, 85
外側翼突筋神経　82, 237
外側リンパ帯　196, 197

外側輪状披裂筋　216-218
　─の作用　217
外側裂孔　306
外椎骨静脈叢　19, 107, 385
外転神経［脳神経 VI］　112-114, 118, **119**, 172-176, 208, 249, 355, 420-423, 483
外転神経核　114, 115, **118**, 124, 356, 358, 360, 363, 482, 483, 486, 487
外転神経麻痺　119
外套細胞　295
外頭蓋底　136
外粘膜下神経叢　304
外胚葉　11
外板　382
　─《頭蓋冠の》　19
　─《頭蓋骨の》　306, 309
外鼻　40
外鼻孔　254
外包　262, 337, **420**, 421-424, 433-435
外網状層　169
外有毛細胞　152, 153, 485
外リンパ　153
外リンパ管　146, 150
蓋板　114, 277, 354
蓋膜　74, 152
　─《蝸牛管の》　153
概日リズム　352
顔の発生　8
角　502
角回　322, 497
角回枝《中大脳動脈の》　377
角（回転）加速度　486
角膜　159, 162, 163, **164**, 166-168
　─の組織構造　165
角膜移植　165
角膜縁　162
角膜内皮　165
角膜反射　120, 125, 165, 479
拡大した側脳室　498
核　502
核下性麻痺　125
核間性眼筋麻痺　483
核上性麻痺　125
隔膜の前境界板　165
顎咽頭部《上咽頭収縮筋の》　198
顎下三角　2, 3
顎下神経節　127, 190, 195, 300
顎下腺　85, 127, **210**, 211, 242, 262, 263
顎下腺窩　46
顎下腺管　190, 210
顎下リンパ節　6, 191, 211
顎間骨　9
顎関節　66
　─の運動　68, 69
　─の下顎窩　66
　─の回転　68
　─の外側靱帯　66, 83
　─の滑走運動　68
　─の関節円板　67, 69, 84
　─の関節包　66, 67, 69, 83
　─の臼磨運動　68
　─の靱帯　66
　─の生体力学　68
　─の組織　67
顎骨弓　10
顎静脈　104, 106, 107, 109, 227
顎舌骨筋　85, 86, 88, 91, 189, **194**, 195, 198, 210, 230, 233, 246-248, 260-263
　─の起始・停止・作用・神経支配　90
　─の発生　10
顎舌骨筋枝《下歯槽動脈の》　100
顎舌骨筋神経　90, 193, 195, 233, 237
顎舌骨筋神経溝　66
顎舌骨筋線　46, 90, 194

顎舌骨筋縫線　90
顎動脈　94, 97, 98, 100, 101, 103, **183**, 185, 233, 236-239, 255
　─の枝　238
　─の変異　237
顎二腹筋　88, 201, 204, 230, 242, 261
　─の起始・停止・作用・神経支配　90
　─の後腹　3, 87, **91**, 126, 194, 195, 198, 200
　──の発生　10
　─の前腹　3, 85, 86, **91**, 194, 195, 233, 246-248, 262
　──の発生　10
　─の中間腱　194
活動電位　292
渇中枢　316
滑車　158, 176
　─《上斜筋の》　172
滑車下神経　122, 158, 175, 176, 234
滑車上静脈　106, 175
滑車上神経　**122**, 158, 174-176, 226, 232-234
滑車上動脈　98, 103, 175, 176, 227
滑車神経［脳神経 IV］　112-114, **118**, 119, 172-176, 249, 370, 420-424
滑車神経核　114, 115, **118**, 356, 358, 360, 482, 483, 486, 487
滑車神経麻痺　118
滑走運動《顎関節の》　68
甘味　489
完全麻痺, 内包での傷害による　461
杆体細胞　169, 476
冠状縫合　12, 18
貫通線維束　493
間細胞刺激ホルモン　351
間質核（カハール核）　486
間接経路　459
間接的喉頭鏡　217
間接瞳孔（対光）反射　481
間脳　270, 272, 273, 276, 278, **338**, 339, **340**, 341, 342, 443
　─の核　548
　─の発生　339
間脳胞　339
間葉　11
感覚　266, 470
感覚運動系　455
感覚運動野　379
感覚核　503
感覚器官　288
感覚系　444
　─の傷害　448
感覚根《三叉神経の》　420-423
感覚細胞　154
感覚消失, 脊髄の傷害による　470
感覚障害　470
　─, 脊髄の傷害による　462
感覚神経節　503
感覚性　506
　─の三叉神経　518
感覚性視床　536
感覚性神経節　115
感覚性ホムンクルス　447
関節円板《顎関節の》　67, 69, 84
関節結節　29, 62, 66, 67, 69
関節受容器　446
関節突起　46, 62
関節包《顎関節の》　66, 67, 69, 83
関連痛　303
環軸関節　72, 74
環椎［第1頸椎］　70, 72, 202, 212, 255, 260, 280
　─の横突起　245
　─の下関節面　70
　─の棘突起　245

　─の後弓　70, 71, 73
　─の後結節　70, 71, 73
　─の上関節面　70
　─の前弓　71
　─の前結節　70
環椎横靱帯　73-75, 255, 260
環椎後頭関節　72, 74
環椎後頭膜　245
環椎十字靱帯　74
環ラセン線維　401, 460
含気化　42
岩様骨　17
岩様部
　─《側頭骨の》　13, 16, 17, 20, 22, 23, **28**, 150, 263
　──の乳様突起　12, 16, 20
岩様部枝《中硬膜動脈の》　101, 156
眼窩　14, 36, 158, **174**, 176, 177, 180, 185, 250
　─の開口部　36
　─の静脈　511
　─の神経　512
　─の動脈　510
　─の脈管　510
　─の隣接構造　38
眼窩下縁　14
　─《上顎骨の》　30
眼窩下管　**37**, 38, 246
眼窩下孔　3, 12, 14, **30**, 37, 59, 123, **160**, 185
眼窩下溝　30
眼窩下神経　158, 159, 174, 187, 226, **227**, **232**, 233-235, 239, 246, 248, 253
眼窩下動脈　101, 158, 174, 226, 227, 236, 238
眼窩下部　2
眼窩回　323
眼窩隔膜　158-160, 174
眼窩溝　323
眼窩骨膜　159, 174, 176
眼窩枝《上顎神経の》　239
眼窩脂肪体　174, 176, 246, 250, 252, 263
眼窩軸　163
眼窩上縁　14, 26
眼窩上孔　3, 12, 14, 37
眼窩上静脈　174
眼窩上神経　122, 158, 174-176, **227**, **232**, 233-235
　─の外側枝　226
　─の内側枝　226
眼窩上動脈　103, 158, 174-176, 227
眼窩前頭束　335
眼窩底　38
眼窩突起《口蓋骨の》　33
眼窩板　25, 38, 246
　─《篩骨の》　37, 38
眼窩部　2
　─《下前頭回の》　322
　─《眼輪筋の》　80, 158, 159
　─《前頭骨の》　26
　─《涙腺の》　158, 160
眼窩面
　─《頬骨の》　38
　─《上顎骨の》　30, 37
　─《前頭骨の》　37
　─《蝶形骨の》　35
眼角静脈　104-108, **158**, 175, 226, 227, 232, 384
眼角動脈　94, 95, 98, 107, **158**, 185, 226, 227, 233
眼球　158, **162**, 174, 176
眼球運動　359, **482**
　─の制御　528
眼球運動反射　359

和文索引（か〜く）

眼球運動麻痺 173
眼球結膜 162, 164, 166, 168
眼球鞘 174
眼球表面の解剖 159
眼筋 119
眼筋麻痺 483
眼瞼 158
眼瞼下垂 118, 159
眼瞼部
　―《眼輪筋の》 80, 158, 159
　―《涙腺の》 158, 160
眼静脈 175
眼神経［三叉神経第1枝］ **117**, **120**, 121-123, 126, 127, 138, 175, 183, 227, 233, 237, 245, 249, 452
　― の枝 122
　― の硬膜枝 310
　― のテント枝 310
　― の反回硬膜枝 122
眼振 479
眼底検査 171
眼動脈 95, **102**, 103, 107, 171, 174-176, 183, 185, 227, 374
眼内圧 167
眼房 166
眼房水 167
眼輪筋 78, 79, 161, 246, 263
　― の眼窩部 80, 86, 158, 159
　― の眼瞼部 80, 158, 159
　― の涙囊部 80
顔面 226
　― における裂形成 9
　― のリンパ流 111
顔面運動麻痺 126
顔面横動脈 101, 226, 232, 233
顔面筋 **78**, 80, 86, 89, 125
　― の機能別分類 81
　― の発生 10
顔面静脈 **104**, 105-108, 158, 175, 210, 215, **226**, 227, 232, 236, 254, 384
顔面神経［脳神経Ⅶ］ 10, 28, 86, 89, 90, 112-115, **124**, 144, 146, 147, 149-152, 156, 157, 190, 195, 208, 211, 233, 235-237, 253-255, 263, 289, 296, 355, 370, 420-423, 479, 485, 489, 522
　― の枝 126
　―, 顔面筋への 125
　―, 側頭骨内の 126
　― の下顎縁枝 125, 226, 234, 242
　― の頬筋枝 125, 226, 234
　― の頬骨枝 125, 226, 234
　― の頚枝 125, 228, 234
　―, 頚横神経との吻合 240
　― の茎突舌骨筋枝 195
　― の鼓索神経 191
　― の腺枝 127
　― の側頭枝 125, 226, 234
　― の二腹筋枝 125, 195
顔面神経核 114, 115, **124**, 125, 356, 358, 360, 363, 485
顔面神経管 126, 147, 237
顔面神経管隆起 146
顔面神経丘 355
顔面神経膝（内膝） 124
顔面神経麻痺 125, 159
顔面頭蓋 13, 14, 260
顔面動脈 94, 97, **98**, 107, 158, 185, 210, 226, 227, 233, 236, 242
　― の扁桃枝 98
顔面突起 8

き

キーゼルバッハ部位 103, 182, 183
キヌタ-アブミ関節 148, 149, 157
キヌタ骨 142, 145, 146, **148**, 149, 153, 157
　― の発生 10
キヌタ骨体 148
キヌタ-ツチ関節 148, 149
キャノン・ベーム点 132
キリアン三角 199
企画, 運動の 454
企図振戦 373
危険隙 5, 204, 262
危険三角域 227
気管 218, 305
　―, 喉頭鏡で見る 217
　― のリンパ流 111
気管支 305
気管支拡張 305
気管支癌 219
気管支鏡検査 305
気管切開 109
気管前葉《頸筋膜の》 4, 5, 204, 222, 228, 229, 240
気管内挿管 220
気管軟骨 214
　― の発生 10
奇静脈 416
起始核 503
基底核 343
基底板 152, 153
基底膜 165
基板 114
稀突起膠細胞（オリゴデンドロサイト） 294, 295
機械受容 284
機能的磁気共鳴撮像 495
偽単極性ニューロン 293
疑核 114, 115, 130, 132, 134, 203, **356**, 358, 360, 364
脚間窩 251, 341, 355
脚間核 353, 490
脚間静脈 387, 389
脚間槽 314, 315
脚橋被蓋核 358
脚槽 315
弓状線維 542
臼後窩 192
臼磨運動《顎関節の》 68
吸気中枢 359
吸息 358
求心性蝸牛神経線維 153
求心性（感覚性）神経線維 505
求心性侵害受容線維 302
急性隅角緑内障 167
球形囊 142, 150, 154, 486
球形囊神経 129, 151, 154
球形囊斑 150, **154**, 155, 487
球状核 363, **368**, 372, 429, 486
嗅窩 8
嗅覚 288
　― の神経支配 509
嗅覚系 490
嗅覚野 116
嗅覚路 524
嗅球 **116**, 182, 183, 247, 260, 273, 288, 320, 323, 330, 490, 491
嗅溝 323
嗅細胞 491
嗅索 **116**, 288, 323, 330, 337, 490, 491
嗅索槽 315
嗅三角 490
嗅条 288
嗅神経［脳神経Ⅰ］ 112, 113, 116, 248, 288
嗅神経糸（嗅神経）［脳神経Ⅰ］ **116**, 182, 183, 490, 491
嗅内野 333, 492, 493, 495
嗅粘膜 490, 491
　― の範囲 116
嗅脳 330
嗅板 8
嗅部 116
嗅傍野 324, 492
巨細胞性網様核 451
虚血 414
鋸状縁 162-164, 168
共同運動不能, 小脳の傷害による 373
協調運動の検査 291
胸郭上口 242
胸管 111, 223, 231, 242
胸骨下甲状腺腫 7, 224
胸骨甲状筋 88, 91, 139, 140, 229, 242, 258
　― の起始・停止・作用・神経支配 90
胸骨舌骨筋 3, 5, 88, **91**, 139, 140, 198, 229, 230, 243, 258
　― の起始・停止・作用・神経支配 90
胸骨頭《胸鎖乳突筋の》 88, 228
胸骨柄 3, 88
胸鎖関節 3
胸鎖乳突筋 3, 5, 86-88, **89**, 134, 141, 206, 210, 211, 230, 232, 234, 236, 240, 244, 256, 263
　― の起始・停止・作用・神経支配 88
　― の胸骨頭 88, 228
　― の鎖骨頭 88
胸鎖乳突筋枝《上甲状腺動脈の》 96, 99
胸鎖乳突筋部 2, 240
胸鎖乳突筋麻痺 134
胸髄 397, 399
　― の傷害 475
胸髄腹 399, 407, 445
胸腺の発生 11
胸大動脈 415
胸背神経 466
胸膜頂 231
強膜 159, 162, 164, 166-168, 174
　― の小柱網 164
強膜外隙 174
強膜篩板 162, 169
強膜上静脈 167
強膜静脈洞 170
強膜輪 164, 167
頬咽頭筋膜 204
頬咽頭部《上咽頭収縮筋の》 198
頬筋 78, 80, 86, 193, 198, 204, **210**, 232, 233, 235, 246-248, 255, 263
頬筋枝《顔面神経の》 125, 226, 234
頬骨 12-15, 20, **32**, 36, 39
　― の眼窩面 38
　― の前頭突起 32
　― の側頭突起 32
頬骨眼窩孔 32
頬骨顔面孔 32
頬骨顔面枝《頬骨神経の》 177
頬骨弓 3, **12**, 83, 235, 247-249, 253
頬骨枝《顔面神経の》 125, 226, 234
頬骨神経 239, 300
　― との交通枝《涙腺神経の》 122, 127
頬骨側頭枝《頬骨神経の》 177
頬骨突起 237, 238
　―《上顎骨の》 30
　―《前頭骨の》 26
　―《側頭骨の》 20, 66
頬骨部 2

頬脂肪体 248, 253
頬静脈 247
頬神経 **123**, 187, 193, 233, 235-237, 247, 254
頬側面, 歯の面における 50, 54, 55
頬動脈 100, 236, 238
頬部 2
橋 251, 252, 270, 273, 278, 309, 341, 354, 355, **362**, 440
　―, 冠状断面（前頭断面）における 420, 421, 423, 424
　―, 矢状断面における 441-443
　― の動脈の分布 381
橋延髄溝 314
橋核（三叉神経主感覚核） 114, 115, 120, 121, 363, 449, 457
橋枝《脳底動脈の》 375, 376, 380
橋小脳 367, 372
橋小脳三角 128, 279, 367
橋小脳線維 361
橋小脳槽 253, 261, 315
橋中脳静脈 389
橋排尿中枢 359
橋被蓋 357
橋縫線核 358
曲率半径《水晶体の》 165
局所麻酔, 歯科の 64
棘間靱帯 73
棘孔 21, 23, 35, 39, 136, 207
棘上靱帯 73
棘突起 3, 70
近視 163
近心, 歯の面における 50
筋萎縮性側索硬化症 472
筋横隔動脈 94
筋三角 2
筋耳管管 207
筋性斜頸 7
筋層間神経叢（アウエルバッハ神経叢） 304
筋トーヌス制御 359
筋突起
　―《下顎骨の》 46, 66, 83, 91, 194
　―《披裂軟骨の》 216
筋板（筋分節） 303
筋皮神経 466
筋分節（筋板） 303
筋紡錘 446
緊張部《鼓膜の》 145

く

クプラ（小帽） 154
クモ膜 274, 307, 390
クモ膜下腔 169, 307, 311, 314, 315, 390, 418
クモ膜下出血 311, **390**, 391
クモ膜下槽 **314**, 315
クモ膜顆粒 306, 314, 315, 382
クモ膜顆粒小窩 18, 309, 382
クモ膜小柱 309, 382
クラーク柱 445
クラウゼ腺 160
グラデニーゴ症候群 147
グリア境界膜, 星状膠細胞の 309
グリア細胞（神経膠細胞） 269, **294**, 295
グリシン 401
グルーバー靱帯 179
グルタミン酸 153, **155**, 369, 453, 488, 489
グレーヴス病 223

和文索引（く～こ）

グロムス腫瘍 7
空間定位 359
隅角 162, 166, 167
隅角徴 51
屈筋を支配するニューロン 398

け

外科膜 222
形質細胞腫 19
茎状突起《側頭骨の》 12, 16, **28**, 29, 66, 83, 142, 189, 190, 194, 201
　― の発生 10
茎突咽頭筋 87, 140, 198, 201, 206, 263
　― の神経支配 203
　― の発生 10
茎突咽頭筋枝《舌咽神経の》 130, 131
茎突下顎靱帯 66, 67
茎突舌筋 87, 135, 140, 189, 198
茎突舌骨筋 87, 88, **91**, 126, 194, 195, 198, 200, 210, 263
　― の起始・停止・作用・神経支配 90
　― の発生 10
茎突舌骨筋枝，顔面神経 195
茎突舌骨靱帯の発生 10
茎乳突孔 **21**, 124, 126, 127, 137, 195, 207, 237
茎乳突孔動脈 149, 156, 157
脛骨神経麻痺 469
痙性片麻痺 461
痙性麻痺 401, 415, 461, 471-473
頸横静脈 109
頸横神経 139, 228, 233, 240
　―，顔面神経の頸枝との吻合 240
頸横動脈 224, 230, 231, 242
　― の深枝 94
　― の浅枝 94
頸外側後横突間筋 245
頸胸神経節 141, 242
頸棘筋 261
頸筋膜 **4**, 229
　― の気管前葉 4, 5, 204, 222, 228, 240
　― の浅葉（被覆葉） 4, 5, 204, 222, 228, 240
　― の椎前葉 4, 204, 222, 240
頸屈 273
頸鼓神経 131
頸鼓動脈 102, 156
頸枝《顔面神経の》 125, 228, 234
頸静脈下球 223, 318, 319
頸静脈窩 2, 29
頸静脈弓 109, 228
頸静脈孔 21, 23, 130, 132, 134, 136, **207**, 383
頸静脈上球 384
頸静脈神経節 141
頸静脈突起 24
頸静脈のリンパ節 191, 211
頸静脈壁 147
頸心臓枝《迷走神経の》 133
頸神経 87, 261
　― のオトガイ舌骨筋枝 195
　― の後枝 244
頸神経叢 88, 139, 144
頸神経ワナ 90, 242
　― の下根 139, 140, 195
　― の上根 139, 140, 195
頸髄 397, 399
　― の傷害 475
頸切痕 4
頸長筋 88, 231

― の下斜部 93
― の起始・停止・作用・神経支配 92
― の上斜部 93
― の垂直部 93
頸腸肋筋 88
頸椎 70
― の MRI 73
― の後結節 70
― の鉤状突起 76
― の骨 70
― の靱帯 72
― の前結節 70
― の側面 X 線像 73
― の退行性変性 77
頸動脈管 20, 21, 29, 136, **207**
頸動脈外科手術 219
頸動脈サイホン 95, 179, 374, 375
頸動脈三角 2, 3, 242
頸動脈小体 94, 130, 131, 206, 242
頸動脈鞘 4, 108, 141
　― の血管 258
　― の神経 258
頸動脈神経叢 131
頸動脈槽 315
頸動脈洞 96, 130, 131
頸動脈洞枝 140
　― 《舌咽神経の》 130, 131
　― 《迷走神経の》 131
頸動脈の翼突筋枝 100
頸動脈分岐部 94, 243, 374, 392
頸動脈壁 147
頸半棘筋 88, 257, 259
頸板状筋 88, 257, 259, 263
頸部 4, 228
　― 《内頸動脈の》 102, 374
　― の筋 88, 90, 92
　― の交感神経幹 141
　― の自律神経系 140
　― の静脈 108
　― の神経系 138
　― のデルマトーム 245
　― の脳神経 140
　― の発生 10
　― の皮筋 **89**, 256
　― ―《広頸筋の》 5, 228
　― の皮神経 240
　― の迷走神経 141
頸部外側の筋 88, **92**
頸部囊胞 11
頸部リンパ節 110
　― の腫脹 110
　― の触診 111
頸部リンパ節郭清術 109, 110
頸部瘻孔 11
頸膨大 280
鶏冠 23, **25**, 38, 41, 42, 247, 250, 308
血液脳関門 316, 317
血液脳脊髄液関門 309, 316, 317
血管 416
　―，脊髄の 414, 416
　― の収縮と発汗に関する線維 411
血管運動 358
血管拡張中枢 359
血管収縮中枢 359
血管条 152
血管平滑筋 305
血栓 392
結核性骨髄炎 5
結合管 150, 154
結合組織性ワナ（滑車） 194
結膜 158, 161, 167
結膜円蓋 159
結膜炎 159
楔状核 451
楔状結節 200, 205, 208, 214, 216

―，喉頭鏡で見る 217
楔状束 361
　― 《脊髄の》 **404**, 412, 445
　― 《脳幹の》 365
楔状束核 361, 365, 405, 444, 449
楔状束核小脳線維 444
楔状束結節 355
楔前部 324
楔前部枝《脳梁周囲動脈の》 377
楔部 324
月状溝 322
犬歯 48, 54, 58, 59
肩甲挙筋 257, 263
肩甲棘 88
肩甲骨の上角 3
肩甲鎖骨三角 2
肩甲上静脈 104, 105
肩甲上神経 466
肩甲上動脈 94, 224, 231, 241, 242
肩甲舌骨筋 88, 139, 140, 229, 241, 242
　― の下腹 91, 243
　― の起始・停止・作用・神経支配 90
　― の上腹 91
　― の中間腱 91
肩甲背神経 466
肩甲背動脈 94
肩峰 4, 88
検眼鏡 117, 171
嫌色素細胞 351
瞼板腺 159
言語生成 496
原形質性星状膠細胞（原形質性アストロサイト） 294
原始感覚 284
原小脳 367
原皮質 330

こ

コラーゲン 163
コラーゲン線維 382
コラム《大脳皮質の》 327, 446, 447
コルサコフ症候群 348
コルチ器 152, 289, 484, 520
コルチコトロピン 351
コルチトンネル 152
ゴールドマンテスト 316
ゴルジ腱器官 446
ゴルジ線維 401, 460
ゴルジ染色 409
古小脳 367
古脊髄視床路《外側脊髄視床路の》 451
古皮質 330, 493
呼気中枢 359
呼吸 217
呼吸中枢 358
呼吸調節中枢 359
呼息 358
固有蝸牛動脈 157
固有核《脊髄の》 399
固有感覚 444, 447, 487, 515
固有口腔 186
固有束 507
固有背筋 86, 88
孤束 364, 365
孤束核 **114**, 115, **124**, 127, **130**, 132, 203, 289, 356, 488
鼓索神経 28, **126**, **127**, 146, 147, 149, 157, 190, 191, 195, 237, 300, 488, 522
鼓室 126, 142, 145, **146**, 148, 149, 152
　― の室蓋壁 147

― の動脈 156
― の発生 11
鼓室階 150, 152, 153
鼓室蓋 157
鼓室上陥凹 149
鼓室神経 130, 131, 146, 147, 203
鼓室神経小管 131, 137
鼓室神経叢 131, 146, 147
　― の耳管枝 131
鼓室内の粘膜 149
鼓室乳突裂 29
鼓室部《側頭骨の》 13, 20, 28
鼓室鱗裂 29, 207
鼓膜 142, **144**, 145, 147, 149, 153, 157, 485
　― の緊張部 145
　― の血管 157
　― の弛緩部 145
鼓膜臍 145, 149
鼓膜切痕 145
鼓膜張筋 142, 146, 149, 156, 157, 237
　― の発生 10
鼓膜張筋腱 149
鼓膜張筋神経 237
鼓膜張筋半管 147
口窩 8
口蓋咽頭弓 181, 188, 192, 196, 200
口蓋咽頭筋 193, 201, 204, 262
口蓋骨 16, 20, **33**, 36, 40, 44
　― の眼窩突起 33
　― の口蓋面 33
　― の後鼻棘 33, 45
　― の上顎面 33
　― の錐体突起 33, 36, 44, 45
　― の垂直板 33, 42, 45
　― の水平板 33, 41
　― の前鼻棘 45
　― の蝶形骨突起 33
　― の鼻腔面 33
　― の鼻甲介稜 33
　― の鼻稜 45
口蓋垂 182, 186, 187, 192, **196**, 197, 200, 202, 260
口蓋垂筋 187, 193, 201, 208
口蓋舌弓 188, 192, 196, 202
口蓋舌筋 189, 190, 193, 204, 205
口蓋腺 211
口蓋側面，歯の面における 50, 54
口蓋突起 261
　― 《上顎骨の》 16, 38, 41, 42, 45, 246
口蓋帆 186
口蓋帆挙筋 87, 147, 187, 198, 201, 262
　― の発生 10
口蓋帆張筋 87, 147, 187, 198, 201, 237
　― の発生 10
口蓋帆張筋神経 237
口蓋扁桃 11, 140, 188, 192, **196**, 202, 249, 262
　― の血管 205
口蓋縫線 187
口蓋面《口蓋骨の》 33
口蓋裂 9, 45
口角 186
口角下制筋 78-80, 86
口角挙筋 78, 80, 86, 255
口峡峡部 186, 200
口腔 186, 196, 246, 261
口腔前庭 192, 246, 261, 263
口腔底 194, 203
口腔粘膜 210
口唇口蓋裂 8
口唇腺 211
口唇壁 60
口唇面 44
口部 2

561

和文索引（こ）

口輪筋　78-80, 86, 262, 263
　―の下顎起始部　86
口裂　186
広頸筋　78, 79, 85, 86, 88, **89**, 246, 256
　―《頸部の皮筋の》　5, 228
広背筋　475
甲状咽頭部《下咽頭収縮筋の》　198
甲状関節面《輪状軟骨の》　213
甲状頸動脈　**94**, 215, 223, 224, 230, 231, 258
甲状舌管　11
甲状舌管嚢胞　11
甲状舌骨筋　**88**, **91**, 139, 140, 198, 203, 218, 229, 230, 242
　―の起始・停止・作用・神経支配　90
甲状舌骨筋枝　140, 229
甲状舌骨靱帯　202, 212, 214
甲状舌骨膜　212, 218, 223, 229, 230
甲状腺　200, 202, 205, 218, **222**, 224, 242, 258
　―と気管および神経・脈管との関係　222
　―のC細胞　223
　―の右葉　222
　―の血管　223
　―の左葉　222
　―の神経支配　223
　―の発生　11
甲状腺癌　225
甲状腺機能亢進　223
甲状腺機能亢進症　225
甲状腺峡部　222
甲状腺外科手術　224
甲状腺コロイド　223
甲状腺刺激ホルモン　351
甲状腺腫　7
甲状腺静脈叢　108, 215, 223
甲状腺シンチグラム　225
甲状腺線維被膜　222
甲状腺摘出術　222
甲状腺被膜（外層）　222
甲状腺部のリンパ流　111
甲状腺ホルモン　223
甲状腺濾胞　223
甲状軟骨　91, 203, **212**, 213, 214, 229, 242, 259, 261, 262
　―の右板　213
　―の下角　212
　―の左板　212, 213
　―の斜線　213
　―の上角　212
　―の発生　10
甲状披裂筋　214, 216-218
　―の作用　217
交感神経
　―の椎前神経節　297, 299, 302
　―の椎傍神経節　299
交感神経核　551
交感神経幹　138, **140**, 206, 242, 296, 463, 467
　―《頸部の》　141
　―の下顎神経節　296
　―の灰白交通枝　297
　―の上頸神経節　**140**, 141, 206, 208, 242, 296, 467
　―の節間枝　141
　―の中頸神経節　208, 242, 296
　―の白交通枝　297
交感神経系　**296**, 298, 305
交感神経興奮性調節ニューロン　299
交感神経根　174, 175
交感神経節　297, 298, 302, 503
交叉　505, **546**
交通後部
　―, A2区《前大脳動脈の》　376

　―, P2区《後大脳動脈の》　376
交通前部
　―, A1区《前大脳動脈の》　376
　―, P1区《後大脳動脈の》　376
交連　505, **546**
交連下器官　316
交連切開術　496
交連線維　334, 432
交連ニューロン　399, 401
光錐　145
好塩基性細胞　351
好酸性細胞　351
抗利尿ホルモン　350
岬角　146, 147
虹彩　159, 162, 164, **166**, 167, 168
虹彩角膜角　162, 166, 167
虹彩角膜角隙　167
虹彩支質　167
虹彩色素上皮　167
咬筋　78, **82**, 83, **84**, 86, 87, 123, 193, 200, 210, 226, 232-236, 247-249, 253-255
　―の深部　83, 85, 199, 247
　―の浅部　83, 85, 199, 247
咬筋神経　82, 123, 233, 254
咬筋動脈　100, 238
咬合平面　52
咬合面　51, 54, 55
後横走骨梁　22
後下小脳動脈　94, 315, 375, 376, 380, 381
後海綿間静脈洞　383
後外側延髄静脈　389
後外側核
　―《視床の》　347
　―《脊髄の》　398, 399
後外側溝　355
後外側腹側核《視床の》　345, 346, 451
後外側裂《小脳の》　367
後角
　―《脊髄の》　280, 400, 448, 450
　―《側脳室の》　250, 251, 312, 313, 319, 331, 337
　――, 冠状断面（前頭断面）における　430, 431
　――, 矢状断面における　439, 440
　――, 水平断面における　433-437
後角症候群　470
後角尖　399
後角頭　399
後鉗子　433-435
後関節面《歯突起の》　70
後環椎後頭膜　72-75
後眼房　162, 164, 166, 167
後キヌタ骨靱帯　149
後期帽状期　60
後脚（内包の）　337
後脚動脈　156
後弓《環椎の》　71, 73
後境界板　165
後極《水晶体の》　165
後三角　3, **240**, 241
後頸部　2, 244
後頸部神経支配　138
後結節
　―《環椎の》　70, 71, 73
　―《頸椎の》　70
後鼓室動脈　149, 156, 157
　―のアブミ骨枝　156, 157
後交通動脈　102, 315, 374-376, 391
後交連　352, 425-427
　―《終脳の》　335
後交連核（ダルクシェーヴィチ核）　486

後後外側核《脊髄の》　398, 399
後硬膜動脈　99, 262
後骨半規管　142, 146, 147
後根　76, 302, 311, 400, 418, 448, 450, 462, 467
後根糸　467
後根症候群　470
後根静脈　283, 416, 417
後根神経節　76
後根動脈　282, 415
後索　280, 396, 404, 448, 470, 471
後索路　412, 445, 449
後枝《脊髄神経の》　467
後視床放線　345
後篩骨孔　37
後篩骨神経　122, 176
　―の硬膜枝　310
後篩骨動脈　103, 175, 176, 182, 183, 185
後篩骨蜂巣　43, 180
後耳介筋　79, 143
後耳介静脈　104, 108, 384
後耳介神経　125, 126, 233, 234
後耳介動脈　94, 97, 98, 143
　―の耳下腺枝　98
　―の耳介枝　98
後斜角筋　88, 93
　―の起始・停止　92
後斜角筋隙　243
後縦靱帯　73, 74, 417, 463
後縦束　301, 349, 362, 490
後小脳延髄槽　275, 314
後床突起　23, 35, 179
後上歯槽枝《上歯槽神経の》　122, 187, 236, 239
後上歯槽動脈　100, 235, 236, 238
後静脈洞交会　387
後神経束《腕神経叢の》　466
後髄節動脈　414
後正中延髄静脈　389
後脊髄小脳路　361, 364, 365, 406, **407**, 412, 445, 449, 470, 473
後脊髄静脈　283, 417
後脊髄槽　315
後脊髄動脈　94, 282, 375, 414, 415
後腺枝《上甲状腺動脈の》　96
後側頭枝
　―《外側後頭動脈の》　377
　―《中大脳動脈の》　377
後側頭泉門　17
後側頭板間静脈　19
後大脳動脈　**374**, 375-381, 393
　―の交通後部, P2区　376
　―の交通前部, P1区　376
後中位核《小脳の》　368
後中心傍回　324
後柱《脊髄》　396
後柱縦束　396
後ツチ骨ヒダ　145
後頭縁《頭頂骨の》　27
後頭下三角　245
後頭下神経　138, 245
後頭下穿刺　317
後頭下の筋　88
後頭顆　16, 24
後頭蓋窩　22, 136, 310
後頭極　117, 276, 320, 329, 332, 438
後頭筋　79, 86
後頭孔　385
後頭骨　3, 12, 13, 18-20, 22, 24, 34, 72, 88, 255
後頭枝《後頭動脈の》　97, 98
後頭静脈　**104**, 105, 107, 108, 232, 244, 384, 385
後頭静脈洞　308, 319, 383, 386

後頭前頭筋　78, 79, 86
　―の前頭筋　263
後頭側頭溝　323
後頭中脳路　460
後頭頂野　454
後頭動脈　94, 97, 98, 206, 232-234, 244, 255
　―の下行枝　98
　―の後頭枝　97, 98
　―の乳突枝　310
後頭導出静脈　19, 107, 384, 385
後頭板間静脈　19
後頭部　2, 244
　―のリンパ流　111
後頭平面　16
後頭葉　253, 276, 320, 432-434
後頭リンパ節　6, 110, 244
後頭鱗　24
後突起《鼻中隔軟骨の》　41
後内側核《脊髄の》　399
後内側前頭枝《脳梁縁動脈の》　377
後内側中心動脈　379
後内側腹側核《視床の》　345, 346, 452, 488
後内椎骨静脈叢　417, 418
後脳　272
後脳梁静脈　388
後半規管　150, 151, 154
後鼻鏡検査　200
後鼻棘《口蓋骨の》　33, 45
後鼻孔　39, 41, 44, 181, 184, 185, **197**, 200, 202, 208, 254, 260
後腹《顎二腹筋の》　3, **91**, 126, 194, 195, 198, 200
後縫線核（背側縫線核）　358
後膨大部　151
後膨大部神経　129, 151, 154
後[膜]膨大部　155
後脈絡叢静脈　389
後脈絡叢動脈　381
後毛様体動脈　171, 174
後葉《下垂体の》　316, 338, 348-350
後輪状披裂筋　205, 208, 216-218
　―の作用　217
　―の麻痺　216
後輪状披裂靱帯　212
後涙嚢狭窄　161
後涙嚢稜　37, 80
鈎　261, 288, 323, 324, 332, 421, 440
鈎状束　335, 486
鈎状突起　70
　―《頸椎》　76
　―《篩骨》　25, 42, 43, 184
鈎椎関節　**76**, 77
鈎椎関節炎　77
喉頭　3, 212, 214, 218
　―の区分　214
　―の血管・神経・神経支配　215, 218
　―の四角膜　214
　―のリンパ流　111
喉頭蓋　181, 186, 188, 196, **200**, 202, 205, 208, **214**, 217, 218, 249, 260, 488, 489
喉頭蓋茎　213
喉頭蓋結節, 喉頭鏡で見る　217
喉頭蓋谷　217
　―, 喉頭鏡で見る　217
喉頭蓋摘出　213
喉頭蓋軟骨　203, 212-214, 257, 261
喉頭鏡　220
喉頭筋　216
喉頭腔　214
喉頭口　200, 214
喉頭室　214, 219
　―, 喉頭鏡で見る　217

喉頭小囊　214
喉頭前庭　214, 256
喉頭軟骨　212, 260
喉頭浮腫　214
喉頭隆起　3, 212
硬口蓋　44, 181, **186**, 187, 255, 260
硬膜　274, 307, 308, 390, 462
　── の骨膜性の外層　306, 309, 382
　── の髄膜性の内層　309, 382
硬膜下腔　311
硬膜下血腫　311, 386, **390**
硬膜下出血　311
硬膜外血腫　101, 309-311, **390**
硬膜外麻酔　419
硬膜外麻酔薬　311
硬膜枝
　──《下顎神経の》　123, 310
　──《眼神経》　310
　──《上顎神経の》　122, 310
　──《前・後篩骨神経の》　310
　──《前篩骨動脈の》　310
　──《第1・2頸神経の》　310
　──《内頸動脈の》　102
　──《迷走神経の》　310
硬膜上腔　311, 418
硬膜上静脈　417
硬膜静脈洞　19, 24, 108, 109, 253, 274, 283, 315, **382**, 384, 430
　──《頭蓋底の》　383
硬膜包　**311**, 418, 419
項靱帯　5, 72-75, 88, 260
項部硬直　390
項部のリンパ流　111
項部リンパ節　6
溝縁束　396
溝静脈　417
溝動脈　415
膠様質　365, 399
興奮性シナプス後電位　292
合流リンパ節《頭頸部の》　110
黒質　118, 250, 278, 341, 343, 353, **356**, 357, 381, 411, 424, 436, 437, 441, 458-460
　── の緻密部　458, 459
　── の網様部　458, 459
黒質淡蒼球線維　353
黒内障　478
骨化中心《側頭骨の》　28
骨芽細胞層　61
骨間筋　475
骨折線　22
骨半規管　129
骨盤神経叢（下下腹神経叢）　296
骨盤内臓神経　296, 301
骨膜性の外層《硬膜の》　306, 309, 382
骨迷路　150
骨ラセン板　152
骨梁，顔面における　15
根管充填用ガッタパーチャ　63
根静脈　416
根性坐骨神経痛　463
根囊　418

さ

サイロキシン　223
サッケード　479, 482
ザルツマンの硝子体底　163
左板《甲状軟骨の》　213
左右の側脳室中心部　312
左葉《甲状腺の》　222
左腕頭静脈　104, 105, 108, 223

嗄声　132, 219, 224
鎖骨　3, 4, 88, 240
鎖骨下静脈　**104**, 105, 108, 215, 223, 224, 231, 241, 416
鎖骨下動脈　**94**, 96, 97, 133, 208, 215, 224, 230, 231, 242, 282, 374, 375, 414, 466
　── の枝　94
鎖骨下動脈溝　93
鎖骨下動脈盗血症候群　375
鎖骨上神経　138, 139, 228, 233, 245
鎖骨上リンパ節　6
鎖骨頭《胸鎖乳突筋の》　88
坐骨神経　468
細動脈　305
細胞体（核周部）　450
最下甲状腺動脈　96, 99
最外包　262, 337, **420**, 421-424, 433-435
最後野　316, 358, 359
最上項線　16, 21, 24
最上肋間動脈　94
最大視力　163
鰓弓　112
鰓弓神経　114
鰓後体　11
杯細胞，結膜の　161
索　504
索性脊髄症　471
三角窩《耳介の》　143
三角筋　475
三角頭蓋　17
三角部《下前頭回の》　322
三叉神経［脳神経Ⅴ］　112-115, **120**, 126, 127, 131, 144, 175, 187, 208, 237, 252, 262, 341, 355, 363, 367, 370, 479, 518
　── の運動根　176, 355, 420-423
　── の枝　122
　── の感覚根　176, 420-423
　── の機能の臨床上の評価　123
三叉神経運動核　114, 115, 120, 356, 358, 360, 363
三叉神経核　448
三叉神経核視床路　452
三叉神経枝《内頸動脈の》　102
三叉神経主感覚核（橋核）　114, 115, 120, 121, 203, 356, 363, 449
三叉神経脊髄路　448
三叉神経脊髄路核　114, 115, **120**, 121, 130, 132, 203, 356, 363-365, 449, 452, 488
三叉神経節　**120**, 121-123, 126, 127, 175, 176, 183, 195, 233, 237, 262, 452
三叉神経節枝《内頸動脈の》　102
三叉神経溝　315
三叉神経第1枝［眼神経］　**117, 120**, 121-123, 126, 127, 138, 175, 183, 227, 233, 237, 245, 249, 452
三叉神経第2枝［上顎神経］　**120**, 121-123, **126**, 127, 175, 183, 227, **233**, 237, 239, 249, 262, 300, 452
三叉神経第3枝［下顎神経］　82, 87, 120, 121, **123**, 126, 127, 131, 175, 183, 190, 191, 195, 227, 233, 237, 249, 253, 254, 452
三叉神経中脳路核　114, 115, **120**, 121, 203, 356, 362
三叉神経毛帯　448, 449, 545
三頭筋反射　400, 464
三頭底骨　34
山頂［第Ⅳ・Ⅴ小葉］　366
散瞳　166
酸味　489

し

シナプス　268
シナプス間隙　268, 293
シナプス結合のパターン　293
シナプス後膜　293
シナプス小胞　293
シナプス前膜　293
シナプス通過型ボタン　293
シャーピー線維　57
シュテリング核　445
シュバルベ核　128, 487
シュラプネル膜　145
シュルツェのコンマ束（束間束）　396, 405
シュレム管　162, 164, 166, 167
シュワン細胞　295
ジェンナリ線条　329, 476
ジオプトリー　165
子午線，眼球の　163
支持細胞　154
四角小葉　366
四角膜《喉頭の》　214
四丘体板　338, 340, 353, 357, 427, 443
　── の下丘　355, 428
　── の上丘　355, 427, 428, 436
四肢の筋，神経根傷害の標識筋　464
矢状縁《頭頂骨の》　27
矢状縫合　3, 16, 18, 385
糸状乳頭　188
弛緩性麻痺　471-474
弛緩部《鼓膜の》　145
刺激
　── の種類　284
　── の部位　284
思春期早発症　352
脂腺　159
視蓋脊髄路　362-365, 401, 410, 411, 413, 460
視蓋前域　479-481
視覚　288
視覚系　476
　── の非膝状体部　479
視覚障害　478
視覚野　379, 431, 496
　──《有線野の》　329, 479
視覚連合野　497
視覚路　533
視交叉　**117**, 176, 250, 277, 288, 312, **341**, 342, 343, 348, 436, 441, 443, **476**, 477
視交叉上核　479
視交叉槽　314, 315
視細胞　168, 476
視索　**117**, 250, 277, 288, 340, 341, 343, 476, 477, 480, 481
　──，冠状断面（前頭断面）における　421-423
　──，矢状断面における　441, 442
　──，水平断面における　436
視索上核　348-350
視索上陥凹　312, 313, 436
視索前核　348, 349
視索前陥凹　343
視索前野　353
視軸　163
視床　117, 277, 289, 313, 337, 338, 340, 341, 343, **344**, 346, 405, 411, 422, 423, 434, 435, 447, 449, 457-460
　── の外側腹側核　345-347, 459
　── の核領域　548
　── の後外側核　347
　── の後外側腹側核　345, 346, 451
　── の後核　348, 349
　── の後内側腹側核　345, 346, 452, 488
　── の正中核群　345
　── の前核群　344
　── の前腹核群　345, 346
　── の特殊核群　344, 345
　── の内側核群　344
　── の背外側核　346, 347
　── の背側核群　344
　── の背内側核　347, 348, 351
　── の非特殊核群　344, 345
　── の腹外側核群　344, 345
視床下域　448
視床下核　343, 352, 353, 441, 458, 459
視床下溝　338, 342, 348
視床下部　277, 313, 339, 341, 347, **348**, 352, 422, 443, 453
　── の腹内側核　348, 351
視床下部下垂体路　349, 350
視床下部隆起部　301
視床核群　**344**, 424-426, 433, 441, 442
視床間橋　277, 312, 313, 338, 340
視床上部　313, 339, **352**
視床髄条　338, 349, 353, 490
視床線条体静脈　386
視床前核群　343, 345
視床束　353
視床帯状回路　492
視床枕　261, **315**, 341, 346, 428, 436, 479
　──，冠状断面（前頭断面）における　426, 427
　──，矢状断面における　439-442
視床痛　346
視床内側核群　343, 345
視床ヒモ　315, 341
視床放線　345
視床網様核　343, 345
視神経［脳神経Ⅱ］　21, 85, 112, 113, **116**, 117, 119, 162, 163, 168, 172, 174, 175, 177, 247-251, 261, 262, 277, 288, 308, 320, 340, 341, 420, 476, 477, 480, 481
　── の動脈　171
視神経円板　162, 163, 168, 169, 171
視神経外鞘　174
視神経管　23, 35, **37**, 38, 45, **117**, 136, 251
視神経血管輪　170, 171
視神経乳頭　162, 163, 168, 169, 171
　── の動脈　171
視調節　164, 165
視放線　117, 288, 476, 478, 479
視野　476, 496
視野欠損　21, 478
視野検査対面試験　477
視野測定　477
歯科回転パノラマX線写真　62
歯科の局所麻酔　64
歯冠　49
　── の傾斜　51
　── の豊隆部の形態　51
歯間乳頭　56
歯頸　49
歯頸歯肉線維　56
歯頸線　51
歯頸弯曲部　60
歯原基　60
歯根　49
歯根管　56
歯根尖　49
歯根象牙質　61
歯根徴　51
歯根囊胞　31
歯根膜　56, 57

和文索引（し）

歯枝《前上歯槽動脈の》 101
歯式 54
歯周組織 56
歯小囊 61
歯状回 262, 324, **331**, 333, 425, 435, 439, 493
歯状核 253, 357, 363, **368**, 372, 428, 429, 441
歯状核視床路 346
歯状靱帯 311, 418
歯髄 49
歯髄腔 49
歯生 59
歯尖靱帯 74, 75
歯槽 46
歯槽孔《上顎骨の》 30
歯槽骨 49
歯槽骨歯肉線維 56
歯槽突起《上顎骨の》 30
歯槽粘膜 56
歯槽隆起 48
歯槽稜 56
歯堤 60
歯堤残存 60
歯突起 70
　―《軸椎の》 255
　― の後関節面 70
　― の前関節面 70
歯突起窩 71
歯肉 49, 56
歯肉縁 56
歯肉溝 56
歯肉溝上皮 56
歯肉上皮 56
歯乳頭 60
篩骨 12, 13, 22, **24**, 36-41
　― の位置 25
　― の眼窩板 37, 38
　― の鉤状突起 25, 42, 43, 184
　― の篩板 23, 41, 176, 182, 183, 491
　― の垂直板 14, 25, 38, 40, 41, 43, 180, 183
篩骨切痕 26
篩骨胞 25, 42, 180
篩骨蜂巣《篩骨洞》 15, **25**, 38, 42, 85, 180, 184, 246-248, 250, 251, 261
篩骨漏斗 184
篩板 23, 41, 136
　―《篩骨の》 23, 41, 176, 182, 183, 491
耳音響放射 485
耳下腺 5, 85, 131, 144, 204, **210**, 226, 228, 232, 254
　― の深部 211
　― の浅部 211
　― のリンパ節 211
耳下腺悪性腫瘍 211
耳下腺管 210, 226, 232, 234
耳下腺筋膜 144, 204
耳下腺咬筋部 2
耳下腺枝《後耳介動脈の》 98
耳下腺-耳介部のリンパ流 111
耳下腺腫瘍 211
耳下腺神経叢 211, 232-234
耳介 143, **144**, 146
　― の三角窩 143
　― の舟状窩 143
　― の動脈 143
耳介横筋 143
耳介後リンパ節 6, 144
耳介枝 141
　―《後耳介動脈の》 98
耳介斜筋 143
耳介前リンパ節 6
耳介側頭神経 120, **123**, 131, 144, 226,
232-237, 254, 300
　― との交通枝 237
耳介軟骨 143, 254
耳介部 2
耳管 28, 142, **146**, 147, 149, 156, 157, 254, 261, 262
　― の筋 201
　― の発生 11
　― の閉塞 202
　― の膜性板 147
耳管咽頭筋 147, 201
耳管咽頭口 147, 181, 185, 197, 200-202, 207
耳管咽頭ヒダ 181, 196, 197, 200
耳管骨部 147
耳管枝《鼓室神経叢の》 131
耳管軟骨部 147, 201, 207
耳管扁桃 196, 202
耳管隆起 181, 182, 186, 197
耳甲介 143
耳甲介舟 143
耳垢 145
耳珠 143
耳珠筋 143
耳小骨 148, **148**
　― の血管 157
耳小骨連鎖 148, 149
耳神経節 131, 237, 300
耳垂 143
耳石 154
耳側視野 476
耳側半月 477
耳道腺 145
耳輪 143
自己受容性感覚 284
自由神経終末 446, 450
自律神経核 550
自律神経系 **298**, 302
　― の構造 296
　― のシナプス構成 297
自律神経節 115, 503
自律神経線維 505
自律神経叢 505
自律神経路 410
茸状乳頭 188, 489
色素上皮 168, 169
色素層《網膜の》 168
識別感覚 284
軸《水晶体の》 165
軸索 268, 292, 295
軸索細胞体間シナプス 293
軸索軸索間シナプス 293
軸索樹状突起間シナプス 293
軸索終末部《終末ボタン》 292
軸索小丘 292
軸索側副枝 268
軸椎［第2頸椎］ 70, 72, 212
　― の歯突起 202, 255
失語（症） 393
室蓋壁《鼓室の》 147
室間孔《モンロー孔》 **312**, 313, 314, 318, 319, 433, 434, 443
室筋 219
室枝 218
室頂核 363, 368, 372, 429, 460, 486
室傍核 348-350
室傍核群 343
膝《内包の》 337
膝蓋腱反射《大腿四頭筋反射》 400, 465
膝状体部 476
膝神経節 **124**, 126, 127, 147, 151, 152, 195, 488
斜角筋隙 93, 95
斜角筋の作用・神経支配 92

斜頸，先天性の 89
斜線
　―《下顎骨の》 46
　―《甲状軟骨の》 213
斜台 23, 178, 181, 252, 253, 260
斜頭 17
斜披裂筋 201, 208, 216
斜部《輪状甲状筋の》 198, 216, 218
尺骨神経 466
主応力線
　―，顔面頭蓋の 15
　―，頭蓋底の 22
珠間切痕 143
樹状突起 268, 292
樹状突起棘 268, 293
樹状突起棘型シナプス 293
舟状窩《耳介の》 143
舟状頭蓋 17
周原皮質 330
終止核 503
終脳 270, 272, 273, 276, 339, 443, 502
　― の後交連 335
　― の前交連 335
　― の帯状束 335
終脳間脳溝 273
終脳胞 339
終板 331
終板槽 314, 315
終板傍回 324, 492
終板脈管器官 316
終末ボタン《軸索終末部》 292, 293
習慣性の咬合 53
皺眉筋 78, 86
十字隆起 24
縦隔炎 204
縦束 73, 74, 75
縮瞳 166
瞬目 159
循環中枢 359
鋤骨 14, 16, 20, **33**, 34, 38, 40, 41, 44, 180, 181, 184, 187, 246, 252
鋤骨楔状部 33
鋤骨後鼻孔稜 33
鋤骨溝 33
鋤骨翼 33
鋤鼻器 491
小角《舌骨の》 47, 212
小角咽頭部《中咽頭収縮筋の》 198
小角結節 200, 205, 208, 214, 216
　―，喉頭鏡で見る 217
小角軟骨 212
小鉗子 335
小丘 213
小臼歯 48, 55
小頬骨筋 78-80, 86
小口蓋管 239
小口蓋孔 21, 45, 137, 187
小口蓋神経 182, 183, 187, 193, 239
　― の扁桃枝 209
小口蓋動脈 101, 187, 209, 238
小後頭神経 138, 144, **232**, 233, 234, 240, 244, 245
小後頭直筋 86, 87, 245, 261
小虹彩動脈輪 167, 170
室枝 218
小膠細胞《ミクログリア》 294, **295**
小鎖骨上筋 2, 3
小耳輪筋 143
小錐体神経 127, **131**, 146, 147, 152, 156, 237
小錐体神経管裂孔 136
小節（虫部小節） 366, 368
小舌（小脳小舌） 368, 443
小泉門 17
小唾液腺 211
小帯回 324, 332

小帯線維《水晶体の》 162, 164, 166, 167
小柱網《強膜の》 164, 167
小脳 252, 261, 263, 270, 273, 278, 279, 309, 338, **366**, 368, 411, 420-422, 438, 439, 455, 502
　― の後外側裂 367
　― の後中位核 368
　― のシナプス回路 369
　― の上後裂 366
　― の上半月小葉 366
　― の水平裂 366, **367**, 368, 425, 426, 439-441
　― の前中位核 368
　― の第一裂 366, 367, 368, 430, 431, 439
　―，矢状断面における 441-443
　― の単小葉 366
　― の伝導路 538
　― の片葉 366, 367
小脳延髄槽《大槽》 314
小脳延髄槽静脈 389
小脳窩 23
小脳外側核 368
小脳核 279, **368**
小脳鎌 254
小脳脚 279, **370**
小脳後葉 253, **366**, 367, 426, 427, 430, 431, 439-441
小脳谷 366
小脳小舌［第Ⅰ小葉］ 366, 368
小脳前葉 **366**, 367, 425-428, 430, 439, 440, 442, 443
　―，矢状断面における 441
小脳中心小葉 366, 368
小脳虫部 250, 251, 253, 279, **366**, 368, 428-430, 436, 437
小脳虫部槽 314
小脳テント 251, 252, 274, 283, **308**, 309, 310, 382, 383, **430**
小脳内側核 368
小脳白質 279, 440
小脳半球 279, 366, 454
小脳皮質 279, **369**
　― の顆粒層 369
　― の分子層 369
　― のプルキンエ細胞層 369
小脳扁桃 309, **366**, 367, 426-429, 441, 442
小脳扁桃ヘルニア 309
小帽《クプラ》 154
小翼《蝶形骨の》 14, 22, 23, 36, 38, 41
小菱形筋 257
松果体 277, 312, 315, **316**, 338, 340-342, 353, 355, 427, 428, 436, 443
松果体陥凹 312, 313, 352
松果体細胞 352
松果体上陥凹 312, 313
笑筋 78-80
硝子体 162, **163**, 246, 250-252, 262, 263
硝子体窩 162
硝子体管 163
硝子体切除 163
睫毛腺 159
漿粘液腺 489
鐘状期 60
上衣 315
上衣細胞 295, 312, 317
上咽頭筋 255
上咽頭収縮筋 193, 201, 203, 204, 206, 209
　― の顎咽頭部 198
　― の頬咽頭部 198
　― の舌咽頭部 198

和文索引（し，す）

― の翼突咽頭部　198
上オトガイ棘　46
上オリーブ　544
上オリーブ核　363, 484, 485
上下垂体動脈　102, 350, 351
上外側レンズ核静脈　387
上角《甲状軟骨の》　212
上顎間部　9
上顎間縫合　30, 59
上顎結節　30, 39, 238
上顎骨　3, 12-15, 20, **30**, 36, 40, 44, 181, 255, 261
　― の眼窩下縁　30
　― の眼窩面　30, 37
　― の頬骨突起　30
　― の口蓋突起　16, 38, 41, 42, 45, 246
　― の歯槽孔　30
　― の歯槽突起　30
　― の前頭突起　30
　― の前鼻棘　30, 37, 40-42
　― の前鼻棘　30, 59
　― の側頭下面　30
　― の鼻腔面　30
　― の涙骨縁　30
上顎歯列弓　52
上顎神経［三叉神経第2枝］ **120**, 121-123, **126**, 127, 175, 183, 227, **233**, 237, 239, 249, 262, 300, 452
　― の枝　122
　― の外側上後鼻枝　239
　― の眼窩枝　239
　― の硬膜枝　122, 310
　― のテント枝　310
　― の内側上後鼻枝　182, 183, 239
上顎体　30
上顎洞　**6**, 15, 37, 38, 42-45, 180, **184**, 246-248, 253, 262, 263
　― の開口部　43
上顎洞裂孔　37, 42
上顎突起　8
上顎面《口蓋骨の》　33
上関節突起　70
上関節面
　―《環椎の》　70
　―《椎骨の》　70
上眼窩裂　23, 35, 37, 38, 122, 136, 172, 177
上眼瞼　159, 160
上眼瞼挙筋　**119**, 158-160, 172, 174, 176, 177, 246, 247, 250, 263
上眼瞼動脈弓　103
上眼静脈　104, **106**, 107, 158, 174-177, 227, 383, 384
上キヌタ骨靱帯　149
上気管切開術　218
上丘　278, 340, 442, 479
　―《四丘体板の》　355, 427, 436
上丘核　362
上丘腕　355
上頸神経節《交感神経幹の》　296, 352, 467
上結膜円蓋　159
上瞼板　158, 159
上瞼板筋　158, 159
上鼓室動脈　156, 157
上鼓膜陥凹　149
上甲状結節　213
上甲状切痕　3, 213
上甲状腺静脈　104, 105, 108, 215, 223, 230
上甲状腺動脈　**94**, 96-98, **99**, 206, 215, 222, 229, 230, 243, 374
　― の外側腺枝　99
　― の胸鎖乳突筋枝　94, 96, 99
　― の後腺枝　96
　― の舌骨下枝　96, 99

― の前腺枝　96, 99
― の輪状甲状枝　94, 96, 99, 215
上行咽頭動脈　94, **96**, 97-99, 206, 209
　― の咽頭枝　99
　― の扁桃枝　209
上行頸動脈　94, 224, 242, 414
上行口蓋動脈　98, 209
　― の扁桃枝　209
上行性感覚線維　401
上行性線維　334
上行性痛覚伝達経路　302, 303
上行性網様体賦活系　346, 359
上行腰静脈　417
上行路
　―《脊髄の》　412
　―《脳幹の》　361
上後鋸筋　257
上後頭前頭束　335
上後裂《小脳の》　366
上項線　16, 21, 24, 72, 88
上喉頭静脈　215, 218, 223
上喉頭神経　132, 133, 141, 205, 206, 212, 218
　― の外枝　133, 215, 216, 218, 229, 242
　― の内枝　133, 141, 215, 218, 229, 242
上喉頭動脈　94, **96**, 99, 205, 208, 212, 215, 218, 229
上根《頸神経ワナの》　139, 140, 195
上矢状静脈洞　85, **107**, 109, 247, 248-253, 283, 306, 308, 309, 314, 318, 319, **382**, 383-386, 390, 430
上矢状洞溝　18, 24, 27
上視床線条体静脈《分界静脈》　340, 387-389
上歯槽神経
　― の後上歯槽枝　122, 187, 236, 239
　― の前上歯槽枝　122, 187
　― の中上歯槽枝　122, 187
上耳介筋　79, 143
上斜筋　**119**, 158, 163, 172, 173, 176, 177, 247, 248, 250
　― の滑車　172
上斜筋腱鞘　172
上斜部《頸長筋の》　93
上縦舌筋　189
上縦束　334, 335, 497
上小脳脚　355, 361-363, 366, 370, 371, 407, 425, **426**, 442
上小脳動脈　375, 376, 380, 381
上小脳半球静脈　388, 389
上皮小体　11, 22
上神経幹《腕神経叢の》　466
上神経節
　―《舌咽神経の》　130, 131, 140, 141
　―《迷走神経の》　132, 219, 302
上唇　186
上唇挙筋　78-80, 86, 263
上唇動脈　94, 98, 233
上唇鼻翼挙筋　78-80, 86, 158
上錐体静脈洞　107, **227**, 283, 318, **319**, 382-384, 388
上髄帆　279, 355, 363, 366-368, 407, 443
上前頭回　322
上前頭溝　322
上側頭回　322, 325
上側頭溝　322
上側頭線《頭頂骨の》　27
上唾液核　114, 115, 124, 127, 210, 300, 301, 356
上大静脈　223, 416
　― の枝　108
上大脳静脈　307, 382, 386, 393

上中心核（正中縫線核）　358
上虫部静脈　388, 389
上腸間膜動脈神経節　296
上直筋　**119**, 159, 163, 172-174, 176, 177, 247, 248, 250, 262, 263
上ツチ骨靱帯　149
上ツチ骨ヒダ　149
上殿神経　468
上頭《外側翼突筋の》　69, 84, 85
上頭斜筋　86, 87, 245
上内側レンズ核静脈　387
上半月小葉《小脳の》　366
上皮小体　222, 223
上皮上体　11
上鼻甲介　25, 38, 41, 43, 181, 182
上鼻道　25, 41, 43, 181
上部《前庭神経節の》　129, 151, 154
上部腕神経叢麻痺　467
上副甲状腺　11, 222
上腹《肩甲舌骨筋の》　91
上腹壁動脈　94
上吻合静脈　384, 386
上脈絡叢静脈　388
上腕三頭筋　475
上腕二頭筋　475
条　504
情動反応　498
静脈角　108, 111
　―, 内頸・顔面静脈の　111
　―, 内頸・鎖骨下静脈の　110, 111
静脈洞　382
静脈洞血栓（症）　147, 158, 384
静脈洞交会　**107**, 260, **306**, 308, 314, 319, 383-385, 388, 430
静脈脈拍　7
食道　214, 218
食物摂取調節　358
触診可能な骨指標，頭頸部における　3
触覚　290, 402, 444
触覚板　446
心臓神経叢　141
心膜横隔動脈　94
心膜枝　139
心隆起，胚子の　10
伸筋を支配するニューロン　398
侵害受容器　446, 450
神経下垂体（下垂体後葉）　338, 348
神経学的検査　290
神経管　272
神経系
　― の基本的機能　266
　― の機能的分類　267
　― の構造的分類　269
　― の発生　272
　― の分類　266
神経原線維　292
神経溝　272
神経膠　269
神経膠細胞（グリア細胞）　**294**, 295
神経根　76, 463
神経根刺激による臨床的症状　465
神経細管（微小管）　292
神経細線維　292
神経細胞（ニューロン）　**292**, 295
神経細胞体　268, 292
神経支配《外眼筋の》　172
神経周膜　275
神経上膜　275
神経節　115, 503
神経節細胞　168, 169, 476, 485
神経線維　275
神経層《網膜の》　168
神経束　275
神経堤　272
神経堤細胞　272

神経点　240
神経伝達物質　293
神経頭蓋　13, 260
神経内腔　314
神経内膜　275, 294
神経板　272
神経ヒダ　272
神経分泌性ニューロン　350
唇顎口蓋裂　9
唇溝堤　60
唇側面，歯の面における　50, 54, 55
振動覚　290, 444
真皮　446
深顔面静脈　106, 227
深頸静脈　109, 384, 416
深頸動脈　94
深頸リンパ節　6, 110, 144, 191
深耳下腺リンパ節　110, 144
深耳介動脈　100, 156, 157
深静脈，頭頸部の　106
深錐体神経　20, 127, 239
深側頭静脈　106
深側頭神経　82, 123, 235-237
深側頭動脈　100, 235, 236, 238
深大脳静脈　388
深中大脳静脈　384, 387
深部
　―《咬筋の》　83, 85, 199, 247
　―《耳下腺の》　211
深部感覚　290, 519
進行波　153
新外套　321
新小脳　367
新生児の頭蓋　17
新脊髄視床路《外側脊髄視床路の》　451
新皮質　**328**, 329
人中　8
靱帯結合　16
靱帯頭蓋　13

す

スピーの彎曲　52
ずり運動　153
　―, コルチ器における　153
水晶体　159, 162, 163, **164**, 165-167, 251, 263
　― の曲率半径　165
　― の後極　165
　― の軸　165
　― の小帯線維　164, 166, 167
　― の成長　165
　― の赤道　165
　― の前極　165
　― の彎曲　165
水晶体上皮　165
水晶体皮質　165
水晶体包　165
水髄症　470
水頭症　17
水平頬骨梁　15, 22
水平細胞《網膜の》　169
水平板《口蓋骨の》　33, 41
水平裂《小脳の》　366-368, 425, 426, 439-441
垂直頬骨梁　15, 22
垂直後頭束　335
垂直舌筋　189
垂直板　25
　―《口蓋骨の》　33, 42, 45

和文索引（す，せ）

垂直板
　—《篩骨の》 14, **25**, 38, 40, 41, 43, 180, 183
垂直部《頸長筋の》 93
睡眠覚醒リズム 359
錐体 286, 287
　—《延髄の》 357, 411
錐体外路 **410**, 460, 516
錐体外路系 460
錐体鼓室裂 29, 66, 126, 137, 149, 207
錐体交叉 309, 355, **360**, 365, **408**, 409, 456, 457, 461
錐体細胞 293, 409, 476
　—《アンモン角の》 493
　—《大脳皮質の》 326, 327
　—《網膜の》 169, 476
錐体上縁 22
錐体静脈 388
錐体突起
　—《口蓋骨の》 33, 36, 44, 45
　—《側頭骨の》 149
錐体部《内頸動脈の》 102, 374
錐体葉 230
錐体鱗裂 207
錐体路 250, 278, 287, 309, 333, 362-365, 381, **408**, **409**, 413, 415, 422, 447, 454, **456**, 461, 471, 473, 516
錐体路系 454
随意運動 409, 454
髄核 463
髄室 56
髄鞘（ミエリン鞘） 269, 294
髄鞘形成 294
髄鞘染色 397
髄節動脈 414
髄板内核群 345
髄膜 169, **306**, 307, 310
髄膜炎 17, 116, 158, 204, 227, 310
　—の圧痛点 245
髄膜性の内層《硬膜の》 309, 382
皺眉筋 78, 86

せ

セメント芽細胞層 61
セメント質 49, 56
セロトニン 358, 453
ゼルダー線 121, 452
正円孔 35, 37, 39, 122, 136, 239
正視 163
正中核群《視床の》 345
正中環軸関節 72, 75, 254, 260
正中橋溝 315
正中頸瘻孔 11
正中口蓋縫合 21, 45, 48, 187
正中甲状舌骨靱帯 218, 229, 242
正中溝 188
正中縦走骨梁 22
正中神経 466
正中舌喉頭蓋ヒダ 217
正中中心核 345, 346
正中縫線核（上中心核） 358
正中輪状甲状靱帯 212, 214, 216, 218
生殖機能，排尿，排便に関する線維 411
成人の脳幹 114
成長ホルモン 351
声帯 219
声帯筋 214, 216, 217, 219
　—の作用 217
声帯靱帯 212, 214, 219
声帯突起 212

—《披裂軟骨の》 216
—，喉頭鏡で見る 217
声帯ヒダ 202, 214, 217, **219**
声門 217
声門下腔 214
声門下粘膜 219
声門間腔 214
声門上腔 214
声門裂 214, 216, 217, 259
制御《運動の》 454, 455
性差 495
青斑（青斑核） 358, 359, 362, 453, 495
星状膠細胞 294
星状細胞 326, 327
星状神経節 141, 242, 296, 467
静的な咬合 53
赤核 118, 250, 278, 341, 353, **356**, 357, 360, 381, 411, 424, 436, 437, 442, 455, 457, 458, 460, 486
赤核脊髄路 360, 362-365, 401, 410, 411, **413**, 460
赤色骨髄 19
赤道
　—《眼球の》 163
　—《水晶体の》 165
脊索 272
脊髄 255, 270, 280, 311, **394**, 398, 416
　—と脊髄伝導路の概観 507
　—の運動伝導路 516
　—の下行路 413
　—の灰白質 280, 396
　—の感覚路 514
　—の楔状束 404, 412, 445
　—の固有核 399
　—の後外側核 398, 399
　—の後角 280, 400, 448, 450
　—の後後外側核 398, 399
　—の後索 280, 396
　—の後柱 396
　—の後内側核 399
　—の傷害 475
　——の評価 474
　—の上行路 412
　—の錐体外路線維 517
　—の錐体路線維 516
　—の前外側核 399
　—の前角 280, 398, 400, 450
　—の前索 280, 396
　—の前柱 396
　—の前内側核 399
　—の側角 280
　—の側索 280, 396
　—の側柱 396
　—の中間質外側核 399
　—の中間質内側核 399
　—の中心管 280, 365, 443
　—の白質 280, 396
脊髄円錐 280, 419
　—の傷害 475
脊髄灰白質 399, 400
脊髄クモ膜 311, 418, 419
脊髄空洞症 470
脊髄硬膜 311, 417-419
脊髄根《副神経の》 134
脊髄視蓋路 362
脊髄視床路 **402**, **412**, 445
脊髄小脳 367, 372
脊髄小脳性 514
脊髄小脳路 **406**, 411, 412, 445
脊髄傷害 470
脊髄静脈 417
脊髄神経 76, 138, 311
　—の感覚神経節 503
　—の後根 467
　—の後枝 467

—の前根 467
—の前枝 467
—の分布 138
脊髄神経溝 70, 72, 76
脊髄神経節 76, 115, **297**, 400, 401, 418, 419, 444, 449, 462, 463, 467
脊髄神経節症候群 470
脊髄性筋萎縮症 472
脊髄中脳路 451
脊髄伝導路 506
脊髄皮質性 514
脊髄分節 395, 465
　—の構造 394
脊髄片麻痺 473
脊髄毛帯 449, 545
脊髄網様体路 451
脊柱 419
脊柱管 417, 418
脊柱管狭窄症 77
切歯 48, 54
切歯窩 45, 48, 137
切歯管 30, 41
切歯孔 16, 21, 137, 187
切歯縫合 48
石灰化《脳砂》 352
石灰化象牙質 61
接合上皮 56
節後線維 138, 505
節後ニューロン 296, 298
節状神経節 141
　—《迷走神経の》 488
節前線維 505
節前ニューロン 296, 298
癤 107
舌 85, **188**, 190, 246-248, 261, 262
　—の血管 190
　—の分界溝 188
舌咽神経［脳神経 IX］ 10, 87, 112-115, **130**, 131, 138, 140, 141, 144, 190, 191, 195, 205-207, 209, 219, 254, 255, 262, 289, 296, 300, 355, 370, 420-424, 488, 489, 522
　—の咽頭枝 130, 131
　—の下神経節（錐体神経節） 130, 131, 140, 141, 203, 488
　—の茎突咽頭筋枝 130, 131
　—の頸動脈洞枝 130, 131
　—の上神経節 130, 131, 140, 141, 203
　—の扁桃枝 209
舌咽頭部《上咽頭収縮筋の》 198
舌下小丘 190, 210
舌下神経［脳神経 XII］ 24, 87, 112-114, **135**, 138-140, 190, 195, 206, 207, 211, 229, 242, 255, 262, 355, 364, 420-424
舌下神経核 114, 115, **135**, 356, 358, 360, 364, 365
舌下神経管 21, 23, 24, 135, 136, **207**
舌下神経管静脈叢 107, 385
舌下神経三角 135, 355
舌下神経前位核 482
舌下神経麻痺 135, 189
舌下腺 127, 189, 210, 211
舌下腺窩 46
舌下腺 190, 190
舌下ヒダ 190, 210
舌顔面動脈幹 243
舌筋 87, 140, 188, 189
舌腱膜 188, 189
舌原基 60
舌骨 3, **46**, 47, 91, 189, 190, 194, 202, 210, 212, 214, 260-262
　—の小角 47, 212
　——の発生 10

—の大角 47, 199, 212
——の発生 10
舌骨下筋 88, **90**, 194
　—の神経支配 139
舌骨下筋《上甲状腺動脈の》 96, 99
舌骨弓 10
舌骨筋 86
舌骨喉頭蓋靱帯 214
舌骨上筋 88, **90**, 194
舌骨上枝《舌動脈の》 99
舌骨舌筋 135, 140, 189, 194, 198, 210
舌骨体 3, 47, 212
舌根 188, 200
舌根底 181
舌枝 131
舌小帯 190
舌状回 323
舌静脈 108, 190, 191
舌神経 **120**, 123, 126, 127, 140, **190**, 191, 193, 195, 233, 235-237, 247, 255, 261, 300, 488
舌深静脈 190
舌深動脈 99, 190
舌尖 188-190
舌側面，歯の面における 50, 55
舌体 188, 202
舌中隔 189
舌動脈 94, 97, 98, **99**, **190**, 209, 210, 242
　—の舌骨上枝 99
　—の舌背枝 99, 209
舌乳頭 188
舌粘膜 188, 189
舌背 186, 188, 189
舌背枝《舌動脈の》 99, 209
舌扁桃 181, 188, 196, 202, 214
舌盲孔 11, 188
仙骨 417
仙骨神経節 301
仙骨神経叢 469
仙骨裂孔 419
仙髄 397
泉門 17
浅頸動脈 94
浅耳下腺リンパ節 110, 144
浅静脈，頭頸部の 104
浅錐体動脈 156
浅前頸リンパ節 110
浅側頭静脈 **104**, 105, 108, 109, 211, 226, 232, 235, 236, 250
浅側頭動脈 **94**, 97, 98, 101, 143, 211, 226, 227, **232**, 235, 236, 253
　—の前頭枝 101, 232, 233
　—の頭頂枝 101, 232, 233
浅大脳静脈 283, 386, 387
浅中大脳静脈 384, 386, 387
浅部
　—《咬筋の》 83, 85, 199, 247
　—《耳下腺の》 211
浅葉（被覆葉）《頸筋膜の》 4, 5, 204, 222, 228, 240
栓状核 346, 363, 368, 372, 429
腺下垂体（下垂体前葉） 338, 348
腺枝《顔面神経の》 127
線維性星状膠細胞（線維性アストロサイト） 294
線維輪 76, 463
線条体 321, 421, 455, 457, 458
線毛呼吸上皮 219
前横走骨梁 22
前下小脳動脈 315, 375, 376, 380, 381
前海馬台 493
前海綿間静脈洞 383, 384
前外側核《脊髄の》 399
前外側橋静脈 389

前外側溝 355
前外側中心動脈（レンズ核線条体動脈） 379, 391
前外椎骨静脈叢 417
前角
— 《脊髄の》 280, 398, 400, 450
— 《側脳室の》 312, 313, 318, 319, 337
——, 冠状断面（前頭断面）における 420, 422
——, 矢状断面における 440, 441
——, 水平断面における 432, 434
前角症候群 472
前角神経核 398
前核 346
前核群《視床の》 344
前鉗子 433
前関節面《歯突起の》 70
前環椎後頭膜 72, 73
前眼房 162, 164, 166, 167
前期帽状期 60
前脚《内包の》 337
前脚動脈 156
前弓《環椎の》 71
前嗅核 491
前鋸筋 88
前境界板《角膜の》 165
前極《水晶体の》 165
前脛骨筋 475
前頸三角 228, 242
前頸静脈 104, 105, 108, 228, 258
前頸部 2
前結節 341
— 《環椎の》 70
— 《頸椎の》 70
前結膜動脈 170
前鼓室動脈 100, 149, 157
前交通静脈 387
前交通動脈 375, 376, 391
前交連 332, 335, **338**, 342, 343, 422, 441, 443, 492
前骨半規管 142, 146, 147, 150, 154
前根 76, 302, 398, 400, 418, 450, 462, 467
前根糸 467
前根静脈 283, 416, 417
前根動脈 282, 415
前索 280, 396, 450
前枝《脊髄神経の》 467
前視蓋前域核 451, 453
前視床放線 345
前篩骨孔 37, 136
前篩骨神経 122, 176, 183
— の硬膜枝 310
前篩骨動脈 103, 175, 176, 182, 183, 185
— の硬膜枝 310
— の中隔前鼻枝 182
— の内側鼻枝 182
前篩骨蜂巣 43, 180
前耳介筋 79, 143
前耳介動脈 143
前斜角筋 88, 93, **139**, 230, **231**, 241, 242, 257, 258
— の起始・停止 92
前斜角筋隙 243
前斜角筋結節 93
前縦靱帯 72
前床突起 23, 35, 179
前障 **262**, 321, 337, 391, 439, 458
—, 冠状断面（前頭断面）における 420-424
—, 矢状断面における 438
—, 水平断面における 433-435

前上歯槽枝《上歯槽神経の》 122, 187
前上歯槽動脈 101
— の歯枝 101
前髄節動脈 414
前正中橋静脈 389
前正中裂 355
前脊髄視床路 402, **403**, **412**, 444, 445, 448, 449
前脊髄小脳路 361, 363, 364, 370, 406, **407**, **412**, 444, 445, 470, 473
前脊髄静脈 283, 416, 417
前脊髄溝 315
前脊髄動脈 94, **282**, 375, 376, 380, **414**, 415
前舌腺 190
前腺枝《上甲状腺動脈の》 96, 99
前前頭連合野 494
前象牙芽細胞 60
前象牙芽細胞層 61
前側索 507
前側脊髄視床路 471
前側頭枝
— 《外側後頭動脈の》 377
— 《中大脳動脈の》 377
前側頭泉門 17
前側頭板間静脈 19
前大脳静脈 384, 386, 387
前大脳動脈 249, **374**, 375-379, 392, 393
— の交通後部，A2区 376
— の交通前部，A1区 376
前柱《脊髄の》 396
前中位核《小脳の》 368
前中心傍回 324
前ツチ骨靱帯 149
前ツチ骨ヒダ 145
前庭 142, 146, 150, 289
前庭蝸牛動脈 157
前庭階 150, 152, 153
前庭器 142, **154**
前庭系 486
前庭シュワン細胞腫 128
前庭小脳 367, 372
前庭小脳線維 486, 487
前庭神経 128, **129**, 142, 146, 152, 157, 289, 486
前庭神経下核 114, 128, 129, 363, 487
前庭神経外側核 114, 128, 129, 363, 487
前庭神経核 114, 115, **289**, 356, 372, 486, **487**
前庭神経上核 114, 128, 129, 363, 487
前庭神経節 129, 157, 289, 486
— の下部 129, 151, 154
— の上部 129, 151, 154
前庭神経内側核 114, 128, 129, 363, 487
前庭神経野《脳幹の》 355
前庭靱帯 212, 214
前庭水管 150, 151
前庭水管静脈 157
前庭脊髄路 401, 411, **413**
前庭窓 147, 150, 151, 153
前庭窓膜 153
前庭動眼反射 150, 479
前庭動脈 157
前庭反射 479
前庭ヒダ 202, 214, 217, 219
前庭裂 214
前透明中隔静脈 386, 388
前頭縁《頭頂骨の》 27
前頭蓋窩 22, 41, 136, 176, 246, 260, 310
前頭橋路 460
前頭極 276, 320, 438

前頭極動脈 377
前頭筋《後頭前頭筋》 78, 79, 263
前頭骨 3, 12-15, 18-20, 22, **26**, 34, 36, 40-42, 83
— の眼窩部 26
— の眼窩面 37
— の頬骨突起 26, 39
— の側頭面 26
— の蝶形骨縁 26
— の頭頂縁 26
— の鼻棘 26
— の鼻骨縁 26
— の鼻部 26
— の盲孔 26
前頭枝
— 《浅側頭動脈の》 101, 232, 233
— 《中硬膜動脈の》 306, 310
前頭神経 119, 122, 174-177
前頭切痕 3, 14, 26, 37
前頭前動脈 377
前頭前野 453, 454
前頭側頭束 334
前頭頂動脈 377
前頭直筋 87, 88, 93
— の起始・停止・作用・神経支配 92
前頭洞 **6**, 15, 18, 23, 38, 41-43, 180, 181, 183, 184, 260-262
前頭突起
— 《頬骨の》 32
— 《上顎骨の》 30, 37, 40-42
前頭板間静脈 19
前頭鼻骨梁 15, 22
前頭部 2
前頭弁蓋 321, 325
前頭葉 **85**, 246-248, 276, 320, **432**, 433, 434
前頭隆起 8
前頭稜 18, 23
前頭鱗 26
前突起《ツチ骨の》 149
前内側核 399
前内側前頭枝《脳梁縁動脈の》 377
前内椎骨静脈叢 417, 418
前脳基底核 495
前脳胞 272
前半規管 150, 151, 154
前皮質脊髄路 360, 365, 401, **408**, 409, 410, **413**, 456, 457, 460, 470, 516
前鼻棘《上顎骨の》 14, 30, 45, 59
前腹《顎二腹筋の》 3, 85-87, **91**, 194, 195, 198, 233, 246-248, 262
前腹側核《視床の》 345, 346
前ベッツィンガー複合体 364
前膨大部神経 129, 151, 154
前［膜］膨大部 155
前脈絡叢動脈 102, 374, 376, 379
前毛様体動脈 170
前網様体脊髄路 410
前有孔質（嗅覚野） 116, 353, 490
前葉《下垂体の》 338, 348, 350
前涙嚢稜 37

そ

ソマトトロピン 351
咀嚼筋 **82**, 84, 86, 87, 253
—, 冠状断面における 85
— の発生 10
粗面小胞体 292
双極細胞《網膜の》 169, 476
双極性ニューロン 293
僧帽筋 3, 5, 86-88, **89**, 134, 141, 224, 230, 240, 244, 257, 262, 475
— の起始・停止・作用・神経支配 88
僧帽筋麻痺 134
僧帽細胞 490, 491
層 503
層構造《大脳皮質の》 457
総蝸牛動脈 157
総脚，半規管の 151
総頸動脈 **94**, 96-99, 107, **208**, 209, 215, 229-231, 242, 258, 282, 374, 375, 392
総腱輪 119, 172, 177
総歯堤 60
総腸骨静脈 416
槽間中隔 48
象牙芽細胞 60, 61
象牙芽細胞突起 61
象牙質 49, 56
象牙前質 61
臓性運動 112, 506
臓性遠心性 114
臓性遠心性（臓性運動）核 115, 356
臓性遠心性神経線維 550
臓性感覚 112, 114, 506
臓性求心性 114
臓性求心性（臓性感覚）核 115, 356, 550
臓性求心性神経核 550
臓性求心性神経線維 303
臓性動眼神経核 114, 356
臓性の痛覚 450
束 504
束間束（シュルツェのコンマ束） 396, 405
側角《脊髄の》 280
側頸嚢胞 11
側頸瘻孔 11
側坐核 441, 458
側索《脊髄の》 280, 396, 450
側索運動失調 473
側索固有束 396, 401
側切歯 54, 59
側柱《脊髄の》 396
側頭下窩 **236**, 247, 250-252
側頭下部 2
側頭下面《上顎骨の》 30
側頭下稜《蝶形骨の》 39
側頭極 276
側頭筋 **82**, **83**, 84-87, 193, 233, 235, 236, 247-253, 263
— の副頭 247
側頭後頭枝（中大脳動脈の） 377
側頭骨 3, 14, 15, **28**, 34, 142
— の岩様部 13, 16, 17, 20, 22, 23, **28**, 150, 263
—— の乳様突起 12, 16, 20
—— を通る神経 127
— の頬骨突起 20, 66
— の茎状突起 12, 16, **28**, 29, 66, 83, 142, 189, 190, 194
— の鼓室部 13, 20, 28
— の骨化中心 28
— の乳様突起 **28**, 29, 66, 83, 150, 194, 195
— の鱗部 12, 13, 16, 17, 20, 22, **28**, 39, 150
側頭骨骨折 126
側頭枝《顔面神経の》 125, 226, 234
側頭錐体鱗部静脈洞 383
側頭頭頂筋 79, 143
側頭動脈炎 101
側頭突起《頬骨の》 32
側頭部 2
側頭平面 497
側頭弁蓋 321, 325

和文索引（そ～ち）

側頭面
　―《前頭骨の》　26
　―《蝶形骨の》　35
側頭葉　85, 249, 276, 320
側乳切歯　58
側脳室　249, 261, 315, **318**, 319, 339, 340, 343, 426, 428, 429, **433**
　― の下角　**312**, 313, 319, 333, 493
　――, 冠状断面（前頭断面）における　421-424
　――, 矢状断面における　438, 439
　――, 水平断面における　437
　― の後角　250, 251, **312**, 313, 319, 331, 337
　――, 冠状断面（前頭断面）における　430, 431
　――, 矢状断面における　439, 440
　――, 水平断面における　433-437
　― の前角　**312**, 313, 318, 319, 337
　――, 冠状断面（前頭断面）における　420, 422
　――, 矢状断面における　440, 441
　――, 水平断面における　432, 434
　― の中心部　**312**, 319
　――, 冠状断面（前頭断面）における　423-425, 427
　――, 矢状断面における　440
　――, 水平断面における　432
側脳室脈絡叢　314, 315, 427, 434, 436, 439
　―, 冠状断面（前頭断面）における　424-429
　―, 矢状断面における　439-441
　―, 水平断面における　435, 437
側副溝　323
側副三角　313
側副隆起　493

た

タイト結合（閉鎖帯）　309
ダイテルス核　128, 487
ダルクシェーヴィチ核（後交連核）　486
手綱　340, 341, 352, 353, 426
手綱核　490
手綱脚間核路　353
手綱交連　352
手綱視蓋路　353
手綱被蓋路　353
多極性ニューロン　293
多形層　326
　―《大脳皮質の》　326, 457
多発性硬化症　295, 483
多分節筋　398
唾液核　490
唾液腺　210
　― の双手診　211
体
　―《舌骨の》　47
　―《蝶形骨の》　42, 253
体鈎　70, 76
体性運動　112, 286, 506
体性運動野　494
体性遠心性（体性運動）　114
体性遠心性（体性運動）核　356
体性遠心性神経核　550
体性感覚　112, 114, 284, 506
　― の種類　515
体性感覚系　446
体性感覚野　459
体性求心性（体性感覚）　114, 191

体性求心性（体性感覚）核　356, 550
体性求心性神経核　550
体性神経線維　505
体性痛　303
体性の痛覚　450
体部位局在　398, 456, 457
　― の原則　446
対光反射　356, 479, **481**
対珠　143
対珠筋　143
対側性麻痺　118
対輪　143
対輪脚　143
苔状線維　369
帯状回　320, **324**, 332, 346, 420, 443, **492**, 495, 498
　―, 冠状断面（前頭断面）における　420-424
　―, 矢状断面における　443
帯状回海馬線維　492
帯状回枝《脳梁縁動脈の》　377
帯状溝　324
帯状束《終脳の》　335
帯状疱疹　120
大角《舌骨の》　47, 199, 212
大角咽頭部《中咽頭収縮筋の》　198
大鉗子　335, 337
大臼歯　48, 55
大胸筋　475
大頬骨筋　78-80, 86
大口蓋管　39, 45, 239
大口蓋孔　21, 33, 137, 187
大口蓋溝　30, 33
大口蓋神経　182, 183, 187, 193, 239
大口蓋動脈　101, 182, 183, 187, 238, 246
大虹彩動脈輪　167, 170
大後頭孔　**20**, 22-24, 134-136, 192, 260, 309, 375
大後頭孔周囲静脈叢（縁洞）　107, 385
大後頭孔ヘルニア　309
大後頭神経　138, **232**, 233, 234, 244, 245, 262
大後頭直筋　86, 87, 261, 262
大鎖骨上窩　2
大耳介神経　138, **139**, 144, 228, 232, 233, **240**, 244
　― の後枝　139
　― の前枝　139
大耳輪筋　143
大錐体神経　20, 126, **127**, 147, 151, 152, 156, **239**, 300
大錐体神経管裂孔　126, 136
大（脊髄）前根動脈　414
大泉門　17
大槽　314
大唾液腺　210
大腿四頭筋　469, 475
大腿四頭筋反射（膝蓋腱反射）　400, 465
大腿神経　468, 469
大大脳静脈　383, 384, 386-389
大動脈弓　133, 215, 374, 375, 392
大内臓神経　296
大内転筋　475
大脳窩　23
大脳外側窩槽　315
大脳鎌　85, 247-249, 251-253, 274, 283, **308**, 309, 382, 390, 430
大脳基底核　276, **336**, 353, 454, 455, 458, 459
大脳脚　118, 250, 278, 309, **334**, 338, 340, 341, 355, 357, 367, 381, 456, 461
　―, 冠状断面（前頭断面）における　424

　―, 矢状断面における　440, 443
　―, 水平断面における　436
大脳弓状線維　334, 335
大脳縦裂　276, 320, 323, 432
　―, 冠状断面（前頭断面）における　420, 421-431
　―, 水平断面における　433, 434
大脳静脈血栓症　393
大脳半球　321
大脳皮質　321, **326**, 455, 494
　― の円柱（コラム）　327, 446, 447
　― の外顆粒層　326, 457
　― の外錐体層　326, 457
　― の錐体細胞　326, 327
　― の層構造　457
　― の組織学的構造　326
　― の多形層　326, 457
　― の内顆粒層　326, 457
　― の内錐体層　326, 457
　― の分子層　326, 457
大脳皮質運動野　281, 409
大脳皮質野の機能別区分　540
大脳部《内頚動脈の》　102, 374
大鼻翼軟骨　40
　― の外側脚　40
　― の内側脚　40, 41, 254
大縫線核　358, 451
大腰筋　469
大翼《蝶形骨の》　12-15, 23, **34**, 36, 38, 252
台形体　363
台形体核　484
第1咽頭弓　10
第1咽頭溝　10
第1胸神経　258
第1胸神経節　296
第1胸椎の椎弓　259
第1頚神経　135, 355
　― の硬膜枝　310
　― の前枝　90
第1頚椎 ☞「環椎」の項
第1小臼歯　59
第1大臼歯　246
第1乳臼歯　58, 59
第2咽頭弓　10
第2頚神経の硬膜枝　310
第2頚椎 ☞「軸椎」の項
第2小臼歯　59
第2大臼歯　59
第2乳臼歯　58, 59
第3咽頭弓　10
第3頚椎　260
第3後頭神経　138, 244
第3大臼歯　62
第3脳室　250, **277**, **312**, 313, 318, 319, 338-341, 343, 348, 436
　―, 冠状断面（前頭断面）における　422, 424-426
　―, 矢状断面における　443
　―, 水平断面における　434
　― の側壁　313
第3脳室脈絡叢　314, 386
第3肋骨　258
第4咽頭弓　10
第4頚椎　70
第4鰓弓神経　132
第4脳室　**278**, **312**, 313, 319, 357, 363, 366, 368, 422, 443
第4脳室外側陥凹　313, 441
第4脳室外側口　312, 313, 315, 355
第4脳室髄条　355
第4脳室正中口　312-315
第4脳室底　114
第4脳室ヒモ　355
第4脳室脈絡叢　314, 427

第5鰓弓神経　132
第6咽頭弓　10
第6頚神経　258
第6鰓弓神経　132
第7頚神経　258
第7頚椎 ☞「隆椎」の項
第8頚神経　258
第Ⅰ小葉 ☞「小脳小舌」の項
第Ⅳ小葉 ☞「虫部垂」の項
第Ⅳ・Ⅴ小葉 ☞「山頂」の項
第Ⅷ小葉 ☞「虫部錐体」の項
第Ⅹ小葉 ☞「虫部小節」の項
第Ⅹ半球小葉 ☞「片葉」の項
第一裂《小脳》　366-368, 430, 431, 439
　―, 矢状断面における　441-443
単眼性眼振　483
単シナプス反射　400
単小葉《小脳》　366
淡蒼球　276, **321**, 337, 339, **343**, 353, 357, 391, 411, 422, 434, 447, 455, 460
淡蒼球外節　**343**, 346, 347, 352, 458, 459
　―, 冠状断面（前頭断面）における　422-424
　―, 矢状断面における　439-441
　―, 水平断面における　435
淡蒼球視床下核線維　353
淡蒼球内節　**261**, **343**, 346, 347, 352, 458, 459
　―, 冠状断面（前頭断面）における　422, 423
　―, 矢状断面における　440, 441
　―, 水平断面における　435
淡蒼球被蓋束　353
短後毛様体動脈　103, 170, 171, 175, 176
短母指外転筋　475
短毛様体神経　**122**, 174-176, 300, 480, 481
短連合線維　542
弾性円錐　213, 214, 216, 219

ち

チアノーゼ　186
チン動脈輪　170, 171
恥骨筋　469
智歯　55, 62
緻密部《黒質の》　458, 459
窒息　139
中咽頭収縮筋　201, 206, 209
　― の小角咽頭部　198
　― の大角咽頭部　198
中隔縁束　396, 405
中隔核　353
中隔後鼻枝《蝶口蓋動脈の》　101, 182
中隔前鼻枝《前篩骨動脈の》　182
中隔部　492
中間腱《顎二腹筋の》　194
中間鎖骨上神経　240
中間質外側核《脊髄》　399
中間質内側核《脊髄》　399
中間神経　**124**, 151, 157, 208, 300, 355, 370
中間内側前頭枝《脳梁縁動脈の》　377
中間部《下垂体前葉の》　350
中間腹側核　345, 346
中顔面骨折　15
中頚神経節《交感神経幹の》　296
中甲状腺静脈　109, 215, 218, 223, 230
中硬膜静脈　383

中硬膜動脈　100, 101, 103, 175, 236, 310
　― の岩様部枝　101, 156
　― の前頭枝　306, 310
　― の頭頂枝　306, 310
中硬膜動脈溝　27
中耳　**146**, 148
中耳炎　147, 149
中斜角筋　88, 93, 139, 230
　― の起始・停止　92
中小脳脚　**355**, 361, 366, 367, 370, 371
　―, 冠状断面（前頭断面）における　425-427
　―, 矢状断面における　440, 441
中上歯槽枝《上歯槽神経の》　122, 187
中心窩　162, 163, 168, 169, 171, 477
中心灰白質　118, 427, 437, 451, 453
中心管　114, 312-314, 357
　―《脊髄の》　280, 365, 443
中心後回　289, **320**, 322, 326, 405, 444, 447, 451, 454, 488, 494
中心後溝　322, 447
中心後溝動脈　377
中心溝　276, 320, **322**, 328, 447, 454, 494
中心溝動脈　377
中心視床放線　345
中心静脈圧測定　7
中心静脈カテーテル　109
中心性暗点　478
中心前回　125, **320**, 322, 326, 422, 454, 457
中心前溝　322, 324
中心前溝動脈　377
中心被蓋路　362, 363, 370
中心部
　―《側脳室の》　312, 319
　――, 冠状断面（前頭断面）における　423-425, 427
　――, 矢状断面における　440
　――, 水平断面における　432
中心傍溝　324
中心傍小葉　324
中神経幹《腕神経叢の》　466
中枢グリア細胞　269
中枢神経系　269, 270, 274
　― の灰白質　502
　― の白質　505
中枢性交感神経路　362-365
中枢性鎮痛路　453
中枢性麻痺　125
中枢鎮痛路　452
中切歯　54, 59
中前頭回　322
中側頭回　322
中側頭枝《中大脳動脈の》　377
中側頭動脈　101, 233
中大脳動脈　374, 375, **376**, 378, 379, 391-393
　― の枝　307
　― の角回枝　377
　― の後側頭枝　377
　― の前側頭枝　377
　― の側頭後頭枝　377
　― の中側頭枝　377
　― の蝶形骨部, M1区　376
　― の島部, M2区　376
中頭蓋窩　22, 41, 136, 176, 249, 310
中乳切歯　58
中脳　270, 272, 273, 278, 309, 320, 343, 354, **362**, 436, 437, 443
　― の動脈の分布　381
中脳蓋　118, 357, 368
中脳水道　118, 250, 278, **312**, 313-315, 319, 338, 357

―, 冠状断面（前頭断面）における　426, 427
―, 矢状断面における　443
―, 水平断面における　436, 437
中脳被蓋　278, 338, 357
中脳胞　272, 339
中鼻甲介　14, 15, 25, 38, **41**, 43, 45, **180**, 181, 182, 184, 185, 200, 208, 246, 247, 252, 261
中鼻道　41, 43, 181, 246
虫部小節［第X小葉］　443
虫部垂［第Ⅳ小葉］　366, 443
虫部錐体［第Ⅷ小葉］　366
注視　173
長胸神経　466
長後毛様体動脈　103, 170, 171, 175
長母趾伸筋　475
長毛様体神経　122, 175
長連合線維　542
鳥距溝　**324**, 328, 329, 332, 439
―, 冠状断面（前頭断面）における　430, 431
―, 矢状断面における　440, 443
鳥距枝《内側後頭動脈の》　377
腸管神経系　304
腸骨下腹神経　468
腸骨筋　469
腸骨鼠径神経　468
腸弛緩　304
跳躍伝導　294
蝶下顎靱帯　67, 193
蝶形骨　20, **34**, 36, 40, 238
　― の外側板　35, 45, 187
　― の眼窩面　35
　― の小翼　14, 22, 23, 35, 36, 38, 41
　― の側頭下稜　39
　― の側頭面　35
　― の体　41, 42, 253
　― の大翼　12-15, 23, 34-36, 38, 252
　――, 側頭面　39
　― の内側板　35, 45, 187
　― の翼状突起　16, 34, 35, 187
蝶形骨縁《前頭骨の》　26
蝶形骨棘　35, 66
蝶形［骨］頭頂静脈洞　283, 318, 382, 383
蝶形骨洞　**15**, 20, **41**, 42, 43, 85, 147, 180-184, 249, 252, 260-262
蝶形骨洞口　35
蝶形骨洞中隔　249
蝶形骨突起《口蓋骨の》　33
蝶形骨部, M1区《中大脳動脈の》　376
蝶形骨隆起　22
蝶形骨稜　35, 41
蝶口蓋孔　39, 42, 183, 239
蝶口蓋切痕　33
蝶口蓋動脈　100, **101**, 103, 182, **183**, 185, 236, 238
　― の外側後鼻枝　101, 183
　― の中隔後鼻枝　101, 182
蝶篩陥凹　43, 181
蝶錐体裂　136, 207
蝶前頭縫合　12
蝶頭頂縫合　12
蝶鱗縫合　12, 17, 39
調節水晶体　480
聴覚　114, 289
聴覚器　142, **152**
聴覚系　484
聴覚障害　202
聴覚平衡覚　358
聴覚路　520
聴神経腫瘍　128, 151
直回　323
直静脈洞　250-252, 283, 308, 314, **319**,

382, **383**, 384, 386, 388, 430
直接経路　459
直接瞳孔（対光）反射　481
直部《輪状甲状筋の》　198, 216, 218

つ

ツァイス腺　159
ツェンケル憩室　199
ツチ骨　145, 146, **148**, 149, 153
　― の前突起　149
ツチ骨頸　148
ツチ骨条　145, 149
ツチ骨頭　142, 148
ツチ骨柄　145, 148, 157
ツチ骨隆起　145
椎間円板　72, 76
椎間関節　72, 74
椎間孔　77, 418
椎間静脈　417
椎弓　70
椎弓根　71
椎弓板　71
椎孔　71
椎骨
　― の横突起　70, 71
　― の下関節面　70
　― の上関節面　70
椎骨静脈　108, 384, 416, 418
椎骨静脈叢　283, 314
椎骨前の筋　88, **92**
椎骨動脈　76, **94**, 96, 97, 242, 254, 255, 257, 261, 262, 282, 311, 315, 374-376, 380, 414, 418
　― の硬膜枝　94
　― の脊髄枝　94
椎骨動脈溝　70, 71
椎前筋膜　262
椎前神経節《交感神経の》　297, 299, 302
椎前葉《頸筋膜の》　4, 204, 222, 240
椎体　70, 76
椎体静脈　417
椎傍神経節　297
　―《交感神経の》　299
痛覚　290, 402, 444, 450, 452, 453
　― の伝導　302, 450
痛覚上行路　451

て

テトラヨードサイロニン　223
テノン包　174
テント縁枝《内頸動脈の》　102
テント枝
　―《眼神経の》　310
　―《上顎神経の》　310
テント切痕　308
テント底枝《内頸動脈の》　102
デジェリヌ＝クルンプケの麻痺　467
デスメ膜　165
デルマトーム（皮膚分節）　138, 303, 395, **462**
てんかん　498
底板　114
転移性扁平上皮細胞腫瘍　191
伝導路　504

と

トムス細胞　61
トリパンブルー　316
トリヨードサイロニン　223
トルコ鞍　35, 442
トレムナー反射　464
トレンデレンブルク徴候　469
ドパミン　358, 459
ドレロ管　179
登上線維　369
鍍銀染色　326, **409**
投射線維　334, 505
投射ニューロン　401
投射路　542
豆状突起　148
島　**321**, 488, 498
―, 冠状断面（前頭断面）における　421, 422, 424-427
―, 矢状断面における　438
―, 水平断面における　435, 436
島限　439
島溝　435
島短回　325
島中心溝　325
島長回　325
島皮質　289, 422, 434
島部, M2区《中大脳動脈の》　376
島葉　321
島輪状溝　325
透明中隔　**320**, 331, 338, 340, 343
―, 冠状断面（前頭断面）における　421-423
―, 矢状断面における　443
―, 水平断面における　433
透明中隔腔　331, 343
塔状頭蓋　17
統合　266
等皮質　326
頭蓋　12, 14
　― の骨
　――, 後面　17
　――, 前面　15
頭蓋窩　22
頭蓋冠　18
　― の外板　19
　― の内板　19
　― の板間静脈　19
　― の板間層　19
頭蓋骨　274, 306
　― の外板　306, 309
　― の内板　306, 309, 382
　― の板間層　306, 309, 382
頭蓋骨癒合症　17
頭蓋鎖骨形成不全　13
頭蓋-脊柱連結の靱帯　74
頭蓋底　20, 22
　― の咽頭底板　199
　― の硬膜静脈洞　383
　― の骨
　――, 外面　20
　――, 内面　22
　― を通る神経と血管の経路　136
頭蓋底骨折　130
頭蓋内血管狭窄　392
頭蓋内出血　390
頭蓋縫合の早期癒合　17
頭屈　273
頭頸部
　― の合流リンパ節　110
　― の静脈　104, 106
　―― のうっ血　7
　― の深頸リンパ節　110
　― のリンパ系　110

569

頭頸部
　― の領域リンパ節　110
頭最長筋　86-88, 245, 257
頭長筋　87, 88, 231, 261
　― の起始・停止・作用・神経支配　92
頭頂縁《前頭骨の》　26
頭頂孔　18, 385
　―《頭頂骨の》　27
頭頂後頭溝　320, 322, 324, 328, 443
頭頂後頭枝《内側後頭動脈の》　377
頭頂骨　3, 12-16, 18-20, 22, **26**, 34, 83
　― の下側頭線　27
　― の後頭縁　27
　― の矢状縁　27
　― の上側頭線　27
　― の前頭縁　27
　― の頭頂孔　27
　― の鱗縁　27
頭頂枝
　―《浅側頭動脈の》　101, 232, 233
　―《中硬膜動脈の》　306, 310
　―《内側後頭動脈の》　377
頭頂側頭橋路　460
頭頂側頭連合野　494
頭頂導出静脈　18, 19, 107, 384, 385
頭頂内溝　322
頭頂乳突縫合　385
頭頂部　2
頭頂弁蓋　321, 325
頭頂葉　249, 276, 320
頭頂葉連合野　447
頭半棘筋　86-88, **244**, 254, 255, 261-263
頭板状筋　86-88, **244**, 255, 262, 263
頭皮　309
　― と頭蓋冠　19
頭部　232
　― と頸部の動脈系　94
　― における感覚神経節　534
　― における自律神経節　534
　― の筋　86
　― の痛覚路　452
　― の部位　2
橈骨神経　466
同側性麻痺　118
同名性半盲　393, 478
動眼神経［脳神経 III］　112-115, **118**, 119, 172-176, 208, 249, 251, 261, 296, 300, 341, 355, 479, 480, 483
　―, 冠状断面（前頭断面）における　420-423
　―, 矢状断面における　441
　―, 水平断面における　437
動眼神経核　114, 115, **118**, 356, 360, 480, 482, 483, 486, 487
　― の位置　118
動眼神経副核（エディンガー・ウェストファル核）　114, 115, 118, **300**, 301, 480, 481
動眼神経麻痺　119, 159
動静脈瘻　417
動的な咬合　53
動脈溝　18, 23
動脈塞栓　392
動脈瘤　390, 391
導出静脈　19, 24, 29, **107**, 309, 385
瞳孔　166
瞳孔括約筋　118, 166, **167**, 300, 480, 481
瞳孔径の調節　481
瞳孔散大　118
瞳孔散大筋　166, 167
瞳孔反射　479, 481
瞳孔不同　166
特殊核群《視床の》　344, 345

特殊臓性運動核　550
特殊臓性遠心性　112
特殊臓性遠心性核　115
特殊臓性感覚　284
特殊臓性求心性　112
特殊臓性求心性核　115
特殊体性感覚　284
特殊体性求心性　112
突発性感音難聴　151, 380

な

ナメクジウオの鰓弓　10
内顆粒層
　―《大脳皮質の》　326, 457
　―《網膜の》　169
内胸静脈　108, 231
内胸動脈　231, 242
　― の胸腺枝　94
　― の縦隔枝　94
　― の前肋間枝　94
　― の内側乳腺枝　94
内境界層《網膜の》　169
内頸・顔面静脈
　― の合流部　108, 111
　― の静脈角　191
内頸静脈　**104**, 105-108, 144, 147, 191, 206, 207, 211, 215, 223, 227, 229, 254, 255, 258, 263, 384, **385**, 416
　― の枝　108
内頸動脈　20, 94, **96**, 97-99, 102, 103, 107, 127, 146, 147, 149, 151, 156, 172, 175, 176, 180, 183, 185, 206, 207, 209, 223, 227, 233, 239, 249, 251-255, 262, 263, 282, 308, **374**, 375, 376, 391
　― のアテローム性動脈硬化症　95
　― の位置の変異　243
　― の枝　96
　― の海綿静脈洞枝　102
　― の海綿静脈洞部　102, 374
　― の区分　102
　― の頸部　102, 374
　― の硬膜枝　102
　― の三叉神経枝　102
　― の三叉神経節枝　102
　― の錐体部　102, 374
　― の大脳部　102, 374
　― のテント縁枝　102
　― のテント底枝　102
内頸動脈（交感）神経叢　207
内頸動脈神経叢　127, 147, 166, 175, 239
内後頭隆起　72
内後頭稜　72
内喉頭筋　216
内枝《上喉頭神経の》　133, 141, 215, 218, 229, 242
内視鏡　185
内耳　150, **154**
内耳孔　29
　― と内耳道　136
内耳神経［脳神経 VIII］　112-115, **128**, 129, 150, 151, 208, 253, 263, 355, 370, 420-423, 479
内耳道　23, 126, 150, 152, 263
　― の横稜　151
内受容　284
内水頭症　312
内錐体層《大脳皮質の》　326, 457
内臓神経　302
内臓神経叢　505
内臓頭蓋　13, 14, 260

内臓皮膚反射弓　303
内側オリーブ蝸牛束　485
内側核群《視床の》　344
内側眼瞼交連　159
内側眼瞼靱帯　158, 160
内側眼瞼動脈　103, 175, 227
内側脚《大鼻翼軟骨の》　40, 41, 254
内側嗅条　116, 323, 490
内側結合腕傍核　488
内側後頭静脈　386
内側後頭側頭回　323, 324
内側後頭動脈
　― の P4 区　376, 377
　― の鳥距枝　377
　― の頭頂後頭枝　377
　― の頭頂枝　377
　― の背側脳梁枝　377
内側硬膜上静脈　417
内側鎖骨下神経　240
内側枝《眼窩上神経の》　226
内側膝状体　117, 341, 347, 428, 481
　―, 冠状断面（前頭断面）における　425
　―, 矢状断面における　441
　―, 水平断面における　436
内側膝状体核　484
内側縦条　331
内側縦束　**360**, 362-365, 482, **483**, 486, 487
内側上後鼻枝《上顎神経の》　182, 183, 239
内側神経束《腕神経叢の》　466
内側髄板　343, 345, 353
内側前頭底動脈　377
内側前脳束　349, 490
内側前腕皮神経　466
内側［側脳室］房静脈　388
[内側] 中間側頭枝《外側後頭動脈の》　377
内側直筋　**119**, 162, 163, 172, 173, 176, 177, 246-248, 251, 480, 483, 487
内側板
　―《蝶形骨の》　35, 39, 41, 42, 45, 67, 187
　――, 翼状突起　21
内側鼻枝
　―《前篩骨神経の》　183
　―《前篩骨動脈の》　182
内側鼻突起　8
内側毛帯　203, 346, **361**, 362-365, 405, **441**, 444, 446, 447, 448, 507, 545
内側毛帯交叉　361
内側翼突筋　**82, 84**, 85-87, 123, 193, 199, 200, 201, 204, 233, 235-237, 248, 249, 255, 262, 263
内側翼突筋神経　237
内側隆起　355
内大脳静脈　384, **386**, 387-389, 393, 426, 427
内頭蓋底　136
内粘膜下神経叢（マイスナー神経叢）　304
内板《頭蓋骨の》　19, 306, 309, 382
内包　249, 261, 262, **276**, 333, 337, 339, 343, 345, 352, 353, 391, 409, 432, 447, 451, 456, 458, 461
　―, 矢状断面における　438-440
　―, 水平断面における　337, 379, 432
内包後脚　337, 422
　―, 冠状断面（前頭断面）における　424-426
　―, 矢状断面における　441
　―, 水平断面における　433-435
内包膝　337

―, 冠状断面（前頭断面）における　422, 423
―, 矢状断面における　441
―, 水平断面における　433, 434
内包前脚　337
　―, 冠状断面（前頭断面）における　420, 421
　―, 矢状断面における　439
　―, 水平断面における　433, 434
内網状層　169
内有毛細胞　152, 153, 484, 485
内リンパ　155
内リンパ管　151, 154
内リンパ嚢　146, 150, 151, 154
涙目　160
軟口蓋　181, **186**, 187, 192, 196, 197, 200, 202, 248, 260
　― の筋　201
軟骨頭蓋　13
軟骨内骨発生　13
軟膜　274, 307, 309
難聴　126

に

ニッスル染色　326, 397
ニッスル物質　292
ニューロフィラメント　292
ニューロン（神経細胞）　**292**, 295
ニンヒドリンテスト　468
二次口蓋　9
二次視覚野　494
二次聴覚野　494
二点識別感覚障害　471
二頭筋反射　400, 464
二腹筋窩　46
二腹筋枝《顔面神経の》　125, 195
苦味　489
乳犬歯　59
乳歯　58, 59
乳側切歯　59
乳頭視床束　343, 346, **349**
乳頭視床路　492
乳頭体　273, 277, 320, **330**, 331, 332, 338-343, 345, 346, 348, 349, 492, 493
　―, 冠状断面（前頭断面）における　423, 427
　―, 矢状断面における　437
乳頭体脚　349
乳頭被蓋路　349
乳頭浮腫　171
乳突孔　16, 29, 136, 385
乳突枝《後頭動脈の》　310
乳突切痕　90
乳突洞　157
乳突洞口　146
乳突動脈　156
乳突導出静脈　19, 107, 255, 384, 385
乳突壁《鼓室の》　147
乳突蜂巣　28, 146, 147, 195
　― の動脈　156
乳突蜂巣炎　147
乳突リンパ節　110, 144
乳様突起　3, 88, 195
　―《側頭骨の》　**28**, 29, 66, 83, 150, 194, 195
　― の先端　4
乳様突起部　2

ぬ・ね

ヌエル腔　152
念珠状（バリコース）神経終末　305
粘膜関連リンパ組織　197
粘膜歯肉境　56

の

ノルアドレナリン　297, 298, 305, 358, 453
ノルアドレナリン作動性受容体
　―（α2）　305
　―（β1）　305
脳　270
　― における組織関門　316
　― の静脈　386
　― の動脈　374, 376
脳回　322
脳幹　270, 276, 278, 340, 341, **354**, 426
　― と小脳
　―― の静脈　388
　―― の動脈　380
　― の下行路　360
　― の核　114
　― の楔状束　365
　― の上行路　361
　― の神経核《迷走神経の》　203
　― の前庭神経野　355
　― の伝導路　530
脳幹症候群　380
脳幹損傷　219
脳幹発生の初期胚段階　114
脳幹反射　356, 479
脳幹網様体　346
脳弓　312, 315, 320, 324, **330**, 331, 338-340, 342, 343, 346, 348, 349, 353, 433, 437, 443, 492
脳弓下器官　316
脳弓脚　331
　―，冠状断面（前頭断面）における　425-427
　―，矢状断面における　441
　―，水平断面における　434
脳弓交連　331, 492
脳弓体　331
　―，冠状断面（前頭断面）における　423
　―，矢状断面における　442
　―，水平断面における　433
脳弓柱　331, 332, 423
　―，冠状断面（前頭断面）における　422
　―，水平断面における　435
脳弓ヒモ　315, 331
脳虚血　392, 493
脳血管障害　392
脳梗塞　95
脳硬膜　85, 274
脳溝　322
脳砂　352
脳室系　312
脳室周囲器官系　316
脳神経　112, 114, 116
　― の概観　112
　― の感覚神経節　503
脳神経 I ☞「嗅神経」の項
脳神経 II ☞「視神経」の項
脳神経 III ☞「動眼神経」の項
脳神経 IV ☞「滑車神経」の項
脳神経 V ☞「三叉神経」の項
脳神経 VI ☞「外転神経」の項
脳神経 VII ☞「顔面神経」の項
脳神経 VIII ☞「内耳神経」の項
脳神経 IX ☞「舌咽神経」の項
脳神経 X ☞「迷走神経」の項
脳神経 XI ☞「副神経」の項
脳神経 XII ☞「舌下神経」の項
脳神経核　**356**, 550
脳水腫　17
脳脊髄液　314
　― と血清の比較　317
脳卒中　392
脳底静脈　384, 386-388
脳底静脈叢　318, 383
脳底槽　314
脳底動脈　94, 95, 245, 251-253, 282, 315, 375, **376**, 379-381, 414
　― の橋枝　375, 376, 380
脳底部の動脈　376
脳頭蓋　13, 260
脳内出血　391
脳波　345
脳ヘルニア　308, 309, 317
脳梁　249, 260, 276, 312, 320, 329, 330, **331**, 332, 338-340, 342, 343, 346, 437, 492
　―，冠状断面（前頭断面）における　422
　―，矢状断面における　440, 441
脳梁縁動脈
　― の後内側前頭枝　377
　― の前内側前頭枝　377
　― の帯状回枝　377
　― の中間内側前頭枝　377
脳梁灰白層　330-332, 492
脳梁幹　331
　―，冠状断面（前頭断面）における　420, 421, 423-427
　―，矢状断面における　442, 443
　―，水平断面における　432, 433
脳梁溝　324
脳梁膝　331
　―，矢状断面における　442, 443
　―，水平断面における　433
脳梁周囲槽　314, 315
脳梁周囲動脈　377
　― の楔前部枝　377
脳梁吻　331, 442
脳梁放線　335
脳梁膨大　331, 428, 433
　―，矢状断面における　442, 443
　―，水平断面における　434, 435
囊胞　11

は

ハノーヴァー隙　163
ハンチントン病　459
バセドウ病　223
バソプレシン　350
バリコース（念珠状）神経終末　305
パーキンソン病　455, 458
パーリア核　480
パッキオーニ顆粒　307
パブロフの反射　353
パラトルモン　223
はね返り現象，小脳の傷害による　373
歯　48
　― のX線診断　62
　― の組織　49
　― の発生　60
破骨細胞　223
破傷風　401
破裂孔　20, 21, 23, 136
馬尾　280, 311, 418, 419, 462, 463
　― の傷害　475
馬尾症候群　463
背外側核《視床の》　346, 347
背外側前頭前野　498
背側横延髄静脈　389
背側核群《視床の》　344
背側三叉神経視床路　488
背側視床　339, 352, 440
背側脳梁枝《内側後頭動脈の》　377
背側被蓋核　353, 488
背側縫線核（後縫線核）　358
背内側核《視床の》　347, 348, 351
敗血症　204
白交通枝《交感神経幹の》　297
白質　270, 504
　― 《終脳の》　321, 334
　― 《脊髄の》　280
白内障　165
薄束　361, 365, **404**, 412, 445
薄束核　361, 365, 405, 444, 449
薄束結節　355
発音　217
発生
　― 《間脳の》　339
　― 《歯の》　60
　― における脳幹部核柱の配置　114
発声　216
話し言葉の認識　495
鼻　40, 180, 184
　― の神経　508
　― の神経路　508
　― の動脈　508
反回硬膜枝《眼神経の》　122
反回神経　132, **133**, 134, 141, 208, 215, 218, 219, 223
　― の傷害　216
　― の走行　224
反回神経麻痺　215
反屈束　349
反射　480
反射弓　400
半規管　486, 487
　― の［膜］膨大部　154
半月回　116, 490
半月裂孔　184
板間静脈　19, 382
板間層（頭蓋骨の）　19, 306, 309, 382

ひ

ヒアルロン酸　163
ビタミン B_{12} 欠乏症　471
皮下組織　446
皮質　502
皮質下中枢　495
皮質核線維　125, 134, 135, 286, 360, 362, 409
皮質核路　203, 408, **456**, 483
皮質橋路　361, 362
皮質脊髄線維　360, 362, 409
皮質脊髄路　**408**, 411, 441, 442, **456**, 483
皮質脊髄路症候群　472
皮神経　463
　― 《頸部の》　240
皮膚
　― の受容器　446
　― の分節性神経支配　395
　― の無毛部　446
　― の有毛部　446
皮膚分節（デルマトーム）　303, **462**, 470
非アドレナリン作動性　304
非コリン作動性　304
非膝状体部　478
非特殊核群《視床の》　344, 345
披裂間切痕　205, 217
　―，喉頭鏡で見る　217
披裂関節面《輪状軟骨の》　213
披裂喉頭蓋ヒダ　200, 205, 214, 216
　―，喉頭鏡で見る　217
披裂軟骨　212, 213, 256, 259
　― の筋突起　213, 216
　― の声帯突起　213, 216
　― の前外側面　213
　― の底部　259
［披裂軟骨］尖　213
被蓋　455
被蓋核　490
被蓋咬合　53
被殻　249, 262, **276**, 313, **321**, **333**, 337, 343, 346, 347, 352, 353, 391, 411, 439, 447, 458-460
　―，冠状断面（前頭断面）における　420-424
　―，矢状断面における　438-440
　―，水平断面における　433-435
尾状核　**321**, **333**, 336, 337, 339, 340, 343, 352, 391, 422, 458
尾状核静脈　388
尾状核体　336
　―，冠状断面（前頭断面）における　421-427
　―，水平断面における　432
尾状核頭　249, 261, **276**, 313, **336**, 337, 346, 411, 447, 460
　―，冠状断面（前頭断面）における　420
　―，矢状断面における　440, 441
　―，水平断面における　433-435
尾状核尾　**276**, 313, 333, **336**, 337, 447, 493
　―，冠状断面（前頭断面）における　424-427
　―，矢状断面における　439
　―，水平断面における　433-435
尾側小脳脚静脈　389
眉弓　26
眉毛下制筋　78, 158
鼻咽頭腫瘍　219
鼻棘《前頭骨の》　26
鼻筋　78-80, 158
　― の横部　86
　― の翼部　86
鼻腔　15, **40**, 43, 180, **182**, 248, 251-254
　― の粘膜　181
　―― の機能　184
鼻腔面
　― 《口蓋骨の》　33
　― 《上顎骨の》　30
鼻限　181
鼻口蓋神経　182, 183, 187, 239, 300
　― の下後鼻枝　239
鼻甲介　196
鼻甲介稜《口蓋骨の》　33
鼻骨　3, 12-15, **32**, 36, 37, 40-42
鼻骨縁《前頭骨の》　26
鼻骨孔　32
鼻根筋　78, 158, 262
鼻出血　183, **185**, 238
鼻唇溝　186
鼻腺　127
鼻前庭　181

鼻前頭静脈 384
鼻側視野 476
鼻中隔 **40**, 116, **181**, 183, 184, 186, 200, 248, 252, 254, 260
　——への血管の分布 103
鼻中隔下制筋 86
鼻中隔矯正 33
鼻中隔軟骨 **40**, 41, 180, 183, 246, 252-254
　——の後突起 41
鼻道単位 43
鼻軟骨 40
鼻背静脈 158, 175
鼻背動脈 98, 103, 158, 175, 185, 226, 227
鼻部 2
　——（前頭骨の） 26
鼻毛様体神経 122, 174-177
鼻毛様体神経根 122, 174, 175
鼻翼 40
鼻稜 41
　——（口蓋骨の） 45
鼻涙管 37, 43, 160
鼻涙溝 8
鼻漏 25, 116
光屈折 165
光受容体 169
表在感覚 447
表皮 446
表面感覚 519
標識筋 465

ふ

ファーター・パチニ小体 405, **446**
フィリップ・ゴムボールの三角 396, 405
フォレル軸 270
フォレル十字 411
フォレル野
　——, H1 353
　——, H2 353
フォンタナ腔 167
フランクフルト水平面 52
フリードリッヒ運動失調 473
フレクシッヒ束 396, 405
フレクシッヒ路 444, 445
ブドウ膜 166, 168
ブラウン=セカール症候群 473
ブルッフ膜 164, 169
ブローカ 492
　——の対角帯 492
ブローカ野 379, 497
ブロードマン 328
　——4野 526
　——8野 528
　——17野 480
　——28野 490
　——41野 484
　——44野 497
　——の領野 329
プチ隙 163
プルキンエ細胞 293, 369
プルキンエ細胞層（小脳皮質の） 369
プログラミング（運動の） 454
プロラクチン 351
不確帯 352, 353
不確縫線核 358
不全片麻痺 393
不全麻痺 461, 464
不対甲状腺静脈叢 230
不等皮質 **330**, 332, 493

不動毛 153
付着歯肉 56
付着上皮 56
付着板 340, 341
伏在神経 469
副オリーブ核 361
副楔状束核 365, 444
副甲状腺 **222**, 223
　——の発生 11
副交感神経核 551
副交感神経系 114, 138, **296**, 298, **300**, 301, 305
副交感神経根 174, 175
副交感神経節 296, 298, 503
副咬頭 51
副耳下腺 210
副神経［脳神経 XI］ 86-88, 112-114, **134**, 138, 141, 184, 207, 224, 230, 254, 255, 262, 355, 420-424
　——の外枝 141, 206, 240, 242-244, 256
　——の脊髄核 134
　——の脊髄根 134
副神経核 356, 360, 365, 399, 486
副神経脊髄核 114, 115
副腎皮質刺激ホルモン 351
副頭（側頭筋の） 247
副脳底静脈 389
副半奇静脈 416
副鼻腔 15, **42**, 180, 184
副鼻腔炎 6, 15, 42, 184
副涙腺 160
腹外側核群（視床の） 344
腹側間脳溝 342
腹側視床 277, 339, **352**
腹側大動脈 10
腹内側核（視床下部の） 348, 351
腹内側前前頭野 498
複視 118, 172
輻輳 480, 483
吻合枝，涙腺動脈と中硬膜動脈の 103
吻側間質核 482
分界溝（舌の） 188, 489
分界条 341, 349, 353
分界静脈（上視床線条体静脈） 340, 387-389
分子層
　——（小脳皮質の） 369
　——（大脳皮質の） 326, 457
分離脳 496

へ

ヘシュル回 484
ヘッド帯 303
ヘリング小体 350
ヘルトビッヒ上皮鞘 61
ベッツ細胞 326
ベッツ細胞層 457
ベネット角 68
ベヒテレフ核 128, 487
ベル麻痺 125
ベルガー隙 163
ペーペズ回路 492, 493
ペリメトリー 477
平行型シナプス結合 293
平行線維 369
平衡覚 289
平衡覚器 142
平衡砂 154
平衡砂膜 154
平衡斑 155

閉鎖神経 468
閉鎖帯（タイト結合） 309
閉塞隅角緑内障 167
片側バリズム 353
片葉［第 X 半球小葉］ 129, 366, 367, 425, 439
片葉脚 366
片葉小節葉 279, 366
辺縁系 492, 493
辺縁葉 276, 320
辺縁連合野 494
変異
　——，ウィリス動脈輪 375
　——，外頸動脈の 97
　——，顎動脈の 237
　——，上行咽頭動脈の 99
扁桃 196
　——の発生 11
扁桃窩 196
扁桃枝 131
　——（顔面動脈の） 98
　——（小口蓋神経の） 209
　——（上行咽頭動脈の） 209
　——（上行口蓋動脈の） 209
　——（舌咽神経の） 209
扁桃切除術 209
扁桃腺炎 196
扁桃体 116, 262, 313, 321, **332**, 333, 343, 349, 353, 421, 437, 439, 490, 492, 495, 498
　——，冠状断面（前頭断面）における 422, 423
　——，矢状断面における 438, 439
　——，水平断面における 436
扁桃体外側核 333, 421
扁桃体外側基底核 333
扁桃体中心核 333
扁桃体内側基底核 333
扁桃体皮質核 333, 421
扁桃摘出術 205
弁蓋皮質 498
弁蓋部（下前頭回の） 322

ほ

ホメオスタシス 298
ホルネル筋 80
ホルネル症候群 166, 467
ボウマン腺 491
ボウマン膜 165
ボツリヌス菌 78
ボフダレクの花かご 315
ポリオ 472
歩行失調 471
補助運動野 454, 459
方向感覚 358
放線冠 334
萌出，歯の 58
報酬系 458
蜂窩織炎 208
縫工筋 469
縫合 16
縫線核 453
防御反射 359
房飾細胞 490
傍古皮質 493
傍糸球体細胞 491
傍正中橋網様体 482
帽状腱膜 78, 79, 309, 382
膨大部稜 150, **154**, 155, 486, 487

ま

マイスネル小体 446
マイスネル神経叢（内粘膜下神経叢） 304
マイネルト核 343
マイネルト軸 270
マイボーム腺 159, 161
マイヤーのループ 476, 478
マクロファージ 197
マジャンディ孔 313
マルテジャーニ輪 163
膜性骨発生 13
膜性板（耳管の） 147
［膜］膨大部（半規管の） 154
膜迷路の神経支配 151
末梢グリア細胞 269
末梢神経
　——の灰白質 503
　——の神経節 114
末梢神経系 269, 274
　——の白質 505
　——の発生 273
末梢性麻痺 125
眉 159
慢性隅角緑内障 167
慢性副鼻腔炎 43

み

ミエリン鞘（髄鞘） 294
ミクログリア（小膠細胞） 294, **295**
ミュラー筋 159
ミュラー細胞 169
味覚 191, 289
味覚系 488
味覚受容器 489
味覚線維 127
味覚線維領域 130
味覚路 522
味孔 489
味蕾 188, 489
眉間 26, 40
耳 142
脈絡組織 339
脈絡叢 250, 263, 313, **315**, **316**, 338, 339, 343, 364, 493
脈絡叢細胞 295
脈絡叢静脈 387
脈絡ヒモ 315, 340, 341
脈絡膜 162, 164, 169, 170

む

ムスカリン作動性受容体 305
無顆粒性皮質 326
無汗症 468
無髄 C 線維 450
無髄軸索 269
無味覚症 488
無力症 373

め

メッケル軟骨 10, 60

め

メラトニン 352
メラニン細胞刺激ホルモン 351
メルケル小体複合体 446
めまい 126, 142
明調細胞 491
迷走神経［脳神経Ⅹ］ 10, 87, 112-115, 131, **132**, 134, 138, 141, 144, 191, 206-208, 215, 219, 223, 224, 230, 231, 242, 254, 255, 262, 296, 300, 302, 355, 420-424, 488, 489, 522
　── の咽頭枝 131-133
　── の枝, 頸部の 133
　── の下神経節 132, 141, 203, 302, 488
　── の頸心臓枝 133
　── の頸動脈洞枝 131
　── の硬膜枝 310
　── の傷害 219
　── の上神経節 132, 141, 203, 302
　── の節状神経節 488
　── の脳幹の神経核 203
　── の分布, 咽頭における 203
迷走神経根 219
迷走神経三角 355
迷走神経背側核 114, 115, **132**, 300, 301, **356**, 358, 364, 486, 488
迷路 487
迷路静脈 151, 157
迷路動脈 151, 156, 157, 380

も

モルガーニ洞脱 219
モル腺 159
モンロー孔（室間孔） **312**, 313, 314, 318, 319, 433, 434, 443
毛帯 504, 544
毛包受容器 446
毛様体 159, 162, **164**, 166-168
毛様体筋 162, 164, 166, 300, 480
毛様体色素上皮 162
毛様体上皮 164
毛様体神経節 **119**, 122, 166, 174-176, 300, 480, 481
毛様体突起 164
毛様体麻痺 118
盲孔
　── （舌の） 489
　── （前頭骨の） 26
盲点 163, 171, 477
網膜 159, 162, 163, **168**
　── の外境界層 169
　── の色素層 168
　── の神経層 168
　── の水平細胞 169
　── の錐体細胞 169, 476
　── の双極細胞 169, 476
　── の内顆粒層 169
　── の内境界層 169
　── への投影 532
網膜虹彩部 168
網膜視蓋系 479
網膜視部 164, 168
網膜中心静脈 170, 171
網膜中心動脈 **103**, **162**, 169-171, 174, 175
網膜剝離 169
網膜毛様体部 168
網膜盲部 168
網様体 **358**, 362-365, 479, 486, 490, 495, 502
網様体核 457

網様体機能 359
網様体視床線維 451
網様体脊髄路 401, 411, **413**, 460, 486
網様部《黒質の》 458, 459

ゆ

有郭乳頭 188, 205, 488, 489
有髄Aδ線維 450
有髄軸索 269
有髄線維 294
有線野 329, 429, 431, 436, 476, 479
有毛細胞 154
遊離歯肉 56
優位半球 496

よ

ヨード欠乏 223
よろめき歩行 469
予成膜 60
葉状乳頭 188, 205, 489
腰髄 397, 399
　── の傷害 475
腰仙骨神経幹 468
腰仙骨神経叢 468
腰椎穿刺 119, **317**, **419**
腰椎槽 311, 418, 419
腰椎椎間板ヘルニア 463
腰椎麻酔 419
腰痛 463
腰動脈 414
腰膨大 280
抑制性シナプス後電位 292
翼棘靱帯 67
翼口蓋窩 37, 39, 238
翼口蓋窩内 183
翼口蓋神経節 39, 122, 126, **127**, 182, 183, 233, **239**, 300
　── への神経節枝《上顎神経の》 122, 239
翼上顎裂 238, 239
翼状靱帯 74, 75
翼状突起《蝶形骨の》 16, 34, 35, 187
　──, 外側板 21, **39**, 41, 45, 67, 84, 187, 238
　──, 内側板 21, **39**, 41, 42, 45, 67, 187
翼状突起骨梁 22
翼突咽頭部《上咽頭収縮筋の》 198
翼突窩 35, 45
翼突下顎ヒダ 192, 193
翼突下顎縫線 193, 198, 204
翼突管 35, 39, 127, 137, 239
翼突管神経 127, 239, 300
翼突管動脈 101, 102, 238
翼突筋窩 46, 66
翼突筋枝 100
　── 《顎動脈の》 100
翼突筋静脈叢 104, **106**, 107-109, 227, 384
翼突筋神経 123
翼突鉤 35, 187, 192, 193, 201
翼板 114
翼部《鼻筋の》 86

ら

ライスネル膜 152
ライスネルの糸 316
ライヘルト軟骨 10
ライマー三角 199
ラインケ腔 219
ラセン神経節 129, 151, 152, 484
ラセン靱帯 152
ラセン板縁 152
ラムダ縫合 3, 12, 16, 18, 385
ランヴィエ絞輪 294
卵円孔 21, 23, 35, 39, 123, 136, 237
卵円孔静脈叢 383, 384
卵円野 405
卵形核 488
卵形嚢 142, 150, 154, 486
卵形嚢神経 129, 151, 154
卵形嚢斑 150, **154**, 155, 487
卵胞刺激ホルモン 351

り

リンパ球 197
リンパ小節 196, 197
リンパ本幹 110
梨状陥凹 200, 205, 214, 249, 257
　──, 喉頭鏡で見る 217
梨状口 14, 41
梨状前野 116, 490, 524
律動眼振 150
流注膿瘍 5, 204
隆起核 348
隆起核下垂体路 349
隆起核漏斗路 351
隆起部《下垂体前葉の》 350
隆椎［第7頸椎］ 2, 3, 70, 72
　── の棘突起 4, 256
両眼共同運動 482
両耳側半盲 478
両側性唇顎裂 9
梁下野 324, 492
菱形窩 114, 354, **355**, 364, 426, 427
菱脳胞 272, 339
領域リンパ節《頭頸部の》 110
緑内障 167
輪状咽頭部《下咽頭収縮筋の》 198
輪状気管靱帯 212
輪状甲状関節 212
輪状甲状筋 133, **198**, 215, 217, 222, 224, 229, 230, 242
　── の斜部 198, 216, 218
　── の直部 198, 216, 218
輪状甲状枝《上甲状腺動脈の》 96, 99
輪状甲状靱帯 212
輪状甲状靱帯切開術 218
輪状軟骨 3, 202, 212-214
　── の甲状関節面 213
　── の発生 10
　── の披裂関節面 213
［輪状軟骨］弓 213, 217
［輪状軟骨］板 213, 259
輪状披裂関節 212
鱗縁《頭頂骨の》 27
鱗状縫合 12, 17
鱗部《側頭骨の》 12, 13, 16, 17, 20, 22, **28**, 150

る

ル・フォールの分類 15
ルシュカ関節 77
ルシュカ孔 313
ルフィニ小体 446
涙液 159
涙器 160
涙丘 160
涙骨 12, **13**, 36, 37, 40-42
涙骨縁《上顎骨の》 30
涙小管 160, 161
涙腺 119, 122, 127, 175, 176, 251
　── の眼窩部 158, 160
　── の眼瞼部 158, 160
涙腺静脈 174, 175
涙腺神経 119, 120, **122**, 127, 174-177, 300
涙腺動脈 101, 103, 160, 174-176
涙点 160
涙囊 158, 160, 161
涙囊窩 37
涙囊部《眼輪筋の》 80, 86
涙膜 161
涙路の閉塞による障害 161

れ

レクセの層 **399**, 450, 503
レンショー細胞 399
レンズ核 458
レンズ核線条体動脈（前外側中心動脈） 379, 391
レンズ核束 353
レンズ核ワナ 353
冷感受容器 446
連合線維 334, 505, 542
連合ニューロン 399, 401
連合野 287, 454, 494

ろ

ローラー核 128, 487
ロンベルク徴候 471
路 504
濾胞腔 223
濾胞上皮細胞 223
濾胞性歯嚢胞 31
濾胞傍細胞 11
漏斗《下垂体の》 338, 340, 341, 343, **350**, 351, 443
漏斗陥凹 313, 338
瘻孔 11
肋下静脈 417
肋下神経 468
肋間静脈 416
肋間神経 463
肋間動脈 414, 415
肋頸動脈 94, 231

わ

ワルダイエル咽頭輪 196
矮小頭蓋 17
鷲手 467

弯曲《水晶体の》 165
弯曲徴 51
腕神経叢 224, 230, 231, 241, 258, 466
　— の下神経幹 466
　— の外側神経束 466
　— の後神経束 466
　— の上神経幹 466
　— の中神経幹 466
　— の内側神経束 466
腕神経叢麻痺 466
腕頭静脈 108, 215, 231, 416
　— の枝 108
腕頭動脈 96, 133, 208, 215, 230, 231, 375
腕橈骨筋 475

欧文索引

・項目の主要掲載ページは太字で示す.

A

Abducent nerve [VI]　113, **118**, 119, 172, 175, 176, 208, 249, 355, 420-423, 483
Abductor pollicis brevis　475
Abnormal suppression
 – of affect　499
 – of drive　499
Accessory
 – basal vein　389
 – cuneate nucleus　365, 444
 – head of temporalis　247
 – hemi-azygos vein　416
 – nerve [XI]　113, **134**, 207, 224, 230, 254, 255, 262, 355, 420-424
 – –, external branch　141, 206, 242-244, 256
 – nuclei of oculomotor nerve (Edinger-Westphal nucleus)　115, 118, 300, 301, 480, 481
 – olivary nucleus　361
 – parotid gland　210
Acetylcholine　298, 305, 401
Achilles tendon reflex　400, 465
Acidophilic cells　351
Acoustic neuroma　128, 151
Acromion　4
Action potential　292
Adam's apple　212
Adductor magnus　475
Adenohypophysis (anterior lobe of pituitary gland)　338, 348
Aditus to mastoid antrum　146
Afferent cochlear nerve fibers　153
Ageusia　488
Agranular cortex　326
Ala of vomer　33
Alar
 – ligaments　74, 75
 – part of nasalis　86
 – plate　114
Allocortex　**330**, 332
Alpha
 – 1 fiber　401, 460
 – motor neuron　400, 401, 408, 411, 460
Alveolar
 – crest　56
 – foramina of maxilla　30
 – mucosa　56
 – process of maxilla　30
 – yokes　48
Alveolargingival fiber　56
Alveus　493
Alzheimer's disease　427, **498**
Amacrine cells　169
Amaurosis　478
Ambient
 – cistern　314, 315
 – gyrus　116, 490
Ameloblast　60, 61
Ammon's horn　493
Ampullary crest　150, **154**, 486
Amygdaloid body　116, 262, 313, 321, **332**, 333, 343, 349, 353, 421-423, 436-439, 490, 492, 495, 498
Amyotrophic lateral sclerosis (ALS)　472
Anastomotic branch　103
Angle
 – -closure glaucoma　167
 – of mandible　3, 46, 62, 194, 201
 – of mouth　186
Angular
 – artery　94, 95, 98, 107, **158**, 185, 226, 227, 233
 – gyrus　322, 497
 – vein　104-108, **158**, 175, 226, 227, 232, 384
Anhidrosis　468
Anisocoria　166
Anlage of mandible　60
Annular ligament of stapes　148
Annulospiral fiber (Ia)　401, 460
Ansa
 – cervicalis　242
 – –, inferior root　139, 140, 195
 – –, superior root　139, 140, 195
 – lenticularis　353
Anterior
 – ampullary nerve　129, 151, 154
 – arch of atlas　71
 – articular facet of dens　70
 – atlanto-occipital membrane　72, 73
 – auricular arteries　143
 – belly of digastric　3, 85-87, **91**, 194, 195, 198, 233, 246-248, 262
 – cerebral
 – – artery　249, 374, 375, 377-379, 392
 – – –, postcommunicating part, A2 segment　376
 – – –, precommunicating part, A1 segment　376
 – – vein　384, 386, 387
 – cervical region　2
 – chamber　162, 164, 166, 167
 – choroidal artery　102, 374, 376, 379
 – ciliary arteries　170
 – clinoid process　23, 35
 – cochlear nucleus　128, 129, 364, 484
 – column of spinal cord　396
 – commissure　332, **338**, 342, 343, 422, 441, 443, 492
 – – of telencephalon　335
 – communicating
 – – artery　375, 376, 391
 – – vein　387
 – conjunctival artery　170
 – corticospinal tract　360, 365, 401, **408**, 409, 410, **413**, 456, 457, 460, 470
 – cranial fossa　22, 41, 136, 176, 246, 260, 310
 – crural artery　156
 – ethmoidal
 – – artery　103, 175, 176, 182, 183, 185
 – – cells　180
 – – foramen　37, 136
 – – nerve　122, 176, 183
 – external vertebral venous plexus　417
 – fontanelle　17
 – forceps　433
 – funiculus　450
 – – of spinal cord　280, 396
 – glandular branch of superior thyroid artery　96, 99
 – horn
 – – of lateral ventricle　312, 313, 318, 319, 337, 420, 422, 432, 434, 440, 441
 – – of spinal cord　280, 400, 450
 – – syndrome　472
 – inferior cerebellar artery　315, 375, 376, 380, 381
 – intercavernous sinus　383, 384
 – internal vertebral venous plexus　417, 418
 – jugular vein　104, 105, 108, 228, 258
 – lacrimal crest　37
 – ligament of malleus　149
 – limb of internal capsule　337
 – lingual salivary glands　190
 – lobe
 – – of cerebellum　**366**, 367, 425-428, 430, 439-443
 – – of pituitary gland (adenohypophysis)　338, 348
 – longitudinal ligament　72
 – malleolar fold　145
 – median fissure　355
 – membranous ampulla　155
 – nasal spine　14
 – – of maxilla　30, 59
 – – of palatine bone　45
 – nuclei of thalamus　343, 345
 – nucleus　346
 – olfactory nucleus　491
 – paracentral gyrus　324
 – parietal artery　377
 – perforated substance (olfactory area)　116, 353, 490
 – pole of lens　165
 – pretectal nucleus　451, 453
 – process of malleus　149
 – radicular
 – – artery　282, 415
 – – vein　283, 416, 417
 – rami of spinal nerve　467
 – reticulospinal tract　410
 – root　76, 302, 398, 400, 418, 450, 462
 – – of spinal nerve　467
 – rootlets　467
 – segmental medullary artery　414
 – semicircular
 – – canal　142, 146, 147, 150, 154
 – – duct　150, 151, 154
 – septal branches of anterior ethmoidal artery　182
 – spinal
 – – artery　282, 375, 376, 380, 414, 415
 – – cistern　315
 – – vein　283, 416, 417
 – spinocerebellar tract　361, 363, 364, 370, 406, **407**, **412**, 444, 470
 – spinothalamic tract　402, **403**, **412**, 444, 449
 – superior alveolar
 – – artery　101
 – – branches of superior alveolar nerve　187
 – temporal
 – – branch
 – – – of middle cerebral artery　377
 – – – of lateral occipital artery　377
 – – diploic vein　19
 – thalamic
 – – radiation　345
 – – tubercle　341
 – transverse pillar　22
 – tubercle
 – – of atlas　70
 – – of cervical vertebra　70
 – tympanic artery　100, 149, 157
 – vein of septum pellucidum　386, 388
Anterolateral
 – central arteries (lenticulostriate arteries)　379, 391
 – nucleus of spinal cord　399
 – pontine vein　389
 – sulcus　355
 – surface of arytenoid cartilage　213
Anteromedial
 – frontal branch of callosomarginal artery　377
 – nucleus of spinal cord　399
Anteromedian pontine vein　389
Antidiuretic hormone (ADH)　350
Antihelix　143
Antitragicus　143
Antitragus　143
Anular ligament of stapes　149, 153
Anulus fibrosus　76, 463
Aortic arch　133, 215, 374, 375, 392
Apex
 – of arytenoid cartilage　213
 – of posterior horn　399
 – of tongue　188-190
Aphasia　393
Apical ligament of dens　74, 75
Arachnoid
 – granulations　306, 314, 315
 – mater　274, 390
 – trabeculae　309, 382
Arch of cricoid cartilage　213, 217
Archicortex　330
Area
 – for gustatory fibers　130
 – lateralis　348
 – postrema (AP)　316, 358, 359
Argyll Robertson pupil　480
Arterial
 – circle of Zinn and von Haller　170, 171
 – emboli　392
 – groove　23
 – system
 – – in head　94
 – – in neck　94
Arteries
 – of brain　374
 – of brainstem and cerebellum　380
 – of cerebrum　376
Arteriole　305
Arteriovenous fistula　417
Artery
 – of Adamkiewicz　414
 – of central sulcus　377
 – of postcentral sulcus　377

575

Artery
- of precentral sulcus 377
- of pterygoid canal 101, 102, 238
Articular
- disc 84
- - of temporomandibular joint 67, 69
- tubercle 29, 62, 66, 67, 69
Ary-epiglottic fold 200, 205, 214, 216, 217
Arytenoid
- articular surface of cricoid cartilage 213
- cartilage 212, 213, 256, 259
- -, muscular process 216
- -, vocal process 216
Ascending
- cervical artery 224, 242, 414
- lumbar vein 417
- pain pathway 302, 303
- palatine artery 98, 209
- pharyngeal artery 94, **96**, 97-99, 206, 209
- reticular activating system (ARAS) 346, 359
- sensory 401
Aspartic acid (Asp) 369
Association
- cell 401
- cortex 287, 454, 494
- fiber 505, 542
Asthenia 373
Astrocytes 295
Asynergy 373
Ataxia 373, 471
Atlanto
- -axial joint 74
- -occipital joint 72, 74
Atlas [C1] 70, 72, 202, 212, 255, 260, 280
Atrophy of hippocampus 499
Atropine 305
Attached gingiva 56
Auditory
- apparatus 152
- ossicles 148
- pathway 484
- tracts 520
- tube 28, 142, **146**, 147, 149, 156, 157, 254, 261, 262
- -, embryonic development of 11
Auerbach's plexus 304
Auricle **144**, 146
Auricular
- branch 141
- - of posterior auricular artery 98
- cartilage 254
- region 2
Auricularis
- anterior 79, 143
- posterior 79, 143
- superior 79, 143
Auriculotemporal nerve **123**, 131, 144, 226, 232-237, 254
Autonomic
- ganglia in head 534
- nervous
- - system **298**, 302
- - - in neck 140
- nuclei 550
- tracts 410
Axillary
- , lymph flow 111
- artery 466
- nerve 466
Axis [C2] 70, 72, 165, 212

Axoaxonic synapse 293
Axodendritic synapse 293
Axon 292, 295
- collateral 268
- hillock 292
- terminal 268
Axosomatic synapse 293
Azygos vein 416

B

Basal
- cistern 314
- forebrain nuclei 495
- lamina 152, 153, 165
- nuclei 276, **336**, 454, 455
- nucleus 343
- plate 114
- vein 384, 386-388
Base
- of stapes 148
- of tongue 181
Basedow's disease 223
Basilar
- artery 95, 251-253, 282, 315, 375, **376**, 379-381, 414
- plexus 318, 383
Basivertebral veins 417
Basket cell 369
Basolateral amygdaloid nucleus 333
Basomedial amygdaloid nucleus 333
Basophilic cells 351
Bell palsy 125
Bennett angle 68
Berger space 163
Betz cell 326
- layer 457
Biceps brachii 475
Bilateral cleft lip-jaw 9
Biomechanics of temporomandibular joint 68
Bipolar cells 169
Bitemporal hemianopia 478
Blind spot 171, 477
Blood vessels of spinal cord 414, 416
Bochdalek's flower basket 315
Body
- of caudate nucleus **336**, 421-427, 432
- of fornix 331, 423, 433, 442
- of hyoid bone 3, 47, 212
- of incus 148
- of mandible 46, 194, 248, 263
- of maxilla 30
- of sphenoidal bone 42, 253
- of tongue 188, 202
Bone
- of cervical spine 70
- of cranium 274, 306
Bony part 147
Bowman
- gland 491
- membrane 165
Brachial plexus 224, 230, 231, 241, 466
Brachiocephalic
- trunk 133, 208, 215, 230, 231, 375
- vein 215, 231, 416
Brachioradialis 475
Brachium
- of inferior colliculus 340, 355, 362
- of superior colliculus 355
Brain 276, 494

- herniation 309
Brainstem 270, 276, 278, **354**, 426
- lesion 219
- nuclei 114
- tracts 530
Branch/es
- of external carotid artery 96
- of internal carotid artery 96
- to angular gyrus (of middle cerebral artery) 377
- to carotid sinus
- - (of glossopharyngeal nerve) 131
- - (of vagus nerve) 131
- to nerves (of internal carotid artery) 102
- to trigeminal ganglion (of internal carotid artery) 102
Bridging veins 307
Broca 492
Broca's area 379, 497
Brodmann's area
- 4 526
- 8 528
Bronchial carcinoma 219
Bronchodilation 305
Bronchoscopy 305
Brown-Séquard syndrome 473
Bruch membrane 164, 169
Buccal
- artery 100, 236, 238
- branches of facial nerve 125, 226, 234
- fat pad 248, 253
- nerve **123**, 187, 193, 233, 235-237, 247, 254
- region 2
- surface 50, 54, 55
- vein 247
Buccinator 78, 80, 86, 193, 198, 204, **210**, 232, 233, 235, 246-248, 255, 263
Buccopharyngeal
- fascia 204
- part of superior constrictor 198
Bulbar conjunctiva 162, 164, 166, 168
Bundle of Vicq-d'Azyr 346

C

C1 spinal nerve 135, 355
C3 vertebra 260
C6 spinal nerve 258
C7 spinal nerve 258
C8 spinal nerve 258
Cajal nucleus (interstitial nucleus) 486
Calcarine
- branch of medial occipital artery 377
- sulcus **324**, 328, 329, 332, 430, 431, 439, 440, 443
Calcifications (acervulus) 352
Callosomarginal artery 377
Calvaria 18
Canal
- for tensor tympani 147
- of Schlemm 162, 164, 166, 167
Canine tooth 48, 54, 59
Cannon-Böhm point 132
Capsule
- of lens 165
- of thyroid gland (external capsule) 222

Cardiac
- plexus 141
- prominence 10
Caroticotympanic
- arteries 102, 156
- nerve 131
Carotid
- bifurcation 243, 374
- body 131, 206, 242
- branch 140
- - of glossopharyngeal nerve 130
- canal 20, 21, 29, 136
- cistern 315
- plexus 131
- sheath 4
- sinus 96, 131
- surgery 219
- syphon 95, 179, 374, 375
- triangle 2, 3, 242
- wall 147
Cartilaginous part 147, 201
- of pharyngotympanic tube 207
Cataract 165
Cauda equina 280, 311, 418, 419, 462, 463
- lesion 475
- syndrome 463
Caudal cerebellar peduncular vein 389
Caudate nucleus **321**, **333**, 336, 337, 339, 340, 343, 352, 391, 422, 458
Cave 331, 343
Cavernous
- branch of internal carotid artery 102
- part of internal carotid artery 102, 374
- sinus 20, 43, 106, 109, 175, 176, **178**, 227, 249, 251, 252, 283, 318, 319, 382-384
- thrombosis 107
Cells of the choroid plexus 295
Cellulitis 208
Cement 49, 56
Central
- amygdaloid nucleus 333
- analgesic system 452
- canal 114, 312-314, 357
- - of spinal cord 280, 365, 443
- grey substance 118, 427, 437, 451, 453
- incisor tooth 59
- lobule 366, 368
- paralysis 125
- part of lateral ventricle **312**, 319, 423-425, 427, 432, 440
- retinal
- - artery 103, 162, 169-171, 175
- - vein 170, 171
- sulcus 276, 320, **322**, 328, 447, 454, 494
- - of insula 325
- sympathetic tract 362-365
- tegmental tract 362, 363, 370
- thalamic radiation 345
Centromedian nucleus 345, 346
Ceratopharyngeal part of middle constrictor 198
Cerebellar
- cortex 279, 502
- fossa 23
- nuclei 279
- peduncles 279, **370**
- tracts 538
Cerebellomedullary cistern (cisterna magna) 314
Cerebellopontine angle 128, 279, 367

Cerebellum 252, 261, 263, 270, 273, 278, 279, 309, 338, **366**, 368, 411, 420–422, 438, 439, 455
Cerebral
- aqueduct 118, 250, 275, 278, **312**, 313–315, 319, 338, 357, 426, 427, 436, 437, 443
- arcuate fibers (U fibers) 334, 335
- cortex 321, **326**, 455, 502
- – area identified by type of function 540
- fossa 23
- hypoxia 493
- part of internal carotid artery 102, 374
- peduncle 118, 250, 278, 309, **334**, 338, 340, 341, 355, 357, 367, 381, 424, 436, 440, 443, 456, 461
Cerebrospinal fluid 314
Cerebrovascular disease 392
Cerebrum 270
Cerumen glands 145
Cervical
- branch of facial nerve [VII] 125, 228, 234, 240
- cardiac branches of vagus nerve 133
- enlargement 280
- fascia
- – , pretracheal layer 204, 228, 240
- – , – (muscular portion) 4, 5, 222
- – , – (visceral portion) 4, 5
- – , prevertebral layer 4, 204, 222
- – , superficial layer 4, 5, 204, 222, 228, 240
- flexure 273
- loop 60
- nerves, posterior ramus 244
- nodes 110
- part lesion 475
- – of internal carotid artery 102, 374
- – of spinal cord 397
- pleura 231
- plexus 144
Cervicothoracic ganglion 141, 242
Chamber angle 162, 166, 167
Chemoreceptors 299
Chiasmatic cistern 314, 315
Choana/e 39, 41, 44, 181, 184, 185, **197**, 200, 202, 208, 254, 260
Chondropharyngeal part of middle constrictor 198
Chorda tympani 28, **126**, **127**, 146, 147, 149, 157, 195, 237, 488, 522
Choroid 162, 164, 169, 170
- line 315, 341
- membrane 339
- plexus 250, 263, 313, **316**, 338, 339, 343, 364, 493
- – of fourth ventricle 314, 427
- – of lateral ventricle **314**, 315, 424–429, 434–437, 439–441
- – of third ventricle 314, 386
Choroidal vein 387
Chromophobic cells 351
Ciliary
- body 159, **164**, 166–168
- ganglion 119, 122, 175, 176, 300, 480, 481
- glands 159
- muscle 162, 164, 166, 480
- part of retina 168
- processes 164
Ciliated respiratory epithelium 219
Cingular branch of callosomarginal artery 377

Cingulate
- gyrus 320, **324**, 332, 420–424, 443, **492**, 495, 498
- sulcus 324
Cingulohippocampal fibers 492
Cingulum of telencephalon 335
Circle of Willis 95, **374**
Circular sulcus of insula 325
Circulation center 359
Circumventricular organs 316
Cistern
- of lamina terminalis 314, 315
- of lateral cerebral fossa 315
Cisterna magna 314
Claustrum **262**, 321, 337, 391, 420–424, 433–435, 438, 439, 458
Clavicle 3, 4, 240
Clavicular head of sternocleidomastoid 88
Clawing of the hand 467
Cleft
- lip-jaw-palate 9
- palate 9
Cleidocranial dysostosis 13
Climbing fibers 369
Clivus 23, 178, 181, 252, 253, 260
Cochlea 142, 146, 150, 152, 485
Cochlear
- aqueduct 146, 150
- communicating branch 151
- duct 150, 152, 155, 484
- ganglion 289
- nerve 129, 142, 146, 152, 157, 289, 484, 485
- nuclei 115, 356, 485
Cold receptor 446
Collateral
- eminence 493
- sulcus 323
- trigone 313
Colliculus 213
Colloid 223
Column 423, 502
- of fornix 331, 332, 422, 435
Comma tract of Schultze 396, 405
Commissural
- cell 401
- fibers 432
Commissure 505, **546**
- of fornix 331, 492
- of inferior colliculus 484
Commissurotomy 496
Common
- carotid artery **94**, 96–99, 107, **208**, 209, 215, 229–231, 242, 258, 282, 374, 375, 392
- cochlear artery 157
- iliac vein 416
- membranous limb 151
- tendinous ring 119, 172, 177
Communicating branch
- with auriculotemporal nerve 237
- with zygomatic nerve (of lacrimal nerve) 122, 127
Compact part of substantia nigra 458, 459
Concha of auricle 143
Conchal crest of palatine bone 33
Condylar
- canal 21, 24, 136, 385
- emissary vein 19, 107, 207, 384, 385
- process 46, 62
Cones 476
Confluence of sinuses **107**, 260, **306**, 308, 314, 319, 383–385, 388, 430

Confrontation test 477
Conjunctiva 158, 167
Conjunctivitis 159
Connective tissue sling 194
Constrictor 198
Contralateral homonymous hemianopia 478
Control, motor system 454
Conus
- elasticus 213, 214, 216, 219
- medullaris 280, 419
- – lesion 475
- syndrome 474
Convergence 483
Coordinating food intake 358
Cornea 159, 162, 163, **164**, 166–168
Corneal reflex 165, 479
Corneoscleral junction 162
Corniculate
- cartilage 212
- tubercle 200, 205, 208, 214, 216, 217
Corona radiata 334
Coronal suture 12
Coronoid process of mandible 46, 66, 83, 91, 194
Corpus
- callosum 249, 260, 276, 312, 320, 329, 330, **331**, 332, 338–340, 342, 343, 346, 422, 437, 440, 441, 492
- striatum 321, 421, 455
Corrugator supercilii 78, 86
Cortex 502
- of lens 165
Corti tunnel 152
Cortical
- amygdaloid nucleus 333, 421
- column 327
Corticonuclear 362
- fibers 125, 134, 135, 286, 360, 409
- tract 203, **456**, 483
Corticopontine tract 361, 362
Corticospinal
- fibers 360, 362, 409
- tract 408, 411, 441, 442, **456**, 483
- – syndrome 472
Corticotropin 351
Costocervical trunk 231
Course of tract 504
Cranial
- base 20, 22
- dura mater 85
- – , meningeal layer 382
- – , periosteal layer 382
- flexure 273
- nerve/s 112, 114, 116
- – in neck 140
- – nuclei 356, 550
- – of extra-ocular muscles 118
- root 134
- sutures 16
Craniosynostosis 17
Cranium 14
Cribriform plate 23, 41, 136, 176, 182, 183
Crico-arytenoid
- joint 212
- ligament 212
Cricoid cartilage 3, 202, 212, 214
- , embryonic development of 10
Cricopharyngeal part of inferior constrictor 198
Cricothyroid 133, 198, 215–218, 222, 224, 229, 230, 242
- branch of superior thyroid artery 96, 99, 215

- joint 212
- ligament 212
Cricothyrotomy 218
Cricotracheal ligament 212
Crista galli 23, 25, 38, 41, 42, 247, 250, 308
Crown 49
Cruciate ligament of atlas 74
Cruciform eminence 24
Crura of antihelix 143
Crural cistern 315
Crus of fornix 331, 425–427, 434, 441
Crypts 197
Culmen 366
Cuneate
- fasciculus 361, 365, **404**, 412
- nucleus 361, 365, 405, 444, 449
- tubercle 355
Cuneiform
- nucleus 451
- part of vomer 33
- tubercle 200, 205, 208, 214, 216, 217
Cuneocerebellar fibers 444
Cuneus 324
Cupula 154
Cutaneous nerve 463
Cyanosis 186
Cymba conchae 143

D

Danger space 5, 204, 262
Darkschewitsch nucleus (nucleus of posterior commissure) 486
Deciduous
- canine 59
- lateral incisor 59
- teeth 58
Decussation 505, **546**
- of Forel 411
- of medial lemniscus 361
- of pyramids 309, 355, 360, 365, 408, 409, 456, 457
Deep
- auricular artery 100, 156, 157
- cervical 6, 144, 191
- – node/s 6, 144, 191
- – vein 109, 384, 416
- facial vein 106, 227
- lingual
- – artery 99, 190
- – vein 190
- middle cerebral vein 384, 387
- parotid nodes 110, 144
- part
- – of masseter 83, 85, 199, 247
- – of parotid gland 211
- petrosal nerve 127, 239
- temporal
- – arteries 100, 235, 236, 238
- – nerves 235–237
- – veins 106
- veins of head and neck 106
Dejerine-Klumpke palsy 467
Deltoid 475
Dendrite 268, 292
Dens 70, 255
- of axis 202
Dental
- alveolus/i 46, 49
- branches of anterior superior alveolar artery 101

Dental
- follicle 61
- lamina 60
- local anesthesia 64
- panoramic tomogram 62
- pulp 49

Dentate
- gyrus 262, 324, **331**, 333, 425, 435, 439, 493
- nucleus 253, 357, 363, **368**, 372, 428, 429, 441

Dentatothalamic tract 346
Denticulate ligament 311, 418
Dentin 49, 56
Dentogingival fiber 56

Depressor
- anguli oris 78-80, 86
- labii inferioris 78-80, 86
- septi nasi 86
- supercilii 78, 158

Dermatome 303
Dermis 446
Descemet membrane 165

Descending
- branch of occipital artery 98
- palatine artery 101, 182, 183, 209, 238

Development of nervous system 272
Diaphragm 464, 475
Diaphragma sellae 308
Diencephalic vesicle 339
Diencephalon 270, 272, 273, 276, 278, **338**, 339, **340**, 342, 443
Digastric 201, 230, 261
- , anterior belly 3, 85, 86, **91**, 194, 195, 198, 233, 246-248, 262
- , intermediate tendon 194
- , posterior belly 3, 87, 91, 126, 194, 195, 198, 200
- branch of facial nerve 125, 195
- fossa 46

Dilator pupillae 166, 167
Diploe 382
- of bones of cranium 306, 309
Diploic veins 382
Diplopia 172
Disc edema 171
Distal surface 50, 54, 55
Distribution of spinal nerve branches 138
Dorello canal 179

Dorsal
- branch to corpus callosum (of medial occipital artery) 377
- lingual branches of lingual artery 99, 209
- nasal
-- artery 98, 103, 158, 175, 185, 226, 227
-- vein 158, 175
- nucleus of vagus nerve 115, **132**, 300, 301, **356**, 358, 364, 486, 488
- raphe nucleus (posterior raphe nucleus) 358
- root
-- ganglion 76
-- syndrome 470
- scapular nerve 466
- tegmental nucleus 353, 488
- thalamus 440
- transverse medullary veins 389
- trigeminothalamic tract 488

Dorsolateral prefrontal cortex 498
Dorsomedial nucleus of thalamus 347, 348, 351

Dorsum
- of tongue 186, 188, 189
- sellae 22, 181

Ductus reuniens 150, 154
Dura mater 274, 307, 308, 390, 462

Dural
- sac (lumbar cistern) 419
- sinuses **382**, 384
- venous sinuses 274, 283, 315

Dysesthesia 346

E

Ear 142
Early cap stage 60
Ebner's glands 188, 489
Ectoderm 11
Edinger-Westphal nuclei (accessory nuclei of oculomotor nerve) 114, 300, 356, 480, 481
Electroencephalogram (EEG) 345
Emboliform nucleus 346, 363, 368, 372, 429

Embryonic development
- of face 8
- of neck 10

Emissary vein **19**, 309
Emmetropic eye 163
Enamel 49
Endbrain (telencephalon) 443

Endolymphatic
- duct 154
- sac 146, 150, 151, 154

Endoneural space 314
Endoneurium 275, 294
Endoscope 185
Endotracheal Intubation 220
Enlarged lateral ventricle 499
Enteric nervous system 304

Entorhinal
- area 333, 492, 495
- region 493

Ependyma 315
Ependymal cell 295, 317
Epiconus syndrome 474
Epicranial aponeurosis 78, 79, 309, 382
Epicritic sensation 284
Epidermis 446

Epidural
- anesthesia 419
- hematoma 309, **390**
- space 311, 418

Epiglottic
- cartilage 203, 212-214, 257, 261
- tubercle 217
- vallecula 217

Epiglottis 181, 186, 188, 196, **200**, 202, 205, 208, **214**, 217, 218, 249, 260, 488, 489

Epilepsy 499
Epineurium 275

Episcleral
- space 174
- veins 167

Epithalamus 313, 339, **352**
Epithelium of ciliary body 164
Equator 163, 165
Erb-Charcot syndrome 472

Erb's
- palsy 467
- point 139, 240

Esophagus 214, 218

Ethmoidal
- bone/s 12, 13, 22, **24**, 36-39, 41
-- , orbital plate 37, 38
-- , perpendicular plate 14, 38, 40, 41, 43, 180, 183
- bulla 25, 42, 180
- cells 15, **25**, 42, 85, 180, 184, 246-248, 250, 251, 261
- infundibulum 184
- notch 26

Eustachian tube 28
Excitatory postsynaptic potential (EPSP) 292
Execution 372
Expiration 358
Expiratory center 359
Extensor hallucis longus 475

External
- acoustic
-- meatus 12, 29, 66, 83, **142**, 143-146, 150, 254
--- , embryonic development of 11
-- opening 29
- branch
-- of accessory nerve 141, 206, 242-244, 256
-- of superior laryngeal nerve 133, 215, 218, 229, 242
- capsule 262, 337, **420**, 421-424, 433-435
- carotid artery **94**, 96-101, 103, 107, 143, 183, 185, 206, 223, 227, 233, 242, 374
- ear 142
- granular layer
-- of cerebral cortex 326, 457
-- of retina 169
- jugular vein **104**, 105, 108, 228, 232, 240, 258, 384
- medullary lamina 345
- occipital
-- crest 24
-- protuberance 3, 4, 16, 21, 24, 72, 385
- palatine vein 106
- pyramidal layer of cerebral cortex 326, 457
- submucosal plexus 304
- table 382
-- of bones of cranium 306, 309
- vertebral venous plexus 19, 385

Exteroception 284
Extra-ocular muscles 172

Extrapyramidal
- motor system 460
- tracts 410

Extreme capsule 262, 337, **420**, 421-424, 433-435
Eye movement 359, **482**
Eyeball **162**, 174, 176
Eyebrow 159
Eyelids 158

F

Face 226
Facet for dens 71

Facial
-, lymph flow 111
- artery 94, 97, **98**, 107, 158, 185, 210, 226, 227, 233, 236, 242
- canal 126, 147, 237
- colliculus 355
- muscles **78**, 80, 86
- nerve [VII] 10, 28, 113, **124**, 144, 146, 147, 149-152, 156, 157, 195, 208, 211, 235-237, 253-255, 263, 289, 296, 355, 370, 420-423, 479, 485, 522
--, branches 126
--, buccal branches 226, 234
--, cervical branch 228, 234, 240
--, chorda tympani 191
--, digastric branch 195
--, marginal mandibular branch 226, 234, 242
--, stylohyoid branch 195
--, temporal branches 226, 234
--, zygomatic branches 226, 234
- vein **104**, 105-108, 158, 175, 210, 215, 226, 227, 232, 236, 254, 384

Falx
- cerebelli 254
- cerebri 85, 247-249, 251-253, 274, 283, **308**, 309, 382, 390, 430

Farsightedness 163
Fascia of neck 4
Fascial sheath of eyeball 174
Fasciculus 275, 504
- of Flechsig 396, 405
Fasciolar gyrus 324, 332
Fastigial nucleus 363, 372, 429, 486, 460
Femoral nerve 468, 469

Fibers
- for genital function, urination, and defecation 411
- for vasoconstriction and sweat secretion 411

Fibrillary astrocyte 294
Filiform papillae 188
Fimbria 313, 332
- of hippocampus 333, 424, 425, 439, 493

First
- deciduous molar tooth 59
- molar tooth 246
- pharyngeal
-- arch 10
-- cleft 10
- premolar tooth 59

Flaccid paralysis 471-473
Flocculonodular lobe 279, 366
Flocculus [HX] 129, 366, 367, 425, 439

Floor
- of fourth ventricle 114
- plate 114

Foliate papillae 188, 205, 489
Follicle stimulating hormone 351
Fontana space 167

Foramen/ina
- caecum 489
-- of frontal bone 26
-- of tongue 11, 188
- lacerum 20, 21, 23, 136
- magnum **20**, 22-24, 135, 136, 192, 260, 309, 375
- of Luschka 313
- of Magendie 313
- ovale 21, 23, 35, 39, 123, 136, 237
- rotundum 35, 37, 39, 122, 136
- spinosum 21, 23, 35, 39, 136, 207
- transversarium 70-72, 76

Forel's field
- H1 353
- H2 353

Fornical conjunctiva 159

Fornix 312, 315, 320, 324, **330**, 338–340, 342, 343, 346, 348, 349, 353, 433, 437, 443, 492
Fossa
– for lacrimal sac 37
– of round window 147
Fourth
– pharyngeal arch 10
– ventricle **278**, **312**, 313, 319, 357, 363, 366, 368, 422, 443
Fovea centralis 162, 168, 169, 171, 477
Free
– gingiva 56
– nerve ending 446, 450
Frenulum of tongue 190
Friedreich ataxia 473
Frontal
– belly 78, 79
– – of occipitofrontalis 263
– bone 3, 12–15, 18–20, 22, **26**, 34, 36, 40–42, 83
– –, orbital surface 37
– –, zygomatic process 39
– border of parietal bone 27
– branch
– – of middle meningeal artery 306, 310
– – of superficial temporal artery 101, 232, 233
– crest 18, 23
– diploic vein 19
– lobe **85**, 246–248, 276, 320, **432**, 433, 434
– nerve 119, 122, 175–177
– notch 3, 14, 26, 37
– operculum 321, 325
– pole 276, 320, 438
– process
– – of maxilla 30, 37, 40–42
– – of zygomatic bone 32
– prominence 8
– region 2
– sinus **6**, 15, 18, 23, 38, 41, 42, 181, 183, 184, 260–262
Frontonasal pillar 15, 22
Frontopontine tract 460
Frontotemporal fasciculus 334
Functional magnetic resonance imaging (fMRI) 495
Fungiform papillae 188, 489
Funiculus 504

G

Galen's anastomosis 218
Gamma
– -aminobutyric acid (GABA) 369
– fiber 460
Ganglion cell 169, 476, 485
Ganglionic branches to pterygopalatine ganglion (of maxillary nerve) 122, 239
Garnier space 163
Gastric carcinoma 111
Gelatinous
– subnucleus 365
– substance 399
General
– dental lamina 60
– somatic sensation 284
– visceral sensation 284

Geniculate
– ganglion **124**, 127, 147, 151, 152, 195, 488
– part 476
Genioglossus 86, 135, 140, **189**, 210, 246, 248, 262
Geniohyoid 85, 86, 91, 140, **189**, 194, 195, 202, 210, 246–248, 260
– branch of cervical nerve 195
Genitofemoral nerve 468
Genu
– of corpus callosum 331, 433, 442, 443
– of facial nerve 124
– of internal capsule 337, 422, 423, 433, 434, 441
Gigantocellular reticular nucleus 451
Gingiva 49
Gingival
– epithelium 56
– margin 56
– sulcus 56
Glabella 26, 40
Glandular branches of facial nerve 127
Glial cells 295
Globose nucleus 363, 372, 429, 486
Globus pallidus 276, **321**, 337, 339, **343**, 353, 357, 391, 411, 422, 434, 447, 455, 460
– lateral segment **343**, 346, 347, 352, 422–424, 435, 439–441, 458, 459
– medial segment **261**, **343**, 346, 347, 352, 422, 423, 435, 440, 441, 458, 459
Glomus tumors 7
Glossopharyngeal
– nerve [IX] 10, 113, **130**, 131, 140, 141, 144, 190, 191, 195, 205–207, 209, 219, 254, 255, 262, 289, 296, 355, 370, 420–424, 488, 522
– –, branch to carotid sinus 131
– –, pharyngeal branches 131
– part of superior constrictor 198
Glutamic acid (Glu) 369
Glycine 401
Goblet cells 161
Goldmann test 316
Golgi
– fiber (Ib) 401, 460
– tendon organ 446
Gracile
– fasciculus 361, 365, **404**, 412
– nucleus 361, 365, 405, 444, 449
– tubercle 355
Gradenigo syndrome 147
Granular
– cortex 326
– foveolae 18, 309, 382
– layer of cerebellar cortex 369
– neuron 327, 491
Granule cells 369
Graves' disease 223
Great
– anterior radicular artery 414
– auricular nerve 138, 139, 144, 228, 232, 233, 240, 244
– cerebral vein 383, 384, 386–389
Greater
– horn 47
– – of hyoid bone 199, 212
– occipital nerve 138, 232–234, 244, 245, 262
– palatine
– – artery 101, 182, 183, 187, 238, 246
– – canal 39, 45

– – foramen 21, 33, 137, 187
– – groove 30, 33
– – nerve 182, 183, 187, 193, 239
– petrosal nerve 126, 127, 147, 151, 152, 156, 239
– splanchnic nerve 296
– supraclavicular fossa 2
– wing 35
– – of sphenoidal bone 12–15, 23, **34**, 35, 38, 252
Grey
– matter 270, 398, 502
– – of spinal cord 280
– – syndrome 471
– ramus communicans of sympathetic trunk 297
Groove
– for middle meningeal artery 27
– for sigmoid sinus 23, 27, 29
– for spinal nerve 70, 72, 76
– for subclavian artery 93
– for superior sagittal sinus 24, 27
– for transverse sinus 23, 24
– for vertebral artery 70, 71
Growth hormone 351
Gruber ligament 179
Gustatory
– system 488
– tracts 522

H

Habenula 340, 341, 352, 353, 426
Habenular
– commissure 352
– nuclei 490
Habenulo-interpeduncular tract 353
Habenulotectal tract 353
Habenulotegmental tract 353
Hair
– -bearing skin 446
– follicle receptor 446
Hairless skin 446
Handle of malleus 145, 148, 157
Hannover space 163
Hard palate **44**, 181, **186**, 187, 255, 260
Head 232
– of caudate nucleus 249, 261, **276**, 313, **336**, 337, 346, 411, 420, 433–435, 440, 441, 447, 460
– of malleus 142, 148
– of mandible 66, 68, 69, 84, 194, 253
– of posterior horn 399
Heat receptor 446
Helicis
– major 143
– minor 143
Helicotrema 150, 152
Helix 143
Hemianopia 393
Hemiballism 353
Hemisphere of cerebellum 279, 366, 454
Hemispheric dominance 496
Herniation 309
Herring body 350
Hertwig's epithelial root sheath 61
Heschl gyri 484
Hiatus
– for greater petrosal nerve 126, 136
– for lesser petrosal nerve 136
High tracheotomy 218

Highest nuchal line 16, 21, 24
Hippocampal
– digitations 313
– sulcus 332, 333, 493
Hippocampus 313, 330, 331, **332**, 333, 343, 349, 424–428, 436, 437, 492, 495, 498
Homeostasis 298
Horizontal
– cell 169
– fissure of cerebellum 366–368, 425, 426, 439–441
– plate of palatine bone 33, 41
– zygomatic pillar 15, 22
Horn 502
Horner
– muscle 80
– syndrome 166, 467
Hubert von Luschka 76
Huntington's disease 459
Hyaloid
– canal 163
– fossa 162
Hydrocephalus 17
Hydromyelia 470
Hyo-epiglottic ligament 214
Hyoglossus 135, 140, 189, 194, 198, 210
Hyoid
– arch 10
– bone 3, **46**, 91, 189, 190, 194, 202, 210, 212, 214, 260–262
– –, greater horn 199
– –, –, embryonic development of 10
– –, lesser horn, embryonic development of 10
– muscles 86
Hyperopia 163
Hypoglossal
– canal 21, 23, 135, 136
– nerve [XII] 113, **134**, 135, 139, 140, 190, 195, 206, 207, 211, 229, 242, 255, 262, 355, 364, 420–424
– trigone 135, 355
Hypophysial fossa 23, 35, 41, 42, 181
Hypophysis (pituitary gland) 350
Hypothalamic
– sulcus 338, 342
– tuberal nuclei 301
Hypothalamohypophysial tract 349, 350
Hypothalamus 277, 313, 338, 339, 341, 347, **348**, 352, 422, 443, 453
Hypotympanum 149

I

Iliacus 469
Iliohypogastric nerve 468
Ilio-inguinal nerve 468
Impairment of two-point discrimination 471
Incisive
– canal 30, 41
– foramen 16, 21, 137, 187
– fossa 45, 48, 137
– suture 48
Incisor teeth 48, 54
Incudomallear joint 148, 149
Incudostapedial joint 148, 149, 157
Incus 142, 145, 146, **148**, 149, 153, 157
–, embryonic development of 10
Indusium griseum 330–332, 492

Inferior
- alveolar
-- artery 100, 226, 233, 235, 236, 246-248, 263
-- nerve 123, 193, 195, 233, 235-237, 246-248, 255, 263
-- vein 246-248, 263
- anastomotic vein 384, 386
- articular
-- facet
--- of atlas 70
--- of vertebra 70
-- process 70
- belly of omohyoid 91, 243
- border of mandible 4
- bulb of jugular vein 223, 318, 319
- cerebellar peduncle 355, 361, 364, 366, **370**, 407, 426, 441
- cerebral vein/s 383, 386
- cervical ganglion of sympathetic trunk 296
- choroid vein 387
- colliculus 340, 442
-- of quadrigeminal plate 355
- constrictor 140, **198**, 199, 206, 209, 218, 262
- dental branches of inferior alveolar nerve 123
- frontal
-- gyrus 322
-- sulcus 322
- ganglion 219
-- of glossopharyngeal nerve 130, 131, 140, 141, 203, 488
-- of vagus nerve 132, 203, 302
- gluteal nerve 468
- head of lateral pterygoid 69, 84, 85
- horn
-- of lateral ventricle **312**, 313, 319, 333, 421-424, 437-439, 493
-- of thyroid cartilage 212
- hypogastric plexus 296
- hypophysial artery 102, 350, 351
- labial branch 94, 98, 233
- laryngeal
-- artery 215
-- nerve 141, 215
-- vein 208, 215
- lenticular veins 387
- longitudinal
-- fasciculus 335
-- muscle 189
- medullary velum 279, 368, 443
- mental spine 46
- mesenteric ganglion 296
- nasal
-- concha 14, 15, 20, 38, **40**, 41, 43, 45, 160, **180**, 181, 182, 185, 200, 208, 246, 247, 254, 261
-- meatus 41, 43, 180, 246
- (nodose) ganglion of vagus nerve 141, 488
- nuchal line 16, 21, 24, 72
- oblique 119, 172-174, 246, 252, 263
- part of longus colli 93
- occipitofrontal fasciculus 335
- olivary nucleus 132, 135, **364**, 369, 441, 457, 460, 544
- olive 287, 355, 370
- ophthalmic vein 104, 106, 175-177, 384
- orbital fissure 37, 38, 39, 45, **177**, 238, 239, 247, 252
- palpebral arch 103
- parathyroid glands 222

- part of vestibular ganglion 129, 151, 154
- petrosal sinus 107, 227, 253, 283, 318, **319**, 382, **383**, 384, 388
- rectus 119, 172-174, 177, 246-248, 252, 262
- root of ansa cervicalis 139, 140, 195
- sagittal sinus 283, 308, 309, **319**, 382, 384, **386**, 389, 390, 430
- salivatory nucleus 115, 130, 300, 301, 356
- tarsal muscle 159
- tarsus 158, 159
- temporal
-- gyrus 322, 323
-- line of parietal bone 27
-- sulcus 322
- thyroid
-- artery **205**, 208, 215, 218, 222, 224, 231
-- notch 213
-- tubercle 213
-- vein 109, 205, 215, 223, 224
- trunk of brachial plexus 466
- tympanic artery 99, 156, 157
- vein/s
-- of vermis 388
-- of cerebellar hemisphere 388
- vena cava 416
- vestibular nucleus 129, 363, 487
Infraglottic cavity 214
Infrahyoid
- branch of superior thyroid artery 96, 99
- muscles 194
Infranuclear paralysis 125
Infra-orbital
- artery 101, 158, 226, 227, 236, 238
- canal 37, 38, 246
- foramen 3, 12, 14, **30**, 37, 59, 123, **160**, 185
- groove 30
- margin 14
-- of maxilla 30
- nerve 158, 159, 174, 187, 226, **227**, **232**, 233-235, 239, 246, 248, 253
- region 2
Infratemporal
- crest of sphenoidal bone 39
- fossa **236**, 247, 250-252
- region 2
- surface of maxilla 30
Infratrochlear nerve 122, 158, 175, 176, 234
Infundibular recess 313, 338
Infundibulum of pituitary gland 338, 340, 341, 343, 350, 443
Inhibitory postsynaptic potential (IPSP) 292
Inner
- hair cell 152, 153, 484, 485
- limiting layer of retina 169
- nuclear layer of retina 169
- plexiform layer of retina 169
Inspiration 358
Inspiratory center 359
Insula **421**, 422, 424-427, 435, 436, 438, 488
Insular
- cistern 435
- cortex 289, 422, 434
- lobe (insula) 321
- part of middle cerebral artery, M2 segment 376
Intention tremor 373

Interalveolar septa 48
Interarytenoid notch 205, 217
Interbrain (diencephalon) 443
Intercostal nerve 463
Interdental papilla 56
Interfascicular fasciculus 396, 405
Interganglionic branches 141
Intermaxillary
- bone 9
- suture 30, 59
Intermediate
- (middle) temporal branches of lateral occipital artery 377
- nerve 124, 151, 157, 208, 355, 370
- supraclavicular nerves 240
- tendon
-- of digastric 194
-- of omohyoid 91
Intermediolateral nucleus of spinal cord 399
Intermediomedial
- frontal branch of callosomarginal artery 377
- nucleus of spinal cord 399
Internal
- acoustic
-- meatus 23, 126, 136, 150, 152, 263
-- opening 29, 136
- branch of superior laryngeal nerve 133, 141, 215, 218, 229, 242
- capsule 249, 261, 262, **276**, 333, 337, 339, 343, 345, 352, 353, 391, 409, 432, 438-440, 447, 451, 456, 458, 461
--, anterior limb 420, 421, 433, 434, 439
--, posterior limb 422, 424-426, 433, 434, 435, 441
- carotid
-- artery 20, 94, **96**, 97-99, 102, 103, 107, 127, 146, 147, 149, 151, 156, 172, 175, 176, 180, 183, 185, 206, 207, 209, 223, 227, 233, 239, 249, 251-255, 262, 263, 282, 308, 375, 376, 391
-- plexus 127, 147, 175, 239
- cerebral vein 384, 386-389, 426, 427
- ear 150, 154
- granular layer of cerebral cortex 326, 457
- hydrocephalus 312
- jugular vein **104**, 105-108, 144, 147, 191, 206, 207, 211, 215, 223, 227, 229, 254, 255, 258, 263, 384, **385**, 416
- medullary lamina 343, 345, 353
- occipital
-- crest 72
-- protuberance 72
-- vein 386
- pyramidal layer of cerebral cortex 326, 457
- submucosal (Meissner's) plexus 304
- table 382
-- of bones of cranium 306, 309
- thoracic
-- artery 231, 242
-- vein 231
Interneuron 268, 401, 409, 411, 460
Interoception 284
Interossei 475
Interpeduncular
- cistern 314, 315
- fossa 251, 341, 355
- nucleus 353, 490

- veins 387, 389
Interspinous ligament 73
Interstitial
- cell-stimulating hormone 351
- nucleus (Cajal nucleus) 486
Interthalamic adhesion 277, 312, 313, 338, 340
Intertragic incisure 143
Intertransverse ligament 75
Interventricular foramen **312**, 313, 314, 318, 319, 433, 434, 443
Intervertebral
- disc 72, 76
- foramen 77, 418
- vein 417
Intestinal atony 304
Intracranial
- hemorrhage 390
- vascular stenoses 392
Intralaminar nuclei 345
Intraparietal sulcus 322
Intraparotid nodes 211
Intrinsic back muscles 86
Iridial part of retina 168
Iridocorneal angle 162, 166, 167
Iris 159, 162, 164, **166**, 168
Isthmus 222
- of fauces 186, 200

J

Jerky eye movements 150
Joint
- capsule of temporomandibular joint 66, 67, 69, 83
- of Luschka 77
Jugular
- foramen 21, 23, 130, 134, 136, 383
- fossa 2, 29
- nodes 191, 211
- process 24
- venous arch 109, 228
- wall 147
Jugulofacial venous junction 191
Jugum sphenoidale 22
Junction of jugular and facial veins 108, 111
Junctional epithelium 56

K

Kiesselbach's area 103, 182, 183
Killian triangle 199
Korsakoff syndrome 348
Krause gland 160

L

Labial
- glands 211
- surface 50, 54, 55
Labyrinth 487
Labyrinthine
- artery 156, 157, 380
- vein 157

Lacrimal
- apparatus 160
- artery 101, 103, 175, 176
- bone 12, 13, 36, 37, 40-42
- canaliculus 160, 161
- caruncle 160
- gland 119, 122, 127, 175, 176, 251
- –, orbital part 158, 160
- –, palpebral part 158, 160
- margin of maxilla 30
- nerve 119, 122, 127, 175-177
- part 86
- – of orbicularis oculi 80
- sac 158, 160, 161
- vein 175
Laimer triangle 199
Lambdoid suture 3, 12, 16, 18, 385
Lamina 71
- affixa 340, 341
- cementoblastica 61
- cribrosa 162, 169
- of cricoid cartilage 213, 259
- of Rexed 450, 503
- osteoblastica 61
- periodontoblastica 61
- terminalis 331
Language production 496
Laryngeal
- cartilages 212, 260
- inlet 200
- prominence 3, 212
- saccule 214
- ventricle 214, 217, 219
- vestibule 256
Laryngopharynx 186, 202, 249, 261
Laryngoscope 220
Laryngo-tracheo-thyroidal, lymph flow 111
Larynx 3, 212, 214, 218
Lateral
- ampullary nerve 129, 151, 154
- amygdaloid nucleus 333, 421
- aperture 315, 355
- – of fourth ventricle 312, 313
- atlanto-axial joint 72
- atlanto-occipital ligament 72, 74
- branch of supra-orbital nerve 226
- cerebellomedullary cistern 315
- cervical region 2, 3, 242
- column of spinal cord 396
- cord of brachial plexus 466
- corticospinal tract 360, 365, 401, **408**, 409, 410, **413**, 456, 457, 460, 470
- crico-arytenoid 216-218
- crus of major alar cartilage 40
- dorsal nucleus of thalamus 346, 347
- epidural vein 417
- fasciculus proprius 396, 401
- femoral cutaneous nerve 468
- frontobasal artery 377
- funicular ataxia 473
- funiculus 450
- – of spinal cord 280, 396
- geniculate body **117**, 340, 341, 344, 347, 425, 428, 436, 439, 476, 477, 479-481
- glandular branch of superior thyroid artery 99
- horn of spinal cord 280
- incisor tooth 59
- lacunae 306
- lemniscus 289, 361-363, 484, 545
- ligament
- – of malleus 145, 149
- – of temporomandibular joint 66, 83

- longitudinal stria 331
- masses 71
- medullary vein 389
- membranous ampulla 155
- mesencephalic vein 389
- nasal
- – cartilage 40
- – process 8
- – neck
- – – cyst 11
- – – muscles 92
- occipital artery, P3 segment 376, 377
- occipitotemporal gyrus 323, 324
- olivocochlear bundle 485
- palpebral
- – arteries 103, 227
- – commissure 159
- – ligament 158
- pectoral nerve 466
- plate
- – of pterygoid process of sphenoidal bone 21, 39, 41, 45, 67, 84, 187, 238
- – of sphenoidal bone 35
- posterior
- – cervical intertransversarii 245
- – nucleus of thalamus 347
- pterygoid 83, **84**, 86, 87, 123, 193, 233, 235-237, 249, 253-255, 262, 263
- –, inferior head 69, 84, 85
- –, superior head 69, 84, 85
- recess 313, 441
- rectus **119**, 162, 163, 172, 173, 176, 177, 247, 248, 251, 262, 263, 483
- semicircular
- – canal 142, 146, 147, 150
- – duct 150, 151, 154
- spinothalamic tract 346, 361-365, 402, **403**, **412**, 415, 444, 447, 449
- –, neospinothalamic part 451
- –, paleospinothalamic part 451
- stria 116, 323, 343, 421, 490
- sulcus 276, 320, **322**, 328, 420, 421, 423, 484
- superior lenticular veins 387
- supraclavicular nerves 240
- trigeminal lemniscus 362
- vein of lateral ventricle 388
- ventricle 249, 261, 315, **318**, 319, 339, 340, 343, 426, 428, 429, **433**
- –, anterior horn **312**, 313, 318, 337, 420, 422, 432, 434, 440, 441
- –, central part **312**, 423-425, 427, 432, 440
- –, inferior horn **312**, 313, 333, 421-424, 437-439, 493
- –, posterior horn 250, 251, **312**, 313, 331, 337, 430, 431, 433-437, 439, 440
- vestibular nucleus 128, 129, 363, 487
- vestibulospinal tract 410, 460, 486, 487
Latissimus dorsi 475
Layer 503
Le Fort classification 14
Left
- brachiocephalic vein 104, 105, 108, 223
- lamina of thyroid cartilage 212, 213, 262
- lateral ventricle 422
- lobe of thyroid gland 222
Lemniscus 504, 544

Lens 159, 162, 163, **164**, 165-167, 251, 263
- epithelium 165
Lenticular
- fasciculus 353
- process 148
Lenticulostriate arteries (anterolateral central arteries) 379, 391
Lesions
- of sensory system 448
- of spinal cord 474
Lesser
- horn 47
- – of hyoid bone 212
- occipital nerve 138, 144, **232**, 233, 234, 240, 244, 245
- palatine
- – arteries 101, 187, 209, 238
- – foramen 21, 45, 137, 187
- – nerves 182, 183, 187, 193, 239
- petrosal nerve **131**, 146, 147, 152, 156, 237
- supraclavicular fossa 2, 3
- wing 35
- – of sphenoidal bone 14, 22, 23, 36, 38, 41
Levator
- anguli oris 78, 80, 86, 255
- labii superioris 78-80, 86, 263
- – alaeque nasi 78-80, 86, 158
- palpebrae superioris **119**, 158-160, 172, 174, 176, 177, 246, 247, 250, 263
- scapulae 257, 263
- veli palatini 87, 147, 187, 198, 201, 262
Ligamenta flava 72, 74
Ligaments of cervical spine 72
Limbic
- association cortex 494
- lobe 276, 320
- system 492
Limen
- insulae 439
- nasi 181
Lingual
- aponeurosis 188, 189
- artery 94, 97, 98, **99**, **190**, 209, 210, 242
- branches 131
- gyrus 323
- nerve 126, 127, 140, **190**, 191, 193, 195, 233, 235-237, 247, 255, 261, 488
- septum 189
- surface 50, 55
- tonsil 181, 188, 196, 202, 214
- vein 108, 190, 191
Lingula [l] 66, 443
- of cerebellum 366
Linguofacial trunk 243
Lip wall 60
Lobule of auricle 143
Locus caeruleus 358, 359, 362, 453, 495
Long
- ciliary nerves 122, 175
- gyrus of insula 325
- posterior ciliary arteries 103, 170, 171, 175
- thoracic nerve 466
Longissimus capitis 86, 87, 245, 257
Longitudinal
- bands 73-75
- cerebral fissure 276, 320, 323, **420**, 421-434

- fasciculus of posterior column 396
Longus capitis 87, 231, 261
Longus colli 93, 231
Low tracheotomy 218
Lower
- eyelid 159, 160
- lip 186
Lumbago 463
Lumbar
- anesthesia 419
- arteries 414
- cistern 311, 419
- part 397
- – lesion 475
- puncture **317**, 419
Lumbosacral
- enlargement 280
- trunk 468
Lumen of epithelial follicle 223
Lunate sulcus 322
Luteinizing hormone 351
Lymphatic
- system of head and neck 110
- tissue of lateral bands 196
Lymphocytes 197
Lymphoid nodules 197

M

Macrophage 197
Macula 168, 171
- of saccule 150, **154**, 155
- of utricle 150, **154**, 155
Macular 477
Magnus raphe nucleus 358, 451
Major
- alar cartilage 40
- –, lateral crus 40
- –, medial crus 40, 41, 254
- circulus arteriosus of iris 167, 170
- forceps 335, 337
Malleolar
- prominence 145
- stria 145, 149
Malleus 145, 146, 148, 149, 153
Mammillary body 273, 277, 320, **330**, 331, 332, 338-343, 345, 346, 348, 349, 423, 427, 437, 492
Mammillotegmental tract 349
Mammillothalamic
- fasciculus 343, 346, **349**
- tract 492
Mandible 5, 12-16, **46**, 85, 186, 189, 190, 194, 228, 260, 261
Mandibular
- arch 10
- canal 62, 123, 246, 247
- dental arcade 52
- foramen 16, 66
- fossa 2, 28, 29, 62, 66, 69
- insertion of orbicularis oris 86
- nerve [V₃] 120, 121, **123**, 126, 127, 131, 175, 183, 191, 195, 233, 237, 249, 452
- – of trigeminal nerve 253, 254
- notch 46
- process 8
Mantle cells 295
Manubrium of sternum 3
Marginal
- mandibular branch of facial nerve [VII] 125, 226, 234, 242

581

Marginal
- sinus 107, 383, 385
Martegiani ring 163
Masseter 78, **84**, 86, 87, 123, 193, 200, 210, 226, 232-236, 247-249, 253-255
-, deep part 83, 85, 199, 247
-, superficial part 83, 85, 199, 247
Masseteric
- artery 100, 238
- nerve 123, 233, 254
Masticatory muscles **82**, 84, 86, 87
Mastoid
- antrum 157
- artery 156
- branch of occipital artery 310
- cells 28, 146, 147, 195
- emissary vein 19, 255, 384, 385
- foramen 16, 29, 136, 385
- nodes 110, 144
- process 3
- - of petrous part of Temporal bone 20
- - of temporal bone 12, 16, 28, **29**, 66, 83, 150, 194, 195
- region 2
- wall of tympanic cavity 147
Mastoiditis 147
Maxilla 3, 12-15, 20, **30**, 36, 40, 44, 181, 255, 261
-, frontal process 37, 40-42
-, orbital surface 37
-, palatine process 16, 38, 41, 42, 45, 246
Maxillary
- artery 94, 97, 98, 100, 103, **183**, 185, 233, 236-238, 255
- dental arcade 52
- hiatus 37, 42
- nerve [V₂] **120**, 121, 123, **126**, 127, 175, **233**, 237, 249, 262, 452
- process 8
- sinus **6**, 15, 37, 38, 42-45, 180, **184**, 246-248, 253, 262, 263
- surface of palatine bone 33
- tuberosity 30, 39, 238
- veins 104, 106, 107, 109, 227
Mechanoreception 284
Meckel's cartilage 10, 60
Medial
- antebrachial cutaneous nerve 466
- branch of supra-orbital nerve 226
- cord of brachial plexus 466
- crus of major alar cartilage 40, 41, 254
- eminence 355
- epidural vein 417
- forebrain bundle 349
- frontobasal artery 377
- geniculate
- - body 117, 341, 347, 425, 428, 436, 441, 481
- - nuclei 484
- lemniscus 203, 346, **361**, 362-365, 405, **441**, 444, 447, 545
- longitudinal
- - fasciculus (MLF) **360**, 362-365, 482, **483**, 486, 487
- - stria 331
- nasal
- - branches of anterior ethmoidal
- - - artery 182
- - - nerve 183
- - process 8
- nuclei of thalamus 343, 345

- occipital artery, P4 segment 376, 377
- occipitotemporal gyrus 323, 324
- olivocochlear bundle 485
- palpebral
- - arteries 103, 175, 227
- - commissure 159
- - ligament 158, 160
- parabrachial nucleus 488
- plate
- - of pterygoid process of sphenoidal bone 21, 39, 41, 42, 45, 67, 187
- - of sphenoidal bone 35
- pterygoid **84**, 85-87, 123, 193, 199, 200, 201, 204, 233, 235-237, 248, 249, 255, 262, 263
- rectus **119**, 162, 163, 172, 173, 176, 177, 246-248, 251, 483, 487
- stria 116, 323, 490
- superior lenticular veins 387
- supraclavicular nerves 240
- vein of lateral ventricle 388
- vestibular nucleus 128, 129, 363, 487
Median
- aperture 312-315
- atlanto-axial joint 75, 254, 260
- cricothyroid ligament 212, 214, 216, 218
- glosso-epiglottic fold 217
- nerve 466
- nuclei 345
- palatine suture 21, 45, 48, 187
- pontine cistern 315
- raphe nucleus 358
- sulcus 188
- thyrohyoid ligament 218, 229, 242
Medulla oblongata 254, 270, 272, 278, 309, 341, 354, **364**, 425, 442, 443
Medullary striae of fourth ventricle 355
Medullopontine sulcus 354, 355
Meissner corpuscle 446
Meissner's plexus 304
Melatonin 352
Membrana preformativa 60
Membranous
- ampullae 154
- lamina of pharyngotympanic tube 147
Meningeal
- branch/es
- - of anterior ethmoidal artery 310
- - of anterior ethmoidal nerve 310
- - of first and second cervical nerves 310
- - of internal carotid artery 102
- - of mandibular nerve 123, 310
- - of maxillary nerve 122, 310
- - of ophthalmic nerve 310
- - of posterior ethmoidal nerve 310
- - of vagus nerve 310
- layer of cranial dura mater 309, 382
Meninges 169, **306**, 310
Meningitis 17, 310
Mental
- branch 100, 226, 233
- - of mental nerve 235
- foramen 3, 12, 14, 46, 59, 123
- nerve 123, 226, 227, 232-235
- region 2
- tubercle 3, 46
Mentalis 78-80, 86
Meridian 163
Merkel cell complex 446
Mesencephalic
- nucleus of trigeminal nerve 115, 120, 121, 203, 356, 362

- vesicle 339
Mesencephalon 270, 272, 273, 278, 309, 320, 343, 354, **362**, 436, 437, 443
Mesenchyme 11
Mesial surface 50
Metencephalon 272
Meyer's loop 476, 478
Microcephaly 17
Microglia 294
Microglial cells 295
Midbrain (mesencephalon) 443
Middle
- cerebellar peduncle **355**, 361, 366, 367, 370, 425-427, 440, 441
- cerebral artery 307, 374, 375, 378, 379, 391, 392
- -, insular part, M2 segment 376
- -, sphenoidal part, M1 segment 376
- cervical ganglion 208, 242
- of sympathetic trunk 296
- constrictor 198, 201, 206, 209
- cranial fossa 22, 41, 136, 176, 249, 310
- ear 146
- frontal gyrus 322
- meningeal
- - artery 100, 101, 103, 175, 236
- - -, frontal branch 306, 310
- - -, parietal branch 306, 310
- - vein 383
- nasal
- - concha 14, 15, 25, 38, **41**, 43, 45, **180**, 181, 182, 184, 185, 200, 208, 246, 247, 252, 261
- - meatus 41, 181, 246
- superior alveolar branch of superior alveolar nerve 187
- temporal
- - artery 101, 233
- - branch of middle cerebral artery 377
- - gyrus 322
- thyroid veins 109, 218, 215, 223, 230
- trunk of brachial plexus 466
Midlongitudinal pillar 22
Mineralized dentin 61
Minor
- circulus arteriosus of iris 167, 170
- forceps 335
Miosis 166
Mitral cell 491
Modiolus 151, 152
Molar teeth 48, 55
Molecular layer
- of cerebellar cortex 369
- of cerebral cortex 326, 457
Moll gland 159
Morgagni space 219
Mossy fibers 369
Motor 506
- cortex 286, 287, 409
- deficits 464, 472
- homunculus 457
- nuclei 458
- nucleus
- - of facial nerve 115, **124**, 125, 356, 358, 360, 363, 485
- - of trigeminal nerve 115, 120, 356, 358, 360, 363
- pathway in spinal cord 516
- root of trigeminal nerve [V] 176, 355, 420-423
- system 454
- thalamus 455

- tracts 536
Mucogingival line 56
Mucosa-associated lymphoid tissue (MALT) 197
Mucous membrane
- of mouth 210
- of tongue 189
Müller cell 169
Multiform layer of cerebral cortex 326, 457
Multiple sclerosis (MS) 295, 483
Mumps 228
Muscarinergic receptor (m) 305
Muscle/s
- of head 86
- of Müller 159
- of neck 88, 90, 92
- of tongue 87, 188
- spindle 446
- tonus control 359
Muscular
- process of arytenoid cartilage 213, 216
- triangle 2
Musculocutaneous nerve 466
Musculotubal canal 207
Musculus uvulae 187, 193, 201, 208
Mydriasis 166
Myelin sheath 269, 294
Myelinated
- A delta fiber 450
- axon 269
Myelination 294
Myenteric (Auerbach's) plexus 304
Mylohyoid 85, 86, 91, 189, **194**, 195, 198, 210, 230, 233, 246-248, 260-263
- branch of inferior alveolar artery 100
- groove 66
- line 46, 194
- nerve 195
Mylopharyngeal part of superior constrictor 198
Myopia 163
Myotome 303

N

Nares 254
Nasal
- bone 12-15, **32**, 36, 37, 40-42
- cavity 15, 43, **182**, 248, 251-254
- conchae 196
- crest 41
- - of palatine bone 45
- foramina 32
- glands 127
- margin of frontal bone 26
- nerve tract 508
- part of frontal bone 26
- region 2
- septum 116, **181**, 184, 186, 200, 248, 252, 254, 260
- spine of frontal bone 26
- surface
- - of maxilla 30
- - of palatine bone 33
- vestibule 181
- visual field 476
Nasalis 78-80, 158
-, transverse part 86

Nasociliary
- nerve 122, 175-177
- root 122, 175
Nasofrontal vein 384
Nasolabial sulcus 186
Nasolacrimal
- duct 160
- groove 8
Nasopalatine nerve 182, 183, 187, 239
-, posterior inferior nasal branches 239
Nasopharyngeal fibroma 39
Nasopharynx 85, 184, 186, 202, 249, 254, 260
Nearsightedness 163
Neck 4, 228
- of malleus 148
- of mandible 66
- of tooth 49
Neocortex 328
Neospinothalamic part of lateral spinothalamic tract 451
Nerve
- fiber 275
- of orbit 512
- of pterygoid canal 127, 239
- to lateral pterygoid 237
- to medial pterygoid 237
- to mylohyoid 193, 233, 237
- to stapedius 126, 485
- to tensor
- - tympani 237
- - veli palatini 237
Nervous system in neck 138
Neural
- crest 272
- - cells 272
- folds 272
- groove 272
- layer of retina 168
- plate 272
- tube 272
Neurofilaments 292
Neuroglia 294
Neurohypophysis (posterior lobe of pituitary gland) 338, 348
Neurological examination 290
Neuronal cell body 268
Neurons 292, 295
- for flexor muscles 398
- of extensor muscles 398
Neurotransmitter 293
Neurotubules 292
Neurovascular pathways through base of cranial base 136
Nigropallidal fibers 353
Nociceptor 446, 450
Node of Ranvier 294
Nodule 366, 368
- of vermis 443
Nonadrenergic transmitter 304
Noncholinergic transmitter 304
Nongeniculate part 478
Nonvisual retina 168
Noradrenaline 298, 305
Noradrenergic receptor
- (alpha 2) 305
- (beta 1) 305
Normal eye 163
Nose 40, 180, 184
Notochord 272
Nuchal
-, lymph flow 111
- ligament 5, 72-75, 260
- lymph gland 6

Nuclei
- area of thalamus 548
- of diencephalon 548
- of inferior colliculus 484
- of lateral lemniscus 484
- of reticular formation 457
Nucleus 502
- accumbens 441, 458
- ambiguus 115, 130, 132, 134, 203, 356, 358, 360, 364
- of abducens nerve 115, **118**, 124, 356, 358, 360, 363, 482, 483, 486, 487
- of accessory nerve 356, 360, 365, 399, 486
- of Bechterew 128, 487
- of Deiters 128, 487
- of hypoglossal nerve 115, 135, 356, 358, 360, 364, 365
- of oculomotor nerve 115, **118**, 356, 360, 482, 483, 486, 487
- of phrenic nerve 399
- of posterior commissure (Darkschewitsch nucleus) 486
- of Roller 128, 487
- of Schwalbe 128, 487
- of solitary tract 115, **124**, 127, **130**, 132, 203, 289, 356, 488
- of trapezoid body 484
- of trochlear nerve 115, **118**, 356, 358, 360, 482, 483, 486, 487
- prepositus hypoglossi 482
- proprius of spinal cord 399
- pulposus 463
Nuel space 152

O

Oblique
- arytenoid 201, 208, 216
- line
- - of mandible 46
- - of thyroid cartilage 213
- muscle of auricle 143
- part of cricothyroid 198, 216, 218
Obliquus capitis
- inferior 245, 261-263
- superior 86, 87, 245
Obscurus raphe nucleus 358
Obturator nerve 468
Occipital
-, lymph flow 111
- artery 94, 97, 98, 206, 232-234, 244, 255
- -, mastoid branch 310
- -, occipital branch 97
- belly 79, 86
- bone 3, 12, 13, 18-20, 22, **24**, 34, 72, 255
- border of parietal bone 27
- branch/es of occipital artery 97, 98
- condyle 16
- diploic vein 19
- emissary vein 19, 107, 384, 385
- foramen 385
- lobe 253, 276, 320, 432-434
- nodes 6, 110, 244
- plane 16
- pole 117, 276, 320, 329, 332, 438
- region 2, 244
- sinus 308, 319, 383, 386

- vein 104, 105, 108, 232, 244, 384, 385
Occipitofrontalis 78, 79, 86
-, frontal belly 263
Occipitomesencephalic tract 460
Occipitotemporal sulcus 323
Occlusal surface 54, 55
Ocular chambers 166
Oculomotor
- nerve [III] 113, **118**, 119, 172, 175, 176, 208, 249, 251, 261, 296, 341, 355, 420-423, 437, 441, 479, 480, 483
- reflex 359
Odontoblast 61
Odontoblastic process 61
Odontogenesis 60
Olfactory
- bulb **116**, 182, 183, 247, 260, 273, 288, 320, 323, 330, 490, 491
- cell 491
- cistern 315
- groove 8
- mucosa 490
- nerve [I] 113, 116, 248, 288
- nerves 116, 182, 183, 490, 491
- placode 8
- striae 288
- sulcus 323
- system 490
- tract **116**, 288, 323, 330, 337, 490, 491, 524
- trigone 490
Oligodendrocytes 294, **295**
Olive 361, 381
Olivocerebellar tract 361
Olivospinal tract 460
Omoclavicular triangle 2
Omohyoid 139, 140, 229, 241, 242
-, inferior belly 91, 243
-, superior belly 91
Open-angle glaucoma 167
Opening of sphenoidal sinus 35
Opercular
- cortex 498
- part of inferior frontal gyrus 322
Ophthalmic
- artery 95, **102**, 103, 107, 171, 175, 176, 183, 185, 227, 374
- nerve [V₁] 117, **120**, 121-123, 126, 127, 138, 175, 183, 233, 237, 245, 249, 452
- vein 175
Optic
- axis 163
- canal 23, 35, **37**, 38, 45, **117**, 136, 251
- chiasm 176, 250, 277, 288, 312, **341**, 342, 343, 348, 436, 441, 443, **476**, 477
- disc 162, 163, 168, 169, 171
- nerve [II] 85, 113, **116**, 117, 119, 162, 163, 168, 172, 174, 175, 177, 247-251, 261, 262, 277, 288, 308, 320, 340, 341, 420, 476, 477, 480, 481
- part of retina 164, 168
- radiation 117, 288, 476, 479
- tract **117**, 250, 277, 288, 340, 341, 343, 421-423, 436, 441, 442, 476, 477, 480, 481
Ora serrata 162-164, 168
Oral
- cavity 186, 196, 246, 261
- - proper 186

- fissure 186
- floor 194, 203
- region 2
- vestibule 192, 246, 261, 263
Orbicularis
- oculi 78, 79, 161, 246, 263
- -, lacrimal part 80
- -, orbital part 80, 86, 158, 159
- -, palpebral part 80, 158, 159
- oris 78-80, 86, 262, 263
Orbit 14, 36, **174**, 176, 180, 185, 250
- and neighboring structures 38
Orbital
- axes 163
- branches of maxillary nerve 239
- floor 38
- gyri 323
- part
- - of frontal bone 26
- - of inferior frontal gyrus 322
- - of lacrimal gland 158, 160
- - of orbicularis oculi 80, 158, 159
- plate 25, 246
- - of ethmoidal bone 37, 38
- process of palatine bone 33
- region 2
- septum 158-160, 174
- sulci 323
- surface
- - of frontal bone 37
- - of maxilla 37, 30
- - of sphenoidal bone 35
- - of zygomatic bone 38
Orbitofrontal fasciculus 335
Organ of Corti 152, 289, 484, 520
Oropharynx 186, 202, 249
Os intermaxillare 9
Osseous spiral lamina 152
Ossicular chain 148
Ostiomeatal unit 43
Ostium 184
- of maxillary sinus 43
Otic ganglion 131, 237, 300
Otitis media 149
Otoacoustic emissions (OAE) 485
Otolithic membrane 154
Otoliths 154
Outer
- hair cell 152, 153, 485
- limiting layer of retina 169
- plexiform layer of retina 169
- sheath 174
Oval
- nucleus 488
- window 147, 150, 151, 153
Oxycephaly 17
Oxytocin 350

P

P3 segment of lateral occipital artery 376, 377
P4 segment of medial occipital artery 376, 377
Pacchionian granulations 307
Pain 444, 450
- conduction 450, 302
- pathways in head 452
- relief 359
Palatal surface 50, 54
Palatine
- bone 16, 20, **33**, 36, 40, 44

583

Palatine
- bone
-- , horizontal plate 41
-- , perpendicular plate 42, 45
-- , pyramidal process 36, 44, 45
- glands 211
- process 261
-- of Maxilla 38, 16, 41, 42, 45, 246
- raphe 187
- surface of palatine bone 33
- tonsil 11, 140, 188, 192, **196**, 202, 249, 262
Palatoglossal arch 188, 192, 196, 202
Palatoglossus 189, 190, 193, 204, 205
Palatopharyngeal arch 181, 188, 192, 196, 200
Palatopharyngeus 193, 201, 204, 262
Paleocortex 330
Paleospinothalamic part of lateral spinothalamic tract 451
Pallidosubthalamic fibers 353
Pallidotegmental bundles 353
Pallium 321
Palpebral part
- of lacrimal gland 158, 160
- of orbicularis oculi 80, 158, 159
Papez circuit 492, 493
Papillae of tongue 188
Para ganglion of sympathetic nerve 299
Paracentral
- lobule 324
- sulcus 324
Parahippocampal gyrus 323, **324**, 332, 333, 421, 438, 439, 493
Parallel fibers 369
Paralyzed genioglossus 135
Paramedian pontine reticular formation (PPRF) 482
Paranasal sinuses **42**, 184
Paraolfactory area 324, 492
Parasympathetic
- ganglion 296, 298, 503
- nervous system **296**, 298, **300**
- root 175
Paraterminal gyrus 324
Parathyroid glands 222
Paraventricular nucleus 343, 348-350
Paresis 461
Parietal
- association cortex 447
- bone 3, 12-16, 18-20, 22, **26**, 34, 83
- branch
-- of medial occipital artery 377
-- of middle meningeal artery 306, 310
-- of superficial temporal artery 101, 232, 233
- emissary vein 19, 384, 385
- foramen 18, 385
-- of parietal bone 27
- lobe 249, 276, 320
- margin of frontal bone 26
- operculum 321, 325
- region 2
Parietomastoid suture 385
Parieto-occipital
- branch of medial occipital artery 377
- sulcus 320, 322, 324, 328, 443
Parietotemporal association cortex 494
Parietotemporopontine tract 460
Parkinson's disease 455, 458
Parotid
- -auricular, lymph flow 111
- branch of posterior auricular artery 98
- duct 210, 226, 232, 234

- fascia 144, 204
- gland 5, 85, 131, 144, 204, **210**, 228, 232, 254
-- , deep part 211
-- , superficial part 211
- plexus 211, 232-234
- region 2
- tumor 211
Pars
- distalis of pituitary gland 350
- intermedia of pituitary gland 350
- tuberalis of pituitary gland 350
Patellar tendon reflex 465
Pavlovian response 353
Pectineus 469
Pectoralis major 475
Pedicle 71
Peduncle
- of flocculus 366
- of mammillary body 349
Pedunculopontine tegmental nucleus 358
Pelvic
- splanchnic nerves 296, 301
- plexus 296
Perforant path 493
Periarchicortex 330
Pericallosal
- artery 377
- cistern 314, 315
Pericardial branch 139
Periglomerular cells 491
Perikaryon 450
Perineurium 275
Periodontal ligament 56
Periodontium 56
Periorbita 159, 174, 176
Periosteal layer of cranial dura mater 306, 309, 382
Peripharyngeal space 204
- , deep layer 208
- , superficial layer 206
Peripheral
- ganglia 114
- glial cell 269
- paralysis 125
Perlia nucleus 480
Permanent teeth 54
Perpendicular plate
- of ethmoidal bone 14, **25**, 38, 40, 41, 43, 180, 183
- of palatine bone 33, 42, 45
Pes 263, 423, 437
Petit space 163
Petrosal
- branch of middle meningeal artery 101, 156
- ganglion of glossopharyngeal nerve 488
- vein 388
Petrosquamous
- fissure 207
- sinus 383
Petrotympanic fissure 29, 126, 137, 149, 207
Petrous bone 17
- part
-- of internal carotid artery 102, 374
-- of temporal bone 13, 16, 17, 20, 22, 23, **28**, 150, 263
Pharyngeal
- arch nerve 11
- branch/es 140, 141
-- of ascending pharyngeal artery 99
-- of descending palatine artery 209

-- of glossopharyngeal nerve 130, 131
-- of vagus nerve 131-133
- bursa 11
- constrictor 203
- elevators 201
- glands 211
- muscles 87
- opening of auditory tube 147, 181, 185, 197, 200-202, 207
- plexus 131, 206
- raphe 199, 206
- tonsil 147, 181, 185, 196, **197**, 200, 202
- tubercle 24
Pharyngobasilar fascia 199, 206
Pharyngotympanic tube 28, 142, **146**, 147, 149, 156, 157, 254, 261, 262
- , membranous lamina 147
Pharynx 196, 198, 202
Philippe-Gombault triangle 396, 405
Philtrum 8
Photoreceptors 169
Phrenic nerve 139, 230, 231, 241, 243, 257, 466
Physiological cup 171
Pia mater 309
Pigmented
- epithelium 169
-- of ciliary body 162
-- of iris 167
- layer of retina 168
Pineal
- gland 277, 312, 315, **316**, 338, 340-342, 353, 355, 427, 428, 436, 443
- recess 312, 313, 352
Pinealocytes 352
Piriform
- aperture 14, 41
- recess 200, 205, 214, 217, 249, 257
Pituitary 248
- gland (hypophysis) 249, 251, 260, 277, 312, 320, 350, 443
- primordium 273
Plagiocephaly 17
Planning 372
- , motor system 454
Plasmacytoma 19
Platysma 78, 79, 85, 86, **89**, 228, 246, 256
Pleomorphic cells 457
Plica pterygomandibularis 192, 193
Pneumatization 42
Pneumotaxic center 359
Polar frontal artery 377
Pons 251, 252, 270, 273, 278, 309, 341, 354, 355, **362**, 420, 421, 423, 424, 440-443
Pontine
- arteries 375, 376, 380
- micturition center 359
- nuclei 457
- raphe nucleus 358
Pontocerebellar
- cistern 253, 261, 315
- fibers 361
Pontocerebellum 372
Pontomedullary cistern 314
Pontomesencephalic vein 389
Portal veins of hypophysis 350
Position sense 444
Postcentral
- gyrus 289, 320, 322, 405, 444, 447, 451, 454, 488
- sulcus 322, 447

Postcommunicating part
- of anterior cerebral artery, A2 segment 376
- of posterior cerebral artery, P2 segment 376
Posterior
- ampulla 151
- ampullary nerve 129, 151, 154
- arch of atlas 70, 71, 73
- articular facet of dens 70
- atlanto-occipital membrane 72-75
- auricular
-- artery 94, 97, 98, 143
-- nerve 125, 126, 233, 234
-- node 6
-- vein 104, 108, 384
- belly of digastric 3, 91, 126, 194, 195, 198, 200
- cerebellomedullary cistern 275, 314
- cerebral artery 374, 375, 377-381
-- , postcommunicating part, P2 segment 376
-- , precommunicating part, P1 segment 376
- cervical
-- region 2, 244
-- triangle 240
- chamber 162, 164, 166, 167
- choroidal
-- artery 381
-- vein 389
- ciliary artery 171
- clinoid process 23, 35
- cochlear nucleus 128, 129, 484
- column of spinal cord 396
- commissure 425-427
-- of telencephalon 335
- communicating artery 102, 315, 374-376, 391
- cord of brachial plexus 466
- cranial fossa 22, 136, 310
- crico-arytenoid 205, 208, 216-218
- crural artery 156
- ethmoidal
-- artery 103, 175, 176, 182, 183, 185
-- cells 180
-- foramen 37
-- nerve 122, 176
- fontanelle 17
- forceps 433-435
- funiculi 470
- funiculus of spinal cord 280, 396
- glandular branches of superior thyroid artery 96
- horn
-- of lateral ventricle 250, 251, **312**, 313, 319, 331, 337, 430, 431, 433-437, 439, 440
-- of spinal cord 280, 400, 450
-- syndrome 470
- inferior
-- cerebellar artery 315, 375, 376, 380, 381
-- nasal branches of nasopalatine nerve 239
- intercavernous sinus 383
- intercostal arteries 414, 415
- internal vertebral venous plexus 417, 418
- lacrimal crest 37, 80
- lateral nasal arteries of sphenopalatine artery 101, 183
- ligament of incus 149
- limb of internal capsule 337

– lobe
– – of cerebellum 253, **366**, 367, 426, 427, 430, 431, 439–441
– – of pituitary gland (neurohypophysis) 316, 338, 348, 349
– longitudinal
– – fasciculus 301, 349, 362, 490
– – ligament 73, 74, 417, 463
– malleolar fold 145
– membranous ampulla 155
– meningeal artery 99, 262
– nasal spine of palatine bone 33, 45
– nucleus of thalamus 348, 349
– paracentral gyrus 324
– parietal cortex 454
– pole of lens 165
– process 41
– radicular
– – artery 282, 415
– – vein 283, 416, 417
– rami of spinal nerve 467
– raphe nucleus (dorsal raphe nucleus) 358
– root 76, 302, 311, 400, 418, 450, 462
– – of spinal nerve 467
– rootlets 467
– segmental medullary artery 414
– semicircular
– – canal 142, 146, 147
– – duct 150, 151, 154
– septal branches of sphenopalatine artery 101, 182
– spinal
– – artery 282, 375, 414, 415
– – cistern 315
– – vein 283, 417
– spinocerebellar tract 361, 364, 365, 406, **407**, **412**, 444, 470
– superior
– – alveolar
– – – artery 100, 235, 236, 238
– – – branches of superior alveolar nerves 122, 187, 236, 239
– – fissure of cerebellum 366
– – medial nasal branches of maxillary nerve 182, 183
– – temporal
– – – branch/es
– – – – of lateral occipital artery 377
– – – – of middle cerebral artery 377
– – diploic vein 19
– – thalamic radiation 345
– – thoracic nucleus 399, 407
– – transverse pillar 22
– – triangle 3
– – tubercle
– – – of atlas 70, 71, 73
– – – of cervical vertebra 70
– tympanic artery 149, 156, 157
– vein of corpus callosum 388
– venous confluence 387
Posterolateral
– fissure of cerebellum 367
– medullary vein 389
– nucleus of spinal cord 398, 399
– sulcus 355
Posteromedial
– central arteries 379
– frontal branch of callosomarginal artery 377
– nucleus of spinal cord 399
Posteromedian medullary vein 389
Postganglionic neurons 298
Postlacrimal sac stenosis 161
Postsynaptic membrane 293

Pre-auricular nodes 6
Pre-Bötzinger complex 364
Precentral
– gyrus 125, 320, 322, 422, 454
– sulcus 322, 324
Precocious puberty 352
Precommunicating part
– of anterior cerebral artery, A1 segment 376
– of posterior cerebral artery, P1 segment 376
Precuneal branches of pericallosal artery 377
Precuneus 324
Predentin 61
Prefrontal
– artery 377
– association cortex 494
– cortex 453, 454
Preganglionic neurons 298
Premolar teeth 48, 55
Premotor cortex 454, 459, 494
Preodontoblast 60
Preoptic
– area 353
– nucleus 348, 349
– recess 343
Prepiriform area 116
Pressoreceptors 299
Pressure 444
Presubiculum 493
Presynaptic
– membrane 293
– terminal bouton 292, 293
Pretectal area 479–481
Pretracheal layer of cervical fascia 204, 222, 228, 240
Prevertebral
– fascia 262
– ganglion of sympathetic nerve 297, 299, 302
– layer of cervical fascia 204, 222
– muscles 87
– neck muscles 92
Primary
– auditory cortex 289, 494
– fissure of cerebellum **366**, 367, 368, 430, 431, 439, 441–443
– motor cortex 454, 459, 494
– palate 9
– somatosensory cortex 444, 447, 452, 454, 494
– visual cortex 288, 494
Principal sensory nucleus of trigeminal nerve 115, 120, 121, 203, 356, 363, 449
Procerus 78, 158, 262
Programming, motor system 454
Projection
– fiber 505
– neuron 401
– to retina 532
– tracts 542
Prolactin 351
Prominence
– of facial canal 146
– of lateral semicircular canal 146
Prominent vertebra 2, 3
Promontory 146, 147
Proper
– cochlear artery 157
– fasciculus 507
Proprioception 284, 444, 447
Prosencephalon 272
Protective reflex 359

Protopathic sensation 284
Protoplasmic astrocyte 294
Psoas major 469
Pterygoid
– branch of posterior deep temporal artery of maxillary artery 100
– canal 35, 39, 127, 137
– fossa 35, 45
– fovea 46, 66
– hamulus 35, 187, 192, 193, 201
– nerves 123
– pillar 22
– plexus 104, 106, 109, 227, 384
– process 35
– – of sphenoidal bone 16, 34
Pterygomandibular raphe 193, 198, 204
Pterygomaxillary fissure 238
Pterygopalatine
– fossa 37, 39, 183, 238
– ganglion 122, 127, 182, 183, 233, 239, 300
Pterygopharyngeal part of superior constrictor 198
Pterygospinous ligament 67
Ptosis 159
Pudendal nerve 468
Pulp
– cavity 49
– chamber 56
Pulvinar 261, **315**, 341, 346, 426–428, 436, 439–442, 479
Punched-out lesions 19
Puncta 160
Pupil 166
Pupillary reflex 479
Purkinje
– cell layer of cerebellar cortex 369
– cells 369
Putamen 249, 262, **276**, 313, **321**, **333**, 337, 343, 346, 347, 352, 353, 391, 411, 420–424, 433–435, 438–440, 447, 458–460
Pyramid 286, 287, 355, 411
– of medulla oblongata 357
Pyramidal
– cell 493
– lobe 230
– neuron 327
– process 149
– – of palatine bone 33, 36, 44
– tract 278, 287, 309, 333, 362–365, 381, 408, **409**, 415, 447, 454, **456**, 461, 473
Pyramis 366

Q

Quadrangular
– lobule 366
– membrane 214
Quadriceps femoris 469, 475
Quadrigeminal plate 338, 340, 353, 357, 443
–, inferior colliculus 355, 428
–, superior colliculus 355, 427, 428, 436

R

Radial nerve 466
Radiation of corpus callosum 335
Ramus of mandible 46, 193, 204, 236, 248, 249
Raphe nuclei 453
Rebound phenomenon 373
Rectus capitis
– anterior 87, 93
– lateralis 87, 93
– posterior
– – major 86, 87, 261, 262
– – minor 86, 87, 245, 261
Recurrent
– laryngeal nerve **133**, 141, 208, 215, 218, 219, 223
– meningeal branch of ophthalmic nerve 122
Red nucleus 118, 250, 278, 341, 353, **356**, 357, 360, 381, 411, 424, 436, 437, 442, 455, 458, 460, 486
Referred pain 303
Reflex arcs 400
Reflexes 480
Regulation
– of eye movement 528
– of motor cranial nerve nucleus 526
Reichert cartilage 10
Reinke's space 219
Reissner
– fiber 316
– membrane 152
Remains of general dental lamina 60
Renshaw cell 399
Reticular
– formation **358**, 362–365, 479, 486, 490, 495, 502
– – of brainstem 346
– nucleus of thalamus 343, 345
– part of substantia nigra 458, 459
Reticulospinal tract 401, 411, **413**, 460, 486
Reticulothalamic fibers 451
Retina 159, 162, 163, **168**
Retinal detachment 169
Retroauricular 144
Retrobulbar fat 176, 246, 250, 252, 263
Retroflex tract 349
Retromandibular vein 104–107, 227, 384
Retromolar fossa 192
Retropharyngeal abscess 5
Retroposterior lateral nucleus of spinal cord 398, 399
Rexed, Bror 399
Rhombencephalic vesicle 339
Rhombencephalon 272
Rhomboid
– fossa 114, 354, 355, 364, 426, 427
– minor 257
Right
– brachiocephalic vein 223
– lamina of thyroid cartilage 213
– lobe of thyroid gland 222
– lymphatic duct 223
– -sided heart failure 7
Rima
– glottidis 214, 259
– vestibuli 214
Risorius 78–80
Romberg's sign 471
Roof plate 114

Root
- apex 49
- canal 56
- dentin 61
- of tongue 188, 200
- of tooth 49
- sleeve 418

Rostral interstitial nucleus 482
Rostrum of corpus callosum 331, 442
Rough endoplasmic reticulum 292
Round window 150, 151, 153
Rubrospinal tract 360, 362–365, 401, 410, 411, **413**, 460
Ruffini corpuscle 446

S

Saccades 482
Saccular nerve 129, 151, 154
Saccule 150, 154, 486
Sacral
- ganglia 301
- hiatus 419
- part 397

Sacrum 417
Sagittal
- border of parietal bone 27
- suture 3, 16, 385

Salivary glands 210
Salpingopharyngeal fold 181, 196, 197, 200
Salpingopharyngeus 147, 201
Saphenous nerve 469
Sartorius 469
Satellite cells 295
Scala
- tympani 150, 152, 153
- vestibuli 150, 152, 153

Scalene
- space 93, 95
- tubercle 93

Scalenus
- anterior 93, 139, 230, 231, 241, 242, 258
- medius 93, 139, 230
- posterior 93

Scalp 309
Scaphocephaly 17
Scaphoid fossa of auricle 143
Schwann cell 295
Sciatic nerve 468
Sciatica 463
Sclera 159, 162, 164, 166–168, 174
Scleral
- spur 164, 167
- venous sinus 170

Sebaceous glands 159
Second
- deciduous molar tooth 59
- pharyngeal arch 10
- premolar tooth 59

Secondary
- auditory cortex 494
- palate 9
- visual cortex 494

Segmental medullary artery 414
Sella turcica 35
Semicircular canals 129
Semilunar
- gyrus 116, 490
- hiatus 184

Semispinalis
- capitis 86, 87, **244**, 254, 255, 261–263
- cervicis 257, 259

Sensorimotor cortex 379
Sensory 506
- deficits 462, 470
- ganglion/a
- – in head 534
- – of cranial nerve 503
- – of spinal nerve 503
- homunculus 447
- organ 288
- root of trigeminal nerve [V] 176, 420–423
- system 444
- tracts of spinal cord 514
- trigeminal nerve 518

Septal
- area 492
- nasal cartilage **40**, 41, 180, 183, 246, 252–254
- nuclei 353

Septomarginal fasciculus 396, 405
Septum
- of sphenoidal sinuses 249
- pellucidum **320**, 338, 340, 343, 421–423, 433, 443

Serratus posterior superior 257
Sharpey fibers 57
Short
- ciliary nerves 175, 176, 480, 481
- gyri of insula 325
- posterior ciliary arteries 103, 170, 171, 175, 176

Shrapnell membrane 145
Sigmoid sinus 107, 146, 147, 200, 206, 227, 254, 283, **318**, 319, 382, **383**, 384, 385, 388
Simple lobule of cerebellum 366
Sinusitis 15
Sixth pharyngeal arch 10
Sleep-wake rhythm 359
Soft palate 181, **186**, 187, 192, 196, 197, 200, 202, 248, 260
Sölder lines 121, 452
Solitary tract 364, 365
Soma 292
Somatic
- movement 286
- sensation 191, 284

Somatomotor cortex 494
Somatosensory cortex 459
Somatotropin 351
Spastic
- hemiplegia 461
- paralysis 461, 471–473

Spatial orientation 359
Special
- somatic sensation 284
- visceral sensation 284

Specific thalamic nuclei 345
Spheno-ethmoidal recess 181
Sphenofrontal suture 12
Sphenoidal
- bone 20, **34**, 36, 40, 238
- –, body 41, 42, 253
- –, greater wing 12–15, 23, **34**, 36, 38, 252
- –, lesser wing 14, 22, 23, 36, 38, 41
- –, pterygoid process 16
- crest 35, 41
- margin of frontal bone 26
- part of middle cerebral artery, M1 segment 376

- process of palatine bone 33
- sinus **15**, 20, **41**, 42, 85, 147, 180–184, 249, 252, 260–262

Sphenomandibular ligament 193
Sphenopalatine
- artery 100, 101, 103, 183, 185, 236, 238
- foramen 39, 42, 183
- notch 33

Sphenoparietal
- sinus 283, 318, 382, 383
- suture 12

Sphenopetrosal fissure 136, 207
Sphenosquamous suture 12, 17, 39
Sphincter pupillae 166, 167, 481
Spinal
- arachnoid mater 311, 418, 419
- cord 255, 270, 280, 311, **394**, 398
- – tracts 506
- dura mater 311, 417–419
- ganglion 76, **297**, 400, 401, 418, 419, 444, 449, 462, 463, 467
- – syndrome 470
- lemniscus 449, 545
- nerve 76, 261, 311
- nucleus
- – of accessory nerve 115, 134
- – of trigeminal nerve 115, **120**, 121, 130, 132, 203, 356, 363–365, 449, 452, 488
- root 134
- vein 417

Spinalis cervicis 261
Spine 268, 293
- of sphenoidal bone 35, 66

Spinocerebellar tracts **406**, 411, 412
Spinocerebellum 372
Spinomesencephalic tract 451
Spinoreticular tract 451
Spinotectal tract 362
Spinothalamic tracts **402**, 412
Spinous process 3, 70
- of atlas 245
- of C7 vertebra 4

Spiral
- ganglion/a 129, 151, 152, 484
- ligament 152
- limbus 152

Splanchnic nerves 302
Splenium 428
- of corpus callosum 331, 433–435, 442, 443

Splenius
- capitis 86, 87, 244, 255, 262, 263
- cervicis 257, 259, 263

Squamosal border of parietal bone 27
Squamous
- part 26
- – of occipital bone 24
- – of temporal bone 12, 13, 16, 17, 20, 22, **28**, 150
- suture 12, 17

Stalk of epiglottis 213
Stapedial
- branch of posterior tympanic artery 156, 157
- membrane 149

Stapedius 149, 485
- tendon 148, 149

Stapes 142, 145, 148, 150, 153, 485
- , embryonic development of 10

Stellate
- ganglion 141, 242, 296, 467
- neuron 327

Stereocilia 153

Sternal head of sternocleidomastoid 88, 228
Sternoclavicular joint 3
Sternocleidomastoid 3, 5, 11, 86, 87, **89**, 134, 141, 206, 210, 211, 230, 232, 234, 236, 240, 244, 256, 263
- , sternal head 228
- branch of superior thyroid artery 96, 99
- region 2

Sternohyoid 3, 5, **91**, 139, 140, 198, 229, 230, 243, 258
Sternothyroid 91, 139, 140, 229, 242, 258
Stiff neck 390
Stomodeum 8
Straight
- gyrus 323
- part of cricothyroid 198, 216, 218
- sinus 250–253, 283, 308, 314, **319**, 382, **383**, 384, 386, 388, 430

Stria 504
- medullaris of thalamus 338, 349, 353, 490
- of Gennari 329
- terminalis 341, 349, 353
- vascularis 152

Striate area 429, 431, 436, 476, 479
Stroma of iris 167
Styloglossus 87, 135, 140, 189, 198
Stylohyoid 87, **91**, 126, 194, 195, 198, 200, 210, 263
- branch of facial nerve 195
- ligament, embryonic development of 10

Styloid process 201
- , embryonic development of 10
- of temporal bone 12, 16, **28**, 29, 66, 83, 142, 189, 190, 194

Stylomandibular ligament 67
Stylomastoid
- artery 149, 156, 157
- foramen 21, 124, 126, 127, 137, 195, 207, 237

Stylopharyngeal branch of glossopharyngeal nerve 130, 131
Stylopharyngeus 87, 140, 198, 201, 203, 206, 263
Subarachnoid
- cisterns 314
- space 169, 274, 311, 314, 315, 390, 418

Subcallosal area 324, 492
Subclavian
- artery **94**, 96, 97, 133, 208, 215, 224, 230, 231, 242, 282, 374, 375, 414, 466
- steal syndrome 375
- vein **104**, 105, 108, 215, 223, 231, 241, 416

Subcommissural organ (SCO) 316
Subcostal
- nerve 468
- vein 417

Subcutaneous tissue 446
Subdural
- hematoma 390
- hemorrhage 311
- space 311

Subfornical organ (SFO) 316
Subglottic mucosa 219
Subiculum 333, 493
Sublingual
- artery 99, 190
- caruncle 190, 210

– fold 190, 210
– fossa 46
– gland 127, 189, 210, 211
Submandibular
– duct 190, 210
– fossa 46
– ganglion 127, 190, 195, 300
– gland 85, 127, 210, 211, 242, 262, 263
– nodes 6, 191, 211
– triangle 2, 3
Submental
– artery 98, 190, 233
– nodes 6, 191
– -submandibular, lymph flow 111
– triangle 2, 3
– vein 104, 190
Suboccipital
– nerve 138, 245
– puncture 317
Substantia nigra 118, 250, 278, 341, 343, 353, **356**, 357, 381, 411, 424, 436, 437, 441, 458-460
Subthalamic nucleus 343, 352, 353, 441, 458, 459
Subthalamus 277, 339, **352**
Sulcal
– artery 415
– vein 417
Sulcomarginal fasciculus 396
Sulcular epithelium 56
Sulcus of corpus callosum 324
Superciliary arch 26
Superficial
– cerebral veins 283
– layer of cervical fascia 204, 222, 228, 240
– middle cerebral vein 384, 386, 387
– nodes 110
– parotid nodes 110, 144
– part
– – of masseter 83, 85, 199, 247
– – of parotid gland 211
– petrosal artery 156
– sensation 447
– temporal
– – artery **94**, 97, 98, 101, 143, 211, 226, 227, **232**, 235, 236, 253
– – –, frontal branch 232, 233
– – –, parietal branch 232, 233
– – vein **104**, 105, 108, 109, 211, 226, 232, 235, 236, 250
– veins of head and neck 104
Superior
– alveolar nerves, posterior superior alveolar branches 236, 239
– anastomotic vein 384, 386
– angle of scapula 3
– articular
– – facet of atlas 70
– – facet of vertebra 70
– – process 70
– belly of omohyoid 91
– border of petrous part 22
– bulb of jugular vein 384
– cerebellar
– – artery 375, 376, 380, 381
– – peduncle 355, 361-363, 366, 370, 407, 425, **426**, 442
– cerebral veins 307, 382, 386
– cervical ganglion 140, 141, 206, 208, 242, 467
– – of sympathetic trunk 296
– choroid vein 388
– collicular nucleus 362

– colliculus 278, 340, 442, 479
– – of quadrigeminal plate 355, 427, 436
– conjunctival fornix 159
– constrictor 193, 198, 201, 203, 204, 206, 209
– frontal
– – gyrus 322
– – sulcus 322
– ganglion 131, 219
– – of glossopharyngeal nerve 130, 140, 141, 203
– – of vagus nerve 132, 203, 302
– gluteal nerve 468
– head of lateral pterygoid 69, 84, 85
– horn of thyroid cartilage 212
– hypophysial artery 102, 350, 351
– (jugular) ganglion of vagus nerve 141
– labial branch 94, 98, 233
– laryngeal
– – artery **96**, 99, 205, 208, 212, 215, 218, 229
– – nerve 132, 133, 141, 205, 206, 212, 218
– – –, external branch 215, 218, 229, 242
– – –, internal branch 141, 215, 218, 229, 242
– – vein 215, 218, 223
– ligament
– – of incus 149
– – of malleus 149
– longitudinal
– – fasciculus 334, 335, 497
– – muscle 189
– malleolar fold 149
– medullary velum 279, 355, 363, 366, 368, 407, 443
– mental spine 46
– mesenteric ganglion 296
– nasal
– – concha 25, 38, 41, 43, 181, 182
– – meatus 25, 41, 43, 181
– nuchal line 16, 21, 24, 72
– oblique **119**, 158, 163, 172, 173, 176, 177, 247, 248, 250
– – part of longus colli 93
– occipitofrontal fasciculus 335
– olivary nucleus 363, 484, 485, 544
– ophthalmic vein 104, **106**, 107, 158, 175-177, 227, 383, 384
– orbital fissure 23, 35, 37, 38, 122, 136, 172, 177
– palpebral arch 103
– parathyroid gland 11, 222
– part of vestibular ganglion 129, 151, 154
– petrosal sinus 107, **227**, 283, 318, **319**, 382-384, 388
– recess 149
– rectus **119**, 159, 163, 172-174, 176, 177, 247, 248, 250, 262, 263
– root of ansa cervicalis 139, 140, 195
– sagittal sinus 85, **107**, 109, 247-253, 283, 308, 309, 314, 318, 319, **382**, 383-386, 390, 430
– salivatory nucleus 115, 124, 127, 300, 301, 356
– semilunar lobule of cerebellum 366
– tarsal muscle 158, 159
– tarsus 158, 159
– temporal
– – gyrus 322, 325
– – line of parietal bone 27
– – sulcus 322

– thalamostriate vein 340, 387-389
– thyroid
– – artery **94**, 96-98, **99**, 206, 215, 222, 229, 230, 374
– – notch 3, 213
– – tubercle 213
– – vein 104, 105, 215, 223, 230
– trunk of brachial plexus 466
– tympanic artery 156, 157
– vein/s
– – of cerebellar hemisphere 388, 389
– – of vermis 388, 389
– vena cava 223, 416
– vestibular nucleus 128, 129, 363, 487
Supplementary motor cortex 454, 459
Supporting cell 154
Suprachiasmatic nucleus 479
Supraclavicular
– nerves 138, 139, 228, 233, 245
– node 6
Supraglottic space 214
Suprahyoid branch of lingual artery 99
Supramarginal gyrus 320, 322
Supranuclear paralysis 125
Supra-optic
– nucleus 348-350
– recess 312, 313, 436
Supra-orbital
– artery 103, 158, 175, 176, 227
– foramen 3, 12, 14, 37
– margin 14, 26
– nerve 122, 158, 175, 176, **227**, 232, 233-235
– –, lateral branch 226
– –, medial branch 226
Suprapineal recess 312, 313
Suprascapular
– artery 224, 231, 241, 242
– nerve 466
– vein 104, 105
Supraspinatus ligament 73
Suprasternal notch 4
Supratrochlear
– artery 98, 103, 175, 176, 227
– nerve **122**, 158, 175, 176, 226, 232-234
– vein 106, 175
Swallowing 358
– center 359
Sympathetic
– ganglion 297, 298, 302, 503
– nervous system **296**, 298
– root 175
– trunk 140, 206, 242, 296, 467
– trunks on internal carotid artery 207
Sympathoexcitatory neurons 299
Synapse 268
Synaptic
– bouton (presynaptic terminal) 292
– cleft 268, 293
Syndesmosis 16

T

T1
– spinal nerve 258
– sympathetic ganglion 296
Tactile disc 446
Taenia
– cinerea 355
– of fornisis 315
– of fornix 331

– thalami 315, 341
Tail
– of caudate nucleus **276**, 313, **336**, 337, 424, 426, 427, 433-435, 439, 447, 493
– of corpus callosum 425
Tarsal glands 159
Taste 191
– bud 188, 489
– pore 489
Tear film 161
Tectal plate 277, 354
Tectorial membrane 74, 152
– of cochlear duct 153
Tectospinal tract 362-365, 401, 410, 411, **413**, 460
Tectum of midbrain 118, 357, 368
Teeth 48
Tegmen tympani 157
Tegmental
– nucleus 490
– wall of tympanic cavity 147
Tegmentum 455
– of midbrain 278, 338, 357
– of pons 357
Telencephalon 270, 272, 273, 276, 443
Telodiencephalic sulcus 273
Temperature 444
Temporal
– arteritis 101
– bone 3, 14, 15, **28**, 34, 142
– –, mastoid process 12, 16
– –, mastoid process of petrous part 20
– –, petrous part 13, 16, 17, 20, 22, 23, **28**, 150, 263
– –, squamous part 12, 13, 16, 17, 20, 22, **28**, 39, 150
– –, styloid process 12, 16
– –, tympanic part 13, 20
– –, zygomatic process 20, 66
– branches of facial nerve 125, 226, 234
– crescent 477
– lobe 85, 249, 276, 320
– operculum 321, 325
– plane 497
– pole 276
– process of zygomatic bone 32
– region 2
– surface
– – of frontal bone 26
– – of greater wing of sphenoidal bone 39
– – of sphenoidal bone 35
– visual field 476
Temporalis **83**, 84-87, 193, 233, 235, 236, 247-253, 263
–, accessory head 247
Temporomandibular joint 66
Temporooccipital branch of middle cerebral artery 377
Temporoparietalis 79, 143
Tendinous sheath of superior oblique 172
Tendon of tensor tympani 149
Tenon's capsule 174
Tensor
– tympani 142, 146, 149, 156, 157, 237
– veli palatini 87, 187, 198, 201, 237
Tentorial
– basal branch of internal carotid artery 102
– marginal branch of internal carotid artery 102

587

Tentorial
- nerves
-- of maxillary nerves 310
-- of ophthalmic nerves 310
- notch 308
Tentorium cerebelli 251, 252, 274, 283, **308**, 309, 310, 382, 383, **430**
Terminal sulcus of tongue 188, 489
Thalamic
- fasciculus 353
- nuclei **344**, 424-426, 433, 441, 442
- pain 346
Thalamocingular tract 492
Thalamostriate vein 386
Thalamus 117, 277, 289, 313, 337-341, 343, **344**, 346, 405, 411, 422, 423, 434, 435, 447, 449, 458-460
-, ventral posterolateral nucleus 451
-, ventral posteromedial nucleus 452
Third
- molar tooth 62
- occipital nerve 138, 244
- pharyngeal arch 10
- rib 258
- ventricle 250, **277**, **312**, 313, 318, 319, 338-341, 343, 348, 422, 424-426, 434, 436, 443
Thoracic
- aorta 415
- duct 111, 223, 231, 242
- inlet 242
- part 397
-- lesion 475
Thoracodorsal nerve 466
Thrombi 392
Thymus, embryonic development of 11
Thyro-arytenoid 214, 216-218
Thyrocervical trunk 94, 215, 223, 224, 230, 231, 258
Thyroglossal duct 11
Thyrohyoid **91**, 139, 140, 198, 203, 218, 229, 230, 242
- branch 140, 229
- ligament 202, 212, 214
- membrane 212, 218, 223, 230
Thyroid
- articular surface of cricoid cartilage 213
- cartilage 91, 203, **212**, 214, 229, 242, 259, 261
--, embryonic development of 10
- gland 200, 202, 205, 218, **222**, 258
--, embryonic development of 11
- ima artery 96, 99
- venous plexus 215, 223
Thyropharyngeal part of inferior constrictor 198
Thyrotropin 351
Tibialis anterior 475
Tight junctions 309
Tip of mastoid process 4
Tissue barriers in brain 316
Tomes fiber 61
Tongue 85, **188**, 190, 246-248, 261, 262
- anlage 60
Tonsil of cerebellum 309, **366**, 426-429, 441, 442
Tonsillar
- branch/es 131
-- of ascending palatine artery 209
-- of ascending pharyngeal artery 209
-- of facial artery 98
-- of glossopharyngeal nerve 209
-- of lesser palatine nerve 209

- fossa 196
Tonsils 196
Tooth
- anlages 60
- sockets 46
Torus tubarius 181, 182, 186, 197
Touch 444
Trabecular tissue of sclera 164, 167
Trachea 217, 218
Tracheal cartilage 214
-, embryonic development of 10
Tract/s 504
- of Flechsig 444
- of Gowers 444
- of posterior funiculus **412**, 449
Tragicus 143
Tragus 143
Transglottic space 214
Transverse
- arytenoid 201, 208, 216
- cervical
-- artery 224, 230, 231
-- nerve 139, 228, 233, 240
-- vein 109
- crest of internal acoustic meatus 151
- facial artery 101, 226, 232, 233
- ligament of atlas 73-75, 255, 260
- medullary veins 389
- muscle 189
- palatine suture 21, 45, 48
- part of nasalis 86
- pontine veins 389
- process 3, 70
-- of atlas 245
-- of vertebra 70, 71
- sinus 253, 254, 262, 263, 283, 308, **318**, 319, 382, **383**, 384-386, 388, 430
- temporal gyri 325, 484
Transversus muscle of auricle 143
Trapezius 3, 5, 86, 87, **89**, 134, 141, 224, 230, 240, 244, 257, 262, 475
Trapezoid body 363
Traveling wave 153
Trendelenburg sign 469
Triangular
- fossa of auricle 143
- part of inferior frontal gyrus 322
Tribasilar bone 34
Triceps brachii 475
Trigeminal
- cistern 315
- ganglion **120**, 121-123, 126, 127, 175, 176, 183, 195, 233, 237, 262, 452
- lemniscus 449, 545
- nerve [V] 113, **120**, 126, 127, 131, 144, 175, 208, 237, 252, 262, 341, 355, 363, 367, 370, 479, 518
--, divisions 122
--, motor root 176, 355, 420-423
--, sensory root 176, 420-423
Trigeminothalamic tract 452
Trigone of vagus nerve 355
Trigonocephaly 17
Trochlea 158, 176
- of superior oblique 172
Trochlear nerve [IV] 113, **118**, 119, 172, 175, 176, 249, 370, 420-424
Trömner reflex 464
Trunk of corpus callosum **331**, 420, 421, 423-427, 432, 433, 442, 443
Tubal
- branch of tympanic plexus 131
- tonsil 196, 202

Tuber cinereum 338, 341, 342
Tuberal nuclei 348
Tuberohypophysial tract 349
Tubero-infundibular tract 351
Tympanic
- canaliculus 131, 137
- cavity 126, 142, **146**, 148, 152
--, embryonic development of 11
- membrane 142, **144**, 145, 147, 149, 153, 157
- nerve 130, 131, 146, 147, 203
- notch 145
- part of temporal bone 13, 20, 28
- plexus 131, 146, 147
Tympanomastoid fissure 29
Tympanosquamous fissure 29, 207

U

U fibers (cerebral arcuate fibers) 334
Ulnar nerve 466
Ultimobranchial body 11
Umbo of tympanic membrane 145, 149
Uncinate
- fasciculus 335, 486
- process 43
-- of cervical vertebra 70
-- of ethmoidal bone 25, 42, 184
Uncovertebral joint 76, 77
Uncus 261, 288, 323, 324, 332, 421, 440
- of body 70, 76
Unmyelinated
- axons 269
- C fiber 450
Unpaired thyroid plexus 230
Upper
- eyelid 159, 160
- lip 186
- pharyngeal muscles 255
Utricle 150, 154, 486
Utricular nerve 129, 151, 154
Uveal tract 168
Uvula
- of soft palate 182, 186, 187, 192, 196, 197, 200, 202, 260
- of vermis 366, 443

V

Vagus nerve [X] 10, 113, 131, **132**, 134, 141, 144, 191, 206-208, 215, 219, 223, 224, 230, 231, 242, 254, 255, 262, 296, 302, 355, 420-424, 488, 522
-, branch to carotid sinus 131
-, pharyngeal branches 131
- roots 219
Vallate papillae 188, 205, 489
Vallecula of cerebellum 366
Varicosity 305
Vascular
- circle of optic nerve 170, 171
- organ of the lamina terminalis (VOLT) 316
- smooth muscle 305
Vasculature of orbit 510
Vasoconstriction center 359
Vasodilation center 359

Vasomotor 358
Vasopressin 350
Vater-Pacini corpuscle 446
Vault of pharynx 196, 197
Vein/s
- of brain 386
- of brainstem and cerebellum 388
- of caudate nucleus 388
- of cerebellomedullary cistern 389
- of cochlear
-- aqueduct 157
-- window 157
- of head 104, 106
- of neck 104, 106, 108
- of vestibular aqueduct 157
Venous
- junction 108, 111
- plexus
-- around foramen magnum 107, 385
-- of foramen ovale 383, 384
-- of hypoglossal canal 107, 385
- sinus thrombosis 384
Ventral
- anterior nucleus of thalamus 345, 346
- aorta 10
- intermediate nucleus 345, 346
- lateral nucleus of thalamus 345-347, 459
- posterolateral nucleus of thalamus 345, 346, 451
- posteromedial nucleus of thalamus 345, 346, 452, 488
Ventricular
- branch 218
- muscle 219
- system 312
Ventrolateral nuclei of thalamus 345
Ventromedial
- nucleus of hypothalamus 348, 351
- prefrontal cortex 498
Vermian cistern 314
Vermis of cerebellum 250, 251, 253, 279, **366**, 368, 428-430, 436, 437
Vertebra prominens 70, 72
Vertebral
- arch 70
-- of T1 259
- artery 76, **94**, 97, 242, 254, 255, 257, 261, 262, 282, 311, 315, 374-376, 380, 414, 418
- body 70, 76
- foramen 71
- vein 384, 416, 418
- venous plexus 283, 314
Vertical
- muscle 189
- occipital fasciculus 335
- part of longus colli 93
- zygomatic pillar 15, 22
Vesicles 293
Vestibular
- apparatus 154
- aqueduct 150, 151
- area 355
- artery 157
- fold 202, 214, 217, 219
- ganglion 129, 157, 289
--, inferior part 129, 151, 154
--, superior part 129, 151, 154
- lamina 60
- ligament 212, 214
- membrane 152
- nerve 129, 142, 146, 152, 157, 289, 486

- nuclei 115, 289, 356, 372, 486
- schwannoma 128
- system 486

Vestibule 142, 146, 289
Vestibulocerebellar fibers 486, 487
Vestibulocerebellum 372
Vestibulocochlear
- artery 157
- nerve [VIII] 113, **128**, 129, 150, 151, 208, 253, 263, 355, 370, 420–423, 479

Vestibulo-ocular reflex 150, 479
Vestibulospinal tract 401, 411, **413**
Vibration 444
Virchow lymph node 111
Visceral afferent fiber 303
Visual
- association cortex 497
- cortex 379, 431, 479, 496
- field 496
- orientation in space 358
- system 476

Vitrectomy 163
Vitreous
- base of Salzmann 163
- body 162, **163**, 246, 250–252, 262, 263

Vocal
- fold 202, 214, 217
- ligament 212, 214, 219
- process 212, 217
- – of arytenoid cartilage 213, 216

Vocalis 214, 216, 217, 219
Vomer 14, 16, 20, **33**, 34, 38, 40, 41, 44, 180, 181, 184, 187, 246, 252
Vomerine
- crest of choana 33
- groove 33

Vomitting center 359
von Spee curve 52
Vorticose vein 170

W

Waldeyer's ring 196
Water on the brain 17
Wernicke's area 379, 497
White
- matter 270, 321, 334, 504
- – of spinal cord 280
- – ramus communicans of sympathetic trunk 297
- substance of cerebellum 279, 440

Wieger ligament 163
Wilson curve 52
Wisdom tooth 62
Wolfring gland 160

X・Z

X-ray diagnosis of teeth 62
Zeis gland 159
Zenker diverticulum 199
Zona incerta 352, 353
Zonular fibers 162, 164, 166, 167
Zygapophysial joint 72, 74
Zygomatic
- arch 3, **12**, 83, 235, 247–249, 253
- bone 12–15, 20, **32**, 36, 39
- – , orbital surface 38
- branches of facial nerve 125, 226, 234
- nerve 239
- process 237, 238
- – of frontal bone 26
- – of maxilla 30
- – of temporal bone 20, 66
- region 2

Zygomaticofacial
- branch of zygomatic nerve 177
- foramen 32

Zygomatico-orbital foramen 32
Zygomaticotemporal branch of zygomatic nerve 177
Zygomaticus
- major 78–80, 86
- minor 78–80, 86